ACADEMIA NACIONAL DE
CUIDADOS PALIATIVOS

Manual de Cuidados Paliativos

3ª edição

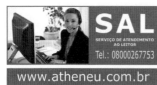

ACADEMIA NACIONAL DE CUIDADOS PALIATIVOS

Manual de Cuidados Paliativos

3ª edição

EDITORES

Rodrigo Kappel Castilho

Vitor Carlos Santos da Silva

Cristhiane da Silva Pinto

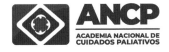
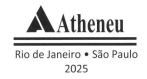

Rio de Janeiro • São Paulo
2025

EDITORA ATHENEU

São Paulo —	*Rua Maria Paula 123 – 13º andar Conjuntos 133 e 134 Tel.: (11)2858-8750 E-mail: atheneu@atheneu.com.br*
Rio de Janeiro —	*Rua Bambina, 74 Tel.: (21)3094-1295 E-mail: atheneu@atheneu.com.br*

CAPA: Equipe Atheneu

PRODUÇÃO EDITORIAL/DIAGRAMAÇÃO: Rosane Guedes

**CIP-BRASIL. CATALOGAÇÃO NA PUBLICAÇÃO
SINDICATO NACIONAL DOS EDITORES DE LIVROS, RJ**

C349m
3. ed.

Castilho, Rodrigo Kappel
   Manual de cuidados paliativos da Academia Nacional de Cuidados Paliativos (ANCP)/Rodrigo Kappel Castilho, Vitor Carlos Santos da Silva, Cristhiane da Silva Pinto. - 3. ed. - Rio de Janeiro : Atheneu, 2021.
   624 p. : il. ; 24 cm.

   Inclui bibliografia e índice
   ISBN 978-65-5586-210-2

   1. Medicina. 2. Cuidados paliativos. I. Silva, Vitor Carlos Santos da. II. Pinto, Cristhiane da Silva. III. Título.

21-70428
CDD: 616.029
CDU: 616-036.8

Camila Donis Hartmann – Bibliotecária – CRB-7/6472

14/04/2021   14/04/2021

CASTILHO, R. K.; DA SILVA, V. C. S.; PINTO, C. S.

Manual de Cuidados Paliativos da Academia Nacional de Cuidados Paliativos – 3ª edição

© *Direitos reservados à EDITORA ATHENEU – Rio de Janeiro, São Paulo, 2025.*

Editores

Rodrigo Kappel Castilho

Médico graduado pela Universidade Católica de Pelotas (UCP). Residência em Clínica Médica pelo Hospital São Francisco de Paula. Residência em Medicina Intensiva pelo Hospital de Clínicas de Porto Alegre (HCPA). Intensivista do HCPA. Coordenador do Programa Gerenciado de Cuidados Paliativos da Santa Casa de Misericórdia de Porto Alegre. Diretor Colaborador da Academia Nacional de Cuidados Paliativos (ANCP) (2019-2020). Diretoria Regional Sul da ANCP (2019/2020). Coordenador do Programa Gerenciado de Cuidados Paliativos da Santa Casa de Misericórdia de Porto Alegre (2013-2020). Diretor Científico da ANCP (2021-2022). Intensivista do Hospital Moinhos de Vento de Porto Alegre. CEO da Pallatium Cuidados Paliativos.

Vitor Carlos Santos da Silva

Médico graduado pela Escola Bahiana de Medicina e Saúde Pública (BA). Título de Especialista em Medicina Intensiva pela Associação de Medicina Intensiva Brasileira (AMIB). Título de Área de Atuação em Medicina Paliativa pela Associação Médica Brasileira (AMB). Residência em Cirurgia Oncológica no Instituto Arnaldo Vieira de Carvalho (SP). Residência em Terapia Intensiva na Sociedade de Beneficiência Portuguesa (BA). Pós-Graduação em Cuidados Paliativos pelo Instituto Sírio-Libanês de Ensino e Pesquisa do Hospital Sírio-Libanês (IEP-HSL). Pós-Graduação em Cuidados Paliativos pelo Instituto Paliar de Ensino (SP/BA). Membro da Câmara Técnica de Cuidados Paliativos do Conselho Regional de Medicina do Estado da Bahia. Líder do Capítulo de Atenção Integral da Clínica AMO (Assistência Multidisciplinar em Oncologia, BA).

Cristhiane da Silva Pinto

Médica. Residência em Clínica Médica. Especialista em Cuidados Paliativos pelo Instituto Nacional de Câncer (INCA) e pela Associação Médica Brasileira (AMB). Diretoria Científica da Academia Nacional de Cuidados Paliativos (ANCP) (2019-2020). Coordenadora do Comitê de Oncologia da ANCP (2021-2022).

Colaboradores

Alessandra Zanei Borsatto

Enfermeira Oncologista e Estomaterapeuta. Mestre em Enfermagem pela Universidade do Estado do Rio de Janeiro (UERJ). Coordenadora do Ambulatório Interdisciplinar de Cuidados Paliativos do Hospital do Câncer IV (HC IV)/Instituto Nacional de Câncer (INCA). Membro da Comissão Científica/Docente do Curso de Pós-Graduação em Cuidados Paliativos do Instituto COI/Americas Medical City.

Alexandra Mendes Barreto Arantes

Geriatra com atuação em Medicina Paliativa. Supervisora em Residência de Medicina Paliativa do Hospital de Apoio de Brasília (HAB-DF) (2019-2020). Médica Assistente do HAB. Médica dos Cuidados Continuados na Oncovida/Oncoclínicas.

Alexandre Annes Henriques

Médico Psiquiatra e Psicoterapeuta. Mestre em Ciências Médicas pela Universidade Federal do Rio Grande do Sul (UFRGS). Psiquiatra contratado exclusivo do Serviço de Tratamento da Dor e Medicina Paliativa do Hospital de Clínicas de Porto Alegre (HCPA). Coordenador do Programa de Psiquiatria e Cuidados Paliativos do HCPA (PROPALI). Preceptor das Residências Médicas de Psiquiatria, de Tratamento da Dor e de Medicina Paliativa do HCPA. Professor do Curso de Especialização em Tratamento da Dor e Medicina Paliativa da Faculdade de Medicina da UFRGS.

Alexandre Ernesto Silva

Graduado em Enfermagem pela Universidade Federal de Alfenas (Unifal). Especialização em Saúde Mental e Gestão Hospitalar. Mestrado e Doutorado na Temática dos Cuidados Paliativos e Humanização na Assistência em Saúde pela Universidade do Estado de Minas Gerais (UEMG) e Universidade Federal de Minas Gerais (UFMG)/Universidade Católica Portuguesa, respectivamente. Professor Adjunto da Universidade Federal de São João Del Rei (UFSJ) dos cursos de Enfermagem e Medicina. Membro e Pesquisador Voluntário do Grupo de Estudo e Pesquisa em Cuidados Paliativos da Escola Nacional de Saúde Pública da Fundação Oswaldo Cruz (ENSP/Fiocruz). Pesquisador e Membro do Observatório Português em Cuidados Paliativos. Membro do Comitê de Cuidados Paliativos do Coren-MG.

Aline Camera Cintra

Assistente Social da Equipe de Cuidados Paliativos do Hospital Santa Izabel – Santa Casa da Bahia.

Aline Maria de Oliveira Rocha

Médica graduada pela Universidade Federal de Campina Grande (UFCG). Médica Pediatra pelo Instituto de Medicina Integral Professor Fernando Figueira (IMIP) com Título em Pediatria pela Sociedade Brasileira de Pediatria (SBP). Mestre em Cuidados Paliativos pelo Programa de Mestrado Profissional do IMIP. Reumatologista Pediátrica pela Universidade Federal de São Paulo (Unifesp) com Título em Reumatologia Pediátrica pelas Sociedades Brasileiras de Pediatria e Reumatologia. Especialização em Cuidados Paliativos pelo Instituto Pallium Latinoamérica – Medicina Paliativa – Buenos Aires.

Alini Maria Orathes Ponte Silva

Médica Geriatra e Especialista em Medicina Paliativa pela Sociedade Brasileira de Geriatria e Gerontologia/Associação Médica Brasileira (SBGG/AMB). Membro da Câmara Técnica de Cuidados Paliativos do Conselho Regional de Medicina do Estado da Bahia (CREMEB). Presidente da Comissão de Cuidados Paliativos do Hospital Universitário Professor Edgard Santos/ Universidade Federal da Bahia (HUPES/UFBA).

Amanda Vieira S. Melo

Médica graduada pela Universidade de Pernambuco (UPE). Residência Médica em Infectologia pelo Hospital Universitário Oswaldo Cruz (HUOC-UPE). Especialista em Cuidados Paliativos pela Faculdade de Ciências Médicas (FCM-UPE) .

Ana Carolina Porrio de Andrade

Diretora Executiva do Departamento de Odontologia da Sociedade de Cardiologia do Estado de São Paulo (SOCESP). Cirurgiã-Dentista do Hospital das Clínicas da Faculdade de Medicina da Universidade de São Paulo – Núcleo Técnico Científico de Cuidados Paliativos (HCFMUSP). Cirurgiã-Dentista da Seção de Odontologia do Instituto Dante Pazzanese de Cardiologia (IDPC). Preceptora do Programa de Residência Multiprofissional em Saúde do Idoso em Cuidados Paliativos (HCFMUSP).

Ana Cristina Pugliese de Castro

Médica graduada pela Faculdade de Medicina da Universidade de São Paulo (FMUSP). Residência em Cirurgia Geral e Cirurgia Torácica pelo Hospital das Clínicas da FMUSP. Pós-Graduação *lato sensu* em Cuidados Paliativos pelo Instituto de Ensino e Pesquisa do Hospital Sírio-Libanês (IEP-HSL). Médica da Equipe de Suporte e Cuidados Paliativos do HSL. Coordenadora do Curso de Pós-Graduação *lato sensu* em Cuidados Paliativos Pediátricos do IEP-HSL. Docente do Curso de Pós-Graduação *lato sensu* em Cuidados Paliativos (Adulto) do IEP-HSL. Doutoranda em Ciências da Saúde pelo IEP-HSL

Ana Lucia Coradazzi

Médica Oncologista Clínica com Titulação pela Sociedade Brasileira de Cardiologia (SBC). Pós-Graduada em Cuidados Paliativos pelo Instituto Pallium Latinoamérica – Medicina Paliativa – Universidade del Salvador/Oxford. Doutora em Fisiopatologia em Clínica Médica pela Faculdade de Medicina de Botucatu (Unesp). Coordenadora da Unidade de Controle da Dor e Cuidados Paliativos do Hospital Amaral Carvalho (Jaú) (2008-2015). Médica do Centro Avançado em Terapias de Suporte e Medicina Integrativa do Hospital Alemão Oswaldo Cruz (SP) (2016-2019). Coordenadora da Equipe de Oncologia Clínica da Faculdade de Medicina de Botucatu (Unesp).

Ana Paula de Souza Borges

Clínica Médica pelo Hospital das Clínicas da Faculdade de Medicina da Universidade de São Paulo (FMUSP). Título de Especialista em Clínica Médica com área de atuação em Medicina Paliativa pela Associação Médica Brasileira (AMB). Médica da Equipe de Suporte e Cuidados Paliativos do Hospital Sírio-Libanês (HSL). Docente da Especialização em Cuidados Paliativos (Adulto) do Instituto de Ensino e Pesquisa do Hospital Sírio-Libanês (IEP-HSL).

Ana Paula da Silva Ragazzo

Especialista em Fisioterapia em Unidade de Terapia Intensiva Adulto pela Universidade Estadual de Campinas (Unicamp). Aperfeiçoamento em Cuidados Paliativos pelo Instituto Sírio-Libanês de Ensino e Pesquisa do Hospital Sírio-Libanês (IEP-HSL). Fisioterapeuta do HSL. Vice-Coordenadora do Comitê de Fisioterapia da Academia Nacional de Cuidados Paliativos (ANCP).

André Filipe Junqueira dos Santos

Médico Geriatra e Paliativista. Doutorado pela Faculdade de Medicina de Ribeirão Preto da Universidade de São Paulo (FMRP-USP). Atua no Serviço de Cuidados Paliativos do Instituto Oncológico de Ribeirão Preto/Grupo Oncoclínicas, do Hospital São Francisco e do Hospital Netto Campello. Presidente da Academia Nacional de Cuidados Paliativos (ANCP) (2019-2020).

Andrea Kazumi Shimada

Oncologista Clínica do Hospital Sírio-Libanês (HSL). Pós-Graduação em Cuidados Paliativos pelo HSL.

Andréa Malta Ferrian

Oncologista Clínica com área de atuação em Cuidados Paliativos.

Andreia Assis

Assistente Social do Hospital do Câncer IV (HC IV) – Instituto Nacional de Câncer (INCA). Coordenadora do Curso *Fellow* em Cuidados Paliativos Oncológicos do INCA. Chefe da Internação Hospitalar do HC IV. Mestre em Serviço Social pela Universidade do Estado do Rio de Janeiro (UERJ). Doutoranda em Política Social pela Universidade Federal Fluminense (UFF).

Andreza Karine de Barros Almeida Souto

Médica Oncologista Clínica e Paliativista. Graduada em Medicina pela Universidade Federal de Alagoas (UFAL). Residência em Clínica Médica pelo Hospital Regional do Gama (HRG). Residência em Oncologia Clínica pelo Hospital Araújo Jorge (Goiânia). *Observership* em Câncer de Mama do Rena Rowan Breast Center – University of Pennsylvania. Especialista em Cuidados Paliativos e Psico-Sócio-Oncologia pelo Instituto Pallium Latinoamérica – Medicina Paliativa – Buenos Aires e com Titulação pela Associação Médica Brasileira (AMB). Pós-Graduação em Predisposição Hereditária ao Câncer no Hospital Israelita Albert Einstein (HIAE). Oncologista Clínica do Instituto Oncovida/Grupo Oncoclínicas (Brasília – DF).

Arethuzza Alves Moreira

Fisioterapeuta pela Pontifícia Universidade Católica de Goiás (PUC-GO). Pós-Graduada em Fisioterapia Oncológica pela PUC-GO. Pós-Graduada em Fisioterapia Cardiopulmonar e Terapia Intensiva. Fisioterapeuta no Setor de Cuidados Paliativos do Hospital Araújo Jorge (GO).

Bianca Sakamoto Ribeiro Paiva

Enfermeira Graduada pela Universidade Federal de Juiz de Fora (UFJF-MG). Mestrado, Doutorado e Pós-Doutorado pela Faculdade de Medicina de Botucatu da Universidade Estadual de São Paulo (Unifesp). Docente Permanente dos Programas de Pós-Graduação *stricto sensu* em Oncologia (Acadêmico) e em Inovação Tecnológica em Saúde (Profissional) do Hospital de Amor (Barretos, SP).

Breno Augusto Bormann de Souza Filho

Bacharel em Educação Física pela Asces-Unita. Pós-Graduado em Reabilitação Cardiopulmonar e Metabólica pela Escola Superior de Educação Física da Universidade de Pernambuco (ESEF-UPE). Residência Multiprofissional em Saúde do Idoso pelo Instituto de Medicina Integral Prof. Fernandes Figueira (IMIP). Pós-Graduado em Oncologia Multidisciplinar pela Faculdade Pernambucana de Saúde/Instituto de Medicina Integral Prof. Fernandes Figueira (FPS/IMIP). Pós-Graduado em Neurociências, Esporte e Atividade Física pela Universidade Federal do Rio de Janeiro (UFRJ). Mestrado Profissional em Cuidados Paliativos pela IMIP. Aperfeiçoamento em Cuidados Paliativos pelo Instituto Paliar. Membro Pesquisador do Comitê Paralímpico Brasileiro/Academia Paralímpica Brasileira (CPB/APB). Doutorando em Epidemiologia em Saúde Pública pela Escola Nacional de Saúde Pública da Fiocruz/RJ. Membro Pesquisador do Grupo de Pesquisa e Núcleo de Estudos em Cuidados Intermediários e Redes de Atenção à Saúde na Linha de Cuidados Paliativos e Cuidados Intermediários, vinculado ao Conselho Nacional de Desenvolvimento Científico e Tecnológico (CNPq).

Bruno Oliveira

Doutorando em Filosofia pela Universidade do Estado do Rio de Janeiro (UERJ). Mestre em Ciências da Religião pela Universidade Federal de Juiz de Fora (UFJF). Bacharel em Teologia – Seminário Teológico Batista do Sul do Brasil (FABAT) e Instituto Metodista Bennett. Licenciado em Filosofia pela Universidade Candido Mendes (UCAM). Capelão Titular do Instituto Nacional de Câncer (INCA HC-IV) (Unidade de Cuidados Paliativos). Membro da Diretoria da Academia Nacional de Cuidados Paliativos (ANCP). Membro Fundador do Comitê de Espiritualidade da Sociedade Brasileira do Estudo da Dor (SBED). Docente do Curso de Extensão em Cuidados Paliativos Instituto COI. Professor Convidado do Instituto Israelita de Ensino e Pesquisa Albert Einstein (IIEP) (Pós-Graduação *lato sensu* Multiprofissional em Dor). Tem experiência nas áreas de Teologia, Filosofia, Espiritualidade e Saúde.

Camila Rabelo Monteiro de Andrade

Médica graduada pela Universidade Federal de Minas Gerais (UFMG). Especialista em Geriatria pela Sociedade Brasileira de Geriatria e Gerontologia (SBGG), com área de atuação em Cuidados Paliativos pela Associação Médica Brasileira (AMB). Presidente da Sociedade de Tanatologia e Cuidado Paliativo de Minas Gerais (SOTAMIG). Professora de Geriatria e Cuidados Paliativos do Centro Universitário de Belo Horizonte (UniBH).

Carla Almeida Bezerra Lopes

Geriatra pela Universidade Federal de São Paulo (Unifesp). Mestre em Tecnologias da Saúde pela Unifesp. Titulada em Geriatria pela Sociedade Brasileira de Geriatria e Gerontologia (SBGG). Área de atuação em Medicina Paliativa pela Associação Médica Brasileira (AMB). Coordenadora do Serviço de Cuidados Paliativos do Hospital Geral Waldemar de Alcântara.

Carlos Eduardo Jouan Guimarães

Pediatra. Especialização em Pneumopediatria pela Universidade Federal de São Paulo (Unifesp). Pós-Graduação em Nutrologia Médica pela Associação Brasileira de Nutrologia (ABRAN). Especialização em Cuidados Paliativos Pediátricos pelo Instituto de Ensino e Pesquisa do Hospital Sírio-Libanês (IEP-HSL). Coordenador do Ambulatório de Pediatria do CASE, Núcleo de Atendimento Multidisciplinar de Alta Complexidade do Grupo NotreDame Intermédica (GNDI). Coordenador do Serviço de Cuidados Paliativos Pediátricos do GNDI.

Carlos Eduardo Paiva

Médico Oncologista Clínico, PhD, no Departamento de Oncologia Clínica do Hospital de Amor (Barretos, SP). Grupo de Pesquisa em Cuidados Paliativos e Qualidade de Vida (GPQual). Docente Permanente dos Programas de Pós-Graduação Acadêmico e Profissional da Fundação Pio XII.

Carlos Marcelo de Barros

Médico Anestesiologista com área de atuação em Dor e Cuidados Paliativos. Título de Área de Atuação em Dor pela Associação Médica Brasileira (AMB). Título de Área de Atuação em Cuidados Paliativos pela Associação Médica Brasileira (AMB). Fellow do Interventional Pain Practice pela WIP (World Institute of Pain), FIPP. Editor-Chefe do Tratado de Dor Oncológica Sobramid, Editora Atheneu. Professor e Coordenador da Pós-Graduação em Dor do Hospital Israelita Albert Einstein (HIAE – Unidade Belo Horizonte/MG). Professor de Anestesiologia, Dor e Cuidados Paliativos da Faculdade de Medicina da Universidade Federal de Alfenas (Unifal).

Carlota Vitória Blassioli Moraes

Médica Pediatra. Especialista em Oncologia Pediátrica e Título de Especialista pela Associação Médica Brasileira (AMB) em Cuidados Paliativos Pediátricos. Responsável pela Equipe de Cuidados Paliativos Pediátricos do Instituto de Oncologia Pediátrica/Grupo de Apoio ao Adolescente e à Criança com Câncer/Universidade Estadual Paulista (IOP/GRAACC/Unifesp).

Carolina de Araújo Affonseca

Médica Pediatra. Área de atuação em Terapia Intensiva Pediátrica e Medicina Paliativa pela Associação Médica Brasileira (AMB). Mestrado em Ciências da Saúde pela Universidade Federal de Minas Gerais (UFMG). Docente do Módulo de Cuidados Paliativos no Curso de Pós-Graduação em Cuidados Paliativos da Faculdade Unimed. Coordenadora Médica do Programa CUIDAR – Cuidado Paliativo e Domiciliar do Hospital Infantil João Pedro II. Coordenadora da Residência Médica em Cuidados Paliativos em Pediatria da Fundação Hospitalar do Estado de Minas Gerais (Fhemig).

Carolina Sarmento Duarte

Médica graduada pela Universidade Federal do Espírito Santo (UFES). Residência em Clínica Médica pela UFES e em Medicina Intensiva pela Universidade Estadual de Campinas (Uncamp). Pós-Graduação em Cuidados Paliativos pelo Hospital Sírio-Libanês (HSL). Especialista em Medicina Intensiva pela Associação de Medicina Intensiva/Associação Médica Brasileira (AMIB/AMB) e Medicina Paliativa pela Academia Nacional de Cuidados Paliativos/Associação Médica Brasileira (ANCP/AMB).

Cecília Rezende

Psicóloga Clínica. Sócia-Fundadora do Instituto Entrelaços de Psicologia (2012). Professora e Supervisora do Curso de Especialização em Psico-Oncologia da Pontifícia Universidade Católica do Rio de Janeiro (PUC-Rio). Mestre em Psicologia Clínica pela PUC-Rio (2021). Especialista em Psicologia Clínica pela PUC-Rio (2007). Especialista em Psicologia Oncológica pelo Instituto Nacional de Câncer (INCA) (2009). Aprimoramento em Teoria, Pesquisa e Intervenção em Luto pelo Instituto 4 Estações (2012). Aprimoramento em Teoria do Apego pelo Instituto 4 Estações (2015). Atua na área de Psicologia Clínica, com interesse nos temas: luto, perda, adoecimento, terminalidade e psico-oncologia.

Claudia Inhaia

Médica Especialista em Ginecologia pela Santa Casa de Misericórdia de Porto Alegre. Mestre pela Universidade Estadual de Campinas (Unicamp). Pós-Graduada em Cuidados Paliativos pelo Instituto Pallium Latinoamérica – Medicina Paliativa – Buenos Aires e em Terapia da Dor pelo Hospital Israelita Albert Einstein (HIAE). Membro do Comitê de Inovação da Academia Nacional de Cuidados Paliativos (ANCP) e da Equipe de Comunicação da ANCP. Preceptora da Pós-Graduação de Dor do HIAE. Médica na Casa Humana.

Crislaine de Lima

Fisioterapeuta. Mestranda do Programa de Pós-Graduação em Oncologia da Fundação Pio XII. Bolsista do Conselho Nacional de Desenvolvimento Tecnológico (CNPq).

Cristiane Rodrigues de Sousa

Médica Pediatra. Título de Especialista em Pediatria. Título de Especialista em Neonatologia. Título de Especialista em Medicina Paliativa pela Sociedade Brasileira de Pediatria/Associação Médica Brasileira (SBP/AMB). Mestre em Saúde da Criança e do Adolescente pela Universidade Estadual do Ceará (Uece). Professora do Curso de Medicina da Universidade de Fortaleza (Unifor).

Cristina Bueno Terzi Coelho

Médica Vice-Coordenadora do Serviço de Cuidados Paliativos do Hospital das Clínicas da Universidade Estadual de Campinas (Unicamp). Coordenadora do Curso de Cuidados Paliativos do Instituto Terzius. Médica Assistente da Unidade de Terapia Intensiva Adulto do Hospital das Clínicas da Unicamp. Médica do Serviço de Cuidados Paliativos da Santa Casa de Valinhos (2016-2018). Especialista em Medicina Intensiva pela Associação de Medicina Intensiva Brasileira (AMIB) e área de atuação em Medicina Paliativa pela Associação Médica Brasileira (AMB).

Daniel Battacini Dei Santi

Graduação em Medicina e Residência Clínica Médica pela Universidade Estadual de Campinas (Unicamp). Especializado em Cardiologia Adulto pelo Instituto do Coração. Título de Especialista em Cardiologia pela Sociedade Brasileira de Cardiologia (SBC) e em Terapia Intensiva pela Associação de Medicina Intensiva Brasileira (AMIB) em Terapia Intensiva. Especialista em Cuidados Paliativos pelo Instituto Paliar. Médico Assistente do Núcleo de Cuidados Paliativos do Hospital das Clínicas da Faculdade de Medicina da Universidade de São Paulo (HCFMUSP).

Daniela Achette

Psicóloga, Mestre em Ciências da Saúde e Especialista em Psicologia Hospitalar pela Faculdade de Ciências Médicas da Santa Casa de Misericórdia de São Paulo (FCMSCSP). Especialista em Educação em Saúde pelo Instituto de Ensino e Pesquisa do Hospital Sírio-Libanês (IEP-HSL). Coordenadora do Serviço de Psicologia do Hospital Sírio-Libanês (SL) e das Pós-Graduações em Saúde Mental e Cuidados Paliativos (IEP-HSL). Coordenadora do Comitê de Psicologia da Academia Nacional de Cuidados Paliativos (ANCP). Membro da Diretoria Estadual São Paulo da Academia Nacional de Cuidados Paliativos (ANCP-SP), atuando como Coordenadora de Comunicação.

Danielle Probstner

Médica Ortopedista pelo Hospital Federal dos Servidores do Estado do Rio de Janeiro (HFSE). Pós-Graduação em Cirurgia de Tecido Ósseo e Conectivo pelo Instituto Nacional de Câncer (INCA). Mestre em Neurologia pela Universidade Federal do Estado do Rio de Janeiro (UNIRIO). Médica Assistente de Cuidados Paliativos no Hospital do Câncer IV (HC IV)/Instituto Nacional de Câncer (INCA).

Daniere Yurie Vieira Tomotani

Médica Intensivista pela Universidade Federal de São Paulo (Unifesp). Pós-Graduação em Cuidados Paliativos pelo Instituto Sírio-Libanês de Ensino e Pesquisa do Hospital Sírio-Libanês (IEP-HSL). Coordenadora do Setor de Terapia Intensiva da Disciplina de Anestesiologia, Dor e Medicina Intensiva do Hospital São Paulo da Unifesp.

Débora Genezini

Psicóloga Hospitalar. Mestre em Gerontologia. Docente em Cursos de Pós-Graduação de Cuidados Paliativos. Fundadora do Instituto Cuidar. Membro do Comitê de Psicologia da Academia Nacional de Cuidados Paliativos (ANCP). Coordenadora da Equipe Multiprofissional da A Casa Humana. Responsável pela Psicologia de Unidades do Ambulatório de Oncologia da Rede D'Or (SP). Voluntária do Beabá. Atua nas áreas de Ensino, Consultoria e Assistência em Cuidados Paliativos, Luto e Sofrimento do Profissional de Saúde.

Douglas Henrique Crispim

Médico graduado pela Universidade Estadual de Santa Cruz (UESC). Residência em Clínica Médica pelas Obras Assistenciais Irmã Dulce (OSID). Residência em Geriatria pela Santa Casa de São Paulo (título AMB/SBGG). Formação em Cuidados Paliativos pelo Instituto Pallium Latinoamérica – Medicina Paliativa – Buenos Aires (título AMB de Área de Atuação). Doutorado em Cuidados Paliativos pelo Hospital das Clínicas da Faculdade de Medicina da Universidade Federal de São Paulo (HCFMUSP). Formação em Simulação Realística pelo Laerdal Medical. Atua em Cuidados Paliativos, Assistente do Núcleo de Cuidados Paliativos do HCFMUSP, onde ministra as disciplinas "Comunicação em Cuidados Paliativos" e "Estrutura da Assistência em Cuidados Paliativos". Fundador e atual líder do Instituto Brasileiro de Comunicação em Saúde (IBCS) e da Associação Sênior de Apoio à Saúde (Grupo ASAS). Ex-Secretário-Geral da Academia Nacional de Cuidados Paliativos (ANCP) e Ex-Vice-Presidente da Academia Nacional de Cuidados Paliativos (ANCP). Coordenador do Comitê de Gestão em Cuidados Paliativos da ANCP e do Grupo Choosing Wisely da ANCP.

Edison Iglesias de Oliveira Vidal

Professor-Associado da Disciplina de Geriatria da Faculdade de Medicina de Botucatu (Unesp). Mestrado e Doutorado em Saúde Coletiva pela Universidade Estadual de Campinas (Unicamp). Livre-Docência em Geriatria pela Unesp. Especialista em Geriatria com área de atuação em Medicina Paliativa.

Ednalda Maria Franck

Mestre em Ciências da Saúde. Enfermeira Estomaterapeuta pela Escola de Enfermagem da Universidade de São Paulo (EEUSP). Especialista em Cuidados Paliativos pelo Instituto Paliar. Enfermeira do Núcleo Técnico Científico em Cuidados Paliativos do Hospital das Clínicas da Faculdade de Medicina da Universidade de São Paulo (HCFMUSP). Coordenadora Assistente do Programa de Residência Multiprofissional em Saúde do Idoso em Cuidados Paliativos pela HCFMUSP. Vice-Presidente da Academia Nacional de Cuidados Paliativos – Estadual SP (ANCP-SP). Membro do Comitê de Enfermagem da Academia Nacional de Cuidados Paliativos (ANCP).

Elisa Miranda Aires

Médica Infectologista do Instituto de Infectologia Emílio Ribas (IIERibas). Médica Paliativista do IIERibas. Pós-Graduação pelo Instituto Pallium Latinoamérica – Medicina Paliativa – Buenos Aires. Especialista em Dor e Cuidados Paliativos pela Irmandade da Santa Casa de Misericórdia de São Paulo. Mestre pela Coordenadoria dos Institutos de Pesquisa da Secretaria de Estado da Saúde de São Paulo. Título de Especialista na área de atuação em Cuidados Paliativos pela Associação Médica Brasileira (AMB).

Eliza Maffioletti Furtunato Leocádio Esteves

Graduada pela Universidade Federal do Rio de Janeiro (UFRJ). Especialista em Enfermagem em Oncologia Cirúrgica pelo Instituto Nacional de Câncer (INCA). MBA em Gestão de Saúde e Controle de Infecção Hospitalar (em andamento) pela Faculdade Método de São Paulo (FAMESP).

Elizabeth Maria de Assis Silva Pavão

Capelã Hospitalar e em Desastres. Pós-Graduada em Ciências da Religião. Teóloga e Economista Doméstica. Paliativista pela Casa do Cuidar. Capelã pela Associação de Capelania de Saúde (ACS/ACEH). Capelã em Desastres pela SOS Global/AME. Assistência Espiritual e Religiosa das Equipes de Cuidados Paliativos da Grande Vitória (ES).

Emanuelly Varea Maria Wiegert

Nutricionista da Unidade de Cuidados Paliativos do Instituto Nacional de Câncer José Alencar Gomes da Silva (Instituto Nacional de Câncer – INCA). Pesquisadora do NutriPali – Grupo de Pesquisa de Nutrição em Cuidados Paliativos. Doutora em Ciências Nutricionais pela Universidade Federal do Rio de Janeiro (UFRJ). Mestre em Nutrição Humana pela UFRJ. Especialista em Nutrição Hospitalar pela Universidade Federal do Mato Grosso (UFMT).

Émille Dalbem Paim

Fonoaudióloga da Irmandade Santa Casa de Misericórdia Porto Alegre (ISCMPA). Residência em Onco-Hematologia pela ISCMPA/Universidade Federal de Ciências da Saúde de Porto Alegre (UFCSPA). Mestre em Ciências da Reabilitação pela UFSCPA. Doutoranda em Ciências da Reabilitação pela UFCSPA.

Erica Boldrini

Oncologista Pediátrica do Hospital de Câncer Infanto-Juvenil de Barretos, com área de atuação em Cuidados Paliativos e Medicina da Dor pela Associação Médica Brasileira (AMB). Mestrado e Doutorado pela Universidade de São Paulo (USP).

Érika Aguiar Lara Pereira

Médica de Família e Comunidade/Cuidados Paliativos. Secretária Geral da Academia Nacional de Cuidados Paliativos (ANCP) (2019-2020). Professora de Medicina na Pontifícia Universidade Católica de Goiás (PUC Goiás). Coordenadora do Eixo do Desenvolvimento Pessoal Medicina da PUC Goiás. Coordenadora da Residência de Medicina de Família e Comunidade da PUC Goiás. Coordenadora do Grupo de Trabalho em Cuidados Paliativos da Sociedade Brasileira de Medicina de Família e Comunidade (SBMFC). Odontóloga em Distúrbios do Sono.

Erika Pallottino

Psicóloga Clínica. Sócia-Fundadora do Instituto Entrelaços, Coordenadora do Ambulatório de Intervenções e Suporte ao Luto. Coordenadora da Pós-Graduação em Psico-Oncologia e do Curso de Extensão em Tanatologia: estudos sobre a morte, ambos pela Pontifícia Universidade Católica do Rio de Janeiro (PUC-Rio). Professora do Instituto Paliar, Certificada no Level 2 em Complicated Grief pela Columbia University School of Social Work – Nova York, EUA. Aprimoramento em Famílias que Enfrentam Crises: Psicoterapia com base na Teoria do Apego pelo 4 Estações Instituto de Psicologia, Treinamento em Situações de Emergências Pós-Desastres. Mestre em Psicologia Clínica pela PUC-Rio, especialista em Psicologia Médica pela Faculdade de Ciências Médicas da Universidade do Estado do Rio de Janeiro (UERJ). Especialista em Psicologia Oncológica pelo Instituto Nacional de Câncer (INCA). Membro da Sociedade Brasileira de Psico-Oncologia (SBPO).

Esther Angélica Luiz Ferreira

Médica. Pediatra. Reumatologista Pediátrica pela Faculdade de Medicina da Universidade Estadual Paulista – Campus Botucatu (Unesp). Doutora pelo Programa de Pós-Graduação em Anestesiologista da Unesp – Campus Botucatu. Professora Adjunta da Área de Saúde da Criança e do Adolescente no Departamento de Medicina da Universidade Federal de São Carlos (UFSCar). Membro do Departamento Científico de Medicina da Dor e Cuidados Paliativos da Sociedade Brasileira de Pediatria (SBP). Integrante da Diretoria da Academia Nacional de Cuidados Paliativos (ANCP) (2019-2020).

Fabiana Tomie Becker Chino dos Santos

Enfermeira, Mestre em Ensino em Ciências da Saúde pela Universidade do Estado de São Paulo (Unifesp), com formação em Cuidados Paliativos pelo Instituto Pallium Latinoamérica – Medicina Paliativa – Buenos Aires. Coordenadora do Grupo de Trabalho de Cuidados Paliativos e Dor do Conselho Regional de Enfermagem de São Paulo (COREN-SP). Assessora Científica da Grunenthal.

Fabíola de Arruda Leite

Graduada em Medicina pela Pontifícia Universidade Católica de Campinas (PUC-Campinas). Residência Médica em Pediatria e Cancerologia Pediátrica no Hospital das Clínicas da Faculdade de Medicina de Ribeirão Preto da Universidade de São Paulo (FMRP-USP). Doutora e Mestre em Saúde da Criança e do Adolescente pela FMRP-USP. Especialização em Cuidados Paliativos Adulto e Pediátrico pelo Instituto de Ensino e Pesquisa Sírio-Libanês (IEP-HSL). Docente Adjunta do Curso de Medicina no Centro Universitário Barão de Mauá — Ribeirão Preto. Médica Assistente em Cuidados Paliativos Pediátricos no HC Criança do Hospital das Clínicas da FMRP-USP.

Fernanda Barbosa Lopes Cardoso

Pediatra. Pós-Graduada em Cuidados Paliativos Pediátricos pelo Hospital Sírio-Libanês (HSL). Preceptora da Residência Médica de Cuidados Paliativos Pediátricos do Hospital Infantil João Pedro II no Programa Cuidado Paliativo e Atenção Domiciliar (CUIDAR).

Fernanda Bono Fukushima

Médica Anestesiologista com Área de Atuação em Dor (Associação de Medicina Brasileira/ Sociedade Brasileira de Anestesiologia (AMB/SBA) e Cuidados Paliativos (AMB). Professora-Assistente Doutora da Disciplina de Terapia Antálgica e Cuidados Paliativos do Departamento de Anestesiologia da Faculdade de Medicina da Universidade Estadual Paulista "Júlio de Mesquita Filho" (Unesp).

Fernanda Correia Tourinho

Médica pela Faculdade de Medicina da Universidade Federal da Bahia (UFBA). Residência em Clínica Médica pelo Hospital das Clínicas da Faculdade de Medicina da Universidade de São Paulo (HCFMUSP). Pós-Graduação em Cuidados Paliativos pelo Instituto Sírio-Libanês de Ensino e Pesquisa do Hospital Sírio-Libanês (IEP-HSL). Especialização em Cuidados Paliativos pelo Instituto Pallium Latinoamérica – Medicina Paliativa – Buenos Aires. Membro da Câmara Técnica de Cuidados Paliativos do Conselho Regional de Medicina da Bahia.

Fernanda Figueiredo de Oliveira

Especialista em Ginecologia e Obstetrícia com área de atuação em Medicina Fetal e Cuidados Paliativos Perinatais.

Filipe Tavares Gusman

Médico Geriatra. Presidente da Academia Nacional de Cuidados Paliativos (ANCP), Rio de Janeiro (2020-2021). Membro da Câmara Técnica de Cuidados Paliativos do Conselho Regional de Medicina, Rio de Janeiro. Tutor do Curso de Extensão em Cuidados Paliativos CETEB/Vitória-ES/Américas Serviços Médicos.

Flávia Cristina dos Santos Dourado

Especialização em Teoria, Pesquisa e Intervenção em Luto pelo Instituto de Psicologia Quatro Estações, São Paulo. Aperfeiçoamento em Cuidados Paliativos pelo Instituto de Ensino e Pesquisa do Hospital Sírio-Libanês do Hospital Sírio-Libanês (IEP-HSL). Especialização em Psicologia Hospitalar pelo IEP-HSL. Psicologia pela Pontifícia Universidade Católica de Campinas (PUC-Campinas). Pedagogia pela Universidade Paulista (UNIP) – Ribeirão Preto. Membro da Academia Nacional de Cuidados Paliativos (ANCP). Membro do Comitê de Perinatologia da ANCP. Cofundadora do Flor de Cerejeira Instituto de Psicologia, com foco em Cuidados Paliativos e Assistência ao Luto.

Flávia Firmino

Graduação em Enfermagem pela Faculdade de Enfermagem do Hospital Israelita Albert Einstein (FEHIAE). Especialista em Enfermagem Oncológica pelo Programa de Residência em Enfermagem do Instituto Nacional de Câncer (INCA). Especialista em Enfermagem em Estomaterapia pela Faculdade de Enfermagem da Universidade do Estado do Rio de Janeiro (UERJ). Mestre em Ciências da Saúde pela Escola de Enfermagem Anna Nery da Universidade Federal do Rio de Janeiro (UFRJ). Doutora pela Escola de Enfermagem da Universidade de São Paulo (EEUSP). Membro da Academia Nacional de Cuidados Paliativos (ANCP). Membro da Associação Latinoamericana de Cuidados Paliativos (ALCP). Enfermeira Assistencial da Unidade de Cuidados Paliativos (HC IV/INCA). Membro do Corpo Docente do Programa de Residência Multiprofissional do Instituto Nacional de Câncer (HC IV/INCA).

Gabriel Drumond Ferreira

Médico pela Universidade Federal de Ciências da Saúde de Porto Alegre (UFCSPA) (2018). Residente de Clínica Médica pelo Hospital Moinhos de Vento (2021). Residente de Cuidados Paliativos pela Santa Casa de Misericórdia de Porto Alegre. Coordenador do Comitê de Inovação da Academia Nacional de Cuidados Paliativos (ACNP) (2017 a 2020).

Gabriela Alves de Oliveira Hidalgo

Graduada em Medicina pelo Centro Universitário São Camilo. Médica de Família e Comunidade pela Universidade Federal de São Paulo (Unifesp) e Paliativista. Parte da Coordenação da Residência de Medicina de Família e Comunidade do Departamento de Medicina Preventiva da Unifesp (Geral e 3º ano – área de atuação em Cuidados Paliativos) e Preceptora no Ambulatório de Medicina Geral e Familiar (Graduação e Residência). Mestra na área de Educação Médica (Currículo baseado em Competências para Medicina de Família e Comunidade). Doutoranda do Programa de Pós-Graduação do CEDEM-FMUSP. Médica de programas governamentais do Hospital Israelita Albert Einstein (HIAE). Consultora da Asas Health.

Germana Hunes Grassi Gomes Victor

Médica Gerente da Unidade de Onco-Hematologia e Unidade Clínica e Geriátrica da Clínica São Vicente — Rede D'Or. Diretora do Hospital do Câncer IV — Unidade de Cuidados Paliativos do Instituto Nacional de Câncer (INCA) (2014 a 2019). Programa de Desenvolvimento Gerencial pela Fundação Getulio Vargas (FGV). Liderança Inovadora em Saúde pela COPPEAD-UFRJ. Curso de Extensão em Cuidados Paliativos pelo INCA. Residência em Clínica Médica da Secretaria Municipal de Saúde do Rio de Janeiro (SMS-RJ). Graduada em Medicina pela Universidade Federal do Estado do Rio de Janeiro (UFRJ).

Gianne Murad Sudré

Médica graduada pela Universidade Federal do Espírito Santo (UFES). Titulada em Cardiologia, Medicina Intensiva e Medicina Paliativa. Médica Intensivista e Paliativista.

Giselle de Almeida Batista

Médica Geriatra com área de atuação em Cuidados Paliativos pela Associação Médica Brasileira (AMB). Titulada em Geriatria pela Sociedade Brasileira de Geriatria e Gerontologia (SBGG). Pós-Graduação em Cuidados Paliativos e Bioética pela Universidade de Fortaleza (Unifor). Coordenadora do Serviço de Cuidados Paliativos do Hospital Geral de Fortaleza (HGF). Coordenadora do Serviço de Assistência Domiciliar e Cuidados Paliativos de Caucaia. Residência em Geriatria pela Universidade de Pernambuco (UPE).

Giuliana Bersani Calice

Médica Assistente de Cuidados Paliativos do Instituto do Câncer do Estado de São Paulo (ICESP). Complementação Especializada em Cuidados Paliativos pelo Hospital das Clínicas da Faculdade de Medicina da Universidade de São Paulo (HCFMUSP). Residência em Clínica Médica pelo HCFMUSP.

Gláucia Faria da Silva

Psicóloga e Psicanalista com formação no Instituto Sedes Sapientiae. Paliativista pelo Instituto de Ensino e Pesquisa do Hospital Sírio-Libanês (IEP/HSL). Mestre e Doutora pelo Departamento de Psicologia Social do Instituto de Psicologia da Universidade de São Paulo (IPUSP). Pesquisadora do Laboratoire de Psychopathologie et Clinique Psychanalytique da Université Rennes II (2008-2012). Coordenadora do Serviço de Psicologia Hospitalar do Sabará Hospital Infantil (2012-2021). Editora-Assistente da *Revista Brasileira de Psicologia Hospitalar*. Professora de cursos de Pós-Graduação do Hospital Israelita Albert Einstein (HIAE), IEP/HSL e Hospital das Clínicas da Faculdade de Medicina da Universidade de São Paulo (HCFMUSP).

Guacyra Magalhães Pires Bezerra

Residência Médica em Clínica Médica e Medicina Intensiva pelo Hospital Universitário Lauro Wanderley – Universidade Federal da Paraíba (HULW-UFPB). Residência Médica em Oncologia Clínica pelo Hospital Universitário Oswaldo Cruz – Universidade de Pernambuco (HUOC-UPE). Coordenadora da Unidade de Oncologia do Hospital Mestre Vitalino (HMV). Presidente da Comissão de Cuidados Paliativos do HMV. Mestre em Patologia e Doutora em Medicina Tropical pela Universidade Federal de Pernambuco (UFPE).

Guilherme Gryschek

Médico pela Universidade Estadual de Londrina (UEL). Sanitarista pela Faculdade de Medicina de Botucatu da Universidade Estadual Paulista "Júlio de Mesquita Filho" (FMB-Unesp). Médico de Família e Comunidade pela Associação Médica Brasileira/Sociedade Brasileira de Medicina de Família & Comunidade (AMB/SBMFC). Mestre em Saúde Coletiva (FMB/Unesp). Aperfeiçoamento Profissional em Cuidados Paliativos (Instituto Paliar). Doutor em Clínica Médica — Ensino em Saúde pela Faculdade de Ciências Médicas da Universidade Estadual de Campinas (FCM/Unicamp), com período sanduíche no Palliative Care Institute Liverpool (University of Liverpool — Reino Unido). Áreas de Interesse e Pesquisa: Saúde Coletiva; Medicina de Família; Cuidados Paliativos; Educação Médica.

Gustavo Marquezani Spolador

Médico Geneticista pelo Instituto da Criança do Hospital das Clínicas da Faculdade de Medicina da Universidade de São Paulo (ICr/HCFMUSP). Médico Complementando em Dor e Cuidados Paliativos pelo ICr/HCFMUSP.

Henrique Gandara Canosa

Médico graduado pela Universidade Iguaçu. Especialização em Clínica Médica pela Santa Casa de Misericórdia de São Paulo. Especialização em Medicina Paliativa pelo Instituto Paliar. Título de Especialista em Clínica Médica pela Sociedade Brasileira de Clínica Médica/Associação Médica Brasileira (SBCM/AMB). Título de Área de Atuação em Medicina Paliativa pela AMB. Médico Coordenador da Equipe de Suporte e Cuidados Paliativos do Hospital Samaritano de São Paulo. Médico da Equipe de Cuidados Paliativos do Instituto do Câncer do Estado de São Paulo (ICESP).

Henrique Gonçalves Ribeiro

Médico Psiquiatra e Psicoterapeuta. Núcleo de Cuidados Paliativos do Hospital das Clínicas da Faculdade de Medicina da Universidade de São Paulo (HCFMUSP), do Hospital Sírio-Libanês (HSL) e do Instituto Paliar.

Ignez Magalhães de Alencastro

Especialização em Nutrição Clínica pela Universidade Federal Fluminense (UFF). Especialização em Bioética e Ética Aplicada pela Fundação Oswaldo Cruz (Fiocruz). Mestrado em Bioética, Ética Aplicada e Saúde Coletiva. Doutorado em Alimentação, Nutrição e Saúde. Coordenadora do Programa *Fellow* de Nutrição em Cuidados Paliativos Oncológicos.

Inês Gimenes Rodrigues

Enfermeira. Doutora em Ciências pela Escola de Enfermagem de Ribeirão Preto da Universidade de São Paulo. Pós-Graduação em Cuidados Paliativos pela Pallium Rio de la Plata Study Centre (Buenos Aires, Argentina). Professora aposentada da Universidade Estadual de Londrina. Coordenadora e Professora da Pós-Graduação Multiprofissional em Cuidados Paliativos na Pontifícia Universidade Católica do Paraná (PUCPR) – Campus Londrina. Membro da Academia Nacional de Cuidados Paliativos (ANCP) – Comitê de Enfermagem e Comitê de Graduação em Enfermagem.

Inês Tavares Vale e Melo Cardoso

Médica Anestesiologista com certificação em Dor e Medicina Paliativa.

Isabela Ambrosio Gava

Graduação em Medicina pela Universidade Federal Fluminense (UFF). Residência em Clínica Médica pela Universidade Estadual Paulista "Júlio de Mesquita Filho" (Unesp), em Terapia Intensiva pela Universidade Federal do Espírito Santo (UFES) e em Cuidados Paliativos pela Universidade de São Paulo (USP). Título de Especialista em Medicina Intensiva pela Associação Médica Brasileira (AMB) e pela Associação de Medicina Intensiva Brasileira (AMIB). Título de Especialista em Medicina Paliativa pela AMB e pela Academia Nacional de Cuidados Paliativos (ANCP).

Izabela Lourenço Silva Fernandes

Graduada em Medicina pela Universidade Federal de Minas Gerais (UFMG). Membro Titular da Sociedade Brasileira de Radioterapia (SBRT). Rádio-Oncologista do Grupo Oncoclínicas. Pós-Graduação em Cuidados Paliativos pela Universidad del Salvador – Instituto Pallium Latinoamérica – Medicina Paliativa – Buenos Aires.

Janete Maria da Silva

Fisioterapeuta. Mestre em Ciências da Reabilitação pela Faculdade de Medicina da Universidade de São Paulo (FMUSP). Especialista em Fisioterapia em Gerontologia pela Associação Brasileira de Fisioterapia em Gerontologia/Conselho Federal de Fisioterapia e Terapia Ocupacional (ABRAFIGE/COFFITO). Especialista em Fisioterapia em Terapia Intensiva pela Associação Brasileira de Fisioterapia Cardiorrespiratória e Fisioterapia em Terapia Intensiva/Conselho Federal de Fisioterapia e Terapia Ocupacional (ASSOBRAFIR/COFFITO). Responsável Técnica da empresa JMDS Reabilitação Integrada. Docente do Centro Universitário São Camilo e do Instituto Paliar. Membro do Comitê de Fisioterapia da Academia Nacional de Cuidados Paliativos (ANCP), gestão 2018-2020.

Joana Cés de Souza Dantas

Psicóloga Clínica. Especialista em Oncologia pelo Instituto Nacional de Câncer (INCA). Especialista em Intervenções Fundamentadas na Teoria do Apego, pelo Instituto 4 Estações/SP. Especialista em Cuidados Paliativos pela Faculdade de Ciências Médicas de Minas Gerais (FCM-MG) e em Capacitação Clínica em Luto pelo Instituto Entrelaços/RJ. Professora Convidada do Programa de Especialização em Medicina Intensiva do Hospital Nacional Marcílio Dias (HNMD). Psicóloga Colaboradora no Instituto Entrelaços/RJ. Membro da Equipe do Serviço de Psicologia e de Cuidados Paliativos do Grupo Oncoclínicas/RJ. Membro da Academia Nacional de Cuidados Paliativos (ANCP) e Membro do Comitê de Luto da Sociedade Brasileira de Psico-Oncologia (SBPO).

João Batista Santos Garcia

Professor-Associado da Disciplina de Dor e Cuidados Paliativos da Universidade Federal do Maranhão (UFMA). Responsável pelo Serviço de Dor e Cuidados Paliativos do Hospital Universitário da UFMA e do Hospital de Câncer do Maranhão. Coordenador do Comitê de Dor da Academia Nacional de Cuidados Paliativos (ANCP). Presidente da Federación Latinoamericana de Asociaciones para el Estudio del Dolor (FEDELAT).

João Luiz Chicchi Thomé

Médico Oncologista pelo Hospital das Clínicas da Faculdade de Medicina de Ribeirão Preto da Universidade de São Paulo (HCFMRP-USP). Médico Paliativista pelo Hospital das Clínicas da Faculdade de Medicina da Universidade de São Paulo (HCFMUSP). Médico Assistente de Cuidados Paliativos do Instituto do Câncer do Estado de São Paulo (ICESP). Coordenador do Serviço de Cuidados Paliativos do Hospital Alemão Oswaldo Cruz (SP). Coordenador do Serviço de Cuidados Paliativos do Hospital 9 de Julho (SP).

João Luiz de Souza Hopf

Residência Médica em Clínica Médica. Residência Médica em Terapia Intensiva. Médico do Serviço de Cuidados Paliativos da Santa Casa de Misericórdia de Porto Alegre. Médico Intensivista do CTI do Hospital Mãe de Deus. Especialista em Luto pelo Instituto 4 Estações.

Joaquim Pinheiro Vieira Filho

Pediatra pela Universidade Estadual de Campinas (Unicamp). Oncologista Pediátrico pelo Centro Infantil Boldrini (Unicamp). Médico Paliativista pelo Instituto Pallium Latinoamérica – Medicina Paliativa – Buenos Aires. Complementação Especializada em Dor e Cuidados Paliativos Pediátricos do Instituto da Criança do Hospital das Clínicas da Faculdade de Medicina da Universidade de São Paulo (ICr/HCFMUSP). Médico Pesquisador da Unidade de Dor e Cuidados Paliativos Pediátricos do ICr/HCFMUSP. Médico Assistente do Serviço de Cuidados Paliativos do Hospital A.C. Camargo Cancer Center (São Paulo – SP) e Hospital Estadual Mario Covas (Santo André – SP).

Jonathan Vinícius Lourenço de Souza

Médico Paliativista e Nefrologista. Residência Médica em Medicina Paliativa pelo Hospital das Clínicas da Faculdade de Medicina da Universidade de São Paulo (HCFMUSP). Pós-Graduação em Cuidados Paliativos pelo Instituto Paliar. Residência Médica em Nefrologia pelo Hospital Universitário Evangélico de Curitiba. Membro da Câmara Técnica de Cuidados Paliativos do CRM-PR (2019-2020). Membro do Comitê Técnico de Suporte Renal da Sociedade Brasileira de Nefrologia (2018-2020).

José Afonso Monteiro d'Araújo

Pós-Graduação em Medicina Paliativa pelo Instituto Paliar. Especialista em Medicina Paliativa – Área de Atuação – pela Associação Médica Brasileira (AMB). Coordenador da Equipe de Cuidados Paliativos e do Núcleo de Estudos em Cuidados Paliativos do Hospital Quinta D'Or – Rio de Janeiro.

José Tadeu Tesseroli de Siqueira

Cirurgião-Dentista, Doutor em Farmacologia, Pesquisador do Grupo de Estudo em Dor Orofacial, LIM 62, Faculdade de Medicina da Universidade de São Paulo (FMUSP).

Josimário Silva

Doutor em Cirurgia pela Pontifícia Universidade Católica do Rio Grande do Sul (PUCRS). Pós-Doutor em Bioética – Centro Universitário São Camilo (SP). Professor-Associado III do Centro de Ciências Médicas da Universidade Federal de Pernambuco (UFPE). Membro do Comitê de Bioética da Academia Nacional de Cuidados Paliativos (ANCP). Coordenador do Curso de Debilitação Moral e Mediação de Conflitos em Bioética Clínica. Professor de Bioética do Instituto Paliar. Coordenador Nacional da Rede Bioética Brasil.

Juliana Morais Menegussi

Bacharel em Serviço Social pela Universidade Estadual Paulista "Júlio de Mesquita Filho" (Unesp) Campus de Franca-SP. Especialista em "Residência Multiprofissional em Saúde da Família e Comunidade" pela Universidade Federal de São Carlos (UFSCar). Especialista em "Preceptoria no SUS" pelo Hospital Sírio-Libanês (HSL). Mestre em Gestão da Clínica pela Universidade Federal de São Carlos (UFSCar). Assistente Social na Unidade Saúde Escola (USE) da UFSCar e Vice-Coordenadora do Coletivo de Cuidados Paliativos da UFSCar.

Juliana dos Santos de Oliveira Victor

Graduação pela Universidade para o Desenvolvimento do Estado e da Região do Pantanal (UNIDERP). Residência Médica em Clínica Médica pelo Hospital Regional de Mato Grosso do Sul (HRMS). Residência Médica em Cancerologia Clínica pela Fundação Hospital Amaral Carvalho, Jaú. Título de Especialista em Cancerologia Clínica pela Sociedade Brasileira de Cancerologia (SBC). Especialização em Cuidados Paliativos pela Universidad del Salvador, Buenos Aires. Título de Área de Atuação em Medicina Paliativa pela Associação Médica Brasileira (AMB).

Juliano Ferreira Arcuri

Fisioterapeuta pela Universidade Federal de São Carlos (UFSCar). Especialista em Terapia Intensiva pela Asociação Brasileira de Fisioterapia Cardiorrespiratória e Fisioterapia em Terapia Intensiva/Conselho Federal de Fisioterapia e Terapia Ocupacional (ASSOBRAFIR/COFFITO). Especialização em Fisioterapia Respiratória em Terapia Intensiva de Adultos pela Universidade Estadual de Campinas (Unicamp). Mestre e Doutor em Fisioterapia pela UFSCar.

Jurema Telles de Oliveira Lima

Oncologista Clínica. Membro da Academia Nacional de Cuidados Paliativos (ANCP) e Sociedade Brasileira de Oncologia Clínica (SBOC). Doutora em Oncologia pelo Instituto Nacional de Câncer (INCA). Coordenadora do Mestrado Profissional em Cuidados Paliativos pelo Instituto de Medicina Integral Prof. Fernando Figueira (IMIP). Docente da Faculdade Pernambucana de Saúde (FPS). Membro da Câmara Técnica do Conselho Federal de Medicina (CFM) de Medicina Paliativa.

Jussara de Lima e Souza

Especialista em Pediatria com área de atuação em Neonatologia e Medicina Paliativa. Mestre em Pediatria pela Universidade Estadual de Campinas (Unicamp). Membro da Câmara Técnica de Cuidados Paliativos do Conselho Federal de Medicina.

Karine Zancanaro Reys

Enfermeira, especialista em Enfermagem Oncológica pelo Centro Universitário São Camilo. Supervisora do Programa Gerenciado de Cuidados Paliativos da Santa Casa de Misericórdia de Porto Alegre (2015-2020). Cursando a Especialização Multiprofissional de Cuidados Paliativos pelo Instituto Paliar (2020-2021).

Karla Alexsandra de Albuquerque

Enfermeira. Doutora em Ciências pela Escola de Enfermagem da Universidade de São Paulo (EEUSP). Professora Adjunta do Departamento de Enfermagem da Universidade Federal de Pernambuco (UFPE). Líder do Grupo Pesquisa do Conselho Nacional de Desenvolvimento Científico e Tecnológico (CNPq) "Saúde do Adulto e Cuidados Paliativos". Membro do Comitê de Enfermagem e de Educação em Enfermagem da Academia Nacional de Cuidados Paliativos (ANCP). Membro da Comissão de Cuidados Paliativos do Hospital das Clínicas (UFPE) e da Câmara Temática de Cuidados Paliativos do Conselho Regional de Medicina de Pernambuco.

Lara de Araújo Torreão

Professora Adjunta do Eixo-Ético-Humanístico e da Pediatria da Faculdade de Medicina da Bahia da Universidade Federal da Bahia (UFBA). Pediatra Intensivista titulada pela Associação de Medicina Intensiva Brasileira (AMIB). Coordenadora da UTI Pediátrica e do Comitê de Bioética do Hospital Aliança. Membro da Comissão de Dor e Cuidados Paliativos da Sociedade Brasileira de Pediatria (SBP). Coordenadora do Grupo de Estudos em Bioética da Rede Brasileira de Cuidados Paliativos Pediátricos (RBCPPed).

Laura Cardia Gomes Lopes

Doutora em Neurologia pelo Departamento de Neurologia da Faculdade de Medicina da Universidade de São Paulo (FMUSP). Especialização em Cuidados Paliativos pelo Hospital das Clínicas da Faculdade de Medicina da Universidade de São Paulo (HCFMUSP). Médica Assistente do Departamento de Neurologia e do Serviço de Cuidados Paliativos do Hospital das Clínicas da Faculdade de Medicina de Botucatu – Universidade Estadual Paulista (Unesp).

Leonardo Vieira Polli

Mestre em Saúde. Médico Radioterapeuta em Santa Catarina (Joinville/Jaraguá do Sul/Chapecó). Pós-Graduação em Cuidados Paliativos.

Lia Nogueira Lima

Médica Geriatra pelo Hospital Universitário de Brasília (HUB). Área de atuação em Cuidados Paliativos pela Associação Médica Brasileira (AMB). Médica Assistente da Unidade de Cuidados Paliativos do Hospital de Apoio de Brasília da Secretaria de Saúde do Distrito Federal (SES-DF). Preceptora do Programa de Residência Médica em Medicina Paliativa (SES-DF). Docente do Curso de Graduação em Medicina da Escola Superior de Ciências da Saúde (ESCS-DF).

Lisandra Stein Bernardes Ciampi de Andrade

Livre-Docente da Faculdade de Medicina da Universidade de São Paulo (FMUSP). Especialista em Medicina Fetal Université Paris V. Orientadora do Programa de Pós-Graduação do Departamento de Obstetrícia e Ginecologia do Hospital das Clínicas da Faculdade de Medicina da Universidade de São Paulo (HCFMUSP). Professora da Faculdade de Ciências Médicas do Hospital Israelita Albert Einstein (HIAE). Coordenadora do Centro de Medicina Fetal e Cirurgia Fetal do Hospital Sepaco.

Livia Beraldo de Lima

Médica Psiquiatra e Psicoterapeuta. Pós-Graduação em Medicina Paliativa pelo Instituto Pallium Latinoamérica – Medicina Paliativa – Buenos Aires. Psiquiatra no Instituto de Psiquiatria do Hospital das Clínicas da Universidade de São Paulo (HCFMUSP) e Hospital Sírio-Libanês (HSL).

Livia Costa de Oliveira

Doutora em Ciências Nutricionais pela Universidade Federal do Rio de Janeiro (UFRJ). Mestre em Nutrição Humana pela UFRJ. Nutricionista da Unidade de Cuidados Paliativos do Instituto Nacional de Câncer (INCA). Pesquisadora do Nutripali – Grupo de Pesquisa em Nutrição e Cuidados Paliativos.

Lívia Ribeiro Freitas Fernandes

Médica Intensivista na Universidade Federal de São Paulo (Unifesp). Pós-Graduação em Cuidados Paliativos pelo Instituto de Ensino e Pesquisa Sírio-Libanês do Hospital Sírio-Libanês (IEP-HSL). Pós-Graduação em Luto pelo Instituto Quatro Estações. Pós-Graduanda em Dor pelo Hospital Israelita Albert Einstein (HIAE).

Lucas de Azambuja Ramos

Músico, Médico Geriatra e Paliativista. Coordenador do Núcleo de Cuidados Paliativos do Hospital São Lucas da Pontifícia Universidade Católica do Rio Grande do Sul (PUC-RS). Mestre em Neurociências pelo Instituto do Cérebro do Rio Grande do Sul (InsCer/PUC-RS).

Luciana Dadalto

Doutora em Ciências da Saúde pela Faculdade de Medicina da Universidade Federal de Minas Gerais (UFMG). Mestre em Direito Privado pela Pontifícia Universidade de Minas Gerais (PUC Minas). Coordenadora do Comitê de Bioética da Academia Nacional de Cuidados Paliativos (ANCP). Advogada com atuação exclusiva em Direito Médico e da Saúde. Professora de Cursos de Graduação e Pós-Graduação em Direito e Bioética. Administradora do Portal www.testamentovital.com.br.

Luciana Pinto Saavedra

Médica de Família e Comunidade com área de atuação em Medicina Paliativa. Mestrado em Saúde Coletiva. Especialização em Cuidados ao Paciente com Dor. Especialização em Geriatria Clínica e Preventiva.

Luis Alberto Saporetti

Médico Geriatra do Hospital das Clínicas da Faculdade de Medicina da Universidade de São Paulo/Associação Médica Brasileira (HCFMUSP/AMB). Área de atuação em Medicina Paliativa pela AMB. Especialista em Psicologia Junguiana e Abordagem Corporal do Instituto Sedes Sapientiae. Sócio-Proprietário da InSpiritus Saúde e Espiritualidade.

Luís Fernando Rodrigues

MD, MAHR Palliative Care. Médico da Unidade de Cuidados Paliativos do Physician at the Palliative Care Unit. Hospital São Judas Tadeu Fundação Pio XII – PIO XII Foundation. Hospital de Câncer de Barretos, SP.

Luiz Filipe G. L. de Carvalho

Graduação em Medicina pela Faculdade de Medicina da Universidade de São Paulo (FMUSP). Residência Médica em Clínica Geral e Geriatria pela FMUSP. Especialização em Cuidados Paliativos pelo Instituto de Ensino e Pesquisa do Hospital Sírio-Libanês (IEP-HSL). Instrutor do Programa Cultivating Emotional Balance pelo Santa Barbara Institute for Consciousness Studies. Professor da Pós-Graduação em Cuidados Paliativos do IEP-HSL.

Madalena de Faria Sampaio

Medicina pela Pontifícia Universidade Católica de São Paulo (PUC-SP), Campus Sorocaba. Especialista em Medicina de Família e Comunidade pela Associação Médica Brasileira (AMB). Especialização em Cuidados Paliativos pelo Instituto Pallium Latinoamérica – Medicina Paliativa – Buenos Aires. Área de atuação em Medicina Paliativa pela AMB. Mestranda do Programa de Pós-Graduação em Bioética pela Pontifícia Universidade Católica do Paraná (PUC-PR-Londrina). Médica da Equipe de Cuidados Paliativos do Hospital do Câncer de Londrina. Coordenadora da Equipe de Cuidados Paliativos do Hospital Evangélico de Londrina. Professora da Disciplina de Cuidados Paliativos da PUC-PR-Londrina. Coordenadora da Pós-Graduação Multiprofissional de Cuidados Paliativos da PUC-PR-Londrina.

Manuela Vasconcelos de Castro Sales

Doutorado em Ciências Médicas pela Universidade de São Paulo (USP). Geriatra com área de atuação em Cuidados Paliativos na Sociedade Brasileira de Geriatria e Gerontologia/Associação Médica Brasileira (SBGG/AMB). Membro da Câmara Técnica de Cuidados Paliativos do Conselho Regional de Medicina do Estado do Ceará (CREMEC). Professora da Universidade Federal do Ceará (UFC).

Marcella Tardeli Esteves Angioleti Santana

Graduada em Enfermagem pela Universidade Federal de São Paulo (Unifesp). Especialista em Enfermagem em Oncologia pela Fundação Antônio Prudente. Aprimoramento em Cuidados Paliativos pelo Instituto Pallium Latinoamérica – Universidad del Salvador, Buenos Aires/ Oxford. Mestre em Ciências pela Universidade Federal de São Paulo (Unifesp). Enfermeira da Equipe de Cuidados Paliativos do Hospital Alemão Oswaldo Cruz. Professora Convidada da Unifesp, Faculdade de Educação em Ciências da Saúde (FECS) e Centro Universitário da Fundação Hermínio Ometto (FHO) – Uniararas. Sócia-Fundadora da Ophicina de Cuidados Paliativos.

Marcia Carla Morete Pinto

Enfermeira Doutora pela Faculdade de Medicina da Universidade de São Paulo (FMUSP). Especialista em Dor e Cuidados Paliativos. MSL Mundipharma.

Márcio Niemeyer Martins de Queiroz Guimarães

Professor Adjunto da Faculdade de Medicina no Centro Universitário Serra dos Órgãos (Unifeso). Doutor em Bioética, Ética Médica e Saúde Coletiva pela Escola Nacional de Saúde Pública/ Fundação Oswaldo Cruz (ENSP/Fiocruz), RJ. Mestre em Terapia Intensiva pela Faculdade de Medicina da Universidade Federal do Rio de Janeiro (UFRJ). Mestre em Cuidados Paliativos pela Instituto de Ciências da Saúde da Universidade Católica Portuguesa (UCP), Lisboa. Especialista pela Associação de Medicina Brasileira (AMB), em Clínica Médica pela Sociedade Brasileira de Cuidados Paliativos (SBCM) em Medicina Intensiva pela Associação de Medicina Intensiva (AMIB). Certificado pela AMB em Medicina de Urgência, SBCM e Medicina Paliativa pela AMIB. *Fellow* pela American Geriatrics Society (AGS). Médico, CTI e Núcleo de Cuidados Paliativos do Hospital Samaritano (RJ).

Marcus Vinicius Zanetti

Médico Psiquiatra. Doutor em Ciências pela Faculdade de Medicina da Universidade de São Paulo (FMUSP). Hospital Sírio-Libanês (HSL).

Maria das Graças Mota Cruz de Assis Figueiredo

Psiquiatra pela Escola Paulista de Medicina da Universidade Federal de São Paulo (Unifesp) e Psicoterapeuta de Orientação Junguiana. Mestre em Ensino de Ciências pela Universidade Federal de Itajubá (UNIFEI) (MG). Professora Titular da Disciplina de Tanatologia e Cuidados Paliativos da Faculdade de Medicina de Itajubá (MG). Prêmio Marco Tullio de Assis Figueiredo pela Sociedade de Tanalogia e Cuidados Paliativos de Minas Gerais (SOTAMIG). Membro da Comissão de Educação em Cuidados Paliativos da Academia Nacional de Cuidados Paliativos (ANCP). Membro do Capítulo Elizabeth Kübler-Ross Brasil.

Maria Fernanda Barbosa

Farmacêutica do Instituto Nacional de Câncer (INCA). Chefe da Divisão Técnico Assistencial do Hospital do Câncer III. Coordenadora do Curso *Fellow* de Serviços Clínicos Farmacêuticos em Oncologia do INCA. Doutoranda em Saúde Pública pela Escola Nacional de Saúde Pública Sergio Arouca/Fundação Oswaldo Cruz (ENSP/Fiocruz).

Maria Helena P. Franco

Psicóloga, Mestre e Doutora em Psicologia Clínica pela Pontifícia Universidade Católica de São Paulo (PUC-SP), com Pós-Doutorado na University College London (UCL) e na University of London, com foco em Cuidados Paliativos. Professora Titular na Faculdade de Ciências Humanas e da Saúde da PUC-SP, na qual leciona no Curso de Psicologia e na Pós-Graduação em Psicologia Clínica. Pesquisadora e Orientadora de Pesquisa desde a iniciação científica até o pós-doutorado. Coordenadora do Laboratório de Estudos e Intervenções sobre o Luto (LELu-PUC-SP). Psicoterapeuta de indivíduos, famílias e comunidades para situações de adoecimento, morte e luto. Consultora para organizações em questões relativas a crises, morte e prevenção de sofrimento psíquico no ambiente laboral. Voluntária de Instituto Oncoguia, em ações do Comitê de Saúde Emocional. Presidente do Instituto Maria Helena Franco de Psicologia e da Associação Brasileira Multiprofissional sobre o Luto (ABMLuto), Membro da Diretoria da Sociedade Brasileira de Psicologia Hospitalar (SBPH) (2019-2021) e da Diretoria da Academia Nacional de Cuidados Paliativos (ANCP). Membro do International Work Group on Death, Dying and Bereavement (IWG). Autora de diversas publicações sobre adoecimento, morte, luto e cuidados paliativos.

Maria Julia Kovács

Professora Livre-Docente Sênior do Instituto de Psicologia da Universidade de São Paulo (USP). Membro Fundador do Laboratório de Estudos sobre a Morte.

Maria Júlia Paes da Silva

Professora Titular pela Escola de Enfermagem da Universidade de São Paulo (EEUSP), com Mestrado, Doutorado e Livre-Docência na área de Comunicação Interpessoal. Especialização em Cuidados Paliativos. Pesquisadora 1A pelo Conselho Nacional de Desenvolvimento Científico e Tecnológico (CNPq).

Maria Vitória Assumpção Mourão

Pediatra. Infectologista Pediátrica. Mestre em Doenças Infectoparasitárias pelo Centro de Pesquisas René Rachou, Fundação Oswaldo Cruz (Fiocruz). Pós-Graduada em Cuidados Paliativos Pediátricos pelo Hospital Sírio-Libanês (HSL). Preceptora da Residência Médica em Cuidados Paliativos Pediátricos do Hospital Infantil João Paulo II no Programa Cuidado Paliativo e Atenção Domiciliar (CUIDAR).

Mariana Ribeiro Marcondes da Silveira

Especialista em Neurologia Infantil, Neurofisiologia Clínica e Epilepsia pelo Hospital das Clínicas da Faculdade de Medicina da Universidade de São Paulo (HCFMUSP). Médica Assistente da Divisão de Neurologia do HCFMUSP. Especialização em Cuidados Paliativos Pediátricos pelo Hospital Sírio-Libanês (HSL).

Marianna Urquisa de Abreu e Lima

Oncologista Clínica do Hospital de Câncer de Pernambuco (HCP) e Oncologia D'Or. Mestranda no Programa de Mestrado Profissional em Cuidados Paliativos do Instituto de Medicina Integral Prof. Fernando Figueira (IMIP).

Marina Sevilha Balthazar dos Santos

Coordenadora da Equipe de Cuidados Paliativos do Americas Medical City. Coordenadora de Operações Médicas do Americas Centro de Oncologia Integrado. Coordenadora da Pós-Graduação em Cuidados Paliativos do Americas/Afya. Médica Oncologista Pediátrica. Curso de Educação e Prática em Cuidados Paliativos pela Harvard Medical School. Pós-Graduação em Dor pelo Hospital Sírio-Libanês (HSL). Mestrado Internacional em Gestão pela ISCTE Business School/Instituto Universitário de Lisboa.

Milena Chagas Ramos

Médica Paliativista do Hospital Santa Izabel. Médica do Serviço de Atendimento Móvel de Urgências (SAMU-192). Membro do Comitê de Cuidados Paliativos em Emergência.

Milena dos Reis Bezerra de Souza

Clínica Geral com área de atuação em Medicina Paliativa pela Associação Médica Brasileira (AMB). Coordenadora das Equipes de Suporte, Controle de Sintomas e Cuidados Paliativos dos Hospitais Vila Nova Star e São Luiz – Itaim. Tesoureira da Academia Nacional de Cuidados Paliativos (ANCP) (2019-2021).

Mirlane Guimarães de Melo Cardoso

Anestesiologista com Certificado de Área de Atuação em Dor e Medicina Paliativa pela Universidade Estadual de Campinas/Associação de Medicina Intensiva (Unicamp/AMB). Doutora em Farmacologia pela Universidade Federal do Ceará (UFC). Professora-Associada de Farmacologia da Universidade Federal do Amazonas (UFAM). Chefe do Serviço de Terapia da Dor e Cuidados Paliativos da Fundação Centro de Controle de Controle de Oncologia do Amazonas (STDCP/FCECON). Supervisora do Programa de Residência em Anestesiologia da FCECON. Membro da Comissão de Treinamento em Medicina Paliativa da Sociedade Brasileira de Anestesiologia (SBA). Sócia Fundadora da Academia Nacional de Cuidados Paliativos (ANCP).

Mônica Estuque Garcia de Queiroz

Terapeuta Ocupacional graduada pela Faculdade de Medicina da Universidade de São Paulo (FMUSP). Graduação em Cuidados Paliativos e Psico-Oncologia pelo Instituto Pallium Latinoamérica – Medicina Paliativa – Buenos Aires. Atualmente no Núcleo Técnico-Científico de Cuidados Paliativos (NTCCP) do Hospital das Clínicas (HC) da FMUSP. Docente e Coordenadora Pedagógica do Instituto Paliar. Vice-Coordenadora da Residência Multiprofissional de Saúde do Idoso em Cuidados Paliativos do NTCCP-HCFMUSP. Vice-Presidente da Associação Técnico-Científica de Terapia Ocupacional em Contextos Hospitalares e Cuidados Paliativos (ATOHosP). Membro do Comitê de Terapia Ocupacional da Academia Nacional de Cuidados Paliativos (ANCP).

Monica Martins Trovo

Enfermeira, Mestre em Enfermagem e Doutora em Ciências pela Universidade de São Paulo (USP). Especialista em Cuidados Paliativos pela Instituto Pallium Latinoamérica – Medicina Paliativa – Universidade del Salvador, Buenos Aires. Professora-Associada da Faculdade Israelita de Ciências da Saúde Albert Einstein (FICSAE). Docente em Cursos de Graduação e Pós-Graduação na Área de Saúde sobre Cuidados Paliativos e Comunicação Interpessoal.

Nahãmi Cruz de Lucena

Graduada em Fisioterapia pela Faculdade Integrada do Recife (FIR). Mestre em Educação para Profissionais de Saúde pela Faculdade Pernambucana de Saúde (FPS). Fisioterapeuta do Instituto de Medicina Integral Prof. Fernando Figueira (IMIP), vinculada ao Setor de Oncologia e Cuidados Paliativos. Supervisora dos Programas de Residência Multiprofissionais em Saúde do Idoso e Cuidados Paliativos do IMIP. Membro da Câmara Temática de Cuidados Paliativos pelo Conselho Regional de Medicina de Pernambuco (CREMEPE). Coordenadora Local da Especialização de Fisioterapia Oncológica pela InterFISIO. Membro da Diretoria Nacional da Academia Nacional de Cuidados Paliativos (ANCP), 2020-2022.

Nara Selaimen Gaertner Azeredo

Doutora pelo Programa da Saúde e do Adolescente da Faculdade de Medicina da Universidade Federal do Rio Grande do Sul (UFRGS). Mestre pelo Programa de Pós-Graduação da Saúde da Criança e do Adolescente pela Faculdade de Medicina da UFRGS. Enfermeira de Cuidados Paliativos do Hospital Nossa Senhora da Conceição/Grupo Hospitalar Conceição (GHC).

Natalia Frizzo

Psicóloga pela Universidade Federal de Santa Maria (UFSM). Mestra em Psicologia e Saúde pela Universidade Federal de Ciências da Saúde de Porto Alegre (UFCSPA). Especialista em Oncologia-Hematologia (Residência em Gestão e Atenção Hospitalar) pela UFSM. Especialista em Cuidados Paliativos pelo Hospital Israelita Albert Einstein (HIAE). Certificada Especialista em Psicologia Hospitalar pelo Conselho Federal de Psicologia (CFP). Psicóloga no Hospital de Clínicas de Porto Alegre (HCPA), na Oncotrata Clínica Médica e na ASAP Comunicação Humana.

Neulânio Francisco de Oliveira

Médico Pediatra e Neonatologista. Mestre em Saúde Pública. Título de Especialista em Neonatologia e em Medicina Paliativa Pediátrica pela Sociedade Brasileira de Pediatria/Associação de Medicina Brasileira (SBP/AMB). Coordenador do Grupo de Cuidados Paliativos Pediátricos e Perinatais do Hospital Materno Infantil de Brasília. Professor do Curso de Medicina do Centro Universitário de Brasília (UniCEUB).

Patrícia Miranda do Lago

Professora Adjunta do Departamento de Pediatria da Universidade Federal do Rio Grande do Sul (UFRGS). Chefe do Serviço de Emergência e Medicina Intensiva do Hospital de Clínicas de Porto Alegre (HCPA). Professora do Programa de Pós-Graduação em Dor e Cuidados Paliativos do HCPA. Pediatria Intensivista e Paliativista pela Sociedade Brasileira de Pediatria/Associação Médica Brasileira (SBP/AMB). Mestre e Doutora em Saúde da Criança e do Adolescente pela Pontifícia Universidade Católica do Rio Grande do Sul (PUCRS).

Paula da Silva Kioroglo Reine

Psicóloga do Serviço de Psicologia do Hospital Sírio-Libanês (HSL). Mestranda em Ciências da Saúde pelo Instituto de Ensino e Pesquisa do Hospital Sírio-Libanês (IEP-HSL). Especialista em Psicologia Hospitalar pela Irmandade da Santa Casa de Misericórdia de São Paulo. Aperfeiçoamento em Cuidados Paliativos e em Processos Educacionais na Saúde pelo IEP-HSL. Coordenadora do Grupo de Estudos para Melhores Práticas Assistenciais (GEMPA) em Cuidados Paliativos (HSL). Tutora da Pós-Graduação em Cuidados Paliativos Pediátricos do IEP-HSL. Distinção de Conhecimento em Psico-Oncologia pela Sociedade Brasileira de Psico-Oncologia (SBPO).

Paula Damaris Chagas Barrioso

Mestre em Ciências pelo Programa de Mestrado Profissional em Atenção Primária à Saúde da Escola de Enfermagem da Universidade de São Paulo (EEUSP). Especialista em Oncologia pelo Instituto Israelita de Ensino e Pesquisa Albert Einstein (IIEP). Enfermeira do Serviço de Assistência Domiciliar em Cuidados Paliativos. Professora do Instituto Paliar. Consultora de Condições Crônicas de Saúde e Cuidados Paliativos. Conteudista do Aplicativo de Decisões Clínicas para Enfermagem Nursebook.

Paula de Almeida Azi

Graduação em Medicina pela Universidade Federal da Bahia (UFBA). Residência em Pediatria pela UFBA e em Terapia Intensiva Pediátrica pelo Hospital Santo Antônio – Salvador/BA. Título de Especialista pela Sociedade Brasileira de Pediatria (SBP) em Pediatria e pela Associação de Medicina Intensiva Brasileira (AMIB) em Medicina Intensiva Pediátrica. Especialização em Sistema Integrado de Gestão Administrativo-Acadêmica pela Fundação Getulio Vargas (FGV). Especialização em Cuidados Paliativos pelo Hospital Sírio-Libanês (HSL). Médica Plantonista, Diarista e Hospitalista da Unidade de Terapia Intensiva do Hospital São Rafael. Plantonista da Unidade de Terapia Intensiva Pediátrica do Hospital Aliança. Instrutora de Suporte Avançado de Vida em Pediatria (Pediatric Advanced Life Support – PALS).

Paula Leite Dutra

Médica graduada pela Universidade de Ciências da Saúde de Porto Alegre (UFCSPA). Residência em Clínica Médica pelo Hospital Mãe de Deus. Pós-Graduação em Cuidados Paliativos pelo Hospital Israelita Albert Einstein (HIAE). Mestrado em Gerontologia Biomédica pela Pontifícia Universidade Católica do Rio Grande do Sul (PUCRS).

Paula Machado Ribeiro Magalhães

Infectologista da Universidade de Pernambuco (UPE). Mestre em Medicina Tropical pela Universidade Federal de Pernambuco (UFPE). Coordenadora da Unidade de Cuidados Paliativos do Hospital Universitário Oswaldo Cruz (HUOC/UPE). Doutoranda em Medicina Translacional, Doutorado Interinstitucional (Dinter) da Universidade Federal de São Paulo/Hospital do Câncer de Pernambuco (Unifesp/HCP). Professora-Assistente do Curso de Medicina da Universidade Católica de Pernambuco (UCP).

Paulo Renato Barreiros da Fonseca

MD, FIPP, MBA. Médico Anestesiologista com área de atuação em Dor pela Associação Médica Brasileira/Sociedade Brasileira de Anestesiologia (AMB/SBA). *Fellow of Interventional Pain Practice/ World Institute of Pain* (FIPP/WIP). Presidente da Sociedade Brasileira para o Estudo da Dor (SBED) (2020/2021).

Polliana Mara

Médica Geriatra pela Universidade Federal de São Paulo (Unifesp). Formação em Cuidados Paliativos pela Instituto Pallium Latinoamérica – Medicina Paliativa – Buenos Aires, com certificação de Oxford International Center for Palliative Care. Formação pelo Curso Avançado em Oncologia Geriátrica pela Sociedade Internacional de Oncologia Geriátrica (SIOG) e Università Cattolica del Sacro Cuore, Roma – Itália. Áreas de atuação em Dor e em Cuidados Paliativos pela Associação Médica Brasileira (AMB). Membro do Comitê de Dor no Idoso da Sociedade Brasileira para o Estudo da Dor (SBED). Membro do Comitê de Bioética do Hospital Israelita Albert Einstein (HIAE). Médica do Grupo de Suporte ao Paciente Oncológico do Centro de Oncologia e Hematologia do HIAE. Sócia-Fundadora da Oncogeriatria Brasil Ensino. Coordenadora do Grupo Nacional de Estudos em Oncogeriatria e Coordenadora da Pós-Graduação em Oncogeriatria do Instituto Israelita de Ensino e Pesquisa Albert Einstein (IIEP).

Rachel Duarte Moritz

Mestre em Ciências Médicas pela Universidade Federal de Santa Catarina (UFSC). Doutora em Engenharia de Produção pela UFSC. Médica Intensivista – Paliativista.

Raphael Lacerda Barbosa

Médica de Família e Comunidade com área de atuação em Medicina Paliativa. Mestrado em Saúde Coletiva. Especialização em Cuidados ao Paciente com Dor. Especialização em Geriatria Clínica e Preventiva.

Raquel Hermes Rosa Oliveira

Médica Pneumologista Titulada pela Sociedade Brasileira de Pneumologia e Tisiologia (SBPT). Intensivista Titulada pela Associação Médica Brasileira (AMIB). Doutora em Ciências pela Universidade de São Paulo (USP). Professora da Escola Bahiana de Medicina e Saúde Pública. Médica Intensivista da UTI do Hospital Universitário Professor Edgard Santos (HUPES). Médica Diarista da UTI Geral do Hospital Português da Bahia. Coordenadora da Comissão Intra-Hospitalar de Doação de Órgãos e Tecidos para Transplantes (CIHDOTT) do Hospital Poruguês da Bahia. Membro da CIHDOTT do HUPES.

Renata Rego Lins Fumis

Psicóloga, Especialista em Psico-Oncologia pelo Hospital A.C. Camargo Cancer Center. Doutora em Oncologia pelo Hospital A.C. Camargo Cancer Center. Pós-Graduação em Aperfeiçoamento em Cuidados Paliativos Pediátricos pelo Hospital Sírio-Libanês (HSL). 1º Pós-Doutorado pela Faculdade de Medicina do ABC (FMABC). 2º Pós-Doutorado pelo HSL. Pesquisadora das Unidades Críticas do HSL. Docente da Pós-Graduação em Ciências da Saúde do Instituto Sírio-Libanês de Ensino e Pesquisa (IEP-HSL).

Ricardo Borges da Silva

Médico Geriatra e Paliativista. Coordenador da Equipe de Suporte Paliativo de Referência Multidisciplinar do Hospital das Clínicas da Universidade Federal de Goiás (UFG).

Ricardo Tavares de Carvalho

Coordenador do Núcleo de Cuidados Paliativos do Hospital das Clínicas da Faculdade de Medicina da Universidade de São Paulo (HCFMUSP). Diretor do Instituto Paliar.

Rita Tiziana Verardo Polastrini

Enfermeira Pediatra. Especialização em Administração Hospitalar pela Faculdade de Saúde Pública da Universidade de São Paulo (FSP-USP). Diplomada em Cuidados Paliativos pela Universidad del Salvador, com Chancela de Oxford (Reino Unido). Enfermeira da Unidade de Dor e Cuidados Paliativos do Instituto da Criança do Hospital das Clínicas da Faculdade de Medicina da Universidade de São Paulo (InCr-HCFMUSP). Ex-Presidente da Infusion Nurses Society Brasil. Conselheira Consultora Independente em Terapia Infusional.

Rodrigo Moura Valle

Médico, Pós-Graduado em Geriatria pelo Instituto de Geriatria e Gerontologia da Pontifícia Universidade Católica do Rio Grande do Sul (IGG-PUCRS). Especialização em Medicina Paliativa pelo Instituto Paliar. Coordenador do Grupo de Cuidados Paliativos do Hospital Moinhos de Vento.

Roni Chaim Mukamal

Médico Geriatra pela Universidade Federal do Rio de Janeiro (UFRJ) e pela Sociedade Brasileira de Geriatria e Gerontologia/Associação Médica Brasileira (SBGG/AMB) com área de atuação em Medicina Paliativa pela SBGG/AMB. Pós-Graduação em Cuidados Paliativos pelo Instituto Pallium Latinoamérica – Medicina Paliativa – Buenos Aires,. Mestre em Medicina pela UFRJ. Coordenador do Serviço de Geriatria e Cuidados Paliativos do Hospital Universitário Cassiano Antônio de Moraes (HUCAM/Universidade Federal do Espírito Santo – UFES). Presidente da Comissão de Cuidados Paliativos do HUCAM/UFES. Coordenador da Pós-Graduação em Cuidados Paliativos da Faculdade Inspirar (Vitória).

Rudval Souza da Silva

Enfermeiro pela Faculdade de Enfermagem da Universidade Católica do Salvador (UCSal). Licenciado em História pela Universidade do Estado da Bahia (UNEB). Doutor em Enfermagem pela Escola de Enfermagem da Universidade Federal da Bahia (UFBA). Doutorado Sanduíche na Escola Superior de Enfermagem do Porto (Portugal). Formação em Cuidados Paliativos pela Instituto Pallium Latinoamérica – Medicina Paliativa – Universidad del Salvador (Buenos Aires, Argentina). Professor Adjunto da Universidade do Estado da Bahia (UNEB/Campus VII). Professor Permanente do Programa de Pós-Graduação em Enfermagem e Saúde (UFBA) e do Mestrado Profissional em Saúde Coletiva pela UNEB. Líder do Grupo de Pesquisas sobre o Cuidado em Enfermagem (GPCEnf).

Sabrina Corrêa da Costa Ribeiro

Médica Supervisora da Disciplina de Emergências Clínicas do Hospital das Clínicas da Faculdade de Medicina da Universidade de São Paulo (HCFMUSP). Coordenadora da Unidade de Cuidados Intermediários do HCFMUSP. Coordenadora do Comitê de Emergência da Academia Nacional de Cuidados Paliativos (ANCP). Especialista em Medicina Intensiva (AMIB) com área de atuação em Cuidados Paliativos. Especialista em Medicina de Emergência (Abramede). Doutora em Ciências pela USP.

Samanta Gaertner Mariani

Graduada em Medicina pela Universidade Federal de Pelotas (UFPEL). Residência em Clínica Médica no Hospital Santa Marcelina-SP. Complementação Especializada em Cuidados Paliativos no Hospital das Clínicas da Faculdade de Medicina da Universidade de São Paulo (HCFMUSP). MBA em Administração Hospitalar na Fundação Getulio Vargas (FGV). Médica Assistente da Equipe de Cuidados Paliativos no Instituto do Câncer do Estado de São Paulo (ICESP). Preceptora de Clínica Médica na Universidade Cidade de São Paulo (Unicid).

Sarah Ananda Gomes

Graduada em Medicina pela Universidade Federal de Minais Gerais (UFMG). Médica Especialista em Clínica Médica (Residência Médica no Hospital Luxemburgo/Instituto Mario Penna) com área de atuação em Medicina Paliativa (Residência em Medicina Paliativa na Faculdade de Medicina da Universidade de São Paulo – FMUSP). Presidente da Sociedade de Tanatologia e Cuidados Paliativos de Minas Gerais (SOTAMIG) (2017-2020). Membro da Diretoria Regional Sudeste da Academia Nacional de Cuidados Paliativos (ANCP) (2018-2020). Médica Coordenadora da Equipe Multiprofissional e da Residência Médica de Cuidados Paliativos do Hospital Felício Rocho. Médica Paliativista da Clínica de Cuidados Continuados da Oncocentro. Vice-Presidente do Comitê de Bioética do Grupo Oncoclínicas. Experiências Internacionais em Medicina Paliativa na Harvard Medical School (Boston), no TRU Hospice (Denver) e no Hospital da University of Illinois at Chicago (UIC).

Sergio Lucas Camara

Psicólogo. Professor de Teologia da Pontifícia Universidade Católica de São Paulo (PUC-SP). Doutorando em Psicologia Clínica (PUC-SP). Mestre em Psicologia Clínica pela PUC-SP e em Teologia Prática pelo Centro Universitário Assunção (SP). Graduado em Psicologia pela Universidade São Marcos e em Teologia pela Faculdade de Teologia Nossa Senhora da Assunção (PUC-SP). Secretariado Executivo pela FACEX-RN. Realiza Atendimento Psicológico, com Ênfase a Situações de Adoecimento Grave, Morte e Luto. Experiência em Gestão Paroquial, como Clérigo da Arquidiocese de São Paulo. Realiza estudos de interface entre Psicologia e Religião.

Sérgio Seiki Anagusko

Residência em Clínica Médica pelo Hospital das Clínicas de Ribeirão Preto (HCRP). Residência em Medicina Paliativa pelo Hospital das Clínicas da Faculdade de Medicina da Universidade de São Paulo (HCFMUSP). Médico do Projeto de Cuidados Paliativos do Programa de Apoio ao Desenvolvimento do Sistema Único de Saúde (PROADI-SUS) do Hospital Sírio-Libanês (HSL). Diretor Científico Médico da Academia Nacional de Cuidados Paliativos (ANCP), gestão 2020-2021. Médico do Núcleo Técnico-Científico em Cuidados Paliativos do HCFMUSP.

Silvana Maia Aquino da Silva

Mestre em Sexologia pela Universidade Gama Filho (UGF). Especialista em Psicologia em Oncologia pelo Instituto Nacional de Câncer (INCA). Docente e Tutora do Curso de Aperfeiçoamento em Cuidados Paliativos pelo Americas Centro de Oncologia Integrado/Instituto COI. Membro do Comitê de Psicologia da Associação Nacional de Cuidados Paliativos (ANCP). Psicóloga Clínica com área de atuação em Psico-Oncologia e Cuidados Paliativos.

Silvia Amaral de Avó Cortizo

Médica graduada pela Universidade de Mogi das Cruzes (UMC). Especialista em Geriatria pela Sociedade Brasileira de Geriatria e Gerontologia (SBGG). Graduação em Cuidados Paliativos pelo Instituto Pallium Latinoamérica – Medicina Paliativa – Buenos Aires.

Silvia Maria de Macedo Barbosa

Médica Pediatra. Doutora em Ciências da Saúde pela Faculdade de Medicina da Universidade de São Paulo (FMUSP). Chefe da Unidade de Dor e Cuidados Paliativos do Instituto da Criança do Hospital das Clínicas (ICr/HCFMUSP). Ex-Presidente do Departamento de Medicina Paliativa da Sociedade de Pediatria de São Paulo (SPSP). Ex-Presidente da Academia Nacional de Cuidados Paliativos (ANCP).

Simone Brasil de Oliveira Iglesias

Doutora em Pediatria pela Escola Paulista de Medicina da Universidade Federal de São Paulo (EPM/Unifesp). Professora Afiliada do Departamento de Pediatria da EPM/Unifesp. Especialista em Pediatria com área de atuação em Terapia Intensiva Pediátrica pela Sociedade Brasileira de Pediatria (SBP). Especialista em Nutrição Parenteral e Enteral pela Faculdade de Medicina da Universidade de São Paulo (FMUSP) e em Cuidados Paliativos pelo Instituto Pallium Latinoamérica – Medicina Paliativa – Buenos Aires e pela Associação Médica Brasileira (AMB). Médica da Unidade de Cuidados Intensivos Pediátricos do Hospital São Paulo da Universidade Federal de São Paulo (Unifesp). Coordenadora do Grupo de Bioética e Cuidados Paliativos do Departamento de Pediatria da EPM/Unifesp. Membro do Departamento Científico de Bioética e Dor e Cuidados Paliativos da Sociedade de Pediatria de São Paulo (SPSP). Presidente do Departamento Científico de Dor e Cuidados Paliativos da Sociedade Brasileira de Pediatria (SBP).

Simone Garruth dos Santos Machado Sampaio

Médica Geriatra pela Sociedade Brasileira de Geriatria e Gerontologia (SBGG) e Associação Médica Brasileira (AMB). Doutora em Medicina pela Universidade do Estado do Rio de Janeiro (UERJ). Chefe do Serviço Médico da Unidade de Cuidados Paliativos do Instituto Nacional de Câncer (INCA).

Simone Henriques Bisconsin Torres

Geriatria pelo Hospital das Clínicas da Faculdade de Medicina da Universidade de São Paulo (HCFMUSP). Titulada pela Sociedade Brasileira de Geriatria e Gerontologia (SBGG). Cuidados Paliativos pela HCFMUSP e pelo Instituto Pallium Latinoamérica/Oxford University. Coordenadora do Ambulatório de Cuidados Paliativos do HCFMUSP.

Sumatra Melo da Costa Pereira Jales

Doutora em Ciências pelo Programa de Neurologia da Faculdade de Medicina da Universidade de São Paulo (FMUSP). Pós-Graduada *lato sensu* no Programa de Aprimoramento em Odontologia Hospitalar do Hospital das Clínicas da FMUSP (HCFMUSP). Área de concentração, Dor Orofacial – Programa de Aprimoramento Profissional/Fundação de Desenvolvimento Administrativo (PAP/FUNDAP). Habilitada em Odontologia Hospitalar pelo Conselho Federal de Odontologia (CFO). Cirurgiã-Dentista da Equipe de Dor Orofacial e da Divisão de Odontologia das Unidades Médicas e de Apoio do Instituto Central do Hospital das Clínicas (IC-HCFMUSP). Cirurgiã-Dentista do Núcleo Técnico Científico de Cuidados Paliativos do HCFMUSP. Coordenadora da área da Odontologia da Residência Multiprofissional Saúde do Idoso em Cuidados Paliativos da FMUSP. Professora do Cursos de Aperfeiçoamento e Especialização em Cuidados Paliativos do Instituto Paliar. Coordenadora do Comitê de Odontologia da Academia Nacional de Cuidados Paliativos (ANCP).

Tânia Vannucci Vaz Guimarães

Graduação em Medicina pela Faculdade de Medicina da Universidade de São Paulo (FMUSP). Clínica Médica e Geriatria pelo Hospital das Clínicas (HC) da FMUSP. Título de Geriatra e área de atuação em Cuidados Paliativos pela Associação Médica Brasileira (AMB). Médica da Equipe de Cuidados Paliativos do Instituto do Câncer do Estado de São Paulo (ICESP). Membro da Comissão Científica da Pós-Graduação em Cuidados Paliativos do Instituto Israelita de Ensino e Pesquisa Albert Einstein/Hospital Sírio-Libanês (IEP/HSL).

Tatiana Barbieri Bombarda

Terapeuta Ocupacional graduada pela Universidade do Sagrado Coração de Bauru. Mestre e Doutora em Terapia Ocupacional pelo Programa de Pós-Graduação em Terapia Ocupacional da Universidade Federal de São Carlos (UFSCar). Docente no Departamento de Terapia Ocupacional da UFSCar, na área de atuação em Contextos Hospitalares e Cuidados Paliativos. Coordenadora do Projeto de Extensão Coletivo Cuidados Paliativos São Carlos.

Tayná Fernandes da Silva Cardoso

Graduação em Fonoaudiologia pela Universidade de Franca (UNIFRAN). Residência Multiprofissional em Fonoaudiologia em UTI Oncológica.

Thaís de Deus Vieira Boaventura

Residência em Clínica Médica. Título de Especialista em Geriatria pela Associação Médica Brasileira (AMB). Título na área de atuação em Medicina Paliativa pela AMB.

Tiago Gurgel do Vale

Graduação em Medicina pela Universidade Federal do Ceará (UFCE). Graduação em Teologia pelo Centro Universitário Assunção. Residência Médica em Pediatria pelo Hospital Infantil Albert Sabin (HIAS). Mestrado em Farmacologia pela UFCE. Mestrado em Bioética pelo Pontifício Ateneu Regina Apostolorum (Roma). Doutorado em Ciências pela Universidade Federal de São Paulo (Unifesp). Doutorado em Bioética pelo Pontifício Ateneu Regina Apostolorum (Roma). Professor dos Cursos de Graduação e Pós-Graduação do Departamento de Teologia da Pontifícia Universidade de São Paulo (PUC-SP). Capelão da Santa Casa de Misericórdia de São Paulo.

Toshio Chiba

Médico graduado em Medicina pela Faculdade de Medicina da Universidade São Paulo (FMUSP). Geriatra pelo Hospital das Clínicas da FMUSP, pela Sociedade Brasileira de Geriatria e Geriatria (SBGG) e pela Associação Médica Brasileira (AMB). Doutorado em Medicina pela Universidade de São Paulo (USP). Chefe da Equipe de Cuidados Paliativos do Instituto do Câncer do Estado de São Paulo (ICESP).

Úrsula Bueno do Prado Guirro

Médica Anestesiologista com área de atuação em Medicina Paliativa pela Associação Médica Brasileira/Sociedade Brasileira de Anestesiologia (SMB/SBA). Mestrado e Doutorado em Medicina pela Universidade Federal do Paraná (UFPR). Pós-Doutorado em Bioética pela Pontifícia Universidade Católica do Paraná (PUCPR). Professora Adjunta na UFPR.

Vanessa Besenski Karam

Especialista em Psicologia Hospitalar pela Irmandade da Santa Casa de Misericórdia de São Paulo (ISCSP). Aperfeiçoamento em Cuidados Paliativos, Aprimoramento em Luto e Especializada na Teoria do Apego de John Bowlby pelo Quatro Estações Instituto de Psicologia. Psicóloga do Núcleo de Suporte e Cuidados Paliativos da Beneficência Portuguesa de São Paulo. Colaboradora do Instituto (cuid)AR.

Vanessa Rodrigues Barão

Médica graduada pela Universidade Federal da Paraíba (UFPB). Residência em Clínica Médica pelo Hospital do Servidor Público Estadual de São Paulo (Iampse). Residência em Geriatria pelo Hospital das Clínicas da Faculdade de Medicina da Universidade de São Paulo (HCFMUSP). Especialização em Cuidados Paliativos pelo Hospital Sírio-Libanês (HSL).

Vera Beatris Martins

Fonoaudióloga da Irmandade Santa Casa de Misericórdia de Porto Alegre (ISCMPA). Especialista em Motricidade Orofacial pela Sociedade Brasileira de Fonoaudiologia (SBFa). Mestre em Ciências da Saúde pela Universidade Federal de Ciências da Saúde de Porto Alegre (UFCSPA). Preceptora do Programa de Residência Multiprofissional em Onco-Hematologia pelo ISCMPA/UFCSPA. Doutoranda em Ciências da Reabilitação pela UFCSPA.

Veruska Menegatti Anastacio

Docente do Instituto Pallium Latinoamérica – Medicina Paliativa – Buenos Aires. Chefe da Equipe Médica do Centro de Atendimento de Intercorrências Oncológicas (CAIO) do Instituto do Câncer do Estado de São Paulo (ICESP).

Virgílio Garcia Moreira

Médico Geriatra. Mestre em Ciências Médicas. Doutor em Medicina. Pesquisador Associado do Laboratório de Pesquisas em Envelhecimento Humano (GeronLab) da Faculdade de Ciências Médicas da Universidade do Estado do Rio de Janeiro (UERJ). Membro da Comissão Científica da Sociedade Brasileira de Geriatria e Gerontologia (SBGG), RJ.

Walmir Cedotti

Psicanalista Clínico. Bacharel em Comunicação Social. Bacharel em Teologia. Coordenador de Grupo Operativo em Psicologia Social, Comunicólogo Social, *Coach* Sistêmico de Grupo (ORS, Espanha). Consultor de Desenvolvimento Humano, Liderança e Equipes do Instituto Central do Hospital das Clínicas (ICHC) e do Instituto do Câncer do Estado de São Paulo (ICESP) da Faculdade de Medicina da Universidade de São Paulo (FMUSP). Ex-Coordenador do Curso de Liderança em Si da Escola de Educação Permanente da Faculdade de Medicina da Universidade de São Paulo (USP)

Yanne Danielly Santos Amorim

Graduada em Medicina pela Universidade Federal da Paraíba (UFPB). Residência Médica em Clínica Médica e Pneumologia no Hospital Universitário Edgar Santos (Salvador/BA). Especialista em Pneumologia e Tisiologia pela Sociedade Brasileira de Pneumologia e Tisiologia (SBPT). Especialista em Cuidados Paliativos pelo Instituto Paliar (SP).

Zilfran Carneiro Teixeira

Médico Intensivista e Paliativista. Mestre em Oncologia Clínica. Coordenador do Serviço de Cuidados Paliativos do Hospital Geral de Fortaleza (HGF). Instrutor do Módulo de Cuidados Paliativos da Pós-Graduação de Medicina Intensiva da Associação Médica Brasileira (AMIB).

Apresentação

No Brasil, os Cuidados Paliativos surgiram por volta da década de 1980, pelo empenho de profissionais de saúde visionários em um cuidado holístico de seus pacientes. Desde então, houve um aumento significativo no número de serviço de Cuidados Paliativos, em especial na última década, com o surgimento de novas equipes e aumento do conhecimento na área. Hoje, os cuidados de fim de vida e a medicina paliativa ganham grande atenção na medicina, na esfera pública e na política. Dificilmente há outro campo na saúde moderna que exibe uma dinâmica semelhante e ressoa tão fortemente na sociedade.

Infelizmente, os esforços educacionais ainda são poucos e a vasta maioria dos estudantes de saúde, médicos residentes e profissionais de saúde recebe pouca ou nenhuma educação em Cuidados Paliativos. No entanto, todos eles estão em contato, diariamente com pacientes com doenças incuráveis progressivas, percebendo o impacto em nas vidas dessas pessoas e de seus entes queridos.

O objetivo deste manual é fornecer informações atualizadas, práticas e concisas aos profissionais de saúde que prestam cuidados a pacientes que precisam de cuidados paliativos. O primeiro manual de Cuidados Paliativos da ANCP foi publicado em 2008 e uma segunda versão em 2012. Na gestão da diretoria da ANCP entre 2019-2020, iniciamos um amplo trabalho buscando ampliar e consolidar o conhecimento em diversas áreas que surgiram desde a última edição, e aos autores foi solicitado a aplicar os seus conhecimentos em primeira mão, para resumir as principais questões de sua área de experiência.

Agradeço aos autores de cada um dos capítulos por terem comprometido o seu tempo e esforço em nosso projeto conjunto, especialmente durante a pandemia do COVID-19. Gostaria também de reconhecer o compromisso com a excelência deste Manual através de seus editores: Christiane Pinto, Rodrigo Castilho e Vitor Silva. Por fim, gostaria de agradecer o esforço diário dos profissionais de saúde que contribuem com seu trabalho clínico, educação e pesquisa para o desenvolvimento do extraordinário corpo de conhecimento que tivemos o privilégio de sintetizar neste livro.

Os Cuidados Paliativos cobrem uma ampla variedade de assuntos, desde intervenções farmacológicas a questões históricas, bioéticas e espirituais. Este livro aborda de modo coeso toda a gama de disciplinas regularmente envolvidas nos Cuidados Paliativos. Tentamos produzir um texto acadêmico, mas acessível, seguindo um formato amigável, ao mesmo tempo em que respeitamos as necessidades de autores específicos de se desviarem do formato biomédico mais tradicional quando a sua área de conteúdo assim o exigir.

Acredito que este livro se tornará um recurso muito útil para médicos, enfermeiras, psicólogos, assistentes sociais e outros profissionais de saúde envolvidos nos aspectos clínicos, acadêmicos e administrativos da prestação de Cuidados Paliativos em todo o mundo.

André Filipe Junqueira dos Santos

Presidente da Academia Nacional de Cuidados Paliativos (ANCP) (Gestão 2019-2020)

Prefácio à Terceira Edição

Eu me lembro perfeitamente da primeira edição deste Manual, que agora vê novamente a luz.

Ela foi produto de muitas mãos, como tudo que é bom e necessário sempre é. Eu estava lá, e estavam lá todas as pessoas que eu admirava. Até hoje não agradeci formalmente a todas elas pelo tanto que aprendi. Faço-o hoje, então.

Também me lembro, como se fosse hoje, da ocasião em que o Marco Tullio foi convidado a escrever o prefácio da primeira edição.

Nós morávamos na Granja Viana na época, e nos reunimos com o grande incentivador e arquiteto do Manual, o Dr. Reinaldo Ayer de Oliveira, na época membro do Conselho Regional de Medicina do Estado de São Paulo (Cremesp), que editou a obra. Com ele, estava a Concília Ortona, jornalista que era a alma e a feição do Cremesp.

Lembro-me da felicidade do Marco, da rapidez com que ele escreveu o prefácio, e da alegria com que leu o rascunho, muitas vezes. E eu chego a senti-lo ao meu lado outra vez, enquanto escrevo.

De 2005 até hoje, quantas coisas aconteceram!

Algumas tristes, muito tristes, como a morte do Marco em 2013; mas tantas foram as boas notícias para os Cuidados Paliativos (CP) no país, que tenho medo de esquecer algumas que sejam muito importantes. Mas não posso deixar de exaltar as Diretorias da Academia Nacional de Cuidados Paliativos (ANCP) que se seguiram, o esforço de todas para a divulgação dos CP entre profissionais e entre a comunidade, para a qual eles se destinam; a proliferação de cursos de pós-graduação em CP para as equipes multiprofissionais que iam se criando pelo Brasil e necessitavam de formação específica; a criação de comitês para a oferta de formação curricular aos graduandos em saúde; a presença política junto aos órgãos federais de saúde e que criaram tantas oportunidades para a oferta dos CP junto ao SUS; o esforço de divulgação junto aos meios de comunicação leigos, de tal modo que a população tenha um conhecimento de qualidade sobre o seu direito ao bom cuidado quando doente e à boa morte quando ela for inevitável.

E, por fim, o reconhecimento aos profissionais que iniciaram a prática dos CP no país através do lançamento recente do *e-book* cujo título se refere, muito oportunamente, aos "Visionários".

Os Cuidados Paliativos têm muito a agradecer a profissionais de todas as áreas que se destacaram na mídia e que usam da sua visibilidade para fazer crescer a mensagem que eles carregam desde a *Dame* Cicely Saunders.

As nossas fileiras, antes tão rarefeitas, hoje se enchem de profissionais jovens e bem formados, vindos de todos os cantos deste país tão cheio de distâncias e desigualdades, e que pede por maior dignidade no cuidado com o adoecimento e com a morte.

Crescemos muito nesses anos que nos separam do primeiro manual. Muito ainda se tem a fazer, mas temos um chão fértil para o plantio: temos o SUS, que nos orgulha e que é buscado por outros países, muitos mais ricos do que nós. Temos a real possibilidade de levarmos os CP, por via da Estratégia de Saúde da Família (ESF), até a casa de todos os brasileiros e desde o início da doença.

Com a eclosão da recente pandemia causada pelo vírus COVID-19 e que tem deixado o país envolto em luto (nesse momento ultrapassamos o número de 220 mil mortos, e estamos em curva ascendente pela segunda onda de contaminação), a necessidade da oferta de Cuidados Paliativos à população deixou de ser uma alternativa para se transformar em necessidade urgente. Os cuidados com a terminalidade, a morte e o luto dos familiares nunca foram tão evidentes e necessários como hoje.

Os grandes avanços costumam se fazer em seguida a grandes tragédias; ainda nos lembramos de que a Bioética se tornou crucial nas ações que visam à busca da saúde do ser humano, apenas após os horrores do nazismo.

É assim que caminhamos.

Talvez a pandemia seja o grande impulsionador da busca da humanidade (e do brasileiro) por maior dignidade no cuidado com os doentes.

Talvez, enfim, se convençam todas as áreas da saúde de que CUIDAR do ser humano e da família na doença e na morte seja a real missão primeira dos profissionais, deixando a busca da cura para quando e apenas quando ela seja possível.

Talvez agora a sociedade, paradoxalmente, aceite temer menos a morte porque perceba que ela é inevitável e que o ser humano não tem o poder de se opor a ela; mas talvez a pandemia nos ensine a rejeitar as mortes sem dignidade e a buscar pelo cuidado com os que vão morrer. Que somos todos nós, importante ressaltar.

Mil vidas eu tivesse, mil vezes eu me engajaria nessa luta pela dignidade da vida e da morte do ser humano. Mil vezes eu estaria entre os que praticam os Cuidados Paliativos, até que não fosse mais necessário dar nome especial ao cuidado.

E me atrevo a dizer que falo por todos os profissionais de Cuidados Paliativos do Brasil e do mundo!

Minha gratidão aos colegas que me conferiram a honra de apresentar este *Manual de Cuidados Paliativos* brasileiro, que nasce agora, e a minha certeza de que cresceremos ainda muito mais.

Graça Mota Figueiredo
Janeiro de 2021

Sumário

Parte 1 — Introdução, 1

1 Conceitos e Princípios, 3
Érika Aguiar Lara Pereira
Karine Zancanaro Reys

2 História dos Cuidados Paliativos no Brasil e no Mundo, 7
Maria das Graças Mota Cruz de Assis Figueiredo

3 Avaliação do Paciente e Índices Prognósticos, 11
Alini Maria Orathes Ponte Silva
Silvia Amaral de Avó Cortizo

4 Gestão em Cuidados Paliativos, 17
Douglas Henrique Crispim

5 Integração dos Cuidados Paliativos nas Redes de Atenção à Saúde, 23
Érika Aguiar Lara Pereira
Guilherme Gryschek
Gabriela Alves de Oliveira Hidalgo

6 Cuidados Paliativos como Direitos Humanos, 28
Claudia Inhaia

7 Cuidados Paliativos no Cenário de Calamidades, 33
Alexandre Ernesto Silva
André Filipe Junqueira dos Santos

Parte 2 — Comunicação, 37

8 Competência Comunicacional em Cuidados Paliativos, 39
Monica Martins Trovo
Silvana Maia Aquino da Silva

9 Comunicação entre Equipes, 43
Débora Genezini
Milena dos Reis Bezerra de Souza
Vanessa Besenski Karam

10 Comunicação de Notícias Difíceis, 48
Douglas Henrique Crispim

11 Conferência Familiar, 57
Tânia Vannucci Vaz Guimarães
João Luiz Chicchi Thomé
Samanta Gaertner Mariani

Parte 3   Dor, 63

12 Fisiopatologia, Classificação e Avaliação da Dor, 65
Mirlane Guimarães de Melo Cardoso

13 Analgesia Opioide, 72
João Batista Santos Garcia

14 Analgesia Não Opioide, 77
Inês Tavares Vale e Melo Cardoso

15 Analgesia Intervencionista, 84
Carlos Marcelo de Barros
Paulo Renato Barreiros da Fonseca
Polliana Mara

16 Tratamento Não Farmacológico da Dor, 91
Marcia Carla Morete Pinto

17 Dor Total, 95
Daniela Achette
Luiz Filipe G. L. de Carvalho
Paula da Silva Kioroglo Reine

Parte 4   Outros Sintomas, 99

18 Dispneia, 101
Juliano Ferreira Arcuri
Sérgio Seiki Anagusko
Ana Paula da Silva Ragazzo

19 Tosse, Hipersecreção e Xerostomia, 106
Carolina Sarmento Duarte
Isabela Ambrosio Gava

20 Náuseas, Vômitos e Disfagia, 111
Luís Fernando Rodrigues
Tayná Fernandes da Silva Cardoso

21 Diarreia e Constipação Intestinal, 115
Ana Lucia Coradazzi
Marcella Tardeli Esteves Angioleti Santana

22 Prurido e Sudorese, 120
Fernanda Correia Tourinho
Vítor Carlos Santos da Silva

23 Fadiga, 128
Jurema Telles de Oliveira Lima
Guacyra Magalhães Pires Bezerra
Marianna Urquisa de Abreu e Lima

24 Caquexia, 134
Karla Alexsandra de Albuquerque

25 *Delirium*, 139
Lucas de Azambuja Ramos

26 Depressão e Ansiedade, 145
Henrique Gonçalves Ribeiro
Marcus Vinicius Zanetti
Livia Beraldo de Lima

27 Insônia e Hipersonia, 152
Alexandre Annes Henriques

Parte 5 Atuação da Equipe Multidisciplinar, 157

28 Medicina, 159
Carla Almeida Bezerra Lopes
Giselle de Almeida Batista
Manuela Vasconcelos de Castro Sales

29 Enfermagem, 164
Fabiana Tomie Becker Chino dos Santos
Maria Júlia Paes da Silva

30 Psicologia, 169
Maria Helena P. Franco
Gláucia Faria da Silva

31 Serviço Social, 174
Andreia Assis

32 Nutrição, 180
Emanuelly Varea Maria Wiegert
Livia Costa de Oliveira
Ignez Magalhães de Alencastro

33 Fisioterapia, 184
Janete Maria da Silva
Arethuzza Alves Moreira
Nahãmi Cruz de Lucena

34 Fonoaudiologia, 188
Vera Beatris Martins
Émille Dalbem Paim

35 Terapia Ocupacional, 192
Mônica Estuque Garcia de Queiroz

36 Assistência Espiritual, 196
Sergio Lucas Camara
Tiago Gurgel do Vale

37 Odontologia, 200
Sumatra Melo da Costa Pereira Jales
Ana Carolina Porrio de Andrade
José Tadeu Tesseroli de Siqueira

38 Farmácia, 204
Maria Fernanda Barbosa

39 Educação Física, 208
Breno Augusto Bormann de Souza Filho

40 Equipe Multidisciplinar, Interdisciplinar e Transdisciplinar, 213
Flávia Cristina dos Santos Dourado
Walmir Cedotti

Parte 6   Pediatria, 217

41 Introdução, 219
Esther Angélica Luiz Ferreira
Neulânio Francisco de Oliveira

42 Ética e Legislação – A Anatomia da Criança e o Papel dos Pais, 223
Simone Brasil de Oliveira Iglesias
Aline Maria de Oliveira Rocha

43 Comunicação em Pediatria, 228
Lara de Araújo Torreão
Paula de Almeida Azi

44 Dor em Pediatria, 233
Silvia Maria de Macedo Barbosa

45 Outros Sintomas em Pediatria, 238
Carolina de Araújo Affonseca
Fernanda Barbosa Lopes Cardoso
Maria Vitória Assumpção Mourão

46 Oncologia Pediátrica, 245
Erica Boldrini
Fabíola de Arruda Leite

47 Neonatologia, 249
Neulânio Francisco de Oliveira

48 Síndromes Genéticas, 255
Gustavo Marquezani Spolador
Mariana Ribeiro Marcondes da Silveira
Silvia Maria de Macedo Barbosa

49 Criança com Condições Crônicas Complexas, 260
Esther Angélica Luiz Ferreira
Carlos Eduardo Jouan Guimarães

50 Adolescente em Cuidados Paliativos, 263
Carlota Vitória Blassioli Moraes
Joaquim Pinheiro Vieira Filho

51 Criança em Cuidados Paliativos Domiciliares, 269
Cristiane Rodrigues de Sousa

52 Cuidado Paliativo Perinatal, 272
Jussara de Lima e Souza
Fernanda Figueiredo de Oliveira
Lisandra Stein Bernardes Ciampi de Andrade

53 Final de Vida em Pediatria, 277
Patrícia Miranda do Lago

Parte 7 Bioética, 283

54 Bioética e Terminalidade, 285
Úrsula Bueno do Prado Guirro

55 Legislação Brasileira, 290
Josimário Silva

56 Aspectos Jurídicos, 294
Ricardo Tavares de Carvalho

57 Diretivas Antecipadas de Vontade/Testamento Vital, 298
Luciana Dadalto

58 Adequação Terapêutica, 302
Márcio Niemeyer Martins de Queiroz Guimarães

59 Pesquisa em Cuidados Paliativos, 306
Carlos Eduardo Paiva
Crislaine de Lima
Bianca Sakamoto Ribeiro Paiva

60 Considerações Culturais, Religiosas e Sociais, 310
Edison Iglesias de Oliveira Vidal
Fernanda Bono Fukushima

Parte 8 Emergências em Cuidados Paliativos, 315

61 Identificação de Pacientes com Indicação de Cuidados Paliativos em Atendimentos de Emergência, 317
Sabrina Corrêa da Costa Ribeiro

62 Síndrome da Veia Cava Superior, 320
Ana Paula de Souza Borges
Ana Cristina Pugliese de Castro

63 Síndrome de Compressão Medular, 325
Alexandra Mendes Barreto Arantes
Lia Nogueira Lima
Thaís de Deus Vieira Boaventura

64 Hemorragias, 329
Juliana dos Santos de Oliveira Victor

65 Convulsões, 333
Ricardo Borges da Silva

66 Hipercalcemia Maligna, 336
Cristhiane da Silva Pinto

67 Obstrução Intestinal Maligna, 340
Roni Chaim Mukamal

68 Manejo das Emergências em Domicílio, 345
Milena Chagas Ramos

Parte 9 Condições Crônicas, 349

69 Insuficiência Cardíaca, 351
Daniel Battacini Dei Santi

70 Insuficiência Renal Crônica e Diálise, 356
Jonathan Vinícius Lourenço de Souza

71 Síndrome da Fragilidade, 360
Filipe Tavares Gusman
Virgílio Garcia Moreira

72 Doença Pulmonar Obstrutiva Crônica e Outras Síndromes Respiratórias, 364
Yanne Danielly Santos Amorim

73 Hepatopatias, 368
Gabriel Drumond Ferreira
Rodrigo Moura Valle

74 HIV, 375
Paula Machado Ribeiro Magalhães
Elisa Miranda Aires
Amanda Vieira S. Melo

75 Pacientes em Lista de Transplante, 380
Paula Leite Dutra
João Luiz de Souza Hopf

Parte 10 Oncologia, 385

76 Cuidado Paliativo Precoce, 387
Germana Hunes Grassi Gomes Victor

77 Radioterapia, 392
Izabela Lourenço Silva Fernandes
Leonardo Vieira Polli

78 Quimioterapia, 397
Andrea Kazumi Shimada
Andréa Malta Ferrian

79 Imunoterapia, 401
André Filipe Junqueira dos Santos
Andreza Karine de Barros Almeida Souto

80 Abordagem da Doença Metastática, 407
Cristhiane da Silva Pinto
Danielle Probstner

Parte 11 Doenças Neurológicas, 411

81 Demências, 413
Simone Garruth dos Santos Machado Sampaio

82 Parkinson, 417
Vanessa Rodrigues Barão
Simone Henriques Bisconsin Torres

83 Esclerose Lateral Amiotrófica, 420
Laura Cardia Gomes Lopes

84 Acidente Vascular Encefálico, 424
Cristina Bueno Terzi Coelho

85 Encefalopatia Hipóxico-Isquêmica, 428
Daniere Yurie Vieira Tomotani
Lívia Ribeiro Freitas Fernandes

Parte 12 Terapia Intensiva, 433

86 Controle de Sintomas do Paciente Crítico, 435
Raquel Hermes Rosa Oliveira

87 Cuidados de Fim de Vida na UTI: Não Implementação ou Retirada de Suporte Artificial de Vida, 440
Rachel Duarte Moritz

88 Extubação Paliativa, 444
Rodrigo Kappel Castilho
Veruska Menegatti Anastacio

89 Comunicação com o Paciente Crítico e Familiares, 448
Renata Rego Lins Fumis

90 Síndrome Pós-Cuidados Intensivos, 452
Rodrigo Kappel Castilho

91 Paciente Crítico Crônico, 456
Zilfran Carneiro Teixeira

92 Interface entre Equipe de Cuidados Intensivos e Equipe de Cuidados Paliativos, 460
Gianne Murad Sudré

Parte 13 Procedimentos em Cuidados Paliativos, 465

93 Terapia Subcutânea, 467
Rita Tiziana Verardo Polastrini

94 Nutrição e Hidratação, 472
Rudval Souza da Silva
José Afonso Monteiro d´Araújo

95 Feridas e Curativos, 477
Ednalda Maria Franck
Flávia Firmino

96 Perioperatório, 485
Sarah Ananda Gomes
Camila Rabelo M. Andrade

97 Cirurgia Paliativa, 489
Vitor Carlos Santos da Silva

98 Procedimentos/Dispositivos Minimamente Invasivos e Estomias em Cuidados Paliativos, 495
Alessandra Zanei Borsatto
Eliza Maffioletti Furtunato Leocádio Esteves

Luciana Pinto Saavedra
Nara Selaimen Gaertner Azeredo
Raphael Lacerda Barbosa

99 Sedação Paliativa, 506
Marina Sevilha Balthazar dos Santos

Parte 14   Processo Ativo de Morte, 513

100 Processo Ativo de Morte: Definição e Manejo de Sintomas, 515
Giuliana Bersani Calice
Henrique Gandara Canosa
Toshio Chiba

101 Suporte Familiar, 520
Natalia Frizzo

102 Pós-Óbito Imediato, 523
Aline Camera Cintra
Paula Damaris Chagas Barrioso

Parte 15   Aspectos Psicológicos e Espirituais, 529

103 Espiritualidade nos Cuidados Paliativos, 531
Luis Alberto Saporetti

104 Aspectos Particulares e Ritos de Passagem nas Diferentes
Religiões, 535
Bruno Oliveira
Elizabeth Maria de Assis Silva Pavão

105 Assistência ao Luto, 546
Erika Pallottino
Cecília Rezende
Joana Cés de Souza Dantas

106 Sofrimento Existencial, 550
Maria Julia Kovács

107 Estresse de Familiares e Cuidadores, 553
Tatiana Barbieri Bombarda
Juliana Morais Menegussi

108 Estresse da Equipe de Cuidados, 557
Inês Gimenes Rodrigues
Madalena de Faria Sampaio

Índice Remissivo, 561

PARTE 1

Introdução

Conceitos e Princípios

1

Érika Aguiar Lara Pereira
Karine Zancanaro Reys

Introdução

O termo paliativo significa proteção. Origina-se da palavra em latim *pallium*, referência aos mantos usados pelos cavaleiros para se protegerem das tempestades.

Apesar do aumento dos estudos e do conhecimento a respeito dos cuidados paliativos, ainda há muitas informações conflitantes e dificuldade de entendimento por parte tanto dos pacientes e familiares quanto dos profissionais de saúde a respeito do seu conceito, das suas indicações e do seu benefício. Muitos profissionais ainda associam cuidados paliativos com os cuidados exclusivos da fase final de vida.[1]

Conceito e princípios

A primeira definição pela Organização Mundial da Saúde (OMS) foi realizada em 1990 e definia os cuidados paliativos como sendo os cuidados totais ativos de pacientes cuja doença não respondia ao tratamento curativo, com o objetivo de alcançar a melhor qualidade de vida possível para pacientes e suas famílias.

Essa definição foi atualizada em 2002 pela OMS: cuidados paliativos são uma abordagem que melhora a qualidade de vida dos pacientes e de suas famílias diante dos problemas associados às doenças potencialmente fatais, por meio da prevenção e alívio do sofrimento, por meio da identificação imediata, avaliação e tratamento impecáveis da dor e dos demais problemas físicos, psicossociais e espirituais.[2]

A partir dessa definição, os cuidados paliativos são descritos como uma abordagem extensível a "doenças com risco de vida", na qual é necessária uma intervenção precoce, em conjunto com tratamento modificador da doença.[3]

Em 2017, a International Association for Hospice and Palliative Care (IAHPC) desenvolveu uma definição global: cuidados paliativos são os cuidados holísticos ativos de indivíduos de todas as idades com sofrimentos importantes relacionados à saúde devido a doenças graves e, principalmente, de pessoas próximas ao final da vida. Tem como objetivo melhorar a qualidade de vida dos pacientes, familiares e cuidadores.[1]

Mais recentemente, no ano de 2018, a OMS atualizou seu conceito anteriormente publicado, definindo como cuidados paliativos uma abordagem que melhora a qualidade de vida dos pacientes (adultos e crianças) e de suas famílias que enfrentam problemas associados a doenças com risco de vida. É uma abordagem que previne e que alivia o sofrimento por meio da identificação precoce, da avaliação e do tratamento corretos da dor e de outros problemas físicos, psicossociais ou espirituais.[4]

Importante destacarmos a clara ampliação da atuação da abordagem a partir do conceito de 2002 da OMS, uma vez que ficam incluídos pacientes portadores de doenças potencialmente fatais, e não mais somente pacientes com doenças incuráveis, tornando a abordagem mais abrangente e mais precoce. Previamente, havia uma dicotomização dos cuidados modificadores do curso da doença *versus* cuidados paliativos; agora os cuidados paliativos são considerados como cuidados simultâneos e complementares, podendo ser indicados em qualquer momento da evolução da doença. Na medida em que ocorre piora do prognóstico e diminuição da possibilidade de realização de tratamentos modificadores, os cuidados paliativos se tornam prioritários, até ficarem exclusivos na proximidade da morte. Essa abordagem deve continuar para os familiares após a morte do paciente, auxiliando no suporte ao luto (Figura 1.1).[5]

Os princípios dos cuidados paliativos publicados concomitantemente ao conceito de 2002 são:[6]
- Propiciam alívio da dor e outros sintomas estressantes.
- Afirmam a vida e consideram a morte como um processo natural.
- Não pretendem apressar nem prolongar a morte.
- Integram os aspectos psicológicos e espirituais do atendimento ao paciente.
- Oferecem um sistema de apoio a ajudar os pacientes a viver o mais ativamente possível até a morte.
- Oferecem um sistema de apoio para ajudar a família a lidar com a doença do paciente e em seu próprio luto.
- Usam uma abordagem de equipe para atender às necessidades dos pacientes e de suas famílias, incluindo aconselhamento sobre luto, se indicado.
- Melhoram a qualidade de vida e também podem influenciar positivamente o curso da doença.
- São aplicáveis no início do curso da doença, em conjunto com outras terapias destinadas a prolongar a vida (como quimioterapia e radioterapia) e incluem as investigações necessárias para entender e gerenciar melhor as complicações clínicas angustiantes.

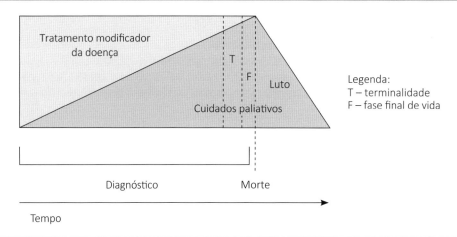

FIGURA 1.1. Cuidados paliativos de acordo com a evolução da doença. (Fonte: Adaptada por Franck EM, 2016.[5])

Em 2017, a IAHPC modificou esses princípios:[1]

- Incluem prevenção, identificação precoce, avaliação abrangente e gerenciamento de problemas físicos, incluindo dor e outros sintomas estressantes, sofrimento psicológico, sofrimento espiritual e necessidades sociais. Sempre que possível, essas intervenções devem ser baseadas em evidências.
- Fornecem suporte para ajudar os pacientes a viver o mais plenamente possível até a morte, facilitando a comunicação eficaz, ajudando-os, junto de suas famílias, a determinar os objetivos do tratamento.
- São aplicáveis durante todo o curso de uma doença, de acordo com as necessidades do paciente.
- São fornecidos em conjunto com terapias modificadoras de doenças sempre que necessário.
- Podem influenciar positivamente o curso da doença.
- Não pretendem apressar nem adiar a morte; afirmam a vida e reconhecem a morte como um processo natural.
- Fornecem apoio à família e aos cuidadores durante a doença do paciente e em seu próprio luto.
- São oferecidos reconhecendo e respeitando os valores e crenças culturais do paciente e da família.
- São aplicáveis em todos os estabelecimentos de saúde (local de residência e instituições) e em todos os níveis (do primário ao terciário).
- Podem ser fornecidos por profissionais com treinamento básico em cuidados paliativos.
- Requerem cuidados paliativos especializados com uma equipe multiprofissional para encaminhamento de casos complexos.

Considerações finais

A evolução sobre o conceito dos cuidados paliativos demonstra o amadurecimento e a incorporação da filosofia deste cuidar, para além da terminalidade. Entretanto, é importante ressaltar que tal prática ainda é carente e tímida em ações que evidenciem coerência e proporcionalidade, respeitando os princípios éticos da autonomia, beneficência e não maleficência, ofertando dignidade na vida e na morte dos pacientes e todos aqueles que o cercam.

Para que a prática de cuidados paliativos seja corrente e eficaz, é preciso implementá-la na formação acadêmica das profissões em saúde, mediada por uma transdisciplinaridade consciente que permita aos profissionais capacitação e segurança no suporte ao processo de finitude de seus pacientes e respectivos familiares.[7]

Oferecer cuidados paliativos, desde o diagnóstico de uma doença potencialmente fatal, possibilita amparar o paciente e sua família em diferentes momentos da evolução da sua doença, hierarquizando e otimizando recursos diagnósticos e terapêuticos, avaliando os benefícios esperados e evitando os possíveis malefícios, para o exercício de um cuidado amplo no alívio do sofrimento.

REFERÊNCIAS BIBLIOGRÁFICAS

1. Ryan S, Wong J, Chow R, Zimmermann C. Evolving Definitions of Palliative Care: Upstream Migration or Confusion? Curr Treat Options Oncol. 2020; 21(3):20.
2. Carvalho RT, Souza MRB, Franck EM, Polastrini RTV, Crispim D, Jales SMCP, et al. Manual da Residência de Cuidados Paliativos. São Paulo: Manole; 2018 .
3. Hawley PH. The bow tie model of 21st century palliative care. J Pain Symptom Manage. 2014; 47(1):2-5.
4. World Health Organization. Palliative Care. Disponível em: https://www.who.int/news-room/fact-sheets/detail/palliative-care. Acessado em: 20 mar 2020.

5. Franck EM. Alterações de pele em pacientes em cuidados paliativos na terminalidade da doença e final da vida: coorte prospectiva. [Dissertação de Mestrado]. Universidade de São Paulo. São Paulo; 2016.

6. National Cancer Control Programmes. Polices and managerial guidelines 2. ed. WHO Library; 2002.

7. Krasilcic, S. Ensino de cuidados paliativos na graduação – objetivos, situação atual e desafios. Ver. Cuidado Paliativo, Academia Nacional de Cuidados Paliativos, Ano I (3): 18-20, Mai-Ago 2015.

História dos Cuidados Paliativos no Brasil e no Mundo

2

Maria das Graças Mota Cruz de Assis Figueiredo

"Dedico este trabalho ao Professor Marco Tullio Barcellos de Assis Figueiredo, exemplo de médico e ser humano, que a partir do meu primeiro ano de graduação me ensinou a importância do cuidado integral, do olhar nos olhos, do toque afetuoso e do amor à profissão. Ensinou que a morte pode ser bonita, sem dor e perto das pessoas que amamos, e que nós podemos fazer a diferença, também nessa fase da vida." (dedicatória na Dissertação de Mestrado da enfermeira Clara Maria Conde, defendida em 07.02.2013 na Escola de Enfermagem da Unifesp).

Ele era membro da banca, e foi imediatamente após a sua fala que uma artéria em seu cérebro se fechou para sempre.

Já perdi a conta das inúmeras vezes que pedi ao Marco (Prof. Dr. Marco Tullio Barcellos de Assis Figueiredo) que escrevesse e publicasse a história dos cuidados paliativos (CP) no mundo e também entre nós.

Eu achava na época (e continuo achando) que ninguém seria mais capaz para a tarefa que quem participara ativamente de quase toda ela. Até a sua morte, e ainda depois dela, quase todos os serviços que se formaram e cursos de cuidados paliativos no Brasil tiveram influência sua.

É como uma homenagem a ele que registro a história dos CP, com a memória do que ele me contava. Ele está ao meu lado enquanto escrevo.

Cuidados paliativos (CP) no mundo

Em 1992, quando o Comitê de Câncer da OMS definiu políticas relativas ao alívio da dor e aos "cuidados do tipo *hospice*" para doentes com câncer, ao mesmo tempo recomendou para o mundo todo o termo "cuidados paliativos", por influência do Canadá, em substituição a "movimento *hospice*" ou "cuidados do tipo *hospice*".[1]

É comum que se ouça dizer que as casas que deram origem aos *hospices* nasceram na Europa; entretanto, a primeira vez no mundo em que se soube de locais que abrigavam peregrinos doentes e moribundos, à beira das estradas e dirigidas por voluntários, foi no mundo árabe, pelos mouros.

Kennedy (2004) repete a instrução que um mandatário muçulmano legou a um filho, em 819 d.C.: "Construa abrigos onde muçulmanos doentes possam achar acolhida e encontrar cuidadores. Nesses locais eles serão tratados com compaixão, e os médicos poderão cuidar das suas doenças".[2]

No século 5, Fabíola, discípula de São Jerônimo, fundou a Hospedaria de Ostia (porto de Roma), abrigando os peregrinos que chegavam da África e da Ásia, dando-lhes comida e conforto. A ela se seguiram outras mais até o século 19, e a maioria delas funciona até a atualidade.

No entanto, o *hospice* como o conhecemos hoje foi inspiração da *Dame* Cicely Saunders, fundadora do St. Christopher's Hospice, a instituição-símbolo dos cuidados paliativos, que forma profissionais de CP do mundo todo.

Cicely Mary Saunders nasceu em Londres, em 22 de junho de 1918, e, filha de pais abastados, iniciou os seus estudos superiores de filosofia, economia e política em Oxford. Em 1939, com a eclosão da Segunda Guerra Mundial, ela deixou Oxford e ingressou no St. Thomas's Hospital Nightingale School, em Londres, para estudar enfermagem, formando-se em 1944. Entretanto, como padecia de problemas de coluna, e o trabalho como enfermeira lhe era prejudicial, seus professores a aconselharam a fazer serviço social. Na nova profissão, em 1947, conheceu David Tasma, um judeu polonês com cerca de 40 anos que morria de câncer de reto inoperável no hospital, sem família e com poucos recursos. Visitando-o diariamente, eles acabam por se enamorar um do outro e por compartilhar o sonho de cuidar com dignidade de pacientes moribundos, o que conferiu a Tasma um novo objetivo de vida e certamente suavizou a sua morte, em 1948. Ao morrer, Tasma legou a Saunders todas as suas economias: £500. O sonho de ambos era o de criar um local onde enfermos pudessem estar como em suas casas, acompanhados pela família e cuidados por pessoas oriundas de múltiplas profissões, com atenção à dor e aos demais sintomas da fase final de vida.[1]

Por essa época, um dos seus chefes, o Dr. Howard Barret, lhe disse: "Você realmente quer ajudar as pessoas? Vá estudar medicina. São os médicos, os que mais abandonam os seus doentes! E eles só a ouvirão se você for um deles". Assim, aos 33 anos, começou os seus estudos de medicina no St. Thomas's Hospital Medical School, formando-se em 1957, aos 40 anos. Entre 1958 e 1965 trabalhou no St. Joseph's com doentes terminais até que, em julho de 1967, fundou o St. Christopher's Hospice, hoje paradigma de cuidados paliativos no mundo. As 500 libras de David Tasma se transformaram em 500 mil libras.[1]

Em 1965, Cicely Saunders foi agraciada pela própria Rainha Elizabeth com o título de "*Dame*", como Oficial da Ordem do Império Britânico.

Saunders foi quem cunhou o termo "dor total", introduzindo o conceito de que o sofrimento não é apenas físico, mas um complexo afetivo que envolve também os aspectos psíquicos, sociais e espirituais do ser humano.

Em 2002, *Dame* Cicely Saunders fundou uma nova associação beneficente, a Cicely Saunders International, com o objetivo de fomentar pesquisas para o cuidado cada vez mais eficaz aos doentes de câncer, e, posteriormente, o Cicely Saunders Institute for Palliative Care, que se propõe a treinar profissionais para a prática dos cuidados paliativos em todo o mundo.

No início da década de 1970, Saunders conheceu a psiquiatra suíça radicada nos Estados Unidos , que publicara um livro cujo título em português é "Sobre a Morte e o Morrer".[3] A partir desse encontro, os Estados Unidos começaram a criar os seus *hospices*, integrados ao sistema público de saúde, o Medicare.

No Canadá, nos primeiros anos da década de 1970, profissionais de Winnpeg e Montreal introduziram o conceito de CP dentro de hospitais; o primeiro deles foi o Royal Victoria Hospital, em Montreal.[1]

Na América Latina (AL), há diferenças marcantes entre os diversos países. Argentina, Colômbia, Brasil e Chile têm se esforçado para montar serviços e políticas de CP nos últimos anos; entretanto, a baixa disponibilidade de opioides tem sido um dos maiores obstáculos para o desenvolvimento das políticas de CP nesses países. Apenas em Cuba e no Uruguai todas as escolas de medicina oferecem CP na grade curricular, seja como disciplina isolada ou como conteúdo dentro de outras matérias. O Brasil foi o primeiro país da América do Sul a publicar uma revista científica especializada em CP (2009), editada pela Associação Brasileira de Cuidados Paliativos (ABCP) e encerrada por falta de patrocínio em 2013. Note-se que poucos países têm enfatizado a necessidade de formação de profissionais como objetivo principal das estratégias de expansão dos CP. Dos que o fazem, quase nenhum tem dado importância à formação dos profissionais desde a graduação.

Cuidados paliativos no Brasil

No Brasil, existem duas Associações de CP, a Associação Brasileira de Cuidados Paliativos (ABCP), fundada em 1997 (e encerrada em 2014), e a Academia Nacional de Cuidados Paliativos (ANCP), fundada em 2005. Entretanto, ainda é precário o registro oficial dos serviços de CP no país ou dos cursos de pós-graduação voltados aos profissionais de saúde que desejam aprofundar os seus conhecimentos em CP, e nem mesmo se consegue saber com segurança quais as faculdades que oferecem, na graduação, formação em CP. No Brasil, até onde pôde apurar uma comissão formada pela ANCP em 2017, com a finalidade de levantar dados sobre o ensino de CP nas faculdades de medicina, existem 339 instituições no país, e apenas 71 apresentam a disciplina em caráter optativo ou regular, ou seja, 21% delas (dados ainda não publicados).

O primeiro serviço de cuidados paliativos no Brasil deveu-se à iniciativa da Dra. Miriam Martelete no Hospital das Clínicas de Porto Alegre (RS), em 1983. Seguiram-se o Hospital Conceição, também em Porto Alegre (1986), a Santa Casa de São Paulo (1986), o INCA no Rio de Janeiro (1989), o CEPON em Florianópolis (1989), a PUC em Sorocaba (1990) e o Hospital-Escola da Faculdade de Medicina de Botucatu (1990). A partir dessa data, anualmente surgia mais um serviço de CP, embora ainda sem nenhum plano de organização conjunta ou políticas comuns.[4]

O Prof. Marco Tullio é citado pelos profissionais de cuidados paliativos no Brasil e no exterior como o pioneiro em educação em CP no Brasil; de fato, foi ele o primeiro a instituir cursos de CP para alunos de graduação (na Unifesp) e, desde 1994 até a sua morte em 2013, manteve-se como uma das poucas vozes no país a enfatizar a necessidade de ensino de CP na graduação de todas as áreas da saúde.

Quando do nascimento da IAHPC em 1996, em Londres, o Prof. Dr. Marco Tullio foi o delegado do Brasil junto à IAHPC, cargo que manteve por três mandatos consecutivos.

No Brasil, desde agosto de 2011 a medicina paliativa tornou-se área de atuação de seis especialidades médicas: anestesiologia, pediatria, geriatria, oncologia, clínica médica e medicina de família, e, consequentemente, os órgãos de educação médica se mobilizaram para oferecer, em caráter oficial, formação conceitual e prática em cuidados paliativos aos médicos dessas especialidades (Brasil, Resolução n. 1.973/2011, 2011). Em 2013, as especialidades de cirurgia de cabeça e pescoço e medicina intensiva são anexadas àquelas anteriores (Brasil, Resolução CFM n. 2.068/2013). Espera-se que ao longo do tempo todas as áreas da medicina possam titular os seus médicos em cuidados paliativos, e que os demais conselhos profissionais regulamentem também a prática dos CP.

Não se deve descuidar, entretanto, da necessidade de propiciar a todos os graduandos das áreas da saúde o conhecimento básico de CP.[5-7]

A ANCP tem sido bastante ativa na tarefa de regulamentar a prática no Brasil, além de negociar, junto aos órgãos nacionais de saúde, caminhos oficiais para a criação de normas favoráveis à disseminação dos cuidados paliativos, especialmente junto ao SUS (Sistema Único de Saúde). A Resolução n. 41 da Comissão Intergestores Tripartite (CIT), publicada no Diário Oficial da União (DOU) de 23/11/2018 é fruto desse trabalho. Ela estabelece que os CP devem fazer parte dos cuidados oferecidos pela Rede de Atenção à Saúde (RAS) e que os especialistas em CP devem ser matriciadores dos serviços da rede, presencialmente ou a distância. Entretanto, ainda não existe um projeto de âmbito nacional regulamentando os CP ou os cuidados de fim de vida no país, embora leis estaduais se sucedam.

No *site* da ANCP contam-se 123 médicos com o título de área de atuação em CP e 340 serviços reconhecidos no país até 2019. Muito mais do que existia há poucos anos, mas insuficientes para a demanda da população. Esses serviços se concentram preferencialmente no Sudeste, e a região Norte é a que figura com o menor número deles. No estado de São Paulo, está o maior número deles, seguido por Minas Gerais, Paraná, Rio Grande do Sul e Rio de Janeiro. O país possui 789 leitos de CP, também mais concentrados na região Sudeste. Considerando-se o país com cerca de 210 milhões de habitantes, verifica-se que há, em média, 1 serviço de cuidados paliativos para cada 1,1 milhão de habitantes, sendo essa proporção de 1 serviço para cada 1,33 milhão de usuários do SUS e de aproximadamente 1 serviço para cada 496 mil usuários do sistema de saúde suplementar.[8]

Muito ainda há por fazer: mais profissionais competentes em CP, instrumentados para a prática desde a graduação; maior número de especialistas e de serviços, com melhor distribuição pelo país; hospedarias em número suficiente para a internação e a convivência de pacientes; mais equipes de suporte domiciliar, e todas essas são metas de médio e longo prazo para o país.

REFERÊNCIAS BIBLIOGRÁFICAS

1. Ortiz JS. Historia de los Cuidados Paliativos. SECPAL; 2013. Disponível em: http://www.secpal.com/presentacion/index.php?acc=historia. Acessado em: 15 ago 2020.

2. Kennedy H. The Court of the Caliphs: The Rise and Fall of Islam's Greatest Dynasty. London: Weidehfeld and Nicolson; 2004.

3. Kübler-Ross E. Sobre a morte e o morrer. São Paulo: Martins Fontes; 1998.

4. Figueiredo MGMCA. Cuidados paliativos no currículo de formação médica: o ensino como lugar de comunidades de aprendizagem [dissertação de mestrado]. Minas Gerais: UNIFEI; 2013c.

5. Figueiredo MTA. Educação em Cuidados Paliativos: uma experiência brasileira. Rev Mundo Saúde. 2003; 27(1):165-70.

6. Figueiredo MGMCA. Medicina Paliativa. Rev Ciênc Saúde. 2010; 1(3):2-3.

7. Figueiredo MGMCA. O estudo da morte e dos cuidados paliativos: uma experiência didática no currículo de medicina. Rev Bras Educ Méd. 2013b. 37(2):298-307.

8. Santos AFJ. Atlas dos cuidados paliativos no Brasil 2019 [livro eletrônico]. São Paulo: ANCP; 2020.

Avaliação do Paciente e Índices Prognósticos

3

Alini Maria Orathes Ponte Silva
Silvia Amaral de Avó Cortizo

A avaliação clínica do paciente em cuidados paliativos (CP) deve ser abrangente e integral, contemplando as diversas facetas do ser humano. Avaliar os aspectos multidimensionais ajuda no reconhecimento da contribuição das diferentes dimensões na expressão dos sintomas do paciente, e auxilia no planejamento dos cuidados.

Em busca de assistência adequada às necessidades individuais, um modelo didático para discussão multiprofissional foi desenvolvido por Saporetti *et al.*, o DAM: diagrama de abordagem multidimensional.[1] O DAM é uma ferramenta que aborda os diferentes aspectos do ser humano: físico, emocional-psíquico, social-familiar, religioso-espiritual; orientando as atitudes da equipe frente às necessidades e ao sofrimento identificado em cada dimensão, focando em objetivos claros a serem alcançados (Figura 3.1).

O passo inicial na avaliação multidimensional do paciente envolve compreender quem é a pessoa doente, para além da identificação clássica. É competência do paliativista conhecer a biografia desse sujeito, seus valores e preferências. Um histórico completo deve ser realizado: revisar o diagnóstico e eventos relacionados à doença, terapias anteriores e atuais; identificando sintomas e necessidades do doente (físicas, psicológicas, sociais e espirituais); exame físico completo; revisão de exames complementares e novos pedidos, se proporcionais; impressão prognóstica e expectativas em relação ao plano terapêutico proposto.[2]

Avaliação de sintomas

O cuidado paliativo tem um olhar voltado para a pessoa e não só para a doença. No processo de avaliação e assistência multiprofissional, a atenção aos detalhes é imperativa. Os sintomas devem ser investigados de forma criteriosa, identificando e tratando as causas reversíveis com terapia medicamentosa individualizada e reavaliação contínua. O registro deve estar acessível a todos os profissionais da equipe.

Além do registro livre das queixas do doente, existem ferramentas que auxiliam a avaliação. As escalas de avaliação não são úteis apenas para diagnosticar e quantificar a intensidade dos sintomas, mas também para monitorar a eficácia terapêutica e rastrear efeitos colaterais do tratamento. Devem ser usadas regularmente, especialmente quando os pacientes experimentam novos sintomas ou aumento na intensidade, ou ainda, mudança na terapêutica.

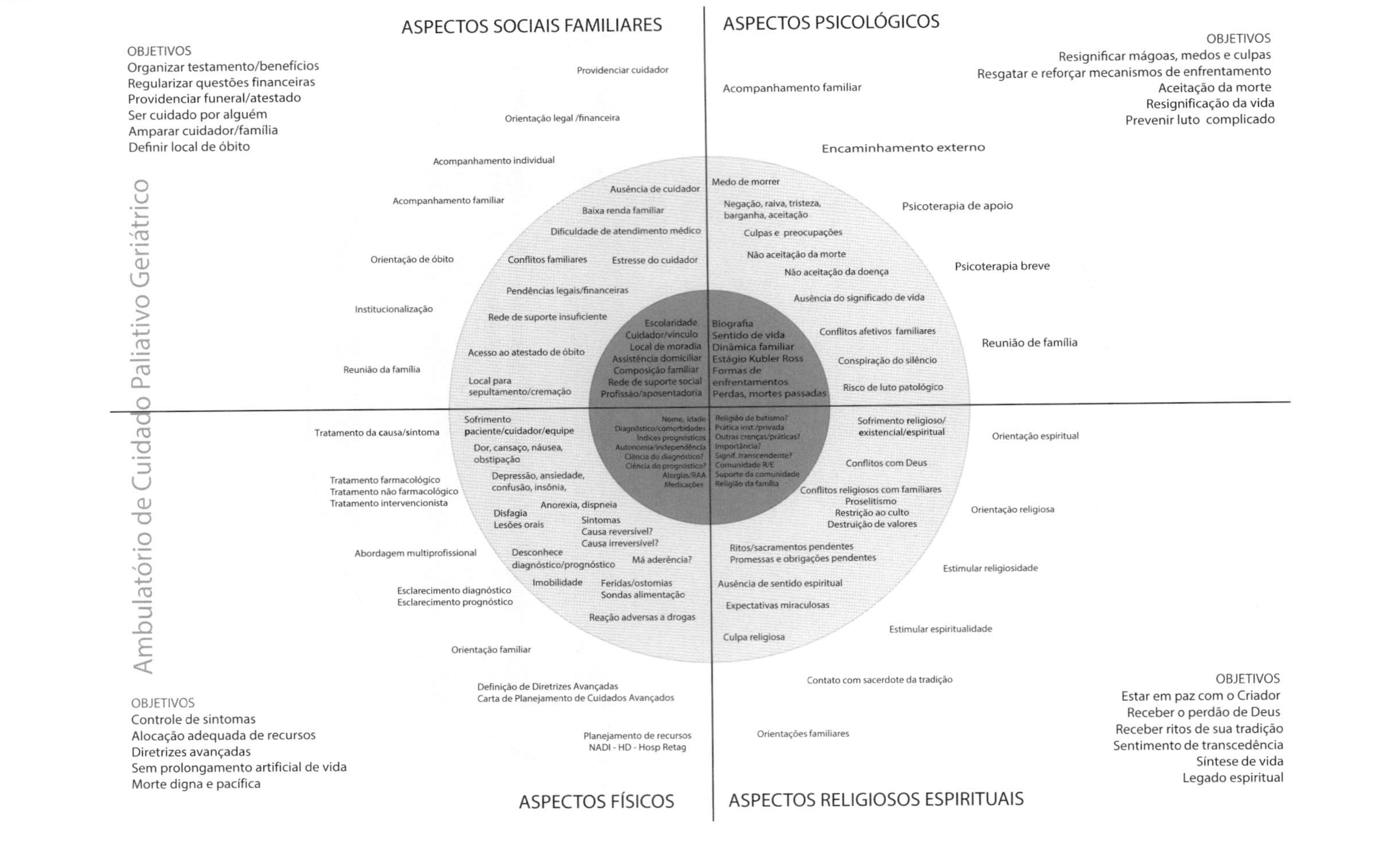

FIGURA 3.1. Diagrama de abordagem multidimensional. (Saporetti *et al.*, 2012.[1])

Tabela 3.1. Escala de avaliação de sintomas de Edmonton (ESAS-Br).[4]

Esta é uma escala de avaliação de sintomas. Você responderá a 10 itens com respostas que variam de 0 (mínima intensidade) a 10 (máxima intensidade). Por favor, circule o número que melhor descreve os seus sintomas nas últimas 24 horas:

	0	1	2	3	4	5	6	7	8	9	10	
Sem dor	0	1	2	3	4	5	6	7	8	9	10	Pior dor possível
Sem cansaço (fraqueza)	0	1	2	3	4	5	6	7	8	9	10	Pior cansaço (fraqueza) possível
Sem náusea (enjoo)	0	1	2	3	4	5	6	7	8	9	10	Pior náusea (enjoo) possível
Sem depressão	0	1	2	3	4	5	6	7	8	9	10	Pior depressão possível
Sem ansiedade	0	1	2	3	4	5	6	7	8	9	10	Pior ansiedade possível
Sem sonolência	0	1	2	3	4	5	6	7	8	9	10	Pior sonolência possível
Melhor apetite	0	1	2	3	4	5	6	7	8	9	10	Pior apetite possível
Melhor sensação de bem-estar	0	1	2	3	4	5	6	7	8	9	10	Pior sensação de mal-estar possível
Sem falta de ar	0	1	2	3	4	5	6	7	8	9	10	Pior falta de ar possível
Melhor sono	0	1	2	3	4	5	6	7	8	9	10	Pior sono possível

O *Edmonton Symptom Assessment System* (ESAS) é um instrumento eficiente e prático, desenvolvido por Bruera *et al.*[3] em 1991, revisado e validado no Brasil pelo grupo de pesquisa do Hospital de Câncer de Barretos[4] (Tabela 3.1: ESAS-r). O ESAS-r avalia um total de dez sintomas: dor, fadiga, náusea, depressão, ansiedade, sonolência, falta de apetite, sensação de bem-estar, falta de ar, sono. O paciente classifica a intensidade dos sintomas de zero a dez, em que zero representa ausência do sintoma, e dez, o sintoma em sua mais forte intensidade. Na impossibilidade de o paciente realizar a avaliação, um familiar ou um profissional da equipe de saúde pode preencher a escala. Os sintomas cansaço, depressão, ansiedade e bem-estar não são avaliados nessa situação, por serem subjetivos.

Avaliação funcional

O *status* funcional é um preditor independente de sobrevida, devendo sempre ser levado em consideração no planejamento de cuidados do doente.[5]

Um instrumento muito útil e utilizado para saber o perfil clínico do paciente é a *palliative performance scale* (PPS), um instrumento que foi desenvolvido pelo Victoria Hospice,[6] no Canadá, com tradução para o português[7] (Tabela 3.2). A PPS foi baseada em Karnofsky[8] e adaptada aos cuidados paliativos. A escala possui 11 níveis de *performance*, de 0% a 100%, divididos em intervalos de 10, sendo que em 100% o paciente tem funcionalidade preservada, e em 0% o

Tabela 3.2. PPS – Escala de desempenho em cuidados paliativos, versão 2.

PSS	Deambulação	Atividade e evidência da doença	Autocuidado	Ingesta	Nível da consciência
PPS 100%	Completa	Atividade normal e trabalho; sem evidência de doença	Completo	Normal	Completa
PPS 90%	Completa	Atividade normal e trabalho; alguma evidência da doença	Completo	Normal	Completa
PPS 80%	Completa	Incapaz para o trabalho; doença significativa	Completo	Normal ou reduzida	Completa
PPS 70%	Reduzida	Incapaz para o trabalho; doença significativa	Completo	Normal ou reduzida	Completa
PPS 60%	Reduzida	Incapaz para *hobbies*/ trabalho doméstico; doença significativa	Assistência ocasional	Normal ou reduzida	Completa ou períodos de confusão
PPS 50%	Maior parte de tempo sentado ou deitado	Incapacitado para qualquer trabalho; doença extensa	Assistência considerável	Normal ou reduzida	Completa ou períodos de confusão
PPS 40%	Maior parte do tempo acamado	Incapaz para a maioria das atividades; doença extensa	Assistência quase completa	Normal ou reduzida	Completa ou sonolência +/- confusão
PPS 30%	Totalmente acamado	Incapaz para qualquer atividade; doença extensa	Dependência completa	Normal ou reduzida	Completa ou sonolência +/- confusão
PPS 20%	Totalmente acamado	Incapaz para qualquer atividade; doença extensa	Dependência completa	Mínima a pequenos goles	Completa ou sonolência +/- confusão
PPS 10%	Totalmente acamado	Incapaz para qualquer atividade; doença extensa	Dependência completa	Cuidados com a boca	Sonolento ou coma +/- confusão
PPS 0%	Morte	–	–	–	–

Translation by Maria Goretti Sales Maciel and Ricardo Tavares de Carvalho, São Paulo, Brasil. Palliative Performance Scale (PPSv2). ©Victoria Hospice Society, 2009.

paciente está morto. Além de avaliar a funcionalidade do paciente, a escala PPS auxilia na identificação do declínio clínico.

Índices prognósticos

Existem diversos instrumentos de avaliação e critérios prognósticos que estão bem estabelecidos e utilizados em cuidados paliativos. Apesar de terem sido criadas originalmente para

Tabela 3.3. PPI – *Palliative prognostic index* (versão em português).[13]

	Pontuação parcial
PPS	
10-20%	4
30-50%	2,5
> 50%	0
Ingestão oral	
Poucas colheres	2,5
Reduzida, mas mais que poucas colheres	1
Normal	0
Edema	
Presente	1
Ausente	0
Dispneia	
Presente	3,5
Ausente	0
Delirium	
Presente	4
Ausente	0

pacientes oncológicos, essas escalas também podem ser aplicadas em outras populações com doenças ameaçadoras da vida.

Dentre as escalas mais amplamente aplicadas destacam-se a estimativa clínica de sobrevivência[9] (ECS), a PaP (*palliative prognostic scale*)[10,11] e o PPI (*palliative prognostic index*).[12] A ECS é definida a partir da experiência e do julgamento prognóstico do médico, sendo um critério subjetivo que pode variar conforme a especialidade médica (oncologista, paliativista, clínico geral) e do grau de envolvimento do médico com o paciente e a família. A PaP reúne critérios como dispneia, anorexia, e a ECS, a contagem sérica de leucócitos e linfócitos, além da funcionalidade. A pontuação final vai de 0 a 17,5 pontos e divide os pacientes em três grupos prognósticos: 0 a 5,5: 76 dias em média; 5,6 a 11: 32 dias em média; e 11,1 a 17,5: média de 14 dias de vida.

O PPI leva em consideração, além da funcionalidade definida pelo PPS, a ingesta oral, dispneia em repouso, *delirium* e edema como fatores prognósticos. Diferentemente do PaP, o PPI não se utiliza de exames laboratoriais, o que pode facilitar sua aplicação em pacientes em fase muito avançada de doença. A pontuação do PPI é de 0 a 15. Índices maiores que 6 estimam sobrevivência inferior a três semanas; entre 4 e 6 estimam sobrevivência inferior a seis semanas de vida; e PPI menor que 4 indica estimativa de sobrevivência maior que seis semanas (Tabela 3.3).

Definir o prognóstico em doenças progressivas e incuráveis é fundamental para ajudar a identificar quais pacientes são candidatos a terapia de suporte ou terapia específica, como intervenções cirúrgicas, quimioterapia ou outros procedimentos invasivos. Cabe ao médico ser claro, assertivo e, ao mesmo tempo, cuidadoso ao comunicar prognóstico e definir estratégias de cuidado ao paciente e família, para que o processo seja uma valiosa oportunidade de planejamento de questões emocionais, financeiras e logísticas.

REFERÊNCIAS BIBLIOGRÁFICAS

1. Saporetti LA, Andrade L, Sachs MFA, Guimarães TVV. Diagnóstico e abordagem do sofrimento humano. In: Carvalho RT, Parsons HA (org.). Manual de cuidados paliativos. Ampliado e atualizado. 2 ed. ANCP; 2012. p. 42-55.

2. Guay MOD. Symptom Assessment. In: Bruera E, Yennurajalingam S (eds.). Oxford American Handbook of Hospice and Palliative Medicine and Supportive Care. 2 ed. Oxford: Oxford University Press; 2016.

3. Bruera E, Kuehn N, Miller MJ, Selmser P, Macmillan K. The Edmonton Symptom Assessment System (ESAS): a simple method for the assessment of palliative care patients. J Palliat Care. 1991; 7(2):6-9.

4. Paiva CE, Manfredini LL, Paiva BSR, Hui D, Bruera E. The Brazilian Version of the Edmonton Symptom Assessment System (ESAS) Is a Feasible, Valid and Reliable Instrument for the Measurement of Symptoms in Advanced Cancer Patients. PLoS One. 2015; 10(7):e0132073.

5. Viganò A, Dorgan M, Buckingham J, Bruera E, Suarez-Almazor M. Survival prediction in terminal cancer patients: a systematic review of the medical literature. Palliat Med. 2000; 4:363-74. Victoria Hospice Society.

6. Anderson F, Downing MG, Hill J, Casorso L, Lerch N. Palliative performance scale (PPS): a new tool. J Palliat Care. 1996; 12(1):5e11.

7. PPS. Portuguese Brazilian approved translation 2009. Columbia: VHS; 2004. Disponível em: https://victoriahospice.org/wp-content/uploads/2019/07/pps_-_portuguese_brazilian_-_sample.pdf. Acesso em: 30 jul 2020.

8. Schag CC, Heinrich RL, Ganz PA. Karnofsky performance status revisited: Reliability, validity, and guidelines. J Clin Oncol. 1984; 2:187-93.

9. Glare P. Clinical Predictors of Survival in Advanced Cancer. J Support Oncol. 2005; 3:331-9.

10. Glare P, Virik K. Independent prospective validation of the PaP score in terminally ill patients referred to a hospital-based palliative medicine consultation service. J Pain Symptom Manage. 2001; 22:891-8.

11. Lisbôa CN. Sobrevida em mulheres com câncer em cuidados paliativos: o uso do Palliative Prognostic Score (PaPScore) em uma população de mulheres brasileiras. Campinas, SP: [s.n.]; 2008.

12. Morita T, Tsunoda J, Inoue S, Chihara S. Survival prediction of terminally ill cancer patients by clinical symptoms: development of a simple indicator. Jap J Clin Oncol. 1999; 29:156-9.

13. Coradazzi AL, Santana MTEA, Caponero R. Avaliação Prognóstica em Cuidados Paliativos. Cuidados Paliativos: diretrizes para melhores práticas. São Paulo: MG Editores; 2019.

Gestão em Cuidados Paliativos

4

Douglas Henrique Crispim

Introdução

Cada paciente atendido por uma equipe de cuidados paliativos, cada familiar que recebeu um acolhimento após a morte de uma pessoa amada, cada telefonema de monitoramento, cada prescrição... nada existiria sem a gestão. Eficaz ou não, ela sempre é a base da existência dos serviços; ignorar os aspectos organizacionais significa delegar a terceiros as suas próprias condições de trabalho.

A gestão/administração em saúde pode ser definida como o conhecimento aplicado no manejo do complexo das organizações de saúde, envolvendo a gerência de redes, esferas públicas de saúde, hospitais, laboratórios, clínicas e demais instituições e serviços de saúde. Abrange três grandes dimensões altamente complexas: os espaços dos cuidados diretos – singulares e multiprofissionais; as diversas instituições de saúde; e a exigência da formação e operação de redes de serviços de saúde para uma assistência universal, integral, equânime, de qualidade e eficiente para as necessidades de saúde da população.[1]

Segundo Merhy e Cecílio,[3] o desenho da linha de cuidado (LC) entende a produção da saúde de forma sistêmica, a partir de redes macro e microinstitucionais, em processos extremamente dinâmicos, nos quais está associada a imagem de uma linha de produção voltada ao fluxo de assistência ao beneficiário, centrada em seu campo de necessidades.[2]

Os pilares essenciais para desenvolvimento de uma linha de cuidados paliativos são: (1) modalidades, (2) procedimentos e (3) acesso. No Quadro 4.1, exemplificamos cada um dos três.

Observação: faça uma análise à sua volta. Há linha de cuidado em seu serviço? Em sua região? No Brasil?

Além de uma linha de cuidado existir, ela necessita ser justificada, e os cuidados paliativos possuem excelentes razões para existir estrategicamente. Além de comprovar resultados assistenciais, os cuidados paliativos possuem benefícios gerenciais que estão relacionados à própria sobrevivência do sistema de saúde como um todo. Isso, no Brasil, tem um caráter ainda mais especial, pois nossa constituição prevê a saúde gratuita como um direito de todos os cidadãos.

Quadro 4.1. Principais componentes de uma linha de cuidados paliativos.

Modalidades	Procedimentos	Acesso
Hospitalar interconsulta	Profissionais capacitados	Regulação
Enfermarias hospitalares	Processos assistenciais	Triagem
Hospice	Processos gerenciais	Demanda espontânea
Assistência domiciliar	Integração com especialidades	
Ambulatório especializado	Integração entre modalidades	
Ambulatório de luto		
Atenção primária		
Cuidados paliativos gerais		

Tão importante quanto a universalidade, estão a integralidade e a equidade. Nosso sistema se beneficiaria muito de um cuidado que oferecesse os requisitos abaixo:

1. Melhora do sofrimento físico e mental dos pacientes;
2. Aumento da satisfação do paciente e seus familiares;
3. Apoio e gerenciamento de casos complexos;
4. Redução de custos assistenciais e sustentabilidade.

Modalidades em cuidado paliativo

O cuidado paliativo pode ser oferecido em diferentes modalidades; idealmente, os serviços deveriam atuar em rede com planos terapêuticos individuais e singulares, de modo a intercambiar informações em diferentes modalidades, evitando a quebra na continuidade da assistência. Mesmo que em diferentes serviços, as diferentes modalidades deveriam estar conectadas por planos terapêuticos discutidos entre a modalidade de origem e a de destino do paciente. A forma de organização entre as modalidades no Brasil difere muito dos formatos de outros países, principalmente devido ao sistema de financiamento público (Sistema Único de Saúde – SUS) e privado. Portanto é necessário que criemos um modelo de assistência próprio e baseado na coordenação do cuidado.

◆ Times hospitalares de interconsulta

Os serviços de interconsulta ainda são a forma mais frequente de oferta de cuidados paliativos no Brasil. Nesse formato, uma equipe recebe o pedido de avaliação ou acompanhamento de outra, os pacientes são avaliados em seu próprio leito e as condutas são sugeridas pelo time interconsultor. Idealmente, durante o processo de interconsulta, os pacientes devem ser vistos diariamente pela equipe de cuidados paliativos, mas infelizmente ainda existem serviços em que o profissional avalia, sugere a conduta e não segue mais o paciente – um formato chamado de parecer. A atenção paliativa envolve vínculo real, engajamento, ajustes de conduta frequentes; portanto não deve ser verticalizada.

Um time forte de interconsulta avalia prognóstico, trata rapidamente os sintomas, realiza comunicação com equipe local, familiares e paciente, alinha plano avançado de cuidados e direciona o paciente ao leito adequado (Quadro 4.2).

Quadro 4.2. Times hospitalares de interconsulta.

Vantagens	Baixo custo de implantação
	Acesso rápido após referenciamento
	Apoio a tomadas de decisão e controle sintomático
	Direcionamento ágil do paciente para leito adequado ou desospitalização
	Papel educativo na instituição, gerando mudança de cultura
Desvantagens	Risco de verticalização do cuidado
	Condutas subordinadas a outro time que pode não acatar as sugestões
	Nem sempre possui equipe multidisciplinar completa
	Risco de sobrecarga dos profissionais por elevado número de pacientes
Características da equipe	Profissionais que apreciam um trabalho mais objetivo e com muitos desafios
	Profissionais ágeis e com boa relação interpessoal
	Profissionais empáticos e habilidade para resolução de conflitos
	Profissionais que apreciam a rotina do trabalho em hospital

◆ Enfermarias hospitalares

As enfermarias hospitalares são parte da estrutura de um hospital secundário ou terciário; sendo assim, dividem essas estruturas, suas facilidades e seus custos. Um paciente pode também estar internado em um quarto individual na estrutura hospitalar. Sendo assim, a internação nessas unidades deve ser justificada pela necessidade de utilização de alguma estrutura específica do hospital, seja ela centro cirúrgico, de hemodiálise, procedimentos invasivos ou outra propedêutica que não seria possível fora de lá. Porém, quando não temos outras modalidades disponíveis como *home hospice* e *hospice*, os pacientes podem precisar de maiores períodos nessas unidades. Apesar de cômodo para a equipe assistencial, é preciso buscar inserção progressiva de outras modalidades para que, cada vez mais, os hospitais sejam utilizados para o cuidado secundário e terciário específico e modificador de doença.

Em uma enfermaria é possível aprofundar o plano terapêutico e dar mais horizontalidade ao cuidado (Quadro 4.3).

◆ *Hospice*

No Brasil, esse serviço ainda é pouco desenvolvido, mas está em crescimento. A modalidade *hospice* é responsável por receber pacientes com demanda de cuidados que não são passíveis de ser ofertados em assistência domiciliar, porém não exigem propedêutica hospitalar. Conhecidos por serem unidades de internação com experiência superior ao hospital e com custos menores, os *hospices* são um elo da alta complexidade em cuidados paliativos, conectando hospitais e assistências domiciliares e ambulatoriais (Quadro 4.4).

◆ Assistência domiciliar (*home hospice*)

É uma modalidade essencial e ainda pouco desenvolvida nos cuidados paliativos. Os times de *home hospice* são responsáveis pela assistência dos pacientes com doenças terminais

Quadro 4.3. Enfermaria hospitalar de cuidados paliativos.

Vantagens	Facilidade para transferência de outros leitos
	Amplo acesso a medicamentos e propedêutica hospitalar
	Acesso a outras equipes
	Cuidado mais horizontal que interconsulta
	Papel educativo na instituição, gerando mudança de cultura
Desvantagens	Risco de manter no hospital pacientes que podiam estar fora
	Custo elevado
	Risco de longa permanência hospitalar
Características da equipe	Profissionais que apreciam aprofundar o plano de cuidados em unidade fechada
	Maior multidisciplinaridade e habilidade para lidar com final de vida

Quadro 4.4. *Hospice*.

Vantagens	Menor custo que um hospital
	Maior conforto e ambiente mais tranquilo que um hospital
	Possibilidade de cuidado personalizado durante internação
Desvantagens	Não possuir algumas estruturas específicas do hospital
	Risco de longa permanência
Características da equipe	Profissionais que apreciam cuidar de pacientes internados, com elevada necessidade de integração da equipe e alto padrão de qualidade
	Necessidade de times noturnos com alta resolutividade

que tenham demandas específicas passíveis de resolução em domicílio. A grande questão é que boa parte dos quadros de piora dos pacientes poderia ser tratada adequadamente sem que os mesmos fossem ao hospital. Como esse serviço ainda não está amplamente disponível, quando os pacientes pioram, buscam a assistência hospitalar. Outra barreira é que, muitas vezes, tanto o sistema público quanto o privado entendem o *home hospice* apenas como um sistema de desospitalização, ou seja, só aceita pacientes provenientes do hospital. Essa visão e a baixa integração acabam fazendo com que muitas pessoas sejam internadas mesmo que seus valores e preferências tenham sido bem definidos anteriormente e que prefiram ficar em casa no fim da vida. Serviços de *home care* tradicional frequentemente reinternam os pacientes quando apresentam intercorrências ou processo ativo de morte, rompendo a lógica básica do *home hospice*.

Uma assistência domiciliar bem-organizada é capaz de gerar muito valor aos pacientes e satisfação aos que ali trabalham (Quadro 4.5).

Quadro 4.5. Assistência domiciliar – *home hospice*.

Vantagens	Maior proximidade com preferências dos pacientes
	Evita internações desnecessárias, facilita desospitalização
	Assistência mais personalizada
	Atende intercorrências paliativas
	Conecta a rede hospitalar, ambulatorial e *hospice*
Desvantagens	Dificuldades no financiamento e pacotes
	Acesso preferencial via hospital
	Risco de longa permanência
Características da equipe	Profissionais experientes, com bom relacionamento interpessoal e preparados para casos complexos
	Time integrado e coeso, alto vínculo com familiares e pacientes

◆ Ambulatórios especializados

A rede ambulatorial tem papel importante. Idealmente, essa modalidade deveria matriciar os casos de alta complexidade provenientes da rede não especializada, além de acompanhar de forma horizontal os pacientes egressos das modalidades de maior complexidade, monitorando sua piora e a indicação de transição para assistência domiciliar, *hospice* ou hospital (Quadro 4.6).

Ambulatório de luto
Pode ser inserido na rotina do ambulatório especializado e deve ter profissionais altamente especializados, pois se trata de uma especialidade. O cuidado ao luto faz parte dos cuidados paliativos e deve ser oferecido a todos os pacientes e familiares.

Quadro 4.6. Ambulatório especializado.

Vantagens	Cuidado horizontal e monitoramento
	Baixo custo para um atendimento multidisciplinar
	Assistência mais personalizada
	Apoio a equipes não especializadas
Desvantagens	Risco de subutilização caso não esteja integrado a outras especialidades
	Absenteísmo e óbito de pacientes não monitorados
Características da equipe	Profissionais experientes em atendimento ambulatorial multidisciplinar: um grande desafio
	Flexibilidade de agenda para encaixes e novas demandas
	Tranquilidade para atender intercorrências que podem chegar ao ambulatório
	Boa capacidade de comunicação e planejamento

◆ Outras modalidades

A coordenação do cuidado faz parte do desenvolvimento das linhas de cuidado nas redes de atenção à saúde no Brasil. É necessário entender que os cuidados paliativos em rede devem ter por base a inclusão e protagonismo da atenção primária à saúde (APS). A integração com a APS passa pela capacitação dos médicos em geral na identificação, elaboração do prognóstico, controle de sintomas básico e comunicação com pacientes e familiares, bem como a identificação dos casos de maior complexidade e os critérios de encaminhamento para cuidados especializados. Para isso, um sistema de matriciamento deve estar preparado, ofertando a maior complexidade para que funcione o sistema de referência, e devem existir critérios claros para essa relação.

Procedimentos e acesso

Uma linha de cuidado precisa ter processos bem definidos, e isso não tira a essência dos cuidados paliativos, que continuam sendo regidos por princípios, mas agora de forma organizada e com a possibilidade de aferir seus resultados. Cada vez mais as grandes especialidades, como oncologia, deverão buscar formas de integração precoce dos cuidados paliativos, rompendo a lógica antiga da dicotomia, e modalidades isoladas perderão gradativamente o sentido, levando-nos a um modelo integrado em rede.

Para ampliarmos o acesso aos cuidados paliativos no Brasil, será necessário financiamento, e, para isso, é necessária uma política pública e elaboração de diretrizes para fontes privadas de pagamento. Só assim deixaremos de existir pela vontade política de poucos, e existiremos de fato como um modelo estratégico e essencial.

REFERÊNCIAS BIBLIOGRÁFICAS

1. Cecílio LCO. A morte de Ivan Ilitch, de Leon Tolstói: elementos para se pensar as múltiplas dimensões da gestão do cuidado. Interface Comun Saúde Educ. 2009; 13(Suppl. 1):545-55.

2. Malta DC, Merhy EE. O percurso da linha do cuidado sob a perspectiva das doenças crônicas não transmissíveis. Interface Comun Saúde Educ. 2010; 14:593-606.

3. Merhy EE, Cecílio LCO. A integralidade do cuidado como eixo da gestão hospitalar. Campinas: Unicamp; 2003.

4. Crispim DH, et al. Comunicação em cuidados paliativos. In: Manual da residência de cuidados paliativos. Manole; 2018.

5. Kavalieratos D, Corbelli J, Zhang D, Dionne-Odom JN, Ernecoff NC, Hanmer J, et al. Association between palliative care and patient and caregiver outcomes: a systematic review and meta-analysis. Jama. 2016; 316(20):2104-14.

6. May P, Garrido MM, Cassel JB, Kelley AS, Meier DE, Normand C, et al. Cost analysis of a prospective multi-site cohort study of palliative care consultation teams for adults with advanced cancer: where do cost-savings come from?. Palliat Med. 2017; 31(4):378-86.

7. Jocham HR, Dassen T, Widdershoven G, Halfens R. Quality of life in palliative care cancer patients: a literature review. J Clin Nurs. 2006; 15(9):1188-95.

Integração dos Cuidados Paliativos nas Redes de Atenção à Saúde

5

Érika Aguiar Lara Pereira
Guilherme Gryschek
Gabriela Alves de Oliveira Hidalgo

Os sistemas de saúde constituem respostas sociais organizadas frente às necessidades de uma determinada população, de acordo com a situação demográfica e epidemiológica específica de cada realidade. O Brasil vem passando por uma transição há algumas décadas, com o aumento proporcional de idosos, de doenças crônicas e, com isso, um consequente crescimento para demandas relacionadas a cuidados paliativos.[1-5]

Pessoas portadoras de doenças ameaçadoras da vida e, portanto, elegíveis aos cuidados paliativos, ainda que tenham uma jornada de adoecimento crônico, estão sujeitas a diversas intercorrências agudas. Assim, para suprir as necessidades desses indivíduos de forma integral, os cuidados paliativos devem ser oferecidos em diversos níveis de atenção e complexidade.[6]

Os sistemas de saúde foram por muitos anos organizados de modo hierárquico e fragmentado, atuando em subespecialidades, com ações centradas no hospital e no profissional médico, reativos à demanda e com ênfase em resolução de condições agudas. Esse formato de funcionamento gera distorções que prejudicam a qualidade da assistência, impondo um sofrimento desnecessário por dificuldades na continuidade do cuidado, jornada errática do paciente na rede, ausência de visão integral da pessoa como um todo, e por considerar o indivíduo instrumento passivo em relação ao próprio cuidado e decisões relacionadas a ele.[1]

A mudança desse paradigma surgiu com o conceito de redes de atenção à saúde (RAS). Nesse modelo, os serviços operam de modo cooperativo e interdependente, intercambiando recursos, compartilhando o cuidado com comunicação intersetorial e, assim, se organizando de modo poliárquico, no qual todos os pontos de atenção à saúde têm a mesma importância e se relacionam horizontalmente.[1]

No que tange à assistência paliativa, de forma geral, não existe integração a uma rede de atenção mais ampla e funcional, o que traz limitações para que o cuidado seja oferecido de acordo com a própria concepção e essência dos cuidados paliativos.

O Atlas Global de Cuidado Paliativo da OMS, publicado em 2014, revelou o panorama dos cuidados paliativos mundialmente com classificação dos países em grupos, de acordo com níveis de desenvolvimento em cuidados paliativos:[5]

1. Nenhuma atividade conhecida de cuidados paliativos;
2. Atividades de capacitação;

3a. Provimentos isolados de cuidados paliativos (Brasil);
3b. Provimentos de cuidados paliativos são mais comuns/generalizados;
4a. Serviços de cuidados paliativos estão em fase preliminar de integração com o sistema de saúde;
4b. Serviços de cuidados paliativos estão em estágio avançado de integração com o sistema de saúde.

O Brasil está inserido no grupo 3a, caracterizado pela oferta de cuidados paliativos de forma irregular e sem apoio em rede adequado, muitas vezes com fontes de financiamento dependentes de doações, disponibilidade limitada de morfina e um pequeno número de serviços comparado ao tamanho da população. Está no mesmo grupo de países como Angola, Bangladesh, Congo, Moçambique e Irã.[5]

O mapeamento da Academia Nacional de Cuidados Paliativos (ANCP) de 2018 mostrou que o cuidado paliativo ainda é recente em nosso país, visto que mais de 50% dos serviços no Brasil iniciaram suas atividades na década de 2010. Com mais de 50% dos serviços concentrados na região sudeste, as bolhas de assistência paliativa têm perfil hospitalocêntrico e não integrado à rede. Mesmo direcionando o olhar para a realidade hospitalar, dos 2,5 mil hospitais com mais de 50 leitos, menos de 10% disponibilizam uma equipe de cuidados paliativos.[7]

Ao contrário dos países onde o cuidado paliativo está mais desenvolvido, não existiam no Brasil até 2018 políticas de saúde pública que estruturassem ou orientassem especificamente o desenvolvimento dessa linha de cuidado. Somente em 31 de outubro de 2018 foi publicada a Resolução n. 41 da Comissão Intergestores Tripartite, que dispõe sobre as diretrizes para a organização dos cuidados paliativos, à luz dos cuidados continuados integrados, no âmbito do Sistema Único de Saúde.[8]

A resolução estabelece logo no primeiro parágrafo único que "os cuidados paliativos deverão fazer parte dos cuidados continuados integrados ofertados no âmbito da Rede de Atenção à Saúde (RAS)", mostrando alinhamento com a meta de estratificação da OMS e direcionando as políticas públicas para que os serviços de cuidados paliativos tenham um estágio avançado de integração com a RAS.[5,8]

A integração dos cuidados paliativos à RAS é justificada nesse documento pelo desenvolvimento de uma atenção à saúde humanizada, baseada em evidências, com acesso equitativo e custo-efetivo, abrangendo toda a linha de cuidado e todos os níveis de atenção, com ênfase na atenção básica, domiciliar e integração com os serviços especializados. Assim, a Resolução n. 41 estabelece que os cuidados paliativos devem ser ofertados em qualquer ponto da RAS, notadamente, atenção primária à saúde, atenção domiciliar, atenção ambulatorial, urgência e emergência e atenção hospitalar.[8]

Frente a essa diretriz, os caminhos para a oferta de cuidados paliativos na RAS passam a ter duas vertentes: a capacitação da rede usual de assistência e a inserção de recursos especializados, uma vez que o documento sinaliza os especialistas em cuidados paliativos como referência e potenciais matriciadores dos demais serviços da rede, seja *in loco* ou por tecnologias de comunicação à distância.[8]

Atualmente, a medicina paliativa é considerada área de atuação de, pelo menos, dez cadeiras médicas distintas, e não uma especialidade médica focal. Essa pluralidade não anula os conhecimentos específicos e a necessidade de formação especializada para o título de suficiência, mas sinaliza que uma boa parte da abordagem paliativa pode ser inerente ao cuidado médico em si, independentemente do contexto de assistência.[9]

Todos que realizam atendimento a pessoas vivendo com uma doença que ameaça a vida devem ter competências essenciais mínimas para a prestação de cuidados paliativos, responsabilidade de todos. Logo, isso caracteriza profissionais "generalistas" em relação a cuidados paliativos, mesmo sendo especialistas em sua própria disciplina.[10,11]

Os níveis de atenção de cuidados paliativos, estabelecidos pela ANCP, levam isso em consideração quando indicam que a abordagem em cuidados paliativos e os cuidados paliativos gerais podem ser aplicados por qualquer profissional da RAS com formação básica ou intermediária, respectivamente. Já o nível de cuidados paliativos especializados está atrelado a capacitação avançada com estratificação em I, II e III de acordo com a equipe disponível.[7,11]

Vale lembrar que a complexidade permeia todos os pontos de atenção, variando os níveis de atenção de cuidados paliativos em qualquer instrumento da RAS. Tanto uma unidade de terapia intensiva (UTI) quanto a atenção primária à saúde (APS) podem atender baixa, média e alta complexidade, contando com tecnologias e recursos próprios de seus ambientes de atuação. Logo, a capacitação também deve ser pensada em rede e não de maneira hierárquica, imaginando que cuidados paliativos especializados são algo que apenas o hospital possa fazer.

Voltando a resgatar a Resolução n. 41, o fomento à instituição de disciplinas e conteúdos programáticos de cuidados paliativos na graduação e cursos de especialização da área de saúde, incluindo programas de residência, é fundamental para a construção de uma rede potente e de qualidade por tornar o tema um ponto essencial durante a formação, mesmo que os resultados sejam colhidos em médio e longo prazo.[8]

Pensando em curto prazo, a oferta de capacitação e educação permanente em cuidados paliativos é essencial para a disseminação de informação aos profissionais que já atuam na RAS.[8]

Cuidados paliativos e atribuições de cada ponto de atenção da RAS

◆ Atenção primária à saúde (APS)

Com a missão de estabelecer cuidados paliativos em um ambiente comunitário, próximo à realidade da pessoa assistida, a APS é definida por ponto de atenção à saúde que respeite os princípios de acesso, longitudinalidade, integralidade e coordenação do cuidado, tendo esse último destaque especial no modelo de atenção pensado em rede e em linhas de cuidado.[1,8,10]

Como principal coordenadora do cuidado, a APS é responsável por acompanhar os usuários com doenças ameaçadoras de vida em seu território ou lista de pacientes, prevalecendo o cuidado longitudinal e integral em equipe multiprofissional, com a retaguarda dos demais pontos da RAS, sempre que necessário.[8]

Em casos de maior complexidade, o cuidado é compartilhado com recursos que ofereçam cuidados paliativos especializados, sem nunca perder o seguimento nesse nível de atenção, que também possui como características o cuidado com enfoque familiar, comunitário e com competência cultural.[1]

◆ Atenção domiciliar (AD)

A oferta de assistência domiciliar frente a perda de funcionalidade é ferramenta fundamental para a garantia de equidade à pessoa em situação de restrição ao leito ou ao domicílio, favorecendo cuidado oportuno longitudinal.

Sob a ótica dos cuidados paliativos, a AD deve contribuir para que o domicílio esteja preparado e seja o principal local de cuidado no período de terminalidade de vida, sempre que desejado e possível, além de aumentar a conscientização sobre o tema na comunidade em que a pessoa se insere.[8,10]

Muitas mortes ocorrem nos hospitais a despeito da preferência das pessoas por falecer em casa, pela incapacidade de manejo de sintomas e de assistência à intercorrência paliativa. Por isso, a qualificação das equipes que fornecem AD e a definição de fluxo entre os pontos de atenção que contam com essa modalidade, considerando a intensidade do cuidado, é essencial.[8,12]

✦ Atenção ambulatorial especializada

Importante ponto de cuidado compartilhado quando existe aumento da complexidade do caso, seja da doença de base ou da assistência paliativa. Deve contar com equipe de especialidades capacitada para prestar cuidados paliativos gerais e com equipe especializada de cuidados paliativos para assistência individual, matriciamento local aos demais especialistas e, se possível, a distância para outros pontos da rede.[8]

Um conjunto de especialistas prestando assistência ambulatorial de forma pontual não garante a integralidade pretendida em cuidados paliativos, somente alcançada quando este está inserido em contexto de RAS.

✦ Urgências e emergências

Com potencialidade para alívio de sintomas agudizados, prestando cuidado focado no conforto e na dignidade da pessoa e evitando terapêuticas não benéficas desproporcionais, é um ponto de atenção que deve receber capacitação em cuidados paliativos não só por sua atuação, mas também por ser estratégico para o redirecionamento do paciente na RAS, evitando internações desnecessárias.[8]

✦ Hospital

Cuidados hospitalares devem ser considerados em situações que o controle de sintomas ou o manejo do caso não seja possível em outro nível de assistência.[8]

Com vários formatos para prestação de cuidados paliativos, os hospitais devem contar com uma equipe treinada e capacitada para trabalhar com foco em alívio de sintomas físicos e resolução de problemas psicossocioespirituais, bem como entender a morte como um processo natural da vida.[12]

Nessa modalidade, a assistência pode ocorrer via:[11,12]
- Enfermaria e leitos específicos para cuidados paliativos;
- Equipe de interconsulta especializada que orienta condutas e dá suporte à equipe assistente, mas não assume o caso;
- Equipe itinerante, também acionada conforme a percepção da equipe assistente, que assume os cuidados quando indicado, mas sem leitos específicos para a especialidade.

✦ *Hospice*

Nome que remete conceitualmente à filosofia dos cuidados paliativos; refere-se à modalidade de internação em ambiente humanizado para cuidados intensivos de fim de vida ou de transição.[12]

REFERÊNCIAS BIBLIOGRÁFICAS

1. Mendes EV. As redes de atenção à saúde. Ciênc Saúde Coletiva. 2010; 15(5). Disponível em: https://www.scielo.br/scielo.php?pid=S1413-81232010000500005&script=sci_arttext

2. United Nations, Department of Economic and Social Affairs, Population Division. World Population Prospects 2019. 2019. p. 49-78. Disponível em: http://www.ncbi.nlm.nih.gov/pubmed/12283219. Acessado em: 1 mai 2020.

3. Marinho F, de Azeredo Passos VM, Carvalho Malta D, Barboza França E, Abreu DMX, Araújo VEM, et al. Burden of disease in Brazil, 1990–2016: a systematic subnational analysis for the Global Burden of Disease Study 2016. Lancet [Internet]. 2018; 392(10149):760-75. Disponível em: https://vizhub. Acessado em: 14 dez 2018.

4. McNamara B, Rosenwax LK, Holman CDJ. A method for defining and estimating the palliative care population. J Pain Symptom Manage [Internet]. 2006; 32(1):5-12. Disponível em: https://ac.els-cdn.com/S0885392406002508/1-s2.0-S0885392406002508-main.pdf?_tid=c1cb5dd8-72d8-4fbd-a24f-0c46cd59f816&acdnat=1552998358_33db32dd18cdf1e4ec893a7b3d33381c. Acessado em: 19 mar 2019.

5. Worldwide Palliative Care Alliance. Global Atlas of Palliative Care at the End of Life. England: WHO; 2014. Disponível em: https://www.who.int/nmh/Global_Atlas_of_Palliative_Care.pdf

6. Souza TM de, Junqueira LCFL. Cuidados Paliativos. 1 ed. Brasília: Ministério da Saúde. Sistema Universidade Aberta do SUS. Fundação Oswaldo Cruz & Centro de Telessaúde HC-UFMG & Centro Universitário Newton Paiva; 2017.

7. Academia Nacional de Cuidados Paliativos. Análise situacional e recomendações da ANCP para estruturação de programas de Cuidados Paliativos no Brasil. São Paulo. 2018. Disponível em: https://paliativo.org.br/wp-content/uploads/2018/12/ANALISE-SITUACIONAL_ANCP-18122018.pdf

8. Comissão Intergestores Tripartite (Brasil). Resolução n.º 41, de 31 de outubro de 2018. Dispõe sobre as diretrizes para a organização dos cuidados paliativos, à luz dos cuidados continuados integrados, no âmbito Sistema Único de Saúde (SUS). Diário Oficial da União. 2018 nov 23; (225 seção 1):276. Disponível em: http://www.in.gov.br/web/guest/materia/-/asset_publisher/Kujrw0TZC2Mb/content/id/51520746/do1-2018-11-23-resolucao-n-41-de-31-de-outubro-de-2018-51520710

9. Associação Médica Brasileira. Edital de convocação do exame de suficiência para obtenção do certificado de área de atuação em medicina paliativa 2019. São Paulo: AMB; 2019. Disponível em: https://amb.org.br/wp-content/uploads/2019/04/Edital-Medicina-Paliativa-2019-.pdf

10. Palliative Care Australia. Palliative care service development guidelines. Canberra: PCA; 2018 jan. Disponível em: https://palliativecare.org.au/wp-content/uploads/dlm_uploads/2018/02/PalliativeCare-Service--Delivery-2018_web-1.pdf

11. WHO. Planning and implementing palliative care services: a guide for programme managers. Geneva: World Health Organization; 2016. Disponível em: https://apps.who.int/iris/bitstream/handle/10665/250584/9789241565417-eng.pdf?sequence=1

12. Academia Nacional de Cuidados Paliativos. Manual de Cuidados Paliativos ANCP. 2 ed. São Paulo; 2012.

Cuidados Paliativos como Direitos Humanos

6

Claudia Inhaia

"A morte é inevitável. A oferta de cuidados de saúde adequados no momento da morte, nem tanto."

Frank Brennan, 2017

Introdução

A declaração universal dos direitos humanos (DUDH) foi assinada e ratificada pela maioria dos países signatários da Organização da Nações Unidas (ONU) em 1948. Esse documento, inspirado em precursores cunhados nos séculos anteriores,[1] foi elaborado após a segunda guerra mundial, pós-holocausto, e nasceu, portanto, da dor humana.[1] A DUDH teve por objetivo garantir um acordo que comprometesse os países participantes a preservar um mínimo de dignidade para seus habitantes, independentemente das circunstâncias a que fossem expostos. Em seus 30 artigos estão elencados os direitos civis, políticos, econômicos e sociais de todas as pessoas.[2] Atualmente a ONU conta com 193 países que mantém o compromisso de garantir o acesso de seus cidadãos a esses direitos básicos e, em sua maioria, incluem os princípios da declaração em suas constituições.

O acesso à saúde encontra-se entre os direitos previstos na DUDH em seu artigo 25:[3] "Toda a pessoa tem direito a um nível de vida suficiente para lhe assegurar e à sua família a saúde e o bem-estar, principalmente quanto à alimentação, ao vestuário, ao alojamento, à assistência médica e ainda quanto aos serviços sociais necessários, e tem direito à segurança no desemprego, na doença, na invalidez, na viuvez, na velhice ou noutros casos de perda de meios de subsistência por circunstâncias independentes da sua vontade".

O comitê da ONU sobre os direitos econômicos, sociais e culturais ainda pactuou, posteriormente, que as nações deveriam assegurar cuidados médicos em situação de doença para todas as pessoas, não limitando o acesso a serviços de cuidados preventivos, curativos e paliativos. A atenção aos doentes crônicos e terminais, o alívio da dor, a morte com dignidade e o acesso às medicações mínimas necessárias para que esse objetivo fosse atingido também foram pactuadas como o mínimo a ser ofertado às pessoas das nações signatárias.[2]

Apesar do comprometimento dos países com a DUDH, e por conseguinte com a garantia de acesso à saúde como exposto, esta não tem força de lei dentro desses, sendo uma prerrogativa de cada um a construção de políticas que regulamentem como o direito à saúde se organizará. Existem países onde o acesso é garantido, ao menos constitucionalmente, pelo Estado a todos os cidadãos (por exemplo, o Brasil) e outros onde essa garantia se dá apenas aos grupos mais vulneráveis (por exemplo, os Estados Unidos), em uma franca violação aos direitos humanos dos americanos, porém legal dentro da estruturação de leis daquele país.[2] Além disso, mesmo quando as leis existem, em cenários de falta de recursos públicos para a saúde, grandes desigualdades sociais e baixo controle social dos investimentos em saúde, como o que vivemos no Brasil e em boa parte dos países, não há garantias de que o legislado chegue à população como ação prática.

O resultado é que temos uma entrega muito heterogênea do que é chamado "saúde" por parte dos Estados para os seus cidadãos, e nem sempre se atenta às necessidades destes. Dentre essas necessidades não atendidas a contento está a de alívio do sofrimento associado a doenças crônicas, progressivas e ameaçadoras da vida, em toda a sua trajetória, até o momento da morte. Isso fica mais evidente na falta de financiamento e comprometimento de governos na oferta de cuidados paliativos para as suas populações.[4]

Sofrimento não assistido

Sofrimento pode ser definido como uma experiência pessoal fortemente desagradável que afeta diversos aspectos da existência da pessoa que sofre e que deriva de uma percepção de ameaça à integridade de sua vida ou de sua forma de viver.[5] Erick Cassel salienta três aspectos nessa definição: o primeiro é que o sofrimento é de uma pessoa em sua completude e não apenas de um corpo, mente ou espírito; em segundo lugar, que deriva de uma ameaça à vida ou qualidade de vida, real ou potencial; e, por fim, que pode envolver os diversos aspectos da vida de uma pessoa, incluindo aqui desde os papéis sociais até o sentido da vida.[5]

O sofrimento, em todas as suas dimensões, ocorre nas mais variadas circunstâncias e faz parte de nossa condição de seres humanos, sendo o envelhecimento, adoecimento e a proximidade da morte situações que frequentemente se acompanham de grande sofrimento.[6] O sofrimento físico, a perda de autonomia, de estabilidade emocional e social, assim como o sofrimento espiritual determinados por certas condições de adoecimento, podem ser devastadores se não cuidados. *Dame* Cicely Sounders chama a atenção para esse sofrimento que, se não cuidado, pode se tornar intolerável.[7] Em especial a dor não controlada, não cuidada, pode levar a intensa desesperança, perda de sentido em seguir vivo, podendo inclusive levar ao desejo pela interrupção da vida.[8-10] Esse sofrimento é tão devastador que pode ser comparado a uma situação de tortura infinita, em que o sofredor não tem esperança de alívio nem após assinar uma confissão.[11]

O sofrimento desassistido que decorre do adoecimento desrespeita não apenas o direito de acesso à saúde, mas também o Artigo 5 da DUDH que diz: "Ninguém será submetido à tortura nem a tratamento ou castigo cruel, desumano ou degradante".[3,12] A ONU, no ano de 2009, em relatório sobre tortura e outros tratamentos ou punições cruéis, desumanas ou degradantes, declara que negar acesso ao alívio de dor constitui um desses tipos de tratamento, assim como aponta para o acesso aos cuidados paliativos como a estratégia a ser adotada para a superação dessa realidade.[13]

O alívio do sofrimento, portanto, em toda a sua complexidade, não só deveria ser considerado uma das finalidades dos cuidados em saúde, mas também, para além disso, uma forma de prevenir que as pessoas passassem por tratamento desumano e degradante, do qual muitas vezes não têm como escapar.

O alívio da dor e os cuidados paliativos como pressupostos para o alívio do sofrimento

Apesar dos inúmeros movimentos para melhorar a qualidade do tratamento da dor de pacientes com doenças crônicas, progressivas e ameaçadoras da vida, em especial o câncer, vivemos mundialmente ainda uma realidade longe da ideal, particularmente nos países menos desenvolvidos.[14] Essa realidade pode ser verificada pelo acompanhamento do consumo de opioides ao redor do mundo, visto que o acesso a tratamento adequado de dor, em particular na oncologia, é sinônimo de acesso e consumo de opioides. As grandes diferenças de consumo de morfina e similares, especialmente quando comparamos países desenvolvidos com os demais, explicitam disparidades importantes de consumo dessas medicações globalmente.[15]

As barreiras para acesso aos opioides são muitas e passam resumidamente pela falta de conhecimento de prescritores, pelo temor da dependência e adição, pelo medo de pacientes e famílias em relação ao uso regular dessas medicações – a conhecida opiofobia – e também por dificuldades relacionadas à regulação da dispensação desses medicamentos.[15,16] Para além disso, passa pela falta de acesso aos cuidados paliativos em que o controle da dor e do sofrimento é pressuposto conceitual.

O acesso a cuidados paliativos de qualidade é reconhecido pela OMS como a estratégia mais adequada para minimizar o sofrimento na fase final de vida,[17] garantindo o adequado tratamento da dor, e também comunicação primorosa e cuidado holístico do doente, sua família e cuidadores.[18] As ações de ampliação do acesso aos cuidados paliativos apoiam-se na estratégia de desenvolvimento de políticas, disponibilidade de medicamentos (especialmente opioides), educação de legisladores, profissionais de saúde e comunidade sobre a importância dos cuidados paliativos e implementação de cuidados paliativos nos três níveis de assistência.[19] Essas estratégias são exequíveis e de baixo custo, como já comprovado em países de recursos extremamente limitados;[16] no entanto, seguem enfrentando uma série de barreiras para sua implementação,[16] seguindo a maioria da população mundial, sob escassez ou ausência de oferta desses cuidados.[17,20] No Brasil, apesar da publicação em 2018 das diretrizes para a organização dos cuidados paliativos no âmbito do Sistema Único de Saúde (SUS), a falta de sua efetiva implementação até o momento contribui para que os cuidados paliativos no país ainda ocorram de forma desigual, intempestiva e, principalmente, insuficiente.[1,21]

Frente ao exposto, fica claro que o desenvolvimento de estratégias para melhorar o acesso aos cuidados paliativos, por parte de cada nação, é na realidade o desenvolvimento de estratégias para a garantia de direitos humanos fundamentais de acesso à saúde e tratamento digno.

Cuidados paliativos como direitos humanos

"Acredita-se que os cuidados paliativos são uma questão de direitos humanos quando asseguram, de maneira ampla e otimista, que o sofrimento pode e deve ser aliviado mesmo diante da sobrecarga provocada pela doença. Essa assertiva deriva de um direito ético que envolve componentes como cuidados, compaixão, empatia, justiça, espiritualidade e aceitação da morte como parte do ciclo da vida."[1]

Foi Margaret Somerville que, em 1982, argumentou pela primeira vez que o alívio do sofrimento no cenário de fim de vida por meio dos cuidados paliativos é um direito humano.[1,16] Essa afirmação tem grande importância, pois direitos humanos têm uma atenção diferenciada de governos; têm um poder moral e uma pressão internacional por sua preservação que mobiliza recursos financeiros e humanos de forma muito mais eficiente e transparente para a comunidade internacional. Entre as formas de reconhecimento dos cuidados paliativos como direito humano que poderiam contribuir para a ampliação da oferta global dos mesmos, Frank Brennan cita:[16]

1. A manutenção de correspondência com o relator especial da Comissão de Direitos Humanos da ONU sobre o direito à saúde;
2. O delineamento de questões específicas de cuidados paliativos nacionais e internacionais;
3. O questionamento às nações signatárias do DUDH sobre o cumprimento das "obrigações essenciais" relativas aos cuidados paliativos;

4. A construção de uma declaração endossando os cuidados paliativos como um elemento significativo da atenção à saúde, descrevendo as principais obrigações esperadas das nações e endossando o trabalho da OMS;

5. A oportunidade de usar o recurso de denúncia à Comissão de Direitos Humanos da ONU.

Desde a proposição inicial, diversos documentos produzidos pela comunidade internacional de cuidados paliativos e instituições comprometidas com essa proposta têm apoiado a afirmação de cuidados paliativos como um direito humano fundamental.[1,16,22,23] A utilização desses documentos já produzidos e das estratégias já desenhadas tem contribuído sobremaneira para o desenvolvimento da qualidade de assistência em cuidados paliativos em alguns países. No Brasil, o Atlas de Cuidados Paliativos publicado pela ANCP nos conta sobre um cuidado paliativo que vem crescendo, mas que ainda está longe de atender aos pressupostos de equidade e universalidade desejados pelo nosso SUS.[21]

Conclusão

Não podemos esperar o alívio de todos os sofrimentos; alguns terão de ser cuidados e respeitados,[24] mas podemos lutar pelo acesso ao melhor cuidado possível dentro das condições de cada país e comunidade, e não temos dúvidas que isso passa por um adequado acesso aos cuidados paliativos. Exemplos de evolução dos cuidados paliativos como na Mongólia, Uganda e Índia mostram que os desenhos e os recursos podem ser muito diversos e escassos; no entanto, o impacto populacional de estratégias que vislumbram o alívio do sofrimento, como algo a ser perseguido, como um direito universal de quem sofre, como um imperativo ético, é inegável.[25] A estratégia de discutir acesso aos cuidados paliativos como um direito humano é bastante promissora e abre, para a comunidade de cuidados paliativos, um caminho já percorrido pelas organizações de defesa dos direitos humanos, somando uma força que pode fazer a diferença na vida de milhares de pessoas que hoje necessitam ter seu sofrimento aliviado. Dessa forma, parece procedente que aprofundemos a discussão sobre cuidados paliativos como um direito humano em nosso país, pois, como cita Ernani Mendes, do contrário seremos apenas humanos sem direitos.[1]

REFERÊNCIAS BIBLIOGRÁFICAS

1. Mendes EC. Cuidados Paliativos e Câncer: Uma questão de direitos humanos, saúde e cidadania. FIOCRUZ - Fundaçao Oswaldo Cruz; 2017.

2. Breitbart W. Palliative care as a human right: Update. Palliat Support Care. 2011; 9(4):345-9.

3. Organizaçao das Nacoes Unidas. Declaração Universal Dos Direitos Humanos. 2009.

4. National Hospice and Palliative Care Associations. The Korea declaration. Report of the second global summit of National Hospice and Palliative Care Associations. Seoul, Korea. 2005.

5. Cassel EJ. The Nature of Suffering and the Goals of Medicine. N Engl J Med. 1982; 306(11):639-45.

6. Black HK, Rubinstein RL. Themes of Suffering in Later Life. J Gerontol B Psychol Sci Soc Sci. 2004; 59(1):17-24.

7. Sounders C. The Management of Patients in the Terminal Stage. In: Raven RW (ed.). Cancer. 1 ed. London: Butterworth & Co Ltd; 1960. 6:500.

8. Bellido-Pérez M, Monforte-Royo C, Tomás-Sábado J, Porta-Sales J, Balaguer A. Assessment of the wish to hasten death in patients with advanced disease: A systematic review of measurement instruments. Palliat Med. 2017; 31(6):510-25.

9. Winger JG, et al. Enhancing meaning in the face of advanced cancer and pain: Qualitative evaluation of a meaning-centered psychosocial pain management intervention. Palliat Support Care. 2020; 18(3):263-70.

10. O'Mahony S, et al. Desire for Hastened Death, Cancer Pain and Depression: Report of a Longitudinal Observational Study. J Pain Symptom Manage. 2005; 29(5):446-57.

11. Tibbitt RN. Giving a Voice to the Suffering Silent: The Role of Patient Advocacy in Improving Access to Global Pain Care. University of North Carolina; 2011.

12. Leighton J. Ending the agony: access to morphine as an ethical and human rights imperative. A summary guide prepared on the occasion of the 37th Session of the Human Rights Council. 2018.

13. Manfred Nowak. Human Rights Council: Report of the Special Rapporteur on torture and other cruel, inhuman or degrading treatment or punishment. 2009.

14. Cleary JF, Maurer MA. Pain and Policy Studies Group: Two Decades of Working to Address Regulatory Barriers to Improve Opioid Availability and Accessibility Around the World. J Pain Symptom Manage. 2018; 55(2):S121-34.

15. Berterame S, Erthal J, Thomas J, Fellner S, Vosse B, Clare P, et al. Use of and barriers to access to opioid analgesics: a worldwide, regional, and national study. Lancet. 2016; 387(10028):1644-56.

16. Brennan F. Palliative Care as an International Human Right. J Pain Symptom Manage. 2007; 33(5):494-9.

17. World Palliative Care Alliance. Global atlas of palliative care at the end of life. 2014. 111 p.

18. Radbruch L, et al. Redefining Palliative Care—A New Consensus-Based Definition. J Pain Symptom Manage. 2020. Article in press.

19. Stjernswärd J, Foley KM, Ferris FD. The Public Health Strategy for Palliative Care. J Pain Symptom Manage. 2007; 33(5):486-93.

20. Sleeman KE, et al. The escalating global burden of serious health-related suffering: projections to 2060 by world regions, age groups, and health conditions. Lancet Glob Heal. 2019; 7(7):e883-92.

21. dos Santos AFJ, Ferreira EAL, Guirro ÚBP. Atlas dos Cuidados Paliativos no Brasil 2019; 2020. 55 p.

22. Breitbart WMD. Palliative care as a human right. Palliat Support Care. 2008; 6(4):323-5.

23. OEA. Convenção Interamericana Sobre a Proteção Dos Direitos Humanos Dos Idosos. Whashington; 2015.

24. den Hartogh G. Suffering and dying well: on the proper aim of palliative care. Med Heal Care Philos. 2017; 20(3):413-24.

25. The Economist Intelligence Unit. The 2015 Quality of Death Index Ranking palliative care across the world. Econ; 2015.

Cuidados Paliativos no Cenário de Calamidades

7

Alexandre Ernesto Silva
André Filipe Junqueira dos Santos

Segundo a Organização Mundial da Saúde (OMS), crises humanitárias são "eventos de grandes proporções que afetam populações ou sociedade, causando consequências difíceis e angustiantes como a perda maciça de vidas, interrupção dos meios de subsistência, colapso da sociedade, deslocamento forçado e ainda graves impactos políticos, econômicos com efeitos sociais, psicológicos e espirituais".[1]

Nas situações de crises humanitárias, o sofrimento humano e esforços para aliviá-lo são muitas vezes negligenciados em detrimento ao objetivo-cerne do atendimento à pandemia: salvar vidas. Mesmo conscientes do objetivo principal da assistência em saúde nesses casos, vale lembrar que os cuidados paliativos são imprescindíveis também nessa crítica situação.

Percebe-se que muitas vezes o controle sintomático e a boa comunicação são inadequados nessas situações de calamidade, justificado pela fragilidade de conhecimento e treinamento das equipes generalistas para os cuidados paliativos; pela alta demanda de pacientes em relação ao número de profissionais; pela consequente brevidade dos encontros à beira do leito e com familiares (dificultando assim uma abordagem mais robusta no que tange o sofrimento humano e sua singularidade); e pela frequente indisponibilidade de fármacos utilizados no controle de sintomas.

Situações de epidemia amplamente disseminada, conceituada como pandemia, também levam a crises humanitárias e situações de calamidade, como é o caso da Covid-19 causada pelo novo coronavírus (Sars-CoV-2). Dados epidemiológicos da China sugerem que os dois fatores mais intimamente associados à doença grave e à mortalidade por Covid-19 são a idade[2] e a presença de comorbidades, características que acometem parcela considerável da população que pode se beneficiar da abordagem de cuidados paliativos.[3]

A pandemia da Covid-19 causa sofrimento generalizado entre os pacientes e suas famílias devido à carga de sintomas físicos, mais comumente dispneia e fadiga,[4] além de sintomas psicológicos, como medo e ansiedade, presentes em qualquer doença grave; porém, nesse caso, de forma exacerbada pela falta de informações e compreensão na presença de uma nova doença. Se a capacidade do sistema de saúde for superada, esse sofrimento também pode ser agravado pela angústia existencial causada pela falta de disponibilidade de serviços de saúde e equipamentos para salvar vidas.[5]

Como as equipes de assistência desenvolvem habilidades particularmente voltadas para responder às questões relacionadas à Covid-19, as equipes de cuidados paliativos devem atuar estrategicamente nesse cenário, de modo que possam proporcionar o maior benefício na forma de alívio do sofrimento para pacientes e familiares em situações críticas. Assim, o papel das equipes de cuidados paliativos é duplo: (1) disponibilizar consulta aos colegas, quando precisam de ajuda para cuidar dos pacientes cujas necessidades são mais agudas; e (2) permitir que todos os serviços tenham acesso a suporte de cuidados paliativos, oferecendo apoio e treinamento para que equipes não paliativistas atuem no gerenciamento de sintomas e na comunicação com o paciente e a família.

Devido às lacunas de treinamento generalizadas no gerenciamento de sintomas e na comunicação,[6-8] são necessários protocolos e fluxogramas práticos para apoiar os médicos da linha de frente que respondem a cenários de calamidade, seja em departamentos de emergência, unidades de terapia intensiva, unidades de medicina geral e ambulatório, ou outras formas de atendimento. Embora seja improvável que as condições de crise sejam favoráveis à educação continuada abrangente, as equipes de cuidados paliativos, que trabalham nas regiões mais afetadas, podem desempenhar um papel primordial, com a disseminação de protocolos práticos de gerenciamento de sintomas para as outras equipes.

Gerenciamento de sintomas

O gerenciamento de sintomas é essencial para fornecer alívio aos pacientes que sofrem de uma doença grave, seja para melhorar a experiência do paciente durante a doença e recuperação, seja para facilitar a experiência no processo ativo de morte. Em áreas em que os recursos de saúde são insuficientes, é importante que a rede de atenção à saúde tenha capacidade de gerenciar com segurança os sintomas dos pacientes em casa e em outros ambientes da comunidade, seja por sintomas causados pela Covid-19 ou por uma doença grave não relacionada a esta.

Pensando na multidimensionalidade do sofrimento humano, destacamos aqui alguns aspectos a serem tratados nos casos de epidemias e pandemias.

Na dimensão física, o sofrimento causado pela Covid-19 inclui principalmente: dispneia, tosse, hipersecreção, *delirium*, dores e febre. Além disso, é essencial que esses atores do cuidado possam conhecer sinais de agravamento e, por meio de ações e medidas preventivas, antever cuidados que evitem maiores complicações dos pacientes. Dispor de *kits* de emergência (medicamentos e equipamentos) em quantidade suficiente também é essencial para assegurar o controle e gerenciamento dos sintomas.[1]

O sofrimento psicossocial durante epidemias/pandemias que levam ao risco de morte pode ser causado tanto pela doença quanto pelos seus impactos. O afastamento de pessoas em risco de contágio por meio da quarentena e o isolamento social de pessoas com infecção ativa, recomendados pela Organização Mundial de Saúde, contribuem para essas dimensões de sofrimento. Os sentimentos mais comuns relatados especialmente por pessoas infectadas que se submeteram ao isolamento social foram o medo, a solidão, a tristeza e a perda da autoestima. Outro fator é o enlutamento, relatado por entes queridos de pessoas vítimas da pandemia.[1]

O sofrimento psicossocial pode resultar ainda na estigmatização dos sobreviventes quando os mesmos tentam se reintegrar à sociedade, além de experimentarem o sentimento de culpa pela possibilidade de terem transmitido a doença. O apoio psicossocial deverá integrar mais que profissionais de saúde na escuta e condução terapêutica de pessoas em sofrimento: deve-se contar com líderes religiosos e comunitários para, além da escuta e apoio emocional, ajudar a educar o público a não estigmatizar os sobreviventes e ajudá-los a se reintegrarem na sociedade.

Além dos pacientes e familiares, os profissionais de saúde frequentemente necessitam de apoio psicossocial em uma situação de pandemia. Cuidar de muitos pacientes e familiares em franco sofrimento e em processo de morte é extremamente estressante por si só. É ainda mais estressante quando a sua própria saúde está sendo colocada em risco. Sendo assim, os serviços de saúde mental devem atender o sofrimento psicossocial tanto de pacientes e familiares quanto dos profissionais de saúde.

Os profissionais de saúde mental/psicossocial podem oferecer atendimentos tanto presenciais quanto em teleatendimento. Os profissionais que atenderem de forma presencial devem receber, inicialmente, treinamento e equipamentos de proteção individual para a sua segurança. A organização de grupos de apoio psicossocial voluntário para pacientes, sobreviventes e familiares enlutados é imprescindível. Outra ação fundamental é organizar as enfermarias de isolamento de forma a permitir que os pacientes se comuniquem com familiares/amigos a distância ou por meios tecnológicos (celulares, *tablets* etc.) e, em situações de óbito, tentar promover uma comunicação para rituais de despedida e garantir um funeral e enterro dignos.[1]

O sofrimento espiritual, muito comum em situações de crises humanitárias, é causado principalmente pela perda do sentido da vida e do transcender. Assim, os capelães e líderes religiosos locais devem ser convidados a participar de discussões e ações de cuidados paliativos, oferecendo aconselhamento espiritual, se solicitado pelos pacientes e familiares, após receberem treinamento e equipamentos adequados de proteção individual.

As equipes de cuidados paliativos são incentivadas a trabalhar com a liderança da organização do controle e gerenciamento de sintomas, para garantir que todos os profissionais de saúde recebam educação para tal, priorizando inicialmente o controle de sintomas físicos, especialmente: dispneia, dor e *delirium*. Os protocolos para manejo de sintomas em situações de catástrofe devem considerar todas as possibilidades, incluindo administração de medicamentos por via oral (VO), sublingual (SL), intravenosa (IV), até mesmo a hipodermóclise.[1]

No intuito de colaborar com a formação continuada de profissionais que atuam na linha de frente de uma situação específica como a infecção pelo coronavírus, a Academia Nacional de Cuidados Paliativos (ANCP) produziu documentos específicos para atuar frente à Covid-19, abordando os fluxogramas de atendimento, o controle de sintomas e a importância do plano avançado de cuidados e parâmetros éticos de atendimento das equipes.

Comunicação com os pacientes na calamidade da Covid-19

A comunicação clara, honesta e regular com o paciente e seus familiares contribui para o aumento da confiança nos profissionais e serviços de saúde, diminuindo principalmente o sofrimento psíquico e contribuindo no enfrentamento da situação.

Em um cenário de calamidade, especialmente na Covid-19, as equipes de saúde de todo o mundo foram repentinamente confrontadas com a comunicação e explicação de situações sem precedentes para pacientes e famílias, sem um roteiro paulatinamente construído. Angústias nas conversas de pacientes e familiares incluem se o teste da Covid-19 é apropriado e/ou disponível, limitações nos recursos de atendimento, tomada de decisões difíceis, posição acerca do confinamento e separação de familiares e entes doentes ou a possibilidade de terminalidade, impedindo a propagação da infecção e o medo de um vírus, cujas características e consequências ainda não são conhecidas.

É fundamental atentar para alguns passos para uma boa comunicação ou elaboração de guias em situações emergenciais. É imprescindível que o profissional se mantenha calmo, porém legitime seu medo. Que olhe para as pessoas nos olhos, fale pausadamente, dando tempo para que a pessoa possa absorver a informação; acolha as reações; seja simples na linguagem, sem prolixidade ou termos extremamente técnicos; evite delegar à pessoa uma decisão que não lhe caiba no momento, e compartilhe as decisões. Se as argumentações da pessoa forem diferentes da opção de tratamento do profissional, este deve escutá-la. É possível que as informações trazidas auxiliem em uma tomada de decisão mais prudente.[1]

Considerações finais

Todos os líderes de organizações de saúde, comitês de crise e líderes clínicos devem fornecer ferramentas e treinamento para ajudar suas equipes clínicas a responder a calamidades. Os líderes em cuidados paliativos têm um papel crítico a desempenhar na conscientização de suas lideranças e colegas sobre a disponibilidade e implementação dos recursos existentes, e no desenvolvimento ou adaptação de materiais específicos para suas organizações. As ferramentas de controle de sintomas e comunicação podem ser adicionadas aos *kits* específicos, como na pandemia da Covid-19 (por exemplo, em um *site* da *internet* ou via divulgação por *e-mail*), e os materiais de referência rápida podem ser impressos e disponibilizados como cartões de bolso. Esses materiais devem ser acompanhados de orientações ou critérios para alocação do recurso escasso que é a equipe de cuidados paliativos em nível de especialidade.

Durante uma calamidade, as organizações de assistência à saúde devem atuar em uma estratégia para reduzir o sofrimento humano, apoiando todas as equipes da linha de frente a se comunicarem com compaixão com pacientes e familiares e abordar sintomas onerosos.

REFERÊNCIAS BIBLIOGRÁFICAS

1. Organização Mundial da Saúde. Integração de cuidados paliativos e alívio de sintomas nas respostas a emergências e crises humanitárias: um guia da OMS. Organização Mundial de Saúde; 2018. Disponível em: https://apps.who.int/iris/handle/10665/274565.

2. Novel Coronavirus Pneumonia Emergency Response Epidemiology Team. The epidemiological characteristics of an outbreak of 2019 novel coronavirus diseases (COVID-19) in China. Chin Center Dis Control Prevent Weekly. 2020; 41(2):145-51. doi: 10.3760/cma.j.issn.0254-6450.2020.02.003. Epub ahead of print.

3. Schoenherr LA, Bischoff KE, Marks AK, O'Riordan DL, Pantilat SZ. Trends in hospital-based specialty palliative care in the United States from 2013 to 2017. JAMA Netw Open. 2019; 2(12). doi: 10.1001/jamanetworkopen.2019.17043.

4. Yang J, Zheng Y, Gou X, et al. Prevalence of comorbidities in the novel Wuhan coronavirus (COVID-19) infection: A systematic review and meta-analysis. Int J Infect Dis. 2020. doi: 10.1016/j.ijid.2020.03.017. [Epub ahead of print]

5. Kamal AH, Wolf SP, Troy J, et al. Policy changes key to promoting sustainability and growth of the specialty palliative care workforce. Health Aff (Millwood). 2019; 38(6):910-8.

6. Shipton EE, Bate F, Garrick R, et al. Systematic review of pain medicine content, teaching, and assessment in medical school curricula internationally. Pain Ther. 2018; 7(2):139-61. doi: 10.1007/s40122-018-0103-z.

7. Fulmer T, Koren MJ, Hernández S, Hult A. Physicians' views on advance care planning and end-of-life care conversations. J Am Geriatr Soc. 2018; 66(6):1201-5. doi: 10.1111/jgs.15374.

8. Anderson WG, Puntillo K, Boyle D, et al. ICU bedside nurses' involvement in palliative care communication: a multicenter survey. J Pain Symptom Manage. 2016; 51(3):589-96.e2. doi: 10.1016/j.jpainsymman.2015.11.003.

PARTE 2

Comunicação

Competência Comunicacional em Cuidados Paliativos

8

Monica Martins Trovo
Silvana Maia Aquino da Silva

A avaliação e manejo de sintomas multidimensionais, o trabalho em equipe e a comunicação formam a tríade que sustenta a prática paliativista, em prol do alívio do sofrimento e promoção da qualidade de vida de pacientes e seus familiares. Este capítulo destina-se a explorar os fundamentos da comunicação no contexto dos cuidados paliativos.

Se a comunicação é um pilar da prática paliativista, ser competente em comunicação é essencial para o profissional de saúde que atua em cuidados paliativos. É preciso que esse profissional conheça os elementos do processo comunicacional, e saiba utilizar estratégias de comunicação que favoreçam a clareza e assertividade no diálogo e possibilitem transmitir atenção, compaixão e apoio emocional durante a interação. É preciso que desenvolva habilidades de percepção do "invisível", do "não dito", que auxiliem a explorar e explicitar as sutis dimensões do sofrimento, nos mais diferentes cenários. Além disso, que exerça a prática comunicativa reflexiva no que tange ao aspecto atitudinal nas relações entre pares, fomentando o autodesenvolvimento, a resiliência, a capacidade de escuta e argumentação no cenário interdisciplinar.

Para avançarmos no desenvolvimento da competência comunicacional de profissionais de saúde com pacientes com doença avançada, faz-se necessária inicialmente uma profunda reflexão, que considere a dinâmica real que envolve a relação entre ambos, para além das etapas e protocolos que ofereçem suporte, para que notícias difíceis sejam transmitidas. De acordo com Ferrell *et al.* (2020),[1] é necessário que se estabeleça uma abordagem comunicacional efetivamente compassiva, que seja capaz de criar uma conexão humana, que considere as necessidades do paciente e a adoção de medidas terapêuticas capazes de atendê-las, a partir de um cuidado oferecido por profissionais que estejam conscientes da relevância de sua tarefa. Isto é, ser competente em comunicação no contexto paliativista vai muito além de conhecer e utilizar protocolos para a comunicação de más notícias; envolve estabelecer e manter conexão com pessoas em situações complexas.

A palavra comunicação é derivada do termo latino *communicare*, que significa "partilhar algo, tornar-se comum". Contudo, é difícil conceituar comunicação humana porque não há consenso universalmente aceito, tampouco perspectiva teórica unificada acerca do processo comunicacional, fenômeno complexo e multifatorial em sua essência. Várias escolas compõem a perspectiva teórica da comunicação humana.[2] A corrente teórica que parece ser mais coerente com o contexto do cuidado é a que aborda a comunicação no âmbito das relações interpessoais, a chamada comunicação interpessoal. Trata-se de um processo que envolve troca de mensagens por pessoas no contexto da interação presencial em pequenos grupos, por meio da fala e de sinais paralinguísticos e corporais.[2,3]

Essa abordagem teórica da comunicação foi concebida por um grupo de pesquisadores provenientes de horizontes tão distintos como a antropologia, a linguística, a matemática, a sociologia e a psiquiatria, destacando-se entre eles Gregory Bateson, Ray Birdwhistell, Edward Hall e Paul Watzlawick. Sustentavam que a comunicação constitui um processo complexo de interação, de contextos múltiplos e sistemas circulares, em que o receptor tem um papel tão importante quanto o emissor da mensagem. Apresentam como pressupostos:[2,4]

- Todo comportamento humano possui um valor comunicativo, ou seja, não existe "não comunicação" porque não existe "não comportamento".
- A essência da comunicação reside em processos relacionais e interacionais: há simetria e complementaridade, dependendo de um contexto. Assim, a comunicação não é um processo estático, mas sim móvel, dinâmico e inevitável, pois qualquer atitude é uma comunicação – até mesmo o silêncio tem valor de mensagem, dependendo do contexto para sua significação.
- Os seres humanos se comunicam de modo digital e de modo analógico, ou seja, há duas dimensões em todo processo comunicativo: a verbal e a não verbal.
- A natureza de uma relação está dependente da pontuação das sequências comunicacionais entre os comunicantes: tanto o emissor como o receptor da comunicação estruturam a comunicação, e dessa forma, interpretam o seu próprio comportamento durante a interação, dependendo da reação do outro, dando e recebendo *feedback*. Desse modo, o processo comunicacional só é eficazmente desenvolvido quando emissor e receptor estão atentos e envolvidos.

Destaca-se nessa perspectiva teórica o terceiro pressuposto, essencial no contexto paliativista: as dimensões verbal e não verbal do processo de comunicação. A comunicação verbal é aquela que ocorre por meio da expressão de palavras, utilizando linguagem escrita ou falada e, para que seja eficaz, precisa ter clareza, ser assertiva, usar argumentos sólidos, ser conciliatória, cortês, coerente e completa, destacando detalhes e reforçando pontos centrais. Assim, é fundamental que a escolha das palavras e termos seja consciente e cuidadosa, utilizando-se linguagem que seja passível de compreensão para o outro.[4,5]

No cenário dos cuidados paliativos, apenas a comunicação verbal é insuficiente para caracterizar a complexa interação que acontece. É necessário individualizar e qualificar a interação, reconhecer as emoções e sentimentos envolvidos, perceber seu contexto para identificar e compreender não só o que significam as palavras, mas também o que o paciente e/ou familiar que emite a mensagem sente. Assim, é primordial a compreensão da dimensão não verbal do processo de comunicação. É ela que qualifica a linguagem verbal, pelo jeito e tom de voz com que palavras são ditas, por gestos que acompanham o discurso, por olhares e expressões faciais, pela postura corporal, pela distância física que as pessoas mantêm umas das outras e até mesmo por suas roupas, acessórios e características físicas. Além de demonstrar os sentimentos, a comunicação não verbal também tem como funções complementar, substituir ou contradizer a comunicação verbal.[4,5]

O processo de comunicação pode ser influenciado por vários fatores, tais como o linguajar, o ambiente, a disponibilidade, o senso de oportunidade. Esses fatores variáveis podem trazer tanto benefícios como prejuízos para a comunicação. Estar atento a esses fatores possibilita aprimorar o cuidado paliativo ofertado. O paciente que vivencia a etapa avançada de uma doença e a finitude é alguém que, embora conviva com a ameaça concreta da morte próxima, continua vivo, tem histórias para contar, preferências e desejos a explicitar. É alguém que deseja ser respeitado, escutado e compreendido, valorizado por ser quem é e viver sua experiência. Uma pessoa que deseja sentir-se cuidada, confortável e confortada.

Buscando entender as narrativas que envolvem a comunicação no cenário dos cuidados paliativos, um estudo identificou os temas mais relevantes que desafiam as habilidades comunicacionais dos profissionais de saúde com pacientes e familiares. São eles: a morte como um evento indizível, muitas vezes nomeada com termos simbólicos pelos pacientes, e pelos profissionais abordada a partir de parâmetros técnicos e ambíguos; os cuidados paliativos como um eufemismo para a morte, havendo uma relação direta com a abordagem, numa tradução instantânea de cuidados paliativos para cuidados de fim de vida; a compreensão de que cuidados paliativos revelam uma experiência da morte. Portanto, não é sobre o fato de que todos morreremos, mas sim sobre a morte daquele paciente em especial. São aspectos que apontam para a necessidade de se desenvolver ferramentas consistentes e adotar uma atitude sensível, singularizada e sofisticada para estabelecer uma comunicação que atenda as especificidades de cada caso.[6]

Abordar o tema da finitude é, sem dúvida, um grande desafio para o profissional. Se por um lado muitos pacientes gostariam de conversar abertamente sobre a sua condição de adoecimento e perspectiva do fim da vida com a equipe que lhe presta cuidados, por outro lado, muitos profissionais temem que essa conversa aumente o sofrimento e destrua a esperança dos pacientes, preferindo adiar o momento em que devem informar com clareza e cuidado a situação prognóstica do paciente, o que pode acarretar encaminhamento tardio para os cuidados paliativos.

Perguntas abertas, escuta ativa e empatia são os principais instrumentos comunicacionais a serem utilizados quando conversas delicadas são realizadas.[5] A escuta ativa é a principal ferramenta comunicacional nesse cenário, pois viabiliza identificar mais claramente o que reflete a realidade interna do paciente, possibilitando um olhar mais atento ao que ele demanda, ao mesmo tempo em que permite reconhecer o que é particularmente nosso e que pode levar a julgamentos prévios, que se baseiam na nossa perspectiva pessoal.

Também são fatores relevantes no contexto das conversas difíceis a atenção à contratransferência, a prática da reflexão ativa; o uso necessário e terapêutico do silêncio, e o reconhecimento e a validação da emoção.[7] A contratransferência reflete os sentimentos e fantasias que o profissional tem em relação ao paciente e que estão diretamente ligados ao que o próprio profissional pode estar experimentando diante da interação, pela via da identificação. Algumas histórias nos atravessam de tal modo que nos remetem a conteúdos que pertencem ao nosso mundo interno e é fundamental que reconheçamos e sejamos capazes de estabelecer a diferenciação necessária daquilo que nos pertence e do que pertence ao outro, permitindo assim o dimensionamento adequado dos limites que se estabelecem na relação e o cuidado com os sentimentos e necessidades que dizem respeito a nossa história.

A reflexão ativa favorece a avaliação de nossas próprias respostas emocionais diante daquela interação. O silêncio concede tempo e espaço mental para a elucidação das expectativas do paciente, permitindo que ele elabore pensamentos e sentimentos que podem guiar o modo como deseja ser cuidado. Os sentimentos devem ser identificados e nomeados e validados, de modo a permitir a compreensão das motivações emocionais que acompanham seus valores e preferências.[7]

Um outro aspecto que consideramos relevante é a comunicação que se estabelece entre os membros da equipe de saúde. Da mesma forma que existem reações contratransferenciais que se manifestam na relação com pacientes e familiares, também a relação entre os profissionais pode ser permeada por barreiras e conflitos que trazem dificuldades e distanciamentos na dinâmica interacional. Relações verticalizadas, que impõem uma hegemonia na relação multiprofissional e desconsideram as diferentes contribuições que cada profissional pode trazer para o exercício do cuidado, podem fragilizar a integração das ações e refletir negativamente num dos pilares mais importantes na prática dos cuidados paliativos, que é a abordagem interdisciplinar.[8]

No que tange à prática interdisciplinar, a comunicação escrita é frequentemente um ponto de fragilidade no que se refere à continuidade do plano terapêutico para o paciente sob cuidados paliativos. Por vezes, reuniões familiares são realizadas, nas quais conversas difíceis são feitas e decisões complexas tomadas; porém, porque não são registradas no prontuário do paciente, acabam se perdendo, prejudicando de modo contundente o cuidado planejado.

É importante recorrer às evidências registradas para nortear a boa prática dos cuidados paliativos, frente às dificuldades de se chegar a um consenso nos casos mais complexos. Assim, a disponibilidade e clareza de registros pode até mesmo impedir que medidas fúteis ou desalinhadas com o objetivo da atenção paliativista sejam implantadas. Isso frequentemente ocorre quando profissionais que não participaram da tomada de decisão e planejamento terapêutico precisam atender o paciente e não têm acesso às informações já discutidas pela equipe.[8] Portanto, é fundamental o registro em prontuário das informações relativas ao paciente, seu contexto e decisões tomadas, com descrição detalhada do conteúdo conversado e com quais pessoas, além de quais os direcionamentos optados para a atenção ao paciente.

Finalmente, no que se refere à comunicação em cuidados paliativos, é importante ressaltar que ela é o ponto de partida para a avaliação clínica e atenção aos sintomas físicos, viabilizando a abertura para questões psicossociais e econômicas. Oferece uma resposta compassiva de suporte ao sofrimento, à expressão de pesar e perdas e valida as preocupações éticas e espirituais que se apresentam no percurso da doença.

Por ser o sofrimento complexo e multidimensional e sua avaliação individual, recomenda-se que ela seja iniciada dando voz ao paciente, protagonista de sua história. Assim, perguntas abertas podem iniciar a abordagem, com o intuito de explorar a percepção do indivíduo e estabelecer prioridades acerca do que lhe causa desconforto. São sugestões de perguntas abertas: como você tem se sentido? Quais são suas preocupações? O que lhe incomoda mais neste momento? Olhando daqui para o futuro, o que é mais importante pra você?

À medida que a pessoa verbaliza o que a incomoda, é possível aprofundar a investigação, utilizando perguntas fechadas, que explorem com maior aprofundamento os aspectos multidimensionais de cada queixa pontuada. Assim, é necessário habilidades de comunicação e escuta ativa inclusive para a abordagem inicial e avaliação do sofrimento, foco central da atenção paliativista. Parafraseando Rebeca Bebb: "a comunicação é parte do tratamento do paciente e ficar conversando com ele, muitas vezes, é o próprio remédio". Então, que possamos ser competentes nessas conversas!

REFERÊNCIAS BIBLIOGRÁFICAS

1. Ferrell BR, Buller H. Palliative Care communication: On deeper reflection. J Palliat Med. 2020; 23(3):304-5.

2. Littlejohn SW. Fundamentos teóricos da comunicação humana. Rio de Janeiro: Guanabara; 1988.

3. Silva MJP. Comunicação tem remédio: a comunicação nas relações interpessoais em saúde. São Paulo: Loyola; 2014.

4. Watzlawick P, Beavin JH, Jackson DD. Pragmática da comunicação humana. São Paulo: Cultrix; 2002.

5. Trovo de Araújo MM. Comunicação em cuidados paliativos: proposta educacional para profissionais de saúde [tese]. São Paulo: Escola de Enfermagem, Universidade de São Paulo; 2011. Disponível em: http://www.teses.usp.br/teses/disponiveis/7/7139/tde-31052011-123633/pt-br.php

6. Collins A, McLachlan SA, Phillip J. Communication about palliative care: a phenomenological study exploring patient views and responses to its discussion. Palliat Med. 2018; 32(1):133-42.

7. Data-Barua I. Four communication skills from psychiatric useful in palliative care and how to teach them. AMA J Ethics. 2018 ago; 20(8).

8. Kearney MK, et al. Self-care of physicians caring for patients at the end of life: Being connected... a key to my survival. JAMA. 2009; 301(11):1155-64.

Comunicação entre Equipes

9

Débora Genezini
Milena dos Reis Bezerra de Souza
Vanessa Besenski Karam

A relação entre falta de comunicação e desfechos insatisfatórios de pacientes internados ou tratados de forma ambulatorial tem sido bem documentada. A comunicação ineficaz na saúde resulta em tratamento tardio, diagnóstico incorreto, erros de medicação, lesão do paciente ou morte.[1] Com efeito, a eficácia da comunicação em saúde é uma prioridade global.[1,2]

O treinamento em comunicação é diferente entre as várias profissões de saúde: em geral, médicos recebem treinamento para serem sucintos, enquanto enfermeiros, farmacêuticos e psicólogos são treinados para serem altamente descritivos.[3,4]

O impacto das diferenças de treinamento de comunicação entre profissionais pode gerar desconfiança e falta de organização, reiterando hierarquias estruturais, as quais dificultam relacionamentos e a comunicação. Pesquisas sugerem que programas de treinamento com o uso de ferramentas padronizadas e simulação são eficazes para melhorar as habilidades de comunicação interprofissional.[4,5]

Para construir um trabalho compartilhado entre e inter equipes é fundamental a existência de canais de comunicação com os diferentes profissionais em interação na instituição. O trabalho em equipe supõe a existência de uma atividade compartilhada. Reuniões e conversas informais devem ser momentos valorizados por todos. Para um bom trabalho integrado, cada profissional deve desempenhar com competência as atividades ligadas à sua própria área, buscando conhecer o fazer de seus colegas de equipe.[6]

A adoção da verdadeira multivocalidade por uma equipe é a chave para alcançar a integração dos processos de cuidado e melhorar a experiência do paciente, bem como os desfechos em saúde.[7]

São considerados facilitadores para comunicação intra e interequipes: experiência, conhecimento, respeito, apoio, relacionamentos e oportunidades de colaboração. Não obstante, os desafios incluem falta de experiência, falta de conhecimento e oportunidades raras de trabalho.[7,8]

A Academia Nacional de Cuidados Paliativos (ANCP) lançou, em maio de 2020, o Atlas dos Cuidados Paliativos revisado, no qual constam 191 serviços organizados. Desses, 82,7% realizam interconsultas e 5% das instituições hospitalares brasileiras, com mais de 50 leitos, possuem equipe especializada.[9]

Nesse cenário, a atuação de equipes de cuidados paliativos é desafiadora. Discutiremos a seguir estratégias de atendimento presencial em instituições com equipes de cuidados paliativos organizadas e faremos sugestões sobre atendimentos remotos destinados ao suporte técnico em instituições que não possuem organização para tal.

Estratégias de atendimento presencial em instituições com equipe de cuidados paliativos estruturada

O desafio é reconhecer as demandas advindas do paciente, família e da própria equipe assistente e elaborar um plano de cuidado, que seja factível e respondas às múltiplas demandas. Ainda existem muitos equívocos na compreensão do conceito dos cuidados paliativos, pois o associam somente ao final de vida, à morte, ao jargão inaceitável do "nada mais a fazer". O papel prioritário da equipe é a educação dos pares e colegas especialistas de outras áreas para que alcancem um entendimento acerca do objetivo e plano assistencial que o cuidado paliativo preconiza; deixar explícito que a "causa" é comum a todas as equipes, ou seja, oferecer o melhor e proporcional projeto terapêutico visando qualidade de vida, cuidado e minimização de sofrimento.

Importante pontuar que seria ingenuidade pensar que se trata de uma proposta simples. Uma equipe é um grupo e, como tal, tem um funcionamento permeado por sentimentos que nem sempre são cooperativos. Há as rivalidades, por exemplo, que podem atrapalhar. Construir um trabalho compartilhado exige respeito mútuo, e as ações das equipes devem ser discutidas coletivamente, o que envolve tempo, dedicação e conhecimento. É no dia a dia do cuidado que esse grupo de profissionais funcionará como uma grande rede articulada. O paciente e a família são os primeiros a perceber os "furos" da equipe. Se a confiança entre essa equipe e paciente não é sustentável, como cuidar? Não há a equipe ideal e perfeita. O desejo é uma equipe que trabalhe em constante construção da ressignificação do que é o cuidar.

♦ Reconhecendo o modelo habitual

Pensar em estratégias que ajudem uma melhor operacionalização do cuidar envolve reconhecer que o modelo mais utilizado, apesar dos avanços da medicina, ainda é o centrado na doença. Esse modelo tem seu foco nos problemas que a doença causa, de forma que os esforços dos profissionais se direcionam para identificação, avaliação, diagnóstico e medidas para a doença. O olhar centrado na doença focaliza o objetivo na resolução, ou seja, cura (Figura 9.1).[10]

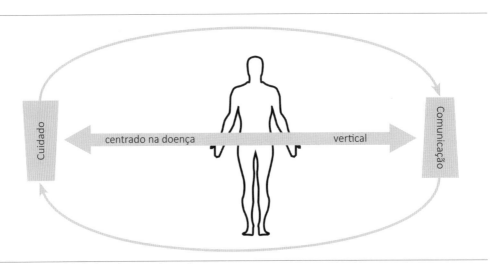

FIGURA 9.1. Modelo habitual: centrado na doença.

O grande problema desse modelo é que no percurso da busca pela cura muitas medidas são instituídas, e a grande disponibilidade de recursos tecnológicos da medicina se depara com uma elevada incidência de condições crônicas do ser humano, sendo do cotidiano que, mesmo com o cuidado de todas as equipes de especialistas e elevada disponibilidade de recursos, nada poderá ser resolutivo o suficiente para atingir o objetivo de cura do paciente.[11]

Identificado esse problema, precisamos também refletir sobre a forma de comunicação vertical ser a mais utilizada pelos especialistas. Nessa abordagem de comunicação, as equipes médicas comunicam para pacientes e familiares as informações que acreditam serem necessárias sobre a doença, sem muitas vezes conhecer e ponderar os valores e prioridades do paciente nas tomadas de decisão.[12]

A verticalização da comunicação acaba de certo modo reforçando a conspiração do silêncio. Para diminuir a conspiração do silêncio é necessário melhorar a relação dos profissionais de saúde, humanizando o tratamento e melhorando a sensação de cuidado.[13]

Pense em sua formação e veja como os ensinamentos para a obtenção da anamnese dos pacientes foram direcionados para os aspectos dos sintomas da doença.[14] Retome suas lembranças de prática e note como os acionamentos das especialidades segue o fluxo de problemas e desestabilizações dos sistemas do corpo humano, e perceba, então, como também os pacientes são "doutrinados" a contar sua própria história com ênfase nas queixas e desapropriamento da importância da narrativa de seus valores.

◆ Operacionalizando um modelo mais adequado

O modelo de cuidado centrado na pessoa permitirá que o clínico compreenda o paciente de forma individual, levando em conta os fatores biopsicossociais que influenciam os valores, crenças e comportamentos, oferecendo assim percepções importantes para a construção de um plano de cuidado com foco no melhor resultado possível para o sujeito doente. A efetivação desse modelo preconiza a avaliação das principais questões culturais, a exploração do significado e percepção do adoecimento, a determinação do contexto social e a negociação (Figura 9.2).[14]

A viabilização desse tipo de cuidado já é uma habilidade do escopo do paliativista, porém não é uma competência muito percebida nas demais especialidades da saúde. Para tanto, será necessária a execução de uma comunicação de abordagem colaborativa com nossos pares.

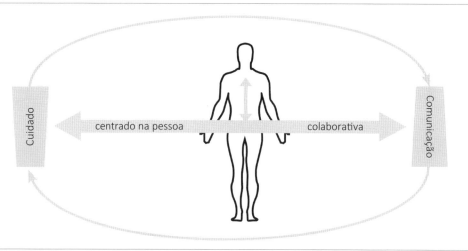

FIGURA 9.2. Modelo colaborativo: centrado no indivíduo.

A abordagem colaborativa abrirá espaço para a participação de todos por meio de ações inclusivas, pelas quais cada especialidade será convidada e envolvida a participar das tomadas de decisões e implementação de medidas terapêuticas com foco no cuidado integrado.[15]

A comunicação nesse contexto se apresentará como estratégia viabilizadora dessa prática. A comunicação eficaz é fator essencial para um adequado cuidado, pois influenciará a adesão terapêutica e estado emocional de todos os envolvidos.

É impossível não nos comunicarmos, pois qualquer ação de relação envolve algum tipo de comunicação. Ao pensarmos no cenário do adoecimento, há ainda o acréscimo de um contexto permeado por inúmeras emoções. Do mesmo modo, também há um envolvimento emocional na escolha de especialidade ou abordagem à assistência que, embora não explícita, poderá ser identificada pelas medidas terapêuticas instituídas pelos colegas das demais especialidades, ou pelo momento do acionamento ou solicitação da equipe de cuidados paliativos.[16]

Enquanto profissionais paliativistas, precisamos estar cientes dessas informações para termos uma compreensão mais refinada das ações de comunicação quando recebermos chamados das demais especialidades. Será necessário ainda que lembremos que, enquanto seres humanos, perceberemos com maior facilidade pontos agradáveis e de maior interesse, premissa necessária para evitar julgamentos e manter nosso foco no cuidado centrado na pessoa e plano terapêutico com ações compatíveis com esse objetivo.[17]

Dessa forma nos posicionaremos de forma mais compassiva, a fim de inserir todos no processo deliberativo do cuidado. Por meio desse próprio processo de um novo olhar e uma nova forma de relacionar-se com colegas das demais especialidades, já estaremos construindo uma prática na qual o sentimento de pertencimento reassegurará a proposta da ressignificação do cuidar.

Estratégias de atendimento remoto em instituições sem equipe de cuidados paliativos estruturada

A pandemia da Covid-19 trouxe vários desafios, mas também várias oportunidades para a expansão de atendimentos on-line e de suporte aos profissionais que estão na linha de frente do cuidado.

O Canadá é um exemplo no enfrentamento da escassez de especialistas em diversas especialidades médicas. Considerando sua extensão territorial e locais de difícil acesso, a telemedicina tem sido ferramenta para a discussão de casos entre os médicos generalistas e especialistas, bem como toda a equipe multiprofissional. Com marcos regulatórios bem-estabelecidos, será possível o desenvolvimento dessa modalidade de apoio às decisões e nós, paliativistas brasileiros, devemos estar permeáveis para mudanças e atentos para a construção de políticas públicas e privadas.[17,18]

Em síntese, a comunicação intra e interequipes é fundamental para o melhor cuidado do paciente e de seus familiares, corroborando com a melhora de desfechos clínicos e com a experiência do paciente durante seu processo de doença.

"A verdadeira viagem de descoberta não consiste em sair à procura de novas paisagens, mas em possuir novos olhares."

Marcel Proust

REFERÊNCIAS BIBLIOGRÁFICAS

1. The Joint Commission. Sentinel event data. Root causes by event type: 2004-2014. 2015. Disponível em: http://www.jointcommission.org/assets/1/18/Root_Causes_by_Event_Type_2004-2014.pdf

2. Baile WF, Beale EA. Giving bad news to cancer patients: matching process and content. J Clin Oncol [internet]. 2003; 21(9):49-51. Disponível em: https://www.ncbi.nlm.nih.gov/pubmed/12743192

3. Clark PG. Narrative in interprofessional education and practice: Implications for professional identity, provider–patient communication and teamwork. J Interprof Care. 2014; 28(1):34-9. doi: 10.3109/13561820.2013853652.

4. Hagemeier NE, et al. Impact of an Interprofessional Communication Course on Nursing, Medical, and Pharmacy Students' Communication Skill Self-Efficacy Beliefs. Am J Pharm Educ. 2014; 78(10). [Article 186].

5. Foronda C, MacWilliams B, McArthur E. Interprofessional communication in healthcare: An integrative review. Nurs Educ Pract. 2016; 19:36-40. doi: 10.1016/j.nepr.2016.04.005.

6. Ouverney AM, Noronha JC. Modelos de organização e gestão da atenção à saúde: redes locais, regionais e nacionais. In: Fundação Oswaldo Cruz. A saúde no Brasil em 2030 - prospecção estratégica do sistema de saúde brasileiro: organização e gestão do sistema de saúde. Rio de Janeiro: Fiocruz/Ipea/Ministério da Saúde/Secretaria de Assuntos Estratégicos da Presidência da República; 2013. p. 143-82. Disponível em: http://books.scielo.org/id/98kjw/pdf/noronha-9788581100173.pdf

7. Pfaff KA, Baxter PE, Jack SM, Ploeg J. Exploring new graduate nurse confidence in interprofessional collaboration: A mixed methods study. Int J Nurs Studies. Advance online publication. 2014. doi: 10.1016/j.ijnurstu.2014.01.001.

8. Roberts NK, Williams RG, Schwind CJ, Sutyak JA, McDowell C, Griffen D, et al. The impact of brief team communication, leadership and team behavior training on ad hoc team performance in trauma care settings. Am J Surg. 2014; 207(2):170-8. doi: 10.1016/j.amjsurg.2013.06.016.

9. ANCP. Atlas dos Cuidados Paliativos no Brasil. 2019. Disponível em: www.paliativo.org.br. Acessado em: 27 mai 2020.

10. Leite AJM, Caprara A, Filho JMC. Habilidades de comunicação com pacientes e famílias. São Paulo: SARVIER; 2007.

11. Machado JC, Reis HFT, Sena ELS, Silva RS, Boery RNSO, Vilela ABA. O fenômeno da conspiração do silêncio em pacientes em cuidados paliativos: uma revisão integrativa. Enferm Actual de Costa Rica [internet]. 2019; 36:92-103. Disponível em: https://www.scielo.sa.cr/scielo.php?script=sci_abstract&pid=S1409--45682019000100092&lng=en&nrm=iso&tlng=pt

12. Betancourt JR, Green AR, Carrillo JE. Cross-cultural care and communication. UpToDate. 2020. Disponível em: https://www.uptodate.com.

13. Peduzzi M, Agreli HF. Trabalho em equipe e prática colaborativa na Atenção Primária à Saúde. Interface Comunic Saúde Educ [internet]. 2018; 22(2):1525-34. Disponível em: http://www.scielo.br/scielo.php?script=sci_arttext&pid=S1414-32832018000601525

14. Bousso RS, Poles K. Comunicação e relacionamento colaborativo entre profissional, paciente e família: abordagem no contexto da tanatologia. In: Santos FS. Cuidados Paliativos: discutindo a vida, a morte e o morrer. São Paulo: Editora Atheneu; 2009. p. 193-208.

15. Góis AFT, Pernambuco ACA. Guia de Comunicação de Más Notícias. Rio de Janeiro: Atheneu; 2019.

16. Silva MJP. Comunicação tem remédio: a comunicação nas relações interpessoais em saúde. 10 ed. São Paulo: Edições Loyola; 2015.

17. Nabelsi V, et al. Improving the Referral Process, Timeliness, Effectiveness, and Equity of Access to Specialist Medical Services Through Electronic Consultation: Pilot Study. JMIR Med Inform. 2019 jul-set; 7(3):e13354.

18. ANCP. COVID-19 - Recomendações da Academia Nacional de Cuidados Paliativos – ANCP. Disponível em: https://paliativo.org.br/ancp/covid19. Acessado em: 24 mai 2020.

Comunicação de Notícias Difíceis

10

Douglas Henrique Crispim

Comunicação como metacompetência humana

Podemos definir competência como a soma de três aspectos-chave: conhecimento, habilidade e atitude. Parece simples: ao atingir um mínimo equilíbrio deles, podemos dizer que temos um indivíduo mais ou menos competente em determinado assunto. A comunicação em saúde sofre tanto pela falta de todos esses aspectos, em proporções variadas, como por ser uma habilidade que deveria ser priorizada na busca por termos não somente pessoas mais bem-atendidas, mas seres humanos melhores no futuro. Por isso, consideramos a comunicação não somente uma competência, mas uma metacompetência, uma soma de aspectos voltados para ir além; e ir além exige conviver com aspectos não agradáveis não somente do receptor, mas, principalmente, do emissor (nós, profissionais de saúde).

Em cuidados paliativos, a comunicação deveria ser ainda mais importante, como um aspecto central e básico, tanto pelo teor quanto pela quantidade de notícias difíceis a serem dadas. Abaixo listamos alguns pontos a serem considerados como nossa realidade (Tabela 10.1).

Tabela 10.1. Comunicação como competência.

Aspecto	Considerações	Estratégias
Conhecimento	Tema pouco exigido nas universidades e na formação dos especialistas em geral. Pouca produção científica nacional e uma tentativa incessante de imitar protocolos de países com cultura totalmente diferente da nossa	Disciplinas e módulos nas universidades; mais pesquisas nacionais; exigir em concursos
Habilidade	Profissionais aprendendo de forma teórica por protocolos fechados. Muitos vão para a prática sem supervisão, incorporando atitudes de colegas (currículo oculto)	Oficinas práticas desde a graduação; maior valorização em avaliações práticas; estimular maior conexão com os pacientes
Atitude	Profissionais com nível de conhecimento e prática aceitáveis, porém sem conexão com um propósito, com uma vontade genuína de ajudar o próximo	Desenvolvimento da empatia; bons exemplos

A boa comunicação começa quando somos capazes de perceber que a responsabilidade pela transmissão da informação e do acolhimento, no caso dos cuidados paliativos, é quase exclusiva do emissor. Na maioria dos casos, o receptor é o ser em grande sofrimento e vive as consequências dele, manifestando-as das formas mais variadas possíveis. Quando somos capazes de entender que a comunicação começa com a nossa responsabilização completa, começamos a evoluir.

Definindo má notícia

Uma má notícia é aquela que gera um *gap* entre expectativas e realidades com resultado negativo. As más notícias em cuidados paliativos podem ter um caráter mais agudo, porém, na maioria das vezes, envolvem situações em que o paciente e ou familiar já tinham algum conhecimento da mesma. As notícias de caráter agudo se aplicam a elementos novos, previamente desconhecidos e com potencial resultado negativo. Vivenciamos essas situações noticiando mortes por eventos catastróficos clínicos, como aconteceu durante a pandemia de Covid-19, ou em tragédias ambientais, como ocorreu em Brumadinho–MG. Comunicar uma notícia de um diagnóstico fatal por um achado em *screening* se diferencia muito de um diagnóstico.

Empatia

Empatia é uma palavra de muitas interpretações e possui um debate intenso que muitas vezes não leva em conta a natureza da definição. Apesar de ser conhecida como uma atitude (colocar-se no lugar do outro), a ciência vem comprovando que se trata de uma capacidade evolutiva, presente em muitos animais e com uma finalidade: manter a sobrevivência da espécie. No ser social, lutar pela sobrevivência da espécie envolve cuidar não somente de si, mas do próximo. Ao perceber o sofrimento do próximo, pode-se interpretar o significado desse sofrimento e gerar ou não uma ação sobre ele. Até aqui estamos falando dos mamíferos sociais como primatas, por exemplo. O ser humano tem uma possibilidade muito maior com essa capacidade: de interpretar e gerar ou não uma ação, porém de forma racional (empatia cognitiva). Essa capacidade pode ser menos desenvolvida, como no caso das pessoas com transtornos de personalidade antissocial; pode ter alteração do componente cognitivo, como nos casos do espectro autista; ou pode ter uma variação da normalidade, como acontece nos demais seres humanos. Portanto, por essa perspectiva, não podemos afirmar que uma pessoa não tem empatia, pois todos temos; mas sim que ela pode ter uma variação do nível de percepção ou das ações que gera com aquilo que percebe no outro.

> Empatia, em seu caráter evolutivo, pode ser definida como a capacidade inata de determinado ser experimentar sensações ou sentimentos de outro (empatia afetiva), sem estar vivendo diretamente a experiência (experiência vicária), e tomar perspectiva sobre os mesmos (empatia cognitiva).

Portanto, se quero melhorar meu nível de percepção do sentimento alheio ou se quero melhorar a forma de agir com o próximo, preciso trabalhar especificamente minha atitude. Nem sempre será confortável sentir em maior intensidade a dor do outro, mas acreditamos que o desenvolvimento da empatia seja o caminho para a evolução da forma de cuidar e do conteúdo de quem cuida. As atitudes altruístas e compassivas nascem da percepção.

Lócus de controle interno

O pensamento cartesiano busca fragmentar o saber e o ser para facilitar seu entendimento pela razão. Na comunicação, os profissionais de saúde podem buscar justificativas para uma habilidade limitada em comunicação. Uma forma comum é a utilização do lócus de controle externo, que significa encontrar um responsável externo para os fatos ligados a ele mesmo. Assim, ao se comunicar com alguém que expressa suas emoções ou opiniões de forma diferente da sua expectativa, ainda ouvimos colegas se referindo a pessoas como "família difícil", "paciente difícil", "colega complicado". É preciso mudar a atitude em direção a buscar menos a responsabilização por desfechos ruins e buscar mais a responsabilidade pela busca da solução.

Entendendo bloqueios emocionais do paciente e do profissional

Os profissionais, muitas vezes, simplificam e protocolam atitudes que, ao invés de amplificar sua percepção empática, distanciam-no da conexão verdadeira com o paciente ou familiar. O problema é que nem sempre ele percebe. Os familiares ou pacientes, por sua vez, ao se verem diante de uma situação desconfortável e de medo, buscam rotas mentais de fuga das suas emoções. A seguir, alguns exemplos de atitudes dos profissionais e dos pacientes/familiares como bloqueios emocionais (Tabela 10.2).

Comentando um fluxo de atendimento

Muito mais que um protocolo, é um conjunto de dicas de comunicação. Cada pessoa definirá seu próprio estilo. O principal aqui é entender que não existe nenhum protocolo que funcione sem a atitude verdadeira de se conectar e fugir do julgamento. O protocolo SPIKES funciona como um guia sequencial, porém é necessário se aprofundar em cada um de seus aspectos. Para alguns deles recomendamos modificações, conforme a Tabela 10.3.

Planejamento

Ao receber uma má notícia, é provável que o paciente ou seus familiares se sintam confusos com os próximos passos a partir dali. Não deixe que a comunicação finalize sem oferecer um planejamento claro e palpável sobre o que será feito em seguida. Algumas expressões genéricas podem parecer úteis, mas podem confundir mais ainda. Na Tabela 10.4, apresentamos algumas expressões a serem reconsideradas.

A conspiração ou pacto de silêncio

Sra. Ângela, 73 anos, casada, dois filhos. Quadro de emagrecimento progressivo há quatro meses, com tosse leve. Previamente autônoma e independente. Exames evidenciam adenocarcinoma pulmonar de não pequenas células, linfadenopatia mediastinal e uma massa suprarrenal. Ao retornar para o médico, o filho solicita ter uma conversa particular com o mesmo. A mãe espera do lado de fora do consultório.

Esse caso fictício certamente está ligado a um estereótipo comum de comportamento entre pessoas queridas de um paciente. McCabe relata que, para a maioria dos oncologistas norte-americanos, essa situação é vista de forma negativa, recorrendo a um direito inato dos pacientes em saberem seu diagnóstico. Porém, também relata que, o direito à verdade não é uma norma transcultural, e possui variações enormes em diferentes países. Porém, a nosso ver, a discussão sobre a conspiração do silêncio deve ir muito além da dicotomia entre paternalismo e autonomia; ela certamente tem mais a ver com amor.

Katz afirma que deixar o paciente de fora das decisões sobre seu tratamento é uma afronta à dignidade e à autonomia, enquanto Beauchamp deixa claro que o direito à verdade deve ser combinado com uma relação entre profissional e paciente baseada em confiança, para que seja evitado o chamado *"truth dumping"*, que seria uma espécie de "despejar agressivo da verdade". Por isso, a discussão sobre conspiração do silêncio é extensa e complexa, mas possui princípios claros que devem ser pautados no exercício da empatia, em como dar as notícias e em quais sentimentos estão associados a esses casos.

Tabela 10.2. Atitudes de bloqueio emocional por pacientes, familiares e profissionais.

Quem	Atitudes de bloqueio emocional/não empáticas
Profissional	**Linguagem técnica** Apesar de muitos não assumirem, ainda muito se pratica um idioma totalmente alheio ao entendimento das pessoas. Não é raro ouvirmos: "o quadro evoluiu", "um quadro importante", "não temos o tratamento curativo", "uma massa", "um tumor", "a saturação de oxigênio está estável", "a doença progrediu" ou "evoluiu". No imaginário do leigo "evoluir", "progredir", "importante" são relacionados a eventos positivos, e as doenças não costumam ter apelidos. **Falar mais que ouvir** Uma regra simples pode ajudar a resolver um grande problema. Não ouvir é uma atitude clara de quem não está disposto a entender realmente a outra parte. Por mais que a imagem do profissional seguro, que tem atitude de tomar a palavra e o faz logo no início da conversa, possa passar uma imagem de controle, a verdade é oposta a isso. A restrição da opinião alheia é uma forma de constrangimento, muitas vezes involuntária, que o profissional utiliza para fugir do contato real com a pessoa em sua frente. A chance de comunicar melhor uma notícia ruim a uma esposa é muito diferente ao se fazer de forma rápida, sem escuta, realizada logo após ela contar, por exemplo, o quanto gosta do marido, como os dois eram felizes e que ele era o responsável pelo sustento da casa. Pergunte a si mesmo se está ouvindo mais que falando; isso em geral vai ajudar! **Perguntas fechadas como _check_ de entendimento** Ao realizar perguntas a alguém como "entendeu?", "ok?", "tá?", "né?", o profissional pode não somente não aferir o entendimento real do paciente ou familiar, como gerar em si a sensação errônea de que está fazendo uma excelente comunicação. Portanto, checar entendimento envolve, preferencialmente, uma pergunta aberta, como "o que você entendeu?". O caminho mais curto nesse caso não é o mais recomendado.
Paciente ou familiar	**Divagação da narrativa** Utilizar um excessivo detalhamento na história da doença pode indicar insegurança, medo de chegar ao final da mesma. **Arborização do pensamento** Iniciar uma narrativa e desviar do assunto principal até se perder do mesmo. **Crença no milagre** A esperança não somente deve ser aceita, como validada pelo profissional de saúde. O fato de alguém manifestar a crença em um milagre não deve soar como desrespeito ou falta de entendimento da situação. Não cabe ao profissional julgar elementos pessoais do familiar ou paciente, e sim observar quais sentimentos estão associados e quais as necessidades subjacentes. Lembre-se que os cuidados paliativos não são contra milagres. Observe se essa crença interfere no plano terapêutico e nos princípios éticos do cuidado. Caso a resposta seja negativa, apenas aceite.

A maior parte dos pacientes deseja saber de seu diagnóstico e participar das decisões sobre seu tratamento, inclusive pessoas idosas. Porém, estudos também mostram que um percentual significativo de profissionais aceita omitir dados de más notícias para pacientes a pedido de seus familiares.

Tuckett estudou quais eram as principais razões que levavam profissionais a darem a notícia ou esconderem a mesma do paciente (Tabela 10.5).

Tabela 10.3. SPIKES comentado.

Protocolo SPIKES comentado	
Set Up	Ambiente e vínculo: procure se aproximar com perguntas mais informais. Apresente-se e procure um espaço o mais confortável e privado possível. Evite salas de grande movimentação e corredores.
Perception	O protocolo sugere tirar as dúvidas sobre a história e motivos da investigação. Nessa fase, recomendamos explicar o porquê da conversa, quanto tempo teremos e perguntar ao paciente o que ele sabe sobre sua doença. A maior dica é perguntar sobre o que sabe da doença nesse momento, para evitar utilização excessiva do tempo.
Invitation	Nessa etapa, o protocolo sugere perguntar ao paciente se ele é do tipo de pessoa que quer saber com ou sem detalhes sobre a sua doença. Nós consideramos essa etapa como prévia e, durante o fornecimento da notícia, os detalhes devem surgir naturalmente conforme interesse do paciente. A nosso ver é muito difícil definir um grau de aprofundamento como sendo uma etapa do protocolo.
Knowledge	Fornecer a informação e checar o entendimento. Nossa dica para essa etapa é dividir a informação em diagnóstico, prognóstico, indicação ou não de procedimentos específicos e planejamento dos cuidados. Nunca comece discutindo diretivas de fim de vida. Nós sugerimos fortemente o envolvimento no caso e o posicionamento emocional para que o paciente sinta que você está com ele a partir de agora. Iniciar uma frase com "infelizmente", olhando nos olhos, mostra maturidade e empatia.
Emotions	Acolha as emoções. Nossa dica é de que elas podem surgir a qualquer momento da sua abordagem. Atenção aos sinais não verbais. Muitas vezes ombros encolhidos, olhar fixo para baixo, lágrimas, inquietação, são um sinal para que você pare imediatamente seu discurso. Não entenda a raiva como algo inesperado, ela pode surgir em até 19% dos pacientes. Toque o paciente em ombros, mãos, parte superior das costas, avalie a receptividade dele e também o quão você é hábil em não tornar esse toque artificial. Levante-se, aproxime-se dele, esteja com ele.
Summarize	O protocolo orienta resumir os dados da reunião. Nós orientamos utilizar essa etapa para checar o entendimento de todo o processo. Nem sempre é necessário perguntar se foi entendido, especialmente se isso ficou claro na abordagem. Evite perguntas fechadas: "entendeu?", "né?". Pergunte: "O que você entendeu dessa nossa conversa?". Acolha novamente e encerre.

Fonte: Crispim DH, *et al.* Manual da Residência de Cuidados Paliativos, 2018.

Tabela 10.4. Expressões que podem gerar confusão no planejamento após a má notícia.

Expressão a reconsiderar	Dica
"Agora não vamos tratar a doença, e sim o doente"	Tratar a doença não contraindica tratar o doente. Evite a ambiguidade.
"A partir de agora vamos oferecer qualidade de vida"	Cada pessoa pode ter uma noção diferente de qualidade de vida. Procure entender os valores da pessoa antes de oferecer algo genérico.

Tabela 10.5. Principais justificativas utilizadas para oferecer ou esconder a verdade.

	Razões para contar	Razões para não contar
Autonomia	Paciente quer saber e tem o direito	Paciente não quer saber, e tudo bem
Físico	Cooperação no tratamento, melhores desfechos	Crença de que a decepção pode piorar o estado clínico
Psicológico	Risco elevado de o paciente descobrir e haver quebra de vínculo, melhor enfrentamento	Crença de que a notícia pode levar a depressão, ansiedade e que as pessoas não "querem ouvir más notícias"
Intrínseco	Envolve respeito, empatia, muito mais que obrigação	Incertezas sobre o prognóstico exato motivam o retardo da má notícia

Fonte: Tuckett AG, 2004.

- Formas de apresentação

Em 2018, publicamos um modelo demonstrando as diversas formas que a conspiração do silêncio pode se apresentar. Devemos entender o momento em que temos uma interface entre o segredo profissional, como no caso de um paciente com HIV, e o segredo que pode ter consequências negativas no enfrentamento da doença (Figura 10.1).

- Princípios importantes para a abordagem

Ao nos depararmos com uma situação como essa, é importante partir de pressupostos baseados na empatia para uma abordagem mais adequada:
- Considere que o familiar quer esconder porque ama e quer proteger, e não por intenção de prejudicar;
- Evite uma argumentação competitiva entre o certo (você) e o errado (o outro). pois pode haver quebra do vínculo. Lembre-se que as conversas estão num plano não racional;

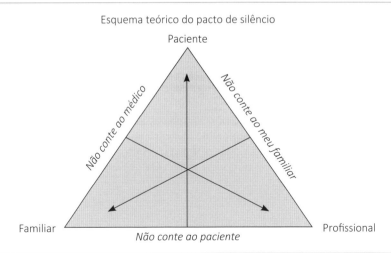

FIGURA 10.1. A conspiração de silêncio pode ocorrer partindo de "acordos" entre diferentes partes para com uma terceira. (Crispim DH, et al., 2018.)

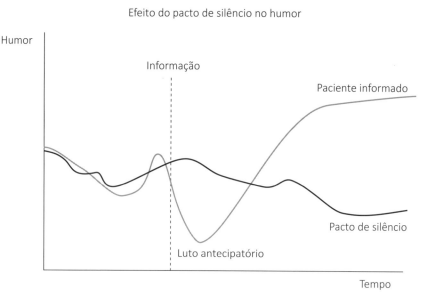

FIGURA 10.2. Modelo teórico desenvolvido por Crispim e Bernardes que ilustra a evolução do humor para os pacientes que recebem e para os que não recebem as informações. Os pacientes informados, apesar do período de luto, tendem a desenvolver melhores ferramentas de enfrentamento e estabilizarem o humor dias após a notícia.[3]

- Tenha real vontade de ajudar o familiar, e busque ouvir as razões pela preocupação;
- Tenha em mente que, na maioria dos casos, contar trará um resultado final mais positivo para o paciente. Tenha segurança disso;
- Saiba que ao contar, o paciente viverá um luto, e terá uma piora do humor, porém isso não significa que o "paciente se entregou", e sim que ele está triste. Mesmo assim, existe uma curva de melhora (Figura 10.2).

◆ Abordagem prática

A abordagem que recomendamos segue uma prioridade de argumentos com os quais não se gera confronto de ideias, inicialmente. Lembre-se de individualizar os casos (Tabela 10.6).

O que esperar de si mesmo no futuro?

Você poderá se ver replicando protocolos antigos, recitando mnemônicos simplificados da relação humana, na mesma onda de sempre do saber cartesiano: "*tools*". A busca pela ferramenta perfeita. Poderá também ter a certeza de que achou a fórmula mágica para a boa comunicação, e estar bem mais seguro. Porém, você pode estar muito mais à frente, olhando no espelho depois de tantos anos de prática e dizendo: como é lindo não saber, e poder aprender mais.

Você poderá chegar no trabalho sempre tranquilo, certo de que tem todas as condutas bem definidas na ponta da língua, tudo se tornou previsível. Nesse dia, você não deveria chegar à conclusão de que aprendeu o bastante de tudo que estava a sua volta, mas sim chegar à conclusão de que, em sendo o aprender infinito, você é que está num lugar ruim, a estagnação. Quando achar que sabe o bastante, terá encontrado a verdadeira morte, pois viver é aprender.

Tabela 10.6. Argumentação na conspiração do silêncio.

Vale a pena dizer a verdade	Não vale a pena mentir
O paciente sabe: existe uma grande chance de o paciente saber que algo muito ruim vem acontecendo; as pessoas percebem quando padecem	O paciente percebe: os pacientes podem perceber quando médicos e familiares escondem informações, usando atitudes dissimuladas
A verdade traduz entrega: quando não existem segredos, as pessoas se tornam mais próximas	Sentimento de culpa: muitos familiares experimentam culpa e arrependimento após o falecimento da pessoa
Planejamento: a pessoa tem o direito de fazer planos realistas em prazos possíveis	Não realizar desejos: muitas coisas que poderiam já ser realizadas hoje, estão aguardando
Enfrentamento: dotada de informação adequada, uma pessoa tem maiores recursos para enfrentamento psicológico	Humor: o humor mais depressivo durante o tratamento e o acompanhamento
Sabemos informar: "nossa equipe é treinada para conversas como essa". A informação fornecida de maneira progressiva conforme a demanda do paciente	A informação pode chegar da pior maneira: algum profissional novo que comenta na sala, uma visita hospitalar, um letreiro ou prescrição com o diagnóstico escrito
Direito e ética: autonomia do paciente	Afastamento: "nessa fase de doença seria melhor que vocês estivessem mais próximos"

Fonte: Crispim DH, et al., 2018.

BIBLIOGRAFIA

Bogo M, Katz E, Regehr C, Logie C, Mylopoulos M, Tufford L. Toward understanding meta-competence: An analysis of students' reflection on their simulated interviews. Social Work Educ. 2013; 32(2):259-73.

Crispim DH, Bernardes DCR. Comunicação em cuidados Paliativos. In: Manual da residência de cuidados paliativos. Manole; 2018.

Crispim DH, Brandao AB. Conduzindo uma reunião de família em Cuidados Paliativos. In: Manual da residência de cuidados paliativos. Manole; 2018.

Dean A, Willis S. The use of protocol in breaking bad news: evidence and ethos. Int J Palliat Nurs. 2016; 22(6):265-71. doi: 10.12968/ijpn.2016.22.6.265.

Hojat M, DeSantis J, Shannon SC, Speicher MR, Bragan L, Calabrese LH. Empathy as related to gender, age, race and ethnicity, academic background and career interest: A nationwide study of osteopathic medical students in the United States. Med Educ. 2020 jun; 54(6):571-81. doi: 10.1111/medu.14138. Epub 2020 Apr 2. PMID: 32083747. PMCID: PMC7317910.

Huang HL, Cheng SY, Yao CA, Hu WY, Chen CY, Chiu TY. Truth telling and treatment strategies in end-of-life care in physician-led accountable care organizations: discrepancies between patients' preferences and physicians' perceptions. Medicine. 2015; 94(16).

Janssen T, Carton JS. The Effects of Locus of Control and Task Difficulty on Procrastination. Journal Genet Psychol. 1999; 160(4):436-42. doi: 10.1080/00221329909595557.

Lockwood PL. The anatomy of empathy: Vicarious experience and disorders of social cognition. Behav Brain Res. 2016; 311:255-66.

McCabe MS, Wood WA, Goldberg RM. When the family requests withholding the diagnosis: who owns the truth? J Oncol Pract. 2010; 6(2):94.

Morgan A. Against compassion: In defence of a "hybrid" concept of empathy. Nursing Philosophy. 2017; 18(3):e12148.

Nangle DW, Grover RL, Holleb LJ, Cassano M, Fales J. Defining competence and identifying target skills. In Practitioner's guide to empirically based measures of social skills. New York: Springer. 2010. p. 3-19.

Ozdogan M, Samur M, Artac M, Yildiz M, Savas B, Bozcuk HS. Factors related to truth-telling practice of physicians treating patients with cancer in Turkey. J Palliat Med. 2006; 9(5):1114-9.

Rosenberg MB. Comunicação não-violenta: técnicas para aprimorar relacionamentos pessoais e profissionais. Editora Agora; 2006.

Sheu SJ, Huang SH, Tang FI, Huang SL. Ethical decision making on truth telling in terminal cancer: medical students' choices between patient autonomy and family paternalism. Med Educ. 2006; 40(6):590-8.

Tuckett AG. Truth-telling in clinical practice and the arguments for and against: a review of the literature. Nurs Ethic. 2004; 11(5):500-13.

Vermeir P, Vandijck D, Degroote S, Peleman R, Verhaeghe R, Mortier E, et al. Communication in healthcare: a narrative review of the literature and practical recommendations. Int J Clin Pract. 2015; 69(11):1257-67. doi: 10.1111/ijcp.12686.

Conferência Familiar

11

Tânia Vannucci Vaz Guimarães
João Luiz Chicchi Thomé
Samanta Gaertner Mariani

Introdução

A comunicação é parte fundamental do cuidado aos pacientes e familiares que enfrentam doenças ameaçadoras de vida. A comunicação da equipe assistente com membros da família (incluindo ou não o paciente) em data preestabelecida é denominada reunião familiar (ou conferência familiar). Utilizam-se, nesse momento, todas as estratégias de comunicação, já comentadas em outros capítulos, como escuta ativa, validação de emoções, más notícias, manejo de conflitos etc. Trata-se de um encontro, geralmente de grande intensidade, exigindo da equipe habilidade em comunicação, conhecimento técnico e disponibilidade. Posto isso, a estruturação dessa comunicação tem o objetivo de melhorar sua eficiência, facilitando que equipe e paciente/família se compreendam melhor,[1] com menos estresse[2] e em menor tempo.

Benefícios/riscos

Os principais objetivos da equipe ao convocar uma reunião familiar são de conhecer e entender familiares/pacientes, sua história e biografia, incluindo seus valores, compartilhar diagnósticos, prognósticos e discutir sobre o objetivo de cuidado e o plano terapêutico com intuito de proporcionar melhor qualidade de vida para paciente e familiares.[3,4] Os benefícios são inúmeros: diminuir distocias de comunicação, incluir familiares nos cuidados,[2] auxiliar a direcionar o tratamento à biografia do paciente[3] e alinhar expectativas[2] e, algumas vezes, reduzir custos, quando conseguimos evitar distanásias, principalmente em unidades de terapia intensiva.[5] Deve-se tomar cuidado para não confundir reunião familiar com terapia de família, sendo essa última necessária em casos específicos sob indicação e supervisão da psicologia/psiquiatria. Tanto familiares quanto equipe podem se esgotar emocionalmente com esses encontros e, portanto, deve-se refletir sobre os benefícios e riscos ao indicar uma reunião familiar.

Passo a passo

Pode-se estruturar essa comunicação em passos, não com intuito de engessar, mas de facilitar sua compreensão e execução (Figura 11.1). Fundamental ressaltar que talvez a mais importante estratégia de comunicação seja a escuta. Logo, grande parte do tempo investido na reunião fa-

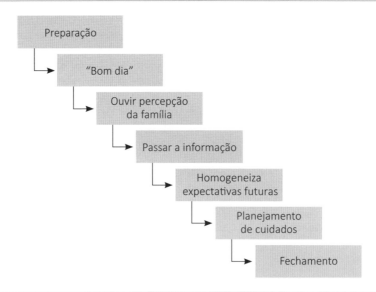

FIGURA 11.1. Comunicação estruturada para reunião familiar: passo a passo.

miliar será para escutar percepções de pacientes/familiares. A Tabela 11.1 resume os passos, os seus objetivos e as possíveis abordagens.

- Preparação

Nesse primeiro momento, cabe à equipe analisar alguns pontos relevantes, como, por exemplo, a impressão geral do caso, o provável prognóstico e tratamento potencialmente mais adequado ao paciente; além de avaliar quais membros familiares seriam importantes para participar e qual dia e hora a reunião poderá ser agendada. Deve-se atentar em qual profissional tem mais vínculo com o paciente e, sempre que possível, incluir toda a equipe multiprofissional;[3,6] ressaltar que a equipe deve manter sua "agenda aberta", ou seja, evitar ficar presa às suas próprias demandas para poder dar abertura às do paciente/familiar; e avaliar a presença do paciente, ressaltando que se deve sempre valorizar sua autonomia e participação.[3,4] Porém, em alguns casos, a decisão autônoma do paciente pode ser por não participar da reunião. Nesse caso, deve-se sempre assegurar a honestidade da equipe com o paciente e a disponibilidade para discutir dúvidas futuras, se necessário. Por fim, checar com paciente quais familiares podem/devem estar presentes e se há alguma restrição sua quanto à presença de alguma pessoa específica.

- "Bom dia"

Esse é o momento em que a equipe encontra paciente/família. Deve-se confirmar a presença ou ausência do paciente,[6] já que não é raro este mudar de ideia no dia da reunião; e avaliar o número de pessoas que estarão presentes, evitando a presença de número de profissionais muito superior ao de familiares. Caso haja muitos familiares, pode-se pedir para que a família defina alguns representantes para participar. A presença de crianças é possível, mas deve ser cuidadosamente avaliada, idealmente pela psicologia. Procure um lugar silencioso, com privacidade, preferencialmente com todos sentados à mesma altura dos olhos. Após agradecer a presença de todos, peça que equipe e familiares se apresentem. Ressalte que esse encontro é prática habitual do cuidado e tem como principal objetivo possibilitar que equipe e família se conheçam, tirem

Tabela 11.1. Passo a passo para a comunicação efetiva em reuniões familiares.

Passo	Objetivo	Exemplos de frases sugeridas
1. Preparação	Planejamento, atenção a demandas	
2. "Bom dia	Apresentações	"Agradeço a presença de todos." "Gostaria que todos dissessem seus nomes e o grau de parentesco com o paciente, assim como nós falaremos nossos nomes e nossas funções com o paciente, para que todos possamos nos conhecer melhor."
3. Ouvir percepção do paciente/ família	Conhecer percepções *antes* de discutir prognóstico/ tratamento	"O senhor poderia me contar a história da sua doença, de forma resumida, desde o diagnóstico até o dia de hoje?" "E o que o médico lhe falou sobre a resposta da doença a este tratamento?" "Os médicos comentaram se esta doença tem cura?" "Alguém gostaria de acrescentar algo ao que Sr. Xx colocou?"
4. Passar informação	Ser claro e objetivo Ainda não falar de prognóstico ou tratamento	"Podemos, agora, colocar nossa impressão sobre tudo isso?" "Como o senhor falou, seu câncer já era grave desde o início – pausa- e, apesar de todo o tratamento feito, ele continuou crescendo e se espalhando – pausa."
5. Homogeneizar expectativas futuras	Esclarecer prognóstico	"Frente a tudo o que conversamos até o momento, como o Sr. imagina que serão as coisas daqui para frente?" "Poderíamos então falar nossa impressão do que teremos pela frente? – pausa – Nos parece que o mais provável é que o Sr. XX fique cada vez mais fraco – pausa – pois, como conversamos, sua doença está muito grave – pausa" "Por tudo isso, não temos mais um tratamento que consiga reverter esta condição."
6. Planejamento de cuidados	Alinhar objetivo de cuidado aos valores do paciente	"Frente a esse cenário futuro mais provável que conversamos, o que o senhor considera mais importante daqui para frente?" "Com sua condição de saúde atual, onde o senhor encontra forças para seguir em frente?" "O que lhe motiva para seguir em frente?" "Posso lhe falar o que me parece o principal objetivo ao cuidar do senhor, agora que me explicou o que realmente lhe importa? – pausa – Me parece que devemos fazer de tudo para controlar esta sua dor e facilitar o convívio com seus familiares, pois o senhor trouxe que isso é o mais importante – pausa – e, em contra partida, evitar tratamentos que irão contra isso – pausa – como transferir o senhor para UTI e ligá-lo a diversos aparelhos, pois isso não reverterá esta situação e apenas lhe causará mais dor e distância da família – pausa – Isso faz sentido ao senhor?"
7. Fechamento	Checar compreensão Reforçar continuidade do cuidado	"Vocês poderiam resumir com suas palavras o que entenderam desta conversa?"

dúvidas, auxiliando, assim, a diminuir a ansiedade que uma reunião agendada pela equipe pode gerar nos familiares. Sentimentos intensos como ansiedade, medo, tristeza, raiva, angústia, entre outros, geram dificuldade de escuta, sendo fundamental que a equipe esteja atenta nessas emoções, validando-as e acolhendo-as, de forma empática, durante todo o encontro.[3] A equipe deve estar atenta na comunicação não verbal dos familiares, para perceber emoções e possíveis angústias. Pode-se predefinir o tempo de duração do encontro, sendo essa estratégia bastante adequada quando se acredita que a reunião possa se estender para mais de uma hora.

- ◆ Ouvir a percepção do paciente/familiares sobre a doença até o momento atual

Esse é o momento mais importante da reunião, no qual devemos investir mais tempo. Sempre antes de falarmos qualquer coisa a respeito do caso, devemos ouvir paciente/familiares quanto a sua compreensão.[1] Quando o paciente estiver presente, todo direcionamento será a ele. Pode-se perguntar, por exemplo, "O senhor poderia me contar a história da sua doença, de forma resumida, desde o diagnóstico até o dia de hoje?". A equipe pode direcionar delicadamente essa história, como "E o que o médico lhe falou sobre a resposta da doença a esse tratamento?" ou "Os médicos comentaram se essa doença tem cura?". Nesse tópico, estamos falando de todo o passado até o dia de hoje. Deve-se evitar, nesse momento, fazer qualquer discussão sobre o futuro (plano terapêutico ou objetivo de cuidado, por exemplo), pois este só poderá ser definido após todos estarem "na mesma página" quanto ao prognóstico, item esse que será discutido posteriormente. Caso familiares tragam demandas sobre tratamentos futuros, valide suas preocupações, reforce que isso será abordado, porém que antes gostaria de entender melhor a história até o momento. Deve-se estimular a participação de todos: "Alguém gostaria de acrescentar algo ao que o Sr. Xx colocou?". Caso algum familiar demonstre claro desconforto, convide-o a participar: "Sra. Yy, gostaria de fazer alguma colocação?". Cabe à equipe dar espaço às emoções que surgirem, acolhendo-as e validando-as, seja verbalmente ou apenas com o silêncio. Somente passe para a próxima etapa quando compreender tudo o que paciente/familiares estão entendendo até o momento.

- ◆ Passar a informação

Antes de iniciar sua fala, peça licença aos presentes: "Podemos agora colocar nossa impressão sobre tudo isso?". Isso prepara os familiares para a escuta. Nessa etapa falaremos apenas nossa impressão do passado até o presente. Ainda não discutiremos prognóstico. Ao falarmos, devemos sempre usar termos simples, de preferência os usados na mídia leiga, evitando termos técnicos, além de falar de forma clara, sem eufemismos, sem devaneios, fazendo pausas frequentes, principalmente após falar uma possível má notícia. A pausas permitem que os presentes reflitam sobre o que foi dito, demonstrem suas emoções e se tornem aptos a ouvir a próxima informação. Apenas retomamos a fala quando, após a pausa, todos parecerem atentos em uma nova informação. Exemplo: "Como o senhor falou, seu câncer já era grave desde o início – pausa – e, apesar de todo o tratamento feito, ele continuou crescendo e se espalhando – pausa". Interrompa sua fala se demonstrarem alguma emoção, valide e acolha, só voltando a falar quando todos estiverem atentos novamente. Evite falar demais: estudos mostram que quanto maior a proporção de fala paciente/familiar em relação à da equipe, maior a compreensão e satisfação.[7]

- ◆ Homogeneizar expectativas futuras

Finalmente discutiremos o futuro, porém apenas depois de esclarecida a situação atual do paciente. Novamente usamos a estratégia de primeiro escutar as impressões de pacientes/familiares para depois colocar as nossas: "Frente a tudo o que conversamos até o momento, como o(a) Sr(a). imagina que serão as coisas daqui para frente?". Deve-se abordar os demais membros da reunião, sempre com escuta empática e ativa. Então, passa-se a impressão da equipe de prognóstico, solicitando licença para falar: "Poderíamos então falar nossa impressão do que teremos pela frente? – pausa – nos parece que o mais provável é que o Sr. XX fique cada vez mais fraco – pausa – pois, como conversamos, sua doença está muito grave". A cada pausa, atente-se no comportamento não verbal dos presentes, e valide as emoções deles. Deixe claro as opções (ou falta de opções) terapêuticas: "Por tudo isso, não temos mais um tratamento que consiga reverter essa condição". Demonstrações verbais de empatia como "sentimos muito" ou "gostaríamos de ter notícias melhores" podem ser adequadas, a depender de cada caso. Essa etapa termina quando equipe e família têm a mesma percepção de prognóstico. Atente-se no fato de que a esperança de melhora ou de cura miraculosa pode estar presente, mesmo quando paciente/familiares compreendem prognóstico, devendo ser validada. Esse assunto será profundamente abordado no Capítulo 103 (Espiritualidade em Cuidados Paliativos).

◆ Planejamento de cuidados

Para planejar o futuro, é essencial que todos compreendam o mesmo prognóstico; por isso é importante seguir esse passo a passo, de forma a evitar falar de futuro enquanto paciente/familiares não estão cientes de diagnósticos e prognósticos. É considerado fundamental nessa etapa, antes de compartilharmos nosso objetivo de cuidado, acessar quais são os valores desse paciente/família, frente ao seu prognóstico. Portanto, é com base nesses valores que adequaremos nossos objetivos de cuidado, compartilhando essa decisão.[8] O acesso aos valores nem sempre é fácil e algumas estratégias podem ajudar como: "Frente a esse cenário futuro mais provável que conversamos, o que o senhor considera mais importante para o senhor daqui para frente?" ou "Com sua condição de saúde atual, onde o senhor encontra forças para seguir em frente?" ou, ainda, "O que o motiva para seguir em frente?". Geralmente, nas respostas a essas perguntas, teremos os valores do paciente, o motivo pelo qual sua vida faz sentido. Com base nesses valores, podemos adequar nosso objetivo de cuidado. Por exemplo: "Posso lhe falar o que me parece o principal objetivo ao cuidar do senhor, agora que me explicou o que realmente lhe importa? – pausa – me parece que devemos fazer de tudo para controlar sua dor e facilitar o convívio com seus familiares, pois o senhor trouxe que isso é o mais importante – pausa – e, por outro lado, evitar tratamentos que irão contra isso – pausa – como transferir o senhor para uma UTI e ligá-lo a diversos aparelhos, já que isso não reverterá essa situação e apenas lhe causará mais dor e distância da família – pausa. Isso faz sentido ao senhor?". Note que devemos sempre falar primeiro os tratamentos que indicamos e, depois, os que contraindicamos. Nesse diálogo sugerido, estamos frente a um paciente com prognóstico desfavorável, em provável fim de vida. Esse passo a passo deve ser ajustado para cada caso, sendo adequado para qualquer cenário, inclusive casos de intercorrências agudas de grande possibilidade de reversão.

◆ Fechamento

Para finalizar, cabe à equipe garantir a continuidade dos cuidados, planejar os próximos passos, marcar novos encontros, se necessário, e novamente acolher as emoções. Após as despedidas, é importante que a equipe faça uma avaliação do encontro, inclusive como acolhimento emocional aos seus membros. Por fim, deve-se documentar no prontuário toda a comunicação, com o nome de todos os presentes e quais os objetivos de cuidado definidos em conjunto com o paciente/família.[3]

REFERÊNCIAS BIBLIOGRÁFICAS

1. Durepos P, Kaasalainen S, Sussman T, Parker D, Brazil K, Mintzberg S, et al. Family care conferences in long-term care: Exploring content and processes in end-of-life communication. Palliat Support Care. 2018; 16(5):590-601.

2. Areia N, Fonseca G, Major S, Relvas A. Psychological morbidity in family caregivers of people living with terminal cancer: Prevalence and predictors. Palliat Support Care. 2019; 17(3):286-93.

3. Silva RS, Trindade GSS, Paixão GPN, Silva MJP. Family conference in palliative care: concept analysis. Rev Bras Enferm [Internet]. 2018 fev; 71(1):206-13.

4. Cahill PJ, Lobb EA, Sanderson C, Phillips JL. What is the evidence for conducting palliative care family meetings? A systematic review. Palliat Med. 2017; 31(3):197-211.

5. Chang HT, Jerng JS, Chen DR. Reduction of healthcare costs by implementing palliative family conference with the decision to withdraw life-sustaining treatments. J Formosan Med Assoc. 2020; 119(1 Pt 1):34-41.

6. Cahill PJ, Sanderson CR, Lobb EA, et al. The VOICE Study: Valuing Opinions, Individual Communication and Experience: building the evidence base for undertaking Patient-Centred Family Meetings in palliative care - a mixed methods study. Pilot Feasibility Stud. 2018; 4:51.

7. McDonagh JR, Elliott TB, Engelberg RA, et al. Family satisfaction with family conferences about end-of-life care in the intensive care unit: increased proportion of family speech is associated with increased satisfaction. Crit Care Med. 2004; 32(7):1484-8.

8. Forte DN, Kawai F, Cohen C. A bioethical framework to guide the decision-making process in the care of seriously ill patients. BMC Med Ethics. 2018; 19:78.

9. Alam S, Hannon B, Zimmermann C. Palliative Care for Family Caregivers. J Clin Oncol. 2020; 38(9):926-36.

10. Morris SE, Nayak MM, Block SD. Insights from Bereaved Family Members About End-of-Life Care and Bereavement. J Palliat Med. 2020; 23(8):1030-7. ISSN: 1096-6218.

PARTE 3

Dor

Fisiopatologia, Classificação e Avaliação da Dor

12

Mirlane Guimarães de Melo Cardoso

Historicamente, a sensação dolorosa sempre se apresentou desafiadora na compreensão dos seus mecanismos, tanto em estados fisiológicos ajudando a proteger contra lesões, quanto em estados patológicos em que a dor evolui de um sintoma que reflete a lesão tecidual e se torna a própria doença, que tem elevada prevalência e um manejo igualmente desafiador. Nas últimas décadas, apesar de que o número de alvos potenciais de tratamento tenha aumentado substancialmente e a abordagem individualizada/subjetiva dos pacientes, com base na identificação dos mecanismos desencadeantes e amplificadores, tenha sido recomendada na prática clínica, a dor continua sendo uma jornada empírica para os médicos e muitas vezes insatisfatória para os pacientes, cuja resposta individual ao tratamento não pode ser prevista. Na revisão desse capítulo traremos um cenário mais atual discutindo a fisiopatologia com ênfase na base neural da sensação dolorosa, aspectos conceituais da classificação e avaliação estratégica da dor.

Base neural da sensação dolorosa

Uma das importantes funções do sistema nervoso é fornecer informações sobre lesões corporais em potencial que são expressas por meio da dor. A percepção corporal da dor é denominada nocicepção. Considerando a dor como uma experiência complexa e multifatorial, didaticamente pode ser dividida em quatro componentes: nociceptores, tratos nociceptivos ascendentes, centros mais elevados do sistema nervoso central (SNC) e sistemas inibitórios descendentes da dor.[1] O termo nociceptor é empregado para descrever as fibras aferentes nociceptivas primárias A-delta (A-Δ) e C, que possuem propriedades receptivas específicas determinadas por receptores de canal iônico transdutores ligados à membrana que induzem mudança no potencial, abrindo o canal de sódio/cálcio ou fechando o canal de potássio. Essas fibras transmitem sinais químicos (ácidos, prostaglandinas, bradicinina), mecânicos (pressão e vibração) e térmicos (calor, frio e aquecimento) através do trato de Lissauer, fazendo sinapse com neurônios do corno posterior da medula espinhal (CPME).

Em condições normais, a informação sensitiva captada é transmitida para unidades do SNC, onde é descodificada e interpretada. Dependendo da interação entre as unidades excitatórias e inibitórias, das condições ambientais, dos traços constitucionais, da experiência de vida pregressa e da presença de anormalidades orgânicas ou funcionais do indivíduo, essa informação é ou não transferida para o SNC, que participa da percepção ou das reações reflexas frente à ocorrência da dor. Na sequência, numerosos neurotransmissores e mediadores bioquímicos excitatórios (glutamato, substância P, fatores de crescimento) e inibitórios (opioides, ácido gama-amino-butírico/GABA e glicina) são liberados no CPME provenientes de três fontes principais: fibra aferente primária sensibilizada, interneurônios e sistema de fibras descendente. As células do CPME possuem receptores específicos para essas substâncias. Portanto, essa sinapse no CPME seria o ponto no qual as informações dolorosas são conduzidas através do trato espinotalâmico e espino-hipotalâmico aos centros superiores ou são inibidas por ativação do sistema analgésico descendente, provenientes de três componentes principais inter-relacionados funcionalmente: o sistema opioide, noradrenérgico e serotoninérgico.[2]

Os centros mais elevados do SNC estão envolvidos na discriminação da dor, incluindo componente afetivo da dor, componente cognitivo relacionado a memória e de motricidade relacionado à resposta imediata aversiva aos estímulos dolorosos.[1,2] As anormalidades neuroplásticas adaptativas segmentares e suprassegmentares, as anormalidades comportamentais psíquicas primárias ou secundárias e a adoção de comportamentos anormais pelo reforço da condição de mal-estar contribuem para a sua cronificação.

Classificação da dor

Tradicionalmente existem muitas maneiras de se classificar a dor, e distinções claras nem sempre são possíveis. Classificações simples invariavelmente resultam em algumas omissões e sobreposições, como a proposta em 2004[3] por Woolf, quando classificou a dor em dois grandes grupos: a *dor adaptativa*, quando ela contribui para a preservação da integridade do organismo frente a estímulos agressivos, e a *dor não adaptativa* quando representa a expressão de uma situação patológica do sistema nervoso periférico (SNP) e sistema nervoso central. A enorme discordância clínica dessa classificação nos direcionou a outra classificação com três categorias: (1) *aguda*, com uma duração previsível, sendo autolimitada e facilmente diagnosticada (p. ex., dor pós-operatória e trauma); (2) *crônica oncológica* e (3) *crônica não oncológica*, caracterizadas por uma duração indeterminada e não autolimitada associada a inflamação tecidual persistente (p. ex., dor por osteoartrite), perda tecidual (p. ex., dor por amputação e remoção cirúrgica) e/ou lesão neuropática (p. ex., neuralgia pós-herpética, lesão actínica pós-radioterapia e neuropatia diabética) que induzem alterações persistentes em ambos os sistemas periférico e central.

Embora muitos clínicos insistam em entender a dor como um fenômeno sensorial homogêneo e que se trata com "receita de bolo", a realidade é que a dor é multifatorial, com fisiopatologia distinta entre dor aguda e crônica. A conscientização desse fato contribui para uma maior racionalização no uso de alvos terapêuticos específicos, considerando diferentes mecanismos geradores de dor. Partindo-se dessa premissa, a dor pode ser ainda classificada quanto aos mecanismos fisiopatológicos em dor nociceptiva, inflamatória, neuropática e disfuncional.

As vias nociceptivas se encontram preservadas na *dor nociceptiva*, que reflete a ativação de nociceptores (neurônios sensoriais primários de alto limiar) de tecidos cutâneos (dor somática) ou profundos (dor visceral) por estímulos mecânicos intensos. Portanto, a dor nociceptiva em um ambiente clínico é o resultado da ativação de mecanoceptores de alto limiar por forças mecânicas aumentadas, como, por exemplo, no estiramento ou impacto da cápsula articular devido à destruição da arquitetura articular normal, ou mesmo quando estamos sentados por longo período em uma mesma posição e o desconforto nos faz mudar. No entanto, às vezes não há uma relação direta do grau de degeneração com a intensidade de percepção da dor. Na lombalgia crônica, por exemplo, as estruturas associadas topograficamente, como gordura, ligamentos, articulações, cápsulas, sinóvia e ossos subcondrais, são ricamente inervadas por nociceptores e, portanto, são todas potenciais geradoras de dor, mas nem todas serão expostas a forças mecânicas nocivas nos casos de degeneração articular grave, que frequentemente são descritas em exames de imagem, e, clinicamente, não têm uma relação direta com a intensidade da dor que o paciente refere.[4]

A *dor inflamatória* representa hipersensibilidade à dor na presença de inflamação estéril (doenças autoimunes) ou causada por patógenos. Nas áreas afetadas, o nociceptor está sensibilizado, ou seja, com limiar de excitabilidade neuronal diminuído, facilitando a resposta a estímulos ativadores que é clinicamente definida como hiperalgesia primária. Quando a estimulação é intensa e prolongada, ocorre sensibilização dos neurônios centrais, que a partir desse momento passam a reagir intensamente tanto à estimulação nociceptiva como inflamatória. Como resultado, os estímulos mecânicos não dolorosos, como o toque, passam a ser dolorosos (alodinia mecânica secundária) e os estímulos nociceptivos interpretados como mais intensos (hiperalgesia secundária).[2]

O dano tecidual ou a resposta inflamatória resultam na liberação local de mediadores inflamatórios teciduais, como prostaglandinas, fator de crescimento neural (NGF), citocinas (IL-6, IL-1β, TNF-α) e plasmáticos como bradicininas.[5] Alguns ativam diretamente os nociceptores, induzindo uma hiperalgesia e aumento da expressão do canal TRPV1.[6] Os canais de sódio voltagem-dependentes são expressos por nociceptores, como NaV1.7, Nav1.8 e Nav1.9, sendo responsáveis por amplificar a corrente inicial do transdutor e acionar um potencial de ação. Do mesmo modo, os patógenos estimulam síntese de citocinas pró-inflamatórias e podem sensibilizar e ativar diretamente nociceptores de maneira semelhante. No entanto, apenas recentemente foi demonstrado que bactérias Gram-negativas e Gram-positivas ativam diretamente nociceptores, independentemente da resposta imune. Portanto, mediadores inflamatórios podem alterar o tráfego, a expressão da superfície celular e as propriedades bloqueadoras desses canais, resultando em aumento da excitabilidade.[7,8]

Na *dor neuropática,* identificamos lesão das estruturas do SNP; os nociceptores modificam-se lentamente e potenciais ectópicos surgem ao longo das fibras dos troncos nervosos, nas raízes nervosas e nos gânglios sensitivos aferentes do SNP. Na fase aguda, citocinas pró-inflamatórias e fatores de crescimento liberados pelos macrófagos, células de Schwann e glias geram hipersensibilidade e atividade neural aberrante espontânea a uma variedade de estímulos (mecânicos, isquemia tecidual, adrenalina, noradrenalina, prostanoides e citocinas). Os cotos proximais dos axônios seccionados são selados e degeneram, assim como a bainha de mielina. A seguir, grupos de axônios emergem e, sob condições adequadas, alcançam as terminações nervosas dos tecidos. A membrana celular dos troncos nervosos em regeneração contém canais latentes de cálcio que passam a ser atuantes no processo de geração da dor. Quando esse crescimento é bloqueado formam-se os neuromas que, juntamente às modificações nos núcleos de neurônios dos gânglios sensitivos, aumentam a atividade neuronal espontânea, passando a reagir também a estímulos de baixa intensidade, fenômeno esse relacionado ao mecanismo de brotamento devido ao aumento da distribuição espacial das terminações dos aferentes, com consequente aumento dos campos receptivos nos neurônios do CPME e hiper-reatividade neuronal.[9,10]

A *dor disfuncional* está associada a síndromes dolorosas nas quais nenhum processo de doença periférica ou central bem-definido pode ser encontrado; que representam uma desregulação primária do sistema nervoso central, levando à amplificação da dor; e às vezes são denominadas dor centralizada ou sensibilização central. Os exemplos incluem síndromes de dor somática, como fibromialgia e distúrbio temporomandibular, bem como síndromes de dor visceral, como cistite intersticial e síndrome do intestino irritável, e possivelmente deficiências cognitivas, como a síndrome da fadiga crônica. Tentativas de diagnosticar esses distúrbios com base em seu componente "central" incluem questionários de sintomas autorrelatados, como o inventário de sensibilização central (CSI)[11] e escalas de critérios e gravidade na fibromialgia,[16] que permitem ao paciente avaliar e classificar uma ampla gama de sintomas, incluindo dor somática e visceral, humor, energia, sono, função. Clinicamente, o aspecto mais relevante é que a resposta ao tratamento medicamentoso ou cirúrgico desses pacientes é geralmente fraca e, portanto, que o cenário seja de alvo ou lócus patológico ainda não identificado.

Os estados de dor não são mutuamente exclusivos e a coexistência de mais de um é provavelmente a regra e não a exceção. A dor oncológica é considerada mista, pois temos o componente inflamatório resultante do crescimento do tumor e das metástases e neuropático resultante da compressão do tumor em estruturas neurais. Da mesma forma, a lombalgia crônica apresenta na sua gênese alterações degenerativas nociceptivas associadas aos componentes inflamatório e neuropático com a cronicidade.

Avaliação estratégica da dor

A dor é uma experiência única e individual, modificada pelo conhecimento prévio de um dano que pode ser existente ou presumido; portanto, em qualquer situação a dor é o que o paciente refere e descreve. Na prática clínica, a falta de sistematização na avaliação da dor frequentemente leva a um subtratamento apesar dos avanços terapêuticos. A elucidação das possíveis causas e dos efeitos da dor na vida do paciente, investigando fatores desencadeantes e atenuantes, além dos fatores psicossociais que possam influenciar o seu impacto, são frequentemente negligenciados. Portanto, na avaliação da dor, a possibilidade de o paciente discorrer sobre ela mediante um autorrelato é o ponto de partida para o diagnóstico, implementação terapêutica e posterior avaliação de sua eficácia. Nesse sentido, as equipes multiprofissionais dedicadas aos cuidados paliativos devem estabelecer precocemente vias de comunicação claras para essa avaliação, dado o caráter progressivo, individual e multidimensional (sensitivo-discriminativo, afetivo-emocional e comportamental) da dor total.[12]

Objetivamente, durante a anamnese e o exame físico deve-se buscar a discriminação detalhada da dor, como: localização, duração, irradiação, intensidade, fatores temporais, fatores de agravamento e alívio, grau de interferência nas atividades diárias (sono e relação interpessoal) e na capacidade funcional, além da resposta prévia a fármacos. Isso facilitará a caracterização das principais síndromes dolorosas por meio do reconhecimento de seus descritores: alfinetada, queimação, formigamento, choque, ardência (dor neuropática), cólica (dor nociceptiva visceral), dor difusa ou irradiada de difícil discriminação pelo paciente (disfunção miofascial).

A seguir, descreveremos alguns recursos e instrumentos de avaliação da dor que temos utilizado com maior frequência na prática clínic.

◆ Registro dos dados biográficos

Pode ser uma entrevista dirigida, semidirigida ou aberta, procurando estabelecer um vínculo de confiança com o paciente. Posturas, gestos e tom de voz do paciente ajudam a entender a sua história e o impacto da doença e da dor na sua vida, procurando identificar se há rede de apoio/suporte, quais são as expectativas dele em relação ao tratamento, os recursos de enfrentamento de que ele dispõe, suas reações emocionais; além do foco de seu sofrimento e, principalmente, o significado do adoecimento/dor e o ritmo de seu cotidiano.

◆ Escala visual analógica (EVA)

Instrumento simples, reproduzível em distintas situações em que há diferenças culturais, intelectuais ou mesmo de linguagem do avaliador. É um método de autoavaliação representada por uma linha reta de 10 cm, na qual em um dos extremos se discrimina a ausência de dor e o outro a dor insuportável. Sobre essa linha, o paciente deve marcar a posição mais aproximada da intensidade da sua dor. Podemos utilizar a escala numérica para quantificar a dor. O registro da intensidade deve incluir não somente o momento da dor, mas também quando ela é aliviada ou exacerbada.[13]

Fisiopatologia, Classificação e Avaliação da Dor

◆ Escala numérica da dor

Uma linha com série de números que variam de 0 a 10 (ou 0 a 100), sendo que 0 significa "ausência de dor", e 10, "dor insuportável".[14] Assim, o profissional pode ter uma ideia de como o indivíduo está caracterizando a intensidade de seu desconforto físico e sofrimento associado. Há ainda instrumentos padrão-ouro internacionais que auxiliam o diagnóstico diferencial de dor neuropática, já validados para nossa língua, que são o *assessment of neuropathic symptoms and signs* (LANSS) e o questionário DN4, sendo esse último simples e objetivo, com poucos itens, porém com alta sensibilidade de discriminação entre dor neuropática e nociceptiva.

◆ Questionário Mcgill de dor (versão breve)

Avalia aspectos multidimensionais da dor por meio de 15 descritores, sendo 8 descritores para a avaliação da sensação física da dor; 5 descritores que avaliam o componente emocional da dor; e 2 descritores que mostram como o paciente faz a avaliação global da sua dor. Além disso, conta com um diagrama corporal para que o paciente possa localizar e relatar a intensidade atual da dor.[15,16]

◆ Diário de dor

É solicitado que o paciente em casa escreva resumidamente, em uma folha de papel, as atividades que realiza ao longo do dia durante a semana, e pontue de 0 a 10 o número que melhor descreve a intensidade de sua dor e que registre a emoção que estava sentindo naquele momento. O objetivo principal desse instrumento é reconhecer fatores de melhora e piora do quadro álgico e ver se o paciente é capaz de verificar em suas anotações fatores que podem contribuir ou atrapalhar para a efetividade do tratamento.

Considerando-se que é comum o aparecimento de dor em estágios avançados de doenças ameaçadoras da vida, assim como a possibilidade de os pacientes apresentarem confusão mental, a partir de um déficit cognitivo considerado moderado, as escalas de autoavaliação deixam de ser úteis e confiáveis. É comum o componente sensorial-discriminativo da dor estar preservado, enquanto a tolerância à dor, componente afetivo-emocional, sofre alterações significativas e as observações das expressões faciais, vocalização, linguagem corporal, alterações respiratórias ou outros sinais fisiológicos (frequência cardíaca e pressão arterial) passam a ser parâmetros de avaliação.[12,17]

Exame físico e exames complementares

O exame físico tradicional deve ser direcionado, saliententando a avaliação osteomuscular e funcional. A avaliação funcional visa avaliar a capacidade dos pacientes de realizar tarefas no seu dia a dia, como higiene, alimentação, transferência e vestuário, e também nas atividades instrumentais (preparar refeições, fazer compras e executar tarefas domésticas), o que auxilia na detecção do impacto funcional da doença, bem como da sua evolução. Existem alguns questionários para a avaliação da capacidade mecânica funcional validados para diferentes populações, como pacientes com dor miofascial e pacientes oncológicos.[18] Em cuidados paliativos, essa avaliação é um elemento importante na tomada de decisões, na previsão de prognóstico e no diagnóstico de terminalidade. Os exames provocativos de dor devem der feitos no final da avaliação buscando a correlação entre as queixas, fatores de melhora e de piora da dor, e os achados clínicos. A investigação da sensibilidade é fundamental, pois a presença de fenômenos positivos (alodinia mecânica e térmica, hiperpatia, hiperalgesia mecânica e sinais de irritação radicular) ou negativos (hipoparestesia, hipoalgesia e hipoestesia tátil e térmica) sobre a área de dor, em território topograficamente relacionado a uma lesão do sistema somatossensitivo, é a base do diagnóstico da dor neuropática e deve der pesquisada em todos os pacientes com dor.[19]

Os exames de imagem e neurofisiológicos no paciente com dor servem para evidenciar o comprometimento do sistema somatossensitivo, fundamental para diagnóstico de dor neuropática, assim como a cintilografia óssea é essencial para o diagnóstico de dor óssea. Tanto a dor neuropática como a óssea frequentemente se tornam refratárias a terapêutica farmacológica em parte pela inadequada avaliação e diagnóstico precoce de terminalidade por meio da *palliative performance scale* (PPS). Após essa avaliação detalhada da dor, uma excelência na comunicação da equipe com o paciente e seu núcleo familiar é essencial na discussão de metas de atendimento e planejamento para controle da dor precocemente, na evolução de doenças ameaçadoras da vida. Destacamos ainda que uma visão geral dessas interações, bem como a contribuição de dimensões como estresse, idade, genética, ambiente e responsividade imunológica podem produzir perfis de risco diferentes para o desenvolvimento de doenças, gravidade da dor e cronicidade.[20]

Assim, entendemos que compreender o impacto da dor na vida do paciente sob a ótica de diferentes dimensões e levar em consideração o momento do ciclo de vida do paciente e da sua família são tão importantes quanto a quantificar e qualificar a dor. Analisando todos esses elementos poderemos constatar o quanto o paciente pode estar motivado ou não para se comprometer com o seu tratamento. Nesse sentido, identificar o grau de adesão do paciente é um ponto importante que favorece a escolha de condutas terapêuticas mais efetivas, procurando inserir os pacientes como parceiros ativos no seu próprio cuidado.[21]

REFERÊNCIAS BIBLIOGRÁFICAS

1. Ballantyne J, Fishman SM, Abdi S. The Massachusetts General Hospital Handbook of Pain Management. 2 ed. Rio de Janeiro: Guanabara Koogan; 2004. p. 3-29. [Cap. 1].

2. Teixeira MJ. Fisiopatologia da Dor. In: Posso IP, Grossman E, Fonseca PRB, Perissinoti DMN, Oliveira Jr JO, Souza JB, et al. Tratado de Dor. Atheneu. 2017; 1:155-98.

3. Woolf CF. Pain: moving from symptom control toward mechanism-specific pharmacologic management. Ann Intern Med. 2004; 140(6):441-51.

4. Lu Y, Chen C, Kallakuri S, Patwardhan A, Cavanaugh JM. Neural response of cervical facet joint capsule to stretch: a study of whiplash pain mechanism. Stapp Car Crash J. 2005; 49:49-65.

5. Gold MS, Gebhart GF. Nociceptor sensitization in pain pathogenesis. Nat Med. 2010; 16:1248-57.

6. Gangadharan V, Kuner R. Pain hypersensitivity mechanisms at a glance. Dis Model Mech. 2013; 6:889-95.

7. Chahine M, O'leary ME. Regulation/modulation of sensory neuron sodium channels. Handb Exp Pharmacol; 2013; 221:111-3.

8. ReN K, Dubner R. Interactions between the immune and nervous systems in pain. Nat Med. 2010; 16:1267-76.

9. Baron R, Blinder A, Wasner G. Neuropathic Pain: diagnosis, pathophysiological mechanisms, and treatment. Lancet Neurol. 2010; 9:807-19.

10. Treed RD, Jensen TS, Campbell JN, et al. Neuropathic Pain: redefinition and a grading system for clinical and research purpose. Neurology. 2008; 70:1630-5.

11. Neblett R, et al. The Central Sensitization Inventory (CSI): establishing clinically significant values for identifying central sensitivity syndromes in an outpatient chronic pain sample. J Pain. 2013; 14:438-45.

12. Cardoso MGM. Estratégias no manejo da dor total. In: Mattos SLL, Azevedo MP, Cardoso MGM, Nunes RR (eds.). Dor e Cuidados Paliativos. Sociedade Brasileira de Anestesiologia; 2018. p. 173-82.

13. Mccaffery M, Pasero C. Using the 0-to-10 Pain Rating Scale: Nine common problems solved. AJN Am J Nurs. 2001; 101(10):81-2.

14. Jensen MP, Karoly P, Huger R. The development and preliminary validation of an instrument to assess patients' attitudes toward pain. J Psychosom Res. 1987; 31(3):393-400.

15. Melzack R. The short-form McGill pain questionnaire. Pain [Internet]. 1987 ago; 30(2):191-7.

16. Varoli FK, Pedrazzi V. Adapted version of the McGill pain questionnaire to Brazilian Portuguese. Braz Dent J. 2006; 17(4):328-35.

17. Cardoso MGM, Melo ITV. Cuidados Paliativos em Dor. In: Posso IP, Grossman E, Fonseca PRB, Perissinoti DMN, Oliveira Jr JO, Souza JB, et al. (eds.). Tratado de Dor. Atheneu; 2017. p. 121-32.

18. Araújo VMC, Ferreira CB, Santos EA, Costa JGF, Menezes VL, Cardoso MGM. Avaliação biomecânica funcional em pacientes do Ambulatório de Dor da Fundação Centro de Controle de Oncologia. Rev Dor. 2010; 11(2):105-20.

19. Pasero C, Portenoy RK. Neurophysiology of pain and analgesia and the pathophysiology of neuropathic pain. In: Pain assessment and pharmacologic management. St Louis, MO: Mosby Elsevier Inc; 2011. p. 1-12.

20. Borsook D, et al. When pain gets stuck: the evolution of pain chronification and treatment resistance. Pain. 2018; 159(12):2421-36.

21. Sadar Jr JJ; Cardoso MGM. Cuidados Paliativos em Dor. In: Posso IP; Grossman E; Fonseca PRB; Perissinoti DMN; Oliveira Jr JO; Souza JB; Serrano SC, Vall J. Tratado de Dor. Atheneu, 2017 p. 1437-42

Analgesia Opioide

13

João Batista Santos Garcia

Introdução

Os opioides são analgésicos potentes indicados para o controle de dor moderada a intensa. Os termos opioides e opiáceos são comumente confundidos. Opiáceo é qualquer agente derivado do ópio. Opioide é qualquer componente, endógeno ou exógeno, que se liga ao receptor opioide. Há opioides que ocorrem naturalmente, como a morfina, tebaína e codeína; opioides semissintéticos como a oxicodona e diacetilmorfina (heroína); e opioides totalmente sintéticos como nalbufina, metadona, fentanil, alfentanil, sufentanil e remifentanil.[1]

A forma de ligação dos opioides aos seus receptores específicos é uma propriedade farmacodinâmica muito utilizada para classificar os opioides. Existem os fármacos agonistas opioides completos (p. ex., morfina, fentanil, sufentanil), que são altamente potentes e requerem pouca ocupação do receptor para resposta máxima; agonistas opioides parciais (p. ex., buprenorfina), que requerem maior ocupação dos receptores para uma resposta mais baixa; e os antagonistas (p. ex., naloxona, naltrexona), que não extraem nenhuma resposta. Os agonistas/antagonistas (p. ex., nalbufina) combinam duas ações: ligam-se ao receptor κ como agonistas e ao receptor μ como antagonistas.[1,2] Uma outra classificação utilizada é a baseada na potência analgésica, na qual há opioides fortes (p. ex., morfina, fentanil, metadona), intermediários (p. ex., buprenorfina, nalbufina) e fracos (p. ex., codeína, tramadol).[1]

Os efeitos dos opioides ocorrem a partir da ligação a receptores específicos, presentes em áreas cerebrais específicas, como o tálamo, o mesencéfalo, a medula espinhal e os neurônios sensoriais primários. Os opioides agem também em receptores que podem estar presentes em órgãos, como o plexo mioentérico e submucoso.[3]

Existem vários receptores opioides, como μ (mi), δ (delta), κ (kappa) e ORL1 e inúmeros subtipos descritos. Todos pertencem à família de receptores acoplados à proteína G. Agem por meio da abertura de canais de potássio e da inibição dos canais de cálcio voltagem-dependentes, hiperpolarizando a membrana, reduzindo a excitabilidade dos neurônios e a liberação de neurotransmissores.[2,3]

Vale ressaltar que os receptores opioides acoplados à proteína G (RAPG) podem se combinar e formar os receptores heterodímeros, que apesar de serem de uma mesma família, geram dímeros com características funcionais e bioquímicas próprias, além de efeitos farmacológicos diferentes. Como exemplo, os heterodímeros μ-δ podem exibir maior resposta do componente μ, potencializando efeitos analgésicos como o da morfina. Já os κ-δ podem estar associados a tolerância e vício. Esse conhecimento dá uma nova perspectiva ao conhecimento da farmacodinâmica dos opioides, especialmente na otimização do uso desses fármacos, facilitando o controle analgésico e redução de efeitos adversos.[2,3]

Efeitos nos diversos sistemas

O principal efeito dos opioides é o alívio da dor alcançada de acordo com o aumento progressivo da dose, que chamamos de titulação. Esse processo, que deve ser lento e gradual, reduz o aparecimento de efeitos adversos. A maioria desses efeitos desaparece com o uso continuado e não interfere mais com o uso regular de opioides.

As alterações cognitivas devem ser consideradas no início do tratamento, especialmente ao dirigir veículos ou operar máquinas perigosas, como serras elétricas. Esse tipo de problema tende a desaparecer, contudo é obrigatória a informação sobre a ocorrência desses efeitos, evitando que a medicação seja interrompida.[4]

Provocam náusea e vômitos, reduzem a mobilidade gastrintestinal, reduzem a secreção gastrintestinal de muco e aumentam a absorção de líquidos, o que pode gerar a constipação. Também estão associados a espasmos de músculos lisos da vesícula, do trato biliar e da bexiga, resultando em aumento de pressão e retenção biliar ou urinária. As náuseas e vômitos estão também associadas à sensibilização do sistema vestibular e à ação em receptores localizados na zona de gatilho para vômito (área postrema). A constipação é um efeito que não costuma desaparecer, persistindo durante todo o tratamento, e que necessita ser abordado desde o início nos pacientes com proposta de uso prolongado.[5]

O prurido ocorre mais frequentemente após administração dos opioides no neuroeixo, apesar de ser relatado também após o uso oral. Parece ser mediado pelo sistema nervoso central, no qual a inibição da dor potencializa a atividade subjacente de neurônios pruritorreceptivos.[4]

A depressão respiratória pode ocorrer com a maioria dos opioides em uso clínico. Há uma redução da frequência ventilatória e retardo da expiração, que causam um ritmo respiratório irregular, observando-se uma redução na resposta ao aumento de CO_2. Resulta da ação nos centros respiratórios do tronco cerebral. Atenção especial deve ser dada a pacientes obesos, com apneia do sono e idosos, que configuram grupo de risco de depressão respiratória. Durante a administração prolongada e regular de opioides, a depressão respiratória não parece ser um problema. Ainda, vale ressaltar que essa diminuição da frequência, do volume minuto e total da atividade respiratória é um efeito desejável para o alívio da dispneia em pacientes em cuidados paliativos no final de vida.[6]

Esses fármacos suprimem o reflexo da tosse, por um mecanismo central, exibindo um efeito antitussígeno que é bem observado terapeuticamente com a codeína.[4]

Cerca de 10-15% dos pacientes experimentam *delirium*, com confusão mental, alucinações visuais, alteração de humor, sonolência, desorientação, alteração de memória, pesadelos e sonhos vívidos. Pode haver uma piora quando há associação com benzodiazepínicos, antidepressivo e esteroides. Muitas vezes, a rotação do opioide é uma terapia bem-sucedida no controle desse efeito.[7]

Até 90% dos pacientes que usam opioides de forma prolongada podem desenvolver hipogonadismo. A ligação a receptores no hipotálamo, hipófise e testículos gera uma diminuição dos hormônios sexuais, androgênio adrenal, cortisol e testosterona. Os efeitos mais comumente relatados são diminuição da libido, instabilidade vasomotora, infertilidade, amenorreia, disfunção erétil, perda muscular, aumento de gordura visceral e fadiga.[8]

Embora mais comum em mulheres, quase metade dos todos os homens em uso crônico de opioides apresenta osteoporose. Sugere-se que a densidade óssea deve ser monitorada em pacientes que tomam doses equivalentes de morfina ≥ 100 mg/dia, especialmente em pacientes com outros riscos de osteoporose e fraturas.[9]

Entre os efeitos cardiovasculares, vale ressaltar o prolongamento do intervalo QT (QTc), que é raro e potencialmente grave. QTc longo pode ser induzido por metadona (> 500 ms) e está relacionado à dose, podendo ser assintomático e ser resolvido espontaneamente. Raramente evolui para palpitações, síncope, convulsões, *torsades de pointes* ou morte súbita. Inibidores da CYP3A4 (p. ex., fluoxetina, claritromicina, fluconazol, valproato), antidepressivos tricíclicos, haloperidol, droperidol, estão entre os fármacos que podem interagir com a metadona e potencializar o prolongamento do intervalo QTc. Outros efeitos cardiovasculares são pouco comuns, como vasodilatação e hipotensão.[10]

Existem diferenças entre os variados opioides em relação à intensidade dos efeitos imunomoduladores. Os receptores μ são provavelmente o principal alvo da modulação imune dos opioides clássicos. Entre os mecanismos propostos estão uma ação direta no imunócito, modulação do eixo hipotálamo-hipofisário, da atividade simpática e de outros locais, incluindo modulação imunológica central. Essa é uma área de investigação altamente controversa. Importante esclarecer que a dor tem um caráter depressor da imunidade, que precisa ser combatido e, a partir dessa premissa, tratar a dor tem um efeito imunomodulador positivo.[4,9]

A hiperalgesia induzida por opioide (HIO) é um fenômeno que ocorre quando, ao utilizar um opioide terapeuticamente, provoca-se paradoxalmente uma sensibilização dos pacientes à dor ou mesmo se induz um quadro de dor aguda. A HIO está mais comumente associada ao transoperatório quando há infusão de remifentanil, ou quando se usam altas doses de opioides ou, ainda, quando se fazem drásticas e rápidas elevações das doses de opioides em pacientes com dor crônica.[4,11]

Vias de administração

A via de administração dos opioides pode influenciar o início, a concentração máxima atingida pelo fármaco e a duração da analgesia. Os níveis plasmáticos máximos ocorrem em aproximadamente 45 a 80 minutos após a administração oral, 20 a 40 minutos após o uso subcutâneo (hipodermóclise) e 6 a 20 minutos após doses intravenosas.[12]

Pela via oral são absorvidos diretamente a partir do trato gastrointestinal para a circulação hepática e submetidos a considerável metabolismo de primeira passagem, tendo baixa biodisponibilidade. Os opioides hidrofílicos, como a morfina e a oxicodona, são absorvidos lentamente através da mucosa gastrointestinal, membranas celulares e barreira hematoencefálica. Em contrapartida, os lipofílicos, como a metadona, a buprenorfina e o fentanil, se difundem mais rapidamente.[12] A via oral perfaz uma grande parte da administração dessas medicações, constituindo o manejo clínico diário em inúmeras situações clínicas. É recomendada pela Organização Mundial de Saúde como a via preferencial em pacientes com dor no câncer.

A administração intravenosa é vantajosa para pacientes que necessitam de rápida titulação de dose, têm obstrução gastrointestinal ou náuseas e vômitos de difícil controle ou, ainda, quando grandes doses pela via oral são impraticáveis.[9]

A biodisponibilidade dos opioides pela via subcutânea é de cerca de 78% da dose intravenosa, sendo muito utilizada em pacientes em cuidados paliativos, naqueles com dificuldade de acesso venoso, tanto para uso hospitalar como em domicílio. Quanto à via intramuscular, a absorção dos opioides ocorre, porém, de forma variável, imprevisível, além de ser dolorosa e, por todos esses fatores, deve ser desencorajada.[12]

Com a prescrição de doses adequadas em intervalos apropriados, em horário fixo, ou "ao redor do relógio", atingem o estado de equilíbrio plasmático em quatro a cinco meias-vidas. Entende-se esse ponto como aquele em que a quantidade de opioide excretada entre as doses se aproxima da quantidade adicionada pelas doses subsequentes. Para a morfina, oxicodona ou fentanil intravenoso, isso pode ser alcançado em torno de 24 horas, entretanto para outros fármacos como a metadona e alguns opioides transdérmicos pode levar vários dias.[9]

A via transdérmica pode ser uma opção para pacientes que não toleram a via oral, para minimizar o número de medicações e tomadas ou, ainda, para melhorar a adesão ao tratamento com os opioides.[13]

Os adesivos transdérmicos são formulados como um reservatório contendo o fármaco, possuindo uma membrana ou polímero adesivo com uma matriz incorporada para controle da taxa de liberação da medicação. As lesões comprometendo a integridade da pele ou o calor excessivo, com aumento da temperatura, como nos picos febris, podem causar maior absorção e aumentar a concentração plasmática do medicamento em qualquer sistema de administração transdérmica.[13]

Após a aplicação do primeiro adesivo, deve-se estar atento para o tempo em que serão atingidas concentrações analgésicas do fármaco, pois esse processo é lento e pode durar de 8 a 12 horas. Após a retirada do adesivo, também deve ser considerado o tempo da redução das concentrações, que pode ser até mais de 24 horas. Doses de resgate de opioides são necessárias na titulação inicial quando essa via for utilizada.[13]

A via transmucosa é extremamente útil em pacientes com dor do tipo *breakthrough* ou incidental, em que fármacos que tenham rápida absorção e início de ação são desejados. O fentanil é o protótipo desse tipo de apresentação, sob a forma de tabletes e *spray* sublingual, bucal e nasal. A analgesia é alcançada em 5 a 10 minutos.[14]

A via espinal tem sido amplamente empregada no controle de dor aguda pós-operatória, tanto por via subaracnóidea como peridural, com excelente analgesia, sendo em geral bem tolerada. Na dor crônica, essas vias também podem ser utilizadas, principalmente em dores de difícil controle. Vale ressaltar que a morfina, por ser menos lipossolúvel, permanece mais tempo no líquido cefalorraquidiano (LCR), gerando analgesia mais prolongada.[15]

Dependência física e vício

A dependência física é um efeito comumente observado com a utilização de opioides, em especial os fármacos agonistas, muito pouco provável de ocorrer com agonista-antagonistas, e não descrito com os antagonistas. Após alguns dias de exposição, tempo esse que costuma ser variável e pode alcançar até 20 dias, a dependência se estabelece, apesar de que podem ser referidos sintomas desde até 48 horas do início do emprego de medicações como a morfina.[16]

Sempre que ocorre dependência física, a retirada do opioide pode gerar a síndrome de abstinência, que é descrita com o aparecimento inicial de bocejos, associados com sudorese profusa, lacrimejamento, insônia e inquietação. Posteriormente podem haver queixas de cólicas abdominais, náuseas, vômitos e diarreia. Uma crise pode ser tratada rapidamente com a administração de dose baixa de agonista opioide.[17]

Muitas vezes, emprega-se o termo vício ou adição como sinônimo de dependência física. Essa interpretação errônea pode ser a razão de insegurança para pacientes, familiares e médicos, uma vez que se difundiu a ideia de que o paciente que é tratado com esse tipo de fármaco se tornará obrigatoriamente viciado. O vício se caracteriza como um desejo compulsivo acompanhado de comportamento de busca pelo opioide, e pode estar relacionado a uso recreativo. Nesse caso, o paciente tem uma alteração psicológica, que deve ser monitorada e acompanhada por equipes especializadas.[16,17]

Há fatores que estão relacionados ao vício e que fundamentam riscos reais na prescrição dos opioides, tais como: perfil genético, ser mais jovem, ter alterações psicológicas e doenças psiquiátricas atuais ou anteriores (depressão e ansiedade são exemplos), história pregressa na família de abuso de drogas, tabagismo, usar doses elevadas de opioide e uso de benzodiazepínicos.[17] Esses dados devem fazer parte do *checklist* médico durante a decisão da prescrição e também devem ser um fator norteador na estratificação do risco, do seguimento e monitoramento da utilização desses fármacos.

Em nosso país, e especialmente em pacientes sob cuidados paliativos, o vício não atingiu as cifras alarmantes observadas em países como os Estados, Unidos, Canadá e Austrália. Possivelmente, a baixa acessibilidade e disponibilidade dos opioides, além do subtratamento da dor observado em países latinos, como o Brasil, sejam os motivos para esse perfil.[18]

Concluindo, os analgésicos opioides são uma pedra angular do tratamento da dor, especialmente a dor do câncer; contudo o manejo inadequado e o subtratamento são muito frequentes, principalmente pelos equívocos sobre opioides. Ainda existem temores em torno do uso desses analgésicos entre pacientes, familiares e profissionais de saúde, que acreditam que os opioides deveriam ser usados apenas em casos terminais e no final da vida, e que o seu uso pode estar associado à morte prematura e à progressão da doença. Médicos também apresentam comportamentos de barreira em relação à prescrição, mesmo para o controle da dispneia.

A educação continuada, clínica e didática em relação à compreensão da farmacologia e emprego adequado dos opioides pode ajudar os profissionais de saúde a fazer contribuições substanciais e significativas para o tratamento ideal da dor para indivíduos em cuidados paliativos.

REFERÊNCIAS BIBLIOGRÁFICAS

1. Cox BM, Christie MJ, Devi L, et al. Challenges for opioid receptor nomenclature: IUPHAR Review 9. Br J Pharmacol. 2015; 172:317-23.

2. Günther T, Dasgupta P, Mann A, et al . Targeting multiple opioid receptors – improved analgesics with reduced side effects? Br J Pharmacol. 2018; 175:2857-68.

3. Gendron L, Cahill CM, von Zastrow M, et al. Molecular Pharmacology of d-Opioid Receptors. Pharmacol Rev. 2016; 68:631-700.

4. Mercadante S. Opioid-related adverse effects. Xiangya Med. 2016; 1(3):1-14.

5. Clemens KE, Faust M, Jaspers B, Mikus G. Pharmacological treatment of constipation in palliative care. Cur Opin Sup Pal Care. 2013; 7(2):183-91.

6. Dahan A, Aarts L, Smith TW. Incidence, reversal, and prevention of opioid-induced respiratory depression. Anesthesiol. 2010; 112:226-38.

7. Sivanesan E, Gitlin MC, Candiotti KA. Opioid-induced hallucinations: A review of the literature, pathophysiology, diagnosis, and treatment. Anesth Analg. 2016; 123(4):836-43.

8. Buss T, Leppert W. Opioid-induced endocrinopathy in cancer patients: An underestimated clinical problem. Adv Ther. 2014; 31(2):153-67.

9. Portenoy RK, Ahmed E. Principles of opioid use in cancer pain. J Clin Oncol. 2014; 32(16):1662-70.

10. Chou R, Cruciani RA, Fiellin DA, et al. Methadone safety: A clinical practice guideline from the American Pain Society and College on Problems of Drug Dependence, in collaboration with the Heart Rhythm Society. J Pain. 2014; 15(4):321-37.

11. Yi P, Pryzbylkowski P. Opioid induced hyperalgesia. Pain Med. 2015; 16(Suppl 1):S32-S36.

12. Pathan H, Williams J. Basic opioid pharmacology: An update. Br J Pain. 2012; 6(1):11-6.

13. Andresen T, Upton RN, Foster DJR, et al. Pharmacokinetic/pharmacodynamic relationships of transdermal buprenorphine and fentanyl in experimental human pain models. Basic Clin Pharmacol Toxicol. 2010; 108(4):274-84.

14. Minkowitz H, Bull J, Brownlow RC, et al. Long-term safety of fentanyl sublingual spray in opioid-tolerant patients with breakthrough cancer pain. Support Care Cancer. 2016; 24(6):2669-75.

15. Hanks GW, Conno F, Cherny N, et al. Morphine and alternative opioids in cancer pain: the EAPC recommendations. Br J Cancer. 2001; 84(5):587-93.

16. Juurlink DN, Dhalla IA. Dependence and Addiction During Chronic Opioid Therapy. J Med Toxicol. 2012; 8:393-9.

17. Højsted J, Nielsen PR, Guldstrand SK, et al. Classification and identification of opioid addiction in chronic pain patients. Eur J Pain. 2010; 14:1014-20.

18. Garcia JBS, Lopez MPG, Barros GAM, et al. Latin American Pain Federation position paper on appropriate opioid use in pain management. Pain Rep. 2019; 4e730.

Analgesia Não Opioide

14

Inês Tavares Vale e Melo Cardoso

Em 2020, surge a nova definição de dor revisada pela International Association for the Study of Pain (IASP): "Dor é uma experiência sensitiva e emocional desagradável, associada, ou semelhante àquela associada, a uma lesão tecidual real ou potencial". Embora a lesão tecidual tenha um papel na dor nociceptiva, a dor neuropática é uma consequência direta de uma lesão ou doença do sistema nervoso somatossensitivo, podendo ser sentida em áreas sem lesão tecidual. Do mesmo modo, a lesão tecidual não tem papel comprovado na dor nociplástica (dor que surge de uma nocicepção alterada, apesar de não haver evidência clara, ou ameaça, de lesão tecidual real provocando a ativação de nociceptores periféricos, ou evidência de lesão no sistema somatossensitivo que cause dor). Essa definição é resultado da força-tarefa que foi aprovada pelos membros da IASP na incessante busca para melhorar a qualidade de vida do ser humano.

Para manejo dessa dor, dispomos dos analgésicos não opioides, que de acordo com a escada analgésica recomendada pela Organização Mundial de Saúde (OMS), apresentam função primordial no tratamento da dor, aguda ou crônica, os quais podem ser indicados em qualquer degrau da escada analgésica.

Analgésicos simples

Atualmente, a dipirona e o paracetamol são os analgésicos mais prescritos no Brasil, no entanto a dipirona tem seu uso restrito nos Estados Unidos e em vários países da Europa, em razão da possibilidade, embora muito rara, de causar agranulocitose, complicações gastrointestinais, anemia aplástica e anafilaxia.

◆ Paracetamol

Paracetamol, ou acetaminofeno, é um analgésico e antipirético não ácido, considerado um anti-inflamatório não esteroidal (AINE). É indicado nas dores leves isoladamente e nas dores moderadas quando associado aos opiáceos. Não apresenta efeitos adversos como lesões gastrointestinais e efeitos cardiológicos. Pode ser administrado por via oral, retal e venosa, ressaltando que a formulação endovenosa não se encontra disponível no Brasil.

O principal efeito adverso do paracetamol é a hepatotoxicidade, a qual está relacionada a doses superiores a 4 g/24 h, pacientes hepatopatas e etilistas crônicos. Também pode apresentar reações dermatológicas como eritema cutâneo, hematológicas como anemia, leucopenia e pancitopenia, distúrbios eletrolíticos ou, ainda, nefrotoxicidade. É seguro para crianças, gestantes e idosos. Encontra-se disponível isolado ou em associações com opioides e AINE.

◆ Dipirona

Dipirona (metamizol), é um analgésico simples derivado da pirazolona. Sua propriedade analgésica foi descoberta em 1921 e há quase um século de sua utilização ainda se desconhece seu mecanismo de ação por completo.

Possui como ação principal a analgésica e a antipirética, superiores à ação anti-inflamatória. É usada tanto em crianças quanto em adultos, desde que não sejam alérgicos a dipirona, e pode ser utilizada por diversas vias de administração, quais sejam: via oral, retal, intramuscular e/ou endovenosa. É descrita como tendo efeito adverso à agranulocitose, porém é de ocorrência rara. Assim sendo, podemos concluir que a dipirona é um medicamento de fácil acesso, baixo custo e alta eficácia terapêutica, bem como reduz a tolerância ao opioide sem aumentar os efeitos colaterais.

Analgésicos anti-inflamatórios não esteroidais

Os analgésicos anti-inflamatórios não esteroidais (AINE) têm sua ação analgésica por inibição da atividade da ciclo-oxigenase (COX) e, portanto, da biossíntese de prostaglandinas. O efeito anti-inflamatório e analgésico é decorrente da inibição da atividade das prostaglandinas nos tecidos, nos nociceptores periféricos e no sistema nervoso central (SNC). Além de diminuírem a formação de prostanoides, os AINE e inibidores de COX-2 (coxibes) interferem com a produção de outros mediadores, como os endocanabinoides, podendo aumentar seus níveis, sendo esse um outro possível mecanismo que contribui para o controle da dor.

Interessante lembrar o efeito-teto para a analgesia, em que doses acima da dose recomendada não promovem analgesia e sim aumento da incidência de efeitos adversos.

Possuem excelente eficácia terapêutica e, portanto, indicação clínica nas dores de leve a moderada intensidade; dor visceral aguda, como cólica nefrética e dismenorreia; dor musculoesquelética e osteoarticular; dores agudas e crônicas degenerativas; dor aguda por processo infeccioso; dor oncológica incidental; metástases ósseas; cefaleia tensional e algumas formas de enxaquecas; dor aguda pós-operatória e pós-traumática.

Os AINE apresentam diferenças entre si quanto a sua farmacocinética, potência anti-inflamatória e efeitos adversos. Segundo a sua seletividade pela COX, os AINE classificam-se em dois grupos: inibidores não seletivos (COX-1 e COX-2) e inibidores seletivos de COX-2 (coxibes).

Os celecoxibes associam-se significativamente a aumento de risco de acidente vascular encefálico e de hemorragia gastrointestinal, e devem ser evitados em pacientes com insuficiência cardíaca grave e cardiopatia isquêmica pelo risco de indução de infarto do miocárdio e acidente vascular encefálico.

Já os AINE não seletivos aumentam a incidência de hemorragia gastrointestinal. Entre outros efeitos adversos mais comuns, temos: náuseas, sangramento do trato gastrointestinal (TGI), hipertensão arterial sistêmica (HAS), insuficiência cardíaca (IC), disfunção plaquetária, cefaleia, broncospasmo, urticária e anafilaxia. Melhoram a sensibilização periférica, a dor espontânea, a hiperalgesia e a alodinia associadas a inflamação tecidual. Na dor crônica, seu uso é limitado devido aos seus efeitos adversos (Quadro 14.1).

Quadro 14.1. AINE – doses e vias de administração recomendadas.

Paracetamol	Adulto: 500-1.000 mg VO a cada 4-6 h. Dose máx.: 4 g/dia Criança: 10-15 mg/kg a cada 4-6 h. Dose máx.: 100 mg/kg/dia
Dipirona	Adulto: 500-2.000 mg VO 6/6 h ou 1-2 g IV 6/6 h Criança: 20-30 mg/kg VO 6/6 h
Cetorolac	Adulto: 10 mg VO 6/6 h; 15-30 mg IV ou IM 6/6 h
Cetoprofeno	Adulto: 50-75 mg VO a cada 6-8 h; 100 mg IV ou IM 12/12 h Dose máx.: 300 mg/dia Não recomendado para crianças < 15 anos
Diclofenaco	Adulto: 50 mg VO 8/8 h ou 75 mg IM 12/12 h Dose máx.: 150 mg/dia
Ibuprofeno	Adulto: 200-400 mg VO a cada 6-8 h. Dose máx.: 2.400 mg/dia Pediátrica: a partir de 6 meses, gotas VO 4-10 mg/kg a cada 6-8 h Dose máx.: 40 mg/kg/dia
Meloxican	Adulto: 7,5-15 mg/dia VO. Dose máx.: 15 mg/dia
Naproxeno	Adulto: 250-500 mg VO 12/12 h. Dose máx.: 1.250 mg/dia Pediátrica: 5 mg/kg 12/12 h. Dose máx.: 15-20 mg/kg/dia
Nimesulida	Adulto: 100-200 mg VO 12/12 h. Dose máx.: 400 mg/dia
Piroxican	Adulto: 10-30 mg/dia VO. Dose máx.: 40 mg/dia
Celecoxibe	Adulto: 200 mg VO 12/12 h. Dose máx.: 400 mg/dia VO
Etoricoxibe	Adulto: 60-120 mg/dia VO 24/24 h
Parecoxibe (composto ativo: valdecoxibe)	Adulto: 40 mg VO ou EV uma vez ao dia Dose máx.: 80 mg/dia

Fármacos adjuvantes

Tradicionalmente, a Organização Mundial de Saúde consagrou que os analgésicos adjuvantes fossem apresentados como "coanalgésicos" (antidepressivos e anticonvulsivantes) e analgésicos "adjuvantes" (relaxantes musculares, esteroides e bifosfonatos). São medicamentos geralmente utilizados para tratar outros problemas como convulsões ou depressão, mas que também possuem importante ação no alívio da dor. Hoje são indicados com o objetivo de aumentar o controle da dor, tratar dor refratária a outros medicamentos, reduzir a dose de analgésicos opioides e de efeitos adversos dos fármacos associados, estando recomendados em qualquer degrau da escada analgésica sugerida pela Organização Mundial de Saúde.

◆ Antidepressivos

Os antidepressivos modulam a dor através do sistema nervoso periférico (SNP) e SNC, bloqueando a recaptação de serotonina ou noradrenalina, ou de ambas; alteram a concentração de neurotransmissores na fenda sináptica do corno dorsal da medula espinhal (CDME); e afetam a transmissão nociceptiva.

Os antidepressivos tricíclicos e os inibidores seletivos de recaptação de serotonina e noradrenalina são classificados como fármacos de primeira linha, sendo indicados para vários tipos

Quadro 14.2. Antidepressivos.

Antidepressivos tricíclicos	• Amitriptilina: 25-75 mg/dia VO (iniciar com 10 mg no idoso, com cautela). Não recomendados para os pacientes idosos e ou com glaucoma de ângulo estreito e arritmias cardíacas • Nortriptilina: iniciar com 25-150 mg/dia VO • Imipramina: 10, 25-75 mg/dia VO • Clomipramina 10, 25-50 mg/dia VO
Antidepressivos inibidores da recaptação de serotonina	• Sertralina: 50-200 mg/dia VO • Paroxetina: 10 mg/dia (idoso) a 20 mg/dia VO • Citalopram: 10 mg/dia (idoso) a 20 mg/dia VO • Escitalopram 10-20 mg/dia VO • Fluoxetina: 10-80 mg/dia VO

Antidepressivos inibidores da recaptação de serotonina e noradrenalina	• Venlafaxina: 150-225 mg/dia VO
	• Idoso: 37,5-75 mg/dia como dose inicial
	  Eficaz na neuropatia periférica diabética e polineuropatias
	• Desvenlafaxina: 50-100 mg/dia VO
	• Duloxetina: 30-120 mg/dia VO (agonista alfa-2 adrenérgico)
	  Eficaz na neuropatia periférica diabética
	Obs.: menores efeitos anticolinérgicos e risco cardiovascular que os tricíclicos.

Antidepressivos que atuam na recaptação de norepinefrina e dopamina	• Bupropiona: 100-150 mg/dia Obs.: menor risco de sonolência e pouco interfere na libido. Bons resultados com fadiga.

diferentes de dor neuropática. A escolha do antidepressivo deve privilegiar o perfil de cada paciente, idade, interação medicamentosa, nível de ansiedade e insônia, presença de comorbidades e presença de possíveis efeitos adversos, tais como boca seca, hipotensão ortostática, sonolência, taquicardia, constipação e retenção urinária. Devem ser usados em baixas doses e não em doses antidepressivas. Lembrar que seu uso concomitante com opioides, como o tramadol, pode precipitar crise serotoninérgica. Não se recomenda a suspensão súbita desses fármacos (Quadro 14.2).

◆ Anticonvulsivantes

Os anticonvulsivantes são amplamente utilizados como parte da analgesia multimodal, no manejo da dor neuropática caracterizada como lancinante, paroxística, em queimação, agulhada, choque ou formigamento. Modulam direta ou indiretamente a hiperexcitabilidade neuronal no corno dorsal da medula, induzida pela lesão aguda, responsável pela sensibilização central.

Gabapentinoides

Os gabapentinoides, pregabalina e gabapentina, atuam como ligantes à subunidade alfa-2-delta dos canais de cálcio voltagem-dependentes pré-sinápticos e regulam a entrada de cálcio no neurônio pré-sináptico, diminuindo a liberação de neurotransmissores excitatórios na fenda sináptica. A pregabalina tem mecanismo de ação semelhante à gabapentina, porém com perfil farmacocinético superior e menos efeitos gastrointestinais. Promovem diminuição do consumo de opioides (Quadro 14.3).

Quadro 14.3. Anticonvulsivantes.

Gabapentina	300-900 mg/dia VO, inicialmente, até no máximo 3.600 mg/dia Primeira linha para tratamento de dor neuropática
Carbamazepina	100-200 mg/dia VO, inicialmente, até 1.600 mg/dia, divididos em 2 a 4 tomadas ao dia Primeira linha para tratamento de neuralgia do trigêmeo
Pregabalina	150-300 mg/dia, inicialmente, até no máximo 600 mg/dia Primeira linha para tratamento de dor neuropática
Lamotrigina	25-50 mg/dia até 200-500 mg/dia
Fenitoina	300 mg/dia até 500 mg/dia
Topiramato	25 mg/dia até 600 mg/dia em 2 tomadas

◆ Corticosteroides

São fármacos considerados adjuvantes e são utilizados no tratamento da dor associada a lesões traumáticas, inflamatórias e neoplásicas do sistema nervoso periférico (causalgia, neuralgia herpética, hérnias discais) e do sistema nervoso central (meningoencefalite, tumores e hemorragias meníngeas, profilaxia da neuralgia pós-herpética) e da dor associada a doenças inflamatórias e neoplásicas sistêmicas (especialmente as metástases ósseas), assim como da asma brônquica, reações alérgicas, prevenção da rejeição de órgãos e pneumonia aspirativa.

◆ Relaxantes musculares

Esses fármacos agem inibindo o tônus muscular e são indicados no tratamento da dor associada ao espasmo muscular. Atuam em receptores GABA, deprimindo o sistema nervoso central e reduzindo os neurotransmissores glutamato e aspartato, ou exercem ação central por meio da inibição da ação reflexa e são indicados para aliviar a dor muscular espástica, associados ou não aos analgésicos.

Cetamina

A cetamina previne a sensibilização central por inibir a atividade dos receptores N-metil- -D-aspartato (NMDA). É um agente anestésico dissociativo não barbitúrico. Pode ser utilizada como sedativo e analgésico, no tratamento da dor pós-operatória e da dor crônica. Neste caso, tem sido usada nas situações de difícil controle que não respondam a outros tratamentos, como na síndrome da dor complexa regional ou na fibromialgia.

Atualmente temos disponível a dextrocetamina, mais potente e com menor índice terapêutico, que possui afinidade quatro vezes maior ao receptor NMDA, resultando em uma maior potência analgésica com mínima incidência de alucinações ou fenômenos psicodislépticos.

Dexmedetomidina

A dexmedetomidina é um alfa-2-agonista altamente seletivo com propriedades hipnóticas, sedativas, ansiolíticas, simpaticolíticas e analgésicas que não produz depressão respiratória significativa. Na medula espinhal reduz a transmissão dolorosa, diminuindo a liberação de neurotransmissores nociceptivos, como substância P e glutamato, a partir de aferentes primários terminais de fibras A e C, além de causar hiperpolarização de interneurônios espinhais via ativação da proteína-G mediada por canais de potássio.

Clonidina

A clonidina é um alfa-2-agonista de ação central com ação sedativa e analgésica que age no *locus coeruleus* e na medula espinhal, respectivamente. É utilizada para prolongar a analgesia pós--operatória e reduzir o consumo de opioides e a pressão arterial sistêmica.

◆ Anestésicos locais

A lidocaína venosa promove ação central com diminuição da sensibilização medular, redução da alodinia e hiperestesia. O principal mecanismo de ação dos anestésicos locais, quando utilizados por via endovenosa e em baixas concentrações, é a inibição da atividade anormal das fibras aferentes primárias, em especial nas fibras C, por meio do bloqueio de canais de sódio. Pacientes com dor neuropática periférica e central obtêm significativo alívio da dor quando da utilização dessa técnica.

◆ Canabinoides

Compreendem um grupo de substâncias químicas que atuam nos receptores canabinoides, com ações variadas como antieméticos, estimuladores do apetite, anticonvulsivantes, analgésicos em dores neuropáticas e antiespásticos, entre outros. Alguns países já legalizaram o uso médico dessas substâncias, mas os problemas legais são muitos e complexos. Apesar do uso aumentado de canabinoides no tratamento da dor neuropática, ainda faltam evidências, sugerindo eficácia limitada em algumas desordens neurológicas, principalmente relacionadas com a espasticidade e algumas condições de dor crônica neuropática, em particular esclerose múltipla e Sida.

No Brasil, a Agência Nacional de Vigilância Sanitária (Anvisa) aprovou em 3 de dezembro de 2019 a liberação da venda, em farmácias, de produtos à base de *cannabis* para uso medicinal no Brasil. Essa regulamentação é temporária, com validade de três anos (Quadro 14.4).

Quadro 14.4. Outros adjuvantes.

Corticoides	Dexametasona: • 4-20 mg/dia VO • 100 mg/dia para dor intensa associada a plexopatia, dor por compressão Metilpredinisolona: 30-50 mg/dia
Agonistas alfa-2 adrenérgicos	Clonidina espinhal ou sistêmica Dexmedetomidina Obs.: disponível no Brasil apenas para uso parenteral.
Neurolépticos	Haloperidol: 2-5 mg VO, 2 a 3 vezes ao dia Clorpromazina 4%, gotas ou comp. 25 mg VO
Ansiolíticos	Clonazepam: 2,5%, 0,5 mg ou 2 mg VO. Dose máx.: 6 mg/dia Alprazolam: 0,25 mg, 0,5 mg ou 1 mg VO. Dose máx.: 4,5 mg/dia
Anestésicos Anestésicos locais	Lidocaína local para dor bem localizada Lidocaína infusão: 2-5 mg/kg endovenosa Deve ser administrado com cautela e cuidados específicos devido aos efeitos adversos
Agonista GABA	Baclofeno: 30-90 mg/dia
Bloqueador de NMDA	Cetamina: 0,1-0,15 mg/kg via subcutânea em bólus ou 0,1-0,15 mg/kg/h por infusão contínua
Bisfosfonatos	Alendronato, pamidronato, ácido zoledrômico

BIBLIOGRAFIA

Alves Neto O, Costa CMC, Siqueira JT, Teixeira MJ, et al. Dor, Princípios e Prática. Ed. Artmed; 2009.

ANCP. Manual de Cuidados Paliativos. 2 ed; 2012.

Bergouignan M. Cures heureuses de neurologies essentielles par le dephenyl ydantoinate de sounde. Rev Laryngol Otol Rhinol. 1942; 63:34-41.

Cherny N, Fallon M, Kaasa S, Portenoy RK, Currow DC. Oxford Textbook of Palliative Medicine. 5 ed. Oxford University Press; 2015. p. 567, 577.

Conselho Federal de Medicina. https://portal.cfm.org.br/index.php?option=com_content&view=article&id=2 5239:cfm-no-211314&catid=3

Definição revisada de dor pela Associação Internacional para o Estudo da Dor: conceitos, desafios e compromissos. Tradução para língua portuguesa da definição revisada de dor pela Sociedade Brasileira para o Estudo da Dor. 2020.

Doyle D, Hanks G. Oxford Textbook of Palliative Medicine. 3 ed. Oxford: Oxford University Press; 2005.

Farias PO. Aspectos epidemiológicos das intoxicações por analgésicos não opioides e anti-inflamatórios não esteroides em um hospital de urgência e emergência. Rev Med Minas Gerais. 2016; 26(Supl 5):S11-S15.

Grewal A. Dexmedetomidine: new avenues. J Anaesthesiol Clin Pharmacol. 2011; 27(3):297-302.

Hennemann-Krause L, Sredni S. Farmacoterapia sistêmica da dor neuropática. São Paulo: Rev Dor. 2016; 17(Supl. 1).

II Consenso Nacional de Dor Oncológica. 1 ed. São Paulo: Grupo Editorial Moreira Jr; 2011.

Kraychete DC, Sakata RK. Neuropatias Periféricas Dolorosas. Ver Anestesiol Bras. 2011; 61:5:641-58.

Posso IP, et al. Tratado de Dor: Publicação da Sociedade Brasileira para Estudo da Dor – SBED. Atheneu; 2017.

Revista brasileira geriatria e gerontologia. 2015; 18(3). Rio de Janeiro.

Teixeira MJ, Yeng LT, Kaziyama HHS. Dor, Síndrome Dolorosa Miofascial e Dor Músculo-esquelética. São Paulo: Ed. Roca; 2006.

World Health Organization. Scoping Document for WHO Treatment Guidelines on pain related to cancer, HIV and other progressive life-threatening illnesses in adults. Disponível em: https://www.who.int/medicines/areas/quality_safety/Scoping_WHOGuide_malignant_pain_adults.pdf.

Analgesia Intervencionista

15

Carlos Marcelo de Barros
Paulo Renato Barreiros da Fonseca
Polliana Mara

Introdução

Um número substancial de pacientes com dor oncológica não obtém alívio satisfatório com abordagens de primeira linha, incluindo tratamento de causas subjacentes e a farmacoterapia baseada na escada analgésica da Organização Mundial da Saúde (OMS) (Figura 15.1). Isso ocorre pois, além de não ser amplamente conhecida e utilizada, ela é falha em manejar a dor oncológica em um grande número de pacientes, sendo eficaz em cerca de 70% dos casos. Diante disso, a medicina intervencionista surge como uma alternativa eficiente.[1,2]

Terapias intervencionistas de manejo da dor devem ser aplicadas o mais precocemente possível em pacientes portadores de doença oncológica que cursam com dor intensa, pois podem oferecer alívio eficaz da dor com melhora da qualidade de vida. A escada apresentada na Figura 15.1 apresenta evidências de uma abordagem mais eficaz no manejo da dor oncológica, em que opioides fortes em baixa dose são preferíveis aos opioides fracos como segundo degrau. A terapia intervencionista deve ser incluída como segundo degrau, quando a indicação se tornar premente. É importante o uso de doses de resgate de opioides em todas as fases do tratamento a partir do segundo degrau e o controle agressivo de sintomas não dolorosos (náuseas, vômitos, constipação, dispneia e outros) que interferem substancialmente na eficácia da terapia analgésica. Dessa forma, faz-se necessário que os clínicos e oncologistas saibam o momento ideal de indicar a avaliação do médico intervencionista em dor, que será capaz de direcionar o melhor procedimento de acordo com a doença e condição clínica do paciente (Figura 15.1). Vale lembrar que a intervenção não deve ser realizada em pacientes instáveis clinicamente; e se essa for a única opção de alívio da dor, a terapia intervencionista é realizada em caráter compassivo, havendo importantes diferenças entre as abordagens. Por exemplo, diferentemente da terapia tradicional, nos cuidados paliativos (CP) a coagulação pode estar anormal e pode haver infecções próximas ao local da intervenção. Além disso, existem maiores flexibilidades quanto ao ambiente do procedimento, que pode ser realizado no leito, e ao intervalo de troca dos cateteres, que podem esperar algumas semanas. Em casos de complicações durante o procedimento, como parada cardiorrespiratória (PCR), muitas vezes a reanimação cardiopulmonar (RCP) não está indicada, diferentemente da abordagem tradicional.[3-7]

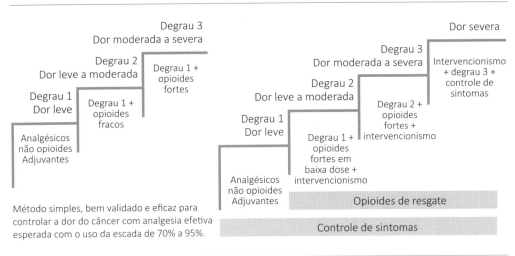

FIGURA 15.1. Atual escada analgésica da OMS × escada de autoria própria com base nas referências.[3-7]

Terapias de intervencionistas minimamente invasivas

• Infiltração de pontos-gatilho

Indicada para dor miofascial. Agulhamento a seco pode ser realizado ou uma injeção de aproximadamente 1 mL de anestésico local (p. ex., lidocaína a 1%) pode ser administrada diretamente no local doloroso do músculo na ausência de contraindicações como coagulopatia, leucopenia e pneumotórax.[8]

• Infiltração articular

Injeção intra-articular de corticoide pode ser considerada no tratamento de uma artropatia dolorosa na população de câncer, após exclusão de causas secundárias (metástases principalmente), na ausência de contraindicações como coagulopatia, leucopenia e pneumotórax.

Bloqueios nervosos

Os bloqueios nervosos envolvem a injeção de um medicamento próximo a um nervo para fornecer analgesia ou anestesia.

• Bloqueio diagnóstico e prognóstico

Infusão de pequena quantidade de anestésico local para determinar a referência anatômica da dor. Aplica-se no caso de neurólises químicas ou por radiofrequência, implante de bomba de infusão intratecal de fármacos ou de sistema para neuromodulação. Uma avaliação criteriosa deve ser realizada antes do bloqueio de teste, e a não realização deste não é impeditiva para a realização do procedimento intervencionista.[9]

• Bloqueio terapêutico

Tem o objetivo de produzir alívio sustentado da dor ou abordar a via anatômica subjacente envolvida, podendo ser não neurolítico e neurolítico.[10] Seu principal local de utilização é na coluna vertebral, onde pode ser infundido no espaço epidural por diversas técnicas (bloqueio interlaminar, transforaminal e sacral) ou na articulação facetária (bloqueio facetário).[4]

- **Bloqueio neurolítico**

Podem ser realizados bloqueios neurolíticos somáticos e simpáticos. A destruição neural pode ser alcançada com cirurgia, frio (crioterapia) ou calor (coagulação térmica por radiofrequência), ou com a injeção de um agente neurolítico (p. ex., solução salina hipertônica, glicerina, fenol ou álcool). Vale lembrar que todo procedimento tem seus riscos, e os associados à neurólise incluem anestesia local, anestesia dolorosa, disfunção autonômica, paresia motora, disfunção vesical/intestinal, disestesia, hipotensão ortostática e neurites.[4,11]

- **Simpatectomia**

Bloqueio simpático é considerado apenas quando há motivos para acreditar que a dor pode ser mantida, pelo menos em parte, por meio de mecanismos que envolvem atividade eferente simpática. As indicações são amplas e abrangem uma gama enorme de cânceres que estatisticamente cursam com dor intratável, como gástrico, de pâncreas, esôfago, cabeça e pescoço, colorretal, pélvico, entre outros (Figura 15.2).[11,12]

- **Bloqueio nervoso somático**

Tipos comuns de bloqueios nervosos somáticos não neurolíticos são citados no Quadro 15.1.

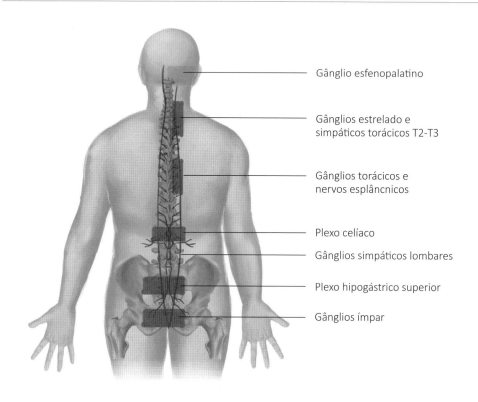

FIGURA 15.2. Sistema nervoso simpático e possíveis alvos para tratamento intervencionista da dor. (Imagem extraída sob autorização de: Fonseca PRB, Mansano AM, Lima ACB, Silva LCH, Braun LM, Subi KRR, et al.; Sobramid. Tratado de Dor Oncológica. Rio de Janeiro: Ed. Atheneu; 2019. p. 1112.[13])

Quadro 15.1. Exemplo de alvos potenciais para bloqueios somáticos e suas principais indicações.

Alvo	Indicação (por referência anatômica)
Paravertebrais e intercostais	Tórax, costelas
Plexo braquial	Membros superiores
Ramos médios	Coluna lombar
Gânglio de Gasser	Cabeça e pescoço
Neuroeixo (epidural/intratecal)	Tórax, abdome, pelve, membros inferiores
Femoral e ciático*	Membros inferiores
Transverso abdome**	Parede abdominal, períneo
Pudendo	Períneo, genitais

*Ampla possibilidade de bloqueios nos nervos femoral e ciático e suas ramificações.
**Bloqueio dos nervos ileoinguinal, íleo-hipogástrico e genitofemoral.
Fonte: Autoria própria.

Terapias implantáveis

As técnicas implantáveis neuroaxiais incluem a neuroestimulação medular, infusão de analgésicos via cateter epidural ou intratecal (totalmente implantável ou percutâneo) e a bomba intratecal de infusão de fármacos. A seleção adequada dos pacientes é importante para o uso adequado dessas intervenções. As principais desvantagens dessas técnicas são custo, risco de infecção e falha mecânica.[14-17]

◆ Neuroestimulação medular

Trata-se de uma opção para pacientes com dor neuropática, principalmente focal e intratável, relacionada ao câncer ou ao tratamento do câncer, que falharam com tratamento conservador. Não está indicada para pacientes oncológicos debilitados próximos ao fim de vida.[14-17]

◆ Infusão neuroaxial (peridural e/ou intratecal)

Importante para pacientes refratários ou intolerantes à farmacoterapia sistêmica, pois se trata de uma via de infusão mais eficiente e com menos efeitos colaterais, valendo-se de uma melhor farmacocinética e evitando variabilidade de absorção, metabolismo de primeira passagem e outros aspectos que interferem na eficiência da droga, principalmente em pacientes oncológicos, para os quais as interações e alterações causadas pela doença e pelo tratamento interferem substancialmente na farmacologia das drogas analgésicas, principalmente dos opioides. As proporções chegam a 100:10:1 e 20:2:0,2 quando comparamos as doses equianalgésicas entre as vias parenteral, peridural e intratecal para morfina e fentanil, respectivamente.

◆ Cateter intratecal vs. cateter peridural

O cateter epidural percutâneo ou totalmente implantável permite que a analgesia seja restrita a menos dermátomos, o que pode ser uma vantagem em alguns pacientes. As bombas de infusão intratecal implantáveis dispensam medicamentos diretamente no sistema nervoso central (SNC) (Quadro 15.2).[15-17]

Quadro 15.2. Comparação de complicações da administração peridural *vs.* intratecal de opioides para dor oncológica.

Fatores	Administração intratecal	Administração epidural
Taxa de infecção	Sem diferença	Sem diferença
Alívio da dor	Recomendado para longo prazo	Recomendado para curto prazo
Dose de medicação	Mais baixo	Superior
Intervalo de reabastecimento da bomba	Menos frequentemente	Mais frequentemente
Efeitos adversos	Menos	Mais
Complicações técnicas nos primeiros 20 dias	25%	8%
Complicações técnicas em longo prazo	5%	55%
Fibrose por cateter	Mínimo	Mais provável

Fonte: Adaptado de Birthi P, Sloan P. Interventional treatment of refractory cancer pain. Cancer J. 2013; 19:390.[15]

Complicações

Depressão respiratória, granuloma da ponta do cateter, retenção urinária, parestesias, fraqueza nos membros inferiores com comprometimento da marcha e, ocasionalmente, hipotensão ortostática. Infecção local pode ocorrer no local do implante do cateter ou da bomba e a meningite ou sepse é possível, mas rara. Complicações hemorrágicas e lesão medular são igualmente raras.[18,19]

Cimentoplastias

A vertebroplastia e a cifoplastia são opções para pacientes cuidadosamente selecionados com fraturas vertebrais patológicas sintomáticas sem doença peridural ou retropulsão de fragmentos ósseos na medula espinhal e com dor refratária a terapias não invasivas. Envolvem a injeção percutânea de cimento ósseo (metilmetacrilato) sob orientação fluoroscópica em um corpo vertebral colapsado. As contraindicações incluem doença peridural, presença de dano neurológico relacionado à fratura, fraturas com um componente de ruptura (no qual os fragmentos ósseos se estendem para o canal medular), infecção sistêmica ou local, estado hipercoagulável não corrigido e doença cardiopulmonar grave. As complicações incluem embolia pulmonar, compressão da medula espinhal e paraplegia. O vazamento intradural de cimento que requer cirurgia espinhal é uma complicação rara.[20]

Procedimentos neurocirúrgicos

◆ Cordotomia

Procedimento de rara indicação que consiste na interrupção por ablação térmica do trato espinotalâmico ao nível de C1-C2 no quadrante anterolateral da medula espinhal, oposto ao lado em que a dor é referida. É indicada estritamente para dor oncológica unilateral. As contraindicações incluem: dor bilateral, dor acima do dermátomo de C5, dor não oncológica, expectativa de vida superior a um ano, função respiratória muito diminuída.[21,22]

Possíveis complicações incluem: déficit motor, paraplegia, retenção urinária, síndrome de Ondine e disestesia.[21]

◆ Neurólise intratecal

Envolve a administração de agentes neurolíticos no espaço subaracnóideo. O objetivo é conseguir um bloqueio segmentar puramente sensorial, sem causar fraqueza motora no paciente. Em geral, esse procedimento é indicado como último recurso para dores intratáveis de câncer em pacientes terminais, sendo contraindicado em pacientes com expectativa de vida de seis meses ou mais. Os agentes químicos comumente usados para neurólise incluem álcool com concentrações de 50% a 100% e fenol de 7% a 12%.[22-24]

REFERÊNCIAS BIBLIOGRÁFICAS

1. Zech DF, Grond S, Lynch J, Hertel D, Klaus A. Validation of the World Health Organization guidelines for cancer pain relief; a 10-year prospective study. Pain. 1995; 63:65e76.

2. van den Beuken-van Everdingen MHJ, Hochstenbach LM, Joosten EA, Tjan-Heijnen VC, Janssen DJ. Update on prevalence of pain in patients with cancer: systematic review and meta-analysis. J Pain Symptom Manage. 2016; 51:1070-90.

3. Lipton S. Pain relief in active patients with cancer: the early use of nerve blocks improves the quality of life. Br Med J. 1989; 298:37-8.

4. Chambers WA. Nerve blocks in palliative care. Br J Anaesth. 2008; 101(1):95-100. doi: 10.1093/bja/aen105.

5. Corli O, Floriani I, Roberto A, Montanari M, Galli F, Greco MT, et al. Are strong opioids equally effective and safe in the treatment of chronic cancer pain? A multi-center randomized phase IV "real life" trial on the variability of response to opioids. Ann Oncol. 2016; 27:1107-15.

6. Amr YM, Makharita MY. Neurolytic Sympathectomy in the Management of Cancer Pain Time Effect: A Prospective, Randomized Multicenter Study. J Pain Symptom Manage. 2014; 48(5):944-56.e2.

7. van den Beuken-van Everdingen MHJ, de Graeff A, Jongen JLM, Dijkstra D, Mostovaya I, Vissers KC. The national guideline working group "Diagnosis treatment of cancer pain": Pharmacological Treatment of Pain in Cancer Patients: The Role of Adjuvant Analgesics, a Systematic Review. Pain Pract. 2017; 17(3):409-19.

8. Hasuo H, Kanbara K, Abe T, et al. Factors Associated with the Efficacy of Trigger Point Injection in Advanced Cancer Patients. J Palliat Med. 2017; 20:1085.

9. Lord SM, Barnsley L, Bogduk N. The utility of comparative local anesthetic blocks versus placebo-controlled blocks for the diagnosis of cervical zygapophysial joint pain. Clin J Pain. 1995 set; 11(3):208-13.

10. Straube S, Derry S, Moore RA, McQuay HJ. Cervico-thoracic or lumbar sympathectomy for neuropathic pain and complex regional pain syndrome. Cochrane Database Syst Rev. 2010; (7):CD002918.

11. Day M. Sympathetic blocks: the evidence. Pain Pract. 2008; 8:98-109.

12. Mercadante S, Klepstad P, Kurita GP, Sjøgren P, Giarratano A. On the behalf of The European Palliative Care Research Collaborative (EPCRC): Sympathetic blocks for visceral cancer pain management: A systematic review and EAPC recommendations. Crit Rev Oncol Hematol. 2015;

13. Fonseca PRB, Mansano AM, Lima ACB, Silva LCH, Braun LM, Subi KRR, et al.; Sobramid. Tratado de Dor Oncológica. Rio de Janeiro: Ed. Atheneu; 2019.

14. Brogan S, Junkins S. Interventional therapies for the management of cancer pain. J Support Oncol. 2010; 8:52.

15. Birthi P, Sloan P. Interventional treatment of refractory cancer pain. Cancer J. 2013; 19:390.

16. Deer TR, Pope JE, Hayek SM, Bux A, Buchser E, Eldabe S, et al. The Polyanalgesic Consensus Conference (PACC): Recommendation son Intrathecal Drug Infusion Systems Best Practices and Guidelines. Neuromodulation. 2017; 20(2):96-132.

17. Deer TR, Pope JE, Hayek SM, et al. The Polyanalgesic Consensus Conference (PACC): Recommendations on Intrathecal Drug Infusion Systems Best Practices and Guidelines. Neuromodulation. 2017; 20:96.

18. Mercadante S, Intravaia G, Villari P, et al. Intrathecal treatment in cancer patients unresponsive to multiple trials of systemic opioids. Clin J Pain. 2007; 23:793.

19. Deer TR, Prager J, Levy R, et al. Polyanalgesic Consensus Conference--2012: consensus on diagnosis, detection, and treatment of catheter-tip granulomas (inflammatory masses). Neuromodulation. 2012; 15:483.

20. Berenson J, Pflugmacher R, Jarzem P, et al. Balloon kyphoplasty versus non-surgical fracture management for treatment of painful vertebral body compression fractures in patients with cancer: a multicentre, randomised controlled trial. Lancet Oncol. 2011; 12:225.

21. Nauta HJ, Soukup VM, Fabian RH, et al. Punctate midline myelotomy for the relief of visceral cancer pain. J Neurosurg. 2000; 92:125.

22. Sluijter M. Percutaneous Lateral Cordotomy, Radiofrequency part 2. Meggen, Switzerland: FlivoPress; 2003. p. 159-66.

23. Gerbershagen HU. Neurolysis. Subarachnoid neurolytic blockade. Acta Anaesthesiol Belg. 1981; 32:45-57.

24. Slatkin NE, Rhiner M. Phenol saddle blocks for intractable pain at end of life: report of four cases and literature review. Am J Hosp Palliat Care. 2003; 20:62.

Tratamento Não Farmacológico da Dor

16

Marcia Carla Morete Pinto

Introdução

A experiência individual e a manifestação da dor são influenciadas pelas interações dos elementos sensoriais, fisiopatológicos, afetivos, socioculturais, comportamentais e cognitivos.[1] Diante de eventos dolorosos, o planejamento do tratamento para o controle da dor se faz necessário, e este deve ser embasado em pilares sustentáveis farmacológicos e não farmacológicos respeitando as particularidades de cada indivíduo. A seguir exploraremos o papel desses profissionais que aplicam as intervenções não farmacológicas, muitas vezes de forma multi e interdisciplinar, contribuindo para a manutenção do controle álgico. Veremos, ainda, as principais práticas integrativas, atualmente, de que temos níveis de evidência, sendo recomendado como uma estratégia no alívio da dor.

Tratamentos não farmacológicos e a equipe multiprofissional

Dentre os pilares de tratamento, as intervenções não farmacológicas têm um papel de relevância significativa, pois envolvem uma equipe multiprofissional com o objetivo de promover um cuidado integral centralizado no paciente. No entanto, na prática clínica consiste em um desafio no dia a dia desses profissionais para garantir a adesão do paciente. A equipe multiprofissional deve possuir: médico, enfermeiro, psicólogo, fisioterapeuta, educador físico, nutricionista, entre outros. A equipe atua de forma integrada ajudando no planejamento e nas condutas que orientam os pacientes e seus familiares sobre os cuidados, minimizando o sofrimento por meio do controle e alívio da dor e demais sintomas.

O conceito de interdisciplinaridade não está bem esclarecido para a equipe de saúde, o que dificulta a prática e a clareza de que se trata de tal modelo. Diferentemente da multidisciplinaridade que consiste apenas em trocas de informações, espera-se da equipe interdisciplinar a junção de conceitos para construir de forma unificada reflexões, discussões e práticas.[2-4]

A atuação do fisioterapeuta visa buscar a melhoria do bem-estar a partir dos conhecimentos e recursos terapêuticos empregados nas dores, porém o mesmo é responsável por dar assistência e suporte à manutenção da vida ativa da forma mais confortável possível, além de minimizar o sintoma de dor, intervir nos sintomas psicofísicos e manter o paciente ativo, para que possa realizar as atividades diárias básicas de sua vida.[5]

O educador físico pode colaborar muito com algumas modalidades, dando enfoque em programas de atividade física que visem à restauração da função, força e trofismo muscular, ao desenvolvimento do senso de propriocepção, ao relaxamento da musculatura, à restauração da flexibilidade articular e à prevenção da síndrome do desuso, sendo eficientes em todo esse processo. A marcha, os exercícios na água (hidroterapia) e o condicionamento do aparelho cardiovascular e respiratório são também instrumentos que contribuem para melhorar a reabilitação dos doentes com dor.[6]

O psicólogo é um membro essencial na equipe de dor. No atendimento psicológico, o referencial cognitivo-comportamental para o paciente com dor é o mais utilizado, que tem como objetivo educar o sujeito acerca da fisiopatologia da dor, estimulando a prática de exercícios físicos, a autoconfiança, o estabelecimento de metas, das atividades de lazer, técnicas de relaxamento, bem como treina uma comunicação mais assertiva, desenvolve estratégias de *coping* e enfrentamento, e ensina o paciente a fazer uma reestruturação cognitiva para que possa favorecer a modificação de comportamentos mais dolorosos e de uma postura mais ativa diante do tratamento.[7]

O enfermeiro também tem papel de destaque na equipe, pois exerce a função de fazer a gestão dos cuidados. A atuação desse profissional, de modo independente e colaborativo, compreende a identificação de queixa álgica, a caracterização da experiência dolorosa em todos os seus domínios, a aferição das suas repercussões no funcionamento biológico, emocional e comportamental do indivíduo, a identificação de fatores que contribuem para a melhora ou piora da queixa álgica, a seleção de alternativas de tratamento e a verificação da eficácia das terapêuticas implementadas.[8] Além disso, atua na educação do paciente e em várias modalidades de intervenções não farmacológicas.

Ainda, o nutricionista tem um papel preponderante nesse cenário, pois suas intervenções podem regular o balanço entre os processos anabólico e catabólico do tecido conjuntivo, influenciar a resposta imune, a eliminação de radicais livres, além de fornecer precursores estruturais para a regeneração do tecido envolvido. Representa, assim, uma estratégia de manejo e prevenção do problema, complementando o tratamento clínico tradicional e amenizando a sintomatologia dos indivíduos acometidos por essas patologias.[9]

Diante do contexto multidimensional da dor, cabe à equipe envolver quantos profissionais forem necessários para garantir que o planejamento terapêutico seja o mais integral e individual possível.

Terapias integrativas e complementares

As terapias complementares (TC) podem ser compreendidas como um conjunto de métodos, terapias ou produtos não incluídos na medicina alopática, e são constituídas por um variado espectro de práticas de atenção à saúde, incluindo a acupuntura, medicina fitoterápica, relaxamento, *reiki*, entre outras.[10] Representam técnicas direcionadas à assistência à saúde, qualquer que seja seu objetivo ou nível de atenção (prevenção, tratamento, cura, reabilitação), com abordagem holística e integral do ser humano.[11]

No Brasil, no ano de 2006, foi aprovada a Politica Nacional de Práticas Integrativas e Complementares (PNPIC) no SUS, o que desencadeou a criação e fortalecimento de programas voltados para a institucionalização, implantação e adequação dessas práticas no sistema de saúde nacional.[12]

Abaixo, algumas práticas que podem ser realizadas pelo paciente e/ou por profissionais habilitados:

1. **Respiração:** essa prática simples, porém bastante efetiva, pode ser realizada em um local que melhor deixe o paciente confortável, por exemplo em casa ou em um ambiente calmo e tranquilo.

2. **Música:** essa prática é muito prazerosa e bastante realizada. A música ativa o fluxo de material de memória bioquímica e elétrica através do corpo caloso, levando os lados direito e esquerdo do cérebro a trabalhar de forma conjunta, em vez de isolada.[13]

3. **Meditação:** é uma prática muito difundida atualmente, podendo ser feita em qualquer ambiente. Existem vários tipos de técnicas de meditação, que se tratam de um exercício interior, um momento de concentração profunda, que "coloca a pessoa em contato com o equilíbrio geral", ajudando a lidar com as emoções. Essa prática meditativa ativa uma região no cérebro, a qual está relacionada a afetos positivos e a maior resiliência. Estudos mostram que a meditação tem ajudado na melhora do sono, ansiedade, estresse e cognição.

4. *Yoga:* essa palavra se origina da língua sânscrita e é derivada da raiz *yuj*. Visa promover um equilíbrio entre a mente, corpo e espírito por meio da sensação de harmonia, paz e serenidade. Contribui para o relaxamento, diminui ansiedade, melhora o sono, a flexibilidade, o autoconhecimento e a paciência.

5. **Arteterapia:** é um processo terapêutico não verbal que trabalha com a expressão de sentimentos por meio de artes como pintura (p. ex., mandala), desenhos ou até mesmo algum trabalho manual de modelagem ou artes plásticas. O objetivo principal é que as pessoas demonstrem suas emoções por meio de seus próprios trabalhos artísticos, contribuindo para desfocar do estímulo doloroso e ativando áreas responsáveis pelos sentimentos de prazer, serenidade e satisfação.

6. *Shiatsu:* é uma terapia originária da medicina oriental, cuja finalidade principal é restabelecer o equilíbrio do corpo, proporcionando saúde e bem-estar. A prática dessa terapia é fundamentada na pressão, com as mãos e dedos, nos pontos vitais do corpo, ativando a energia interna do corpo.

7. **Hipnose:** é uma técnica milenar que já se mostrou muito eficaz no tratamento de diversas patologias, tanto físicas quanto mentais. É muito utilizada em dor crônica, e muitos estudos vêm mostrando seus benefícios por proporcionar autoconhecimento, relaxamento do corpo, aliviando as dores musculares, e por possibilitar abrir o inconsciente e entender as angústias e traumas que afetam a pessoa.

8. **Acupuntura:** é uma terapia proveniente da medicina chinesa que consiste em aplicar agulhas ou *laser* em pontos específicos do corpo (meridianos) onde estão localizadas as terminações nervosas, com o objetivo de liberar a energia acumulada no corpo e promover efeitos positivos.

9. **Aromaterapia:** é um ramo da fitoterapia no qual os tratamentos se baseiam nos efeitos causados por aromas no organismo das pessoas. Os materiais componentes da técnica são voláteis de plantas, também conhecidos como óleos essenciais. Infere-se que essas moléculas produzam um estímulo capaz de liberar neurotransmissores, como encefalinas e endorfinas, os quais geram um efeito analgésico e produzem uma sensação de bem-estar e relaxamento.[14]

10. **Floral:** essa prática, aprovada pela Organização Mundial de Saúde (OMS), atua para equilibrar a desarmonia (doença) que o corpo apresenta, fortalecendo as energias e recuperando o equilíbrio. Descoberta pelo Dr. Bach, tem o propósito de harmonizar o corpo etéreo, emocional e mental.[15]

O uso das intervenções não farmacológicas visa cuidar de maneira integral da dor dos pacientes, considerando todos os componentes envolvidos de forma individualizada, ética e responsável. Atualmente, discute-se o desenvolvimento do plano de tratamento e do plano de metas educativas como uma prática na qual se aborda o ser humano em seus diversos contextos com o objetivo de garantir melhor qualidade de vida.

REFERÊNCIAS BIBLIOGRÁFICAS

1. Dala S, Bruera E. Assessing Cancer Pain. Curr Pain Headache Rep. 2012; 16(1):314- 24.

2. Amorim S, Gattás ML. Modelo de prática interdisciplinar em área na saúde. Ribeirão Preto: Medicina. 2007; 40(1):82-4.

3. Costa RP. Interdisciplinaridade e equipes de saúde: concepções Interdisciplinaridade e equipes de saúde: concepções. Mental. 2007; 5(8):107-24.

4. Oliveira ER, Fiorin BH, Lopes LJ, Gomes MJ, Coelho SO, Morra JS. Interdisciplinaridade, trabalho em equipe e multiprofissionalismo: concepções dos acadêmicos de enfermagem. Rev Bras Pesq Saúde. 2011; 13(4):28-34.

5. Goes G, et al. Atuação do fisioterapeuta nos cuidados paliativos em pacientes oncológicos adultos hospitalizados. Bahia. 2016.

6. Lin TY, Stump P, Kaziyama HHS, Teixeira MJ, Imamura M, Greve JMA. Medicina física e reabilitação em doentes com dor crônica. São Paulo: Rev Med. 2001; 80(ed. esp. Part 2):245-55.

7. Salvetti MG, Cobelo A, Vernalha PM, Vianna CI, Canarezi LC, Calegare RG. Effects of a psychoeducational program for chronic pain management. Rev Lat Am Enferm. 2012; 20(5):896-902.

8. Ruviaro L, Filippin LI. Prevalência de dor crônica em uma Unidade Básica de Saúde de cidade de médio porte. Rev Dor. 2012; 13(2):128-31.

9. Castrogiovanni P, Trovato FM, Loreto C, et al. Nutraceutical Supplements in the Management and Prevention of Osteoarthritis. Int J Mol Sci. 2016; 17(12):2042.

10. Barnes PM, et al. Complementary and alternative medicine use among adults: United States. Adv Data. 2004; (347):1-19.

11. Hill A. Guia das Medicinas Alternativas: todos os sistemas. Belo Horizonte: Mandala; 2003.

12. Brasil. Ministério da Saúde. Secretaria de Atenção à Saúde. Departamento de Atenção Básica. Práticas integrativas e complementares: plantas medicinais e fitoterapia na Atenção Básica. Brasília: Ministério da Saúde; 2012.

13. Underhill SL, Woods SL, Silvarajan-Froelicher ES, Halpenny CL. Cardiac nursing. 2 ed. Philadelphia: JB Lippincott; 1989.

14. Potts J. Aromatherapy in nursing practice. Aust Nurs J. 2009; 16(11):55.

15. Howard J. Os remédios florais do Dr. Bach - Passo a Passo. 10 ed. São Paulo: Pensamento; 2006.

Dor Total

17

Daniela Achette
Luiz Filipe G. L. de Carvalho
Paula da Silva Kioroglo Reine

"Viver dói. Faz tempo que sei, mas a dor não pode ser o futuro da dor e uma vez que se instale, deve haver o tempo dela não ser, ou de ser num grau minimamente compatível com a dignidade."

Mariana Ribeiro Marcondes da Silveira

Uma ameaça da vida ou um vislumbre da morte pode despertar dores e sofrimentos que afetam as diferentes esferas da vida de quem adoece (e também de quem está em torno). Esses aspectos demandam competências para o cuidado por parte da equipe multiprofissional tanto para a prevenção quanto para a avaliação e intervenção, dada a complexidade desse sintoma que suscita inclusive que compreendamos as dores emergentes e os fatores que modulam a percepção da dor e o sofrimento que isso gera ao paciente. Essa experiência é individual e subjetiva, e nossa avaliação sempre deverá partir do relato da pessoa de que cuidamos, que tem como descrever sua dor/sofrimento, bem como qual a sua dor emergente.

Pela Associação Internacional para o Estudo da Dor (IASP), "dor é uma experiência sensitiva e emocional desagradável associada ou relacionada a lesão real ou potencial dos tecidos. Cada indivíduo aprende a utilizar esse termo através das suas experiências anteriores".

A dor é uma experiência sensorial que se estabelece mediante diferentes fatores, entre eles os psicológicos e de aprendizado em vivências passadas, que apresentam um caráter individual e subjetivo, tornando-a uma experiência emocional.[1]

Na antiguidade clássica, Aristóteles já se questionava sobre a sensação da dor e seu papel mais amplo na vida humana, não apenas se apegando no aspecto físico. Para ele, a dor e o prazer eram aspectos primordiais na alma e guiavam as ações dos homens. No século XIX, Charles Bell iniciou o estudo anatômico dos nervos periféricos que atuam na dor, junto de ensaios de filósofos realizados por John Locke sobre as implicações da dor. Apenas no fim do século passado, com o avanço da ciência e uma abordagem de diversos profissionais e pesquisadores (psicólogos, fisiologistas, farmacêuticos e médicos), além de equipamentos mais modernos (p. ex., ressonância magnética funcional), chegou-se finalmente a um entendimento mais refinado das vias centrais de regulação da dor.

Hoje sabemos, por exemplo, que o núcleo ventromedial da medula espinhal tem conexões com o córtex cingulado anterior, responsável pelo aspecto afetivo/emocional da percepção da dor. Ou seja, neuroanatomicamente, sabemos que afeto/emoção regulam parte da via de dor, corroborando com as hipóteses levantadas em períodos mais remotos por estudiosos.[2-4]

Transportando para os cuidados paliativos, na metade do século passado, portanto sem todo esse aparato tecnológico atual, o conceito de *dor total*, que se tornou tópico central de compreensão na abordagem do cuidado paliativo, foi proposto por Cicely Saunders. Para a compreensão do conceito de dor total, é de extrema relevância um resgate da formação e dos anseios de Cicely Saunders enquanto cuidadora e profissional da saúde. Ela formou-se inicialmente em enfermagem, posteriormente como assistente social e, por fim, em medicina. Toda essa trajetória profissional se deu por não estar satisfeita com os limites com que se deparava no alívio do sofrimento de seus pacientes em função de suas dores. Ela concentrava em si própria, uma única pessoa, competências multiprofissionais, ampliando suas possibilidades de entendimento do humano.

Desse modo, propôs algo inovador para aquele momento, trazendo uma compreensão holística para o fenômeno da dor vivenciada pelo paciente. Ela introduziu a compreensão de que a experiência dolorosa não é apenas física, mas modulada por outras dimensões: a emocional (dor emocional), a social (dor social), a espiritual (dor espiritual) e a física (dor física). Todas essas dimensões estão articuladas e afetam o indivíduo em sua totalidade.[5-6]

Fatores perceptivos, cognitivos emocionais e de comportamento podem alterar a sensação da dor e, nesse sentido, compreender a dor emergente nos ajudará no planejamento do controle dos sintomas que geram sofrimento, para assim promovermos a melhora da qualidade de vida do paciente e dos que o acompanham.

Com relação à dimensão física da dor é importante destacar que as limitações funcionais e físicas impactam diretamente na origem, perpetuação ou mesmo agravamento de outros sofrimentos (emocionais, sociais e espirituais).

Para um bom controle da dor, é fundamental que a equipe faça uma excelente avaliação clínica sobre o sintoma. Inicia-se com uma anamnese que ajude a caracterizar melhor a dor, conforme já detalhado em capítulos anteriores, além de um exame físico bem realizado, para que se diferencie entre os tipos de dor, ajustando a melhor terapia analgésica, medicamentosa ou não, correspondente a cada tipo.

Uma intervenção inicial rápida e assertiva no componente físico da dor é um bom cartão de visitas do profissional paliativista, permitindo que se ganhe mais tempo e conforto para explorarmos as outras dimensões da dor. Exceções existem, mas iniciar uma abordagem psíquica ou espiritual com o componente físico ainda descompensado geralmente é mais difícil e pode acabar levando a mais tempo de sofrimento do paciente.

É perceptível e quase palpável quando alguns pacientes expressam um corpo que grita por causa da dor, a qual se expressa ou é nomeada a partir da dimensão física, e que implora por um tratamento medicamentoso adequado. Porém, além desse corpo que expressa sofrimento, às vezes nos deparamos com uma mente que se desorganiza em uma angústia de morte, em sentimentos ambíguos, na experiência de ansiedade ou tristeza, na preocupação com familiares ou aspectos profissionais, em questões existenciais, ou o que podemos compreender como um discurso que explicita uma dor que é tão profunda e que nem mesmo o paciente ou seus familiares conseguem acompanhar a complexidade desse processo. Os pacientes necessitam compartilhar essas dores diversas para receberem algum alívio do sofrimento por elas gerado, encontrando um porto seguro para que consigam se aproximar, nomear e encontrar um lugar ou um modo de lidar com tais aflições.

A dimensão psíquica da dor, muitas vezes permeada também pela vivência de luto antecipatório (começo do fim em nossas mentes), compõe-se de ansiedade, medo, sintomas depressivos, sensação de impotência e isolamento psíquico[8] e pode subdividir-se em:

Dores visíveis	Dores invisíveis
Ansiedade	Culpa
Medo	Isolamento psíquico
Sintomas depressivos	Luto antecipatório
Preocupação	Perda de autonomia
Irritabilidade	Sentimento de impotência
Dificuldade de concentração	Sentimento de dependência

Com relação à dimensão social da dor, destacam-se o isolamento social, a dependência, o apoio social e familiar e as questões econômicas. Frequentemente negligenciada ou relativizada, essa dimensão pode ser uma enorme fonte de angústia, visto que algumas das dores aqui presentes envolvem o relacionamento com o núcleo de cuidado do paciente, ampliando a dinâmica usual de relação profissional-paciente para a tríade de cuidado profissional-paciente-família. Essa multiplicação de atores no cuidado faz com que tenhamos que entender como dividir nossa atenção em focar em demandas diferentes, de pessoas diferentes, em momentos diferentes.

Por fim, a dimensão espiritual da dor contempla os propósitos e significados únicos na vivência de ameaça da vida em que as relações espirituais, a busca ou conflitos relacionados a essa esfera podem acentuar a experiência de dor-sofrimento. Ao nos aproximarmos dessa esfera da vida de uma pessoa, tentaremos compreender como aspectos relacionados à conexão com a vida, amor, esperança e reconciliação podem trazer sofrimento e ao mesmo tempo alívio deste.

Por vezes, deparamo-nos com pessoas que trazem vários questionamentos, entre eles: "Quem eu sou?", "O que fiz de minha história?", "Qual é a minha essência?", "Qual é o sentido que atribuo à minha vida?", "O que me conecta à vida?". O sofrimento pode perpassar por ter essas perguntas, que por vezes não apresentam respostas claras, porém muitas vezes encontram um interlocutor para compartilhar essa dor profunda. Frequentemente acaba sendo a dor que menos recebe intervenção.[7]

Considerações finais

Por fim, entendemos a dor total como um conceito diretamente articulado com a promoção de qualidade de vida, que também é um conceito multidimensional, subjetivo e fluido, cuja avaliação tem que se basear na perspectiva do paciente de forma abrangente e levando em conta as mudanças que ocorrem constantemente. A questão básica seria a "satisfação pessoal com a vida" de forma geral nas dimensões física-funcional, psíquica, social e espiritual/existencial. Nesse sentido, torna-se imperativo que o profissional que traz a abordagem do cuidado paliativo em seu modo de cuidar se atente para a complexidade e totalidade do fenômeno da dor, que trará diferentes facetas e demandará competências e trocas multiprofissionais no planejamento do cuidado de cada pessoa.

REFERÊNCIAS BIBLIOGRÁFICAS

1. Perissinoti DMN. Dói aqui, dói ali: vicissitudes da dor crônica. In: Quayle J (org.). O Adoecer. São Paulo: Editora dos Editores; 2019.
2. Strong CA. The psychology of pain. Psychol Rev. 1895; 2(4):329-47.
3. Hardy JD. The nature of pain. J Chronic Dis. 1956 jul; 4(1):22-51.

4. Rayment C, Bennet MI. Definition and assessment of chronic pain in advanced disease. In: Cherny NI (org.). Oxford Textbook of Palliative Medicine. Oxford: Oxford University Press; 2015.

5. Saunders C. Hospice and Palliative Care: an interdisciplinary approach. Londres: Edward Arnold; 1991.

6. Richmond C. Dame Cicely Saunders. BMJ. 2005; 331(7510):238.

7. Pessini L. Espiritualidade, finitude humana, medicina e cuidados paliativos. In: Fukumitsu KO (org.). Vida, morte e luto: atualidades brasileiras. São Paulo: Summus; 2018.

8. Santos FS. Para além da dor física – Trabalhando com a dor total. In: Santos FS (org.). Cuidados Paliativos: discutindo a vida, a morte e o morrer. São Paulo: Atheneu; 2009.

PARTE 4

Outros Sintomas

Dispneia

18

Juliano Ferreira Arcuri
Sérgio Seiki Anagusko
Ana Paula da Silva Ragazzo

Introdução

Dispneia é "uma experiência subjetiva de desconforto respiratório que consiste em sensações qualitativamente distintas e que variam em intensidade. Essa experiência deriva da interação entre múltiplos fatores fisiológicos, psicológicos, sociais e ambientais e pode induzir respostas fisiológicas e comportamentais secundárias".[1] A dispneia é um sintoma prevalente e debilitante, que se relaciona à piora da funcionalidade, ansiedade e qualidade de vida.[2]

Os mecanismos da dispneia ainda não são totalmente conhecidos, mas se entende que há um centro de processamento que recebe informações de diversos aferentes do corpo, sejam elas periféricas (de músculos respiratórios, pulmões, vias aéreas, quimiorreceptores, receptores trigeminais na pele do rosto) ou centrais (de centros responsáveis pelo *drive* respiratório, córtex de associação e sistema límbico).[2] Quando os estímulos recebidos no centro de processamento atingem um limiar, a respiração passa a ser consciente e, caso o centro identifique que está desconfortável, a dispneia passa a ser consciente. Estímulos dessas diferentes regiões podem levar a diferentes sensações que entendemos por dispneia, como a "respiração apertada" na broncoconstrição e nos casos em que há aumento da demanda respiratória, e sem a habilidade para atender essa demanda, a sensação comum é a de inspiração insatisfatória ou falta de ar.[1] Ao atingir o limiar de desconforto, este pode desencadear sensações (respiração apertada, consciente, pesada, falta de ar), respostas motoras (aumento da frequência respiratória, aumento do volume corrente), resposta comportamental e afetiva (tendência ao repouso, ansiedade/medo).

Avaliação clínica da dispneia

A anamnese e o exame físico ainda constituem a base da avaliação, seguidos pela investigação por meio da solicitação de exames pertinentes para cada caso, com a finalidade de identificar possíveis causas reversíveis ou não reversíveis de dispneia. No dia a dia, a dispneia pode ser avaliada dentro de questionários amplos utilizados em cuidados paliativos, como a escala de avaliação de sintomas de Edmonton ou ainda por questionários específicos. Duas ferramentas já permitem uma avaliação satisfatória de desfecho da dispneia, sendo a *modified* Medical Research Council para avaliar a dispneia referida, ou seja, um recordatório sobre como a dispneia impacta na vida,[3] e a escala de Borg CR-10 para quantificar a dispneia momentânea, ou seja, a falta de ar que o paciente está sentindo naquele momento ou, ainda, durante a atividade que está sendo executada no momento da avaliação.

Tratamento

As intervenções se iniciam no controle da doença de base (Tabela 18.1), mas também há necessidade de abordar o sintoma em si, e para isso o Cambridge Breathlessness Intervention Service[2] criou um modelo para classificar essas intervenções, podendo ser agrupadas em intervenções para a respiração, para o pensar e para a função (Figura 18.1).

- Intervenções voltadas à respiração

Reeducação respiratória

A reeducação diafragmática consiste na técnica de ensinar o paciente a usar o diafragma prioritariamente, relaxando os músculos acessórios, bem como para os pacientes com distúrbios obstrutivos, da técnica do freno labial, em que o paciente é orientado a inspirar pelo nariz e expirar com os lábios semicerrados. Essas técnicas têm efeito positivo no controle da dispneia.[4]

Fluxo de ar na face, oxigenoterapia e ventilação não invasiva

Pacientes relatam alívio da dispneia ao receberem fluxo de ar frio a partir de um ventilador direcionado para a face. Essa terapia pode ser utilizada de forma segura e com baixo custo para paliar a dispneia.[1,2] A oxigenoterapia tem seus benefícios na área da saúde, mas seu papel no alívio da dispneia ainda é controverso.[2] Apesar de o oxigênio durante os esforços aliviar a dispneia,[5] a evidência para outras situações não justifica o uso.

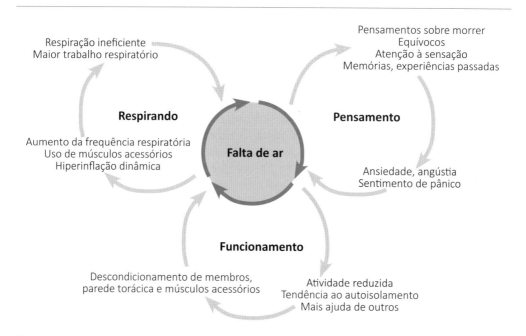

FIGURA 18.1. Modelo respirar, pensar e ter função.[2] Reprodução com permissão do Cambridge Breathlessness Intervention Service.

Tabela 18.1. Causas potencialmente reversíveis de dispneia.

Causas	Tratamento
Neoplasia de pulmão	Tratamento oncológico em casos selecionados
Derrame pleural	Toracocentese, pleurodese, drenagem torácica
Embolia pulmonar	Anticoagulação
Infecção respiratória	Antibióticos de acordo com sensibilidade
DPOC	Reabilitação, broncodilatadores, corticoides inalatórios
Insuficiência cardíaca	Inibidores de enzima conversora de angiotensina, betabloqueadores, hidralazina e nitrato, antagonista do receptor de angiotensina, digoxina, diuréticos, ventilação não invasiva
Doença do neurônio motor	Ventilação não invasiva
Anemia	Eritropoetina, transfusão de hemácias

A ventilação não invasiva (VNI) pode melhorar a oxigenação e reduzir a demanda sobre os músculos respiratórios, podendo diminuir a necessidade de opioides para a paliação desse sintoma. Porém, é essencial levar em consideração a fase da doença, o prognóstico, se a causa da dispneia é reversível ou não, além da biografia e preferências do paciente, porque muitas vezes torna-se contraditória, podendo apenas estender o processo de morte.[6]

De modo geral, para pacientes em fase final de vida, pode-se utilizar a VNI para aliviar a dispneia enquanto outras terapias estão sendo providenciadas, mas o paciente e cuidador devem entender seus objetivos e aceitar o procedimento conscientes dos prejuízos associados (alimentação e comunicação principalmente). Por fim, não se recomenda o uso prolongado de tal recurso.[7]

Opioides

A percepção de desconforto respiratório é processada em áreas do cérebro que são ricas em receptores opioides. Porém, nem todo opioide apresenta o mesmo efeito para alívio da dispneia.[8] O opioide de primeira escolha nesse contexto é a morfina, pois ainda não é exatamente claro qual o efeito de outros opioides como oxicodona, fentanil ou hidromorfona.[9]

Para pacientes virgens de opioide é descrito o uso da morfina em baixas doses (variando de 10 mg a 30 mg por dia), por via oral e realizado de maneira contínua, com o objetivo de se alcançar o *steady state* por meio da administração de horário ou apresentações de ação prolongada.[9] É possível o uso da via parenteral (endovenosa ou subcutânea) em pacientes sem condições de receber por via oral, pela administração por infusão contínua, com orientação de resgates em caso de necessidade, em doses entre 10% e 15% da dose total diária. Não existe evidência suficiente que justifique o uso por via inalatória. No caso de pacientes já em uso de opioide, um acréscimo de 25% da dose diária pode ser suficiente para auxílio no controle da dispneia. Em casos de insuficiência renal, a morfina pode ser administrada em baixas doses[10] (p. ex., 0,5 mg, se necessário EV ou SC, com titulação cuidadosa para cálculo da dose total diária).

É sempre importante salientar que, embora usualmente as doses para controle de dispneia sejam inferiores às utilizadas para controle de dor, todas as precauções relacionadas à prescrição habitual de opioides devem ser realizadas, com reavaliação frequente e atenção a sinais compatíveis com intoxicação, assim como orientação, profilaxia e tratamento de possíveis efeitos adversos.

◆ Intervenções voltadas ao pensar

Benzodiazepínicos

Uma revisão concluiu não haver evidência contra ou a favor do uso de benzodiazepínicos no alívio da dispneia em pacientes com câncer ou DPOC.[11] Contudo, na prática são utilizados quando há componente de ansiedade associado. O benzodiazepínico também possui papel no sintoma refratário, relacionado à sedação paliativa, que será abordada no Capítulo 99.

Relaxamento e acupuntura

Entre as opções existentes, o relaxamento muscular progressivo é aquela em que o paciente contrai um grupo muscular (cinco segundos), solta o ar e relaxa o músculo (20 segundos). A descrição completa pode ser encontrada em estudos específicos.[12] Já na técnica de respiração consciente o paciente é instruído a relaxar o corpo, fechar os olhos e concentrar-se na respiração.

Uma recente revisão sistemática[13] chegou à conclusão de que a acupuntura pode aliviar dispneia em paciente com doenças avançadas.

◆ Intervenções com efeito sobre a função

Reabilitação cardiorrespiratória

A reabilitação cardiorrespiratória seria o conjunto interdisciplinar de terapias que melhoram a qualidade de vida. O treinamento físico combinado (aeróbico e resistido), que pode ser potencializado pela terapia nutricional, tem impacto na dispneia tanto por melhorar a eficiência da função muscular e cardíaca, diminuindo o gasto energético para uma mesma atividade,[14] quanto pelo papel de dessensibilização da dispneia. Nos pacientes mais debilitados, é possível utilizar-se de estimulação elétrica neuromuscular. Contudo, os benefícios do treinamento físico ocorrem geralmente após seis semanas.

Para efeitos de curto prazo[2,5] e ideais para os pacientes mais graves, temos as adaptações que permitem a manutenção dos níveis de atividade, mas com um menor impacto sobre a dispneia. Elas incluem mudança na forma de fazer as coisas, adaptações no domicílio e também prescrição de dispositivos de auxílio à locomoção. De forma geral, são orientações para conservação de energia, como sincronizar a respiração com a atividade (soltar o ar quando for fazer força), planejar as atividades antes de iniciá-las (para não precisar repetir processos por se esquecer de algo) e fazer intervalos para descanso.[4] Orientações específicas para cada atividade podem ser encontradas em artigos da área. A diminuição da dispneia pelos dispositivos de auxílio à locomoção (bengalas, andadores com rodas) se dá não pela diminuição do gasto energético, mas sim pelo apoio dos membros superiores durante a locomoção, além de a leve anteriorização do tronco favorecer a mecânica respiratória.

REFERÊNCIAS BIBLIOGRÁFICAS

1. Parshall MB, Schwartzstein RM, Adams L, Banzett RB, Manning HL, Bourbeau J, et al. An official American Thoracic Society statement: Update on the mechanisms, assessment, and management of dyspnea. Am J Respir Crit Care Med. 2012; 185(4):435-52. Disponível em: http://www.atsjournals.org/doi/abs/10.1164/rccm.201111-2042ST.

2. Spathis A, Booth S, Moffat C, Hurst R, Ryan R, Chin C, et al. The Breathing, Thinking, Functioning clinical model: A proposal to facilitate evidence-based breathlessness management in chronic respiratory disease. NPJ Prim Care Respir Med. 2017; 27(1):27. Disponível em: www.nature.com/npjpcrm.

3. Silva GPF da, Morano MTAP, Viana CMS, Magalhaes CB de A, Pereira EDB. Portuguese-language version of the COPD Assessment Test: validation for use in Brazil. J Bras Pneumol. 2013; 39(4):402-8.

4. Dudgeon D. Assessment and management of dyspnea in palliative care. UpToDate [Internet]. 2020. Disponível em: https://www.uptodate.com/contents/assessment-and-management-of-dyspnea-in-palliative-care. Acessado em: 8 ago 2020.

5. Global Initiative for Chronic Obstructive Lung Disease. Global strategy for the diagnosis, management, and prevention of chronic obstructive pulmonary disease (2020 report). Global Initiative for Chronic Obstructive Lung Disease. 2020. p. 1-126. Available from: https://goldcopd.org/wp-content/uploads/2019/12/GOLD-2020-FINAL-ver1.2-03Dec19_WMV.pdf. Acessado em: 17 mar 2020.

6. Wilson ME, Majzoub AM, Dobler CC, Curtis JR, Nayfeh T, Thorsteinsdottir B, et al. Noninvasive ventilation in patients with do-not-intubate and comfort-measures-only orders: A systematic review and meta-analysis. Crit Care Med. 2018; 46(8):1209-16.

7. Pisani L, Hill NS, Pacilli AMG, Polastri M, Nava S. Management of Dyspnea in the Terminally Ill. Chest. 2018. 154(4):925-34.Disponível em: http://journal.chestnet.org/article/S001236921830566X/fulltext. Acessado em: 8 ago 2020.

8. Johnson M, Currow D. Opioids for breathlessness: a narrative review. BMJ Support Palliat Care. 2020.

9. Yamaguchi T, Matsunuma R, Suzuki K, Matsuda Y, Mori M, Watanabe H. The Current Practice of Opioid for Cancer Dyspnea: The Result From the Nationwide Survey of Japanese Palliative Care Physicians. J Pain Symptom Manage. 2019 out; 58(4):672-677.e2.

10. Neely KJ, Roxe DM. Palliative Care/Hospice and the Withdrawal of Dialysis. J Palliat Med. 2000 mar; 3(1):57-67. Disponível em: http://www.liebertpub.com/doi/10.1089/jpm.2000.3.57. Acessado em: 9 ago 2020.

11. Simon ST, Higginson IJ, Booth S, Harding R, Weingärtner V, Bausewein C. Benzodiazepines for the relief of breathlessness in advanced malignant and non-malignant diseases in adults. Cochrane Database Syst Rev. 2016; 10(10):CD007354.

12. Mander J, Blanck P, Neubauer AB, Kröger P, Flückiger C, Lutz W, et al. Mindfulness and progressive muscle relaxation as standardized session-introduction in individual therapy: A randomized controlled trial. J Clin Psychol. 2019 jan; 75(1):21-45.

13. von Trott P, Oei SL, Ramsenthaler C. Acupuncture for Breathlessness in Advanced Diseases: A Systematic Review and Meta-analysis. J Pain Symptom Manage. 2020; 59:327-338.e3.

14. Spruit MA, Singh SJ, Garvey C, ZuWallack R, Nici L, Rochester C, et al. An Official American Thoracic Society/European Respiratory Society Statement: Key Concepts and Advances in Pulmonary Rehabilitation. Am J Respir Crit Care Med. 2013 out; 188(8):e13-64.

Tosse, Hipersecreção e Xerostomia

19

Carolina Sarmento Duarte
Isabela Ambrosio Gava

Tosse

◆ Descrição breve do sintoma

A tosse é sintoma frequente em cenário clínico, especialmente em pacientes portadores de doenças que ameaçam a vida. Corresponde a um mecanismo de defesa para a limpeza de secreções presentes em vias aéreas, bem como de muco ou corpo estranho, quando o mecanismo mucociliar de transporte se torna insuficiente para tal. É frequentemente associada a outros sintomas físicos e pode piorar a dispneia, dor, distúrbios do sono e incontinência urinária. Pode assumir caráter crônico, estressante e fisicamente exaustivo a depender de sua intensidade e frequência.

Na avaliação da tosse, importa conhecer a duração do sintoma (aguda, subaguda ou crônica), tipo da tosse (seca, produtiva ou não), fatores desencadeantes, padrão ao longo do dia (diurna, noturna), gravidade e impacto em qualidade de vida do paciente e familiares.

◆ Doenças relacionadas/causas no cenário dos cuidados paliativos

No cenário de pacientes em cuidados paliativos, a tosse pode estar associada a causas agudas não oncológicas (infecções de trato respiratório como resfriado, gripe, laringite, bronquite, pneumonia e sinusite; doença pulmonar obstrutiva crônica [DPOC] exacerbada, aspiração, asma), causas crônicas não oncológicas (doença do refluxo gastroesofágico [DRGE], uso de inibidores da enzima de conversão da angiotensina [IECA], tabagismo, insuficiência cardíaca, doença intersticial pulmonar, derrame pleural). Dentre as causas de tosse associadas a doenças oncológicas destacamos situações associadas pelo efeito direto do tumor (obstrução intrínseca e extrínseca de vias aéreas, síndrome de veia cava superior, atelectasia pulmonar, linfangite carcinomatosa, fístulas com trajeto para vias aéreas) ou efeito indireto do tumor (derrame pleural ou pericárdico, aspiração, bronquiectasias, causas induzidas pelo tratamento como radioterapia, pneumonite associada à quimioterapia ou imunoterapia).

◆ Tratamento

A abordagem mais eficiente da tosse engloba o tratamento voltado para a doença ou motivo que seja a causa subjacente do sintoma (p. ex., otimização medicamentosa da insuficiência cardíaca, esquema broncodilatador para DPOC exacerbado, antibioticoterapia para infecções respiratórias, tratamento adequado da DRGE, avaliação e troca do IECA em uso) e o manejo medicamentoso adequado com antitussígenos supressores da tosse. Tais antitussígenos podem ser de ação periférica (dropropizina, levodropropizina), geralmente indicados para tosse leve em associação com medidas não farmacológicas como uso de mel, exercícios respiratórios e orientações ao paciente. Para pacientes portadores de tosse moderada ou grave, antitussígenos de ação central são indicados (opioides e gabapentinoides). Medicamentos com ação mucolítica (acetilcisteína) e expectorantes (guaifenesina, nebulização com solução salina) podem ser úteis em cenários de pacientes com secreção respiratória espessa associada à tosse.

Opioides de escolha são codeína e morfina, iniciadas nas doses de 15 mg a 30 mg a cada 4 ou 6 horas e 5 mg a cada 4 horas, respectivamente. A dose de morfina poderá ser titulada de acordo com a necessidade do paciente, preferindo iniciar com dose mínima conforme sugerido acima. Opioides reduzem a gravidade e frequência da tosse e melhoram a qualidade de vida no cenário de pacientes com esse sintoma. Estudos não demonstram superioridade de um opioide em relação ao outro.

Gabapentinoides como gabapentina ou pregabalina são medicamentos de segunda opção. Inicia-se a gabapentina com 300 mg 1×/dia, com incrementos progressivos até a dose de 1.800 mg/dia, enquanto a pregabalina é iniciada na dose de 75 mg/dia, com incrementos progressivos até 300 mg/dia. Ambos os medicamentos devem ser monitorados quanto a sonolência e potencial sedativo, primordialmente.

Opioides e gabapentinoides podem ser utilizados em associação, especialmente quando a tosse for secundária à irritação nervosa. Há que se ter atenção adicional no tocante à dose inicial do gabapentinoide, que deverá ser a mínima dose possível, com incrementos progressivos e monitorados devido ao potencial de sedação e sonolência com o esquema combinado.

Ao considerarmos o paciente em cuidados de últimos dias e últimas horas de vida, a tosse pode estar presente em alta frequência; estima-se que quase 80% desses pacientes apresentem o sintoma, que geralmente caminha junto e piora cenários de fraqueza muscular, falência respiratória, fadiga e dispneia. Nesses casos, é frequente o uso de medicamentos anticolinérgicos secativos de cavidade oral e trato respiratório (atropina sublingual, escopolamina, glicopirrônio) como adjuvantes para o controle da tosse.

Hipersecreção

◆ Descrição breve do sintoma

Sialorreia é um termo utilizado para descrever a produção excessiva de saliva pelas glândulas salivares, que pode vir acompanhada ou não de exteriorização anormal de saliva pelos lábios, fenômeno conhecido como "babação" ou incontinência salivar.

A incontinência salivar pode afetar a fala, a mastigação e trazer prejuízos clínicos e estéticos ao paciente, bem como uma maior propensão a engasgos, broncoaspiração e infecções periorais. Além disso, traz consequências sociais e psicológicas ao paciente, familiares e cuidadores.

◆ Doenças relacionadas/causas no cenário dos cuidados paliativos

A incontinência salivar habitualmente ocorre como resultado de doenças neurológicas centrais ou periféricas relacionadas à disfunção motora oral ou disfagia, como a doença de Parkinson, esclerose lateral amiotrófica, paralisia cerebral, paralisia pseudobulbar, encefalopatia hipóxica, acidente vascular cerebral, paralisia facial, intoxicação por metais pesados, entre outras. Anormalidades anatômicas em região cervical e cavidade oral, como observado em indivíduos com macroglossia ou neoplasia de cabeça e pescoço, também são causas descritas. De forma menos frequente, a sialorreia pode contribuir para o quadro. A sialorreia está frequentemente relacionada ao uso de medicamentos, à presença de patologias sistêmicas, como a doença do refluxo gastroesofágico, e à ocorrência de processos inflamatórios na cavidade oral, habitualmente secundários a ulcerações, infecções ou traumas.

◆ Tratamento

O acompanhamento multidisciplinar é fundamental para a avaliação e controle do sintoma. Fatores agravantes, como doença bucodental, devem ser avaliados e tratados por profissionais habilitados. O treinamento motor pode ser importante para trabalhar o tônus muscular, estabilizar as posições de tronco e cabeça do paciente, desenvolver habilidades de sucção, fechamento labial, movimento de língua e mandíbula. Uma vez que a salivação é mediada principalmente por estimulação parassimpática, medicamentos com atividade anticolinérgica são utilizados para controle de secreções. A atropina administrada por via sublingual, a escopolamina, o bromento de glicopirrônio e a propantelina são exemplos de medicamentos com ação anticolinérgica muito utilizados na prática clínica. As comorbidades do paciente devem ser consideras e podem limitar o uso de alguns desses medicamentos. A aplicação de toxina botulínica nas glândulas parótidas e submandibulares mostrou eficácia na redução do fluxo salivar. Tem baixo índice de complicações, duração média do efeito entre 3 e 6 meses e pode ser considerada medida adjuvante nos pacientes com resposta incompleta às medidas anteriormente descritas. Existem ainda procedimentos cirúrgicos de ligação ou redirecionamento de ductos de glândulas salivares que podem ser considerados nos casos refratários, a depender de funcionalidade, condição clínica, fase de doença em que o paciente se encontra e expectativa de sobrevida.

◆ Contexto de fim de vida

A respiração ruidosa por acúmulo de secreções na hipofaringe e no trato respiratório, também conhecida como "sororoca" ou "ronco da morte", é algo observado em cerca de 50% dos pacientes em processo ativo de morte. Tem correlação direta com a proximidade da morte e contribui para maior estresse e angústia entre familiares, cuidadores e profissionais de saúde. Apesar de baixa evidência de benefício em diversos estudos, quando comparados com placebo, medicamentos com ação anticolinérgica (escopolamina e o bromento de glicopirrônio administrados por via parenteral) têm sido utilizados na tentativa de reduzir os ruídos respiratórios. Medidas não farmacológicas como manter a cabeceira do leito elevada, evitar hiperidratação e buscar um bom posicionamento do paciente são fundamentais. A aspiração frequente de vias aéreas deve ser evitada pelo risco de trauma local e, quando realizada, deve ser feita com muito cuidado.

Xerostomia

◆ Descrição breve do sintoma

A xerostomia é definida como a sensação subjetiva de boca seca. É uma condição bastante prevalente sobretudo em indivíduos idosos, e pode estar relacionada à redução do fluxo pelas glândulas salivares (hipossalivação). Nos casos em que há redução significativa do fluxo salivar, diversas complicações orais podem ser observadas como doença periodontal, cáries, dificuldade de mastigação e de fala, infecções (virais, fúngicas e bacterianas), halitose, glossite, queilite angular, fissuras e lesões de mucosa, entre outras.

◆ Doenças relacionadas/causas no cenário dos cuidados paliativos

Causas comuns de xerostomia incluem radioterapia em cabeça e pescoço nos indivíduos com neoplasia, quimioterapia sistêmica, ansiedade, amiloidose e outras doenças sistêmicas que acometem as glândulas salivares, como a síndrome de Sjögren, diabetes *mellitus* tipo 1 e 2, sarcoidose e infecção pelo HIV. O uso de medicamentos está entre as principais causas, sobretudo em indivíduos idosos, em que polifarmácia é frequente. As principais classes de medicamentos associados à xerostomia são os antidepressivos tricíclicos, alguns antiparkinsonianos, antipsicóticos, diuréticos, broncodilatadores como o brometo de ipratrópio, anti-hipertensivos como os betabloqueadores e a clonidina, e outros medicamentos com ação anticolinérgica como a escopolamina.

◆ Tratamento

O tratamento da xerostomia é sintomático. Algumas medidas que mostraram ser úteis no manejo clínico do sintoma são: higiene bucal diária, ingerir pequenos goles de água com alguma frequência, rever os medicamentos em curso e se algum é passível de suspensão ou substituição, e evitar substâncias que tenham efeito irritativo sobre a mucosa oral (alimentos picantes, açucarados ou condimentados, fumo e álcool). Quando presentes, infecções devem ser tratadas. O encaminhamento e acompanhamento conjunto por um dentista pode ser útil para tratamento de cáries e outras afecções em cavidade oral. A utilização de saliva artificial lubrifica a mucosa oral desidratada e promove alívio sintomático. Pode ser utilizada diversas vezes durante o dia, conforme demanda do paciente. Balas e gomas de mascar livres de açúcar e o uso de substâncias sistêmicas com ação em receptor muscarínico, como a pilocarpina e a cevimelina, promovem aumento do fluxo salivar.

BIBLIOGRAFIA

Atkinson JC, Grisius M, Massey W. Salivary hypofunction and xerostomia: diagnosis and treatment. Dent Clin North Am. 2005; 49:309-326.

Back IN, Jenkins K, Blower A, Beckhelling J. A study comparing hyoscine hydrobromide and glycopyrrolate in the treatment of death rattle. Palliat Med. 2001; Jul; 15(4):329-36.

Banfi P, Ticozzi N, Lax A, Guidugli GA, Nicolini A, Silani V. A review of options for treating sialorrhea in amyotrophic lateral sclerosis. Respir Care. 2015; 60(3):446-54.

Bennet M, Brennan M, Hughes A, O'Donnell V, Wee B. Using Anti-muscarinic Drugs in the Management of death rattle: evidence-based guidelines for palliative care. Palliative Medicine. 2002; 16:369-74.

Estfan B, LeGrand S. Management of cough in advanced cancer. J Support Oncol. 2004; 2:523.

Hydrobromide and glycopyrrolate in the treatment of death rattle. Palliative Medicine. 2001; 15: 329-69.

Jales SMCP. Avaliação da efetividade de um protocolo de cuidados odontológicos no alívio da dor, sintomas bucais e melhora da qualidade de vida em pacientes com câncer de cabeça e pescoço em cuidados paliativos: ensaio clínico não controlado. São Paulo: Universidade de São Paulo; 2011.

Meningaud JP, Pitak-Arnnop P, Chikhani L, Bertrand JC. Drooling of saliva: a review of the etiology and management options. Oral Surg Oral Med Oral Pathol Oral Radiol Endod. 2006; 101(1):48-57.

Mercadante S. Death rattle: critical review and research agenda. Support Care Cancer. 2014; 22:571-5.

Molassiotis A, Bailey C, Caress A, Tan JY. Interventions for cough in cancer. Cochrane Database Syst Rev. 2015; 5:CD007881.

Molassiotis A, Bryan G, Caress A, et al. Pharmacological and non-pharmacological interventions for cough in adults with respiratory and non-respiratory diseases: A systematic review of the literature. Respir Med. 2010; 104:934.

Molassiotis A, Smith JA, Mazzone P, et al. Symptomatic Treatment of Cough Among Adult Patients with Lung Cancer: CHEST Guideline and Expert Panel Report. Chest. 2017; 151:861.

Petracca M, Guidubaldi A, Ricciardi L, Ialongo T, Del Grande A, Mulas D, et al. Botulinum toxin A and B in sialorrhea: Long-term data and literature overview. Toxicon. 2015; 107(Pt A):129-40.

Scully C, Limeres J, Gleeson M, Tomás I, Diz P. Drooling. J Oral Pathol Med. 2009; 38(4):321-7.

Simoff MJ, Lally B, Slade MG, et al. Symptom management in patients with lung cancer: Diagnosis and management of lung cancer, 3rd ed: American College of Chest Physicians evidence-based clinical practice guidelines. Chest. 2013; 143:e455S.

Van Esch HJ, van Zuylen C, Oomenede Hoop E, van der Heide A, van der Rijt CCD. Scopolaminebutyl given prophylactically for death rattle: study protocol of a randomized double-blind placebo placebo-controlled trial in a frail patient population (the SILENCE study). BMC Palliat Care. 2018; 17:105.

Visvanathan V, Nix P. Managing the patient presenting with xerostomia: a review. Int J Clin Pract. 2010; 64(3):404-7.

Wee B, Hillier R. Interventions for noisy breathing in patients near to death. Cochrane Database of Systematic Rev. iews 2008; 2008(1):CD005177.

Náuseas, Vômitos e Disfagia

20

Luís Fernando Rodrigues
Tayná Fernandes da Silva Cardoso

Náuseas e vômitos

• Introdução

Em cuidados paliativos, as náuseas e vômitos ganham uma dimensão especial, e muitos conhecimentos acerca da identificação da causa e dos tratamentos vêm justamente a partir do reconhecimento do método mecanístico ou etiológico.[1,2]

A prevalência em pacientes com câncer pode variar entre 40% e 70%,[3] e as causas podem estar relacionadas com os aspectos citados na Tabela 20.1.[4]

• Definição

Náusea pode ser definida como a sensação desconfortável de necessidade de vomitar, geralmente precedente aos vômitos. Vômitos são definidos como a expulsão forçada do conteúdo gástrico pela boca, por meio de contração vigorosa e sustentada da musculatura abdominal e relaxamento do esfíncter esofágico inferior.

• Modelo mecanístico

A abordagem mecanística é clássica e é um guia para a identificação da etiologia e a definição da(s) opção(ões) terapêutica(s) escolhida(s). Essa abordagem se apoia, basicamente, no reconhecimento das estruturas neuroanatômicas relacionadas com a geração e manutenção do padrão emetogênico associado à sensibilidade dos receptores aos neurotransmissores.

As duas principais estruturas envolvidas na geração/manutenção das náuseas e dos vômitos são o centro do vômito (CV) e a zona quimiorreceptora de gatilho (ZQG) (Tabela 20.2).[10]

• Tratamento farmacológico

A escolha da terapêutica farmacológica se baseia na afinidade de certas drogas pelos receptores envolvidos. A Tabela 20.3 traz algumas drogas mais comumente utilizadas e a sua afinidade pelos receptores.

Tabela 20.1. Categorias e subgrupos das causas mais comuns de vômito em pacientes com câncer.

Categoria	Subgrupo
Química	Drogas, toxinas, causas metabólicas
Esvaziamento gástrico debilitado	Drogas, disfunção autonômica
Visceral/serosa	Obstrução de víscera oca Distensão da cápsula hepática
Craniana	Aumento da pressão intracraniana
Vestibular	Drogas, tumores de base do crânio
Cortical	Ansiedade, dor

Fonte: Adaptada de Leach & Davies, 2019.

Tabela 20.2. Causas de náuseas e vômitos e sua relação com as estruturas anatômicas e receptores envolvidos.[11]

Causa	Estrutura	Receptor
Drogas, distúrbios metabólicos, toxinas	ZQG	D2, 5-HT3, NK1
Vestibular	Via CV	H1, Ach_m, 5-HT2
Trato gastrointestinal	Via ZQG	5-HT3
	Via CV	H1, Ach_m, 5-HT2
Aferentes corticais	Via CV	H1, Ach_m, 5-HT2
Visceral	Via CV	Ach_m, 5-HT4, 5-HT2
Craniana	Via CV	H1

D2: dopaminérgico tipo 2; 5-HT3: receptor serotoninérgico tipo 3; 5-HT2: receptor serotoninérgico tipo 2; 5-HT4: receptor serotoninérgico tipo 4; Ach_m: acetilcolinérgico muscarínico; NK1: receptor de neurocininas do tipo 1; H1: receptor histaminérgico tipo 1.

Disfagia

A deglutição é um processo complexo que visa ao transporte do bolo alimentar da cavidade oral ao estômago, sem que haja aspiração desse para vias aéreas inferiores. É dividida em quatro fases: preparatória oral, fase oral propriamente dita, faríngea e esofágica.[6,7]

A fase preparatória oral é iniciada com a incisão, passando para a mastigação quando ocorre a junção com a saliva, que forma o bolo alimentar.[6,8]

Fase oral propriamente dita é uma fase voluntária que é iniciada pela propulsão do bolo alimentar pela língua e que termina com a produção de uma deglutição, com papel importante da língua para propulsioná-lo posteriormente para a fase faríngea. Quando o bolo é levado para a faringe, o palato mole deve se fechar para que o alimento não vá para a nasofaringe.[6,8]

A fase faríngea começa com a produção de uma deglutição; é uma fase involuntária que propulsiona o bolo alimentar através da faringe para o esôfago, com o fechamento simultâneo da

Tabela 20.3. Sítios de ação das drogas comumente usadas como antieméticos em cuidados paliativos.

Droga	Receptor e sítio de ação	Indicação
Haloperidol	D2 – ZQG	Náuseas e vômitos induzidos por opioides; NV químicos e metabólicos
Metoclopramida (em altas doses)	D2 – ZQG D2 – TGI 5-HT4 – TGI 5-HT3 – ZQG + TGI	Estase gástrica; íleo Quimioterapia
Domperidona	D2 – ZQG D2 – TGI	Quimioterapia
Clorpromazina	H1 – ZQG, CV, TGI	Obstrução intestinal, irritação peritoneal, causas vestibulares, aumento da PIC
Prometazina	H1 – ZQG, CV, TGI, aferentes vestibulares	Obstrução intestinal, irritação peritoneal, causas vestibulares, aumento da PIC
Escopolamina	Ach_m – CV, TGI	Obstrução intestinal, irritação peritoneal, aumento da PIC, excesso de secreções
Ondansetrona	5-HT3 – ZQG, CV, TGI	Quimioterapia, radioterapia abdominal

TGI: trato gastrointestinal; 5-HT4: receptor serotoninérgico tipo 4; PIC: pressão intracraniana.

laringe para proteger a via aérea. Essa fase termina quando o esfíncter esofágico superior relaxa para receber o bolo alimentar.[6,8]

A fase esofágica ocorre de forma involuntária, iniciando-se quando o bolo alimentar passa pelo esfíncter esofágico superior, e uma onda peristáltica automática transporta o bolo alimentar até o estomago. É uma fase na qual o fonoaudiólogo não atua.[6,8]

Disfagia orofaríngea

Qualquer alteração no transporte do bolo alimentar da cavidade oral ao estômago é definida como disfagia. Esse é um sintoma decorrente de alguma doença ou intervenção, podendo acometer qualquer fase da deglutição. Ocasiona complicações como desidratação, desnutrição, pneumonia por aspiração, aumento do tempo de institucionalização e da mortalidade, além de aspectos como isolamento social.[6-8]

Abordagem da disfagia nos cuidados paliativos

O paciente em cuidados paliativos deve ser olhado em toda a sua extensão, pela equipe médica e multiprofissional. Esse olhar visa à identificação do paciente como um todo, para que possamos estabelecer propostas para o alívio do sofrimento e para a melhoria na sua qualidade de vida.[9]

Entre as abordagens em cuidados paliativos, é necessário um olhar e uma atenção especial para os distúrbios da deglutição (disfagia orofaríngea), com o conhecimento de todos os prejuízos que a disfagia pode causar: desde o desprazer em se alimentar e isolamento social, até levar o paciente ao óbito. Portanto, é imprescindível a sua detecção o mais precocemente possível. O fonoaudiólogo é o profissional capacitado para atuar na prevenção, avaliação, orientação e terapia nas disfagias orofaríngeas. O cuidado paliativo não visa à cura, mais sim ao alívio dos sintomas, e nessa mesma abordagem a atuação fonoaudiológica em cuidados paliativos utiliza técnicas e estratégias para uma deglutição segura por meio de compensações e manobras. Dessa forma, não objetiva a reabilitação, mas sim uma melhora na qualidade de vida, devolvendo ao paciente o prazer de se alimentar.[10-13]

REFERÊNCIAS BIBLIOGRÁFICAS

1. Hardy M, Glare P, Yates P, Mannix K. Palliation of nausea and vomiting. In: Cherny N, Fallon T, Kaasa S, Portenoy R, Currow D (eds.). Oxford Textbook of Palliative Medicine. 5 ed. Oxford: Oxford University Press; 2015.

2. Walsh D, Davis M, Ripamonti C, Bruera E, Davies A, Molassiotis A. 2016 Updated MASCC/ESMO consensus recommendations: Management of nausea and vomiting in advanced cancer. Support Care Cancer. 2017 jan; 25(1):333-40.

3. Stephenson J, Davies A. An assessment of aetiology-based guidelines for the management of nausea and vomiting in patients with advanced cancer. Support Care Cancer. 2006 abr; 14(4):348-53.

4. Leach C. Nausea and vomiting in palliative care. Clin Med. 2019 jul; 19(4):299.

5. Collis E, Mather H. Nausea and vomiting in palliative care. BMJ. 2015 dez; 351:h6249.

6. Marchesan IQ. Deglutição – Normalidade. Disponível em: http://www.fonovim.com.br/arquivos/ef50daf-de6352186ffb233e5d204fac9- Degluti----o-Normalidade---Irene-Marchesan.pdf

7. Amaral MCC, Furkim AM. A miotomia do cricofaríngeo: artigo de revisão. Rev Soc Bras Fonoaudiol. 2007; 12(2):151-7.

8. Resende PD. Características e prevalência das disfagias orofaríngeas em pacientes oncológicos: fonoaudiologia na UTI do hospital de câncer de Barretos-SP. [monografia]. Barretos-SP: Hospital de Câncer de Barretos; 2017.

9. Barbosa A, Neto I. Manual de cuidados paliativos. Lisboa: Faculdade de Medicina de Lisboa; 2006.

10. Conselho Federal de Fonoaudiologia. Documento Oficial. 2 ed. [citado 2007 Março]. Disponível em: https://www.fonoaudiologia.org.br/cffa/wp-content/uploads/2013/07/areas-de-competencia-do-fonoaudiologo-2007.pdf

11. Fujishima I, Fujiu-Kurachi M, Arai H, Hyodo M, Kagaya H, Maeda K, et al. Sarcopenia and dysphagia: Position paper by four professional organizations. Geriatr Gerontol Int. 2019 fev; 19(2):91-7. doi: 10.1111/ggi.13591. Epub 2019 jan 9.

12. Luchesi KF, Silveira IC. Palliative care, amyotrophic lateral sclerosis, and swallowing: a case study. CoDAS. 2018; 30(5):e20170215.

13. Padovani AR, Moraes DP, Mangili LD, de Andrade CRF. Protocolo fonoaudiológico de avaliação do risco para disfagia (PARD) Dysphagia Risk Evaluation Protocol. Rev Soc Bras Fonoaudiol. 2007; 12(3):199-205.

Diarreia e Constipação Intestinal

21

Ana Lucia Coradazzi
Marcella Tardeli Esteves Angioleti Santana

Diarreia

Diarreia é a eliminação frequente de fezes amolecidas com urgência ou eliminações mais frequentes que o habitual para aquele indivíduo. Objetivamente, é a eliminação de mais de três evacuações com fezes amolecidas em 24 horas.[1] Suas causas mais frequentes no cenário paliativo são terapia laxativa inadequada, efeitos colaterais de medicamentos (antibióticos, protetores gástricos, anti-inflamatórios, ferro), impactação fecal (diarreia por transbordamento), má absorção da dieta, infusão rápida de dieta enteral, insuficiência pancreática, infecção intestinal, doenças inflamatórias intestinais e procedimentos cirúrgicos gastrointestinais. Pode ainda ser diretamente relacionada a doenças oncológicas (tumores carcinoides, neoplasias colorretais ou pancreáticas etc.) ou a seu tratamento (induzida por quimioterapia, imunoterapia, radioterapia ou terapia-alvo molecular).[2]

◆ Avaliação da diarreia

O paciente/familiar deve ser questionado quanto às características das fezes (consistência, cor e odor), volume, frequência, presença de muco e/ou sangue; tempo de evolução do quadro; sintomas associados (desconforto abdominal, dor, cólicas, flatulência, distensão abdominal, náuseas e/ou emese, febre, incontinência fecal, sede); uso recente de medicamentos (antibióticos, quimioterápicos, laxativos ou outras drogas com potencial indutor de diarreia); mudanças recentes na dieta. O exame físico deve buscar alterações de ruídos hidroaéreos, sinais de impactação fecal ou obstruções intestinais, estado de hidratação e nutricional. Podem ser necessários exames complementares para esclarecimento do diagnóstico, sempre levando em conta os objetivos do cuidado. Entre os exames potencialmente úteis, estão hemograma, eletrólitos, função renal, sangue oculto nas fezes, coprocultura, radiografia do abdome, tomografia de abdome total e colonoscopia.

◆ Graduação da diarreia

- **Grau 1:** aumento de até quatro evacuações diárias em relação ao habitual; no caso de ostomizados, discreto aumento na quantidade de fezes pela bolsa quando comparado ao habitual.

- **Grau 2:** aumento de quatro a seis evacuações diárias em relação ao habitual; no caso de ostomizados, aumento moderado na quantidade de fezes pela bolsa quando comparado ao habitual.
- **Grau 3:** aumento sete ou mais evacuações diárias em relação ao habitual; incontinência; indicação de hospitalização; no caso de ostomizados, aumento expressivo na quantidade de fezes pela bolsa em relação ao habitual; interferência significativa nas atividades diárias.
- **Grau 4:** consequências ameaçadoras da vida; indicação de intervenção urgente.

Estratégias terapêuticas

O tratamento dependerá da etiologia do quadro, grau da diarreia, presença de outros sinais e sintomas associados (como febre, hipotensão, sinais de peritonite, sangramento, *delirium*, disfunção renal) e expectativa de vida do paciente, conforme a Figura 21.1.[3-8]

Pode-se ainda considerar medidas específicas de acordo com a etiologia (pancreatina 10.000-25.000 UI imediatamente após as refeições em pacientes com esteatorreia por insuficiência pancreática; octreotida 100-150 mcg SC 3 vezes ao dia para pacientes com síndrome carcinoide; atropina 0,5-1 mg SC a cada 4 a 6 horas em pacientes refratários às medidas iniciais). O uso de antibióticos pode ser útil na presença de febre, hipotensão, peritonite, fezes sanguinolentas

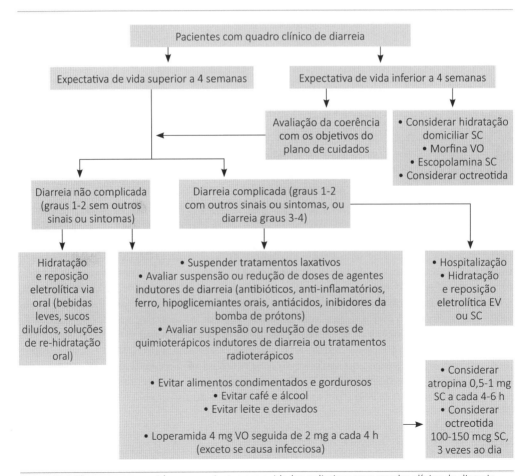

FIGURA 21.1. Fluxograma sugerido para pacientes em cuidados paliativos com quadro clínico de diarreia.

(ciprofloxacino oral ou endovenoso) ou na suspeita de infecção por *Clostridium difficile* (metronidazol associado a vancomicina). Em caso de colites ou retites inflamatórias ou induzidas por radioterapia, pode-se associar anti-inflamatórios (mesalazina enema com 3 g via retal diariamente ou mesalazina 400 mg via oral a cada 8 horas).[3-6]

Constipação intestinal

Constipação intestinal é a presença de evacuações dificultosas ou dolorosas associadas a evacuações infrequentes e fezes endurecidas e/ou em pequena quantidade, frequentemente associadas à distensão abdominal, redução dos ruídos hidroaéreos, dor abdominal à palpação, presença de fezes endurecidas ou fecaloma ao toque retal e/ou exame radiológico compatível com o quadro, em pacientes cujo hábito intestinal anterior não apresentava tais alterações.[9] Entre pacientes em cuidados paliativos, o sintoma é geralmente multifatorial, incluindo idade avançada, doença de base em fase avançada, atividade física reduzida ou ausente, fatores dietéticos, depressão, disfunção cognitiva, medicamentos (opioides, quimioterápicos, bloqueadores do canal de cálcio, diuréticos, anticolinérgicos, antagonistas da serotonina, anticonvulsivantes etc.), disfunções neurológicas (compressão de canal medular, tumores cerebrais, AVC, disfunções autonômicas), disfunções metabólicas (hipercalcemia, hipotireoidismo, desidratação, hipocalemia, diabetes), anormalidades estruturais (tumores pélvicos, fibrose actínica abdominal, patologias anorretais) e fatores psicológicos.[10,11]

◆ Avaliação da constipação

A avaliação inicial deve incluir informações sobre data da última evacuação, sintomas associados (urgência evacuatória, dor retal, sensação de empachamento, distensão abdominal, redução do calibre das fezes, dor abdominal, náuseas, vômitos, diarreia de escape, incontinência fecal, retenção urinária, confusão mental), consistência e aspecto das fezes, presença de sangue e toque retal (presença de massas retais, fecaloma, fissuras anais, hemorroidas, hipertrofia prostática, compressão retal extrínseca). Normalmente não há necessidade de exames complementares para o diagnóstico, exceto se houver suspeita de obstrução intestinal. Exames laboratoriais podem ser úteis a depender da suspeita clínica, sendo que sua solicitação deve sempre ser precedida de avaliação quanto aos seus riscos e benefícios e os objetivos do cuidado do paciente (especialmente na fase final de vida).

◆ Estratégias não farmacológicas

As abordagens não farmacológicas da constipação intestinal incluem:
- Estímulo à ingestão de líquidos;
- Aumento da ingestão de fibras na dieta (verduras, legumes, frutas com alto teor de fibras, cereais integrais);
- Fracionamento das refeições (cinco a seis refeições ao dia);
- Se necessário, adição de suplementos de fibras e probióticos;
- Estímulo à prática de atividades físicas/deambulação sempre que possível;
- Proporcionar privacidade ao paciente no momento das evacuações;
- Associação de práticas integrativas, tais como acupuntura, massoterapia e aromaterapia, que podem trabalhar aspectos físicos e emocionais do paciente.

◆ Estratégias farmacológicas

Em pacientes com impactação fecal, recomendam-se supositórios (bisacodil 10 mg ou glicerina 4 g) ou enemas (fosfato hipertônico 130 mL ou solução glicerinada 12% 500 mL). Em pacientes sem impactação fecal e sem uso prévio de laxativos, sem sinais de obstrução intestinal, deve-se iniciar com esquema laxativo (pode-se iniciar com a associação de um estimulante de peristalse e um emoliente, ou iniciar com apenas uma classe de drogas e, caso não haja resposta, associar outra classe após 24-48 h).[12-14] As classes de laxativos recomendadas estão descritas no Quadro 21.1. Não há evidências de superioridade de uma classe em relação a outras.

Caso não haja resposta adequada ao esquema laxativo de primeira linha, pode-se trocar a classe da medicação ou associar outra classe à primeira droga. Pode-se ainda utilizar supositórios de glicerina 4 g ou de bisacodil 10 mg, por via retal, ou enema de fosfato de sódio 130 mL por via retal.[16] Em pacientes com constipação induzida por opioides, se disponível, pode-se utilizar metilnaltrexona por via subcutânea em dias alternados.[17,18]

A orientação de medidas preventivas é outro aspecto eficaz no cenário paliativo: garantir privacidade ao paciente, aumentar ingesta de líquidos, estimular atividades físicas e mobilização, massagens abdominais e uso de laxativos profilaticamente em pacientes de alto risco (usuários de opioides, por exemplo).[10]

Quadro 21.1. Laxativos recomendados para o manejo da constipação intestinal em pacientes em cuidados paliativos.[2,15]

Tipo de laxativo	Medicamento	Dose inicial preconizada	Observações
Formadores de bolo fecal	*Psyllium husk*	1 sachê (3,5 g) por via oral 2 vezes ao dia	Não recomendado para pacientes em uso de medicações obstipantes, com ingesta alimentar reduzida e/ou imobilidade
Osmóticos (aumentam a quantidade de água na luz intestinal e estimulam a peristalse)	Lactulona	15 mL por via oral a cada 12 horas (não há descrição de dose máxima)	Podem causar flatulência, náuseas e cólicas. Não utilizar em pacientes com obstrução intestinal ou galactosemia.
	Hidróxido de magnésio	15-60 mL por via oral a cada 12 horas	Não utilizar em pacientes com insuficiência renal grave
	Polietilenoglicol 4000	1 sachê diluído em um copo de água 1 a 2 vezes ao dia	Sem odor ou sabor, pode ser diluído em sucos ou outras bebidas
Emolientes (amolecem as fezes sem estimular a peristalse)	Docusato de sódio	100 mg por via oral a cada 12 horas (dose máxima: 500 mg/dia)	Pode causar diarreia, náuseas e cólicas
Estimulantes da peristalse	Sene	15 mg por via oral a cada 12 horas (dose máxima: 30 mg a cada 8 horas)	Podem causar cólicas e diarreia. Não utilizar em pacientes gravemente desidratados, com doença inflamatória intestinal ou obstrução colônica
	Bisacodil	10-20 mg por via oral à noite (dose máxima: 20 mg a cada 8 horas)	
	Picossulfato de sódio	5-10 mg por via oral à noite (dose máxima: 30 mg/dia)	

REFERÊNCIAS BIBLIOGRÁFICAS

1. World Health Organization. Diarrhoeal Disease; 2017. Disponível em: http://www.who.int/en/news-room/fact-sheets/detail/diarrhoeal-disease.

2. Coradazzi A, Santana M, Caponero R. Cuidados Paliativos: Diretrizes para Melhores Práticas. 1 ed. São Paulo: MG; 2019. 232 p.

3. Cherny N, Fallon M, Kaasa S, Portenoy R, Currow D. Oxford Textbook of Palliative Medicine. 5 ed. Oxford University Press; 2015.

4. Bossi P, Antonuzzo A, Cherny N, Rosengarten O, Pernot S, Trippa F, et al. Diarrhoea in adult cancer patients: ESMO Clinical Practice Guidelines. Ann Oncol. 2018; 29(Suppl 4):iv126-iv42.

5. Kasper D, Fauci A, Hauser S. Harrison's Principles of Internal Medicine. 19 ed. McGraw-Hill; 2015.

6. Fallon M, O'Neill B. Constipation and diarrhoea. BMJ. 1997; 315:1293-6.

7. Hanauer S. The role of loperamide in gastrointestinal disorders. Rev Gastroenterol Disord. 2008; 8:15-20.

8. Cherny N. Evaluation and management of treatment-related diarrhea in patients with advanced cancer: a review. J Pain Symptom Manage. 2008; 36:413-23.

9. ABCP. Consenso Brasileiro de Constipação Induzida por Opioides. Rev Bras Cuidados Paliativos. 2009; 2(3 Supl 1):1-35.

10. Larkin P, Sykes N, Centeno C, Ellershaw J, Elsner F, Eugene B, et al. The management of constipation in palliative care: clinical practice recommendations. Palliat Med. 2008; 22:796-807.

11. Erichsen E, Milberg A, Jaarsma T, Friedrichsen M. Constipation in specialized palliative care: factors related to constipation when applying different definitions. Support Care Cancer. 2016; 24:691-8.

12. Librach S, Bouvette M, de Angelis C, Farley J, Oneschuk D, Pereira J, et al. Consensus recommendations for the management of constipation in patients with advanced, progressive illness. J Pain Symptom Manage. 2010; 40:761-73.

13. Tycholiz J, Watanabe S. 2011. Disponível em: http://palliative.org/NewPC/_pdfs/management/3A11%20Bowel%20Care%20Protocol%20for%20Constipation%20final.pdf.

14. Ripamonti C, Twycross R, Baines M, Bozzetti F, Capri S, De Conno F. Clinical-practice recommendations for the management of bowel obstruction in patients with end-stage cancer. Support Care Cancer. 2001; 9(223-233):223.

15. Giorgio R, Cestari R, Corinaldesi R, Stanghellini V, NBarbara G, Felicani C, et al. Use of macrogol 4000 in chronic constipation. Eur Rev Med Pharmacol Sci. 2011; 15:960-6.

16. Twycross R, Wilcock A, Howard P. Palliative Care Formulary. Nottingham: Palliativedrugs.com Ltd; 2015.

17. Mori M, Ji Y, Kumar S, Ashitaga T, Ades S. Phase II trial of subcutaneous methylnaltrexone in the treatment of severe opioid-induced constipation (OIC) in cancer patients: an exploratory study. Int J Clin Oncol. 2017; 22(2):397-404.

18. Siemens W, Becker G. Methylnaltrexone for opioid-induced constipation: review and meta-analyses for objective plus subjective efficacy and safety outcomes. Ther Clin Risk Manag. 2016; 12:401-12.

Prurido e Sudorese

22

Fernanda Correia Tourinho
Vítor Carlos Santos da Silva

Como parte da nossa cultura adaptada da evolução primata, eventualmente todos nós herdamos o prazer de nos coçarmos, não somente como alívio, mas também como sinal de autopercepção e cuidado. Segundo primatólogos, a coçada social reflete um comportamento vicioso criado entre organizações sociais bem-estabelecidas, como os chimpanzés das montanhas, voltado para o bem comum e atingindo favoravelmente o outro indivíduo, que por sua vez reconhece a coçadela como agrado, recompensa ou simplesmente como bom cuidado, e replica a ação traduzida em experiência corporal prazerosa. A sudorese, em outro cenário, nos remete às memórias por reações involuntárias de emoções diversas (medo, ansiedade, surpresa) como parte das nossas vidas em sua normalidade. Eventos anormais do suor, caracterizados por exacerbações patológicas das comorbidades envolvidas, promovem sofrimento e impacto sobre a qualidade de vida. Imaginemos a urgência trazida para a resolução de uma crise pruriginosa ou de uma sudorese profusa, quando se espera alívio imediato para tais situações. Não deve causar estranheza, portanto, que atitudes de isolamento social e distúrbios do humor estejam relacionados com a ocorrência de prurido crônico e hiperidrose, em que atitudes empáticas (buscando suporte multimodal, com base técnica racional e ampliando ações de acolhimento) possam minimizar os sintomas discutidos neste capítulo.

Prurido

O prurido ou coceira é definido como "sensação desagradável cutânea ou mucosa que provoca o desejo de coçar". É considerado um dos sintomas mais angustiantes e gera impacto negativo na qualidade de vida das pessoas, em especial para a população idosa (60% dos casos ocorrem com mais de 60 anos) e portadores de doença crônica, uma vez que acomete significativamente pacientes com câncer, hepatopatias, nefropatias, tireoidopatias, diabetes *mellitus*, doenças linfoproliferativas e mielopatias, além da associação com fármacos e doenças primárias da pele, notadamente a dermatite atópica, prurigo nodular e psoríase (presente em até 100% dos casos).

Estudos de corte transversal documentam até 22% de ocorrência desse sintoma na população geral, carecendo de análises prospectivas na atenção primária. O registro dos casos advém principalmente de verificação institucional (hospitais, clínicas, *hospices*) devido à forte associação com comorbidades descompensadas. Sob a ótica paliativa, o prurido é raramente observado

Tabela 22.1. Classificação clínica do prurido.

I – Dermatológico	Dermatite atópica, urticária, pênfigo, psoríase, prurigo crônico, escabiose, xerose, dermatofitoses, dermatomiosite, síndrome de Sjögren, linfomas B e T
II – Sistêmico	Colestase, cirrose biliar primária, uremia, tireotoxicose, linfoma, policitemia vera, mieloma múltiplo, ferropenia, HIV, drogas (opioides)
III – Neurológico	Pós-herpético, notalgia parestésica (neuropática), tumores no SNC (sistema nervoso central)
IV – Somatoforme	Psicogênico, psiquiátrico (depressão, esquizofrenia, transtornos afetivos)
V – Misto	Sobreposição das formas acima descritas
VI – Outros	Prurido de origem indeterminada

Fonte: Adaptada de European Guideline on Study of Pruritus, 2019.

em populações específicas, sendo encontrado em 24% de pacientes com câncer incurável, com notável fator dificultador para atividades diárias, distúrbios do humor e sono, e prejuízo social com impacto na qualidade de vida. Pode levar a complicações como lesão cutânea por escoriação, infecção secundária, insônia e distúrbios de ansiedade e humor, com achados de depressão relatada em até um terço dos casos crônicos e grande comprometimento da qualidade de vida.

O Fórum Internacional de Estudo do Prurido (IFSI, Alemanha, 2005), entidade científica dedicada ao sintoma, classifica o prurido quanto ao tempo de ocorrência em agudo e crônico (este acima de seis semanas); quanto à localização, entre sintomas locais e generalizados; e quanto à etiologia em seis categorias: I – dermatológico; II – sistêmico; III – neurológico; IV – somatoforme; V – misto; VI – outros, reunindo em grupos com características mais dedicadas para investigação e tratamento (Tabela 22.1).

◆ Investigação diagnóstica

A história deve avaliar a frequência e intensidade das queixas (a partir de escalas de verificação numérica e visual, incluindo pictogramas, úteis para crianças) e características de resposta às medidas empregadas para o seu alívio. Crianças trazem forte correlação com dermatoses (dermatite atópica, especialmente) e pacientes idosos desenvolvem crises de necessidade em descompensação de doenças já conhecidas. Atualmente há conhecimento fisiopatológico conciso sobre as vias neuronais distintas e mediadores diversos numa rede complexa cutâneo-neuronal.

Devido à forte associação com doenças sistêmicas, a investigação pode necessitar de exames de rotina, como hemograma completo, glicemia, função renal e eletrólitos, além de exames mais específicos em busca de distúrbios metabólicos (investigação da função hepática e tireoidiana) ou cinética do ferro. Se houver necessidade de aprofundar o diagnóstico, os especialistas recorrerão a outras formas de investigação, como análises clínicas especiais, imagens e biópsias.

Experiências de serviços e *experts* estimulam ações integradas não farmacológicas no combate dos eventos, assim reduzindo riscos de polifarmácia, como efeitos colaterais e aumento de custo pessoal. A linha de frente de tais ações compreende medidas tópicas de proteção e tratamento cutâneos, independentemente de serem relacionadas ou não com doenças da pele (Tabela 22.2).

Medidas específicas

Os mediadores químicos são a base do sintoma em destaque, e o tratamento deve ser focado em sua fisiopatologia, considerando os mecanismos de ação farmacológica, para o melhor julgamento das medidas gerais, uso racional de medicamentos, ajuste de doses e eventuais

Tabela 22.2. Medidas gerais para o controle do prurido.

Evitar banhos quentes, repetidos e demorados (> 20 min). Toalhas usadas sem esfregar

Evitar sabonetes. Preferir agentes sem fragrâncias (creme, hidratante aquoso, óleo de banho)

Evitar fatores para pele seca: clima seco, saunas, pós-adsorventes (amido, talco, óxido de zinco)

Hidratação da pele com óleos essenciais (girassol, canola). Evitar perfumes e loções alcoólicas

Roupas leves (algodão ou à base de prata/proteção UV). Evitar adereços abrasivos ou irritantes

Evitar escoriações. Usar unhas curtas. Se preciso, luvas de algodão e barreiras à noite

Otimizar medidas para reduzir sudorese (vide neste capítulo)

Em pacientes atópicos, identificar e afastar alérgenos potenciais no ambiente

Evitar comer alimentos picantes ou muito quentes. Manter boa hidratação basal

Checar medicamentos e considerar prurido como efeito colateral para devido ajuste/suspensão

Técnicas de relaxamento e terapia comportamental. Reduzir o ciclo vicioso prurido-coceira

Programas de treinamento para crônicos e educação psicossocial para paciente e cuidadores

Fonte: Adaptada do Guia Europeu sobre Prurido Crônico, 2012.

Tabela 22.3. Agentes tópicos usados no tratamento do prurido.

Anestésicos	Lidocaína a 1% e 2%, benzocaína a 20%, polidocanol (2-10% com ureia)
Anti-histamínicos	Difenidramina a 1% + zinco a 8% (calamina)
Glicocorticoides	Hidrocortisona a 1%, mometasona a 0,1%, betametasona a 0,1%
Fitoterápicos	Cânfora (2-20%), mentol (1-10%), capsaicina a 0,025% e adesivo a 8%
Emolientes	Ureia (5-10%), glicerina (20%), palmidriol (0,3%), leite/coloide de aveia
Imunossupressores	Tacrolimus a 0,1%, pimecrolimus a 1% (formas localizadas de prurido)
Canabinoides	Óleo de semente de *cannabis*

combinações. As linhas de recomendação para tratamentos específicos seguem antagonistas aos mecanismos de ação dos mediadores implicados (Tabela 22.3).

Anti-histamínicos

Estão na linha de frente no combate ao prurido. Os antagonistas H1 de primeira geração (difenidramina, cipro-heptadina, clemastina, prometazina, hidroxizina) têm seu uso restrito devido ao potencial antimuscarínico e de sedação, com alto risco de queda para idosos, sendo reservado à hidroxizina o uso mais comum dessa geração. Em um contexto mais amplo de cuidados paliativos, podem ser permitidos quando se deseja efeito sedativo concomitante. Fármacos de segunda geração (cetirizina, loratadina, desloratadina, fexofenadina, ebastina) são mais duradouros.

Glicocorticoides sistêmicos

São usados em situações que envolvam inflamações cutâneas (urticária, dermatite atópica, pênfigo bolhoso), ou para tratar a doença de base, sob evidência científica limitada, e por curto período, no caso do linfoma de células T. Dexametasona e prednisona têm sido bem empregadas por período de até duas semanas.

Anticonvulsivantes e antidepressivos

Anticonvulsivantes (gabapentina e pregabalina) são recomendados para prurido neuropático e em nefropatia crônica, além de prurido de origem indeterminada. Antidepressivos são recomendados como adjuvantes no tratamento de prurido relacionado a colestase, paraneoplásica e psicogênica (inibidores de recaptação da serotonina – paroxetina, sertralina), uremia, urticária e linfomas (doxepina, amitriptilina, mirtazapina).

Imunossupressores

Imunossupressores (ciclosporina, azatioprina, metotrexate) e antagonistas dos receptores de neurocininas (aprepitanto, serlopitanto) têm sido usados para prurido refratário e prurigo crônico.

Agentes biológicos

Anticorpos monoclonais (sob evidência positiva, omalizumab e dupilumab) têm sido estudados em certas doenças cutâneas, como a dermatite atópica e urticária espontânea crônica.

Outros medicamentos

Estudos trazem benefício do uso de antagonistas opioides (receptor μ, naltrexone, naloxone) para quadro de colestase e dos compostos canabinoides (canabidiol, tetra-hidrocanabinol) para tratar prurido localizado.

Agentes físicos

Em destaque para os agentes físicos, a fototerapia com raios ultravioleta (UVA, 290-320 nm, e UVB, 320-400 nm) é bem estabelecida com ação em doenças cutâneas inflamatórias, linfomas, prurigo, e casos selecionados sistêmicos, a exemplo de insuficiência renal, colestase e prurido aquagênico. É sugerida a combinação com agentes tópicos e/ou sistêmicos, à exceção de imunossupressores inibidores da calcinerina (tacrolimus, pimecrolimus).

Práticas integrativas

A acupuntura é a prática integrativa complementar mais antiga estudada, com demonstração de benefício em poucos estudos para quadros de prurido neuropático (braquirradial, notalgia parestésica, meralgia parestésica) e para reduzir o prurido entre as sessões de diálise em nefropatas crônicos. O acuponto escolhido é ao nível do cotovelo (Quchi – LT 11). Há tendência de recorrência após fim da prática.

Estimulações transcutâneas

A estimulação elétrica transcutânea (TENS) e a estimulação de campo cutâneo (CFS), ao ativarem fibras nervosas mielinizadas (alfa e gama) e não mielinizadas (fibras C), respectivamente, mostram tendências de controle do sintoma, mas com recorrência gradual do prurido após descontinuação do tratamento, não sendo, pois, indicadas.

Abordagem psicoemocional

O manejo psicológico (unimodal ou multimodal) pode ser empregado em adjuvância ao tratamento sintomático. Abordagens unimodais incluem relaxamento muscular progressivo e treinamento autogênico, e as multimodais seguem aquelas endereçadas a tratar do comportamento repetido da coçadura, a exemplo da supressão consciente do reflexo por intensa contração, métodos de distração e treinamento para reversão de hábitos. Estratégias para quebrar o vício de coçar e arranhar com técnicas de manejo do estresse e recaídas são recomendadas por grupos especializados.

Sudorese

A sudorese (diaforese) é um mecanismo natural de resfriamento corporal por meio da secreção de fluidos pela pele. A hiperidrose é definida como transpiração excessiva e inadequada, além do necessário para as necessidades termorregulatórias e as condições ambientais. Sudorese profusa pode ser um sintoma com grande impacto na qualidade de vida, causando prejuízo ao sono, no caso dos suores noturnos, além de angústia, baixa autoestima e distanciamento social. Ainda, pode provocar significativa perda de fluidos e consequente desidratação. Para os clínicos e paliativistas, representa um desafio para seu alívio adequado.

Pode ser classificada como primária (localizada) ou secundária (localizada ou generalizada), sendo a primeira uma manifestação focal em áreas de glândulas sudoríparas, de origem idiopática, afetando cerca de 3% da população geral, com forte predisposição genética e abordagens específicas. Neste capítulo, não discutiremos a hiperidrose localizada idiopática. Já a hiperidrose secundária pode acompanhar uma variedade de condições, muitas delas presentes em pacientes elegíveis aos cuidados paliativos, como distúrbios endócrinos, metabólicos, neurológicos ou psiquiátricos; tumores; infecções e doenças febris; ou uso de medicamentos. Na maioria dos casos se apresenta como sudorese generalizada e frequentemente ocorre à noite, sendo conhecida como "suores noturnos" (hiperidrose do sono). A sudorese excessiva pode ser um sintoma muito desgastante e de difícil controle. Essa forma de sudorese é mais difícil de tratar do que a hiperidrose primária localizada. Ocorre em 5-28% dos pacientes em cuidados paliativos e muitas vezes há mais de uma causa de sudorese em um mesmo caso (p. ex., tumoral e medicamentosa). A intensidade da sudorese é variável e não guarda relação direta com a gravidade da doença de base. A sudorese generalizada pode ocorrer em consequência da neoplasia ou de seu tratamento. Embora possa surgir como um sintoma típico de alguns tipos de neoplasia, qualquer neoplasia avançada pode ser a causa primária desse sintoma (Tabelas 22.4 e 22.5).

◆ Investigação diagnóstica

Não existem dados de alta qualidade para orientar a avaliação diagnóstica da hiperidrose generalizada e sudorese noturna, e diferentes abordagens são aceitas. A avaliação inicial deve incluir uma história detalhada, revisão de medicamentos, avaliação de sintomas e exame físico, que ajudam a revelar a localização e a gravidade da hiperidrose e fornecem pistas sobre a possível etiologia subjacente. Os sintomas específicos que devem ser procurados incluem dor, perda de peso, linfadenopatias, prurido, ansiedade, rubor, distúrbios do sono, sinais de neuropatia autonômica, febre e outros sintomas sugestivos de infecção. Uma análise diagnóstica adicional (culturas, diagnóstico por imagem, avaliação laboratorial, *status* hormonal) dependerá do contexto clínico e dos objetivos do tratamento.

◆ Tratamento

O tratamento da hiperidrose pode ser desafiador para o paciente e para o clínico. Envolve medidas gerais e tratamento específico, que deve ser guiado pela etiologia subjacente. É importante observar a fase da doença, o objetivo do cuidado definido para cada caso e quais medidas

Tabela 22.4. Características relacionadas à hiperidrose generalizada em oncologia.

Tipo de câncer	Origem	Mecanismo	Frequência
Hematológico			
Linfomas	Atividade de doença Sintomas B	Síndrome paraneoplásica Infiltração leucocitária	Comum (25% em Hodgkin)
Leucemias e mieloma	Atividade de doença	Pirógenos endógenos Infecções	Rara
Outras neoplasias			
Mama, ovário, próstata	Tratamento	Antiestrogênico/androgênico	Comum
Neoplasias renais	Atividade de doença	Pirógenos endógenos	Volume tumor
Hepatocarcinoma		Pirógenos endógenos	
Câncer medular da tireoide		Secreção de calcitonina	
Insulinoma		Hipoglicemia por insulina	
VIPomas		Secreção de peptídeo intestinal vasoativo	

Tabela 22.5. Medicamentos associados a hiperidrose.

Antidepressivos (fluoxetina, duloxetina, tricíclicos)	Hipoglicemiantes (insulina, rosiglitazona)
Triptanos (sumatriptano, naratriptano)	Betabloqueadores (propranolol, metoprolol)
Antipiréticos (dipirona, paracetamol, outros anti-inflamatórios não esteroides)	Opioides (morfina, fentanil, hidromorfona)
Colinérgicos (betanecol, pilocarpina, neostigmina)	Estimulantes (metilfenidato, anfetamina)
Agonistas de gonadotrofina (goserelina, leucoprorrelina)	Álcool
Inibidores da aromatase (exemestano, anastrozol)	Bloqueadores de canal de cálcio
Moduladores seletivos de estrogênio (tamoxifeno)	Sildenafil

são consideradas proporcionais ou não para a tomada de decisão. As abordagens de tratamento não farmacológico para o gerenciamento de sintomas incluem o uso de ventiladores para manter a pele fresca, uso de roupas largas de algodão, uso de roupas de cama de algodão e manutenção da hidratação adequada, além de apoio emocional e segurança.

Como medidas específicas, nota-se a eliminação de fatores agravantes e investigação e terapia de condições que potencializam a sudorese, e a revisão da prescrição em busca de medicamentos que aumentem os sintomas, recomendando a sua substituição (teste diagnóstico) quando possível.

Em pacientes febris, caso haja diagnóstico de infecção bacteriana, antibioticoterapia poderá ser utilizada, em curso empírico para controle do sintoma. Se houver suspeita de febre associada ao tumor, podem ser utilizados inicialmente antitérmicos (dipirona, paracetamol), AINE (naproxeno, diclofenaco, indometacina) ou glicocorticoides para sintomas refratários.

Outras opções podem incluir cimetidina, olanzapina e gabapentina com boas respostas. Também se demonstrou que o suor noturno melhora com o uso da talidomida, que possui atividade anticitocina e anti-inflamatória. Apesar das altas taxas de resposta, as preocupações com neuropatia periférica dolorosa irreversível e sonolência limitaram seu uso. Quanto aos sintomas vasomotores envolvidos na sudorese, as abordagens de tratamento podem incluir megestrol, gabapentina e antidepressivos, como inibidores seletivos da recaptação de serotonina (ISRS)/ inibidores da recaptação de serotonina e noradrenalina (SNRI).

Pontos-chave

- Sudorese e prurido são sintomas de expressão cutânea de causas variadas. Deve-se buscar a etiologia para guiar o tratamento, respeitando a fase da doença e do objetivo do cuidado.
- O prurido crônico e a hiperidrose secundária (generalizada) acompanham diversas condições em cuidados paliativos, podendo ser decorrentes da doença basal ou do seu tratamento.
- O tratamento farmacológico deve ser guiado pela causa subjacente, possível e proporcional ao objetivo do cuidado. Há relativo baixo nível de evidência científica quanto à terapia empregada, prevalecendo *guidelines* por consensos de especialistas e estudos de caso.
- O manejo geral visa a reduzir efeitos colaterais e aumento de custo pessoal, compreendendo medidas tópicas de proteção e tratamento cutâneos, para uma pele fresca e roupas de algodão. Hidratação adequada e adesão a técnicas de relaxamento são medidas válidas de alívio.
- Ambos geram impacto negativo sobre a qualidade de vida, sendo responsáveis por isolamento social e prejuízo emocional importantes. Atitudes de acolhimento precoces são essenciais.

BIBLIOGRAFIA

Alshammary SA, Duraisamy BP, Alsuhail A. Review of management of pruritus in palliative care. J Health Spec. 2016; 4:17.

Carvalho AA, Alchorne MM. Prurido no idoso. Rev Soc Bras Clin Med. 2014 jan-mar; 12(1):93-9.

Dalal S. Palliative care: Overview of pruritus and sweating. In: UpToDate. Bruera E, Smith TJ, Givens J, UpToDate, Watham, MA. 2020 Jan.

de Carvalho RT. Fadiga, sudorese e prurido. In: Manual de Cuidados Paliativos da ANCP. 2 ed. São Paulo. 2012. p. 202-9.

Kira CM. Controle de sintomas não-dor. In: Cuidados Paliativos do CREMESP. São Paulo. 2008; 668-73.

Matterne U, et al. Incidence and Determinants of Chronic Pruritus: A Population based Cohort Study. Acta Derm Venereol. 2013; 93:532-7.

Murota H, et al. Why does sweat lead to the development of itch in atopic dermatitis? Exp Dermatol. 2019; 28:1416-21.

Quigley, Columba S, Baines M. Descriptive epidemiology of sweating in a hospice population. J Palliat Care. 1997; 13(1):22-6.

Rajagopalan M, et al. Diagnosis and management of chronic pruritus: an expert consensus review. Indian J Dermatol. 2017 jan-fev; 62(1):7-17.

Siemens W, et al. Pharmacological interventions for pruritus in adult palliative care patients. Cochrane Database Syst Rev. 2016; 11(11):CD008320. doi: 10.1002/14651858.CD008320.pub3.

Smetana GW. Evaluation of the patient with night sweats or generalized hyperhidrosis. UpToDate. 2019 set.

Twycross R. Sweating in advanced cancer. Indian J Palliat Care. 2004; 10(1):1-11.

Vallely JJ, et al. Pruritus in patients with solid tumors: an overlooked supportive care need. Support Care Cancer. 2019 out; 27(10):3897-904.

Waal F. A era da empatia. Lições da natureza para uma sociedade mais gentil. São Paulo: Ed. Companhia das Letras; 2010. p. 160-1

Watson M, Lucas C, Hoy A, Wells J. Skin problems in palliative care. Pruritus (itch). In: Oxford Handbook of Palliative Care. 2 ed. Oxford University Press; 2009.

Watson M, Lucas C, Hoy A, Wells J. Sweating and fever. In: Oxford Handbook of Palliative Care. 2 ed. Oxford University Press. 2009. p. 359-61.

Weisshaar E, et al. European S2k Guideline on Chronic Pruritus. In cooperation with the European Dermatology Forum and the European Academy of Dermatology and Venereology. Acta Derm Venereol. 2019; 99(5):469-505.

Zhukovsk DS. Fever and sweats in the patient with advanced cancer. Hematol Oncol Clin North Am. 2002; 16(3):579-88.

Fadiga

23

Jurema Telles de Oliveira Lima
Guacyra Magalhães Pires Bezerra
Marianna Urquisa de Abreu e Lima

Introdução e epidemiologia

Fadiga é o sintoma mais prevalente experimentado pelo paciente em cuidados paliativos (48-78%) e ainda mais em pacientes com câncer avançado (prevalência 60-90%).[1-3] A fadiga é também prevalente no contexto de fim de vida em pacientes com insuficiência cardíaca em estágio terminal e naqueles com doença pulmonar crônica não maligna, como na doença pulmonar obstrutiva crônica (DPOC).[4-5]

É ainda o sintoma mais subreportado, subtratado e subestudado nos pacientes em cuidados paliativos (CP), apesar de afetar profundamente a qualidade de vida (QV) de pacientes e seus familiares, repercutindo em aspectos físicos, psicossociais e econômicos/ocupacionais.[3,4] É frequentemente atribuída a uma causa potencialmente irremediável de morbidade relacionada ao tratamento/evolução da doença, sendo esse entendimento por parte de pacientes, familiares e até equipe de saúde uma barreira a ser enfrentada. Raramente se manifesta de forma isolada, sendo frequente a ocorrência de outros sintomas, principalmente a dor. Pode estar presente desde a suspeita do diagnóstico, sendo agravada com as medidas terapêuticas e com a progressão da doença.[6,7,9] Traz no seu manejo muitas necessidades nomeadas nos princípios fundamentais dos cuidados paliativos: abordagem ativa e multidisciplinar para melhorar a qualidade de vida dos pacientes, de suas famílias e de seus cuidadores, com a prevenção, identificação precoce de situações que levem ao sofrimento psicológico, sofrimento espiritual e problemas sociais. Portanto, a fadiga é o protótipo do problema que se beneficia da preconizada oferta de cuidados paliativos precoce.[10]

Definição

A fadiga relacionada ao câncer tem sido referência para definições da fadiga da população em cuidados paliativos em geral, sendo sua definição ampliada para esse contexto.

A fadiga, quando relacionada ao câncer, foi definida como uma sensação dolorosa, persistente e subjetiva do físico, cansaço ou exaustão emocional e/ou cognitiva relacionado ao câncer ou tratamento do câncer que não é proporcional à atividade recente e que interfere significativamente com o funcionamento normal.[7] A fadiga em ambientes de cuidados paliativos pode ser amplamente definida como "um estado subjetivo caracterizado por sensação de cansaço e percepção de diminuição da capacidade para o trabalho físico ou mental".[3]

A fadiga difere da astenia que acompanha a vida cotidiana, pois essa última geralmente é temporária e aliviada pelo descanso. Traz consigo três condições: (1) fácil cansaço e capacidade reduzida para manter o desempenho; (2) fraqueza generalizada, com a sensação antecipatória de dificuldade em iniciar uma determinada atividade; (3) e a fadiga mental, que é a presença de concentração mental prejudicada, perda de memória e labilidade emocional. No entanto, devido à sua natureza subjetiva e causas multidimensionais, a avaliação e o tratamento da fadiga nas configurações paliativas podem ser complexos.[7-10]

Causas, fisiopatologia e manejo

A fadiga é uma síndrome multidimensional, muitas vezes com múltiplas contribuições causais e pode ser comparada à ponta de um *iceberg*, em que às vezes nem a ponta é visualizada, no oceano de necessidades de um paciente em cuidados paliativos (Figura 23.1).

As causas e os mecanismos básicos pelos quais a fadiga se estabelece não são de todo compreendidos. Há várias causas subjacentes possíveis de fadiga na maioria dos pacientes. Ocasionalmente, uma anormalidade predominante é presente e parece ser o principal contribuinte para o sintoma; no entanto, na maioria dos casos, várias anormalidades e outros sintomas estão presentes que podem contribuir para a gênese da fadiga. Em pacientes oncológicos, ocorrem interações complexas entre o tumor e o hospedeiro que podem estar relacionadas direta ou indiretamente com a fadiga do paciente. Há a hipótese de que a presença de um tumor e/ou tratamento relacionado ao câncer, como radioterapia e/ou quimioterapia, induz a desregulação de citocinas pró-inflamatórias, como fator de necrose tumoral alfa (TNF-α), interleucina (IL) 1 e IL-6; bem como a desregulação do eixo hipotálamo-hipofisário adrenal do ritmo circadiano e genética.[7-9,11]

Rastreamento e avaliação clínica

Há uma necessidade de rastrear sistematicamente e ativamente a fadiga. Por um lado, pacientes não reportam espontaneamente a fadiga, provavelmente por acreditarem ser normal ou

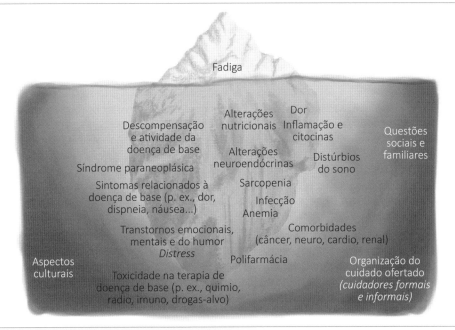

FIGURA 23.1. Mecanismos causais e relacionados à fadiga.

não tratável e ainda por medo de serem rotulados ou não receberem o tratamento adequado se admitirem cansaço. Por outro lado, profissionais de saúde também costumavam não sistematizar essa avaliação.[12-14]

Diante disso, mais recentemente, a triagem e o tratamento da fadiga relacionada ao câncer, durante a terapia e durante o período de sobrevivência e de necessidades de cuidados de fim de vida, tornou-se um grande foco de cuidados de suporte em oncologia e é o objeto de diretrizes de vários grupos de especialistas.[6,7,14]

Uma avaliação clínica inicial deve ser realizada, concentrando-se em três áreas: história do paciente e de sua saúde global, exame físico e avaliação laboratorial. Essas avaliações em conjunto nortearão um plano de avaliação e cuidado personalizado (Tabela 23.1).Tem sido recomendada a escala analógica visual (0 a 10) para quantificar a fadiga e, diante da complexidade e interdimensionalidade dos sintomas, tem sido recomendada também a utilização de instrumentos de avaliação da fadiga e suas repercussões.[5-8,12]

Tabela 23.1. Terapias farmacológicas.[5-8,13-15]

Há fatores associados que contribuem para a fadiga moderada/grave?	
Sim	**Não**
Anemia: controle de perdas, reduzir hemólise quando presente *Repor deficiências de ferro, ácido fólico ou B12. Em situações muito sintomáticas selecionadas (HB < 8 g%) avaliar uso de fatores estimulantes da eritropoiese ou hemotransfusão (ação de curto prazo – média de 15 dias)* Ponderar os riscos e benefícios quando são necessárias transfusões repetidas. Também é importante perceber que, embora a equipe de cuidados paliativos possa pensar em transfusões como "cuidado agressivo", pacientes e famílias geralmente não o fazem	**Terapias estabelecidas** **Glicocorticoides:** Podem ser mais úteis para pacientes com fadiga que estão nas fases terminais de câncer avançado ou outra doença grave e/ou com risco de vida. Por outro lado, vigiar os conhecidos efeitos colaterais com uso crônico. O mais estudado foi a dexametasona 8 mg/dia por 2 semanas. Utilizar de preferência pela manhã em dose única, observando o ritmo circadiano
Infecção – antibiótico	Acetato de megestrol: 480-800 mg/dia Quando anorexia-caquexia associadas, ponderar efeitos colaterais: *hipertensão, hiperglicemia, supressão adrenal com insuficiência após término abrupto*
Depressão – antidepressivos inibidores seletivos de serotonina	
Desidratação – hidratação oral, parenteral (via subcutânea, venosa)	
Hipóxia – oxigênio suplementar se Sat. O_2 < 90%	
Correção de distúrbios endocrinológicos	**Terapias emergentes**
Insônia – fora medidas de higiene, avaliar necessidade hipnóticos de curta ação em casos refratários (ver Capítulo 27)	**Psicoestimulantes:** • metilfenidato 5 mg/dia 2× vezes ao dia no café da manhã e no almoço, a fim de minimizar insônia noturna ou • modafinil de dose de 200 mg/dia pela manhã
Distúrbios mentais e emocionais (ver Capítulos 25, 26, 27 e 30)	
Dor – controle impecável da dor (ver Parte 3)	Talidomida 100 mg/dia
Persiste a fadiga?	
Reavaliação contínua e associar as medidas educativas e não farmacológicas	

O plano de cuidado deve ser precoce, proativo, multimodal e interdisciplinar, e ser reavaliado periodicamente. Fatores reversíveis na fadiga devem ter atenção especial: transtornos de humor (especificamente depressão e ansiedade), distúrbios cognitivos (demência e delírio), dor, anemia, desnutrição e descondicionamento. Outros fatores contribuintes podem incluir padrões de sono, mudanças de peso, infecções, trauma, automedicação, medicamentos prescritos, tabaco, álcool ou drogas ilícitas, dieta e mudanças sociais (como aposentadoria). O tratamento sintomático deve ser considerado em todos os casos em que a fadiga não é gerida de forma eficaz pelo tratamento de causas reversíveis[5-8,13-15] (Figuras 23.2 e 23.3).

Medidas educativas: paciente e familiares	Ajudar na organização da agenda	Atividade física	Práticas integrativas e gerais	Medidas não farmacológicas	Medidas farmacológicas
Explicar o que é fadiga suas causas	Identificar momentos de picos de energia e alinhar atividades	Sob orientação	Acupuntura	Terapias cognitiva e psicoeducacionais	Prioridades: dor, sofrimento emocional, anemia (quando indicado)
Sinais de alerta a serem reportados	Alinhar expectativas e realidade	Explicitar a importância e possibilidades	Ioga	*Coping* Suporte emocional	Controle de todos fatores tratáveis e de efeitos colaterais
Fatores contributivos	Estrátegias de conservação de energia	Praticar durante terapias modificadoras da doença	*Mindfulness* Meditação	Suporte nutricional	Psicoestimulantes Metilfenidato, em casos selecionados
Medidas gerais	Priorizar o importante	Musculação e exercício aeróbico adaptados	Musicoterapia Técnicas de relaxamento	Suporte espiritual	Uso de antidepressivos, e em particular a paroxetina, não é recomendado para o controle da fadiga
Automonitoramento da fadiga	Delegar atividades menos importantes	Adaptar e reavaliar continuadamente	Cromoterapia Banho de sol	Acolher a familia e cuidadores	Corticosteroides
Ajudar na identificação de fatores de piora	Identificar, apoiar e envolver o cuidador	Educador físico Fisioterapia Terapia ocupacional	Técnicas de respiração	Agentes botânicos, vegetais e ervas	Acetato de megestol Testosterona
Estratégias de conservação de energia (*ver material suplementar*)			Higiene do sono (*ver material suplementar*)		

FIGURA 23.2. Mosaico de medidas para o manejo da fadiga.

AVALIAÇÃO SISTEMÁTICA DA FADIGA DE ROTINA

Escala Analógica Visual 0-10: (0-3 não/leve; 4-6: moderada; 7-10: severa)

MEDIDAS EDUCATIVAS E ACONSELHAMENTO

Educação específica sobre fadiga para pacientes e familiares (p. ex., informações sobre a diferença entre fadiga normal e relacionada a doença, causas e fatores contribuintes). Todos os pacientes devem ser aconselhados sobre estratégias gerais que ajudam a controlar a fadiga (p. ex., manter a atividade física) e orientação sobre o automonitoramento de níveis de fadiga

AVALIAÇÃO ABRANGENTE E FOCADA (*para pacientes que relatam fadiga moderada a grave*)

História, exame físico: histórico de fadiga focado, incluindo: início, padrão, duração, mudança com o tempo, fatores associados ou atenuantes. Avalie o estado atual da doença que necessita de cuidados paliativos.
Avaliação de laboratório s/n (considere a realização de avaliação laboratorial com base na presença de outros sintomas, início e gravidade da fadiga): compare com exames basais – hemograma, eletrólitos, unção hepática e renal, avaliação endocrinológica, TSH. Considere uma avaliação mais abrangente ou encaminhamento para um especialista se houver outros sintomas

INTERVENÇÕES PARA FADIGA RELACIONADA À DOENÇA DE BASE

Interdisciplinares, multimodais, precoces, pró-ativas

TRATAR TODOS OS FATORES CONTRIBUTIVOS PASSÍVEIS DE INTERVENÇÃO

Anemia, ansiedade, desidratação, depressão, *distress*, distúrbio do sono, dor, hipóxia, infecção, déficit nutricional, inatividade física efeitos colaterais de medicamentos e controle de comorbidades, descondicionamento.
Se for realizar o tratamento direcionado para fadiga, os pacientes devem ser acompanhados e reavaliados regularmente para determinar se o tratamento é eficaz ou precisa ser reavaliado.
Considerar o uso de instrumentos de avaliação de fadiga: Inventário Breve da Fadiga (BFI), módulo específico QoL Questionnaire (QLQ-FA12) da European Organization for Research and Treatment of Cancer (EORTC), que também havia desenvolvido o QLQ-C30 que analisava a dimensão da fadiga e qualidade de vida global, Functional Assessment of Cancer Therapy-Anemia (FACT-An) Subscale e Escala de Edmonton

ATIVIDADE FÍSICA

Incentive ativamente para iniciar/manter níveis adequados de atividade física (p. ex., 150 minutos de exercícios aeróbicos por semana com 2 a 3 treinamentos de força adicionais por semana, a menos que *contraindicado*. Avaliar necessidade de abordagem do fisioterapeuta e suporte nutricional, atentar à síndrome da imobilidade comportamental
Realizar terapia comportamental, terapias psicoeducacionais ou terapias educacionais

INTERVENÇÕES INTEGRATIVAS

Melhores evidências: ioga, acupuntura, *mindfulness* e práticas meditativas
Possíveis benefícios: terapia de toque, massagem, musicoterapia, relaxamento, *reiki*, *qigong*, terapia da luz brilhante
Suplementos como *ginseng*, guaraná – baixa evidência

INTERVENÇÕES FARMACOLÓGICAS

Podem ser eficazes usados para controlar a fadiga em pacientes com doença avançada ou aqueles em tratamento ativo: psicoestimulantes (p. ex., metilfenidato) e outros agentes da vigília (p. ex., modafinil), corticosteroides – dexametasona 8 mg pela manhã por 14 dias, acetato de megestol (ver Tabela 23.2)

MONITORAMENTO E ACOMPANHAMENTO CONTÍNUO

Promover o automonitaramento e incentivar relatar o quadro, piora e sinais de alerta

FIGURA 23.3. Algoritmo de avaliação e manejo da fadiga.[5-8,13-15]

Sumário e recomendações – fadiga

- É o sintoma mais comum em CP, por outro lado é um dos mais subdiagnosticados, subtratados e subestudados;
- É um sintoma tipicamente multidimensional;
- Quando não tratada, ou quando subtratada, afeta significativamente a qualidade de vida dos pacientes que recebem CP;
- Deve ser rastreada sistematicamente em todos os pacientes em CP;
- Sua abordagem deve ser precoce, proativa, interdisciplinar e multimodal, envolvendo intervenções educacionais, farmacológicas e não farmacológicas (atividade física, abordagens psicossociais e integrativas);
- Deve ser monitorizada continuadamente.

REFERÊNCIAS BIBLIOGRÁFICAS

1. Stone P, Richards M, A'Hern R, Hardy J. A study to investigate the prevalence, severity and correlates of fatigue among patients with cancer in comparison with a control group of volunteers without cancer. Ann Oncol. 2000; 11(5):561-7. doi: 10.1023/a:1008331230608.

2. Radbruch L, Strasser F, Elsner F, et al. Fatigue in palliative care patients -- an EAPC approach. Palliat Med. 2008; 22(1):13-32. doi: 10.1177/0269216307085183.

3. Piper BF, Cella D. Cancer-related fatigue: definitions and clinical subtypes. J Natl Compr Cancer Netw. 2010; 8:958.

4. Yennurajalingam S, Bruera E. Palliative management of fatigue at the close of life: "It feels like my body is just worn out." JAMA. 2007; 297:295-304.

5. Horneber M, Fischer I, Dimeo F, et al. Cancer-related fatigue: epidemiology, pathogenesis, diagnosis, and treatment. Dtsch Arztebl. 2012; 109:161e167. doi: 10.1038/nrclinonc.2014.127.

6. Fabi A, Bhargava R, Fatigoni S, Guglielmo M, Horneber M, Roila F, et al. On behalf of the ESMO Guidelines Committee Cancer-related fatigue: ESMO Clinical Practice Guidelines for diagnosis and treatment. Ann Oncol. 2020; 31(0):0-0.

7. National Comprehensive Cancer Network (NCCN). NCCN Clinical Practice Guidelines in Oncology: Cancer-Related Fatigue. Fort Washington, PA: NCCN; 2020. Disponível em: https://www.nccn.org/professionals/physician_gls/pdf/fatigue.pdf. Acessado em: 13 set 2020.

8. Howell D, Keshavarz H, Broadfield L, et al. A Pan Canadian Practice Guideline for Screening, Assessment, and Management of Cancer-Related Fatigue in Adults. Toronto: Education and Research Archive; 2015.

9. Saligan LN, Olson K, Filler K, et al. The biology of cancer-related fatigue: a review of the literature. Support Care Cancer. 2015 set; 23(9):2853.

10. Bakitas M, Dionne-Odom JN, Pisu M, et al. Integrating the ENABLE early palliative care approach in community cancer centers: Results of an implementation trial. J Clin Oncol. 2018; 36(34 suppl):114-114.

11. Bower J. Cancer-related fatigue—mechanisms, risk factors, and treatments. Nat Rev Clin Oncol. 2014; 11:597-609. doi: 10.1038/nrclinonc.2014.127.

12. Donovan KA, McGinty HL, Jacobsen PB. A systematic review of research using the diagnostic criteria for cancer-related fatigue. Psychooncology. 2013; 22:737e744.

13. Bruera E, Yennurajalingam S. Challenge of Managing Cancer-Related Fatigue. J Clin Oncol. 2010; 28:(23):3671-2.

14. Bower JE, Bak K, Berger A, et al. Screening, assessment, and management of fatigue in adult survivors of cancer: an American Society of Clinical Oncology Clinical Practice Guideline Adaptation. J Clin Oncol. 2014; 32:840-50.

15. Yennurajalingam S, Bruera E. Review of clinical trials of pharmacologic interventions for cancer-related fatigue: focus on psychostimulants and steroids. Cancer J. 2014; 20(5):319-24.

Caquexia

24

Karla Alexsandra de Albuquerque

Introdução

A caquexia é uma condição clínica sindrômica que se desenvolve secundariamente a diversas patologias, principalmente câncer e doenças cardíacas, gastrointestinais, renais e imunológicas. Dentre todas essas, a síndrome de anorexia-caquexia (SAC) ou caquexia oncológica é a mais prevalente e causa disfunção progressiva. Sintomas não controlados que prejudicam a ingestão nutricional, distúrbios metabólicos com gasto energético elevado e catabolismo aumentado e inflamação crônica contribuem para o aparecimento da caquexia.[1,2] Devido a sua complexidade e multifatoriedade, a caquexia ainda é dificilmente compreendida e identificada, levando a dificuldades em conceituá-la adequadamente. Associado a isso, a dificuldade em seus critérios diagnósticos, a falta de biomarcadores validados, instrumentos diagnósticos inadequados, indisponibilidade de *guidelines* e testes clínicos com vieses importantes por anos dificultaram o esclarecimento quanto à sua classificação, identificação e tratamento adequados.[2] A detecção precoce da caquexia torna-se importante, pois pode contribuir com um melhor prognóstico e aumento da sobrevida.

Conceito

Para facilitar sua compreensão, diversos autores[3-4] propuseram definições baseadas em aspectos multifatoriais e multidimensionais, clínicos, funcionais e emocionais. O conceito mais atual define a caquexia, originária do grego *"kakos"* e *"hexis"* ("mau estado físico"), como uma síndrome multidimensional que envolve complexa deterioração metabólica associada a perda de musculatura esquelética, com ou sem perda de massa gorda, alterações em todos os metabolismos corpóreos (principalmente de carboidratos, proteínas e lipídios), anorexia, saciedade precoce, fadiga, resposta inflamatória sistêmica, redução da eficácia da terapêutica antitumoral e do status funcional, aumento da suscetibilidade a toxicidades do tratamento quimioterápico, diminuição da qualidade de vida e aumento da morbimortalidade, sendo independente da ingesta alimentar e irreversível à suplementação nutricional convencional. Atualmente, o caos inflamatório sistêmico, considerado característico da SAC por anos, não é mais classificado como o fator diagnóstico mais importante, aumentando a capacidade diagnóstica precoce e a praticidade clínica nas condutas relacionadas a essa síndrome.[1]

Epidemiologia

Estima-se que a SAC esteja presente em 2% da população em geral. Clinicamente, qualquer perda de peso superior a 2,75% por mês emerge como um importante indicador de mau prognóstico e de diminuição da sobrevida, devendo ser melhor investigada. Considerada dentre os sintomas mais comuns, atinge aproximadamente metade dos pacientes com câncer, antes mesmo do diagnóstico oncológico, embora seja identificada em apenas 40% destes. Em estágios avançados ou finais, tem sua prevalência aumentada para 80%, sendo sinal de mau prognóstico, e é responsável pela morte de 20% desses pacientes. Em patologias como câncer de esôfago, estômago e pâncreas, sua prevalência pode chegar a cerca de 87% ainda no início da doença. No câncer de cólon, pulmão, próstata, linfomas e doença renal, sua prevalência pode chegar a mais de 60%; e de 30% a 40% no câncer de mama, sarcomas, leucemias, Aids (com acesso a terapia antirretroviral), doença pulmonar obstrutiva crônica (DPOC) e insuficiência cardíaca crônica.[1-3,5]

Classificação

Diversas classificações para caquexia baseadas em critérios diagnósticos foram propostas nos últimos anos,[1-4] visando a fornecer melhores opções de tratamento em todos os estágios da doença, além de fomentar pesquisas e tratamentos direcionados. Entre todas, a proposta por Fearon (2011)[3] ainda é a mais aceita e difundida: a SAC é dividida em três estágios clínicos consecutivos (pré-caquexia, caquexia e caquexia refratária), embora os pacientes possam não apresentar todos os três estágios (Figura 24.1). Na fase "pré-caquexia", os mecanismos de proteólise e lipólise e

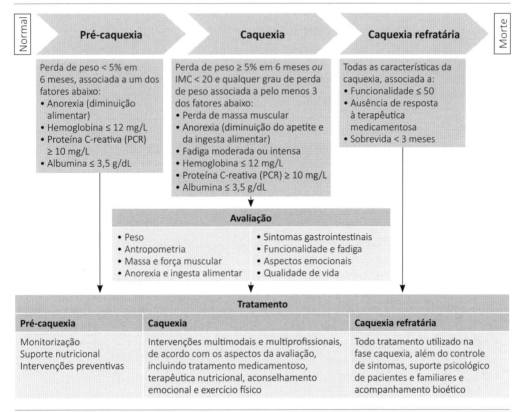

FIGURA 24.1. Classificação, avaliação e manejo da caquexia de acordo com seus estágios. (Fonte: Baseada em Fearon K, et al.[3].)

anorexia precedem a perda de peso involuntária, levando à perda de massa muscular significativa, com manutenção da massa de gordura e do índice de massa corporal (IMC). Em pacientes obesos, isso se torna ainda mais difícil, pois a alta massa de gordura camufla a perda de massa magra. Essa fase é de difícil identificação e muitas vezes antecede o próprio diagnóstico, embora seja a de melhor manejo e reversão com terapêutica utilizada. Na "caquexia", os efeitos deletérios da ingestão reduzida, da lipólise e da proteólise são clinicamente aparentes, resultando em perda de peso significativa (mais de 5% do peso nos últimos 6 meses), sarcopenia, resposta inflamatória sistêmica crônica e anorexia. Já a "caquexia refratária" é determinada pela doença subjacente e pela condição clínica geral do paciente e se relaciona ao catabolismo ativo ou à presença de fatores que tornam a perda de peso irreversível, assim como funcionalidade baixa e expectativa de vida/sobrevida menor que três meses. Nesta fase, as intervenções terapêuticas concentram-se na melhoria da qualidade de vida, no controle dos sintomas gastrointestinais e no alívio da angústia de pacientes e familiares relacionada à baixa ingesta alimentar, baixa atividade física, imagem corporal alterada, *distress* emocional, dentre outros aspectos emocionais.[2,3]

Avaliação e diagnóstico

Ainda não existe um padrão-ouro para o diagnóstico da SAC, sendo feito de forma abrangente baseada nos aspectos clínicos avaliados e que norteará um plano de assistência multimodal e individualizado. O percentual de perda de peso é o maior preditor para o diagnóstico da SAC (mas não o único), estando presente em todos os sistemas de classificação. Qualquer perda de peso involuntária maior que 5% nos últimos seis meses deve ser suspeita. Quando perto de 30% do peso é perdido, a morte torna-se provável. Associadas a essa perda, a diminuição da massa muscular esquelética (incluindo musculatura cardíaca), baixa funcionalidade, presença de sintomas como fadiga e anorexia, inibição do crescimento (em crianças) e alterações bioquímicas (principalmente nos níveis de albumina sérica e PCR) são comuns a todos os pacientes com caquexia e devem ser identificadas.[1-4]

Questionários específicos para SAC ainda não são validados para uso no Brasil. Sendo assim, instrumentos para busca e avaliação dos sinais/sintomas presentes na SAC podem ajudar o profissional de saúde. A avaliação subjetiva global produzida pelo paciente (ASG-PPP) é a ferramenta mais utilizada e pode ser aplicada por qualquer profissional de saúde. Em idosos, a mini avaliação nutricional reduzida (MNA) é de rápido rastreio. A Edmonton *symptom assessment system* (ESAS) é um importante instrumento de mensuração da intensidade de sintomas associados à SAC. Instrumentos para a avaliação da anorexia (p. ex., FAACT, SNAQ e o questionário de anorexia-caquexia do NCCTG), da fadiga (p. ex., pictograma de fadiga), funcionalidade (p. ex., KPS, PPS, PPI), qualidade de vida (p. ex., EORTC-QLQ-C30), e *distress* (p. ex., termômetro de *distress*) devem ser utilizados ao menor sinal desses sintomas.[2]

Tratamento

O tratamento da caquexia deve seguir um modelo multidisciplinar abrangente, individualizado, estruturado e contínuo. Na caquexia refratária, o tratamento paliativo é a melhor opção terapêutica. A associação entre intervenções nutricionais e medicamentosas, exercícios físicos e acompanhamento psicológico/emocional está associada a melhor qualidade de vida.[7,8] O programa MENAC[9] (exercício multimodal, nutrição e medicações anti-inflamatórias), proposto em 2018, tem sido apontado como tratamento de escolha para SAC e sugere o uso de anti-inflamatórios não esteroidais (AINE) e ácido eicosapentaenoico para reduzir a inflamação, um programa de exercícios físicos de resistência e treinamento aeróbico para aumentar o anabolismo e aconselhamento dietético e suplementos nutricionais orais para energia e equilíbrio de proteínas.

Qualquer terapêutica medicamentosa escolhida terá como objetivo reduzir a inflamação sistêmica e o catabolismo, estimular o apetite, aumentar o ganho de peso e de massa muscular e melhorar os escores físicos e a sobrevida. No entanto, devido à complexa fisiopatologia da caquexia, um único fármaco não pode ser usado como única alternativa terapêutica. O acetato de megestrol[10] aumenta a liberação do neuropeptídeo Y e inibe as citocinas pró-inflamatórias, melhorando o apetite e a ingestão, o ganho de peso e a qualidade de vida. Os canabinoides[11] podem aumentar a ingestão, o armazenamento de energia e melhorar o balanço nitrogenado no corpo. Os AINE, como os inibidores da COX-2, reduzem a inflamação sistêmica, aumentam o peso magro e a força de preensão e melhoram a qualidade de vida e os escores prognósticos. Glicocorticoides, como acetato de prednisona e dexametasona, inibem citocinas pró-inflamatórias, aumentam o apetite e diminuem náuseas, mas não têm efeito sobre a perda muscular. Imunomoduladores e os peptídeos que liberam o hormônio do crescimento (p. ex., grelina, anamorelina e macimorelina) parecem retardar a perda de massa magra e melhorar o peso, o apetite, o estado nutricional e a funcionalidade, e reduzir a resposta inflamatória. Moduladores seletivos do receptor de andrógeno (p. ex., enobosarme), agentes anabólicos de transformação catabólica (p. ex., pindolol), receptores de melanocortina 4, hormônio do crescimento, olanzapina, bortezomibe e inibidor de miostatina/ativina são drogas com bons resultados em estudos clínicos em andamento, mas que precisam de confirmação quanto a sua eficácia.

O aconselhamento dietético e a utilização de suplementos nutricionais orais,[12] como metilbutirato, L-carnitina, ácido eicosapentaenoico e ácidos graxos ômega-3, apresentam evidências robustas no aumento do ganho calórico e melhoria do apetite. Dieta hiperproteica e hipercalórica (1,0-1,5 g/kg/dia e 25-30 kcal/kg/dia) é recomendada. Nutrição enteral e parenteral podem ser utilizadas com cautela, avaliando-se os aspectos físicos e emocionais, pois não aumentarão a sobrevida dos pacientes. Aconselhamento dos familiares deve ser incluído no plano terapêutico, pois estes tendem a "forçar" o paciente a se alimentar, causando vômitos, regurgitação, aspiração, pneumonia, além de aversão à comida e *distress*.[2] Exercícios físicos são descritos como importantes ferramentas para tratamento da SAC e atuam na preservação da massa e função muscular, redução da inflamação e do catabolismo sistêmico, retardo na degradação muscular e na resistência à insulina, além de terem ação emocional e na melhoria da qualidade de vida.

REFERÊNCIAS BIBLIOGRÁFICAS

1. Ni J, Zhang L. Cancer Cachexia: Definition, Staging, and Emerging Treatments. Cancer Manage Res. 2020; 12:5597-605. doi: 10.2147/CMAR.S261585.

2. Albuquerque KA. Imagem corporal, autoestima e distress em pacientes com síndrome anorexia-caquexia [tese]. São Paulo: Escola de Enfermagem da USP; 2015.

3. Fearon K, et al. Definition and classification of cancer cachexia: an international consensus. Lancet Oncol. 2011 mai; 12(5):489-95. doi: 10.1016/S1470-2045(10)70218-7. Epub 2011 fev 4. PMID: 21296615.

4. Dev R. Measuring cachexia-diagnostic criteria. Ann Palliat Med. 2019 jan; 8(1):24-32. doi: 10.21037/apm.2018.08.07. Epub 2018 set 7. PMID: 30525765.

5. Cordeiro LAF, Silva TH, de Oliveira LC, Neto JFN. Systemic Inflammation and Nutritional Status in Patients on Palliative Cancer Care: A Systematic Review of Observational Studies. Am J Hosp Palliat Care. 2020 jul; 37(7):565-71. doi: 10.1177/1049909119886833. Epub 2019 nov 18. PMID: 31736322.

6. Miller J, Wells L, Nwulu U, Currow D, Johnson MJ, Skipworth RJE. Validated screening tools for the assessment of cachexia, sarcopenia, and malnutrition: a systematic review. Am J Clin Nutr. 2018 Dec 1;108(6):1196-1208. doi: 10.1093/ajcn/nqy244. PMID: 30541096.

7. Roeland EJ, Bohlke K, Baracos VE, et al. Management of cancer caquexia: ASCO guideline. J Clin Oncol. 2020; 38:2438-53.

8. Blackwood HA, et al. A systematic review examining nutrition support interventions in patients with incurable cancer. Support Care Cancer. 2020 abr; 28(4):1877-89. doi: 10.1007/s00520-019-04999-4. Epub 2019 jul 29. PMID: 31359182.

9. Solheim TS, et al. Cancer cachexia: rationale for the MENAC (Multimodal-Exercise, Nutrition and Anti-inflammatory medication for Cachexia) trial. BMJ Support Palliat Care. 2018 set; 8(3):258-65. doi: 10.1136/bmjspcare-2017-001440. Epub 2018 fev 9. PMID: 29440149.

10. Garcia JM, Shamliyan TA. Off-Label Megestrol in Patients with Anorexia-Cachexia Syndrome Associated with Malignancy and Its Treatments. Am J Med. 2018 jun; 131(6):623-9.e1. doi: 10.1016/j.amjmed.2017.12.028. Epub 2018 mar 6. PMID: 29784194.

11. Wang J, Wang Y, Tong M, Pan H, Li D. Medical Cannabinoids for Cancer Cachexia: A Systematic Review and Meta-Analysis. Biomed Res Int. 2019 jun 23; 2019:2864384. doi: 10.1155/2019/2864384. PMID: 31341892; PMCID: PMC6612387.

12. Ukovic B, Porter J. Nutrition interventions to improve the appetite of adults undergoing cancer treatment: a systematic review. Support Care Cancer. 2020 out; 28(10):4575-83. doi: 10.1007/s00520-020-05475-0. Epub 2020 mai 25. PMID: 32451701.

Delirium

25

Lucas de Azambuja Ramos

O *delirium*, um declínio agudo da atenção e da cognição, é a complicação neuropsiquiátrica mais comum experimentada por pacientes com doença avançada, ocorrendo em até 85% dos pacientes nas últimas semanas de vida.[1] Em pessoas com 65 anos ou mais, é uma doença clínica comum, potencialmente fatal, previsível, e o seu desenvolvimento geralmente inicia uma cascata de eventos que culminam na perda da independência, aumento do risco de morbimortalidade e aumento dos custos com saúde.[2] Uma avaliação correta para fazer o diagnóstico, a identificação dos possíveis fatores etiológicos e a aplicação de intervenções multifatoriais e integradas são as etapas corretas para gerenciar efetivamente o *delirium* em cuidados paliativos (CP), e deve ser prática de toda equipe multiprofissional.[3]

Definição e conceito

Foi um dos primeiros transtornos mentais descritos pelos médicos no século XVI,[4] sendo o termo preferido para descrever estados agudos de confusão relacionados a distúrbios mentais orgânicos, associados a comprometimento abrupto da consciência desde então.[5]

Segundo o DSM-5, é a perturbação da atenção e da consciência, em relação ao basal, que se desenvolve por período breve de tempo (de horas a poucos dias), e tende a oscilar quanto à gravidade ao longo desse tempo, não sendo explicada por outro transtorno neurocognitivo preexistente.[6]

Epidemiologia/fatores de risco

Uma revisão epidemiológica, com base em estudos conduzidos em unidades de cuidados paliativos, relatou uma prevalência de *delirium* de 13% a 88% e uma incidência de 3% a 45%, em pacientes majoritariamente oncológicos.[7]

Visto que existe um aumento significativo da prevalência de *delirium* na população idosa, a idade se torna o principal fator de risco, junto com *delirium* preexistente.[8] O uso de opioides em alta dose, benzodiazepínicos, anticonvulsivantes, esteroides e a polifarmácia foram relacionados em pacientes com *delirium*. Problemas sistêmicos como falência de órgãos, metástase cerebral, infecção, imobilização, desnutrição, distúrbios do sono e constipação também foram significativamente maiores nesse perfil de paciente[9] (Tabela 25.1).

Tabela 25.1. Fatores de risco.

Idade > 65 anos
Infecção
Corticoides
Opioides (dose > 80 mg/dia parenteral)
Imobilização
Benzodiazepínicos
Hipóxia
Constipação
Alteração ciclo sono-vigília
Dor não controlada
Polifarmácia
Transtorno neurocognitivo preexistente
Episódio de *delirium* prévio

Fisiopatologia

O *delirium* envolve uma ampla gama de distúrbios cognitivos e sintomas neuropsiquiátricos não cognitivos nos domínios do comportamento motor, ciclo sono-vigília, expressão afetiva, percepção e pensamento. Essa ampla gama fenomenológica reflete perturbações generalizadas da função cerebral e pode imitar muitos outros distúrbios neuropsiquiátricos. Apesar da variedade de causas, o *delirium* tem uma apresentação consistente que reflete a disfunção de uma via neural comum final.[10]

Avaliação/subtipos

A avaliação do *delirium* em pacientes em cuidados paliativos pode ser desafiadora por vários motivos: a necessidade de avaliações frequentes; sofrimento significativo da família e da equipe; o entendimento superficial do *delirium* pelos profissionais de saúde, independentemente de sua especialidade; e a falta de consenso quanto às abordagens ideais de avaliação. A necessidade frequente de sedativos e outros medicamentos psicoativos para o controle dos sintomas pode complicar ainda mais a avaliação. O *delirium* nos cuidados paliativos é extremamente subdiagnosticado (principalmente o hipoativo) e frequentemente compreendido como depressão ou fadiga.[11] O seu diagnóstico pode ser feito usando os critérios do DSM-5,[6] mas a triagem de sua possível presença ou quantificação de seus sintomas é melhor realizada usando um instrumento de avaliação,[12] como o *confusion assessment method* (CAM)[13] (Tabela 25.2), o *delirium rating scale revised* 98(DRS-R-98)[14] e o *memorial delirium assessment scale* (MDAS).[15] Anormalidades motoras, no *delirium*, são os achados mais comuns, sendo por esses instrumentos classificados nas formas *hipoativas, hiperativas* e *mistas*. O *delirium* hipoativo, que tem uma prevalência variada de 20-86%, foi associado à mortalidade precoce.[16] *Delirium terminal* é entendido como o sintoma neuropsiquiátrico associado ao processo ativo de morte, que muitas vezes não se consegue manejar por não se conseguir controlar a situação subjacente ao mesmo, e por alguns autores entendido como parte do processo.[17]

Tabela 25.2. CAM.

Versão em português do *Confusion Assessment Method* (CAM)	
(Presença dos três itens do primeiro bloco + um ou dois itens do segundo sugere *delirium*)	
1) Início agudo e curso flutuante Há evidência de mudança aguda do estado mental basal do paciente? Esse comportamento (anormal) variou durante o dia, isto é, tendeu a surgir e desaparecer ou aumentar e diminuir de gravidade?	( ) ( )
2) Distúrbio de atenção O paciente teve dificuldade em focalizar sua atenção, isto é, distraiu-se facilmente ou teve dificuldade de acompanhar o que estava sendo dito?	( )
3) Pensamento desorganizado O pensamento do paciente era desorganizado ou incoerente, com conversão dispersiva ou irrelevante, fluxo de ideias pouco claro ou ilógico, ou mudança imprevisível de assunto?	( )
4) Alteração do nível de consciência O paciente encontra-se hiperalerta (hipersensível a estímulos ambientais, assustando-se facilmente), letárgico, em estupor ou coma?	( )

Fabbri RM, Moreira MA, Garrido R, Almeida OP. Validity and reliability of the Portuguese version of the Confusion Assessment Method (CAM) for the detection of delirium in the elderly. Arquivos de Neuro-psiquiatria. 2001 jun; 59(2A):175-9

Diagnóstico diferencial

Um dos grandes desafios dentro da prática dos CP é distinguir *delirium* hiperativo e demência; o primeiro tem um início repentino e um curso flutuante, enquanto a segunda tem um lento declínio progressivo, cuja história pode ser obtida junto à família.[18] Outro desafio é o discernimento entre *delirium* hipoativo e depressão, sendo muito frequentemente os sintomas atribuídos ao humor deprimido sem uma avaliação cognitiva formal.[19]

Tratamento

A reversão dos fatores etiológicos, uma vez identificados, a atenção à polifarmácia especialmente em idosos (critérios de Beers),[20] associada à remoção de qualquer medicamento que esteja contribuindo para o *delirium*, a rotação de opioides e o gerenciamento de situações clínicas, como desidratação, hipercalcemia e infecção, são os aspectos mais comuns da intervenção, em primeira instância.[21] O tratamento pode ser subdividido em:

- **Não farmacológico**: é de maior importância e frequentemente negligenciado dentro da prática clínica. Inclui as medidas da Tabela 25.3,[22] e deve ser uma ação gerenciada por toda a equipe multiprofissional, principalmente na forma hiperativa, por vezes envolvendo os cuidadores do paciente, com o intuito de reduzir o sofrimento gerado pelo evento e os potenciais riscos físicos e ambientais associados.
- **Farmacológico**: os neurolépticos (antipsicóticos típicos e atípicos) (Tabela 25.4) são considerados agentes de primeira linha, mas só devem ser instituídos quando as medidas não farmacológicas não forem eficazes. Eles geralmente são usados como uma medida de curto prazo para aliviar a perturbação ou agitação, enquanto causas reversíveis são investigadas e tratadas, principalmente na forma hiperativa.[23] O haloperidol é o tratamento de escolha e pode ser usado VO, SC, IV e por hipodermóclise na dose inicial de 0,5 mg a 1 mg, podendo ser repetido a cada 30 minutos observando resposta. A redução da dose diária subsequente deve ser respeitada, reduzindo-se sempre à metade da do dia anterior. Existem variados dados na literatura sobre qual a melhor terapêutica farmacológica, porém uma

Tabela 25.3. Tratamento não farmacológico.

Objetivo	Detalhes
Garantir segurança	Se necessário, envolva o acompanhante do paciente Evitar contenção mecânica
Tratar causas de base (quando possível)	Retenção urinária, impactação fecal, dor, hidratação
Comunicação	Frases claras e curtas, ritmo lento, linguagem simples
Orientação	Orientar o paciente frequentemente e usar pistas (calendários, relógio, jornal)
Suporte emocional	Ao paciente e família
Promover uma relação de suporte	Evitar confronto, não contradizer crenças ilusórias, conectar com sentimentos, usar distração
Ambiente calmo	Evitar privação de sensório e superestimulação, promovendo um ciclo sono-vigília normal

Gagnon PR. Treatment of delirium in supportive and palliative care. Curr Opin Support Palliat Care. 2008 mar; 2(1):60-6.

Tabela 25.4. Tratamento farmacológico.

Medicamento	Dose/via	Comentários
Antipsicóticos típicos		
Haloperidol	0,5-2 mg a cada 2-12 h VO, SC, IV, hipodermóclise, IM, SNE	Tratamento de escolha; cuidados com efeitos extrapiramidais; risco de arritmia (IV)
Clorpromazina	12,5-50 mg a cada 4-6 h VO, SC, hipodermóclise, IM, IV, SNE	Maior sedação; risco de hipotensão
Levomepromazina	VO, SC, IM, hipodermóclise, SNE	Alto potencial sedativo com muitos efeitos extrapiramidais; usado para controle de náusea e vômitos e para sedação em *delirium* terminal
Antipsicóticos atípicos		
Olanzapina	2,5-5 mg a cada 12-24 h VO, IM, IV, SNE	Também usado pra náuseas e vômitos; meia-vida prolongada; pequeno espectro de dose
Quetiapina	12,5-100 mg a cada 8-24 h VO, SNE	Tratamento de escolha em paciente com Parkinson e idosos pela menor incidência de efeitos extrapiramidais
Risperidona	0,25-1 mg a cada 12-24 h VO	Melhor resultado em *delirium* hipoativo
Benzodiazepínicos		
Lorazepan	0,5-1 mg a cada 4 h VO, IV, SL, IM, SNE	Risco de sedação; bom efeito associado ao haloperidol; uso com cuidado em idosos pelo risco de quedas

SNE: sonda nasoenteral.

metanálise conduzida recentemente sugere que o haloperidol mais o lorazepam apresentaram a melhor taxa de resposta geral, inclusive se comparados ao haloperidol isolado,[24] o que pode ser contestado, visto que o estudo foi conduzido com pacientes com menos de 65 anos e fora do contexto exclusivo de cuidados paliativos. Portanto, uma avaliação caso a caso ainda deve ser a tônica na busca para o tratamento mais eficaz e com menos efeitos colaterais. O uso de psicoestimulantes no tratamento medicamentoso do *delirium* hipoativo gera bastantes divergências, mas alguns estudos mostram que pode ser benéfico em alguns cenários.[25]

Quando todas as medidas sugeridas acima se esgotaram, e o paciente segue sintomático, gerando muito sofrimento para o mesmo e para a família, situação também conhecida como *delirium* refratário, a sedação paliativa pode ser considerada.[26]

Prevenção

Existem várias modalidades eficazes para prevenir o *delirium*, incluindo gerenciamento agressivo dos fatores de risco e cuidados especiais de enfermagem, com atenção à imobilidade, uso de próteses visuais e auditivas, manejo da desidratação com estimulação da ingesta hídrica por via oral, protocolos de orientação temporoespacial, presença de familiares/cuidadores, controle de luminosidade e higiene do sono, que parecem ser medidas de grande efetividade nesse contexto.[27]

Conclusão

Devido à grande incidência e prevalência, dentro do cenário dos CP, é de extrema importância desenvolvermos habilidades para lidar com essa complicação. Partimos de uma avaliação rotineira e reavaliação constante utilizando instrumentos adequados; passando por intervenções não farmacológicas, que são as que melhor funcionam à custa de menos efeitos colaterais. Quando todas essas medidas se esgotaram, aí sim devemos lançar mão das medidas farmacológicas, nunca esquecendo dos aspectos biográficos do paciente, do acolhimento de questões espirituais e do suporte à família como parte importante do manejo.

REFERÊNCIAS BIBLIOGRÁFICAS

1. Breitbart W, Alici Y. Agitation and delirium at the end of life. Jama. 2008; 300(24):2898-910.

2. Inouye SK. Delirium in older persons. N Engl J Med. 2006 mar; 354(11):1157-65.

3. Grassi L, Caraceni A, Mitchell AJ, Nanni MG, Berardi MA, Caruso R, et al. Management of delirium in palliative care: a review. Curr Psych Rep. 2015; 17(3):13.

4. Lipowski ZJ. Delirium: how its concept has developed. Int Psychogeriatr. 1991 dez; 3(2):115-20.

5. Gill D, Mayou R. Delirium. In: Gelder MG, López-Ibor JJ Jr, Andreasen NC (eds.). The New Oxford Textbook of Psychiatry. Oxford: Oxford University Press; 2000. p. 382-7.

6. American Psychiatric Association. Diagnostic and statistical manual of mental disorders (DSM-5®). American Psychiatric Pub; 2013.

7. Hosie A, Davidson PM, Agar M, Sanderson CR, Phillips J. Delirium prevalence, incidence, and implications for screening in specialist palliative care inpatient settings: a systematic review. Palliat Med. 2013; 27:486-98.

8. Caixeta L. Psiquiatria Geriátrica. Artmed Editora; 2015.

9. Şenel G, Uysal N, Oguz G, Kaya M, Kadioullari N, Koçak N, et al. Delirium Frequency and Risk Factors Among Patients With Cancer in Palliative Care Unit. Am J Hospice Palliat Med. 2017; 34(3):282-6. doi: 10.1177/1049909115624703.

10. Gupta N, de Jonghe J, Schieveld J, Leonard M, Meagher D. Delirium phenomenology: what can we learn from the symptoms of delirium? J Psychosom Res. 2008; 65(3):215-22.

11. Leonard MM, Nekolaichuk C, Meagher DJ, Barnes C, Gaudreau JD, Watanabe S, et al. Practical assessment of delirium in palliative care. J Pain Symptom Manage. 2014 ago; 48(2):176-90.

12. Trzepacz PT. A review of delirium assessment instruments. Gen Hosp Psychiatr. 1994 nov; 16(6):397-405.

13. Fabbri RM, Moreira MA, Garrido R, Almeida OP. Validity and reliability of the Portuguese version of the Confusion Assessment Method (CAM) for the detection of delirium in the elderly. Arquivos de Neuropsiquiatria. 2001 jun; 59(2A):175-9.

14. Trzepacz PT. The Delirium Rating Scale: its use in consultation-liaison research. Psychosomatics. 1999 mai; 40(3):193-204.

15. Lawlor PG, Nekolaichuk C, Gagnon B, Mancini IL, Pereira JL, Bruera ED. Clinical utility, factor analysis, and further validation of the memorial delirium assessment scale in patients with advanced cancer: assessing delirium in advanced cancer. Cancer. 2000 jun; 88(12):2859-67.

16. Grassi L, Caraceni A, Mitchell AJ, Nanni MG, Berardi MA, Caruso R, et al. Management of delirium in palliative care: a review. Curr Psychiatr Rep. 2015 mar; 17(3):13.

17. Morita T, Akechi T, Ikenaga M, Inoue S, Kohara H, Matsubara T, et al. Terminal delirium: recommendations from bereaved families' experiences. J Pain Symptom Manage. 2007 dez; 34(6):579-89.

18. Namba M, Morita T, Imura C, Kiyohara E, Ishikawa S, Hirai K. Terminal delirium: families' experience. Palliat Med. 2007 out; 21(7):587-94.

19. Spiller JA, Keen JC. Hypoactive delirium: assessing the extent of the problem for inpatient specialist palliative care. Palliat Med. 2006 jan; 20(1):17-23.

20. 2019 American Geriatrics Society Beers Criteria® Update Expert Panel. American Geriatrics Society 2019 updated AGS Beers Criteria® for potentially inappropriate medication use in older adults. J Am Geriatr Soc. 2019 abr; 67(4):674-94.

21. Grassi L, Caraceni A, Mitchell AJ, Nanni MG, Berardi MA, Caruso R, et al. Management of delirium in palliative care: a review. Curr Psychiatr Rep. 2015 mar; 17(3):13.

22. Gagnon PR. Treatment of delirium in supportive and palliative care. Curr Opin Support Palliat Care. 2008 mar; 2(1):60-6.

23. Bush SH, Bruera E. The assessment and management of delirium in cancer patients. The Oncologist. 2009 out; 14(10):1039-49.

24. Wu YC, Tseng PT, Tu YK, Hsu CY, Liang CS, Yeh TC, et al. Association of delirium response and safety of pharmacological interventions for the management and prevention of delirium: a network meta-analysis. JAMA Psychiatr. 2019 mai; 76(5):526-35.

25. Keen JC, Brown D. Psychostimulants and delirium in patients receiving palliative care. Palliat Support Care. 2004 jun; 2(2):199-202.

26. Carvalho RT, Parsons HA. Manual de cuidados paliativos ANCP. In: Manual de cuidados paliativos ANCP. 2012. 590 p.

27. Inouye SK, Bogardus Jr ST, Charpentier PA, Leo-Summers L, Acampora D, Holford TR, et al. A multicomponent intervention to prevent delirium in hospitalized older patients. N Engl J Med. 1999 mar; 340(9):669-76.

Depressão e Ansiedade

26

Henrique Gonçalves Ribeiro
Marcus Vinicius Zanetti
Livia Beraldo de Lima

Introdução

A interface entre os cuidados paliativos e a psiquiatria apresenta inúmeros pontos de intersecção conceituais e práticos que vêm sendo desenvolvidos ao longo dos últimos anos.[1-5] Os transtornos psiquiátricos apresentam uma elevada prevalência em cuidados paliativos mesmo quando utilizados critérios rigorosos para o seu diagnóstico, chegando a 20% de transtorno de depressão, 10% de transtornos ansiosos e 20% de transtornos de estresse pós-traumático. Ainda que a dimensão psíquica seja contemplada na definição da Organização Mundial de Saúde sobre cuidados paliativos, o reconhecimento e o tratamento adequados das condições psicopatológicas são frequentemente negligenciados, agregando sofrimento ao paciente portador de uma condição mórbida avançada e ameaçadora à continuidade da vida, sua família e equipe assistencial.[6]

De acordo com médicos psiquiatras, a depressão e a ansiedade são condições psiquiátricas elencadas entre as mais importantes da interface da psiquiatria com os cuidados paliativos, além de estarem entre os principais motivos para a solicitação de interconsulta da psiquiatria. Entre os motivos para o subdiagnóstico e subtratamento estão: (1) a ênfase nos sintomas físicos; (2) o preconceito e estigma relacionados aos transtornos psiquiátricos; (3) o viés compreensivo que, apesar de fundamental para o cuidado, normaliza essas manifestações patológicas em pessoas com doenças avançadas, e (4) a falta de treinamento e *expertise* em saúde mental por parte dos profissionais paliativistas.[7]

Depressão

No que diz respeito à depressão nos cuidados paliativos, nota-se grande heterogeneidade na sua conceituação entre paliativistas, com uma importante confusão entre reações depressivas e o adoecimento psiquiátrico, além de frequentes discussões quanto à sua etiologia e às fronteiras do sofrimento psicoexistencial e psicoespiritual, o que dificulta o diagnóstico adequado.[8] O conhecimento do espectro entre tristeza normal e transtorno depressivo maior é fundamental para o adequado diagnóstico ao permitir o reconhecimento de quadros intermediários em que a presença de sintomas depressivos, ainda que associada a prejuízo funcional e reações emocionais desproporcionais, não configura o diagnóstico de um transtorno depressivo maior, o qual deve

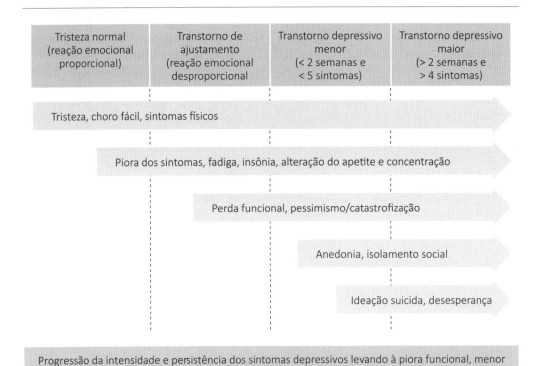

FIGURA 26.1. Progressão da intensidade e persistência dos sintomas depressivos levando à piora funcional, menor adesão ao tratamento, menor qualidade de vida, piora do desfecho clínico e maior risco de suicídio.

ser restrito aos pacientes que contemplam os critérios nosológicos do CID-10 ou DSM-5 (Figura 26.1). Além do impacto na qualidade de vida, a depressão está associada a maior sensibilidade para dor, pior adesão ao tratamento, problemas de comunicação, maior *burnout* nos cuidadores, pior prognóstico clínico e maior taxa de internação hospitalar com aumento de pedidos por procedimentos abreviadores da vida, como suicídio assistido e eutanásia.[9]

Entre os fatores de risco para depressão observados em pacientes recebendo cuidados paliativos, destacam-se: idade (mais prevalente em pacientes jovens), diagnóstico da doença em fase avançada, antecedente pessoal de depressão, pior *status* funcional do paciente, presença de dor e sintomas físicos não controlados e história familiar de depressão.[9] Há ainda um papel importante dos estressores psicossociais e correlatos imunometabólicos na neurofisiologia da depressão. O *sickness behavior*, conceito caracterizado por lentificação psicomotora, tristeza, desânimo, perda de apetite, sonolência, aumento da sensação dolorosa e dificuldade de concentração, relacionado ao estado pró-inflamatório, estresse oxidativo e nitrosativo, é esperado em situações clínicas de uma doença ativa e avançada sem perspectiva de controle, sobretudo em doenças oncológicas, cerebrovasculares, cardiovasculares e infecções crônicas. O funcionamento do eixo microbiota-cérebro pode sofrer influência pelo uso de antibióticos, implicando disbiose intestinal e alteração da barreira hematointestinal e hematoencefálica. Outra condição frequentemente associada a sintomas depressivos é o hipogonadismo secundário ao uso de opioides, sobretudo quando o tratamento com opioides ocorre por tempo prolongado e por vias invasivas, sendo preconizado investigação laboratorial (testosterona livre/total, androstenediona e DHEA/DHEA-S) e tratamento com reposição androgênica, quando indicado.[10-12]

Depressão e Ansiedade

◆ Diagnóstico

A aplicação de instrumentos de rastreio de maneira sistemática é recomendada em populações portadoras de multimorbidades e pode ser realizada por qualquer profissional da equipe de saúde, fazendo-se necessária a avaliação clínica especializada subsequente quando o rastreio for positivo. Os atributos importantes para a escolha do método de rastreio são: (1) elevada sensibilidade e especificidade; (2) aplicação fácil para o paciente e equipe; (3) baixo custo; e (4) fluxo adequado para confirmação diagnóstica e instalação de tratamentos. Instrumentos de rastreio e entrevistas estruturadas como SCID (Structural Clinical Interview for DSM), Beck, Hamilton, PHQ-9 (Patient Health Questionnaire 9), termômetro de distresse e HADS (Hospital Anxiety and Depression Scale) podem ser utilizados para a identificação de depressão em pacientes com doença avançada, sendo os critérios diagnósticos do CID-10 e DSM-5 considerados padrão-ouro para o diagnóstico.[13]

◆ Tratamento

O tratamento da depressão em pacientes com doença avançada consiste essencialmente em abordagem psicoterapêutica, controle impecável de sintomas físicos e direcionamento das demandas psicossociais. A combinação com psicofarmacoterapia está indicada nos casos de maior gravidade do quadro depressivo e pode ser realizada quando houver possibilidade de potencialização farmacológica no controle de sintomas físicos e psíquicos associados, como dor, insônia, náusea, ansiedade. Intervenções psicoterapêuticas específicas para pacientes com doenças avançadas reduzem sintomas ansiosos e depressivos, como a psicoterapia centrada no sentido, a terapia de dignidade e a terapia de suporte CALM (*managing cancer and living meaningfully*).[14]

Variáveis farmacodinâmicas e farmacocinéticas comuns em pacientes portadores de doenças avançadas, como idade, reserva funcional, insuficiência renal/hepática, polifarmácia, interações medicamentosas via citocromo (CYP) e multimorbidade, exigem do médico uma prescrição racional de forma a escolher um fármaco seguro e eficaz para o controle de sintomas. O pouco treinamento em psicofarmacologia acarreta insegurança na sua prescrição por parte dos médicos paliativistas. A psicofarmacologia, cuja nomenclatura é baseada em neurociência utilizada na psiquiatria de precisão, deve nortear o raciocínio psicofarmacológico. A Tabela 26.1 apresenta vantagens e desvantagens para a escolha psicofarmacológica antidepressiva em cuidados paliativos.[15,16]

Ansiedade

A ansiedade é uma resposta psicobiológica fisiológica frente a uma ameaça real ou fantasiosa capaz de aniquilar o organismo. Tal mecanismo tem um caráter filogeneticamente evolutivo, uma vez que oferece proteção por meio de respostas comportamentais de luta ou fuga. Em níveis moderados, a ansiedade se relaciona com melhor *performance* cognitiva-comportamental, tornando o indivíduo mais adaptado para enfrentar a ameaça. Contudo, quando a reação ansiosa ultrapassa níveis adaptativos, acarreta sofrimento desproporcional e perda de *performance*, sendo definida por transtorno de ansiedade, ansiedade patológica ou distresse. As estruturas neurobiológicas envolvidas nesse mecanismo correspondem a circuitos límbicos (amígdala, hipocampo, cíngulo anterior, lócus *coeruleus* e ínsula) e pré-frontais (orbitofrontal e ventromedial), além do eixo hipotálamo-hipófise-adrenal (HHA) com a produção de cortisol, também conhecido por hormônio do estresse, e uma resposta do sistema nervoso simpático com projeções da amígdala cerebral responsáveis pelos sintomas periféricos da ansiedade.[17]

Pacientes com antecedentes psiquiátricos de transtornos ansiosos apresentam maior risco para descompensação do quadro diante de uma condição de doença avançada que ameaça a continuidade da vida. Por outro lado, a ansiedade pode surgir como manifestação psicopatológica secundária a condições orgânicas, a sintomas físicos ou a medicações em uso pelo paciente (Tabela 26.2).[18]

Tabela 26.1. Tratamento psicofarmacológico da depressão em cuidados paliativos.

	Dose (mg)	Vantagens	Efeitos colaterais
Tricíclicos			
Amitriptilina	10-150	Sedativos, orexígenos, anti-histamínicos, agonismo opioidérgico, e noradrenérgico (adjuvância analgésica). Seletividade monoaminérgica variável	Anticolinérgicos: retenção urinária, constipação, boca seca, taquicardia, visão borrada, hipotensão postural, prolongamento de QTc e sedação excessiva
Nortriptilina	10-125		
Imipramina	12,5-150		
Clomipramina	10-150		
Doxepina	75-300		
Psicoestimulantes			
Metilfenidato	5-60	Melhora da fadiga, cognição e sonolência relacionada a opioides	Nervosismo, insônia, agitação psicomotora, hiporexígeno, aumento de pressão arterial e pulso, tremor
Modafinil	50-400		
Lisdexanfetamina	30-70		
ISRS			
Fluoxetina	10-80	Segurança e perfil de tolerabilidade favoráveis. Efeito positivo em ansiedade e sintomas obsessivos	Hipermobilidade intestinal, insônia, cefaleia, sudorese, bruxismo, disfunção sexual, ansiedade paradoxal, tremor e possível alteração de peso
Sertralina	25-200		
Paroxetina	10-50		
Citalopram	10-40		
Escitalopram	10-20		
Fluvoxamina	50-200		
Antidepressivos atípicos			
Mirtazapina	7,5-45	Antiemético, sedativo e ansiolítico/antidepressivo	Hipotensão postural, ganho de peso
Bupropiona	150-450	Estimulante, melhora cognitiva	Redução do limiar convulsivo, hiporexia, insônia e agitação
Cetamina	0,5 mg/kg	Resposta antidepressiva ultrarrápida, ótimo analgésico, reduz tolerância aos opioides	Contraindicado em pacientes com hipertensão intracraniana e labilidade hemodinâmica. Efeito psicotomimético
IRSN			
Venlafaxina	75-225	Mecanismo de ação dual. Adjuvante analgésico para dor neuropática e fogachos	Hipertensão diastólica, sintomas de descontinuação, náusea, diarreia
Duloxetina	20-60		
Desvenlafaxina	50-200		

Tabela 26.2. Principais causas orgânicas e medicamentosas de ansiedade em cuidados paliativos.

Metabólica	Distúrbios hidroeletrolíticos, porfiria, hipoglicemia, deficiência vitamínica, hipovolemia, sepse
Neurológica	Dor, hipertensão intracraniana, neoplasias do SNC, trauma cranioencefálico, estados de mal (não) epileptiformes, vertigem, encefalite
Endocrinológica	Doenças pituitárias, adrenais, paratireoidianas, tireoidianas, feocromocitoma, síndrome carcinoide
Cardiovascular	Arritmias, insuficiência cardíaca, coronariopatias, anemia, valvopatias, miocardiopatias, desidratação/hipovolemia
Pulmonar	Hipóxia, embolia pulmonar, asma, DPOC, pneumotórax, edema pulmonar
Medicamentosa	Corticoides, broncodilatadores, antipsicóticos, tiroxinas, teofilina, agentes noradrenérgicos/serotoninérgicos, levodopa, psicoestimulantes, antibióticos, interferon, cafeína, cocaína, cânabis, abstinências (álcool, opioides, benzodiazepínicos)

SNC: sistema nervoso central; DPOC: doença pulmonar obstrutiva crônica.

◆ Diagnóstico

Instrumentos como a escala hospitalar de ansiedade e depressão (HADS), escala de Hamilton para ansiedade (HAM-A) e o termômetro de distresse podem colaborar com a elucidação diagnóstica dos quadros ansiosos e com o monitoramento dos sintomas ao longo do tempo. Ressalta-se a importância de discriminar quadros primários exacerbados pela condição clínica atual do paciente de quadros secundários a condição clínica ou medicamentosa (Tabela 26.2).

◆ Tratamento

Uma abordagem empática associada a comunicação honesta, clara e tranquilizadora sobre o diagnóstico e prognóstico do paciente, com a construção conjunta de um planejamento terapêutico, o direcionamento de demandas psicossociais latentes e o impecável controle de sintomas físicos, reduz a ansiedade do paciente, de seus familiares e da própria equipe. Entre as possibilidades terapêuticas encontram-se intervenções psicoterapêuticas especificamente desenhadas para o controle do sofrimento existencial, como a terapia centrada no sentido, a terapia de dignidade e a terapia de suporte CALM, que levam em consideração pressupostos existencialistas na sua fundamentação e que são capazes de reduzir sintomas ansiosos, depressivos, desejo por abreviamento da vida e melhoram o bem-estar espiritual dos pacientes submetidos a ela (MCP – Meaning Centered Psychotherapy). Outros métodos como psicoterapias convencionais, técnicas integrativas de relaxamento, acupuntura, massoterapia, *reiki*, meditação, *mindfulness* e hipnoterapia também figuram entre recursos possíveis para o controle da ansiedade em paciente sob cuidados paliativos.[19,20]

No quesito psicofarmacológico, as mesmas recomendações e cuidados apontados no tratamento da depressão devem ser levados em consideração. Os benzodiazepínicos são a primeira escolha para o controle rápido da ansiedade em pacientes sob cuidados paliativos, uma vez que oferecem resposta imediata, diferentes vias de administração (via oral, sublingual, subcutânea, intravascular), sendo o tempo de meia-vida e o perfil de metabolização os parâmetros definidores da escolha. Em pacientes com risco de *delirium*, que apresentam respostas paradoxais ou estresse pós-traumático, é preferível o uso de neurolépticos de segunda geração em doses baixas para o controle da ansiedade em detrimento dos benzodiazepínicos. A primeira linha para o tratamento dos transtornos ansiosos consiste nos antidepressivos de ação serotoninérgica, sendo indicados para o tratamento de médio/longo prazo, sobretudo em pacientes com prognóstico de meses a anos. Outras opções farmacológicas são drogas anticonvulsivantes como gabapentinoides, que além do controle de ansiedade, possuem perfil favorável para analgesia em casos de dor neuropática.[21]

Conclusão

Depressão e ansiedade são construtos clínicos de ampla prevalência em pacientes sob cuidados paliativos e contribuem de maneira significativa para o sofrimento dos pacientes, tornando-se fundamental o seu reconhecimento e tratamento por parte dos profissionais paliativistas. O tratamento colaborativo realizado pela equipe multiprofissional permite o manejo adequado do sofrimento em suas diferentes dimensões e corresponde a uma boa prática clínica em cuidados paliativos.

REFERÊNCIAS BIBLIOGRÁFICAS

1. Irwin AS, Ferris FD. The opportunity for psychiatry in palliative care. Can J Psychiatry. 2008; 53(11): 713-24

2. Carvalho RT, Ribeiro HG, Dadalto L. Terminalidade da vida: psiquiatria e cuidados paliativos. In: Barros DM, Castellana GB. Psiquiatria forense: interfaces jurídicas, éticas e clínicas. 2 ed. Porto Alegre: Artmed; 2020.

3. Irwin SA, Montross LP, Bhat RG, et al. Psychiatry resident education in palliative care: opportunities, desired training, and outcomes of a targeted educational intervention. Psychosomatics. 2011; 52:530-6.

4. Tait GR, Hodges BD. End-of-life care education for psychiatric residents: attitudes, preparedness, and conceptualizations of dignity. Acad Psychiatry. 2009; 33:451-6.

5. Meier DE, Beresford L. Growing the interface between palliative medicine and psychiatry. J Palliat Med. 2010; 13:803-6.

6. Mitchell AJ, Chan M, Bhatti H, Halton M, Grassi L, Johansen C, et al. Prevalence of depression, anxiety, and adjustment disorder in oncological, haematological, and palliative-care settings: a meta-analysis of 94 interview-based studies. Lancet Oncol. 2011; 12(2):160-74.

7. Petterson KR, Groom AR, Teverovsky EG, et al. Current state of psychiatric involvement on palliative care consult services: results of a national survey. J Pain Symptom Manage. 2014; 47(6):1019-27.

8. Ng F, Carford GB, Chur-Hansen A. Palliative medicine practitioners' views on the concept of depression in the palliative care setting. J Palliat Med. 2013; 16(8):922-8.

9. Rayner L, Higginson IJ, Price A, Hotopf M. The Management of Depression in Palliative Care: European Clinical Guidelines. London: Department of Palliative Care, Policy & Rehabilitation/European Palliative Care Research Collaborative; 2010.

10. Milaneschi Y, Lamers F, Berk M, et al. Depression heterogeneity and its biological underpinnings: towards immunometabolic depression. Biol Psychiatry. 2020; 88(5):369-80.

11. Miller AH, Raison CL. The role of inflammation in depression: from evolutionary imperative to modern treatment targets. Nat Rev Immunol. 2016; 16(1):22-34.

12. Smith HS, Elliott JA. Opioid-induced androgen deficiency (OPIAD). Pain Physician. 2012 jul; 15(3 Suppl):ES145-56.

13. Siu AL, Bibbins-Domingo K, Grossman DC, et al. Screening for depression in adults: US preventive services task force recommendation statement. JAMA. 2016; 315:380-7.

14. Fulton JJ, Newins AR, Porter LS, et al. Psychotherapy targeting depression and anxiety for use in Palliative Care: A meta-analysis. J Palliat Med. 2018; 21(7):1024-37.

15. William LM. Precision psychiatry: a neural circuit taxonomy for depression and anxiety. Lancet Psychiatry. 2016; 3(5):472-80.

16. Grassi L, Riba MB (eds.). Psychopharmacology in Oncology and Palliative Care. A practical guide. Springer-Verlag Berlin Heidelberg; 2014.

17. Martin EI, Ressler KJ, Binder E, et al. The neurobiology of anxiety disorders: brain imaging, genetics and psychoneuroendocrinology. Psychiatr Clin North Am. 2009; 32(3):549-75.

18. Kolva E, Rosenfeld B, Pessin H, et al. Anxiety in terminally ill cancer patients. J Pain Symptom Manage. 2011; 42(5):691-701.

19. Mariano C. Holistic Integrative Therapies in Palliative Care. In: Matzo M, Sherman DW. Palliative Care Nursing – Quality Care to the End of Life. New York, NY: Springer Publishing Company; 2015.

20. Satsangi AK, Brugnoli MP. Anxiety and psychosomatic symptoms in palliative care: from neuro-psychobiological response stress, to symptoms' management with clinical hypnosis and meditative states. Ann Palliat Med. 2018; 7(1):75-111.

21. Katzman MA, Bleau P, Blier P, et al. Canadian clinical practice guidelines for the management of anxiety, posttraumatic stress and obsessive-compulsive disorders. BMC Psychiatry. 2014; 14(Suppl 1):S1.

Insônia e Hipersonia

27

Alexandre Annes Henriques

> *"La mort est un sommeil sans rêves."* ("A morte é o sono sem sonhos.")
> Napoleão Bonaparte (1769-1821)

Introdução

Na literatura e na poesia, a morte e o sono são colocados em paralelismo. Na mitologia grega, a deusa Nyx (noite) tinha diversos filhos, e dois deles, gêmeos, eram muito ligados: Hypnos (sono) (em latim, a contraparte romana: *Somnus*) e Thánatos (morte). Para não haver confusão: Morpheus era o deus dos sonhos, filho de Hypnos. Além de ser o "guardião dos sonhos", derivou seu nome à morfina, por ela proporcionar efeito de sonolência com percepção semelhante aos sonhos.

Em todas as etapas do ciclo vital, o sono é essencial à saúde. Comparado a outros pilares da saúde, como exercício físico ou alimentação, o sono tem um impacto maior e de curtíssimo prazo. Permanecer dois ou três dias sem dormir apresenta consequências imediatas em qualquer pessoa. A principal função dele é restaurar o funcionamento físico e psicológico, com liberação de neurotransmissores e hormônios, regulando neurodesenvolvimento, dor, imunidade, humor e metabolismo. Com o avançar da idade, e das doenças, potencializado por múltiplos fatores biológicos, psíquicos, sociais e ambientais, o sono torna-se mais vulnerável. As alterações de sono (AS) são heterogêneas, tanto em direção à insônia (INS) quanto à hipersonia (HPS). Pacientes em cuidados paliativos (CP) são multissintomáticos, e as AS intensificam os demais sintomas, como dor, irritabilidade, ansiedade, fadiga etc. Sono adequado está associado à percepção de bem-estar.

Fisiologia

O sono é dividido em duas grandes fases: (1) movimentos rápidos dos olhos (sono REM) (há o descanso físico profundo, com intensa atividade cerebral, sonhos e consolidação da memória); e (2) movimentos não rápidos dos olhos (sono NREM), mais lento. O NREM é subdividido em três estágios, conforme ondas cerebrais, movimentos dos olhos e tônus muscular. O estágio três, de "ondas lentas" (ondas delta), é restaurador ao cérebro, incluindo a reparação neuronal e neuroplasticidade, por meio do sistema glinfático.[1] Ocorrem quatro a seis ciclos de 90 minutos, com alternância NREM-REM. Ao longo da noite, os períodos REM se tornam mais prolongados; e o estágio três NREM não ocorre após o terceiro ciclo.[2]

Insônia e Hipersonia

O sono REM (ou "sono ativo") varia de 50% do tempo total do sono no recém-nascido a 20% no idoso.[3] O sono em idosos muda bastante, com redução de "ondas lentas" e tempo total, havendo maior suscetibilidade a despertar por estímulos luminosos, auditivos ou desconfortos físicos (dor ou urgência miccional). As idosas referem mais AS que os idosos.

Cuidados paliativos e sono

As trajetórias até a morte são múltiplas, e a ocorrência de AS é praticamente inevitável em algum momento. INS e HPS estão entre os sintomas mais negligenciados em saúde. Avaliar e manejar sintomas que causam sofrimento ao paciente e à família, como as AS, é essencial para a qualidade de vida.[4] A INS é o transtorno do sono primário mais prevalente na população; em CP, a prevalência é de 49%.[4] Há relatos de até 70% de prevalência, e a ocorrência é maior em doenças oncológicas, ao comparar com doenças não oncológicas. Os pacientes podem apresentar problemas de sono por anos. Sexo feminino, idade avançada, ausência de companheira(o), inatividade, baixa *performance* geral, dor, fadiga, estágio/tipo de neoplasia (como câncer de cabeça e pescoço, mama, cerebral ou pulmonar), metástase, quimioterapia, radioterapia, fogachos, medicações, estresse psíquico, doenças neurodegenerativas, transtornos psiquiátricos, déficit de suporte social e instabilidade laboral/financeira são os fatores mais associados à INS.[1] Pacientes com câncer apresentam duas a três vezes mais INS do que a população geral.

A prevalência de HPS é menos estudada, mas ocorre em até 37% de pessoas com doença oncológica avançada, devido a medicações, a tratamentos (radioterapia no crânio ou quimioterapia) e à doença em si.[5] É associada a estágios mais avançados das doenças, à cirrose e à demência por doença de Parkinson. Em momentos de transição de evolução das doenças, com deterioração clínica, ocorrem mais AS. A fase inicial está mais associada à INS; e a fase terminal, mais associada à HPS.

Os efeitos da falta (privação) de sono não refletem meramente a ausência dos efeitos positivos do sono adequado. Há diversas alterações fisiológicas e cognitivo-comportamentais. Sono insuficiente está associado à piora da *performance* cognitiva (funções executivas), à dificuldade em diferenciar e expressar emoções, à diminuição de engajamento em atividades recreativas, a diversas comorbidades clínicas e ao aumento de custos. Distúrbios do ciclo sono-vigília aumentam *delirium*, fadiga, hiper-reatividade ao estresse, sintomas psíquicos, inapetência, piora de prognóstico em doenças oncológicas e incapacidade de tomada de decisão, além de dificultar a comunicação entre paciente-família e entre paciente-equipe de saúde. Nas demências, AS espelham a severidade da doença, aceleram o declínio cognitivo-funcional e promovem comportamentos de agressividade.

Alterações de sono e de dor apresentam uma relação bidirecional recíproca, com piora de ambos. Quanto maior a intensidade de dor, pior será a INS; e AS aumentam a sensibilização central à dor e à hiperalgesia. Se há dor, há demora para iniciar o sono, despertar mais cedo, redução da duração total e menos sono reparador.[1] Os opioides (OPI) reduzem as ondas lentas NREM e o sono REM. O aumento do uso de OPI durante o dia prediz queixas de sono à noite; e essa piora do sono será seguida por uma chance de maior uso de doses de OPI no dia seguinte.

Avaliação

É necessária uma boa compreensão do modelo biopsicossocial, direcionando as estratégias terapêuticas multimodais, de modo específico, a cada fator da etiologia e/ou manutenção da AS. Fatores sociais, culturais e espirituais também demandam atenção. A condição do sono deve ser claramente investigada, pois muitos pacientes consideram uma queixa de menor importância e "suportável", sem mencionar espontaneamente.

O objetivo é identificar quaisquer transtornos que estejam causando as AS, como metástases centrais, infecções, alterações ergonômico-posturais etc. Uma anamnese completa deverá relacionar as queixas de sono com os demais sintomas, com a evolução clínica da doença e a situação psicoambiental. Uma perspectiva cobrindo 24 horas da rotina do paciente, bem como listagem de remédios e impressões dos cuidadores, deverá ser averiguada. A história e os hábitos de sono, anteriores ao surgimento da(s) doença(s) que demandaram os CP, também precisam ser investigadas; sem esquecer do uso/abuso de substâncias psicoativas, que podem precipitar INS em estados de abstinência. Investigue diagnósticos usualmente presentes com AS, como pernas inquietas e apneia obstrutiva do sono (AOS) (mais frequente em câncer primário/metastático de cabeça e pescoço). Um diário de sono, com registro de uma ou duas semanas, monitorando o padrão do sono é muito útil. Se a condição clínica permitir, uma polissonografia pode ser indicada.

Aspectos psiquiátricos

Tanto sintomas psíquicos quanto transtornos psiquiátricos podem se expressar por meio de AS. Por outro lado, AS cronificadas e transtornos de sono em si também podem ser fatores promotores de descompensação psiquiátrica. Especial atenção deverá ser direcionada à investigação de possíveis sintomas/transtornos psiquiátricos no paciente com queixa de sono.[6] Estresse psíquico crônico diminui eficiência e duração do sono.[1] Pensamentos intrusivos e ruminativos, como "se não dormi ontem, devo permanecer na cama para descansar" ou "eu nunca vou conseguir dormir", dificultam o adormecer. Ao longo da doença, em momentos de incerteza, as AS tendem a intensificar.

A ansiedade dificulta o início do sono (INS inicial); e a depressão está mais associada ao despertar precoce (INS terminal). Em ambas, o sono não é restaurador. Ataques de pânico noturnos ou pouca necessidade de sono (p. ex., no transtorno bipolar) podem ser manifestações de transtornos psiquiátricos. INS e HPS são sintomas de depressão maior, com relatos como "acordo antes do que deveria", "estou cansado, desanimado, durante o dia" ou "não consigo voltar a dormir, quando acordo no meio da noite". Transtornos do sono contínuos, incluindo INS, estão relacionados a aumento do comportamento suicida. A presença de AS duplica a chance de experienciar alucinações e ideias delirantes.[2]

Definições de insônia e de hipersonia

INS é a dificuldade em iniciar (mais de 30 minutos) ou manter o sono, em quantidade e/ou qualidade insuficientes, com insatisfação e percepção de sono não restaurador, gerando interferência no dia a dia. Deverá ocorrer em três ou mais noites por semana, por três meses. Já a HPS é o estado de sonolência excessiva não intencional durante o dia, com inabilidade em manter o estado de vigília e alerta. Pode ser primária (em que mesmo dormindo durante o dia, a pessoa dorme à noite) ou secundária (há dificuldade de dormir à noite, com sonolência diurna, como na AOS). Se houver depressão associada, há pensamentos como "não tenho mais nada para fazer durante o dia". A HPS dificulta a interação social e familiar. Ela resulta em pacientes mais quietos e "mais colaborativos" durante o dia, o que pode não ser identificado como um problema pelos cuidadores. A abordagem das AS será uma combinação de intervenções farmacológicas e não farmacológicas. Assim, como a INS é subdiagnosticada, ela também é subtratada.

Intervenções não farmacológicas

Educação sobre o sono deve ser adequadamente endereçada à equipe de enfermagem e aos cuidadores. Registrar no prontuário os processos de sono e despertar é uma contribuição útil para a abordagem multidisciplinar. As intervenções comportamentais de "higiene do sono" são hábitos rotineiros, para melhorar o sono (Quadro 27.1).

Psicoterapia cognitivo-comportamental é um tratamento de primeira linha, se o paciente apresentar condições para o protocolo (com seis ou mais sessões),[5] mas há protocolos breves de quatro sessões. Intervenções espirituais (reza), meditação, *mindfulness*, música relaxante e imagens mentais (*imagery*) podem ser úteis. As intervenções musicais apresentam maior efetividade na INS, se forem instituídas por quatro semanas ou mais,[7] com condicionamento comporta-

Quadro 27.1. Recomendações de higiene do sono.

Estabelecer uma rotina para todas as noites antes de deitar, assim como uma rotina para levantar pela manhã (com uma variabilidade não maior do que 2 h entre os "dias úteis" e o final de semana)

Fazer atividades relaxantes, como tomar banhos quentes e massagens, 30-60 min antes de deitar

Tornar o ambiente de dormir agradável, com uma cama confortável, ambiente sem ruídos ou barulhos, com temperatura agradável (se necessário, utilize protetor auricular noturno)

Apagar todas as luzes do quarto ao dormir e utilizar cortinas *blackout* (se necessário, utilizar tapa-olho noturno)

Usar o quarto apenas para dormir (evitar conversas desagradáveis/conflituosas antes de dormir, sem "levar problemas" para a cama), associando a cama com o sono

Ir para a cama somente quando estiver com sono

Não realizar leituras, nem assistir televisão, nem ouvir rádio na cama

Evitar exposição a cronodisruptores (televisão e telas de telefone/computador) 1-2 h antes de dormir

Evitar cochilos diurnos e noturnos (um cochilo rápido de até 20 min após o almoço é possível em alguns casos)

Evitar o uso de medicamentos para dormir (exceto por orientação médica)

Limitar a ingesta de líquidos logo antes de deitar, e administrar a incontinência noturna

Evitar substâncias estimulantes, como cafés, chás escuros, refrigerantes do tipo cola, bebidas alcoólicas, chocolates e nicotina, na segunda metade da tarde

Se despertar durante a noite, evitar exposição à luz artificial e a telas de telefones/*tablets*

Ao acordar, aplicar um protocolo de atividades diurnas, como tomar um banho, praticar exercício físico e aumentar a quantidade de exposição à luz natural

Evitar permanecer na cama durante o dia

mental. Os cuidadores (incluindo em ambiente intra-hospitalar) devem evitar interromper o sono do paciente. Idosos hospitalizados apresentam sono pior, com duração 2,5 horas menor do que em seus domicílios.

Intervenções farmacológicas

São as intervenções terapêuticas empregadas com maior frequência em CP.[8] O metabolismo medicamentoso está menor em pacientes com doenças avançadas e em idosos, com maior risco de acúmulo e prolongamento de efeitos.

Apesar dos efeitos negativos em memória, equilíbrio/quedas, tolerância, maior risco de *delirium* e diminuição de ondas lentas e sono REM, os benzodiazepínicos (BZD) são a classe farmacológica mais prescrita na INS; porém, deve ser prescrita pelo menor tempo possível. Não se deve prescrever dois BZD juntos. O alprazolam apresenta curta ação de início e curta duração de efeito; e o lorazepam, início e efeitos intermediários. Diazepam, clonazepam e flurazepam, com longa ação de início e longo efeito, podem aumentar a sonolência diurna.[1] História de adição, AOS, insuficiência respiratória grave e insuficiência hepática são contraindicações relativas. Na terminalidade, o efeito de longa ação pode ser benéfico, ao diminuir a ansiedade diurna.[8] Zolpidem e zopiclona são melhores para INS, pois afetam menos a arquitetura do sono e há menos amnésia, contudo o efeito ansiolítico é mínimo.

Os antidepressivos são efetivos na INS isolada, mas a principal indicação é se houver ansiedade ou depressão. A preferência é por tricíclicos (que aumentam ondas lentas NREM); seguidos de paroxetina, mirtazapina e trazodona. Mirtazapina pode piorar a AOS; e a trazodona pode levar a apresentar sonolência diurna. Inibidores da receptação da serotonina, venlafaxina e bupropiona podem desencadear INS e piora da qualidade do sono, por meio da síndrome das pernas inquietas e/ou bruxismo.[2] Os efeitos anticolinérgicos podem potencializar *delirium* e retenção urinária. Para tricíclicos, há restrições em cardiopatia. Os antipsicóticos não são a primeira linha de tratamento, mas a quetiapina é usualmente prescrita, por seu efeito hipnótico e por não estar associada a extrapiramidalismo nem elevar prolactina. A olanzapina pode aumentar o peso, piorando AOS. Anti-histamínicos são capazes de gerar constipação, inapetência, *delirium* e dificuldade cognitiva.

Além de modular o ritmo circadiano, a melatonina tem efeito antioxidante e imunomodulador. Ela melhora o sono, sem alterar arquitetura, nem apresentar tolerância ou dependência, em doses adequadas. Ademais, apresenta baixo custo, com poucos efeitos colaterais. Desde 2017, no Brasil, o ramelteon é um medicamento agonista da melatonina, com indicação para INS inicial. O paracetamol não afeta a arquitetura do sono, mas os anti-inflamatórios não esteroides (AINE) diminuem a liberação de melatonina, aumentam os despertares noturnos e diminuem o sono REM e as ondas lentas do sono NREM.[1] Quando há INS e dor crônica neuropática, os gabapentinoides são indicados, por melhorem a arquitetura do sono, aumentando ondas lentas. Um efeito adverso comum dos OPI é sedação, cuja tolerância usualmente advém. Contudo, em dispneia refratária, baixas doses podem melhorar a qualidade do sono. Há medicações que aumentam a INS, como broncodilatadores e corticoides. Na HPS, estimulantes (metilfenidato e modafinil) são boas escolhas.

Conclusão

Os problemas de sono pioram a qualidade de vida dos pacientes e suas famílias, já em sofrimento. INS e HPS devem ser vistas como uma entidade em si, e não como uma consequência inevitável e intratável do processo de aproximação da morte. É dever da equipe multidisciplinar de saúde atentar aos múltiplos fatores, e, proativamente, buscar equilíbrio entre intervenções farmacológicas e não farmacológicas.

REFERÊNCIAS BIBLIOGRÁFICAS

1. Davis MP, Goforth H. Fighting insomnia and battling lethargy: the yin and yang of palliative care. Curr Oncol Rep. 2014; 16(4):377.

2. Freeman D, Sheaves B, Waite F, Harvey AG, Harrison PJ. Sleep disturbance and psychiatric disorders. Lancet Psychiatry. 2020; 7(7):628-37.

3. McNamara P. The Neuroscience of Sleep and Dreams. Cambridge: Cambridge University Press; 2019.

4. Nzwalo I, Aboim MA, Joaquim N, Marreiros A, Nzwalo H. Systematic Review of Prevalence, Predictors and Treatment of Insomnia in Palliative Care. Am J Hosp Palliat Care. 2020; 37(11):957-69.

5. Bernatchez MS, Savard J, Savard MH, Aubin M. Feasibility of a Cognitive-Behavioral and Environmental Intervention for Sleep-Wake Difficulties in Community-Dwelling Cancer Patients Receiving Palliative Care. Cancer Nurs. 2019; 42(5):396-409.

6. Mercadante S, Adile C, Ferrera P, Masedu F, Valenti M, Aielli F. Sleep disturbances in advanced cancer patients admitted to a supportive/palliative care unit. Support Care Cancer. 2017; 25(4):1301-6.

7. Dickson GT, Schubert E. Music on Prescription to Aid Sleep Quality: A Literature Review. Front Psychol. 2020; 28(11):1695.

8. Isolan L, Henriques AA, Silva CTB, et al. Psicofármacos em Doenças e Problemas Físicos. In: Cordioli AV, Gallois CB, Isolan L (eds.). Psicofármacos: consulta rápida. 5 ed. Porto Alegre: Artmed; 2015.

PARTE 5

Atuação da Equipe Multidisciplinar

Medicina

28

Carla Almeida Bezerra Lopes
Giselle de Almeida Batista
Manuela Vasconcelos de Castro Sales

Introdução

O seguimento com a equipe multidisciplinar é um dos pilares do cuidado paliativo. Os membros da equipe devem trabalhar de modo complementar com o objetivo comum de aliviar todas as dimensões humanas de sofrimento dos pacientes e de seus familiares, em seus aspectos físico, psíquico, social e espiritual. Esse acompanhamento, em si, já traz impacto na melhoria da qualidade de vida e sobrevida de pacientes com doenças ameaçadoras da vida.[1-3] A integralidade do cuidado necessita de uma atuação paliativa interdisciplinar, que se baseie numa formação profissional adequada, numa comunicação eficaz, respeito ao conhecimento do outro e troca de saberes, favorecendo o estabelecimento de um vínculo de confiança entre equipe e paciente.[3]

O médico deve exercer papel de liderança no gerenciamento da equipe para a discussão de caso clínico, avaliação minuciosa, manejo impecável de sintomas e elaboração do plano terapêutico. Outro papel do médico, de fundamental importância no cuidado paliativo, é o planejamento de cuidados avançados que deve ser discutido com o paciente com clareza e precocemente, permitindo que o mesmo tenha a oportunidade de expressar suas preferências; bem como respeitar os valores e crenças do paciente no intuito de poder tomar suas decisões a partir de uma visão global do seu estado de saúde[4,5] (Figura 28.1).

Importante frisar que as equipes não podem ser exclusivamente centradas no médico. O trabalho deve ser feito em parceria com os demais membros da equipe multiprofissional. Já foi demonstrado que o cuidado paliativo, quando executado somente por médico, sem equipe multidisciplinar, não representa melhora na qualidade de vida dos pacientes.[6]

Competências centrais do médico paliativista

Os princípios básicos do atendimento em cuidados paliativos são o gerenciamento de sintomas; o estabelecimento e a implementação do plano avançado de cuidados de acordo com os valores e preferências do paciente; a comunicação consistente e sustentada entre o paciente e todos aqueles envolvidos em seus cuidados; o apoio psicossocial, espiritual e prático aos pacientes e seus familiares; e a coordenação entre os locais de atendimento.[7] Médicos treinados em cuidados paliativos proporcionam um gerenciamento profundo da dor e dos demais sintomas físicos e comunicação sobre os objetivos dos cuidados ao longo da trajetória da doença.[8]

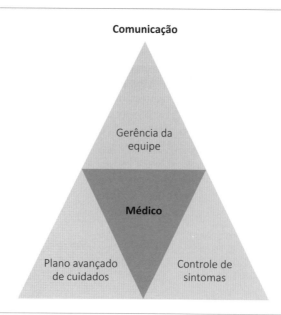

FIGURA 28.1. Papel do médico na equipe multidisciplinar.

Na avaliação do paciente em cuidados paliativos, a entrevista visa coletar dados médicos de rotina e informações pessoais adicionais não incluídas regularmente no histórico médico, que sejam relevantes para o diagnóstico e tratamento. Um dos desafios da consulta em cuidados paliativos é esclarecer (e às vezes negociar) os diferentes objetivos e expectativas de pacientes, familiares, outros médicos assistenciais e demais membros da equipe de cuidados paliativos.[9] A entrevista médica deve ser direcionada para "alinhar-se" com o paciente e sua família, demonstrando, por meio do comportamento do médico, que ele respeita as perspectivas do paciente e compreende as condições deste, tanto no campo biomédico quanto no campo psicossocial. A entrevista precisa cobrir uma variedade de fatos sobre o paciente e a família, bem como sobre a doença específica:[9]

Detalhes médicos importantes sobre a história dos sintomas, a trajetória da doença e a história do tratamento;
- Revisão dos sintomas comuns de doenças graves avançadas;
- História social detalhada;
- História espiritual e religiosa;
- História familiar;
- Avaliação funcional;
- Entendimento da doença do paciente e objetivos, valores e preferências para cuidados futuros.

A comunicação efetiva é a competência central e principal ferramenta do médico para exercer as suas atribuições como paliativista, sendo um pilar no atendimento de alta qualidade. Foi demonstrado que a comunicação aprimorada, especialmente por meio da realização de conferência familiar, tem um impacto positivo na satisfação da família, bem como na subsequente utilização de recursos.[10-15]

A comunicação tem o intuito de auxiliar na elaboração e execução do plano avançado de cuidados, que permite ao paciente alcançar metas realistas, promovendo a tomada de decisão informada, com escolhas baseadas em seus valores e preferências. Além disso, a boa comunicação favorece a identificação correta dos diversos sintomas que o paciente desenvolve e proporciona o gerenciamento harmonioso e alinhado com a equipe multiprofissional.[16] Para o alcance dessas demandas, as estratégias mais eficazes são: escuta ativa e empática, uso terapêutico do silêncio, toque afetivo e contato visual.[16,17]

Embora os benefícios de uma boa comunicação sejam significativos, infelizmente poucos médicos receberam treinamento adequado em habilidades de comunicação e muitos evitam discussões difíceis. Um médico insuficientemente qualificado em comunicação experimenta frustração, falta de confiança associada a maior ansiedade, sofrimento moral e esgotamento emocional. Vários estudos documentaram que os médicos podem ser ensinados a melhorar suas habilidades de comunicação com treinamento específico, que em diversas situações será necessário, visto que nem todos os cursos de graduação médica dispõem de disciplina voltada para esse fim.[16,18]

O trabalho em cuidados paliativos exige interdisciplinaridade e relações interpessoais mais do que outras especialidades. A hierarquia e o distanciamento pessoal são menos pronunciados; no entanto, o papel do líder da equipe deve estar claramente definido.[19] Uma das competências do médico na equipe de cuidados paliativos é o exercício da liderança. Em muitos serviços, a responsabilidade pela coordenação é simplesmente assumida por quem esteve lá por mais tempo, ou atribuída a alguém pela organização, porque o treinamento de liderança não faz parte do treinamento médico. Liderança em cuidados paliativos requer coordenação e consenso, mais do que um forte senso de autoridade, embora o melhor modelo não tenha sido identificado. O exercício da liderança requer tomar decisões, assumir riscos, adaptar-se a mudanças, motivar a equipe e direcionar o caminho pelo exemplo. É a arte por meio da qual um grupo de iguais voluntariamente realiza tarefas sem necessariamente exercer poder ou autoridade. Liderança eficaz é a chave para a eficácia da equipe.[19] Ao exercer a função de liderança, espera-se como suas principais atribuições:

- Definir uma estratégia global para a equipe com objetivos de curto e longo prazo;
- Moderar reuniões de equipe interdisciplinares;
- Compartilhar entre os membros da equipe as funções de ensino, pesquisa, manutenção de registros e documentação;
- Compartilhar e equilibrar responsabilidades clínicas;
- Permitir que cada membro da equipe escolha e busque uma área de interesse, ajudando-os a aumentar seus conhecimentos e habilidades;
- Promover o autocuidado pessoal entre todos os envolvidos, incluindo garantir descanso adequado e abordar questões emocionais e esgotamento profissional;
- Mediar conflitos pessoais e administrativos dentro da equipe e com outras equipes;
- Representar a equipe para aqueles que são responsáveis pela instituição;
- Promover um relacionamento equilibrado com outros prestadores de serviços.

Médicos, particularmente em especialidades como medicina intensiva, medicina interna, oncologia e cuidados paliativos, encontram grande quantidade de sofrimento humano e lidam com a morte quase diariamente, sem o apoio de rituais de luto ou a provisão de tempo quieto para lágrimas. Dados sugerem que os médicos têm emoções fortes, que influenciam seu bem-estar e como eles cuidam dos pacientes, incluindo decisões de vida e morte.[20] Experiências repetidas de emoções difíceis, sem ter as habilidades necessárias para lidar com elas, podem levar ao esgotamento e comportamento disfuncional.[21] O autocuidado envolve manter uma vida satisfatória fora do trabalho e aumentar a autoconsciência, o que inclui identificar e trabalhar com emoções que podem afetar o atendimento ao paciente.[22] Habilidades de autoconsciência que ajudam a regular emoções incluem a capacidade de nomear sentimentos, aceitar sua normalidade e refletir sobre as emoções e como elas afetam a pessoa e o trabalho.[20] Ferramentas específicas incluem medicina narrativa, redação reflexiva, treinamento de atenção plena e sessões formais de discussão entre colegas (Tabela 28.1).[21,22]

Tabela 28.1. Competências gerais do médico paliativista.

Plano avançado de cuidados	Avaliação pormenorizada do paciente e família por equipe interdisciplinar com foco nos detalhes
	Identificação das demandas do paciente, da família ou da equipe
	Alocação de recursos humanos, materiais, local para realizar o cuidado e tempo (quando realizar o cuidado)
Alívio do sofrimento	Manejo impecável dos sintomas físicos, psicossociais, espirituais para manutenção da qualidade de vida e funcionalidade, respeitando desejos e preservando a autonomia do paciente
	Adaptação do foco do tratamento de acordo com a trajetória da doença
Gerenciamento da equipe	Liderança, coordenação, consenso, cuidado com a equipe
	Atentar para as diversas modalidades de atendimento: interconsulta, enfermaria, *hospice*, assistência domiciliar, ambulatório

Considerações finais

O médico exerce um papel fundamental na avaliação e elaboração do plano terapêutico do paciente em cuidados paliativos. Seu papel de liderança na equipe interdisciplinar e entre as equipes que assistem o paciente é fundamental para adequar o tratamento aos objetivos e às expectativas do paciente e sua família.

REFERÊNCIAS BIBLIOGRÁFICAS

1. Temel JS, Greer JA, Muzikansky A, et al. Early Palliative Care for Patients with Metastatic Non-Small Cell Lung Cancer. N Engl J Med. 2010; 363:733-42. doi: 10.1056/NEJMoa1000678.

2. Rayner L, et al. The development of evidence-based European guidelines on the management of depression in palliative cancer care. Eur J Cancer. 2011; 47(5):702-12.

3. Almeida CSL, Marcon SS, Matsuda LM, Kantorski LP, Paiva BSR, Sales CA. Operation of a hospital palliative care service: a fourth-generation evaluation. Rev Bras Enferm. 2019; 72(2):383-90. doi: 10.1590/0034-7167-2017-0848.

4. Ramos E, Matias M. Cuidados paliativos em doentes renais crônicos. In: Manual da Residência de Cuidados Paliativos. Abordagem multidisciplinar. São Paulo: Manole; 2018. p. 462-79.

5. Hermes HR, Lamarca ICA. Cuidados paliativos: uma abordagem a partir das categorias profissionais de saúde. Ciênc Saúde Coletiva [Internet]. 2013 set; 18(9):2577-88. Disponível em: http://www.scielo.br/scielo.php?script=sci_arttext&pid=S1413-81232013000900012&lng=en. Acessado em: 18 mai 2020. doi: 10.1590/S1413-81232013000900012.

6. Slama O, Pochop L, Sedo J, Svancara J, Sedova P, Svetlakova L, et al. Effects of Early and Systematic Integration of Specialist Palliative Care in Patients with Advanced Cancer: Randomized Controlled Trial PALINT. J Palliat Med. 2020. Epub ahead of print. doi: 10.1089/jpm.2019.0697.

7. Meier DE, McCormick E. Benefits, services, and models of subspecialty palliative care. UpToDate; 2020.

8. Morrison RS, Meier DE. Clinical practice. Palliative care. N Engl J Med. 2004; 350:2582.

9. Quill TE. The initial interview in palliative care consultation. UpToDate; 2019.

10. Lautrette A, Darmon M, Megarbane B, et al. A communication strategy and brochure for relatives of patients dying in the ICU. N Engl J Med. 2007; 356:469.

11. Norton SA, Hogan LA, Holloway RG, et al. Proactive palliative care in the medical intensive care unit: effects on length of stay for selected high-risk patients. Crit Care Med. 2007; 35:1530.

12. Billings JA. The end-of-life family meeting in intensive care part I: Indications, outcomes, and family needs. J Palliat Med. 2011; 14:1042.

13. Billings JA. The end-of-life family meeting in intensive care part II: Family-centered decision making. J Palliat Med. 2011; 14:1051.

14. Billings JA, Block SD. The end-of-life family meeting in intensive care part III: A guide for structured discussions. J Palliat Med. 2011; 14:1058.

15. White DB, Angus DC, Shields AM, et al. A Randomized Trial of a Family-Support Intervention in Intensive Care Units. N Engl J Med. 2018; 378:2365.

16. Cherny N, Fallon M, Kaasa S, Portenoy R. Oxford Textbook of Palliative Medicine. 5 ed. New York: Oxford University Press; 2015.

17. Almeida KLS, Garcia DM. O uso de estratégias de comunicação em cuidados paliativos no brasil: revisão integrativa. Rev Cogitare Enferm. 2015; 20(4):725-32. doi: 10.5380/ce.v20i4.39509.

18. Back AL, Fromme EK, Meier DE. Training clinicians with communication skills needed to match medical treatments to patient values. Am Geriatr Soc. 2019; v. 67. doi: 10.1111/jgs.15709.

19. Centeno C. Leadership of a Palliative Care Team: a personal view. Eur J Palliat Care. 2014; 21(4):166-9.

20. Julie Childers & Bob Arnold (2019) The Inner Lives of Doctors: Physician Emotion in the Care of the Seriously Ill, The American Journal of Bioethics, 19:12, 29-34, DOI: 10.1080/15265161.2019.1674409

21. Lathrop, D. Disenfranchised grief and physician burnout. The Annals of Family Medicine. 2017. 15(4): 375–378. doi: 10.1370/afm. 2074

22. Eagle, S., A. Creel, and A. Alexandrov. 2012. The effect of facilitated peer support sessions on burnout and grief management among health care providers in pediatric intensive care units: A pilot study. Journal of Palliative Medicine 15(11): 1178–1180. doi: 10.1089/jpm.2012.0231

Enfermagem

29

Fabiana Tomie Becker Chino dos Santos
Maria Júlia Paes da Silva

A enfermagem, de maneira geral, e não apenas o enfermeiro, está intimamente ligada aos princípios filosóficos dos cuidados paliativos (CP). Desde sua criação, como um cuidado profissional, por Florence Nightingale, até o desenvolvimento das suas várias teorias, todas abordam o cuidar do enfermo (enfermo = "não firme") como foco da profissão! Florence chegou a afirmar que designaria essa profissão com o nome enfermagem por reconhecer a necessidade de pessoas que se dispusessem e tivessem a capacidade e as habilidades para estar ao lado de quem estivesse em desequilíbrio, não estivesse firme, ou seja, de enfermos: "Utilizo a palavra Enfermagem por falta de outra melhor. Tem-se limitado a significar pouco mais do que administração de medicação e aplicação de cataplasma. Deveria significar a utilização correta de ar puro, iluminação, aquecimento, limpeza, silêncio, e a seleção adequada tanto da dieta como da forma de administrar – tudo com o mínimo de dispêndio da energia vital do doente".[1]

Visionária! Já defendia que o cuidado envolve as várias dimensões do ser humano (físico, emocional, mental, social e espiritual) e nunca negou que o cuidar requer conhecimento, treinamento e intenção, indo muito além de apenas "boa intenção" ou de uma atenção calorosa.

Cuidar da pessoa que está em cuidados paliativos, assim como de seu núcleo familiar, portanto, exige do enfermeiro e de sua equipe conhecimento e práticas que coadunem com os princípios filosóficos dos cuidados paliativos, tendo em mente a importância de atuar com uma prática de cuidado humanística e sensível ao corpo-sujeito, primando e acalentando diariamente o processo de relacionamento interpessoal e a comunicação entre equipe, paciente e família, vistos como estrutura básica do cuidar.[2]

Florence Nightingale (1820-1910), ao lembrar que a enfermagem deveria ser capaz de "criar condições favoráveis para que a natureza pudesse agir sobre ela" [a pessoa enferma]", no tempo próprio da natureza, propõe mais uma filosofia de cuidar do que uma teoria, propriamente dita. Essa filosofia é totalmente compatível com a filosofia dos cuidados paliativos, pois reconhecia que quando a cura não era possível, o cuidado deveria ser desenvolvido com base numa ação global para a pessoa cuidada, ou seja, todas as dimensões humanas mereciam (e merecem!) atenção.[3]

Cuidar é um verbo que envolve atos em assistir o outro como indivíduo, família e comunidade; portanto, o enfermeiro no seu papel assistencial, gerencial, docente e político atua nessa complexa trama de valorização da vida, onde e enquanto ela existir.

Considerando que o ser humano se expressa de maneira multidimensional (física, emocional, mental, espiritual, social), essa compreensão também exige do profissional habilidades de percepção e relacionamento para identificar e compreender como se origina o desequilíbrio apresentado (por exemplo, o controle da dor). Nada que é complexo é unicausal, como sabemos. Por sua proximidade com o paciente e família, o enfermeiro pode auxiliar a desvelar essa complexidade, identificando os poderes e limitações desse núcleo que vai se alterando ao longo do tempo e do processo de cuidar paliativamente.

No Brasil, Silva *et al.*[2] chegaram a propor um modelo teórico de práticas de cuidar em enfermagem à pessoa em cuidados paliativos e sua família, tomando por base o preparo do enfermeiro para uma atuação interdisciplinar e a estrutura do processo de enfermagem como elemento substantivo da prática profissional, a saber: coleta de dados, diagnóstico, planejamento, intervenções e avaliação de enfermagem.

Além de apontar os diagnósticos de enfermagem mais presentes em pacientes em cuidados paliativos (segundo a Classificação Internacional para a Prática de Enfermagem [CIPE]), os autores apresentam os principais cuidados de enfermagem direcionados a esse paciente, como, por exemplo:[2]

- Informar diariamente ao paciente e família, em parceria com os demais membros da equipe interdisciplinar, sobre a evolução da doença e sua modificação (positiva ou negativa).
- Suscitar e validar a expressão das emoções, em um clima de escuta sensível e atenta, utilizando-se da alteridade para compreender a condição do outro diante da situação vivenciada.
- Implementar ações no controle da dor (física, emocional, espiritual, mental; ou seja, total), da dispneia, náusea, constipação, diarreia, anorexia, mialgia, caquexia, inapetência, confusão mental, depressão, ansiedade, medo, isolamento social, sentimento de descrença, entre outros.

Frias e Pacheco,[4] abordando o papel do enfermeiro na equipe interdisciplinar de CP, lembram que a conquista de um cuidado centrado na pessoa depende muito da capacidade que o enfermeiro tem de estar próximo, literalmente, dos enfermos, conhecendo suas reais necessidades, seus medos, angústias, sofrimentos, assim como as necessidades de cada membro da família. Ao reconhecer as fases por que cada pessoa em final de vida e sua família podem passar (choque/negação, revolta, depressão, barganha e aceitação) e direcionar seu plano de cuidados a partir dessa compreensão, os demais membros da equipe são auxiliados na tomada de decisões.

A Organização Mundial de Saúde (OMS) indica a necessidade de uma equipe completa de enfermagem, em tempo integral e permanente dentro dos serviços de cuidados paliativos. Não há dúvidas sobre a importância da equipe, mas, por falta de adequada formação e conhecimento, há dúvidas em relação à atuação propriamente dita. Atualmente observamos no Brasil que muitos serviços contam com equipes paliativistas com profissionais sem a formação adequada. Por não ser obrigatório, há experiências diversas. Segundo a mesma *guideline* da OMS, os enfermeiros são responsáveis pelo manejo da dor, controle de sintomas, suporte e acolhimento do paciente e seus familiares em situações de fase final de vida.[5]

Em junho de 2015, três associações canadenses ligadas aos cuidados paliativos e enfermagem publicaram uma declaração sobre a ação e responsabilidade da categoria nesse contexto, na qual destacam que os enfermeiros são responsáveis por prover cuidado de maneira segura, com compaixão, competência, ética e baseado em evidências, em cuidados paliativos e fim de vida.[6] Mais do que isso, posiciona os enfermeiros como tomadores de decisão, docentes e formadores de opinião. Destacam o papel assistencial dos mesmos, no entanto recordam também seu papel docente, gestor e político, além da sua ação central na colaboração interdisciplinar com as demais equipes.[6]

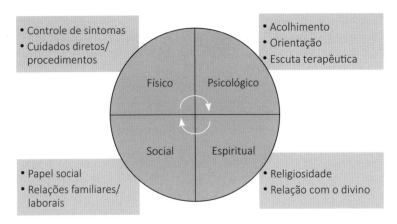

FIGURA 29.1. Atribuições do enfermeiro especialista em cuidados paliativos no cuidado direto ao enfermo e família.

No Brasil, cuidados paliativos foram reconhecidos como uma especialidade pelo COFEN (Conselho Federal de Enfermagem) em 2018, exigindo a formação profissional com cursos reconhecidos pelo MEC.[7] Por ser uma especialidade recente, o rol de ações e atribuições específicas do enfermeiro especialista em cuidados paliativos ainda não é um consenso. A assistência ao enfermo e à sua família engloba várias dimensões do cuidado direto, como observamos na Figura 29.1.

Ao longo do processo de cuidar paliativamente, o enfermeiro percebe e acompanha as muitas perdas que os pacientes e suas famílias vivenciam, por exemplo perda da saúde, da ocupação, do papel familiar e social, da autonomia etc. Daí a importância da capacitação desse profissional no "estar junto" com essas pessoas nesses momentos e contextos, permitindo que manifestem os seus sentimentos, sabendo ouvir a "entrelinha das palavras" (o que não é dito abertamente), compreendendo os silêncios, explicando as dúvidas, e se mostrando disponível para que possam falar dessas perdas, sempre que demonstrarem a necessidade de fazê-lo.

O papel dos enfermeiros que atuam em cuidados paliativos pode variar de acordo com os diversos cenários de assistência. A assistência multidisciplinar pode e deve ser realizada em instituições hospitalares, atenção primária, ambulatórios e domicílio. A seguir, algumas das atividades realizadas pela equipe de enfermagem em CP, distribuídas de acordo com as dimensões mencionadas na Figura 29.1.

Dimensão física[2,8]

- Elaborar plano de cuidados de enfermagem para a equipe, com estabelecimento de metas terapêuticas e priorização dos cuidados;
- Avaliar e manejar a dor (aplicar instrumentos para a avaliação, realizar intervenções de enfermagem);
- Identificar fatores presentes no ambiente, como família e cuidadores que podem aliviar ou piorar a dor do paciente;
- Administrar medicamentos por via subcutânea, e orientar enfermo, familiares e equipe sobre a manutenção do acesso;
- Orientar o paciente em CP, seus familiares e cuidadores sobre os efeitos colaterais dos medicamentos em uso;

- Avaliar e manejar quaisquer outros sintomas, além de aplicar instrumentos para a avaliação e realizar intervenções de enfermagem pertinentes;
- Realizar procedimentos de enfermagem em qualquer contexto, por exemplo troca de sonda vesical de demora, gastrostomias;
- Saber avaliar e tratar as feridas e lesões mais comuns nos pacientes em cuidados paliativos;
- Orientar enfermo e familiares para a continuidade dos cuidados físicos para a alta domiciliar;
- Analisar a evolução dos cuidados físicos prestados com equipe multidisciplinar, verificando sua adaptação ao tratamento e cuidados executados;
- Realizar visita domiciliar para a prestação de cuidados de enfermagem, identificando diagnósticos de enfermagem que exigem intervenções e cuidados específicos;
- Orientar equipe assistencial quando solicitada avaliação do paciente (interconsulta).

Dimensão emocional[2,8]
- Aplicar a escuta ativa com os objetivos de dar oportunidade para o outro falar à vontade e sofrer menos, e compreender o que está acontecendo (por meio da ajuda na expressão, clarificação e validação do discurso), o que gera a adequação para o plano de ação;
- Acolher as angústias e dúvidas dos familiares relacionadas ao cuidado e condições clínicas do enfermo, identificando atitudes da família em conflito, e validar com fala consciente, clarificando e validando a compreensão do exposto;
- Minimizar o impacto emocional vivenciado pelo paciente e sua família, a partir da escuta terapêutica e compassiva e fala consciente;
- Atuar na elaboração de diretivas antecipadas de vontade.

Dimensão social[2,8]
- Identificar os critérios de elegibilidade para a inclusão do paciente entre as modalidades de atendimento;
- Interagir com os cuidadores familiares do paciente em CP nas decisões relativas ao cuidado feitas por estes;
- Conhecer as redes de suporte disponíveis no sistema de saúde para os cuidados paliativos;
- Orientar familiares para óbito domiciliar e procedimentos pós-óbito.

Dimensão espiritual[2,8]
- Alinhar as demandas religiosas ao plano terapêutico, identificando-as e facilitando sua implementação;
- Colaborar para a realização de ritos de passagem;
- Realizar avaliação constante das necessidades espirituais (que podem se modificar ao longo do processo);
- Realizar os cuidados com o corpo após o óbito (de acordo com as demandas religiosas).

Além das atribuições no cuidado direto com as pessoas enfermas e seus familiares, por ser o profissional mais próximo ao cuidado direto, é ele quem gerencia o cuidado como um todo, mantendo "pontes" entre todos os outros elementos da equipe e da própria instituição onde a equipe se encontra. Entre essas, citamos a seguir algumas atribuições gerenciais.

Atribuições gerenciais
- Realizar treinamento da equipe multidisciplinar, de acordo com protocolos institucionais;
- Realizar acompanhamento de indicadores assistenciais;
- Realizar acompanhamento de indicadores de produtividade;
- Realizar acompanhamento de indicadores de qualidade;

- Realizar gerenciamento específico do paciente em fase final de vida no atendimento de população especial; verificar se está em conformidade com as políticas institucionais para esses pacientes;
- Elaborar protocolos, procedimentos e rotinas;
- Acompanhar o treinamento de graduandos, residentes e pós-graduandos;
- Interagir com a equipe assistencial e médica de outras especialidades para o gerenciamento de todo cuidado prestado;
- Realizar coleta e análise de dados para a aprendizagem e confecção de trabalhos científicos;
- Organizar eventos científicos;
- Organizar atividade de educação para a população leiga.

Ao enfermeiro especialista em CP são designadas, geralmente, diversas atribuições gerenciais, gerando interface com vários clientes internos e externos: qualidade assistencial, supervisão de enfermagem, equipe de voluntariado, capelania, gestão de leitos, educação médica continuada, diretoria assistencial e executiva, entre outras. Portanto, é necessário destacar a importância da qualificação desse profissional que, conforme citado anteriormente, será o responsável por elaborar documentos institucionais e treinamentos, além de interagir com vários gestores, sobretudo em instituições que passam pelo processo de acreditação hospitalar.

O enfermeiro especialista não é somente um gestor. Pode até ocupar esse cargo, quando supervisiona uma equipe; no entanto, o que ocorre rotineiramente é a sobreposição desse papel com a assistência direta ao paciente, algumas vezes em vários cenários diferentes, acompanhando o paciente desde o ambulatório até a internação hospitalar e possível seguimento em domicílio ou *hospice*. Considerando a demanda de horas de trabalho, sugere-se a dedicação exclusiva desse profissional, bem como o reconhecimento e diferenciação ao descrever o plano de carreira e política de cargos e salários do mesmo.

Conclusão

Para que a equipe seja capaz de desenvolver a assistência adequada aos pacientes e seus familiares, faz-se necessário o desenvolvimento de competências e habilidades dos profissionais de enfermagem também. Portanto, para que isso ocorra, os profissionais de enfermagem devem se posicionar nas diversas áreas de atuação, registrando e partilhando suas experiências na assistência, no ensino e na pesquisa.

REFERÊNCIAS BIBLIOGRÁFICAS

1. Nightingale F. Notas sobre enfermagem: o que é e o que não é. Loures (PT): Lusociência; 2005. p. 20-1.
2. Silva RS, Silva MJP. A Enfermagem e os Cuidados paliativos. In: Silva RS, Amaral JB, Malagutti W. Enfermagem em Cuidados Paliativos – cuidando para uma boa morte. São Paulo: Martinari; 2019. [Cap. 1].
3. MCewen M, Wills EM. Bases teóricas para enfermagem. Porto Alegre: Artmed; 2016.
4. Frias CFC, Pacheco S. Papel do enfermeiro na equipe interdisciplinar de CP. In: Silva RS, Amaral JB, Malagutti W. Enfermagem em Cuidados Paliativos – cuidando para uma boa morte. São Paulo: Martinari; 2019. [Cap. 18].
5. World Health Organization (WHO). Planning and implementing palliative care services: a guide for programme managers. Suíça. 2016.
6. The Canadian Nurses Association, the Canadian Hospice Palliative Care Association, the Canadian Hospice Palliative Care Nurses Group. Joint Position Statement: The palliative approach to care and the role of the nurse. Canadá. 2015.
7. Conselho Federal de Enfermagem (Brasil). Resolução COFEN n.º 581/2018, alterada pela Resolução COFEN nº 625/2020, de 19 de julho de 2018. Diário Oficial da União; 2018 jul. [Seção 1].
8. Barrioso PDC. Cuidados Paliativos e Atenção Primária à Saúde: proposição de um rol de ações de enfermagem [dissertação – Enfermagem em Saúde Coletiva]. São Paulo: Escola de Enfermagem da USP; 2017.

Psicologia

30

Maria Helena P. Franco
Gláucia Faria da Silva

O lugar da psicologia nas ações dos cuidados paliativos tem se delineado em uma prática recente no Brasil. A partir das décadas de 1960 a 1970, a psicologia entrou nas unidades básicas de saúde, centros de atenção psicossocial (CAPS), domicílios, hospitais e pesquisa; porém, foi apenas a partir de meados dos anos 1980 que começou a se apresentar como constituinte da equipe de cuidados paliativos. Com uma identidade ainda por definir à época, muito timidamente se fez presente nas equipes em que profissionais de áreas diversas se encontraram numa proposta de conjugação de saberes e fazeres que demandava transformar as concepções sobre o cuidar. A ação da psicologia teve protagonismo nesse cenário.

Lembrando que a psicologia hospitalar também era um campo em construção, é possível pensar o quanto a psicologia se mostrou capaz de reunir conceitos e intervenções de diversas teorias para, em constante composição com a especificidade dos saberes das equipes, compor esse novo lugar. Ao adentrar o hospital, a psicologia transforma seu modo de cuidar, de comunicar e de entender linguagens, sintomas e intervenções.

Nos cuidados paliativos, a contribuição da psicologia se delineou especificamente lutando contra a ideia de que "nada mais havia a fazer". O que "havia" deveria ainda ser construído a partir de domínios conhecidos e do conhecimento e prática com fundamentos próprios.[1] Assim, a psicologia se aproveita de seus fundamentos e experiências, abrindo-se aos ensinamentos de precursoras como Cicely Saunders (fundadora do St. Christopher's Hospice, em Londres) e Elisabeth Kubler-Ross (Estados Unidos), e se adapta ao novo posicionamento ético e técnico: entender e agir sobre cada dimensão da *dor total*, oferecer cuidado integral ao paciente e à família no momento diagnóstico, durante o adoecimento e depois de sua morte, e buscar estratégias de cuidado junto à tríade especial formada pelo paciente, família e equipes.

A expansão dessa nova práxis leva à transformação do conceito de cuidados paliativos para mais do que o momento da morte, estendendo a sua compreensão e prática ao longo da doença. Tal mudança de perspectiva abre as portas para ações preventivas em relação ao luto complicado após a morte, o que se torna possível com a atenção ao luto antecipatório, e abre nova via de comunicação da psicologia com a equipe, a família e o paciente.[2]

Para este manual, a psicologia mostrará sua presença nestes três domínios fundantes: na relação com pacientes, famílias e equipes de cuidado, dimensões nas quais uma prática pode ser construída, avaliada, reconstruída, mantendo-se em desenvolvimento e ciente dos seus desafios e esperanças de maneira profunda e ampla.

Relação com os profissionais

O conceito de dor total de Saunders[3] é profundamente revolucionário. Inicialmente descritivo, o conceito se torna modelo para o enfrentamento de uma realidade complexa. O modelo descritivo da dor total, por sua vez, se torna base para um modelo interventivo. Desde o diagrama em quatro dimensões, Saunders transita da dor física para a imensidão da experiência do sofrimento daquele que padece, atingindo o coração da singularidade e, portanto, da subjetividade em suas matrizes pessoal, grupal e coletiva. Birman (2003)[4] diferencia dor e sofrimento. Para ele, a dor é uma experiência em que a subjetividade se fecha sobre si mesma, enquanto no sofrimento o sujeito se dirige ao outro e lhe endereça uma demanda. Na experiência da dor, diz o autor, "a interlocução com o outro (...) se restringe a um murmúrio, por mais aguda e intensa que seja aquela".

Interessa-nos a palavra murmúrio. Sabemos que a equipe está em sofrimento por seus "murmúrios": frases soltas em corredores, olhares demandantes, palavras de pessimismo, conflitos; sinais mínimos, porém intensos, insuficientes para sustentarem uma demanda de trabalho e suficientes para nos colocar em alerta. Os sinais podem ser reconhecidos no silêncio seja do ambiente, seja dos profissionais, de forma mais aguda diante do risco da morte iminente. Nesses momentos, pode-se perceber como uma unidade de terapia intensiva (UTI) pode ser excessivamente silenciosa: os profissionais nem se entreolham, pois olhar denotaria presença, e tudo o que a alma quer é "voltar quando tudo acabar". Outras vezes, a UTI pode parecer "barulhenta", como se o grupo acelerasse tarefas na tentativa de impulsionar o tempo. Nossos colegas podem ainda diminuir a frequência da entrada nos quartos, a interação com familiares, visto que as frases perdem sua vitalidade e o otimismo. Parece que não há "nada a dizer" e qualquer palavra parece "insuficiente".

Um efeito sintomático do sofrimento profissional pode também se manifestar na vontade de destecer laços, alegando benefícios da racionalidade do cuidado protocolar e desejando "sentir menos (para sofrer menos)". Essa interpretação do sofrimento é, em si, um desafio, visto que contém como princípio o desejo de afastamento e silenciamento, não apenas da dor, mas de tudo aquilo que nos afeta. Somos afetados pelos vínculos. A humanidade que reconhecemos no outro se desdobra em afetos que chamamos de "sofrer". Pode ocorrer ainda uma espécie de silenciamento na percepção dos profissionais de cuidados paliativos em relação ao seu papel na prevenção do luto complicado.[5,6] A ligação feita entre o que lhes compete e o que é de fato realizado é frágil, assim esperando que essa seja uma competência da psicologia. A cada situação relatada, uma miríade de afetos brutos, sentimentos ambivalentes e culpas mostram o trabalho psíquico demandado aos profissionais, e suas estratégias de defesa diante da dor apontam para a necessidade de intervenções.

Delineia-se, assim, uma ampla frente de trabalho para o psicólogo: fisgar essas percepções e tomá-las como um convite à circulação dos afetos por meio da fala compartilhada, ou seja, criar estratégias para transformar a dor individual em um sofrimento partilhável e, portanto, acessível. Cabe à psicologia, então, abrir caminhos na percepção e na comunicação junto aos profissionais para que desenvolvam a sensibilidade de perceber e habilidades de se aproximarem de si mesmos, do paciente e da família.

Relação com a família

A psicologia, em seu diverso e rico universo de saberes, para além da acurada identificação e intervenção sobre o sofrimento, preconiza o laço intersubjetivo, os vínculos e redes de apoio, o compartilhamento e, sobretudo, a nomeação como elementos cruciais no eterno desafio de conhecimento individual e pertencimento grupal. No entanto, vimos que muitas vezes o afeto é interpretado como fonte da dor, e que se afastar dessa dor pode se traduzir, também por parte da família, em ações evitativas. Ao contrário, por vezes a necessidade de contato é tão poderosa que se desafiam regras e se geram conflitos. Como lidar com o frágil equilíbrio entre desejo e impotência que insiste tão desordenadamente?

Em um artigo muito interessante, Meert[7] aponta que, no momento da morte de um filho, os pais necessitam de "oportunidades para manterem-se conectados". Conexão é uma palavra potente: abrange experiências que têm uma dimensão física imediata, bem como experiências capazes de atingir uma dimensão transcendente e simbólica, suprindo necessidades espirituais. Estar conectado ocorre, por exemplo, no cuidado corporal ou "depois da morte com memórias, objetos, rituais e ações altruístas (...)", podendo incluir a conexão com outros, como a "necessidade de compaixão, oração, gratidão, raiva e indignação e, por fim, dignidade".[7] Nesse contexto, também cabe ao psicólogo estar conectado à experiência da família, tornando-se testemunha da conexão que habita cada fresta do cotidiano e que permanece no sentido que ganha a existência de alguém.

A família vive o processo de doença e a proximidade da morte como em uma crise, pois não pode enfrentá-los sem alguma forma de suporte. Este pode vir da equipe, bem como da psicologia, pela capacidade de escuta ativa e de formar elos. As reuniões da família com a equipe, mesmo quando dolorosas, oferecem uma possibilidade de estabelecer ou fortalecer os elos de confiança e suporte, ou seja, fortalecer os laços diante da fragilidade vivenciada com o avanço da doença e os difíceis impasses das decisões que não tiverem sido previamente discutidas com o paciente, para sua expressão de vontade.[8,9] A família vive um processo de luto antecipatório a partir do momento do diagnóstico e sua percepção acerca dos cuidados oferecidos terá impacto no luto pós-óbito, sobretudo por parte do cuidador principal, que vive essa experiência com a sobrecarga de cuidar e obter resultados que podem não estar ao seu alcance.[10]

O psicólogo no contexto de cuidados paliativos, em sua relação com os membros da família, deve buscar o que a fortalece, trazê-la para um protagonismo temido pelo desconhecimento, estar junto a ela no desenvolvimento de comportamentos resilientes. Aqui, mais uma vez, se destaca a importância da aliança terapêutica construída com confiança e comunicação clara.

No caso de famílias de crianças e jovens em seus momentos de despedida ou de reinvenção diante de diagnósticos desafiadores, há lutos muito particulares, como a perda do futuro possível da criança, do casal em seu lugar parental e da família em sua própria definição, que confluem para uma crise de grandes dimensões.[11]

Para o psicólogo, o desafio pode ser demarcar delicadamente a diferença sutil entre a dor dos pais e a sensível construção do que gostaria aquele filho que não teve tempo ou condições de mostrar sua singularidade. Cuidar dessa dimensão pode implicar mais movimentos corporais que nossas palavras: um direcionamento do olhar, um posicionamento no quarto, o silenciamento sensível podem ser modos de trazer à tona elementos norteadores de percepção e reflexões, que por vezes são capazes de aliviar algumas decisões cotidianas e o que está por vir.

Relação com o paciente

O paciente que recebeu o diagnóstico de uma doença que coloca em risco a continuidade de sua vida se vê diante de uma possibilidade de revisão de sua biografia diante do futuro que poderá ter. A relação com o tempo se transforma, iniciando-se um percurso em que o desconhecido assume um lugar preponderante. Para o profissional há também uma mudança temporal em curso: treinados que somos na escuta de narrativas dos acontecimentos passados, aprendemos a estar presentes enquanto o mundo se desmorona. Estar junto de alguém nesse momento é uma honra, árida e prenhe, que poucos têm a chance de viver!

Sensível a essas vivências, o psicólogo precisa permanecer ao lado do paciente como um acompanhante qualificado com sua escuta e empatia e, novamente, "conexão" se torna uma palavra-chave. Conexão com a vida vivida, a vida em movimento, bem como com a dor, o silêncio, o vazio e o "não"! Espera-se que o psicólogo da equipe de cuidados paliativos reconheça e se conecte ao direito inalienável do paciente de dizer "não" para a equipe, para o tratamento, para o pensamento, para a realidade.[12] Nessa dimensão, pode caber ao psicólogo incentivar a reflexão e a discussão em família a respeito das diretivas antecipadas de vontade, fator de proteção para sofrimento de todos, paciente e família, no decorrer da doença.

Quando admitidos nesse universo em ebulição, talvez vejamos que o adoecimento pode fazer emergir um corpo estranho para o qual o paciente esteja impossibilitado de olhar. Muitas vezes, o possível está em sustentar a ação mais cotidiana, como um banho, alimentar-se, os percalços do tratamento; e essa sustentação pode se tornar outro lugar para o psicólogo ocupar. Presença sensível, testemunho e legitimação são modalidades de intervenção eficazes para que o psicólogo promova estímulo para a conexão do paciente com o seu corpo em um novo estado. Simultaneamente podem surgir experimentações e/ou despedidas nas relações pessoais, familiares, afetivas: será preciso revisitar, rever, avaliar, entender; e a mediação profissional do psicólogo pode se tornar imperativa junto aos familiares e às equipes que conhecem a potência que têm em mãos, podendo insuflar a coragem que pode tornar esse trabalho possível.[13]

No caso de adolescentes ou crianças, pode-se ajudá-los a atravessarem todos os desafios descritos, a lidar e nomear suas emoções, bem como protegê-los da intensidade de seu entorno em seus afetos intensos de medo, angústia, sofrimento e esperança. O brincar será sempre uma ferramenta a ser considerada, pois, nas sutilezas da linguagem simbólica, o que antes era impossível, passa a poder ser compartilhado.

Por fim, combater a ideia de que "não há nada a fazer" é uma ação imperativa feita de muita técnica e de uma habilidade sutil: "abrir-se sem se despedaçar/emprestar-se sem se perder", reverberando e constituindo um lugar de conexão onde quer que o paciente esteja.

REFERÊNCIAS BIBLIOGRÁFICAS

1. Franco MHP. A complexidade dos cuidados paliativos e a morte na contemporaneidade. In: Kamers M, Marcon HH, Moretto MLT (orgs.). Desafios atuais das práticas em hospitais e nas instituições de saúde. São Paulo: Escuta. 2016; p. 313-28.

2. Delalibera M, Barbosa A, Leal I. Circunstâncias e consequências do cuidar: caracterização do cuidador familiar em cuidados paliativos. Ciênc Saúde Coletiva. 2018; 23(4):1105-17.

3. Saunders C. Cicely Saunders Selected Writings 1958-2004. Oxford: Oxford University Press; 2006.

4. Birman J. Dor e sofrimento num mundo sem mediação. In: Anais do Encontro Mundial Estados Gerais da Psicanálise; 2003; Rio de Janeiro, RJ. Disponível em: http://www.estadosgerais.org/mundial_rj/download/5c_Birman_02230503_port.pdf. Acessado em: 5 nov 2008.

5. Braz MS, Franco MHP. Profissionais paliativistas e suas contribuições na prevenção do luto complicado. Psicol Cienc Profi. 2017; 37(1):p. 90-105.

6. Thomas K, Hudson P, Trauer T, Remedios C, Clarke D. Risk factors for developing prolonged grief during bereavement in family carers of cancer patients in palliative care: a longitudinal study. J Pain Symptom Manage. 2014; 47(3):531-41.

7. Meert K, Thurston C, Briller S. The spiritual needs of parents at the time of their child's death in the pediatric intensive care unit and during bereavement: a qualitative study. Pediatr Crit Care Med. 2005; 6(4):420-7. doi: 10097/01. PCC.0000163679.87749.CA.

8. Hudson PL, Girgis A, Mitchell GK, Philip J, Parker D, Currow D, et al. Benefits and resource implications of family meetings for hospitalized palliative care patients: research protocol. BMC Palliat Care. 2015; 14(73). doi: 10.1186/s12904-015-0071-6.

9. Dadalto L, Tupinambá U, Grecos DB. Diretivas Antecipadas de Vontade: um modelo brasileiro. Rev Bioét (Impresso). 2013; 21(3):463-76.

10. Delalibera M, Presa J, Coelho A, Barbosa A, Franco MHP. A dinâmica familiar no processo de luto: revisão sistemática da literatura. Ciênc Saúde Coletiva. 2015b; 20(4):1119-34.

11. Silva GF. O luto e as dimensões temporais do sofrimento no Hospital Pediátrico. In: Silva GF, Mutarelli A (orgs.). Luto em Pediatria: reflexões da equipe multidisciplinar do Sabará Hospital Infantil. Barueri, SP: Manole. 2019. p. 24-53.

12. Miyajima K, et al. Association between Quality of End-of-Life Care and Possible Complicated Grief among Bereaved Family Members. J Palliat Med. 2014; 17(9).

13. Franco MHP. Cuidados Paliativos e Vivência de luto. In: Bifulco VA, Caponero ER. Cuidados Paliativos: um olhar sobre as práticas e as necessidades atuais. Barueri, SP: Manole. 2018. p. 225-36.

Serviço Social

31

Andreia Assis

Introdução

O presente artigo tem como objetivo contribuir para o debate sobre as particularidades da atuação dos assistentes sociais inseridos em serviços de cuidados paliativos. Sua elaboração é produto da sistematização do trabalho como assistente social na unidade de cuidados paliativos oncológicos exclusivos do Instituto Nacional de Câncer (INCA)/RJ (Hospital de Câncer IV). O exercício da sistematização da prática é apontado como uma ferramenta teórico-metodológica que, segundo Almeida, constitui uma etapa importante para elaborações teóricas no seio da profissão.

Para alcançar o objetivo proposto, o artigo será dividido em três partes. Na primeira parte serão apresentadas as particularidades da atuação do assistente social na saúde: suas premissas e seu objeto de trabalho – compreendido a partir da dimensão da totalidade concreta.

Na segunda parte será realizada a sistematização da atuação do assistente social em cuidados paliativos. Para melhor compreensão, as ações sistematizadas foram divididas em cinco eixos: na elaboração do plano de cuidados, na mediação das relações institucionais, no acolhimento ao paciente e ao familiar enlutado, na articulação intersetorial para a ampliação dos serviços oferecidos, e no processo de desospitalização em cuidados paliativos. Nesse tópico também será abordada a importância da aproximação teórica do profissional com leituras que tratem da questão da finitude, da morte e do morrer para uma melhor leitura da multidimensionalidade das demandas apresentadas ao assistente social pelos pacientes e suas famílias.

Na terceira parte será realizada uma síntese do debate, com o intuito de destacar a importância do assistente social como membro de uma equipe multiprofissional que deseja ofertar cuidados paliativos de excelência e que promovam qualidade de vida aos pacientes e familiares.

Particularidades da atuação do assistente social na saúde – contribuição para os cuidados paliativos

O serviço social tem no âmbito da saúde um espaço privilegiado de reconhecimento e atuação profissional. Mioto e Nogueira destacam que tal atuação é embasada em três premissas, a saber: as necessidades sociais em saúde, o direito à saúde e a produção da saúde. Por necessidades sociais em saúde compreende-se o conjunto de demandas que emergem das contradições do capital, sendo uma das expressões da questão social nas sociedades capitalistas. Elas são determinadas pelo movimento societário e, portanto, um produto histórico e mutável de acordo com o desenvolvimento da sociedade. A partir dessa premissa, cabe ao assistente social a organização do seu fazer profissional a partir da compreensão das determinações sociais e históricas que compõem as necessidades sociais, buscando sempre garantir o acesso aos direitos sociais que atendem tais necessidades.

Por direito à saúde compreende-se um conjunto de ações e políticas de saúde, operacionalizado via sistemas de saúde e que reflete um patamar civilizatório da relação entre Estado e sociedade no reconhecimento de direitos de cidadania. No caso brasileiro, vê-se materializado jurídica e estruturalmente na Constituição Federal de 1988, que cria o Sistema Único de Saúde (SUS). A operacionalização desse direito se dá via políticas públicas e sociais, nas quais a atuação do assistente social se insere via execução de ações, serviços, programas, projetos, no planejamento, gestão, avaliação e no próprio controle social. É na viabilização do direito à saúde que se materializa o exercício profissional dos assistentes sociais.

Já a produção de saúde, nas palavras das autoras, pode ser entendida "como um processo que se articula a partir das transformações econômicas, sociais e políticas, das ações de vigilância à saúde e das práticas de assistência à saúde". Assim, cabe ao assistente social organizar ações que promovam o acesso e a democratização do direito à saúde, promovendo transformações nas vidas dos sujeitos.

Para a realização das suas ações na saúde, exige-se dos assistentes sociais uma compreensão das múltiplas expressões da questão social, seu objeto de trabalho. Iamamoto esclarece que a questão social deve ser compreendida como um elemento constituído pelas desigualdades da sociedade capitalista, sendo expressas por meio das determinações econômicas, políticas, sociais e culturais que impactam o desenvolvimento e a constituição das classes sociais.

A apreensão do objeto de trabalho pelos assistentes sociais se dá a partir da dimensão da totalidade concreta, categoria de análise definida pelo pensamento crítico marxista, no qual a compreensão da realidade perpassa o seu entendimento como produto histórico constituído por múltiplas determinações. Nas palavras de Lukács: "Onde a totalidade não é um fato formal do pensamento, mas constitui a reprodução mental do realmente existente, as categorias não são elementos de uma arquitetura hierárquica e sistemática; ao contrário, são na realidade 'formas de ser, determinações da existência' elementos estruturais de complexos relativamente totais, reais, dinâmicos, cujas inter-relações dinâmicas dão lugar a complexos cada vez mais abrangentes, em sentido tanto intensivo quanto extensivo".

É a partir do entendimento das premissas que embasam sua atuação no campo da saúde, e dos elementos societários que definem o seu objeto de trabalho – a questão social e suas múltiplas expressões –, que será possível realizar uma leitura da realidade capaz de sistematizar a atuação profissional do assistente social nos cuidados paliativos, conforme se propõe o próximo tópico.

Cuidados paliativos e a atuação do assistente social – sistematização da atuação profissional

Os cuidados paliativos são reconhecidos como uma área de atuação em saúde pela Organização Mundial de Saúde (OMS), que os define como um campo de assistência cujo objetivo é a promoção da qualidade de vida dos indivíduos, a partir de uma atuação multiprofissional capaz de englobar as diferentes esferas de vida dos sujeitos. Segundo a OMS, "Cuidados Paliativos consistem na assistência promovida por uma equipe multidisciplinar, que objetiva a melhoria da qualidade de vida do paciente e seus familiares, diante de uma doença que ameace a vida, por meio da prevenção e alívio do sofrimento, por meio de identificação precoce, avaliação impecável e tratamento de dor e demais sintomas físicos, sociais, psicológicos e espirituais".

No Brasil, as primeiras ações de cuidados paliativos no âmbito do sistema de saúde emergem na década de 1980 e ganham maior escopo e estrutura a partir dos anos 2000, impulsionados por legislações e serviços que fornecem a estrutura necessária no âmbito do SUS, como é o caso da Política Nacional de Prevenção e Controle do Câncer e, mais recentemente, a Resolução n. 41/2018 da Comissão Intergestora Tripartite, que estabelece os cuidados paliativos como cuidados integrados ofertados pela rede de atenção à saúde. Segundo a Academia Nacional de Cuidados Paliativos (ANCP), no ano de 2019 foram registrados 191 serviços de Cuidados Paliativos no Brasil, representando um aumento de 7,9% em relação ao ano anterior.

Os assistentes sociais atuam nos cuidados paliativos desde os primeiros serviços existentes no país, como é o caso do serviço ambulatorial e de assistência domiciliar do INCA, que foi inaugurado em 1986. Desde os primeiros serviços até a atualidade, a atuação em cuidados paliativos apresenta aos assistentes sociais, como principais demandas para a intervenção profissional, o reconhecimento da rede de suporte e apoio ao paciente – a partir da análise das condições socioeconômicas da família e do mapeamento da rede de serviços de saúde, socioassistenciais, jurídico-legais e outros – e a organização de insumos e recursos institucionais para melhor oferta dos cuidados. Para o atendimento dessas demandas, o assistente social realiza diferentes ações, que foram divididas em cinco eixos para melhor compreensão:

◆ Elaboração do plano de cuidados

Plano de intervenção profissional elaborado pelo assistente social com vistas a contribuir para a promoção da qualidade de vida. O profissional o elabora a partir de um estudo social dos usuários (pacientes e famílias), no qual são considerados os aspectos sociais, econômicos, relacionais e de vínculos entre os indivíduos. Ele busca organizar a atuação do assistente social a partir da identificação das demandas que impactam diretamente na promoção da qualidade de vida. O assistente social se utiliza de alguns conceitos teóricos para embasar a leitura da realidade, dentre os quais a concepção ampliada da família que está presente na composição de algumas políticas sociais, como na Política Nacional de Assistência Social, que a compreende como "o grupo de pessoas que se acham unidas por laços consanguíneos, afetivos e, ou de solidariedade". É a partir do plano de cuidados que o assistente social organiza a sua intervenção, ofertando orientações e encaminhamentos que visem ao acesso aos direitos sociais, encaminhamentos para ações e serviços intersetoriais, articulando diferentes atores e indivíduos para a promoção ampliada do cuidado. É importante apontar que o assistente social utiliza sua capacidade técnica no acolhimento ao paciente e à sua família, que se encontram em momento delicado no enfrentamento de uma doença ameaçadora de vida. Nesse sentido, compete ao assistente social que deseja atuar em cuidados paliativos um aprofundamento teórico sobre a discussão de cuidado, de acolhimento e humanização em saúde, conceitos centrais para a qualificação da sua atuação. O conhecimento obtido sobre a realidade concreta dos indivíduos, suas relações de afetividade e de cuidado também auxiliam os demais profissionais na organização de sua intervenção. O plano de cuidados elaborado pelo assistente social tem um caráter multidisciplinar, uma vez que permite o diálogo e a interlocução com os demais profissionais.

◆ Mediação das relações institucionais

São ações desenvolvidas pelo assistente social em cuidados paliativos, nas quais o profissional tem uma dupla atuação: com o paciente e sua família, e com os profissionais de saúde que compõem a equipe. Junto à família e ao paciente, ele os auxilia no acesso aos recursos, informações e atendimentos existentes na instituição. Essa atuação ganha destaque ao considerarmos a fragilidade vivenciada pelas famílias e pelos pacientes nas suas relações com a instituição, em que ficam evidenciadas as diferentes desigualdades enfrentadas por esses sujeitos, que são agudizadas pelas ameaças e limitações impostas pelo adoecimento e pelo processo de finitude. Para Faleiros, as demandas apresentadas pelos sujeitos são ao mesmo tempo subjetivas – pois partem das necessidades básicas como alimentação, relações familiares, entre outras – e objetivas, ao revelarem as complexidades e multidimensionalidade histórica, especialmente nas relações institucionais e profissionais constituídas. Esse mesmo autor destaca que a intervenção junto à instituição exige um olhar crítico das demandas e relações sociais que são apresentadas ao profissional na sua relação com a instituição. Seu fazer profissional deve garantir o acesso aos direitos humanos na sua forma de direitos sociais, políticos e econômicos. Já sua atuação junto aos profissionais de saúde oferece uma leitura da realidade social dos pacientes, facilitando assim a adaptação de condutas, rotinas e na coordenação do cuidado oferecido pela instituição.

- ◆ Acolhimento ao paciente e ao familiar enlutado

Na sua atuação, é esperado do assistente social que desenvolva ações que permitam atender as demandas sociais que emergem a partir da perda e do luto. Para a realização dessas ações, o profissional precisa desenvolver uma postura receptiva e escuta ativa para a compreensão da multidimensionalidade dessas demandas sociais. Ao realizar ações de acolhimento, o assistente social dá visibilidade a tais demandas – muitas vezes reprimidas nos espaços institucionais – e oferece estratégias, serviços e encaminhamentos no intuito de atendê-las. Simão *et al.* apontam a importância de o assistente social desenvolver sua capacidade de ouvir tanto o paciente como os familiares com o intuito de acolher as demandas psicossociais e espirituais desses sujeitos diante de uma doença ameaçadora de vida. Essas são dimensões que permeiam os sujeitos, mas que acabam subjugadas ao segundo plano com a priorização da dimensão física. A organização de serviços de atendimento pós-óbito é exemplo dessas ações. Nesses serviços, os familiares recebem orientações, relatórios e encaminhamentos para acesso a direitos sociais, e demais serviços, como previdenciários e jurídicos, por exemplo.

- ◆ Articulação intersetorial para a ampliação dos serviços oferecidos

O assistente social é chamado para elaborar ações de ampliação de oferta de serviços, em especial os de saúde, a partir dos seus conhecimentos sobre redes e sistemas de políticas. O assistente social preconiza nessas ações a criação e/ou fortalecimento de articulação dos serviços que oferecem cuidados paliativos com a rede intersetorial de políticas públicas, especialmente os localizados próximo ao local de residência do paciente e de sua família. Na promoção da articulação intersetorial, o profissional também contribui para a ampliação do conhecimento sobre os cuidados paliativos, por meio da troca de saberes e práticas sobre a temática. Um exemplo dessas ações pode ser observado no programa do Ambulatório à Distância do Hospital de Câncer IV. Esse programa oferece uma ampliação da oferta de serviços e cuidados aos pacientes e suas famílias, a partir da identificação dos serviços de saúde localizados no território e posterior articulação de saberes e de informações sobre o paciente. Tal programa funciona também como um articulador do cuidado do paciente em cuidados paliativos, dando continuidade às ações e ao plano terapêutico desenhado pela equipe do hospital.

- ◆ Processo de desospitalização em cuidados paliativos

As ações realizadas pelo assistente social ganham relevância no processo de desospitalização em cuidados paliativos em dois momentos: (1) na internação, quando os seus conhecimentos sobre realidade social do paciente, de sua família e da sua rede de suporte e apoio são utilizados e oferecem subsídios para a equipe técnica da internação sobre a viabilidade (limites e possibilidades) da alta hospitalar, contribuindo assim para a tomada de decisão; e (2) na assistência domiciliar, no acompanhamento da rede de suporte e apoio que oferece os cuidados ao paciente, identificando suas principais demandas e promovendo ações para atendê-las contribuindo assim para a coordenação do cuidado em domicílio. Na perspectiva da coordenação dos cuidados do paciente, os assistentes sociais que atuam nesses dois processos têm como objetivo garantir a continuidade do atendimento das demandas elencadas, visando a ampliar o acesso aos direitos sociais via políticas e serviços sociais existentes.

Para a realização de tais ações e para o desenho da particularidade de sua intervenção em cuidados, faz-se necessário que o assistente social se aproxime de leituras teóricas que o auxiliem na compreensão da multidimensionalidade dos sujeitos que estão vivenciando processos de adoecimento que ameaçam suas vidas, na qual debates como morte e finitude estão diretamente imbricados. Tais leituras possibilitam ao profissional ampliar a sua compreensão de como as sociedades e os indivíduos se organizam para lidar com demandas diretamente relacionadas à morte. Uma primeira aproximação nessa perspectiva é realizada por Lemos. A autora sinaliza a importância da atuação dos assistentes sociais junto a pacientes que experimentam a sua terminalidade, destacando que a intervenção profissional não deve apenas ser pautada em ações burocráticas historicamente destinadas ao profissional. Ela esclarece que a dimensão da morte sempre será um elemento transversal na prática dos assistentes sociais nos cuidados paliativos, interferindo na organização da sua intervenção profissional.

Particularidades do fazer profissional em cuidados paliativos – elementos para o debate

É imperativa, para os assistentes sociais que trabalham ou desejam trabalhar em cuidados paliativos, a identificação das demandas dos pacientes e suas famílias que vivenciam o processo de finitude. Essa identificação deve ser feita considerando a categoria da totalidade concreta, que permite uma leitura da realidade na qual as demandas sociais identificadas fazem parte da questão social da sociedade capitalista; portanto, dotada de contradições das lutas de classes. Para auxiliar no desenho das particularidades da questão social nos cuidados paliativos, o assistente social precisa realizar uma aproximação teórica com o debate sobre finitude, morte e morrer e como tais categorias interferem diretamente na compreensão da multidimensionalidade dos sujeitos acometidos por doenças que limitam e ameaçam suas vidas.

Como membro de uma equipe multidisciplinar, seu trabalho – assim como os demais profissionais que atuam em cuidados paliativos – tem como objetivo central a promoção da qualidade de vida dos pacientes e suas famílias. Visando ao atendimento desse grande objetivo, o assistente social é chamado para o atendimento de duas demandas historicamente apresentadas pelos cuidados paliativos ao profissional: o reconhecimento da rede de suporte e apoio ao paciente e sua família e a organização dos recursos institucionais para a otimização dos cuidados.

Para atender a tais demandas, o assistente social realiza diferentes ações, que foram apresentadas a partir de cinco eixos para melhor compreensão da complexidade e da particularidade do trabalho realizado, destacando a sua importância como componente da equipe multidisciplinar que presta cuidados paliativos de qualidade ao paciente e sua família.

BIBLIOGRAFIA

Academia Nacional De Cuidados Paliativos. Manual de Cuidados Paliativos. ANCP; 2019.

Almeida N. Retomando a Temática da "Sistematização da Prática" em Serviço Social. In: Mota AE. Serviço social e Saúde: Formação e Trabalho Profissional. 4 ed. São Paulo: Editora Cortez; 2009.

Andrade L. Cuidados Paliativos e Serviço Social: um exercício de coragem. Holambra/SP: Editora Setembro; 2015.

Andrade L. Cuidados Paliativos e Serviço Social: um exercício de coragem. Holambra/SP: Editora Setembro; 2017. v. 2.

Andrade L. Desvelos - Trajetórias No Limiar da Vida e da Morte. Cuidados Paliativos na Assistência Domiciliar. Holambra/SP: Editora Setembro; 2015.

CFESS. Parâmetros para Atuação de Assistentes Sociais na Política de Saúde. Brasília: CFESS; 2010. Disponível em: http://www.cfess.org.br/arquivos/Parametros_para_a_Atuacao_de_Assistentes_Sociais_na_Saude.pdf

Chupel CP, Mioto RC. Acolhimento e Serviço Social: Contribuição para a Discussão das Ações Profissionais no Campo da Saúde. Campinas: Rev Serviço Social Saúde. 2010; IX(10).

Conselho Federal De Serviço Social. Parâmetros para atuação dos assistentes sociais na saúde. Brasília: CFESS; 2010. Disponível em: http://www.cfess.org.br/arquivos/Parametros_para_a_Atuacao_de_Assistentes_Sociais_na_Saude.pdf

Faleiros VP. Estratégias em Serviço Social. SP: Cortez; 1997.

Hermes HR, Lamarca IC. Cuidados paliativos: uma abordagem a partir das categorias profissionais de saúde. Ciênc Saúde Coletiva [online]. 2013; 18(9):2577-88. Disponível em: http://www.scielo.br/scielo.php?script=sci_arttext&pid=S1413-81232013000900012&lng=en&nrm=iso

Iamamoto M, Carvalho R. Relações sociais e serviço social no Brasil - esboço de uma interpretação histórico-metodológica. 38 ed. São Paulo: Cortez; 2013.

Lemos N. O Serviço Social e a Morte. In: Santana F (org.). Cuidados Paliativos: discutindo a vida, a morte e o morrer. São Paulo: Editora Atheneu; 2009. p. 115-23.

Lukács G. Ontologia do Ser Social: Os princípios ontológicos fundamentais de Marx. Trad. Carlos Nelson Coutinho. São Paulo: Livraria Editora Ciências Humanas; 1979.

Mioto RC, Nogueira VM. Serviço Social e Saúde – desafios intelectuais e operativos. Brasília: SER Social. 2009 jul/dez; 11(25):221-43.

Santos AFJ. Atlas dos cuidados paliativos no Brasil 2019 [livro eletrônico]. 1 ed. São Paulo: ANCP; 2020.

Saunders C, Sykes N. The management of terminal malignant disease. 3 ed. Londres: Edward Arnold; 1993.

Simao AB, et al. A atuação do Serviço Social junto a pacientes terminais: breves considerações. Serv Soc Soc [online]. 2010; (102):352-64. Disponível em: http://www.scielo.br/pdf/sssoc/n102/a09n102.pdf

World Health Organization (WHO). National Cancer Control Programmes: Policies and Managerial Guidelines. 2 ed. Genebra: WHO; 2002. Disponível em: https://apps.who.int/iris/handle/10665/42494

Nutrição

32

Emanuelly Varea Maria Wiegert
Livia Costa de Oliveira
Ignez Magalhães de Alencastro

Introdução

A alimentação constitui um direito humano básico, frequentemente relacionada à manutenção da vida, com ampla importância simbólica. Seja na perspectiva do prazer, conforto e bem-estar, ou para a manutenção e recuperação da saúde, a alimentação perpassa por dimensões que envolvem aspectos biológicos, sociais, religiosos, psicológicos e culturais.[1,2] O nutricionista é o profissional da saúde que desenvolve ações no âmbito da alimentação e nutrição e, dessa forma, pode auxiliar na evolução favorável dos pacientes em cuidados paliativos por meio do auxílio no controle de sintomas, recuperação ou atenuação do comprometimento do estado nutricional, melhora da capacidade funcional, ressignificação da alimentação e conforto.[1-3]

Os objetivos da abordagem nutricional nos cuidados paliativos se modificam de acordo com o diagnóstico clínico e com o momento em que o paciente se encontra na trajetória de evolução da doença. As estratégias nutricionais deverão pautar-se, principalmente, no estado funcional e nutricional, na anamnese alimentar e nos aspectos bioéticos e primordialmente na qualidade de vida (QV). Na prática clínica, o cuidado nutricional pode ser dividido em três fases: inicial, quando a nutrição é considerada obrigatória e consiste em ofertar nutrientes em quantidades suficientes para atender às demandas fisiológicas e recuperar ou manter o estado nutricional; avançada, que em geral objetiva reduzir o impacto dos sintomas e melhorar a capacidade funcional e a QV; e fase final de vida, em que o objetivo é prioritariamente proporcionar conforto.[1,4]

Alterações do estado nutricional são frequentes em pacientes em cuidados paliativos, independentemente da variação centrada na terminologia – desnutrição associada à doença, caquexia ou sarcopenia.[5] Embora a etiologia dessas condições seja multifatorial, a resposta inflamatória sistêmica é um elemento comum, particularmente na fase avançada das doenças crônicas. Ademais, modificações dos processos fisiológicos são comuns nessa fase, traduzidas pela presença de sintomas de impacto nutricional como hiporexia, náuseas, diarreia, constipação intestinal, disfagia, entre outros. Esse contexto repercute na redução da ingestão alimentar e perda de peso (PP) corporal não intencional.[5]

A desnutrição resulta em diminuição da massa muscular esquelética e deterioração da função muscular, com consequente redução da capacidade física e aumento da fadiga, afetando, por conseguinte, a função global do paciente, sua QV e sobrevida.[6,7] Portanto, sendo o estado nutricional um fator potencialmente modificável e que está relacionado a resultados desfavoráveis, seu monitoramento deve ser precoce, contínuo e individualizado.[6,7] Os métodos de avaliação nutricional devem propiciar a identificação de fatores fenotípicos da desnutrição (PP não intencional, baixo índice de massa corporal, baixa massa e função muscular) ou etiológicos do seu desenvolvimento (marcadores de inflamação sistêmica, redução da ingestão alimentar e presença de sintomas de impacto nutricional).[6]

Adicionalmente, devido ao tempo de sobrevida geralmente reduzido desses pacientes, os métodos utilizados para a avaliação nutricional devem possuir significado prognóstico, auxiliando na identificação daqueles que podem ter piores desfechos. A avaliação subjetiva global produzida pelo paciente é um método útil nesse contexto.[5,6] Para uma análise mais ampla, dados objetivos complementares como medidas antropométricas (perímetros corporais e dobras cutâneas) e avaliação do estado inflamatório (leucocitose, linfopenia, elevação da proteína C-reativa e hipoalbumina) podem ser utilizados na prática clínica.[6,8]

Garantir uma adequada nutrição em uma condição crônica, debilitante e dependente de cuidados é um desafio. Uma abordagem multifacetada, dirigida ao paciente e ao cuidador, precisa ser realizada. Conscientização, informação e implementação são os princípios mais relevantes sobre os quais o planejamento da assistência nutricional deve ser constituído.[9] Portanto, o estabelecimento do plano de cuidados para paliação deve considerar a situação clínica, prognóstica e nutricional dos pacientes. É necessário identificar aqueles com estado nutricional passível de ser melhorado e com melhor prognóstico e, por outro lado, identificar situações em que intervenções nutricionais específicas poderiam ser consideradas desproporcionais ao avanço da doença.

Terapia nutricional (TN)

Intervenções nutricionais especializadas devem fazer parte do plano de cuidados individualizado e ser implementadas após cuidadosa avaliação dos benefícios esperados e dos riscos potenciais, considerando a vontade e as expectativas do paciente e seus familiares. Além disso, devem ser ponderados os aspectos clínicos, prognósticos e bioéticos.[10,11] As estratégias de tratamento e seus benefícios na fase avançada das doenças ameaçadoras da vida ainda são motivos de discussões entre a equipe interdisciplinar, principalmente devido à falta de consenso na literatura quanto ao momento adequado para implementá-las. Faltam evidências de alta qualidade metodológica sobre o benefício potencial da TN, visto que envolvem questões de natureza ética complexas.[11,12] Os objetivos da TN incluem preservar a integridade do trato gastrointestinal (TGI), prevenir ou diminuir déficits nutricionais evitáveis, modulação metabólica, reduzir as complicações associadas à desnutrição, controlar sintomas, evitar a desidratação, oferecer conforto, melhorar a capacidade funcional e a QV.[10,11]

A terapia nutricional oral (TNO) é sempre a via preferencial quando a ingestão alimentar é insuficiente para prover as necessidades nutricionais, desde que o TGI esteja íntegro. O uso de suplementos nutricionais orais pode ser indicado para pacientes em risco nutricional ou desnutridos cujas necessidades de nutrientes não conseguem ser atendidas apenas por meio da ingestão alimentar habitual, seja qualitativa ou quantitativamente, por pelo menos uma semana. Publicações científicas demonstram evidências moderadas a favor do uso de TNO no estágio avançado de doenças progressivas como demência e câncer.[11,12]

A terapia nutricional enteral (TNE) pode ser indicada para pacientes com impossibilidade de utilizar a via oral ou com ingestão alimentar oral insuficiente. A TNE pode ainda ser indicada por um período de tempo limitado se a baixa ingestão alimentar for predominantemente causada por uma condição clínica aguda potencialmente reversível. Sabe-se, no entanto, que na maioria das vezes, a TNE não deveria ser iniciada, podendo ser considerada um procedimento fútil, em pacientes com expectativa de vida de dias ou poucas semanas (menos de um mês).[11] Pacientes com expectativa de vida menor que três meses, baixa capacidade funcional, sintomas refratários e com insuficiências orgânicas graves não se beneficiam da indicação de TNE, embora a literatura careça de evidências.[12,13]

A terapia nutricional parenteral (TNP) pode ser indicada na doença avançada e em impossibilidade total ou parcial do uso do TGI, como em obstruções intestinais malignas, vômitos incoercíveis ou presença de fístulas intestinais. Porém, geralmente não é uma via de escolha para pacientes com expectativa de vida menor que três meses e com baixa capacidade funcional. Além disso, as complicações advindas da TNP, o elevado custo financeiro e a necessidade de cuidados especiais para a sua administração são aspectos que precisam ser ponderados pela equipe.[12,13]

O processo de tomada de decisão quanto à introdução, manutenção ou suspensão da alimentação e da TN é uma questão relevante e perpassa por questionamentos técnicos, mas também reflexões morais, e deve ser considerada como parte integrante do planejamento individualizado dos cuidados, objetivando viabilizar o respeito aos desejos e valores do paciente e seus familiares. Respeitar esses valores representa proporcionar conforto e QV ou, ainda, qualidade de morte,[11,13] o que reforça a importância das diretivas antecipadas de vontade como forma de reconhecer e garantir o respeito à autonomia do paciente.[1,3]

Alimentação na fase final de vida

O cuidado, nessa fase, tem por finalidades a promoção da QV e o alívio dos sintomas, corroborando para o conforto no processo de morte.[13] Mudanças no padrão alimentar e a conexão associada entre a alimentação e a sobrevivência podem resultar em sofrimento de cuidadores e familiares em torno da ideia de que o paciente morrerá de desidratação e inanição, caso não se alimente.[1,13] Desse modo, na iminência do óbito, o estabelecimento da conduta nutricional deve ser pautado, principalmente, na análise dos sinais, sintomas e nível de consciência dos pacientes, e integrar aspectos bioéticos e psicobiossocioculturais.[10,11]

Observa-se uma lacuna entre a realidade clínica do paciente ao final da vida e as falsas expectativas dos benefícios que a nutrição poderia proporcionar. A comunicação entre a equipe multiprofissional e os pacientes e seus familiares pode atenuar esse sofrimento mediante o esclarecimento sobre a inevitabilidade do óbito e os malefícios fisiológicos que a alimentação indevida poderia causar.[10,13] Os pacientes raramente apresentam fome nessa fase. A sensação de sede e a xerostomia podem ocorrer em consequência da desidratação, do uso de determinados fármacos, dentre outros fatores, podendo ser aliviadas pela higienização oral e ingestão de pequenos volumes de líquidos, sucos, ou umidificação dos lábios com água ou gelo.[10]

A alimentação oral só deve ser considerada se solicitada pelo paciente, podendo pequenas porções de alimentos promover o bem-estar, a autonomia e a troca de afeto entre entes queridos. As refeições institucionais, bem como as restrições alimentares, podem não ser apropriadas. Recomenda-se atender às preferências dos pacientes, modificar a consistência das preparações para auxiliar na mastigação e na deglutição, oferecer dispositivos apropriados e garantir uma posição confortável para facilitar a alimentação. É importante salientar que atender às preferências dos pacientes não se resume apenas em alimentá-los sob a vertente biológica, mas oportunizar o conforto emocional por meio da legitimação do pertencimento de suas escolhas e valorização de memórias relacionadas ao alimento, como carinho e prazer.[1,13]

Conclusão

As estratégias nutricionais devem estar alicerçadas na avaliação do estado clínico e nutricional, na avaliação prognóstica, no controle de sintomas, mas fundamentalmente no valor simbólico da alimentação como representação biopsicossocial individual e no desejo como forma de planejamento antecipado de vontade. Dessa maneira, a abordagem nutricional deve estar em harmonia com três aspectos relevantes: a nutrição com suas características biológicas, a alimentação como fonte de prazer, desejo e valores culturais e a autonomia com a expressão de respeito às escolhas individuais. A atuação do nutricionista nos cuidados paliativos requer uma relação humanizada, além do comprometimento com o conhecimento técnico e científico.

REFERÊNCIAS BIBLIOGRÁFICAS

1. Rosaneli CF. Contexto, conflitos e escolhas em alimentação e bioética. Curitiba: PUCP Ress; 2016. 248 p.

2. Lima RS, Ferreira JA, Farias CP. Alimentação, comida e cultura: o exercício da comensalidade. Demetra. 2015; 10(3):507-22.

3. Bottoni A, Zaher-Rutherford VL. Reflexão Bioética sobre uso de nutrição e hidratação artificial em pacientes terminais. Rev Bras Bioética. 2019; 5:1-25.

4. Magalhães ES, Oliveira AEM, Cunha NB. Atuação do nutricionista para melhora da qualidade de vida de pacientes oncológicos em cuidados paliativos. Arch Health. 2018; 25(3):4-9.

5. Cederholm T, et al. ESPEN guidelines on definitions and terminology of clinical nutrition. Clin Nutr. 2017; 36(1):49-64.

6. Cederholm T, et al. GLIM criteria for the diagnosis of malnutrition - A consensus report from the global clinical nutrition community. Clin Nutr. 2019; 38(1):1-9.

7. Oliveira LC, Abreu GT, Lima LC, Aredes MA, Wiegert EVM. Quality of life and its relation with nutritional status in patients with incurable cancer in palliative care. Support Care Cancer; 2020.

8. Silva GA, Wiegert EVM, Calixto-Lima L, Oliveira LC. Clinical utility of the modified Glasgow Prognostic Score to classify cachexia in patients with advanced cancer in palliative care. Clin Nutr; 2019.

9. Paul SS. Strategies for home nutritional support in dementia care and its relevance in low-middle income countries. J Family Med Prim Care. 2020; 9(1):43-8.

10. Druml C, et al. ESPEN guideline on ethical aspects of artificial nutrition and hydration. Clin Nutr. 2016; 35:545-56.

11. Bischoff SC, et al. ESPEN guideline on home enteral nutrition. Clin Nutr. 2020; 39(1):5-22.

12. Blackwood HA, et al. A systematic review examining nutrition support interventions in patients with incurable cancer. Support Care Cancer. 2020; 28(4):1877-89.

13. Amano K, Morita T, Koshimoto S, Uno T, Katayama H, Tatara R. Eating-related distress in advanced cancer patients with cachexia and family members: a survey in palliative and supportive care settings. Support Care Cancer. 2019; 27:2869-76.

Fisioterapia

33

Janete Maria da Silva
Arethuzza Alves Moreira
Nahãmi Cruz de Lucena

A fisioterapia tem se mostrado uma profissão indispensável e de grande relevância clínica para a assistência em cuidados paliativos (CP), pois é parte importante da equipe multidisciplinar e oferece serviços em vários níveis de atenção à saúde e em diferentes modalidades de assistência (domiciliar, ambulatorial, hospitalar e no *hospice*).[1,2] Por meio de estratégias de reabilitação, a fisioterapia objetiva aliviar o sofrimento físico, psíquico, social e espiritual e, assim, melhorar a qualidade de vida de pacientes e familiares durante o processo de evolução da doença ameaçadora à vida.[3]

Pacientes em CP podem apresentar uma carga de sintomas significativa, influenciada pelo gênero, idade e funcionalidade do indivíduo, que varia de 1 a 27 sintomas concomitantes durante a fase de terminalidade e a fase final de vida.[4] Pacientes oncológicos que sofrem com sintomas de diferentes domínios (físico, psíquico, social ou espiritual) devido a falência múltipla de órgãos, por exemplo, desejam alcançar a fase final de vida confortáveis e livres de sintomas.[5] Esse cenário de multiplicidade de sintomas reforça a necessidade do manejo não farmacológico dessas condições por meio de recursos terapêuticos específicos que competem ao fisioterapeuta.

A literatura aponta que os principais benefícios da realização de fisioterapia nos pacientes em CP são o controle de sintomas e a melhora da capacidade funcional.[3] Contudo, o papel da fisioterapia é mais abrangente e compreende ao menos três níveis de atuação: o cuidado direto prestado ao paciente, a educação da díade paciente-família e o cuidado direto prestado à equipe multidisciplinar.[6]

A despeito disso, o Conselho Federal de Fisioterapia e Terapia Ocupacional (COFFITO) não reconhece os CP como uma especialidade, tampouco uma área de atuação da fisioterapia; entretanto, recomenda essa assistência no Código de Ética e Deontologia da Fisioterapia[7] e nas resoluções que regulamentam algumas de suas especialidades, a exemplo da fisioterapia aquática e fisioterapia em gerontologia.

O papel do fisioterapeuta em CP transcende a avaliação funcional, controle de sintomas, reabilitação, educação e comunicação, prevenção de agravos e aspectos psicológicos do cuidado.[8] A fisioterapia é especializada em ajudar os pacientes e suas famílias a construírem uma ponte entre a vida real e a vida ideal a fim de permitir que esses atores alcancem autonomia, máxima segurança e bem-estar no processo de cuidado.[9] Isso pode ser particularmente visível quando a fisioterapia consegue otimizar a resistência física e conservar energia de pacientes que estão em fase final de vida, direcionando seu potencial funcional para a realização de atividades que lhes conferirão prazer e um sentido de vida particular.[10]

Hoje, discute-se que a fisioterapia tem sido subutilizada nos pacientes em CP, basicamente porque as equipes têm dúvidas sobre o momento adequado de sua introdução no cuidado,[6] e devido à escassez de profissionais com formação específica em CP. A introdução da fisioterapia no cuidado do paciente deve ocorrer precocemente, desde o diagnóstico, pois o conhecimento da fisiopatologia da doença de base, suas possíveis complicações e prejuízos funcionais permite ao fisioterapeuta utilizar estratégias terapêuticas de prevenção de complicações e controle de danos em longo prazo. Recomenda-se, também, que a fisioterapia seja mantida até o fim, ou seja, até a fase final de vida e se estenda ao cuidado pós-óbito oferecido à família/cuidadores.

O estabelecimento de metas e condutas factíveis a cada etapa da evolução da doença depende do envolvimento do profissional fisioterapeuta na elaboração do plano de cuidados do paciente. É na construção do planejamento terapêutico que o fisioterapeuta deve demonstrar que detém o conhecimento dos domínios físicos, psíquicos, sociais e espirituais que permeiam o sofrimento do indivíduo por ele assistido.[11] Ademais, de forma individualizada o fisioterapeuta pode lançar mão de diferentes recursos terapêuticos, por exemplo, cinesioterapia (terapia por exercícios), terapia manual, eletrotermoterapia,[12,13] fisioterapia respiratória, oxigenoterapia, ventilação não invasiva e tantos outros para promover melhora, manutenção ou, ainda, protelar o prejuízo funcional do paciente.

Outro aspecto importante é o envolvimento da rede de suporte do paciente, seja a família e/ou cuidador, no plano de cuidados. Sabe-se que pacientes com doença pulmonar obstrutiva crônica que possuem rede de suporte têm 11 vezes mais chance de aderir a programas de reabilitação quando comparados a indivíduos sem essa rede.[14]

A boa prática em CP por parte da fisioterapia engloba a prática das seguintes atribuições:
- Conhecer a biografia, preferências e valores do paciente e da família;
- Compreender a doença de base, potenciais complicações e riscos a que o paciente está sujeito;
- Identificar os riscos a que a família e cuidador estão expostos durante o curso de evolução da doença;
- Avaliar sintomas apresentados pelo paciente, família e equipe;
- Avaliar a capacidade funcional do paciente. Esse é um aspecto fundamental e de profundo domínio da fisioterapia e da terapia ocupacional. A dependência funcional tem sido apontada como uma das razões pelas quais o paciente pode apresentar grande sofrimento existencial a ponto de manifestar desejo de morrer;[15]
- Entender os desejos e anseios funcionais do paciente e da família;
- Ser protagonista, junto à equipe multidisciplinar, na elaboração do plano de cuidados, elencando a importância da funcionalidade na qualidade de vida e reforçando as preferências do paciente e família;
- Dominar o conhecimento técnico-científico acerca dos inúmeros recursos terapêuticos que podem ser empregados para controle não farmacológico dos sintomas, melhora da funcionalidade e da qualidade de vida;
- Estabelecer uma estratégia de comunicação adequada junto ao paciente, família, cuidador e equipe. A estruturação de um bom processo de comunicação se inicia desde o processo de reabilitação e possibilita a determinação de prioridades no processo de cuidado;
- Reconhecer o momento de implementação e/ou suspensão de determinadas medidas terapêuticas que podem não oferecer mais benefícios clínicos ao paciente;
- Ter ciência da diretiva antecipada de vontade do paciente;

- Documentar em prontuário toda a assistência oferecida;
- Participar de reuniões/conferências entre a equipe, paciente e família;
- Oferecer o cuidado pós-óbito a familiares e cuidadores, que podem sofrer de uma carga de sintomas tão intensa quanto a do paciente. A sobrecarga do cuidador, sua percepção de autoeficácia, autoestima, habilidades de enfrentamento, ansiedade, estresse e tensão podem ser minimizados por meio de uma boa comunicação dos profissionais sobre o prognóstico do seu ente querido, do preparo para o luto, dos incentivos e cuidados avançados para reduzir a tensão emocional e o sofrimento deles antes e depois da perda, do fornecimento adequado de informações, do preparo e apoio ao familiar/cuidador;[16]
- Elaborar treinamentos para cuidadores sobre as formas seguras de mobilização do paciente;
- Elaborar treinamentos para a equipe, quando houver peculiaridades na mobilização ou cuidado do paciente;
- Realizar oficinas de autocuidado para cuidadores e membros da equipe multidisciplinar.

Em suma, a fisioterapia tem um papel fundamental no manejo clínico de pacientes em CP, pois prioriza a dignidade do paciente e família ao realizar medidas de controle de sintomas que terão impacto direto na condição funcional do paciente e na redução, ainda que temporária, da sobrecarga física do cuidador.

REFERÊNCIAS BIBLIOGRÁFICAS

1. Chigbo NN, Ezeome ER, Onyeka TC, Amah CC. Ethics of physiotherapy practice in terminally ill patients in a developing country, Nigeria. Niger J Clin Pract. 2015 dez; 18 Suppl:S40-5.
2. Woitha K, Schneider N, Wünsch A, Wiese B, Fimm S, Müller-Mundt G. Integration and utilization of physiotherapy in hospice and palliative care: A survey on clinical practice in Germany. Schmerz. 2017; 31(1):62-8.
3. Putt K, Faville KA, Lewis D, McAllister K, Pietro M, Radwan A. Role of Physical Therapy Intervention in Patients With Life-Threatening Illnesses. Am J Hosp Palliat Care. 2017 mar; 34(2):186-96.
4. Walsh D, Donnelly S, Rybicki L. The symptoms of advanced cancer: relationship to age, gender, and performance status in 1,000 patients. Support Care Cancer. 2000; 8(3):175-9.
5. Tsai JS, Wu CH, Chiu TY, Hu WY, Chen CY. Symptom patterns of advanced cancer patients in a palliative care unit. Palliat Med. 2006; 20(6):617-22.
6. Cobbe S, Nugent K, Real S, Slattery S, Lynch M. A profile of hospice-at-home physiotherapy for community-dwelling palliative care patients. Int J Palliat Nurs. 2013; 19(1):39-45.
7. Conselho Federal de Fisioterapia e Terapia Ocupacional. Resolução n.º 424, de 08 de julho de 2013. Código de Ética e Deontologia da Fisioterapia. Brasília: Diário Oficial da União; 2013.
8. English AM. Physiotherapy in palliative care. In: Cherny N, Fallon M, Kaasa S, Portenoy R, Currow D (eds.). Oxford Textbook of Palliative Medicine. Oxford, UK: Oxford University Press; 2015. Disponível em: https://oxfordmedicine.com/view/10.1093/med/9780199656097.001.0001/med-9780199656097. Acessado em: 12 abr 2020.
9. Olsson Möller U, Stigmar K, Beck I, Malmström M, Rasmussen BH. Bridging gaps in everyday life - a free-listing approach to explore the variety of activities performed by physiotherapists in specialized palliative care. BMC Palliat Care. 2018 jan; 17(1):20.
10. Mackey KM, Sparling JW. Experiences of older women with cancer receiving hospice care: significance for physical therapy. Phys Ther. 2000; 80(5):459-68.
11. Kaur D, Kumar G, Billore N, Singh AK. Defining the Role of Physiotherapy in Palliative Care in Multiple Sclerosis. Indian J Palliat Care. 2016; 22(2):176-9.
12. Kucharska E, Kucharska A, Sieroń A, Nowakowski M, Sieroń K. Modern methods of treatment in palliative care. Wiad Lek. 2019; 72(7):1229-35.

13. Barawid E, Covarrubias N, Tribuzio B, Liao S. The benefits of rehabilitation for palliative care patients. Am J Hosp Palliat Care. 2015; 32(1):34-43.

14. Spruit MA, Rochester CL, Pitta F, et al. Pulmonary rehabilitation, physical activity, respiratory failure and palliative respiratory care. Thorax. 2019; 74(7):693-9.

15. Morita T, Sakaguchi Y, Hirai K, Tsuneto S, Shima Y. Desire for death and requests to hasten death of Japanese terminally ill cancer patients receiving specialized inpatient palliative care. J Pain Symptom Manage. 2004; 27(1):44-52.

16. Alvariza A, Häger-Tibell L, Holm M, Steineck G, Kreicbergs U. Increasing preparedness for caregiving and death in family caregivers of patients with severe illness who are cared for at home – study protocol for a web-based intervention. BMC Palliat Care. 2020; 19(33):1-8.

Fonoaudiologia

34

Vera Beatris Martins
Émille Dalbem Paim

A participação da fonoaudiologia na equipe de cuidados paliativos é recente, havendo, ainda, poucos profissionais atuando diretamente nessa área. A atuação fonoaudiológica nesse contexto vai muito além da formação técnico-científica e requer do profissional um conhecimento adicional, autoconsciência relacionada às crenças sobre a morte e nível de conforto ao trabalhar com aqueles que enfrentam doenças graves e seus familiares.[1-3]

É importante destacar que os cuidados paliativos não se aplicam somente no período final de vida, mas desde os estágios iniciais de uma doença ou quando esta e seus tratamentos associados estão causando angústia e sofrimento físico ou emocional, mas sem ameaça de morte imediata.[1,4]

O fonoaudiólogo pode contribuir ativamente desde o diagnóstico até a progressão da doença com maior comprometimento do indivíduo, dentro da equipe multiprofissional de cuidados paliativos, seja no ambiente hospitalar ou externo como ambulatórios, clínicas, lares de idosos e domicílios.[5]

Do ponto de vista fonoaudiológico, é necessária uma mudança de olhar dependendo do estágio da doença. Tradicionalmente, os pacientes incluídos nos programas de cuidados paliativos são os que apresentam câncer e a síndrome da imunodeficiência (SIDA), porém se percebe, atualmente, um aumento nos encaminhamentos de pacientes com doenças crônicas progressivas, como Parkinson, Alzheimer, doenças pulmonares, entre outros. Todas essas patologias podem afetar em maior ou menor grau as habilidades de comunicação, cognição e/ou deglutição desses pacientes.[4,6]

Comunicação

Viabilizar a comunicação é muito importante para os pacientes, pois lhes possibilita maior autonomia frente aos cuidados e participação nas tomadas de decisão sobre a sua saúde e tratamento. A qualidade da comunicação, por meio da capacidade de expressar desejos, necessidades e sentimentos, bem como manter relacionamentos, também está associada à qualidade da vida.[4]

Existem fatores que reduzem a capacidade de comunicação dos pacientes, como alteração do estado de alerta, seja pela doença ou por efeito medicamentoso; demências; alterações de memória e fadiga. A fadiga, associada a outros fatores, pode interferir na mobilidade e força dos órgãos fonoarticulatórios, o que prejudica a fala e a deglutição.[4,7,8]

A fonoaudiologia pode beneficiar o paciente, a família e os membros da equipe multidisciplinar, fornecendo várias estratégias de comunicação e auxiliando a equipe no gerenciamento eficaz de sintomas.[4]

Quando as condições clínicas do paciente já não permitem a comunicação verbal, o fonoaudiólogo pode auxiliar com a comunicação por meio de escrita, desenhos, gestos e pranchas de comunicação alternativa/aumentativa e movimento ocular com instrumentos como o Tobii Eye e/ou outros similares.[9]

Em alguns pacientes com cânula de traqueostomia, pode-se adaptar válvulas fonatórias. Vale lembrar que o uso de válvula fonatória dependerá de alguns critérios como quantidade de secreção e condições de manter o *cuff* desinsuflado.[7]

Deglutição

Alimentar é uma oportunidade de envolvimento social, troca e manutenção de vínculos e demonstra preocupação. Para muitos cuidadores, a alimentação não serve apenas para fornecer nutrição essencial para a vida, mas também pode simbolizar a essência do cuidado e da compaixão. O alimento tem influência direta nas emoções, lembranças, crenças e marca momentos importantes da nossa vida.[10]

O sabor, a visualização do alimento e as lembranças que vêm à tona tornam o momento da alimentação especial para o paciente e seus familiares, e o fonoaudiólogo atua no intuito de manter uma deglutição segura e prazerosa, na qual o paciente possa nutrir-se adequadamente e suprir suas necessidades emocionais.

Avaliar a deglutição de alimentos e o manejo da saliva e secreção desde o controle motor oral até a capacidade de proteção de via aérea faz-se importante para o adequado gerenciamento dos riscos de broncoaspiração.[10,11]

Dependendo do grau de acometimento da deglutição, é possível que o paciente apresente sinais clínicos de disfagia como, por exemplo, tosse, engasgo, odinofagia, sialorreia e/ou hipossalivação. Deve-se sempre levar em consideração o quadro clínico do paciente, o estágio da doença, bem como o desejo e sentimento do paciente e dos familiares relacionados ao ato de se alimentar.[12]

Nos casos iniciais da doença, quando existe a possibilidade de reversão do quadro, a fonoaudiologia atua com exercícios e manobras de reabilitação.[4] No entanto, quando o paciente se encontra em um estágio avançado da doença, o objetivo fonoaudiológico muda, visando promover maior conforto durante a alimentação. Nesse período se pode, por exemplo, adaptar a consistência alimentar, o instrumento e modo de oferta, assim como gerenciar a saliva, seja ela reduzida ou em excesso.[4,13]

Em casos em que se determinam medidas de conforto exclusivo e o paciente deseja se alimentar, a fonoaudiologia busca analisar a possibilidade de manter uma via oral de alimentação, indicando uma consistência de menor risco de broncoaspiração.[13] Algumas estratégias como fracionamento do volume, mudança do utensílio de oferta (seringa, colher), adequação da consistência alimentar (líquidos espessados, sólidos triturados), alimentos preparados em casa (da preferência do paciente), entre outras, são utilizadas.[11]

Há casos em que mesmo utilizando as estratégias acima citadas, a oferta de alimento por via oral é contraindicada. Sendo assim, se o paciente relatar desejo em se alimentar, o fonoaudiólogo auxiliará na realização de estímulos gustativos. O estímulo pode ser realizado com gaze embebida no líquido de sua preferência (suco, café, chá), entre outros. Por vezes, o ato de se alimentar por via oral pode causar desconforto e/ou acontecer somente por obrigação, e nessas situações cabe à equipe discutir, em conjunto com a família, a manutenção ou suspensão da dieta.[13]

Possibilitar ao paciente uma deglutição e comunicação efetiva, acalentar e esclarecer os acontecimentos aos familiares torna-se tão importante quanto qualquer outra medida de cuidado a esse indivíduo.[14] Faz-se importante que todos os envolvidos estejam cientes e concordantes com as estratégias sugeridas, bem como saibam que, acima de tudo, o bem-estar e o desejo do paciente serão os objetivos principais.

A seguir, dois exemplos de casos atendidos durante o período de internação hospitalar, nos quaias é demonstrada a atuação fonoaudiológica em diferentes contextos.

- **Caso 1:** paciente do sexo feminino, de 32 anos, diagnosticada com esclerose lateral amiotrófica. Devido à evolução progressiva da doença, apresentou prejuízo na deglutição e comunicação. Foi internada no âmbito hospitalar por infecção respiratória, recebendo alimentação via gastrostomia. Durante a internação foi realizada a traqueostomia e a paciente passou a ser dependente de ventilação mecânica. Já apresentava acometimento avançado da musculatura orofacial, o que comprometia significativamente a comunicação com a família e equipe. Inicialmente foi possível utilizar movimentos oculares (piscadas) para respostas curtas e objetivas (sim ou não) e também uma prancha com as letras do alfabeto. No entanto, era um método cansativo para a paciente e por vezes não era eficiente. Como o movimento ocular estava funcionante, foi adaptado o sistema Tobii Eye para que a comunicação ocorresse de forma mais facilitada. Após a adaptação, a paciente manifestou à família e equipe seus desejos, esclareceu dúvidas e manifestou anseios, além de poder se comunicar com os amigos. Isso demonstra a importância de adaptar um modo de comunicação, quando possível, visto que proporciona a esses pacientes maior autonomia e impacta diretamente na sua qualidade de vida.

- **Caso 2:** paciente do sexo feminino, de 63 anos, com lesão de hipofaringe com extensão à laringe, submetida a radioterapia, traqueostomia e gastrostomia. Manifestava o desejo de se alimentar por via oral, porém apresentava aspiração em todas as consistências mesmo com manobras de proteção de vias aéreas inferiores. Após discussão em equipe e com a paciente, foi ofertado alimento em todas as refeições para que paciente pudesse mastigar, desfrutar o sabor e textura e depois cuspir. Ela demonstrou tamanho regozijo e entusiasmo que o aniversário foi comemorado no hospital, saboreando bolo e refrigerante. Posteriormente recebeu alta, mas foi reinternada outras vezes por disfunção ventilatória, vindo a falecer. Embora a alimentação, nesse caso, não tivesse como objetivo a nutrição e o processo de deglutição não fosse realizado, proporcionar o prazer oral reflete a sensação de plenitude, paz e promoção de bem-estar no final da vida.

REFERÊNCIAS BIBLIOGRÁFICAS

1. World Health Organization. Cancer. Palliative Care. Definition of Palliative Care. 2014. Disponível em: http://www.who.int/cancer/ palliative/definition/en/

2. Javier NSC, Montagnini ML. Rehabilitation of the hospice and palliative care patient. J Palliat Med. 2011; 14(5):638-48. doi: 10.1089/jpm.2010.0125.

3. Pollens RD. Role of the speech-language pathologist in palliative hospice care. J Palliat Med. 2004; 7(5):694-702. doi: 10.1089/jpm.2004.7.694.

4. Pollens RD. Integrating speech-language pathology services in palliative end-of-life care. Top Lang Disord. 2012; 32(2):137-48. doi: 10.1097/TLD.0b013e3182543533.

5. Pinto AC. O papel do fonoaudiólogo na equipe. In: Academia Nacional de Cuidados Paliativos (ed.). Manual de cuidados paliativos. Rio de Janeiro: Academia Nacional de Cuidados Paliativos; 2012. p. 358-60.

6. Mourão MTC. Terapia da Fala no Hospital do Mar. In: Costa A, Othero M (eds.). Reabilitação em cuidados paliativos. Loures: Lusodidacta; 2014. p. 239-41.

7. Carro CZ, Moreti F, Pereira JMM. Proposta de atuação da Fonoaudiologia nos Cuidados Paliativos em pacientes oncológicos hospitalizados. São Paulo: Distúrb Comun. 2017; 29(1):178-84.

8. Barriguinha CIF, Mourao MTC, Martins JC. Dificuldades de comunicação e deglutição em doentes em cuidados paliativos: visão dos doentes e familiares e/ou cuidadores informais. Audiol Commun Res. 2017; 22:e1655.

9. Linse K, Aust E, Joos M, Hermann A. Communication Matters-Pitfalls and Promise of Hightech Communication Devices in Palliative Care of Severely Physically Disabled Patients With Amyotrophic Lateral Sclerosis. Front Neurol. 2018 jul; 9:603. doi: 10.3389/fneur.2018.00603. eCollection 2018.

10. Hinson D, Goldsmith AJ, Murray J. Dysphagia in hospice care: the roles of social work and speech language pathologists. ASHA Leader. 2014; 23(4):173-86.

11. Cichero JA, Lam P, Steele CM, et al. Development of International Terminology and Definitions for Texture-Modified Foods and Thickened Fluids Used in Dysphagia Management: The IDDSI Framework. Dysphagia. 2017; 32(2):293-314. doi: 10.1007/s00455-016-9758-y.

12. Hui D, Dev R, Bruera E. The last days of life: symptom burden and impact on nutrition and hydration in cancer patients. Curr Opin Support Palliat Care. 2015 dez; 9(4):346-54. doi: 10.1097/SPC.0000000000000171.

13. Fleming M, Craigs CL, Bennett MI. Palliative care assessment of dry mouth: what matters most to patients with advanced disease? Support Care Cancer. 2020 mar; 28(3):1121-9. doi: 10.1007/s00520-019-04908-9. Epub 2019 jun 14.

14. Baillie J, Anagnostou D, Sivell S, Van Godwin J, Byrne A, Nelson A. Symptom management, nutrition and hydration at end-of-life: a qualitative exploration of patients', carers' and health professionals' experiences and further research questions. BMC Palliat Care. 2018; 17(1):60. doi:10.1186/s12904-018-0314-4.

Terapia Ocupacional

35

Mônica Estuque Garcia de Queiroz

O trabalho da equipe interdisciplinar e multiprofissional em cuidados paliativos, da qual faz parte o terapeuta ocupacional, é fundamental para a elaboração de um plano de ação resultante da combinação de diferentes conhecimentos, habilidades e técnicas específicas a cada área profissional.

O terapeuta ocupacional é o profissional inserido na abordagem multiprofissional do cuidado paliativo que direciona sua abordagem para a ocupação humana do indivíduo e seus desdobramentos, considerando o processo de adoecimento e/ou terminalidade em contexto físico, psicossocial e espiritual, a fim de identificar perspectivas de manutenção ou incremento do desempenho nas atividades básicas, instrumentais e avançadas da vida diária (ABVD, AIVD e AAVD, respectivamente) para maximizar a vida ocupacional em sua integralidade de possibilidades individuais e coletivas.

Terapia ocupacional e cuidados paliativos

O terapeuta ocupacional em cuidados paliativos tem como principais norteadores na abordagem a funcionalidade, a volição, a habituação e os componentes de desempenho. Dessa forma, considera os interesses e desejos do paciente a partir da identificação de demandas de importância e prioridades individuais e subjetivas. Esse direcionamento ocorre em consonância com os hábitos desenvolvidos ao longo da rotina diária, e, para tanto, os aspectos sensório-motores, cognitivos, perceptivos, emocionais, psíquicos, sociais e espirituais estão integrados no processo avaliativo.

A (re)construção e retomada de uma vida com sentido e significado é construída a partir do cotidiano individualizado inserido em um coletivo de símbolos, crenças e valores. Dessa forma, a abordagem terapêutico-ocupacional integra e prioriza em seu plano de cuidados o que o indivíduo deseja, o que ele necessita e o que é demandado para seu fazer diante de um cenário de sintomas e desconfortos totais, perda e luto que evidencia fragilidades, vulnerabilidades, incapacidades e a finitude.

A avaliação tem como norteadores a história de vida nas dimensões de integralidade da forma e modo de viver, de se relacionar com os sujeitos e o meio a partir de suas condições físicas, psicossociais e espirituais em um contexto de doença crônica avançada ou terminal que acarreta consequências e repercussões para a vida subjetiva, familiar e social.

Alinhado aos princípios de cuidados paliativos, o terapeuta ocupacional objetiva colaborar na proposição e efetivação de um sistema de acolhimento e suporte, inserido em um plano de cuidados multiprofissional, que auxilia a manutenção da vida ativa até quando possível. Nesse contexto, a independência e a autonomia se sobrepõem com a promoção de atividades e ações que promovam conforto, alívio de sintomas e sofrimento com vistas à melhor adequação da qualidade de vida, na perspectiva de um melhor viver em situação de crise.

O terapeuta ocupacional possibilita que o paciente maximize sua independência nas áreas de cuidados pessoais, trabalho e lazer, mantendo o controle sobre si mesmo, sobre a situação e sobre o ambiente. O profissional assiste o paciente no estabelecimento e na priorização de novas metas de vida, para que mantenha o status de "ser produtivo e ativo", competente no desempenho funcional e na participação de tomada de decisões.

Queiroz e Kudo apontam que é fundamental na abordagem terapêutico-ocupacional a realização de atividades propositadas e significativas, pois o paciente tem que encontrar sentido e significado em sua vida para poder compreender seu processo de adoecimento e o sofrimento advindo do mesmo. O maior impacto é na realização de suas atividades e tarefas, que são comprometidas em função da perda de funcionalidade e/ou do declínio físico. A realização das atividades humanas de forma funcional e significativa é o foco primordial da atenção e abordagem terapêutico-ocupacional. Portanto, colaborar para o alívio do sofrimento nas diferentes dimensões do ser humano é prerrogativa para o terapeuta ocupacional que atua em cuidados paliativos.

Após o processo avaliativo, o terapeuta ocupacional implementa um plano de cuidados abrangente que inclui a abordagem do paciente, da família/cuidador e do meio em que estão inseridos os sujeitos (domicílio ou instituição de assistência). O objetivo é a manutenção da vida ativa do paciente em relação interpessoal, familiar e comunitária com sensação e sentimento de conforto, respeito, aceitação e dignidade, com ressignificação da vida cotidiana.

Na abordagem dos sintomas estressantes, como a dor, a dispneia, a fadiga, a tristeza, o imobilismo, a dependência nas ABVD, AIVD e AAVD, entre outros, que causam desconforto e sofrimento, identifica-se o quanto estes impactam e impossibilitam, quais seus agravantes, ao mesmo tempo em que se busca a identificação dos atenuantes e formas de alívio a fim de definir os métodos e recursos terapêutico-ocupacionais que serão utilizados para minimizar os prejuízos e impactos debilitantes.

Segundo Armitage, Payne e Queiroz, a abrangência do papel da terapia ocupacional nos cuidados paliativos inclui:

- A realização de atividades e/ou exercícios terapêuticos que visam ao restabelecimento da funcionalidade na perspectiva da reabilitação paliativa, em que o objetivo é o conforto e a qualidade de vida;
- Melhoria do desempenho ocupacional nas AAVD, AIVD e AAVD com a adaptação a perdas funcionais, por meio de treino, orientação e uso de adaptações;
- Orientação para a adaptação a um novo estilo de vida e mudança de hábitos, com orientação para o manejo do tempo, simplificação do trabalho, proteção articular e conservação de energia;
- Posicionamento no leito, treinamento de mudanças posturais e transferências com uso de equipamentos assistivos e treino do paciente e cuidadores;
- Treino de relaxamento muscular global progressivo a fim de contribuir no manejo de estresse e ansiedade;
- Orientação e prescrição de cadeiras de rodas e demais equipamentos adaptativos, como órteses, recursos assistivos e adaptações, considerando o diagnóstico e o prognóstico sempre com vistas ao conforto e incremento da independência e/ou autonomia.

- Confecção ou prescrição de equipamentos adaptativos (tecnologia assistiva) e/ou órteses, para a prevenção de contraturas, deformidades, imobilismo e controle da dor;
- Treino e orientação para a minimização das disfunções sensoriais, cognitivas e perceptivas;
- Orientação, sensibilização, capacitação e treino de cuidadores (formais e informais) para a realização dos cuidados necessários, oferecendo retaguarda técnica para o acolhimento e a diminuição da sobrecarga familiar a fim de facilitar o cuidado ao paciente pelo cuidador;
- Favorecimento de ações e atitudes para o aproveitamento do tempo livre (lazer) e inserção na comunidade;
- Orientação domiciliar para a adequação do ambiente arquitetônico, mobiliário e de funcionamento doméstico para garantir segurança e funcionalidade.

O terapeuta ocupacional contribui para que o paciente e seus familiares mantenham ou resgatem o sentido e o significado da vida com propósito naquilo que é realizado, por meio de suas vivências e experiências que validam a identidade subjetiva e social, resultando em respostas coerentes às demandas advindas do sofrimento e seu alívio.

Considerações finais

A terapia ocupacional inserida na equipe multiprofissional auxilia no enfrentamento das dificuldades referidas e observadas, incrementadas pelos desconfortos e sofrimentos, a fim de obter maior conforto e alívio de sintomas no contexto em que o paciente estiver, respeitando sua dignidade e autonomia.

O principal objetivo é a promoção da máxima funcionalidade, direcionando as limitações e dificuldades a fim de incrementar e favorecer a independência no desempenho ocupacional, com a manutenção do sentido e significado na realização das atividades cotidianas, apesar das perdas funcionais, cognitivas, sociais e emocionais.

Como ensina Cicely Saunders por meio de sua prática e teoria, temos que buscar dar vida aos dias que o paciente tem, independentemente do tempo que lhe resta. O paciente tem que se sentir cuidado e apoiado em uma atuação que envolve competência técnica, comunicação e compaixão.

BIBLIOGRAFIA

1. Armitage K, Crowter L. The role of the occupational therapist in palliative care. London: Eur J Palliat Care. 1999 jun; 6(5):154-7.
2. Badger S, Macleod R, Honey A. It´s not about treatment, it's how to improve your life. The lived experience of occupational therapy in palliative care. Palliat Support Care. 2016; 14(3):225-31.
3. Bye RA, Llewellyn GM, Christl KE. The end of life. In: Bonder BR, Bello-Haas VD (eds.). Functional performance in older adults. Philadelphia, PA: F.A. Davis Company; 2009. p. 633-55.
4. de Carlo MMRP, Queiroz MEG. Dor e Cuidados Paliativos: Terapia Ocupacional e Interdisciplinaridade. São Paulo: Editora Roca; 2008.
5. Figueiredo MTA. A dor no doente fora de recursos de cura e seu controle por equipe multidisciplinar. São Paulo: Âmbito Hospitalar. 1996; 89(8):63-7.
6. Fortuna J. Integrating Art and Narrative to Enhance Quality of Life in Palliative Care. Open J Occup Ther. 2018; 6(4). doi: 10.15453/2168-6408.1580.
7. Jacques ND, Hasselkus BR. The nature of occupation surrounding dying and death. Occup Ther J Res. 2004; 24(2):44-53.
8. Martin E, Herkt J. The reality and potential of occupational therapy within hospice care [online]. N Zealand J Occup Ther. 2018 out; 65(2):23-9.
9. Mills K, Payne A. Enabling occupation at the end of life: A literature review. Palliat Support Care. 2015; 13:1755-69.

10. Pizzi MA. Occupational Therapy in Hospice Care. New York: Am J Occup Ther. 1984; 38(4):252-7. doi: 10.5014/ajot.38.4.252.

11. Queiroz MEG, Kudo AM. Abordagem do paciente e seus principais desconfortos e sofrimentos. In: Carvalho RT, et al. Manual da residência de cuidados paliativos. Editora Manole; 2018. p. 835-45.

12. Queiroz MEG, Kudo AM. O papel da terapia ocupacional em cuidados paliativos. In: Carvalho RT, et al. Manual da residência de cuidados paliativos. Editora Manole; 2018. p. 818-25.

13. Squire N. Contribution of occupational therapy to the palliative care team: Result of a pilot project. Eur J Palliat Care. 2011; 18(3):136-9.

Assistência Espiritual

36

Sergio Lucas Camara
Tiago Gurgel do Vale

Introdução

De acordo com a definição de cuidados paliativos, o domínio espiritual é e sempre foi parte integrante. Isso foi estabelecido pela *Dame* Cicely Saunders, quando ela identificou o sofrimento espiritual multidimensional no final da vida que passou a ser conhecido como "dor total". Saunders percebeu a presença de um estado complexo de sentimentos dolorosos no paciente terminal. Seus componentes são: dor física, dor psíquica (medo do sofrimento e da morte, tristeza, raiva, revolta, insegurança, desespero, depressão), dor social (rejeição, dependência, inutilidade) e dor espiritual (falta de sentido na vida e na morte, medo do pós-morte, culpas perante Deus).[1]

No entanto, os profissionais de saúde ainda relatam dificuldade em compreender o que se entende por espiritualidade e cuidado espiritual, e geralmente deixam de atender às necessidades espirituais dos pacientes. Isso é preocupante, pois, de acordo com a Organização Mundial da Saúde (OMS), a dimensão espiritual é um aspecto integral que dá sentido à existência humana e as necessidades espirituais são comumente sentidas por pacientes com problemas de saúde agudos, condições crônicas e limitantes da vida. A espiritualidade é uma dimensão universal dos seres humanos; portanto, todos os pacientes se beneficiarão de cuidados espirituais apropriados. Para muitas pessoas que se envolvem na prestação de cuidados espirituais isso é feito intuitivamente, entendendo e conectando-se aos pacientes e cuidadores como um ato humano, e algo que pode ser difícil de capturar em palavras. Para operacionalizar o cuidado espiritual, é útil que todos os profissionais de cuidados paliativos estejam familiarizados com a definição de cuidado espiritual.[2]

Definição

O desenvolvimento do conceito de espiritualidade chega ao Ocidente por meio da tradição cristã e é ampliado em outras expressões filosóficas, culturais e religiosas, levando à existência de uma pluralidade de concepções acerca do que é espiritualidade. Segundo a Associação Europeia de Cuidados Paliativos (European Association of Palliative Care [EAPC]), espiritualidade é a dimensão dinâmica da vida humana que se relaciona com a maneira como as pessoas (indivíduo e comunidade) experimentam, expressam e/ou buscam significado, propósito e transcendência, e a maneira como elas se conectam ao momento, ao eu, aos outros, à natureza, ao significativo e/ou sagrado. No entanto, vários autores tornaram sua definição mais palpável, afirmando que a espiritualidade é sobre "quem eu sou", "por que estou aqui" e "o que posso esperar deste momento", ou se referindo a temas como coragem e esperança, amor e pertença, significado e propósito, fé e crença e questões existenciais.

A espiritualidade diz respeito a uma dimensão de todos os seres humanos e aponta para sua força vital, que inspira, anima e ajuda a enfrentar os desafios da existência, conferindo-lhe sentido e significado. Aponta para as experiências mais profundas que dão razão à existência e propiciam a realização de um projeto de vida. É a experiência de busca consciente por integrar a própria vida não em isolamento ou na absorção em si mesmo, mas na autotranscendência em direção ao que se compreende como o valor último da existência. É a dimensão de busca da realização de um propósito inalienável e da realização do potencial que se tem como ser humano. É, portanto, a capacidade de ter consciência de si e de fazer opções fundamentais.[3]

A espiritualidade é multidimensional, consistindo em desafios existenciais (por exemplo, questões relativas à identidade, significado, sofrimento e morte, culpa e vergonha, reconciliação e perdão, liberdade e responsabilidade, esperança e desespero, amor e alegria); considerações e atitudes baseadas em valor (o que é mais importante para cada pessoa, como relações consigo mesma, família, amigos, trabalho, objetos, natureza, arte e cultura, ética e moral e a própria vida); e considerações e fundamentos religiosos (fé, crenças e práticas, o relacionamento com Deus ou o último). Embora existam muitas definições e pouco consenso, um fator-chave nas definições de espiritualidade é a busca por significados e propósitos, como uma necessidade própria da humanidade.[4]

Equipe multidisciplinar

Um modelo multidisciplinar de tratamento espiritual funciona dentro do modelo holístico ou biopsicossocial-espiritual do ser humano e reconhece que todos os membros de uma equipe clínica de cuidados paliativos são responsáveis pelo cuidado espiritual, embora possam existir diferentes níveis de especialização. Os profissionais de saúde têm a importante missão de cuidar do corpo, mas esse cuidado não exclui o cuidar do ser humano em todas as outras dimensões, pois quem fica doente não é o corpo apenas, mas a pessoa com toda a sua constituição antropológica. Muitos profissionais de saúde cuidam apenas de uma dimensão da necessidade do paciente. É bem provável que vários não tenham o treinamento para responder às necessidades espirituais, mas existe um nível básico desse tipo de cuidado que qualquer pessoa pode oferecer. Também devemos reconhecer que mesmo entre líderes religiosos há necessidade de uma formação mais específica para lidar com adoecimento grave e morte. É fundamental saber integrar as necessidades espirituais dos pacientes e das famílias no plano de assistência, oferecer oportunidades para que expressem a sua espiritualidade; e estar consciente dos limites que talvez precisem ser respeitados em termos de cultura, tabus, valores e escolhas.[5]

Embora todos os membros da equipe devam ser pelo menos um generalista no cuidado da espiritualidade, o capelão é o especialista em cuidados espirituais e, sempre que possível, pacientes com necessidades e/ou angústias espirituais devem ser encaminhados para este. O serviço de capelania é uma ferramenta importante e desempenha um papel fundamental no hospital ao fornecer assistência espiritual aos pacientes e familiares. É um trabalho que vem sendo reconhecido como parte constitutiva do trabalho terapêutico e que pode ser um poderoso instrumento de colaboração junto aos profissionais de saúde no atendimento integral ao paciente e aos seus familiares.[6]

Considerando o capelão como um terapeuta espiritual, ele deve estar atento à mensagem que vem de um nível ainda mais profundo dos pacientes, do que as escrituras sagradas chamam de coração, isto é, do interior espiritual da pessoa. Isso requer paciência e, certamente, é geralmente um erro começar a fazer perguntas espirituais ao paciente com quem o nível de confiança necessário ainda não foi estabelecido. Essa relação de confiança deriva, antes de tudo, do carisma do capelão como aquele que foi enviado pela Igreja para falar das particularidades de Deus e em Seu nome. É preciso cultivar uma escuta empática e estar atento ao que o paciente expressa, tanto verbal quanto não verbalmente, para se colocar em sintonia com as necessidades, sentimentos e desejos dele; bem como estar consciente que sua tarefa não é fazer desaparecer a dor daquele a quem acompanha, mas ser, com sua própria presença, um sinal de esperança na dificuldade.

Mesmo que essa assistência seja muitas vezes silenciosa, pois o silêncio pode ser o único desejo do paciente naquele momento, o importante é saber dar espaço e permitir ao outro que expresse os mais diversos estados de ânimo, como a tristeza, a raiva, o desânimo, o medo, o sentimento de culpa. Acolher os sentimentos promove ao outro uma sensação de alívio, de uma gradual resolução, e a obtenção de uma crescente paz interior. Deve-se aceitar o remorso e o arrependimento dos interlocutores por erros cometidos, por ações incompletas e oportunidades perdidas sem a necessidade de educar, reprimir ou dificultar a confissão espontânea; bem como rezar quando oportuno, tomando sempre como inspiração a situação própria das pessoas envolvidas e de suas crenças.

O trabalho do capelão deve assegurar que o sofrimento não se torne o deus da pessoa, mas que deixe espaço para a oração, para os relacionamentos, para os momentos positivos. O capelão deve se tornar uma presença compassiva nas condolências daqueles que experimentaram a perda de um bem que causa aflição e, ao mesmo tempo, facilitar os processos de maturação interior, trabalhando para assegurar que a perda de algumas certezas se torne um chamado para descobrir outras mais autênticas. A tentação à autopiedade, à vitimização, à depressão se combate pela descoberta de uma nova hierarquia de valores e prioridades, assim como pela transformação da percepção da própria fragilidade e fraqueza numa jornada de descoberta de si e dos outros.

Abordagem do cuidado espiritual

O primeiro passo do cuidado espiritual consiste em compreender a estrutura e os valores espirituais do paciente; o segundo passo envolve a triagem de problemas espirituais. Pacientes com necessidades espirituais devem ser encaminhados para atendimento espiritual especializado, em que o profissional de assistência espiritual administrará uma avaliação detalhada.

Existem muitas ferramentas disponíveis para cada estágio. A realização de uma triagem espiritual para avaliar a presença ou ausência de necessidades e/ou sofrimento espiritual pode ser feita logo na admissão do paciente. Tem como objetivos identificar aqueles que necessitam de mais avaliação e cuidado espiritual, avaliar emergências espirituais que possam exigir a necessidade imediata de um capelão, assim como identificar pacientes que podem se beneficiar de uma avaliação espiritual aprofundada por um capelão. Existem evidências do uso desse tipo de ferramenta de triagem, validada como uma medida de bem-estar espiritual e sofrimento espiritual em cuidados paliativos, como o protocolo de triagem chamado *Rush protocol*, assim como a utilização de uma pergunta única: "você está em paz?" ou "você tem alguma dor espiritual?".[7] Todas essas ferramentas têm se mostrado eficazes para apontar a necessidade de assistência espiritual também entre os familiares.

Para fornecer cuidados espirituais apropriados, recomenda-se ainda que seja feita uma história espiritual. Os principais objetivos de uma história espiritual são: convidar os pacientes a definirem o que é espiritualidade para eles e seus objetivos espirituais; aprender sobre as crenças e valores do paciente; avaliar a angústia espiritual (falta de sentido e desesperança) e os recursos espirituais de força (esperança, sentido e objetivo de vida, resiliência); fornecer uma oportunidade para um cuidado compassivo pelo qual o profissional de saúde se conecta ao paciente de uma maneira mais profunda; capacitar o paciente a encontrar recursos internos de cura e aceitação; identificar crenças espirituais e religiosas que podem afetar a tomada de decisões em saúde; e identificar práticas espirituais ou rituais que possam ser úteis e incorporados no tratamento ou plano de cuidados.[8]

O médico tem a seu dispor um amplo conjunto de perguntas que lhe permite captar as características espirituais, os recursos e as necessidades de um paciente e de seus familiares. Alguns modelos de anamnese espiritual foram desenvolvidos e validados para o uso na prática médica, entre eles o FICA, o SPIRIT e o HOPE.[9]

O registro da história espiritual e a triagem de necessidades espirituais estabelecem uma base para cada paciente em cuidados paliativos. Algumas dessas informações podem ser registradas em outras partes do plano de atendimento ao paciente, como em aspectos sociais do atendimento ou informações da família. A documentação sobre espiritualidade e cuidados com a espiritualidade no ambiente da saúde apoia a prática de cuidados com a espiritualidade nos cuidados paliativos durante toda a trajetória da doença. Iniciativas destinadas a padronizar o vocabulário no cuidado com a espiritualidade facilitarão esse processo.[10,11]

REFERÊNCIAS BIBLIOGRÁFICAS

1. Saunders C. Spiritual pain. J Palliat Care. 1988; 4(3):29-32.

2. van de Geer J, Groot M, Andela R, Leget C, Prins J, Vissers K, et al. Training hospital staff on spiritual care in palliative care influences patient-reported outcomes: Results of a quasi-experimental study. Palliat Med. 2017; 31(8):743-53.

3. de Souza CFB. Espiritualidade e bioética. Rev Pistis Prax Teol Pastor. 2013; 5(1):3.

4. Best M, Leget C, Goodhead A, Paal P. An EAPC white paper on multi-disciplinary education for spiritual care in palliative care. BMC Palliat Care. 2020; 19(1):9.

5. Camara SL, Do Vale TG, Bassani MA. A preparação dos padres para lidarem com a situação de morte no Brasil: uma revisão documental e crítica. RCT. 2019; (93):322-47.

6. Balboni TA, Fitchett G, Handzo GF, Johnson KS, Koenig HG, Pargament KI, et al. State of the Science of Spirituality and Palliative Care Research Part II: Screening, Assessment, and Interventions. J Pain Symptom Manage. 2017; 54(3):441-53.

7. Steinhauser KE, Voils CI, Clipp EC, Bosworth HB, Christakis NA, Tulsky JA. "Are you at peace?": one item to probe spiritual concerns at the end of life. Arch Intern Med. 2006; 166(1):101-5.

8. Lucchetti G, Bassi RM, Lucchetti ALG. Taking spiritual history in clinical practice: a systematic review of instruments. New York: Explore. 2013; 9(3):159-70.

9. Cobb M, Puchalski CM, Rumbold BD (orgs.). Oxford textbook of spirituality in healthcare. Oxford: Oxford University Press; 2012. 501 p.

10. Hilsman GJ. Spiritual care in common terms: how chaplains can effectively describe the spiritual needs of patients in medical records. Philadelphia: Jessica Kingsley Publishers; 2016. 286 p.

11. Puchalski CM, Vitillo R, Hull SK, Reller N. Improving the Spiritual Dimension of Whole Person Care: Reaching National and International Consensus. J Palliat Med. 2014; 17(6):642-56.

Odontologia

37

Sumatra Melo da Costa Pereira Jales
Ana Carolina Porrio de Andrade
José Tadeu Tesseroli de Siqueira

A exemplo das demais áreas da saúde, a odontologia em cuidados paliativos tem o foco em aliviar sinais e sintomas bucais de pacientes com doenças ativas, progressivas e avançadas, devido ao comprometimento da cavidade bucal de uma forma direta ou indireta pela doença e/ou seu tratamento, e o foco do cuidado é melhorar a qualidade de vida do paciente.[1]

Os sintomas na cavidade oral têm um imenso impacto na qualidade de vida do paciente com doenças avançadas. Isso ocorre porque a região orofacial, particularmente a boca, tem características próprias, é toda revestida por mucosa, com grande vascularização, e inervação trigeminal complexa, o que justifica a sua grande sensibilidade.

Quando presentes, esses sintomas causam considerável morbidade e reduzem o bem-estar físico e emocional do paciente. As consequências da dor e de outros sintomas na cavidade oral são significantes, pois não há somente implicações físicas, como a redução da ingesta oral e perda de peso, mas pode haver também efeitos psicológicos devido ao prejuízo na comunicação e sentimentos de isolamento e exclusão social.[2]

Por isso, o papel do cirurgião-dentista no cuidado desses pacientes está focado na preservação, na manutenção das funções e da saúde bucal, e na reabilitação quando possível (Quadro 37.1).[3]

O dentista contribui fornecendo intervenções próprias da sua área de atuação profissional, além de cuidados de suporte que assegurem uma boca mais saudável, livre de infecção e dor.[4]

Nos pacientes em cuidados paliativos, a cavidade oral é o primeiro local a apresentar sintomas e perda de função. Villas Boas, em 2017,[5] observou que 76,2% de sua amostra apresentou pelo menos um sintoma bucal, e que cerca de 90% dela apresentava mais de um sinal ou sintoma orofacial concomitante.

Apesar disso, os pacientes nem sempre se queixam espontaneamente de desconfortos na boca por acreditarem que sejam decorrentes da própria doença ou de seus tratamentos e por, muitas vezes, não serem capazes de se queixar por uma limitação física ou cognitiva.[6,7] Sendo assim, é necessário o auxílio do cuidador/familiar e da equipe na identificação das necessidades odontológicas desse paciente.

Ao relacionar os sinais e sintomas bucais às doenças de base em cuidados paliativos, pode-se observar maior prevalência de xerostomia e a hipossalivação em pacientes com falências orgânicas e câncer,[8,9] enquanto, nas doenças neurológicas, predominam o trismo e a sialorreia/babação.[10]

Quadro 37.1. Atribuições, competências e ações do cirurgião-dentista que atua em cuidados paliativos.

Diagnóstico, prevenção e controle da dor orofacial
Diagnóstico, prevenção e tratamento de doenças bucais
Diagnóstico, prevenção e tratamento de focos de infecções bucais
Prevenção e alívio de sinais e sintomas bucais doença de base ou ao seu tratamento
Orientação aos cuidadores e demais membros da equipe multidisciplinar
Orientação sobre dieta e mastigação
Elaboração de um plano de cuidados bucais que sejam inseridos ao plano de cuidados global do paciente
Realização de um tratamento odontológico compatível com o momento da história natural da doença do paciente

Fonte: Adaptado de Jales e Siqueira, 2012.[3]

Vilas Boas, em 2017,[5] observou em uma amostra de pacientes em fase final de vida o aumento da hipossalivação e dos lábios ressecados quanto maior a proximidade do óbito, associados ao uso de medicações anticolinérgicas e à baixa funcionalidade (≤ 30).

Em uma caracterização da condição orofacial de uma amostra de 436 pacientes em cuidados paliativos em um hospital de alta complexidade, a dor foi o segundo sintoma mais frequentemente observado (20%), sendo a dor de dente a mais prevalente.[11]

A cárie é comumente observada no último ano de vida e acomete cerca de 40% dos dentes remanescentes desses indivíduos. Não podemos deixar de salientar outros fatores etiológicos para a dor orofacial nesse perfil de pacientes, como as próteses desadaptadas, hipossalivação e o traumatismo das mucosas. A dor e a infecção bucal podem levar ao desequilíbrio homeostático e acelerar o declínio funcional.[12]

Por isso é fundamental o diagnóstico de doenças bucais, como cárie, doença periodontal e infecções oportunistas que são regularmente negligenciadas e têm impacto na saúde geral de pacientes com doenças graves, particularmente naqueles em fase final de vida.[2]

Como descrito, as diferentes doenças de base têm impactos distintos sobre os padrões de doenças bucodentais. Portanto, estratégias diferentes de cuidados odontológicos devem ser adotadas para cada paciente.

O cuidado bucal deve ser considerado como parte do plano integral de cuidados, para reduzir não apenas a carga microbiana da boca, mas também o risco de dor e infecção bucal. Deve-se planejar o tipo de atendimento odontológico a ser realizado, priorizando o controle da dor, eliminação de focos de infecção, alívio de sintomas e do sofrimento.[13]

O plano de cuidados bucais, definido após discussão em equipe multiprofissional, deve estar baseado em cuidados preventivos, curativos e paliativos.[14] O tratamento odontológico, individualizado para cada paciente, deve ser definido após a criteriosa avaliação multifatorial (Figura 37.1), a fim de minimizar o tratamento fútil, e deve ser realizado sempre em momento oportuno com o objetivo de evitar desconforto desnecessário.

À medida que o paciente evolui para a fase final de vida, as metas precisam ser reavaliadas e os cuidados readequados. Os sintomas tendem a surgir ou aumentar com a progressão da doença;[15] por isso é de suma importância a avaliação contínua e sistematizada da cavidade oral.

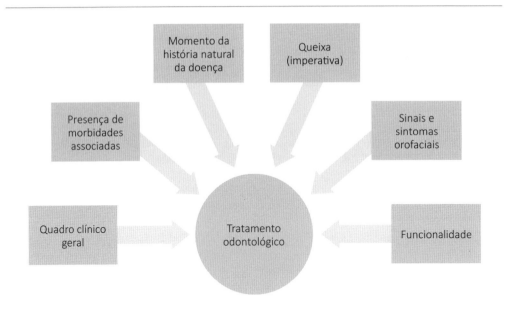

FIGURA 37.1. Fatores que modulam a indicação do tratamento odontológico de pacientes em cuidados paliativos.

A odontologia transita da fase de ênfase ao diagnóstico para esta nova fase, que é a de contribuir com sua competência técnica para reduzir o sofrimento dos pacientes.[14] Apesar disso, poucos serviços de cuidados paliativos no Brasil contam com a presença do cirurgião-dentista integrado à sua equipe. Isso se deve ao desconhecimento do papel do dentista, e das necessidades odontológicas dos pacientes por parte da equipe, bem como dos próprios cirurgiões-dentistas.

A necessidade de um cirurgião-dentista especializado e integrado a uma equipe multiprofissional de cuidados paliativos já está bem estabelecida na literatura especializada, mas ainda assim existem poucos interessados no cuidado a esse tipo de paciente.

REFERÊNCIAS BIBLIOGRÁFICAS

1. Wiseman MA. Palliative care dentistry. Gerodontology. 2000; 17(1):49-51.
2. Jales SMCP, Siqueira JTT. O papel do dentista na equipe. In: Carvalho RT, Parsons HA (eds.). Manual de Cuidados Paliativos ANCP. 2 ed. Porto Alegre: Meridional; 2012. p. 366-72.
3. Jales SMCP, Siqueira JTT. Cuidados paliativos odontológicos em doentes oncológicos. In: Siqueira JTT, Teixeira MJ (eds). Dores Orofaciais - Diagnóstico e Tratamento. São Paulo: Artes Médicas; 2012. p. 582-96.
4. Jales SMCP, Siqueira JTT. Papel do dentista na equipe. In: Pinto AC, et al. (eds.). Manual de Cuidados Paliativos. Rio de Janeiro: Diagraphic; 2009. p. 241-4.
5. Vilas Boas PD. Avaliação das complicações bucais na fase final de vida de pacientes em cuidados paliativos [monografia]. São Paulo: Residência multiprofissional de Saúde do idoso em Cuidados Paliativos do Hospital das Clínicas da Faculdade de Medicina da Universidade de São Paulo; 2017.
6. Chen X, Kistler CE. Oral health care for older adults with serious illness: when and how? J Am Geriatr Soc. 2015; 63(2):375-8.
7. Jales SMCP, Vilas Boas PD. Avaliação orofacial e tratamento odontológico. In: Carvalho RT, et al. (eds.). Manual da Residência de Cuidados Paliativos: Abordagem Multidisciplinar. Barueri, SP: Manole; 2018. p. 887-94.

8. Damasceno NNL. Avaliação de um protocolo de hidratação bucal para pacientes em cuidados paliativos. Série de casos [monografia]. São Paulo: Residência de Odontologia Hospitalar do Hospital das Clínicas da Faculdade de Medicina da Universidade de São Paulo; 2018.

9. Rocha NDB. Avaliação da condição orofacial de pacientes cardiopatas em cuidados paliativos de um hospital quaternário. Modalidade de interconsulta [monografia]. São Paulo: Residência multiprofissional de Saúde do idoso em Cuidados Paliativos do Hospital das Clínicas da Faculdade de Medicina da Universidade de São Paulo; 2020.

10. Jales SMCP. Abordagem odontológica em paciente com sequela neurológica grave. In: Carvalho RT, Rocha JA, Franck EM. Cuidados paliativos - Falências orgânicas. 1 ed. Rio de Janeiro: Atheneu; 2019. p.1427-42.

11. Mendes MSS. Estrutura da assistência odontológica em uma equipe multiprofissional de Cuidados Paliativos [monografia]. São Paulo: Residência multiprofissional de Saúde do idoso em Cuidados Paliativos do Hospital das Clínicas da Faculdade de Medicina da Universidade de São Paulo; 2019.

12. Chen X, Clark JJ, Preisser JS, Naorungroj S, Shuman SK. Dental caries in older adults in the last year of life. J Am Geriatr Soc. 2013; 61(8):1345-50.

13. Chen X, Chen H, Douglas C, Preisser JS, Shuman SK. Dental treatment intensity in frail older adults in the last year of life. J Am Dent Assoc. 2013; 144(11):1234-42.

14. Jales SMCP. Avaliação da efetividade de um protocolo de cuidados odontológicos no alívio da dor, sintomas bucais e melhora da qualidade de vida em pacientes com câncer de cabeça e pescoço em cuidados paliativos: ensaio clínico não-controlado. São Paulo: Universidade de São Paulo; 2011.

15. Saini R, Marawar P, Shete S, Saini S, Mani A. Dental expression and role in palliative treatment. Indian J Palliat Care. 2009 jan; 15(1):26-9.

Farmácia

38

Maria Fernanda Barbosa

Diante do desafio de se obter o controle de sintomas e promover a melhor qualidade de vida possível a pacientes em cuidados paliativos (CP), os farmacêuticos se destacam pelo seu vasto campo de atuação, principalmente em relação ao manejo da farmacoterapia.[1]

As atividades por eles desenvolvidas compreendem ações de caráter administrativo, relacionadas ao ciclo da assistência farmacêutica (seleção, aquisição, distribuição e dispensação de medicamentos); atividades educativas, relativas a profissionais de saúde e à comunidade; bem como aquelas de caráter clínico, as quais vêm sendo incorporadas aos serviços de saúde mais recentemente.[2]

No Brasil, já é possível observar o crescimento, nos últimos anos, da implantação de serviços clínicos farmacêuticos nos níveis hospitalar, ambulatorial e domiciliar, prestando cuidado direto ao paciente, à família e à comunidade. Tais ações, visando reduzir a morbimortalidade relacionada ao uso dos medicamentos e promover a saúde por meio de medidas educativas, são ainda capazes de prevenir doenças e outras condições desfavoráveis à saúde.[3,4]

Essas atividades clínicas constituem uma filosofia de trabalho chamada farmácia clínica, e tal filosofia se concretiza por meio da prática dos chamados cuidados farmacêuticos, que colocam o paciente como o objeto principal das suas atividades.[3]

Cabe ressaltar que, em consonância com o modelo de cuidado contínuo, em 2016, a American Society of Health-System Pharmacists (ASHP) publicou o *ASHP Guidelines on the Pharmacist's Role in Palliative and Hospice Care,* no qual destaca que os farmacêuticos que atuam em cuidados paliativos devem desenvolver todas as atividades acima descritas, desde a fase curativa até a fase exclusivamente paliativa da trajetória das doenças, para o tratamento de crianças, adultos e idosos.[2]

Assim, a atuação do farmacêutico em cuidados paliativos abrange um leque de atividades exercidas nos diferentes níveis de assistência, que vão desde as atividades consideradas essenciais, desenvolvidas pela maioria dos serviços, até aquelas consideradas mais complexas e que envolvem a assistência direta ao paciente e sua família, incluindo, ainda, atividades relacionadas ao ensino e à pesquisa.[2,4,5]

Tais atividades são selecionadas de acordo com as necessidades da instituição, estabelecidas pela alta gestão, bem como a partir do julgamento crítico do profissional, visando atender da forma mais adequada a população, de acordo com a estrutura e o número de farmacêuticos disponíveis, e conforme o tempo de dedicação desses farmacêuticos a atividades exclusivamente ligadas à equipe de cuidados paliativos.[2,6]

Atividades farmacêuticas de cunho administrativo e educativo voltadas aos cuidados paliativos

O ciclo da assistência farmacêutica apresenta etapas pertinentes a qualquer serviço farmacêutico, tais como: seleção, programação, aquisição, armazenamento e distribuição de medicamentos e insumos hospitalares.[7]

No entanto, ao ser transportado para o universo dos cuidados paliativos, deve-se dar especial atenção:

- À lista de medicamentos considerados essenciais, como parâmetro mínimo ou ponto de partida para a seleção. Nesse aspecto, ganha destaque o acesso a medicamentos controlados pela Portaria MS/SVS 344/98 e suas atualizações, em especial os opioides;[8]
- Ao perfil de pacientes atendidos (adultos *vs.* crianças, prestação de cuidados relacionados a câncer avançado, HIV/Aids, demências, doenças cardíacas, entre outras patologias que exigem diferentes abordagens para os cuidados paliativos);
- Ao perfil de atendimento (ambulatorial, internação em hospital, internação em domicílio);
- À disponibilidade de serviço de farmacotécnica que viabilize as transformações farmacêuticas necessárias, como, por exemplo, a produção de xarope, pirulitos ou supositórios contendo opioides; fracionamento de líquidos orais para os pacientes que utilizam vias alternativas para administração de medicamentos e alimentos; bem como a produção de soluções para administração intravenosa;
- À natureza do serviço (público ou privado);
- Ao regime de dispensação (unitário, individualizado ou coletivo), que interfere no processo de programação de aquisição;
- À logística de armazenamento e distribuição, visando à manutenção do controle de sintomas pela continuidade do fornecimento do medicamento e dos demais insumos, bem como a rastreabilidade para o posterior monitoramento de reações adversas a medicamentos (RAM) e/ou desvios de qualidade.[4,5,7]

No entanto, as atividades relativas ao ciclo da assistência farmacêutica trazem como desdobramento algumas interações de caráter multidisciplinar, tais como:

- Participação na elaboração de protocolos de utilização de medicamentos (soluções analgésicas, terapia subcutânea, sedação paliativa, entre outros);
- Participação na elaboração de protocolos e diretrizes clínicas;
- Participação em comissões: farmácia e terapêutica, controle de infecção hospitalar e domiciliar, nutrição e dietética, revisão de prontuário, gerenciamento da dor, entre outras;
- Participação nos núcleos de segurança do paciente;
- Estabelecimento de atividades de ensino voltadas à formação de farmacêuticos para atuação em CP; ao treinamento dos demais membros da equipe de saúde; e a familiares, cuidadores e agentes de saúde, em questões relacionadas ao uso seguro e racional de medicamentos;
- Desenvolvimento de pesquisas relacionadas a cuidados paliativos em âmbitos não clínicos, como gerenciais e de saúde pública;
- Gerenciamento de indicadores que avaliem o impacto dos serviços farmacêuticos prestados nos desfechos de saúde.[2,5]

Cuidados farmacêuticos voltados a pacientes sob cuidados paliativos

Apesar do primeiro relato de incorporação do farmacêutico na equipe de CP ser de uma equipe canadense em 1987, muitas dessas equipes, em todo o mundo, ainda não contam com um farmacêutico como membro regular.[5]

A literatura aponta que os cuidados farmacêuticos voltados aos pacientes sob CP são diversos e apresentam diferentes níveis de implantação dependendo do país e da estruturação da equipe de cuidado. Isso tem impacto direto na qualidade do cuidado prestado, por meio da prevenção e monitoramento de problemas relacionados a medicamentos (PRM), promovendo, ainda, economia e otimização de recursos pelo uso racional e custo-efetivo de medicamentos.[4-6,9]

As atividades de cuidado farmacêutico no âmbito dos CP e alguns conhecimentos necessários ao seu desempenho estão sumarizados no Quadro 38.1.

Esse quadro reitera semelhanças relativas à prática do cuidado farmacêutico e especificidades desse no âmbito dos CP. Observa-se, portanto, um vasto campo de trabalho para o farmacêutico

Quadro 38.1. Cuidados farmacêuticos e competências aplicadas ao cuidado paliativo.

Cuidado farmacêutico	Observações
Conciliação medicamentosa	• Processo documentado de verificação da continuidade ou suspensão de medicamentos em cada fase de transição de cuidado (ambulatório, domicílio, admissão, transferência e alta hospitalar)[1,2,9,10]
Seguimento farmacoterapêutico	• Acompanhamento do histórico de utilização de medicamentos, com intervenções visando identificar, resolver e prevenir problemas relacionados a medicamentos (p. ex., conversão de opioides, RAM, adequação de via de administração, entre outros) • Acompanhamento de exames laboratoriais que influenciem a eficácia e segurança dos medicamentos utilizados[1,2]
Avaliação da adesão	• Verificação da adesão ao tratamento proposto, buscando realizar ajustes que viabilizem maior adesão, tais como: ajustar horários de administração, investigar RAM, investigar crenças (medos e mitos relacionados ao uso de medicamentos) • Verificação da correta utilização e registro da utilização de medicamentos em regime "se necessário" ou "SOS" • Elaboração de receita especial facilitada para melhor compreensão do regime terapêutico por parte de paciente/familiares com barreiras de entendimento[1-6,11]
Promoção do uso seguro de medicamentos	É preciso: • Protocolar o uso *off-label* de medicamentos e as transformações farmacêuticas para viabilizar a utilização de vias alternativas de administração de medicamentos • Emitir alertas visando à prevenção de erros de medicação no ambiente hospitalar e domiciliar • Estabelecer com a equipe parâmetros para a identificação de sinais de toxicidade e parâmetros para monitoramento do paciente em uso de medicamentos de alto risco • Auxiliar na desprescrição de medicamentos • Auxiliar na redução da polifarmácia[2,5,12,13]
Utilização de escalas padronizadas	• Estar familiarizado com os instrumentos de avaliação e prognóstico, como escala analógica visual para dor, inventário breve da dor, escala de Edmonton, escalas de *performance status*, constipação, entre outras[2-6,11]
Documentação do plano de cuidados farmacêutico	• Documentação sistemática dos objetivos a serem alcançados em cada etapa, bem como das ocorrências, intervenções e desfechos alcançados em prontuário[3]

nos CP especialmente no Brasil, onde poucas iniciativas dessa natureza têm sido documentadas e onde se encontram tantas diferenças quanto a questões de ordem prática, como controle, acesso e monitoramento do uso de opioides e demais medicamentos de alto risco.[14]

Na perspectiva de ampliação do campo de atuação e da melhoria do serviço prestado, cabe ressaltar a necessidade de ampliação da formação na área, uma vez que ainda encontramos o CP como um tema pouco discutido nos cursos universitários de farmácia, bem como poucos cursos de pós-graduação com característica multidisciplinar e que ofereçam o campo de prática.

Desenvolver competências, habilidades e atitudes inerentes à farmácia clínica em CP caracteriza-se como uma necessidade urgente, não só no Brasil, pois é capaz de promover qualidade e segurança aos serviços e, principalmente, impactar de forma positiva a vida de pacientes, familiares, cuidadores e profissionais de saúde envolvidos nos CP, objetivo primordial dessa modalidade de cuidado.[2,4,5,9]

REFERÊNCIAS BIBLIOGRÁFICAS

1. Pruskowski J, Arnold R, Skledar SJ. Development of a health-system palliative care clinical pharmacist. Am J Health Syst Pharm. 2017; 74(1):999-1000.

2. ASHP Guidelines on the Pharmacist´s Role in Palliative Care and Hospice Care. Am J Health Syst Pharm. 2016 set; 73(17):e6-8.

3. CFF. Serviços farmacêuticos diretamente destinados ao paciente, à família e à comunidade: contextualização e arcabouço conceitual. Brasília: Conselho Federal de Farmácia; 2016.

4. Krzyżaniak N, Pawłowska I, Bajorek B. An overview of pharmacist roles in palliative care: a worldwide comparison. Med Paliatywna w Prakt. 2016; 10(4):160-73.

5. Dispennette R, Hall LA, Elliott DP. Activities of palliative care and pain management clinical pharmacists. Am J Health Syst Pharm. 2015; 72(12):999-1000.

6. Crula M, Oosterhofb P. The oncology pharmacist as part of the palliative treatment team. Int J Pharm Pract. 2020; 28:92-6.

7. Marin N. Assistência Farmacêutica para gerentes municipais. Rio de Janeiro: OPAS/OMS; 2003. Disponível em: www.paho.org/bra/index.php?option=com_docman&task=doc_view&gid=742&Itemid=423. Acessado em: mar. 2020.

8. Brasil. Ministério da Saúde/SNVS. Resolução RDC n.º 372 de 15 de abril de 2020. Dispõe sobre a atualização do Anexo I (Listas de Substâncias Entorpecentes, Psicotrópicas, Precursoras e Outras sob Controle Especial) da Portaria SVS/MS n.º 344, de 12 de maio de 1998, e dá outras providências. Brasília: Diário Oficial da República Federativa do Brasil; 2020.

9. Pawłowska I, Pawlowski L, Lichodziejewsha-Niemierko M. The role of a pharmacist in a hospice: a Nationwide survey among hospice director, pharmacists and physicians. Eur J Hosp Pharm. 2016; 23:106-12.

10. ISMP. Prevenção de erros de medicação na transição do cuidado. Boletim ISPM. 2019; 8(2):4-11.

11. Ma JD, et al. Retrospective analysis of pharmacist interventions in an ambulatory palliative care practice. J Pharm Pract. 2016; 22(6):757-65.

12. Marin H, Mayo P, Thai V, et al. The impact of palliative care consults on deprescribing in palliative care patients. Support Care Cancer; 2019.

13. Uchida M, Suzuki S, Sugawara H, et al. A nationwide survey of hospital pharmacist interventions to improve polypharmacy or patients with cancer in palliative care in Japan. J Pharm Health Care Sci. 2019; 5:14.

14. Pinkerton R, Mitchell G, Hardy J. Stringent control of opioids: sound public health measures, but a step too far in palliative care? Curr Oncol Rep. 2020; 22(4):34.

Educação Física

39

Breno Augusto Bormann de Souza Filho

Nos cuidados paliativos (CP), a preservação da funcionalidade global dos pacientes e de seus familiares/cuidadores durante todo o processo de cuidado é essencial.[1] Assim, estratégias de reabilitação focadas na manutenção e promoção da independência funcional, bem como da prevenção e retardo de complicações deletérias, são cada vez mais estimuladas e inseridas nos serviços de saúde.[2]

Nesse sentido, os cuidados paliativos de reabilitação integram, ao modelo holístico de CP, reabilitação, habilitação, autogestão e autocuidado. Trata-se de uma abordagem interdisciplinar, na qual todos trabalham colaborativamente com o paciente e seus familiares/cuidadores para apoiá-los a alcançar seus objetivos e prioridades, no intuito de otimizar a função e o bem-estar, dentro das limitações do avanço da doença e/ou condição clínica.[1]

Essa compreensão inclui o profissional de educação física (PEF) nas equipes de CP. Profissional de saúde amparado pela Resolução n. 287 de 8 de outubro de 1998 do Conselho Nacional de Saúde, o PEF apresenta atuação nos campos da prevenção, promoção, proteção, manutenção e reabilitação da saúde, bem-estar e melhora da qualidade de vida dos indivíduos, podendo atuar em todos os níveis de atenção à saúde.

Assim, este capítulo objetiva apresentar caminhos para a compreensão e tomada de decisão durante o acompanhamento de indivíduos em CP.

Acompanhamento dos paciente e seus familiares/cuidadores

◆ Biografia

Nos cuidados paliativos, conhecer o paciente e seus familiares/cuidadores é essencial para o processo de apoio e cuidado.[3] Dessa forma, inicialmente, o PEF deve realizar uma escuta empática e atenta do paciente e seus familiares/cuidadores em relação às suas biografias com a finalidade de conhecer suas histórias de vida prévias e pós-diagnóstico, bem como suas expectativas, medos e desejos com relação ao futuro de ambos.

Esse momento é importante para a criação de vínculo, sendo imprescindível que o paciente e seus familiares/cuidadores se sintam acolhidos e respeitados, facilitando o diálogo, apoio e confiança durante todo o processo de cuidado. Esse momento pode ser realizado em conjunto ou individualmente. Entretanto, ao passo que se fortalece o vínculo, é importante verificar a necessidade de realizar conversas conjuntas e individuais, uma vez que podem existir assuntos específicos que demandem privacidade.

◆ Aspectos biopsicossociais, espirituais e clínico-epidemiológicos relacionados à doença e/ou ao tratamento

O PEF deve realizar, por meio de questionários, entrevistas e/ou análise do prontuário, a coleta de informações relacionadas a fatores biológicos (genéticos, bioquímicos etc.), psicológicos (estado de humor, de comportamento, sobrecarga do cuidador etc.), sociais (culturais, suporte e apoio social, socioeconômicos etc.), espirituais (espiritualidade, religiosidade etc.) e clínicos (diagnóstico, tratamento, sintomas etc.). Cada fator pode interferir na saúde e funcionalidade do paciente e seus familiares/cuidadores, influenciando na adesão e aderência ao tratamento e métodos de intervenção a serem pactuados.

Além disso, sabe-se que quanto menor a reserva funcional do paciente, maior o nível de sobrecarga dos cuidadores, o que pode impactar negativamente na saúde de ambos.[1,3] Dessa forma, cabe destacar a necessidade de avaliação e monitorização do nível de sobrecarga do cuidador durante todo o processo de apoio com vistas a orientar as ações realizadas tanto com este quanto com o paciente e demais membros da família. Assim, recomenda-se a utilização da escala de Zarit[4] para avaliação da sobrecarga do cuidador.

◆ Experiências prévias e nível motivacional para a prática de atividades físicas

É importante que o PEF conheça as experiências, sentimentos e nível motivacional dos pacientes e seus familiares/cuidadores em relação à prática de atividades físicas, as quais podem requerer menor ou maior aptidão física funcional, como caminhadas e/ou, até mesmo, treinamento esportivo. A compreensão do sentimento relacionado às atividades e o próprio entendimento do que é atividade física (AF) pode facilitar o diálogo e apresentar melhores caminhos de intervenção, seja por meio de orientação, estímulos e/ou prescrições por parte do PEF.

Assim, recomenda-se a utilização do modelo transteorético, que permite identificar não só o comportamento atual, mas também a intenção de mudança de hábitos num futuro próximo, auxiliando na prevenção de "deslizes" e recaídas relacionadas à prática de AF.[5] O comportamento relacionado à AF é uma questão que vai além de ser ou não praticante. Nesse sentido, identificar aqueles que estão dispostos a praticar AF e os que não pretendem é fundamental no desenvolvimento de estratégias de intervenção mais eficazes.

◆ Avaliação física funcional

É imprescindível a compreensão e avaliação das causas que podem contribuir para o declínio funcional global do paciente e seus familiares/cuidadores (p. ex., doença, tratamento, comorbidade, inatividade, sobrecarga etc.), bem como dos subsequentes estágios que levam a incapacidades, auxiliando, assim, na elaboração do plano de cuidados e nas estratégias de intervenção a serem adotas, compartilhadas e pactuadas.[6] Dessa forma, a capacidade física funcional é um aspecto que requer atenção, e que deve ser avaliado e monitorado pelo PEF durante todo o processo de cuidado.

A avaliação da capacidade física funcional deve, sempre que possível, englobar os componentes da aptidão física relacionados à saúde e habilidades, e pode ser realizada por meio de questionários e/ou testes físicos.[7] Os componentes relacionados à saúde incluem: aptidão aeróbica, muscular, flexibilidade e composição corporal. Aqueles relacionados às habilidades incluem: agilidade, coordenação, equilíbrio, tempo de reação, potência e velocidade. Ambos os componentes são necessários para o aprimoramento, manutenção e retardo do declínio funcional dos pacientes, impactando positivamente em sua qualidade de vida e de seus familiares/cuidadores.[7]

Existem vários instrumentos de avaliação física funcional. Entretanto, recomenda-se que a escolha da ferramenta esteja orientada pelo resultado da avaliação da *palliative performance scale* (PPS)[8] – atual e referente a 15 dias antes – somada à avaliação subjetiva do PEF. Dessa forma, o PEF terá um panorama, que pode facilitar a identificação do melhor método a ser utilizado. Assim, sugere-se a realização de testes físicos funcionais aos pacientes e familiares/cuidadores com maior reserva funcional e menor comprometimento físico funcional, como o *senior fitness test* (SFT)[6] para idosos.

Para indivíduos que apresentem menor reserva funcional associada a maior comprometimento físico funcional – por motivos de evolução da doença, efeitos associados ao tratamento, ou outros –, sendo detectada a impossibilidade de realização de testes físicos funcionais no momento, deve-se utilizar questionários para a avaliação da capacidade física e monitorar a possibilidade de testes físicos no futuro.

É importante salientar que a escolha dos instrumentos e métodos de avaliação deve ser orientada de acordo com as particularidades dos indivíduos a serem avaliados, sendo recomendável a utilização de medidas e instrumentos consolidados e validados cientificamente, com o intuito de minimizar possíveis equívocos e iatrogenias, que podem prejudicar tanto a terapêutica proposta quanto a qualidade de vida e saúde desses pacientes.

◆ Compartilhamento dos resultados das avaliações e escuta das expectativas, preferências e desejos

O fomento à autonomia das pessoas no gerenciamento e tomada de decisões sobre suas vidas é um elemento primordial nos CP.[1,3] Nesse sentido, para que os envolvidos tenham a possibilidade de ponderar acerca de suas possibilidades, prioridades e escolhas, faz-se necessário que o profissional compartilhe suas conclusões e expectativas sobre as avaliações realizadas, o que pode ocorrer por meio de conversas com o paciente e sua família/cuidador, ou individualmente se necessário.

O PEF deve estar atento para o fato de que nem sempre os desejos e prioridades do paciente e/ou de seus familiares/cuidadores estarão alinhados ao projeto terapêutico ideal pensado pelo profissional. Isso não significa uma falha em sua intervenção, tampouco permite que o profissional se exima de sua função de aconselhar, apresentar possibilidades e benefícios da atividade física e acompanhar o desenvolvimento do paciente ao longo do processo de cuidado.

Caso o paciente se recuse a aderir à terapêutica, há ainda que considerar a autonomia dos familiares e cuidadores para decidir sobre si próprios, apesar da escolha do paciente, uma vez que a melhora da funcionalidade do cuidador incide diretamente sobre a saúde e nível de sobrecarga experienciado. Assim, o PEF deve atuar compreendendo e respeitando as diferentes decisões.

Além disso, é preciso considerar que as prioridades, preferências, expectativas e desejos são passíveis de alteração ao longo do tempo, influenciando a variação do nível motivacional para a prática de atividades físicas, o que aponta para a importância de o PEF manter-se vinculado e acompanhando esse paciente e seus familiares/cuidadores.[5]

◆ Construção do projeto terapêutico singular (PTS)

A elaboração do PTS deve ser realizada e orientada de acordo com o plano de cuidados elaborado em equipe, levando em consideração as preferências do paciente e seus familiares/cuidadores, bem como aspectos físicos, sociais, emocionais e espirituais que possam impactar na prática de AF e orientar o PEF no sentido de adequar suas prescrições à situação e ambiente sociocultural vivido pelos indivíduos.

O PTS deve considerar os componentes para a prescrição de AF – frequência, intensidade, tempo, tipo, volume e progressão da atividade[7] – e verificar os possíveis efeitos que cada componente pode exercer e sofrer em relação à progressão da doença, tratamento, sintomas, situação de vulnerabilidade social, *status* laboral, fragilidade emocional, risco de quedas, orientação religiosa, entre outros.[7,9] Deve apresentar, assim, uma abordagem holística que relacione a prática de AF não apenas ao *status* funcional e aptidão física dos indivíduos.

Dentre os métodos de intervenção, o PEF pode dispor de várias técnicas, que vão desde aconselhamento até prescrições de exercícios físicos a serem realizados autonomamente ou supervisionados.[10]realizado em um Hospital Geral do Recife, Brasil, de abril a novembro de 2015. 38 foram alocadas para um programa de exercícios físicos domiciliares, durante 12 semanas, e 37 para o Grupo Controle, o qual recebeu palestras mensais sobre a importância da manutenção de um estilo de vida ativo. Um manual de exercícios físicos e DVD foi previamente desenvolvido e distribuído para o Grupo Intervenção. Foi utilizada a bateria Senior Fitness Test para avaliar a aptidão física. Resultados: Foi observada melhora significativa da força muscular, flexibilidade, equilíbrio e resistência aeróbica no Grupo Intervenção, de acordo com os itens da SFT; Flexão de Antebraço (13,74 - 17,10 repetições, $p < 0,01$ Entretanto, quanto maior a funcionalidade global dos indivíduos e maior nível motivacional para a prática de AF, haverá mais possibilidades de prescrições de exercícios físicos.

◆ Reavaliações para ajustes e atualizações do PTS

A necessidade de adaptações e ajustes nas prescrições e métodos de intervenção pode aumentar com o tempo.[1,3,7,11] Assim, tão importante quanto avaliar, é monitorar e reavaliar os pontos supracitados.

Além disso, dada a frequente atualização científica, ressalta-se a importância de constante atualização dos PEF acerca das melhores ferramentas de avaliação e intervenção a serem utilizadas para cada caso.

Reflexões finais

Por fim, são inúmeros os benefícios relacionados às AF no combate ao declínio funcional global e melhora da qualidade de vida dos pacientes e seus familiares/cuidadores.[9-11] Assim, auxiliá-los a viver tão ativamente quanto possível, dentro das suas limitações, é essencial.[1]

Os cuidados paliativos de reabilitação, por sua vez, devem ser compreendidos de maneira ampla e transdisciplinar, pautados em intervenções planejadas em todas as dimensões do cuidado (física, social, emocional e espiritual). O fracionamento das ações de reabilitação, ou a presença de demasiada ênfase em uma das dimensões em detrimento de outra(s), pode favorecer o potencial iatrogênico das ações de cuidado em saúde.

REFERÊNCIAS BIBLIOGRÁFICAS

1. Tiberini R, Richardson H. Rehabilitative Palliative Care: A Challenge for the 21st Century. Hospice UK; 2015.
2. Gómez-Batiste X, Connor S. Building Integrated Palliative Care Programs and Services. 2017.
3. MacLeod RD, Van den Block L. Textbook of Palliative Care. New York, NY: Springer Berlin Heidelberg; 2019.
4. Brasil. Cadernos de Atenção Básica: Envelhecimento e Saúde da Pessoa Idosa. 2006.
5. Marcus B, Forsyth L. Motivating People to Be Physically Active. 2 ed. Champaign, IL: Human Kinetics; 2009.
6. Rikli RE, Jones CJ. Senior Fitness Test Manual. 2 ed. Human Kinetics; 2012.
7. American College of Sports Medicine; Riebe D, Ehrman JK, Liguori G, Magal M (eds.). ACSM's Guidelines for Exercise Testing and Prescription. 10 ed. Philadelphia: Wolters Kluwer; 2018.
8. Maciel MGS, Carvalho RT. Portuguese Brazilian Translation of Palliative Performance Scale (PPS Version 2). 2009.

9. Bushman BA; American College of Sports Medicine (eds.). ACSM's Complete Guide to Fitness & Health. 2 ed. Champaign, IL: Human Kinetics; 2017.

10. Souza Filho BAB, Silva Júnior JR, Smethurst WS, et al. Efeito de 12 semanas de exercício físico domiciliar na aptidão física de idosas com câncer de mama em hormonioterapia. Acta Fisiátr. 2019; 26(1). doi: 10.11606/issn.2317-0190.v26i1a163420.

11. To THM, Currow DC, Swetenham K, Morgan DD, Tieman J. How Can Activity Monitors Be Used in Palliative Care Patients? J Palliat Med. 2019; 22(7):830-2. doi: 10.1089/jpm.2018.0414.

Equipe Multidisciplinar, Interdisciplinar e Transdisciplinar

40

Flávia Cristina dos Santos Dourado
Walmir Cedotti

A compreensão da atuação em equipe, seja interdisciplinar, multidisciplinar ou transdisciplinar, passa necessariamente pela compreensão da essência do cuidar. Não faria sentido pensar o cuidar por uma única perspectiva, pois isso implicaria desconsiderar a complexidade do ser humano em sua dimensão mais abrangente, isto é, suas necessidades emocionais, físicas, sociais e espirituais. Diante de tais demandas, é ilusório acreditar que um único campo de conhecimento possa oferecer o cuidado adequado e resolutivo àquele que adoece. Por isso, faz-se necessário o trabalho em equipe para que a atuação favoreça o melhor desfecho clínico ao paciente.

Trabalhando em equipe, os profissionais das diferentes áreas experienciam uma ação multifacetada, permitindo o aprofundamento de saberes e a integração das especialidades, e lançando, assim, um olhar transformado para aquele que cuida e é cuidado.

Na compreensão da equipe de saúde, "[...] o cuidado é a expressão de uma relação de interdependência, que só existe de fato dentro de um contexto de troca e de despertar para a vida. Assim, o ato de cuidar integra a racionalidade ao afeto. Envolve estratégias para completar o potencial de mudanças, de construção e re-construção de conhecimentos, de ruptura de paradigmas, tendo como foco a construção da autonomia e liberdade, síntese das diversas formas de cuidar".[1]

Dessa forma, o cuidar na perspectiva da atuação em equipe, como dissemos, contempla o encontro de diferentes especialidades, diferentes saberes, cujo objetivo final é o bem-estar do paciente e de seus familiares. Esse "encontro" se manifesta no trabalho multidisciplinar, interdisciplinar e transdisciplinar.[2]

Em 1970, na França, teve início a discussão acerca dos temas interdisciplinaridade e multidisciplinaridade, em um evento que ficou conhecido como Congresso de Nice. Desde então, muitas foram, e são, as compreensões de tais constructos em diferentes áreas.[3]

A configuração da equipe multidisciplinar prescinde da presença de vários profissionais atendendo o mesmo paciente de modo independente, considerando a especificidade do plano terapêutico. Assim, "[...] o trabalho em equipe multiprofissional consiste em uma modalidade de trabalho coletivo que se configura na relação recíproca entre as múltiplas intervenções técnicas e a interação dos agentes de diferentes áreas profissionais. Por meio da comunicação, ou seja, da mediação simbólica da linguagem, dá-se a articulação das ações multiprofissionais e a cooperação".[4]

Já a equipe interdisciplinar se dá diante da discussão da condição clínica de um paciente entre alguns especialistas abordando os aspectos comuns de cada área presente.

"A exigência *interdisciplinar* impõe a cada especialista que transcenda a sua própria especialidade, tomando consciência de seus próprios limites para acolher as contribuições das outras disciplinas. Uma epistemologia da complementariedade, ou melhor, da convergência, deve, pois, substituir a da dissociação. À totalização incoerente de palavras não compatíveis entre si, deve suceder a busca de uma palavra de unidade, expressão da reconciliação do ser humano consigo mesmo e com o mundo".[5]

Com isso, dá-se a importância de unificação do discurso técnico de especialistas a fim de tornar o conhecimento próximo e compreensível a todos os envolvidos em direção à unidade de cuidado.[6]

No caso da equipe transdisciplinar, a prática profissional exige uma articulação integrada, agregando percepções e saberes dos profissionais envolvidos para o atendimento da demanda apresentada, incluindo também aspectos do sagrado, podendo ou não ser questões religiosas ou de espiritualidade. É o compartilhamento do conhecimento das especialidades na construção de uma atuação conjunta em prol do cuidar e bem-estar do paciente e seus familiares.[7]

Essas são possibilidades de atuação da equipe de saúde, porém pode ainda ocorrer a adequação das equipes conforme a complexidade da demanda do paciente e de familiares.

A atuação em equipe provoca desafios, exige flexibilidade, competências e habilidades para o trabalho em grupo. Faz-se necessário reconhecer limites e o encontro dos saberes, como já dito, a fim de buscar a melhor atenção ao paciente e seus familiares considerando a complexidade do caso. O sucesso da atuação em equipe transdisciplinar está na relação horizontal entre os especialistas, porém é necessário que estes tenham clareza da especificidade da sua atuação de forma a não comprometer o bom andamento das ações da equipe, favorecendo o discurso transparente entre os especialistas.[8]

Dessa forma, e dentro do contexto de equipes nos cuidados paliativos, criamos um cenário para ilustrar essa abordagem:

Imagine estar frente a frente a um paciente em cuja fala e expressão facial aparecem sinais e queixas de dor total.

Pense que nos relatos e em gestos diversos dele estão presentes os desconfortos do corpo, com diferentes sintomas que apontam para um "mal-estar", de maneira concomitante. Na sequência do discurso, ocorre a descrição de um sofrimento de alma, como pensamentos recorrentes que se movem entre os sentimentos de tristeza e desesperança; o emocional frágil e abatido que aparece como desejo de desistir de tudo; e, por fim, o espírito que parece clamar por não mais existir.

Com esse relato ilustrado, podemos ver diferentes aspectos da pessoa interligados e presentes de maneira simultânea; podemos dizer, dos pés à cabeça, de dentro para fora, que parece, para uma única especialidade, algo insondável.

Podemos então nos indagar: a qual domínio do saber humano pertencem esses sofrimentos? Qual deverá ser a verdade que silenciará tantas vozes, ou que tocará de maneira curadora nas dores do corpo físico, psíquico e de desejos?

Então nos perguntamos qual profissional terá os melhores ouvidos e olhos para captar de forma precisa a demanda difusa, e não menos real, e para encaminhar o plano terapêutico ideal mais eficaz para aplacar a dor?

"Neste sentido, nota-se que os pacientes oncológicos podem vivenciar a chamada 'Dor Total', significando que a doença, além de trazer sofrimento físico, traz o social, psíquico, financeiro e espiritual, bem como repercussões para seus familiares e a equipe envolvida na assistência".[9]

As respostas caberiam a um clínico geral? Ao fisioterapeuta? Ao psicólogo? Ao enfermeiro? Ao capelão ou orientador espiritual? Ou a outro profissional de uma equipe multiprofissional?

O caminho centrado para atender o paciente descrito acima seria a unidade entre as diferentes formações, com as suas ênfases e tecnicidade, porém integradas, sobrepostas e ajustadas em diferentes intensidades. Elas possuem o intuito de ver a pessoa em sua complexidade e não somente a doença e seus sintomas; assim, veem a pessoa, vislumbram a sua eternidade, seja como for.

"A espiritualidade é alicerçada no conceito de religar-se a si mesmo (*self* ou Deus interno), que resulta na ampliação de sua consciência, mudanças internas e amadurecimento da personalidade".[10]

Nesse sentido, podemos considerar, para efeito dessa reflexão, que os campos da interdisciplinaridade e da multidisciplinaridade dialogam no terreno das disciplinas, enquanto a transdisciplinaridade contempla a dimensão mais intangível, no entanto existente, prevalecente e não menos real, sendo tão mobilizadora quanto o que os sentidos podem aferir das realidades concretas.

Na aproximação e entrelaçamento das diferentes possibilidades terapêuticas, definidas a partir das necessidades do paciente, pode-se desenhar, por exemplo, um plano de visitas para o planejamento de alta do paciente, definindo ações que identificam resoluções, prazos, metas e resultados esperados.

Vale ressaltar que, seja qual for a formatação da equipe de saúde em seus cuidados ao paciente e seus familiares, essa equipe ocupa um lugar de base, conforme segura Bowlby,[11] pois o adoecimento e o processo de hospitalização provocam insegurança e sentimento de vulnerabilidade, acionando o sistema de alerta tanto do paciente quanto de seus familiares. Esses indivíduos estão, na maioria das vezes, fora de seu ambiente seguro, podendo ser, portanto, a equipe de saúde a referência de vínculo seguro para o paciente e seu familiar. A teoria do apego, de Bowlby, descreve a formação de vínculos e como ocorre a ruptura desses vínculos, sendo o apego a ligação com alguém, o qual é chamado de figura de apego e reconhecido como base segura em situações de ameaça, risco ou vulnerabilidade. Diante de situação de adoecimento e processo de hospitalização, a equipe de saúde poderá ocupar tal lugar.[11]

Para ilustrar a questão do tema segurança, como necessário em diferentes âmbitos que envolvem os cuidados a pacientes e familiares, tanto equipe assistencial como de suporte precisam ajustar perspectivas, como a segurança física e a segurança que guarda a dimensão emocional e psíquica do paciente. Nesse sentido, as diferentes especialidades, incluindo a área administrativa, gestão de processos, manutenção, engenharia clínica, para citar apenas algumas, terão que se procurar, dialogar e construir caminhos comuns, alinhando seus conhecimentos e sua tecnicidade para que todo o ambiente do cuidado seja visto e vivido sistemicamente.

Para tornar realidade o que foi exposto nessa reflexão, a equipe multidisciplinar, constituída por cada um em sua identidade e beleza, deve incentivar a pessoa a reconhecer a sua singularidade, para que a mente, o coração e o desejo fiquem em silêncio de quando em quando para captar a presença dos diferentes, pois a vida se faz do encontro e da renovação que estes provocam. Quando os olhos são de ver e os ouvidos de ouvir, a voz que aponta o caminho para a experiência conjunta de cuidar se manifesta e torna visível a transformação daquele que se doa e daquele que recebe o que já era de si mesmo.

REFERÊNCIAS BIBLIOGRÁFICAS

1. Terra MG, et al. O significado de cuidar no contexto do pensamento complexo: novas possibilidades para a enfermagem. Textocontexto enferm [Internet]. 2006; 15(spe):164-9. Disponível em: http://www.scielo.br/scielo.php?script=sci_arttext&pid=S0104-07072006000500020&lng=en. Acessado em: 29 abr 2020.

2. Peduzzi M. Equipe multiprofissional de saúde: conceito e tipologia. Rev Saúde Pública [Internet]. 2001 fev; 35(1):103-9. Disponível em: http://www.scielo.br/scielo.php?script=sci_arttext&pid=S0034-89102001000100016&lng=en. Acessado em: 29 abr 2020.

3. Japiassu H. Interdisciplinaridade e patologia do saber. Rio de Janeiro: Imago; 1976.

4. Peduzzi M. Equipe multiprofissional de saúde: a interface. entre trabalho e interação [tese]. Campinas: Faculdade de Ciências Médicas, Universidade Estadual de Campinas; 1998.

5. Gusdorf G, Prefácio JH. Interdisciplinaridade e patologia do saber. Rio de Janeiro: Imago; 1976.

6. Minayo MCS. Interdisciplinaridade: funcionalidade ou utopia? Saude Soc [Internet]. 1994;3(2):42-63. Disponível em: http://www.scielo.br/scielo.php?script=sci_arttext&pid=S0104-12901994000200004&lng=en. Acessado em: 29 abr 2020.

7. Spagnuolo RS, Guerrini IA. A construção de um modelo de saúde complexo e transdisciplinar. Interface (Botucatu) [Internet]. 2005 fev; 9(16):191-4. Disponível em: http://www.scielo.br/scielo.php?script=sci_arttext&pid=S1414-32832005000100020&lng=en. Acessado em: 29 abr 2020.

8. Galván GB. Equipes de saúde: o desafio da integração disciplinar. Rev SBPH [Internet]. 2007 dez; 10(2):53-61. Disponível em: http://pepsic.bvsalud.org/scielo.php?script=sci_arttext&pid=S1516-08582007000200007&lng=pt. Acessado em: 29 abr 2020.

9. Saunders C. Hospice and palliative care: an interdisciplinary approach. London: Edward Arnold; 1991.

10. Jung CG. Obras completas de JUNG: psicologia e religião. 11 ed. Petrópolis: Vozes; 2011.

11. Bowlby J. Apego e perda: Apego – A natureza do vínculo. São Paulo: Martins Fontes; 1990.

PARTE 6

Pediatria

Introdução

41

Esther Angélica Luiz Ferreira
Neulânio Francisco de Oliveira

Cuidados paliativos pediátricos (CPP) são aqueles que previnem, identificam e tratam de pacientes que sofrem de doenças crônicas e incapacitantes, assim como de suas famílias.[1] CPP são adequados em qualquer fase da doença, com maiores vantagens quanto mais precocemente forem instituídos, em continuidade e em conjunto com a terapêutica curativa ou de controle da doença de base em questão.[2]

Um número crescente de crianças poderia se beneficiar de tais cuidados, mas apenas uma minoria consegue ter acesso a eles. Muitos desafios ainda trazem a muitos profissionais a sensação de "abandono" ao mudar o foco do tratamento, que, muitas vezes, deixa de ser curativo.[3] A insegurança é algo compreensível, já que o CPP foi, recentemente, em 2009, reconhecido como área de atuação no Brasil. Além disso, ainda existem muitos dilemas éticos, culturais e religiosos inseridos em nossa sociedade sobre a temática.[4]

Indicações e individualidades do CPP

Diferentes pacientes, com diferentes doenças, podem se beneficiar de CPP. Didaticamente, facilitando a indicação e observando as necessidades, divide-se em quatro grandes grupos, sendo:[5]

- **Grupo 1:** situações que podem comprometer a vida, em que o tratamento curativo pode ser possível, mas pode falhar. Doenças como câncer e sepse são exemplos desse grupo.
- **Grupo 2:** situações que exigem longos períodos de tratamento intensivo, visando prolongar a vida, mas existindo sempre o risco de morte prematura. Doenças como fibrose cística, epidermólise bolhosa, distrofia muscular, anemia falciforme e anomalias cardíacas graves estão classificadas aqui.
- **Grupo 3:** situações progressivas, sem opção curativa, nas quais o tratamento é paliativo desde o diagnóstico. Distúrbios metabólicos graves e alterações cromossômicas são exemplos de patologias que se encaixam nessa divisão.
- **Grupo 4:** situações irreversíveis não progressivas, acompanhadas de incapacidade grave, tornando a criança vulnerável ao desenvolvimento de complicações de saúde. São desse grupo algumas doenças genéticas, malformações do sistema nervoso central e paralisia cerebral.

O CPP é diferenciado do cuidado paliativo (CP) de adultos, pois traz características específicas que fazem com que as necessidades sejam outras:[2]

- O número de crianças a serem tratadas é menor, se comparado com os adultos; ao mesmo tempo há uma diversidade imensa de doenças e muitas dessas patologias são raras.[4]
- O tempo de acompanhamento em CPP é muito relativo, pois existem pacientes que são cuidados por dias, enquanto outros, por anos, até a fase adulta. Ao mesmo tempo, muitas doenças são familiares, podendo ser necessário dar suporte a mais de uma criança na mesma família.[4]
- O papel dos pais é essencial, já que são eles os cuidadores e fazem parte das tomadas de decisão, uma vez que são representantes legais de seus filhos. Por outro lado, as crianças estão em contínuo amadurecimento físico, emocional e cognitivo, o que exige acompanhamento muito próximo e individual.[4]
- No controle de sintomas, existe uma disponibilidade limitada de fármacos específicos para a faixa etária e ainda são poucas as pesquisas disponíveis no contexto pediátrico.[2]
- O luto do paciente e da família, assim como implicações emocionais diversas, é de trato complexo e exige cuidado precoce para a criança, pais e irmãos.[6]

◆ As necessidades das crianças e das suas famílias

Em CPP, a equipe deve ser formada por profissionais diversos, para que a abordagem seja multi e interdisciplinar, garantindo cuidados globais.[2]

Quanto às necessidades físicas, o controle de sinais e sintomas, como dor, vômitos, dificuldades de sono, constipação, entre outros, está diretamente ligado à qualidade de vida.[3] Aqui, valem terapias farmacológicas e não farmacológicas, valendo-se também das práticas integrativas.[7]

O plano de cuidados deve ser feito com antecedência, em conjunto com o paciente e sua família, lembrando que a comunicação deve ser sempre aberta e adequada ao desenvolvimento cognitivo da criança.[3] O apoio emocional, tanto às crianças quanto aos pais, deve ser contínuo.[2]

Respeitar as características e talentos individuais de cada criança, adaptando a rotina diária e mantendo metas e projetos futuros dentro do possível, são passos importantes do cuidado global. A assistência espiritual deve satisfazer as necessidades da criança e de sua família, que muitas vezes traz um passado cultural e religioso.[4]

Acesso a CPP e políticas públicas

A Organização Mundial de Saúde (OMS) estima que cerca de 21 milhões de crianças apresentam condições com indicação de receber cuidados paliativos no mundo anualmente. Dessas, cerca de 8 milhões deveriam receber cuidado paliativo especializado, de acordo com suas necessidades clínicas.

De acordo com essa análise, a oferta de CP em pediatria varia desde países com políticas definidas e serviços especializados bem-estruturados, até realidades em que nenhuma oferta de CP está documentada. O Brasil compõe o grupo dos países que têm oferta localizada de serviços de CP e treinamentos em cuidados paliativos.[8]

Em países do grupo em que o CPP está plenamente desenvolvido e com uma política de oferta bem-estruturada, como é o caso de Austrália e Nova Zelândia, por exemplo, sua política traz, entre outras determinações, recomendações claras:[9,10]

- A oferta da abordagem paliativa para a criança é diferenciada da dos adultos, uma vez que a criança tem suas particularidades, guardando importantes diferenças em todas as suas fases de desenvolvimento, englobando desde o período perinatal até a fase da adolescência;
- A individualidade da criança e de seus familiares, independentemente da doença que a acomete, vai ser sempre considerada dentro dos aspectos da dignidade ao acesso ao serviço, tratamentos instituídos, respeito a suas crenças e valores e cuidados com o luto para a família;

- Os CP devem ser ofertados desde a fase de tratamento curativo da doença, o mais precocemente possível;
- Os serviços estão organizados de forma a ter recursos adequados para que os profissionais trabalhem em um adequado suporte clínico aos pacientes, incluindo medicamentos, equipamentos e recursos humanos;
- Existem oportunidades de treinamento das equipes assistenciais em um adequado controle de sintomas e abordagem paliativa dos pacientes;
- Investimento em desenvolvimento de tecnologias que permitam um melhor seguimento dos pacientes nos serviços de saúde ou no seu suporte, quando a família opta por viver esse processo no seu domicílio.

No Brasil, ainda não há a publicação de uma política referente aos cuidados paliativos. Contudo, em outubro de 2018, uma resolução publicada pela Comissão Intergestores Tripartite dispõe sobre as diretrizes dos cuidados paliativos no âmbito do Sistema Único de Saúde.[11]

Nessa resolução ainda não há uma separação da oferta ou da categorização de serviços, diferenciando-os entre adultos e pediátricos, mas já há uma orientação de que, em toda condição que exija cuidados integrais e complexos, diante de condições críticas, crônicas ou limitantes da vida, os cuidados paliativos sejam devidamente ofertados.[11]

A resolução também determina que os cuidados paliativos deverão ser ofertados em qualquer ponto da rede de atenção à saúde, o que encaixa perfeitamente com a demanda pediátrica, notadamente:[11]

1. Atenção básica: ordenadora da rede e coordenadora do cuidado, será responsável por acompanhar os usuários com doenças ameaçadoras de vida em seu território, prevalecendo o cuidado longitudinal, ofertado pelas equipes de atenção básica, conjuntamente ao Núcleo Ampliado de Saúde da Família (NASF-AB), com a retaguarda dos demais pontos da rede de atenção, sempre que necessária;
2. Atenção domiciliar: as equipes de atenção domiciliar, cuja modalidade será definida a partir da intensidade do cuidado, observando-se o plano terapêutico singular, deverão contribuir para que o domicílio esteja preparado e seja o principal lócus de cuidado no período de terminalidade de vida, sempre que desejado e possível. Será indicada para pessoas que necessitarem de cuidados paliativos em situação de restrição ao leito ou ao domicílio, sempre que esta for considerada a oferta de cuidado mais oportuna.
3. Atenção ambulatorial: deverá ser estruturada para atender as demandas em cuidados paliativos provenientes de outros pontos de atenção da rede;
4. Urgência e emergência: os serviços prestarão cuidados no alívio dos sintomas agudizados, focados no conforto e na dignidade da pessoa, de acordo com as melhores práticas e evidências disponíveis;
5. Atenção hospitalar: voltada para o controle de sintomas que não sejam passíveis de controle em outro nível de assistência.

Dificuldades a serem solucionadas

A falta de dados epidemiológicos é uma das grandes dificuldades em CPP,[12] pois faltam informações relativas aos números, diagnósticos, faixa etária e localização desses pacientes, prejudicando a boa organização dos cuidados.[2] A falta de conceitos e de profissionais com experiência pode levar as equipes de saúde a terem dificuldades de lidar com pacientes paliativos, ou seja, mudanças na formação básica e cursos com enfoque em CPP trarão novas perspectivas.[4,5]

Contudo, parece existir, neste momento, uma sensibilização por parte das autoridades públicas em saúde de que é urgente a estruturação de uma política integral, inclusiva, que contemple as necessidades de uma população com tantas fragilidades e necessidades latentes e urgentes. Cabe a nós, profissionais de saúde, especialmente os envolvidos na assistência de pacientes em condições que demandem cuidados paliativos, participarmos ativamente dessa construção, entendendo que somos atores desse processo que tem o potencial de fazer grande diferença ao dar suporte a pacientes e seus familiares e/ou cuidadores na história, não apenas de suas doenças e lutos, mas de suas vidas.

REFERÊNCIAS BIBLIOGRÁFICAS

1. Iglesias SMO, Zolnner ACR, Constantino CF. Cuidados Paliativos Pediátricos. Residência Pediátrica. 2016; 6(Supl 1):46-54.

2. Grupo de trabalho da EAPC para os Cuidados Paliativos Pediátricos Onlus. Cuidados Paliativos para recém-nascidos, crianças e jovens – factos. Roma: Fundação Maruzza Lefebvre D'Ovidio Onlus; 2009.

3. Justin A. A really practical handbook of Children's Palliative Care. Lulu Publish Services; 2016.

4. Barbosa S, Zoboli I, Iglesias S. Cuidados Paliativos: na prática pediátrica. 1 ed. Rio de Janeiro: Atheneu; 2019.

5. Ferreira EAL, Gramasco H, Iglesias SBO. Reumatologia infantil e cuidados paliativos pediátricos: conceituando a importância desse encontro. Residência Pediátrica. 2019; 9(2):189-92.

6. Vieira AA, Amaral TM. Luto em pediatria: tecendo palavras no vazio das ausências. Residência Pediátrica. 2019; 9(2):176-82.

7. Amado D, Rocha PR, Ugarte O, Ferraz C, Lima M, Carvalho F. Política Nacional de Práticas Integrativas e Complementares no Sistema Único de Saúde 10 anos: avanços e perspectivas. JMPHC [Internet]. 2018; 8(2):290-8. Disponível em: http://jmphc.com.br/jmphc/article/view/537. Acessado em: 7 jun 2019.

8. World Health Organization. Integrating palliative care and symptom relief into paediatrics: a WHO guide for health care planners, implementers and managers. Geneva: World Health Organization; 2018.

9. Palliative Care Australia. "Paediatric Addendum – Palliative Care Service Development Guidelines", definition of Paediatric Palliative Care. 2018.

10. Australian Commission on Safety and Quality in Health Care. National Consensus Statement: essential elements for safe and high-quality paediatric end-of-life care. Sydney: ACSQHC; 2016.

11. Brasil. Resolução CIT n.º 41, de 31 de outubro de 2018. Dispõe sobre as diretrizes para a organização dos cuidados paliativos, à luz dos cuidados continuados integrados, no âmbito Sistema Único de Saúde (SUS). CONASS Informa; 2018. Disponível em: http://www.conass.org.br/conass-informa-n-226-publicada--resolucao-cit-n-41.

12. Santos AFJ, Ferreira EAL, Guirro UBP. Atlas dos Cuidados Paliativos no Brasil 2019. São Paulo: Academia Nacional de Cuidados Paliativos – ANCP; 2020.

Ética e Legislação – A Autonomia da Criança e o Papel dos Pais

42

Simone Brasil de Oliveira Iglesias
Aline Maria de Oliveira Rocha

> *"Os jovens podem ser geômetros e matemáticos, e sábios em coisas dessa natureza e, por outro lado, não parece que eles possam ser prudentes. A causa disto é que a prudência tem como objetivo também o particular, com o que chega a se familiarizar pela experiência, e o jovem não tem experiência, porque é a quantidade de tempo que produz a experiência."*
>
> (Aristóteles, 1989: 1142a).

Introdução: conceito e contextualização

A ética, parte da filosofia que se dedica à reflexão moral, tem como objetivo desdobrar conceitos e argumentos que permitam compreender a dimensão moral da pessoa humana e se propõe a orientar as ações humanas.[1] A bioética é o estudo sistemático das dimensões morais, das ciências da vida e do cuidado da saúde, utilizando uma variedade de metodologias éticas num contexto interdisciplinar.[2]

No contexto pediátrico, a ética e a bioética têm como propósito refletir sobre os conflitos morais que surgem no cuidado ao paciente, envolvendo familiares, médicos e instituições, para que o cuidado oferecido respeite a dignidade da vida humana e busque sempre o melhor interesse da criança e do adolescente.[3]

Entre os princípios bioéticos, a autonomia (*autos* – próprio, eu; *nomos* – regra, governo, domínio, lei) caracteriza-se pela capacidade de autogoverno para fazer as próprias escolhas, porém limitada pelas situações impostas pela realidade coletiva.[4,5]

William Bartholome (1944-1999), pediatra, bioeticista e professor de ética, advogou pelos direitos das crianças. Em 1995, publicou um documento sobre respeito e proteção da criança – "The Experience, Perspective, and Power of Children" – dando os primeiros passos em busca dos direitos de manifestação de vontades das crianças.[6]

No entanto, a autonomia da criança não é plena, e daí advém um dilema ético, pois isso pode levar a situações em que os outros princípios da bioética (beneficência, não maleficência e justiça) não sejam respeitados.[7]

Considerar a relação pais-criança, sua dependência e vulnerabilidade, e, ao mesmo tempo, sua capacidade evolutiva de tomada de decisões, é o desafio para uma relação médico-paciente mais respeitosa à autonomia da criança.[8]

◆ Autonomia e legislação

A autonomia deve ser valorizada em situações de decisões médicas, na obtenção do consentimento informado, no início de qualquer tratamento e quando se consideram os riscos de um recurso terapêutico.[9]

Para que a autonomia seja garantida, são necessárias duas condições fundamentais (Artigos 22, 24, 31 e 34 do Código de Ética Médica):[10] a capacidade para agir intencionalmente, com compreensão, razão e deliberação para decidir entre várias alternativas, e não existir imposição que possa influir nesse processo.

Nas situações em que o paciente não se encontra "competente" para exercer a autonomia, o poder decisório é delegado aos pais ou responsáveis legais. Porém, a depender da idade, capacidade intelectual, desenvolvimento cognitivo e emocional, a criança pode participar do processo decisório, expressando sua opinião.[9]

O adolescente menor de idade consegue exercer sua autonomia de forma mais independente, sem a necessidade de apreciação dos pais ou responsáveis, quando se encontra na condição de "menor emancipado", a qual abrange responsabilidades de caráter civil.

No Brasil, a incapacidade para menores de 18 anos cessará das seguintes formas (Lei n. 10.406, de 10 de janeiro de 2002, institui o Código Civil, art. 5º, parágrafo único):[11] I – pela concessão dos pais, ou de um deles na falta do outro, mediante instrumento público, independentemente de homologação judicial, ou por sentença do juiz, ouvido o tutor, se o menor tiver 16 anos completos; II – pelo casamento; III – pelo exercício de emprego público efetivo; IV – pela colação de grau em curso de ensino superior; V – pelo estabelecimento civil ou comercial, ou pela existência de relação de emprego, desde que, em função deles, o menor com 16 anos completos tenha economia própria.

O Código de Ética Médica demonstra preocupação com os princípios bioéticos, incluindo também o paciente pediátrico. No Capítulo IX, diz em seu Artigo 74[10] que: "é vedado ao médico revelar sigilo profissional relacionado a paciente menor de idade, inclusive a seus pais ou representantes legais, desde que o jovem tenha capacidade de discernimento, salvo quando a não revelação possa acarretar dano ao paciente".

Questões éticas relacionadas à autonomia

◆ Requisitos para tomada de decisão autônoma e avaliação de capacidade

A percepção da criança sobre a sua condição é influenciada pela sua experiência pessoal da doença, tipo de informação prestada pelos pais e pelo médico, maturidade emocional e social.

Para que a criança e adolescente possa participar ativamente nas decisões referentes às questões que regem sua vida, é necessário: desenvolvimento cognitivo para compreensão da natureza da condição presente; ser informado adequadamente sobre a intervenção proposta; expressão formal do desejo de aceitar a intervenção; ausência de coerção externa; grau apropriado de experiência de vida para deliberação; ambiente que o permita desenvolver suas possibilidades como sujeito deliberativo; reconhecimento ético e legal de habilidades psicológicas que lhe permitem realizar o processo mental de deliberação ("capacidade").[12]

A capacidade pode ser definida como a habilidade do paciente em compreender informações relevantes para uma decisão e apreciar as consequências razoavelmente previsíveis da mesma, exigindo integridade das habilidades mentais. Pode ser específica para cada decisão particular e pode mudar ao longo do tempo.[13]

As áreas relevantes de capacidade englobam a capacidade de compreender o problema; entender o tratamento proposto e as alternativas (se houver) à proposta; entender a opção de recusar ou retirar o tratamento e as suas consequências; tomar uma decisão que não seja substancialmente baseada em delírios ou depressão.[14]

◆ Consentimento livre e informado

Do ponto de vista legal, o adolescente é absolutamente (de 0 a 16 anos) ou relativamente (de 16 aos 18 anos) incapaz para exercer pessoalmente os atos da vida civil (Artigos 3º e 4º do Código Civil Brasileiro).[11] Entretanto, ele deve ser incluído no processo para aprovação de atos médicos à medida que se desenvolve e é identificado como capaz de avaliar seu problema. Dessa forma, para a tomada de decisões pode ser utilizado o termo de assentimento informado (Artigo 101 do CEM); estando em consonância com o consentimento dos responsáveis e pautado no seu entendimento e cumprimento das orientações recebidas.[10]

Nas circunstâncias emergenciais com risco de morte iminente ou de dano permanente e incapacitante, já que a vida de crianças e adolescentes é o bem maior e é um dever *prima facie* preservá-la, o consentimento é considerado presumido. Nessas situações, o princípio ético primário que deverá guiar as decisões é agir no melhor interesse do paciente e, independentemente da aceitação ou não pela criança, esta deve ser informada sobre o fato e não ser enganada.[15]

A National Commission for Protection of Human Subjects of Biomedical and Behavioral Research estabelece a idade mínima razoável de sete anos para envolver crianças em alguns processos de assentimento, entendendo que há compreensão das informações fornecidas de acordo com seu desenvolvimento, e, a partir dos 14 anos, as crianças teriam capacidade de decisão comparável à dos adultos.[16]

O termo de assentimento informado, por sua vez, se apresenta como um dilema ético se é limitado puramente a uma forma burocrática de proteção ao médico ("medicina defensiva"). O propósito principal do assentimento é o de conseguir uma evidência documental de que houve comunicação adequada para a decisão e uma forma de proteção à autonomia da criança.[17]

Segundo as recomendações do Departamento de Bioética da Sociedade de Pediatria de São Paulo, a formalização do termo de consentimento livre e esclarecido é obrigatória para aplicação de tratamentos inovadores, não padronizados, com riscos e benefícios indefinidos, conforme a Resolução n. 466/12, do Conselho Nacional de Saúde. Entretanto, para determinados procedimentos assistenciais, o consentimento pode ser obtido verbalmente, com registro detalhado da reunião decisória em prontuário.[18]

◆ Decisões de saúde quando pais divorciados

Juridicamente, na indicação de um tratamento a concordância de um dos pais é suficiente "em benefício do paciente". Se não houver urgência do tratamento, mas sim embates quanto à medida tomada, o Artigo 21 do Estatuto da Criança e do Adolescente orienta que "o poder familiar será exercido, em igualdade, pelo pai e pela mãe, assegurado a qualquer deles o direito de, em caso de discordância, recorrer à autoridade judiciária competente para a solução da divergência".[9]

Quando é solicitado um histórico de saúde do paciente, para fins judiciais na definição de tutela, observamos dois direitos em conflito: o da confidencialidade dos dados e o direito dos pais à informação que permitirá exercer esse papel de forma efetiva. Essa solicitação pode ser negada nos casos em que o pai ou a mãe perderem o direito da paternidade ou em situações que podem ser prejudiciais à criança. Caso o paciente tenha mais de 14 anos, o mesmo deverá ser consultado.[19]

◆ Adequação de suporte à vida

Para a tomada de decisões quanto à adequação de tratamento, deve-se levar em consideração os valores do paciente e familiares e os recursos existentes, sendo esta a consequência da deliberação livre entre o paciente e o profissional, fundada em uma relação assistencial terapêutica que busca a participação e cresce em confiança mútua. Após esclarecer a todos sobre a situação clínica do paciente e as perspectivas prognósticas, o médico deve tomar a iniciativa de planejar a possibilidade de adequar tratamentos, oferecer aos pais razões técnicas e éticas, ofertando o tempo necessário para reflexão.[20]

O médico deve buscar a cura e alívio do sofrimento, agindo com foco no melhor interesse do paciente, o que pode significar em algumas situações não aplicar recursos avançados para manutenção da vida quando não houver possibilidade de recuperação e quando houver prolongamento do sofrimento e nenhuma qualidade de vida.[10]

Conclusão

O cuidado e a atenção às crianças e adolescentes têm sido adequadamente descritos como uma tríade, em que o paciente, sua família e os profissionais de saúde aparecem intimamente envolvidos nas tomadas de decisões. Para que isso ocorra da melhor forma possível, o paciente ou seus responsáveis legais precisam ser esclarecidos sobre a enfermidade, prognóstico, necessidade de procedimentos e opções terapêuticas com seus riscos, benefícios e custos.

A ação qualificada como paternalista visa proteger o bem-estar e os direitos da criança, mas pode configurar uma má conduta quando, efetivamente, prejudica a sua autodeterminação e o seu desenvolvimento pessoal. O respeito à autonomia de uma criança é possível se levarmos em conta o conhecimento da evolução de suas competências nas diversas idades.

"Os direitos das crianças e dos adolescentes implicam sempre obrigações para os adultos que deles cuidam, e para os líderes da sociedade em geral."
Carta Europeia dos Direitos da Criança e do Adolescente
relativamente à Pediatria Ambulatória – Milão 2003

REFERÊNCIAS BIBLIOGRÁFICAS

1. Cortina A, Martínez E. Ética. 3 ed. São Paulo: Editora Loyola; 2010.

2. Jonsen AR. The Birth of Bioethics. 1 ed. New York: Oxford University Press; 1998.

3. Vicente AL. Panorama da Bioética infantil na América Latina. Rev Bioét (Impr). 2019; 27(1):76-85.

4. Costa SIF, Oselka G, Garrafa V (coords.). Iniciação à Bioética. 1 ed. Brasília: Conselho Federal de Medicina; 1998.

5. Gracia D. Pensar a bioética: metas e desafios. 1 ed. São Paulo: Centro Universitário São Camilo; Editora Loyola; 2010.

6. American Academy of Pediatrics. Committee on Bioethics. Informed consent, parental permission and assent in pediatric practice. Pediatrics. 1995; 95:314-7.

7. Diniz D, Guilhem D. O que é Bioética? São Paulo: Editora Braziliense; 2002. 70 p. [Coleção Primeiros Passos 315]. ISBN: 85-11-00074-7.

8. Madeira IR. A bioética pediátrica e a autonomia da criança. Residência Pediátrica. 2011; 1(Supl. 1):10-4

9. Hirschheimer MR, Troster EJ. Crianças e adolescentes gravemente enfermos. In: Constantino CF, Barros JCR, Hirschheimer MR (eds.). Cuidando de crianças e adolescentes sob o olhar da ética e bioética. 1 ed. São Paulo: Atheneu; 2009. p. 87-112.

10. Conselho Federal de Medicina. Código de Ética Médica. Resolução CFM n.º 1931/2009. Diário Oficial da União; 2009 set. 90 p. [Retificação publicada no Diário Oficial da União de 13 de outubro de 2009, Seção I, p. 173.

11. Brasil. Lei n. 10.406, 10 de janeiro de 2002. Institui o Código Civil. Diário Oficial da União; 2002 jan. Disponível em: http://www.planalto.gov.br/ccivil_03/leis/2002/l10406.htm. Acessado em: 10 jun 2020.

12. Lorda PS. Madurez, capacidad y autonomia. EIDON. 2014; 41:3-11.

13. Etchells EE, Sharpe G, Elliott C, Singer PA. Bioethics for Clinicians: 3. Capacity. Can Med Assoc J. 1996; 155(6):657-61.

14. Etchells EE, Darzins P, McKenny JM, Strang D, Naglie G, Silberfeld MS, et al. Reliability of a decisional aid for assessing capacity to consent to treatment. J Gen Intern Med. 1995; 10(suppl):41A.

15. Silva Filho CSM. O consentimento livre e esclarecido no paciente pediátrico. Residência Pediátrica. 2016; 6(3):167-8.

16. Hirschheimer MR, Constantino CF, Oselka GW, et al. Consentimento informado no atendimento pediátrico. Rev Paul Pediatr. 2010; 28(2):128-33.

17. Protection of Human Subjects of Biomedical and Behavioral Research. 1983. Disponível em: http://www.hhs.gov/ohrp/archive/documents/19780721.pdf. Acessado em: 1 jun 2020.

18. Armijo PP, Hurtado LSJ, Ocares MCM. Implicancias éticas en el manejo del niño gravemente enfermo atendido en una Unidad de Paciente Crítico Pediátrica. Acta Bioethica. 2014; 20(1):51-9.

19. Garduño A, Ham O, Cruz A, Díaz E, Reyes C. Decisiones médicas al final de la vida de los niños. Acta Pediatr México. 2006; 27(5):307-16.

20. Figueira ACS. Consentimento e proteção de adultos e crianças: dilemas comuns e peculiares em países em desenvolvimento. Rev Bioét. 2010; 18(3):691-703.

Comunicação em Pediatria

43

Lara de Araújo Torreão
Paula de Almeida Azi

> *"O essencial é invisível aos olhos, e só se pode ver com o coração."*
> O Pequeno Príncipe. Antonie de Sanit-Exupéry

O termo "comunicação" se origina da palavra em latim *communicare*, que significa "tornar comum". A arte de comunicar não é apenas informar, mas principalmente se fazer compreender. A compreensão está entremeada de sentimentos, valores, sonhos e possibilidades que cada um traz consigo na sua bagagem de vida. É necessário empatia, validação de sentimentos, treinamento da linguagem e do processo, para que ao nos comunicarmos possamos "nos tornar comuns" na compreensão e assim somar o planejamento dos cuidados aos sonhos e possibilidades de progressos científicos.

A comunicação em cuidados paliativos pediátricos está entremeada de mitos, dor e medo. Segundo Colin Parkes, em *Amor e Perda,* "para a maioria das pessoas o amor é a fonte de prazer mais profunda na vida, ao passo que a perda daqueles que amamos é a mais profunda fonte de dor".[1] Estar diante de crianças que possuem doenças que ameacem a vida, em que a cura pode ser possível, ou doenças que limitam a vida sem esperança realista de cura, nos remete à possibilidade da finitude, da transitoriedade da vida e, de certa forma, a uma inversão de valores cronológicos.

A comunicação de notícias de morte ou de doenças incuráveis é uma das competências mais desafiadoras na área da saúde e se torna mais complexa na área da pediatria, por compreender diversas faixas etárias com formas diferentes de abordagem para cada fase de desenvolvimento. A equipe multiprofissional deve estar alinhada e treinada no propósito do cuidado e da comunicação para crianças e adolescentes. Uma comunicação eficaz entre médicos, pacientes e seus familiares gera qualidade percebida, agrega valor de interesse, carinho, cordialidade e capacidade de resposta ao manejo clínico.[3]

Para Piaget, a criança não possui nenhum conhecimento inato, mas constrói suas compreensões do mundo baseada nas próprias experiências.[4] Dentro dessa perspectiva, o conteúdo dos seus pensamentos e, por consequência, de seus comportamentos, é moldado pelas influências do ambiente único de cada indivíduo, podendo diferir drasticamente de pessoa para pessoa.

Quadro 43.1. Níveis de desenvolvimento do conceito de morte em crianças de 4 a 13 anos.

Nível 1 (característico de crianças do subperíodo pré-operacional): admitem vida na morte e não compreendem a morte como um processo definitivo e irreversível

Nível 2 (característico de crianças do subperíodo de operações concretas): já fazem oposição entre a vida e a morte; não mais atribuem vida e funcionamento biológico ao morto; definem a morte a partir de aspectos perceptivos, não sendo capazes de estabelecer generalizações ou dar explicações biologicamente essenciais; já compreendem a morte como uma condição definitiva e permanente

Nível 3 (característico do subperíodo operatório formal do desenvolvimento): as crianças reconhecem a morte como extensiva a todos os seres animados e dão explicações biologicamente essenciais

Desde a infância formamos modelos, adquirimos capacidades adaptativas de enfrentamento. Vanessa Rodrigues e Maria Júlia Kovács, em *A morte na família*, um estudo exploratório acerca da comunicação para a criança, citam Torres,[5] que investigou a relação entre o desenvolvimento do conceito de morte e o nível de desenvolvimento cognitivo a partir de uma perspectiva piagetiana, em uma amostra de 183 crianças de 4 a 13 anos de idade. A autora identificou três níveis de desenvolvimento do conceito de morte descritivos do pensamento da criança nos diferentes períodos de desenvolvimento cognitivo (Quadro 43.1).

Quanto mais preciso o nível de entendimento, maior será a capacidade de escolhas apropriadas e o alinhamento aos valores familiares, reduzindo o medo, a dor e o sofrimento. Como inteirar a criança sobre seu diagnóstico, tratamento e prognóstico? Sem mentir e sem assustar, adequando termos técnicos à capacidade de compreensão sem ser cansativo, compreendendo os tempos e as pausas necessárias para a absorção da informação. Perceber a linguagem não verbal, e se houver recusa dessa informação, não forçar.

Falar sobre a morte de uma criança pode parecer contraditório e distante do universo infantil, o que torna a associação entre ambos bastante desconfortável, tanto para aqueles que se encontram diante da necessidade de dialogar sobre a morte com crianças quanto para os pais e para os profissionais de saúde. Há uma tendência a não se falar daquilo que pode trazer dor e angústia, o que pode aumentar o sofrimento e traduzir impotência, gerando o risco do "pacto do silêncio".

A conspiração do silêncio em cuidados paliativos é uma manifestação comum e se deve às falhas de comunicação nesse cenário. É importante notar que a conspiração do silêncio ocorre geralmente quando a pessoa que está enfrentando a possibilidade de morte iminente é considerada vulnerável, especialmente no caso de idosos, crianças e adolescentes. Acredita-se que a omissão de informações e a ausência de comunicação durante o processo da doença tornam o fardo e o agravamento da doença mais suportáveis.[6]

No entanto, o silêncio é prejudicial para todos: para o paciente há perda de autonomia e oportunidade de fazer parte do processo de tomada de decisão, e para a família há dificuldades na elaboração dos sentimentos, na resolução de possíveis conflitos, favorecendo lutos complexos. Além disso, o silêncio pode fazer com que os pacientes recebam tratamento insuficiente para sintomas refratários e com que suas necessidades espirituais sejam negligenciadas.[7]

Mendes, em *A Conspiração do Silêncio em Cuidados Paliativos*, defende que "a comunicação gradual da verdade num contexto de continuidade de cuidados e de encorajamento conduz quase sempre ao aumento da esperança. A relação doente-profissional fundamenta-se na verdade, sendo enriquecida pela honestidade e comprometida pela mentira. Encontrar o equilíbrio é o ideal, pois dizer a verdade não significa dizer toda a verdade, mas sim aquela que o doente é capaz de receber e suportar. Deve ser dado o ritmo e a circunstância de cada pessoa. O importante é nunca mentir. A comunicação no contexto dos cuidados paliativos, quando adequada e adaptada às limitações do doente, permite minimizar o seu sentimento de isolamento e de abandono, proporcionando-lhe qualidade de vida e bem-estar psicológico, encorajando a verbalização de sentimentos, sobretudo sobre a morte e o morrer, e ajudando-o, portanto, a aceitar a sua morte".[20]

A conspiração do silêncio torna-se uma fonte de tensão, bloqueia a discussão aberta sobre o futuro e os preparativos para a separação e, se não for resolvida, é frequente que as pessoas em luto sintam grandes remorsos. O pedido de silêncio pode ser explicado pelo desejo de não reconhecer a situação, mantendo um "faz de conta" de que ninguém sabe e em que não se fala do assunto para evitar situações difíceis e percebidas como destrutivas, pelo medo do sofrimento. Porém, na realidade, na maioria das vezes o doente sabe que algo de "errado" está acontecendo e acaba vivenciando a situação sozinho e sem expressar o que sente. Esse silêncio é fonte de angústia e medo.

A melhor forma de lidar com essa situação é reconhecer primeiro a sua existência, sem julgamentos, depois aceitá-la e legitimá-la, percebendo os motivos para esse silêncio. Compreender o que a criança entende do estado da sua doença, mostrar interesse pelas repercussões dessa atitude, averiguar se existe contexto particular (pessoal, religioso, social etc.), reconhecer o direito à verdade e principalmente agir com honestidade, com disponibilidade para falar, ouvir e, por fim, ter tempo e interesse na situação, tentando chegar a um acordo, devem ser sempre os objetivos da comunicação empática, envolvendo a família nesse processo.

A possibilidade de morte levanta emoções e constrói muitos significados, o que, não raro, faz com que seja um tema evitado na presença de uma criança.[5] Assim, são contadas mentiras ou histórias fantasiosas e fabulosas para esconder uma realidade com a qual ela irá um dia se deparar e investigar. Kovács[5] chama a atenção para o fato de que "ao não falar, o adulto crê estar protegendo a criança, como se essa proteção aliviasse a dor e mudasse magicamente a realidade. O que ocorre é que a criança se sente confusa e desamparada sem ter com quem conversar.[4] A criança espera uma resposta do adulto, com a expectativa de que ele seja capaz de lhe esclarecer o que aconteceu. De acordo com Kovács,[5] falar com a criança sobre a morte de forma clara e natural permite a ela lidar com os medos que podem surgir pelo desconhecido e ter a possibilidade de elucidar algumas dúvidas e mitos que lhe são transmitidos.

Diversos autores se debruçam sobre o tema e a melhor forma de enfrentamento. Yamaura e Veronez fizeram uma revisão sistemática de literatura entre 2000 e 2015 sobre estratégias de comunicação de morte com crianças.[4] Destacam-se entre as estratégias analisadas alguns pontos em comum com outros autores:

- **Preparo**: é essencial agendar um horário em que haja oportunidade suficiente para as crianças reagirem e pensarem sobre o que querem perguntar; e para os pais e/ou profissionais de saúde terem tempo para responder com calma. Evite conversas difíceis imediatamente antes da escola ou do trabalho, pois isso pode causar estresse e ansiedade, sem a chance de lidar com esses sentimentos de maneira adequada. No hospital, busque um ambiente com privacidade e conforto envolvendo pessoas importantes para a criança ou adolescente.
- **Ser honesto:** expor os fatos em um nível que seja adequado ao desenvolvimento correspondente à idade da criança. As crianças mais novas podem precisar de ajuda para entender as implicações das más notícias e o que isso significa para elas. O diálogo deve ser franco e claro, por meio de informações verdadeiras e honestas. Abordar o tema da morte ou da perda pode resultar em uma conversa sobre o que a morte realmente significa. É importante usar palavras que elas entendam e evitar palavras ambíguas que possam deixar as crianças confusas sobre o que você realmente está dizendo. Cabe sempre prestar atenção à comunicação não verbal. O uso de termos técnicos, o "mediquês", deve ser evitado e substituído por uma comunicação clara, honesta e gentil. Para os adolescentes, é parti-

culparmente importante não esconder ou limitar os detalhes das informações, já que isso costuma ser visto como desonesto ou condescendente.

- **Ter uma escuta (e olhar) qualificada:** a escuta deve ser sensível, favorecendo a expressão dos sentimentos da criança, para que ela possa expressar emoções de forma empática. Deve-se estar atento à linguagem não verbal que se apresenta pelo tipo de comportamentos e gestos, e, sempre que possível, lançar mão da utilização de outras formas de expressão, como a arte (poesia, desenho, massa de modelar). Nos adolescentes, a prática das narrativas pode auxiliar a expressão de sentimentos mais escamoteados. Já as crianças querem que suas perguntas sejam respondidas. Assim, é necessário que o profissional esteja preparado para as perguntas embaraçosas ou complicadas e pronto para respondê-las, se possível. Caso haja dificuldade em responder a uma pergunta específica, o melhor é admitir que não se sabe, em vez de complicar demais a explicação.

- **Validar as informações e sentimentos:** o momento imediatamente subsequente ao diagnóstico é considerado o período mais estressante, levando a uma queda considerável na qualidade de vida das mães.[10] Em muitos casos, vários anos depois de receberem as más notícias, essas pessoas se lembram dos menores detalhes, e mesmo depois de um período significativo elas ainda experimentam intensas respostas emocionais. É importante acolher sem julgamentos os diversos sentimentos que podem surgir após a comunicação da má notícia. Pode ocorrer agressividade, choro, tristeza, histeria, entre outras reações. Ser empático é a melhor estratégia relatada em diversos estudos, bem como estar disponível para acolher e apoiar.

- **Buscar apoio para o sofrimento:** dar e/ou receber a má notícia causa sofrimento. O suporte para equipe, família e crianças é desejável. A criança/adolescente e seus pais necessitam de suporte emocional. No estudo de Mostafavian et al.,[10] de 2020, 83,9% das mães de filhos com câncer relataram a preferência de encontrar pessoas que estivessem vivendo o mesmo problema com seus filhos. Vega *et al.*[11] encontraram que o apoio da família, de grupos de apoio e de Deus são estratégias essenciais utilizadas pelos pais enlutados para lidar com a perda. Field *et al.*[12] perceberam uma correlação positiva entre a espiritualidade e o vínculo continuado como confortante. Dessa forma, o suporte, seja psicológico, emocional e/ou espiritual, é desejável no alívio ao sofrimento. Os pais são modelos emocionais, especialmente em tempos de crise: os filhos inevitavelmente procurarão os pais como apoio.

As crianças compreendem muito mais do que se costuma conceber, principalmente no contexto da comunicação não verbal. Permitir que essa informação seja acessível à sua capacidade cognitiva e promover formas de integração com a família é nosso dever e obrigação.

A paliação é uma abordagem proativa, destinada a reduzir o sofrimento de todos os envolvidos, para oferecer uma melhor qualidade de vida. A comunicação honesta e empática se torna essencial em todas as fases do cuidado paliativo centrado na criança, no adolescente e em sua família.

REFERÊNCIAS BIBLIOGRÁFICAS

1. Parkes CM. Amor e Perda: as raízes do luto e suas complicações. Tradução por Maria Helena Franco. São Paulo – SP: Summus; 2009.

2. Association for Children`s Palliative Care. What is Children's Palliative Care. Disponível em: http://www.icpcn.org/about-icpcn/what-is-childrens-palliative-care. Acessado em: ago 2020.

3. Levetown M; Committee on Bioethics Pediatrics. Communicating with Children and Families: From Everyday Interactions to Skill in Conveying Distressing Information. Pediatrics. 2008 mai; 121(5):e1441-e1460.

4. Yamaura LP, Veronez FS. Comunicação sobre a morte para crianças: Estratégias de intervenção. Psicol Hosp. 2016; 14(1):79-93.

5. Lima VR, Kovács MJ. Morte na Família: Estudo exploratório acerca da comunicação para a criança. Psicol Ciênc Prof. 2011; 31(2):390-405.

6. Lemus-Riscanevo P, Carreño-Moreno S, Arias-Rojas M. Conspiracy of Silence in Palliative Care: A Concept Analysis. Indian J Palliat Care. 2019; 25(1):24-9. doi: 10.4103/IJPC.IJPC_183_18.

7. Cejudo López Á, et al. Silence pact from the perspective of caretakers of palliative care patients. Enferm Clin. 2015 mai-jun; 25(3):124-32.

8. Rocker L. Breaking bad news to your children. Quirky Kid. Disponível em: https://childpsychologist.com.au/tag/bad-news. Acessado em: 21 ago 2020.

9. Baile WF, et al. SPIKES – Um Protocolo em Seis Etapas para Transmitir Más Notícias: Aplicação ao Paciente com Câncer. The Oncologist. 2000; 5:302-11.

10. Mostafavian Z, et al. Mothers' preferences toward breaking bad news about their children cancer. J Family Med Prim Care. 2018 mai-jun; 7(3):596-600.

11. Vega P, Rivera MS, González R. When grief turns into love: understanding the experience of parents who have revived after losing a child due to cancer. J Pediatr Oncol Nurs. 2014; 31(3):166-76.

12. Field NP, et al. Type of continuing bonds expression and its comforting versus distressing nature: Implications for adjustment among bereaved mothers. Death Studies. 2013; 37(10):889-912.

13. Rubio AV, Souza JL. Cuidados Paliativos Pediátricos e Perinatal ANCP. Atheneu; 2019.

14. Andriatte A, Gressler. Conversando sobre luto com adultos e crianças. A ciranda de viver/morrer. Curitiba: Artêra; 2017.

15. Kohlsdorf M, Costa Jr AL. Comunicação em pediatria: Revisão sistemática da literatura. Campinas: Estudos de Psicologia. 2013; 30(4):539-52.

16. Pinto CB, Veiga FM. A morte no início da Vida. Nascer e Crescer. 2005; 14(1):38-44.

17. Mendes TSR. A Conspiração do Silêncio em Cuidados Paliativos: Os actores, contextos e práticas na perspectiva da equipa multidisciplinar. Lisboa: Instituto de Ciências da Saúde, Universidade Católica Portuguesa; 2009.

Dor em Pediatria

44

Silvia Maria de Macedo Barbosa

Introdução

A dor em pediatria representa um fator de grande sofrimento nas crianças em cuidados paliativos, sendo esse um sintoma prevalente. O adequado manuseio da dor em muitos casos dos cuidados paliativos pediátricos necessita de um trabalho multidisciplinar com uma equipe formada, se possível, pelo médico pediatra paliativista, enfermeiros, fisioterapeutas, psicólogos, terapeutas ocupacionais e serviço social.

Até há 35 anos, o inadequado manejo da dor em pediatria ocorria com frequência, sendo comum situações em que criança ficava carente de analgesia com consequente sofrimento por um sintoma não avaliado. Havia um certo temor associado ao uso de medicação opioide nos pacientes pediátricos devido aos efeitos colaterais. Na atualidade, temos uma melhora na qualidade do tratamento da dor em pediatria com a melhor compreensão dos instrumentos de avaliação da dor para a pediatria, entendimento dos diversos mecanismos fisiopatológicos nessa faixa etária e o adequado tratamento.

Em 1979, a Associação Internacional para o Estudo da Dor (IASP) conceituou a dor como "uma experiência sensitiva e emocional desagradável associada a uma lesão tecidual real ou potencial, ou descrita em termos de tal lesão". A dor é sempre subjetiva. Cada indivíduo, nas fases iniciais da vida, aprende a utilizar esse termo por meio de suas experiências relacionadas à lesão. A dor é, sem dúvida, uma sensação e uma parte ou partes do corpo, mas também é sempre desagradável, portanto também é considerada uma experiência emocional.[1]

Em 2020, a IASP fez uma revisão da definição que foi traduzida e revisada pela SBED (Sociedade Brasileira para o Estudo da Dor). Dor é "uma experiência sensitiva e emocional desagradável, associada ou semelhante àquela associada, a uma lesão tecidual real ou potencial".[1]

Algumas notas frente à nova definição devem ser apontadas:[1]

- A dor é sempre uma experiência pessoal que se influencia em graus variáveis por fatores biológicos, psicológicos e sociais;
- Dor e nocicepção são fenômenos diferentes. A dor não pode ser determinada exclusivamente pela atividade dos neurônios sensitivos;
- Por meio das suas experiências de vida, as pessoas aprendem o conceito de dor;
- O relato de uma pessoa sobre uma experiência de dor deve ser respeitado;

- Embora a dor geralmente cumpra um papel adaptativo, ela pode ter efeitos adversos na função e no bem-estar social e psicológico;
- A descrição verbal é apenas um dos vários comportamentos para expressar a dor; a incapacidade de comunicação não invalida a possibilidade de um ser humano ou de um animal sentir dor.

Em setembro de 2010, durante o Primeiro Encontro Internacional de Dor em Montreal, foi gerado um documento conhecido como a Declaração de Montreal, na qual se declara que "o acesso ao tratamento da dor é um direito humano fundamental". Em 1995, o Conselho Nacional dos Direitos da Criança e do Adolescente (Conanda), por meio da Resolução 41, aprovou em sua íntegra o texto oriundo da Sociedade Brasileira de Pediatria, relativo aos Direitos da Criança e do Adolescente Hospitalizados, que no seu artigo 7º declara que as crianças e os adolescentes têm o "direito de não sentir dor, quando existam meios para evitá-la".[2]

Atualmente, sabe-se muito mais sobre o controle seguro e efetivo da dor em pediatria. A avaliação da dor, o diagnóstico fisiopatológico da dor, a implementação da medicação analgésica, com a aplicação de tratamentos atualizados e efetivos, devem ser prioridades.

Diversos são os fatores que podem dificultar a percepção e a avaliação da dor em crianças, sendo os mais preponderantes as limitações cognitivas e de linguagem. Alia-se a esse fato a ausência de protocolos de avaliação de dor nas diversas instituições, sendo esse um dos fatores que podem impedir uma adequada abordagem da criança com dor.

A Academia Americana de Pediatria, em associação com a Sociedade Americana de Dor, classifica a dor em pediatria como:

1. Dor aguda;
2. Dor crônica;
3. Dor recorrente;
4. Dor relacionada a procedimentos;
5. Dor do paciente em cuidados paliativos.

O adequado reconhecimento do tipo de dor é responsabilidade dos profissionais que prestam assistência à criança. Estes devem liderar, defender e assegurar um tratamento humanizado de dor e sofrimento a todos os recém-nascidos, lactentes, pré-escolares, escolares e adolescentes.

Alguns conceitos podem ajudar a compreender melhor o fenômeno doloroso:[4]
- Dor aguda: dor associada a um breve episódio de lesão relacionada a afecções traumáticas, infecciosas ou inflamatórias. Na maioria dos casos, a intensidade da dor é limitada e diminui gradativamente com a resolução do processo patológico ou do fator causal. Geralmente se acompanha de alterações neurovegetativas, como elevação da pressão arterial, taquicardia, taquipneia e alteração da saturação de oxigênio.[5]
- Dor crônica: dor constante ou que persiste além de um período de três meses ou mais. Dor crônica é distinguida da dor recorrente cujo episódio doloroso se alterna com intervalos sem dor. A dor pode persistir ou recorrer por várias razões e pode estar associada a processos patológicos crônicos. Não costumam ocorrer respostas neurovegetativas associadas ao sintoma. Ansiedade e depressão são respostas emocionais frequentemente associadas ao quadro.[5,6]
- Dor neuropática: pode também ocorrer secundariamente a uma lesão temporária ou definitiva no sistema nervoso central (SNC) e/ou sistema nervoso periférico (SNP), e nas vias desses sistemas.[4]

A história clínica detalhada é a parte mais importante da avaliação do paciente com dor. Deve-se caracterizar a dor por:
- Início e duração (tentar determinar com precisão: o início do quadro álgico, se súbito ou gradual; se contínuo ou intermitente, além da periodicidade e frequência).

Quadro 44.1. Princípios gerais no tratamento da dor.

1. Prevenção da dor	A dor deve ser tratada de forma preventiva; não cabe esperar a existência da queixa de dor para providenciar o adequado tratamento
2. Avaliação da dor	A avaliação da dor é necessária para se efetuar um tratamento adequado. Deve-se levar em conta a diversidade das faixas etárias pediátricas, com o uso das diversas escalas para a avaliação da dor, as quais devem ser pertinentes para cada idade
3. A abordagem da dor deve ser multimodal	Várias estratégias podem ser utilizadas: medidas farmacológicas, como analgésicos tópicos e sistêmicos; estratégias físicas, como massagem, TENS, calor, frio, acupuntura; e abordagens cognitivo-comportamentais, distração e hipnose
4. Envolvimento dos pais	Os pais tornam-se aliados ao saberem informar de forma adequada a dor dos seus filhos e nos ajudam nas técnicas de distração

TENS: *transcutaneous electrical nerve stimulation* (neuroestimulação elétrica transcutânea).

- Localização (localizada, referida, reflexa, generalizada).
- Intensidade (conforme escalas de dor).
- Qualidade (descrição detalhada das características).
- Fatores atenuantes.
- Fatores agravantes.

A história pregressa do paciente pode oferecer indícios da origem da dor ou fatores que podem exacerbá-la ou atenuá-la. Deve-se questionar sobre cirurgias e patologias prévias, bem como sobre tratamento medicamentoso pregresso e atual.

O adequado manuseio álgico reduz a ansiedade da criança e dos seus pais, favorecendo a cooperação. Os efeitos negativos da dor na criança em longo prazo também devem ser considerados.

Alguns princípios gerais podem ser utilizados no manuseio da dor em pediatria (Quadro 44.1).

Tratamento não farmacológico[4]

Os recursos não farmacológicos são partes inerentes e essenciais do tratamento integrado da dor e devem ser considerados associados ao tratamento farmacológico. Apresentam como vantagens o baixo custo de aplicação, o fato de serem técnicas não invasivas que apresentam pouco ou nenhum efeito colateral, podendo ser utilizados de forma coadjuvante à terapia farmacológica.

Muitas das dores podem ser prevenidas, tratadas ou, ao menos, reduzidas utilizando medicações simples, técnicas psíquicas e/ou físicas. Alguns recursos disponíveis são: relaxamento, musicoterapia, arteterapia, recursos físicos, massagens, cinesioterapia, acupuntura, hidroterapia e TENS (estimulação elétrica nervosa transcutânea).

O sucesso para o tratamento da dor implica em uma associação entre as medidas terapêuticas não farmacológicas com as medidas farmacológicas. O tratamento inicia com a explicação sobre os recursos que serão utilizados e combina abordagens físicas e psicológicas, utilizando tratamentos farmacológicos e não farmacológicos.

Terapia farmacológica[4,5]

Ao se propor um tratamento farmacológico para a dor em pediatria, devemos ter em mente alguns pontos-chaves que poderão guiar a terapêutica. São pontos importantes o aumento do tempo de sono livre da dor, o alívio da dor no repouso, o alívio da dor quando a criança está em atividade.

A Organização Mundial da Saúde (OMS), em 2012, publicou o *WHO guidelines on the pharmacological treatment of persisting pain in children with medical illnesses*. Esse método, que é efetivo no tratamento da dor, será apresentado a seguir e, para tal, utilizam-se alguns passos:

◆ Pela escada analgésica

A OMS, no seu *guideline* pediátrico, preconiza o uso sequencial de drogas para analgesia segundo o esquema da escada com dois degraus:

| Não opioide + opioide forte + adjuvante |
| Não opioide + adjuvante |

O primeiro degrau implica o uso de um analgésico não opioide associado aos adjuvantes. Se a dor persiste, um opioide deve ser associado.[4]

A codeína é um opioide fraco que está amplamente disponível e foi previamente recomendada para controlar a dor moderada. Foi utilizada por muito tempo na população pediátrica, porém apresenta problemas de eficácia relacionados à farmacogenética na sua biotransformação. O seu uso em pediatria não é mais recomendado. Por sua vez, o tramadol tem sido considerado para o controle da dor moderada; porém não há nenhuma evidência disponível da sua eficácia e segurança em crianças, sendo o seu uso recomendado para indivíduos maiores que 12 anos.

Atualmente, a recomendação da OMS é da introdução de morfina no segundo degrau. Pela proposta da OMS, nesse segundo degrau está indicada a introdução de morfina em dose equivalente à que se usaria de codeína. Essa conduta elimina a biotransformação, e oferece ao paciente a analgesia que este obteria com o fornecimento da dose da codeína que é biotransformada em morfina. Conforme a dor se mostra mais intensa, utiliza-se a dose de morfina que deve ser titulada conforme a necessidade. Outros opioides poderão ser utilizados após a titulação da dose da morfina adequada. O uso de fentanil e metadona pode ser necessário.

Desde o primeiro degrau, o uso de medicamentos adjuvantes (gabapentinoides, antidepressivos tricíclicos) acompanha o tratamento da dor.

Se a dor persistir após o emprego das medidas preconizadas, pode ser considerada uma intervenção invasiva, como cateteres peridurais, bloqueios nervosos e bombas implantáveis.

◆ De modo horário

Os analgésicos devem ser administrados de forma horária, em intervalos fixos. Deve ocorrer a titulação da dose pelo controle ou não da dor da criança, aumentando-se gradualmente até que a criança esteja confortável.

◆ Pela via apropriada

Para a escolha da rota de administração devemos considerar a maneira mais simples, mais eficiente, menos dolorosa, levando em conta a intensidade da dor, o tipo de dor, a potência da droga e o intervalo entre as doses.

A via oral é a preferencial. A via transdérmica pode ser utilizada quando houver a necessidade em casos em que a necessidade de opioide é muito grande em crianças maiores de dois anos.

O uso da via subcutânea é uma alternativa consistente em pediatria nos pacientes que não apresentam acesso venoso. Essa via de administração de medicamentos analgésicos é uma opção que deve ser lembrada. A via endovenosa é bastante utilizada. A via intramuscular é a última opção, quase não utilizada para analgesia (por ser dolorosa).

- ## Individualmente

Não existe dose-padrão para as drogas opioides. A dose correta é aquela que alivia a dor da criança, com atenção para os efeitos colaterais. Tabelas disponíveis com as doses pediátricas devem ser utilizadas sempre nas prescrições.

- ## Com atenção aos detalhes

É necessário administrar os medicamentos para dor de forma regular, respeitando o horário. A avaliação constante da resposta à terapêutica é essencial para garantir o melhor resultado com o mínimo de efeitos colaterais.

- ## Escolha dos analgésicos

Analgésicos não opioides são os medicamentos iniciais no tratamento farmacológico da dor. Estão no primeiro degrau da escada analgésica, e consistem em analgésicos, antipiréticos e anti-inflamatórios não esteroidais (AINE). Em pediatria, no Brasil, utilizam-se paracetamol, dipirona, ibuprofeno, cetorolaco, cetoprofeno. O diclofenaco está liberado acima dos 14 anos (salvo em doenças reumatológicas), e a nimesulida, a partir dos 12 anos.

Em casos de dor intensa, de preferência, analgésico não opioide deverá acompanhar o analgésico opioide.

Medicamentos adjuvantes[4]

O uso de medicamentos adjuvantes em pediatria pode ser indicado, na dependência do tipo de dor, desde o início do tratamento. O uso de gabapentinoides pode ser indicado em indivíduos que apresentam dor de caráter neuropático ou na prevenção desse tipo de dor. Deve-se apenas ter a necessidade, ao se prescrever esses medicamentos, de utilizar doses compatíveis com o uso em pediatria.

Resumo

A dor nos pacientes em cuidados paliativos pediátricos é um evento frequente, embora possa ser difícil reconhecê-la. A utilização de instrumentos de avaliação pode nos ajudar a avaliar a dor das diferentes faixas etárias pediátricas.

O seu tratamento deve ser prioritário, garantindo com isso uma melhor qualidade de vida aos pacientes pediátricos. A criança tem o direito de não sentir dor, se houver meios de evitá-la, merecendo o melhor manuseio possível para o controle desse sintoma.

REFERÊNCIAS BIBLIOGRÁFICAS

1. DeSantana JM, Perissinotti DMN, Oliveira Jr JO, Correia LMF, Oliveira CM, Fonseca PRB. Tradução para a língua portuguesa da definição revisada de dor pela Sociedade Brasileira para o Estudo da Dor. 2020. Disponível em: https://sbed.org.br/wp-content/uploads/2020/08/Defini%C3%A7%C3%A3o-revisada--de-dor_3.pdf. Acessado em: 16 ago 2020.

2. Conanda. Resolução n.º 41, de 13 de outubro de 1995. Dispõe sobre os direitos da criança e do adolescente hospitalizados. Diário Oficial da União; 1995 out. Disponível em: https://www.mpdft.mp.br/portal/pdf/unidades/promotorias/pdij/Legislacao%20e%20Jurisprudencia/Res_41_95_Conanda.pdf.

3. American Academy of Pediatrics (Committee on Psychosocial Aspects of Child and Family Health), American Pain Society (Task Force on Pain in Infants, Children, and Adolescents). The Assessment and Management of Acute Pain in Infants, Children, and Adolescents. Pediatrics. 2001 set; 108(3).

4. World Health Organization. WHO guidelines on the pharmacological treatment of persisting pain in children. WHO; 2012. http://whqlibdoc.who.int/publications/2012/9789241548120_Guidelines.pdf acessed 22/06/2013

5. Berde C, Sethna N. Analgesics for the treatment of Pain in Children. NEJM. 2002; 347(14):1094-103.

Outros Sintomas em Pediatria

45

Carolina de Araújo Affonseca
Fernanda Barbosa Lopes Cardoso
Maria Vitória Assumpção Mourão

O presente capítulo abordará os principais sintomas clínicos apresentados por pacientes pediátricos em cuidados paliativos. O objetivo é oferecer de forma sucinta as principais informações necessárias para diagnosticar, buscar a etiologia mais provável e iniciar as principais medidas farmacológicas e não farmacológicas de tratamento.

Sialorreia

Acomete entre 39% e 65% dos pacientes.[1] É caracterizada pela presença de saliva a partir da margem labial, comum em bebês e lactentes com idade inferior a quatro anos, sendo sempre anormal após essa idade. O sistema parassimpático atua diretamente nas glândulas salivares, estimulando sua secreção, e o sistema simpático atua aumentando a sua viscosidade.[2]

A ocorrência de sialorreia apresenta grande impacto na qualidade de vida: comentários negativos de outras crianças, odor desagradável, desidratação, lesões de pele e infecção fúngica recorrente, broncoaspiração crônica com deterioração da função pulmonar, situações de constrangimento social quando a saliva atinge roupas, livros e outros objetos.

As principais causas de sialorreia estão listadas na Tabela 45.1.

A avaliação deve ser realizada por equipe multiprofissional, incluindo pediatra, dentista, fonoaudiólogo, terapeuta ocupacional e otorrinolaringologista. A intensidade pode ser avaliada pelo número de compressas ou babadores trocados a cada 24 horas, pela escala visual analógica ou por escalas específicas como a *drooling impact scale* e a *teacher drooling scale*.

O tratamento inclui higiene oral rotineira, controle postural da cabeça, pescoço e tronco; uso de bandanas absorventes no pescoço; evitar levar dedos e objetos à boca, pois estimulam a produção de saliva e impedem a vedação labial; evitar alimentos ácidos, doces e gaseificados; exercícios para trabalhar a motricidade oral; dispositivos intraorais para treinamento do palato. O tratamento farmacológico é feito à base de medicamentos anticolinérgicos (Tabela 45.2), cujos principais efeitos colaterais são visão borrada, constipação intestinal, retenção urinária, redução da diurese, hiperatividade, irritabilidade, insônia, cefaleia, *flush* facial, dilatação pupilar e taquicardia. São contraindicados em pacientes com glaucoma, miastenia *gravis* e história de retenção urinária. Outras opções terapêuticas são: injeção de toxina botulínica

Outros Sintomas em Pediatria 239

Tabela 45.1. Principais causas de sialorreia.

Tipo de problema	Exemplos
Aumento da produção de saliva	Uso de anticonvulsivantes: clobazam e clonazepam Uso de medicamentos antipsicóticos
Obstrução nasal, respiração oral, alterações da cavidade oral	Hipertrofia de adenoides e amígdalas; má oclusão dental; fechamento labial insuficiente; cáries, úlceras orais; tumor epitelial de glândulas salivares (raro)
Disfunção bulbar isolada, paralisia de nervos cranianos	Síndrome de Worster-Drought; paralisia de Bell
Desordem motora generalizada não progressiva	Paralisia cerebral distônica ou espástica
Desordem motora progressiva	Doença de Parkinson juvenil
Alteração do desenvolvimento neurológico	Alterações cognitivas graves, distúrbios de aprendizagem, autismo

Tabela 45.2. Medicamentos anticolinérgicos habitualmente usados para sialorreia.

Medicamento	Via	Dose
Escopolamina	EV/SC	• < 12 anos: 0,3 a 0,6 mg/kg/dose TID ou QID (máximo: 1,5 mg/kg/dia) • > 12 anos: 20 a 40 mg/dose (máximo: 100 mg/dia)
	Gel (0,25 mg/0,1 mL)	Usar na região submandibular, 3 vezes ao dia
	Patch de 1,5 mg	• < 8 anos: meio adesivo retroauricular a cada 2 a 3 dias (ocluir a metade com esparadrapo; não cortar) • > 8 anos: 1 adesivo retroauricular a cada 2 a 3 dias
Atropina	Solução oftalmológica a 1%	Usar 1 a 2 gotas, sublingual, a cada 4 a 6 horas
Propantelina	Gel a 1% (10 mg/g)	Aplicar 1 g na região retroauricular, bilateralmente, de 8/8 horas
Triexifenidil	Via oral	Dose inicial: 0,5 a 1 mg, uma vez ao dia. Após uma semana, usar de 12/12 horas e, na terceira semana, usar de 8/8 horas. Aumentar de 0,5 a 1 mg por dose por semana. Dose máxima 2 mg de 8/8 horas
Brometo de ipratrópio	Uso inalatório	Aerosol (20 mcg/jato): 2 a 4 jatos de 6/6 horas Solução para micronebulização (0,25 mg/mL): • < 6 anos, 8 a 20 gotas, 3 a 4 vezes ao dia • 6 a 12 anos: 20 gotas, 3 a 4 vezes ao dia • > 12 anos: 40 gotas, 3 a 4 vezes ao dia

nas glândulas salivares, antipsicóticos, antidepressivos tricíclicos e metilfenidato. Em casos refratários, podem ser considerados procedimentos cirúrgicos, como a retirada de glândulas salivares ou ligadura de ductos glandulares.

Náuseas e vômitos

São sintomas muito prevalentes, ocorrendo em 52% a 70% dos pacientes.[1] Náusea é uma sensação desagradável, de localização vaga em epigástrio, associada ao desejo de vomitar. Frequentemente, está associada a alterações autonômicas como salivação, taquicardia, taquipneia, sudorese e palidez. Vômito é caracterizado pela expulsão do conteúdo gástrico, acompanhado por contrações dos músculos abdominais, rebaixamento do diafragma e abertura da cárdia.[3]

A avaliação inclui a história clínica, uso de medicamentos, avaliação laboratorial (ionograma, gasometria, função renal e hepática) e exames de imagem. Uma escala utilizada para avaliação desse sintoma é a BARF *nausea scale*.

A fisiopatologia é complexa e inclui a ativação do córtex cerebral, trato gastrointestinal, zona de gatilho quimiorreceptora (localizada no assoalho do quarto ventrículo) e sistema vestibular. A ativação de qualquer uma dessas vias pode estimular o centro do vômito.

As principais causas, os receptores envolvidos nas quatro vias principais que estimulam o centro do vômito, bem como os principais medicamentos que atuam em cada um dos receptores estão descritos na Figura 45.1.[4,5]

O controle não farmacológico das náuseas e vômitos inclui: evitar deitar logo após as refeições; administrar a dieta com a cabeceira elevada; evitar alimentos quentes, fritos, condimentados ou com odor forte; evitar preparar os alimentos próximo ao paciente; evitar ingerir líquidos durante as refeições; fracionar as dietas; ingerir gengibre, líquidos claros, lascas de gelo; fazer refeições em locais abertos e arejados; ambiente tranquilo e silencioso; reduzir a oferta de carboidratos e aumentar proteínas; otimizar o funcionamento intestinal; tratar distúrbios hidroeletrolíticos e acidobásicos; substituir medicamentos emetizantes; hipnose e relaxamento para náusea antecipatória; aromaterapia e acupuntura no ponto P6, localizado no punho.

Constipação intestinal

A constipação intestinal é condição comum entre crianças em cuidados paliativos, com prevalência de 53,5% em crianças com câncer[6] e de 60% naquelas com paralisia cerebral.[7]

De acordo com os Critérios Roma IV, a constipação funcional é definida em crianças de até quatro anos de idade como quadro de, pelo menos, um mês de duração, com dois ou mais destes critérios: duas ou menos evacuações por semana; história de retenção fecal; histórico de movimentos intestinais dolorosos ou excessivos; histórico de fezes de largo calibre; presença de massa fecal no reto. Em crianças que já apresentem treinamento esfincteriano, deve-se também considerar como critérios a presença de ao menos um episódio por semana de incontinência e o histórico de fezes que obstruam o vaso sanitário.[8] O aspecto das fezes pode ser avaliado por meio da escala de fezes de Bristol.

A principal etiologia de constipação em crianças é a funcional. Aquelas em cuidados paliativos apresentam outros fatores que podem levar a ou agravar esse quadro: imobilismo, uso de medicamentos constipantes (opioides, anticolinérgicos, inibidores de serotonina 5-HT3, antidepressivos tricíclicos), ingesta pobre de água e fibras, obstrução intestinal (como em neoplasias abdominais), fraqueza da musculatura abdominal e pélvica (como em doenças neurológicas neuromusculares), distúrbios hidroeletrolíticos (como hipercalcemia e hipocalemia), hipotireoidismo e uremia.

Para a abordagem da constipação, medidas educativas e não farmacológicas são sempre necessárias e incluem: orientação quanto a ambiente tranquilo para evacuação, higienização adequada do períneo, hábito de ir ao banheiro após refeições, aumento de mobilização ativa (com fisioterapia e terapia ocupacional), estímulo a exercícios abdominais e massagem abdominal em sentido horário.

A desimpactação de fezes é necessária quando há massa endurecida em abdome inferior. A primeira opção terapêutica é a administração por via oral de polietilenoglicol (PEG) em doses altas por até seis dias.[9] Podem ser utilizados também enemas com soluções fosfatadas, sorbitol, glicerina ou vaselina, por dois a quatro dias, até a completa eliminação das fezes impactadas. A

Outros Sintomas em Pediatria

Avaliação inicial
- Causas das náuseas e vômitos
- Área de estímulo e receptores envolvidos
- Tratar a causa ou bloquear a via

SNC (GABA, H1)

Causas
- Ansiedade, memória
- Radioterapia
- Estímulos sensoriais
- Irritação meníngea
- Hipertensão intracraniana
- Odores
- Estresse, medo
- Dor

Tratamento/receptores
- ★ Dexametasona
  - HIC, tumor
- ★ Benzodiazepínico
  - Náusea antecipatória, ansiedade
- ★ Meclizina
- ★ Propofol
  - Náusea e vômito refratário

Vestibular (H1 e ACh)

Causas
- Movimento, cinetose
- Lesão de SNC (TU base do crânio)
- Opioide (aumenta sensibilidade do sistema vestibular)
- Irritação ou inflamação do labirinto

Tratamento/receptores
- Receptor acetilcolina (ACh)
- ★ Escopolamina
- Receptor histamina (H1)
- ★ Meclizina
- ★ Dimenidrato

Trato gastrointestinal (5HT4, 5HT3, D2, ACh)

Causas
- Obstrução, distensão
- Estase, gastroparesia
- Inflamação, enterites
- Toxinas bacterianas
- Serotonina liberada pelas células enterocromafins após QT
- Radioterapia abdominal

Tratamento/receptores
- Receptor serotonina (5HT3)
- ★ Ondansetrona
- Receptor acetilcolina (ACh)
- ★ Escopolamina
- Receptor dopamina (D2)
- ★ Metoclopramida
- ★ Domperidona
- ★ Levomepromazina/clorpromazina
- Obstrução intestinal maligna
- ★ Dexametasona e octreotide

Zona quimiorreceptora - 4º ventrículo (D2, 5HT3, NK1)

Causas
- Distúrbios metabólicos: hipercalcemia, hipocalemia, acidose, hipernatremia (receptor D2)
- Medicamentos: opioides, digoxina (receptor D2)
- Quimioterapia (5HT3 e NK1)
- Uremia (D2 e 5HT3)

Tratamento/receptores
- Receptor serotonina (5HT3)
- ★ Ondansetrona
- Receptor NK1
- ★ Emend
- Receptor dopamina (D2)
- ★ Metoclopramida
- ★ Domperidona
- ★ Haloperidol

Centro do vômito - tronco cerebral
- Receptor acetilcolina (ACh) - escopolamina
- Receptor histamina (H1) - meclizina e dimenidrato

Drogas - antagonistas dos receptores

- **Aprepitanto 125 e 80 mg VO**
  - Receptor NK - neurocinina
  - Dose: D1: 125 mg, D2 e D3: 80 mg
  - Maiores 18 anos

- **Clorpromazina 1 mg/gota VO**
  - Receptor Ach, D2, H1
  - Dose: 0,5 a 1 mg/kg/dose a cada 4 a 6 h
  - Crianças > 2 anos

- **Dexametasona 4 mg/mL VO, EV**
  - Dose: 0,1 mg/kg/dose de 6/6 h

- **Domperidona 1 mg/mL VO**
  - Receptor D2
  - Dose: 0,25-0,5 mg/kg/dose de 8/8 h

- **Dimenidrato 12,5 mg/5 mL VO**
  - Receptor H1
  - Dose: 1,25 mg/kg/dose a cada 6 ou 8 h
  - Crianças > 2 anos

- **Escopolamina 20 mg/mL VO, SC, EV**
  - Receptor ACh
  - Dose: 0,3 a 0,5 mg/kg/dose de 8/8 h

- **Haloperidol 2 mg/mL VO**
  - Receptor 5HT2 e D2
  - Dose: 0,01 mg a 0,1 mg/kg/dose a cada 8-12 h

- **Levomepromazina 4% VO**
  - Receptor 5HT2, H1, ACh, D2
  - Dose 0,1 a 0,2 mg/kg/dia 6/6 a 12/12 h
  - Crianças > 2 anos

- **Meclizina 12,5 ou 50 mg VO**
  - Receptor H1 e ACh
  - Dose: 25-100 mg/dia para > 12 anos

- **Metoclopramida 5 mg/mL EV**
  - Receptor D2
  - Dose: 0,1-0,2 mg/kg/dose a cada 6 ou 8 h

- **Naloxone 0,4 mg/mL**
  - Náusea induzida por opioides
  - 0,25 a 1 mcg/kg/h

- **Ondansetrona 2 mg/mL VO, EV**
  - Receptor 5HT3
  - Dose: 0,15 mg/kg/dose de 8/8 h

- **Propofol 10 mg/mL EV**
  - Receptor GABA
  - Dose 0,5 mg/kg/h

Referencias bibliográficas
1- Collis E, Mather H. Nausea and vomiting in palliative care. BMJ 2015; 351:h6249.
2- Friedrichsdorf SJ, Drake R, Webster ML. Gastrointestinal Symptoms. In Wolfe J, Hinds PS, Suores BM: Textbook of interdisciplinar Pediatric Palliative Care; 2011.

Elaboração: Luís Fernando Andrade de Carvalho e Carolina de Araújo Affonseca

Figura 45.1. Náusea e vômitos: causas, receptores envolvidos e medicamentos.

Tabela 45.3. Medicamentos para tratamento de constipação intestinal.

Medicamento	Dose	Observações
Lubrificantes/emolientes		
Óleo mineral	• 1 a 2 mL/kg/dia, 2 a 3 vezes ao dia	Não usar em pacientes com deficiência cognitiva e em menores de 2 anos
Docusato de sódio	• 6 m a 12 anos: 2,5mg/kg, VO, 8/8 h • > 12 anos: 100 mg 8/8 h	Age em 24 a 48 h > 6 meses Outra posologia: 5 mg/kg, 1 a 3 vezes ao dia
Osmóticos		
Lactulose	• < 1 ano: 2,5 mL 12/12 h • 1 a 5 anos: 5 mL de 12/12 h • 5 a 10 anos: 10 mL de 12/12 h • > 10 anos: 15 mL 12/12 h	Age em 48h. Sabor muito doce. Dissolver em suco, leite ou água. Outra posologia: 1 mL/kg/dose, 1 a 3 vezes ao dia
Polietilenoglicol 4.000 sem eletrólitos	• 0,5 a 2 g/kg/dia	1,5 a 2 g/kg para desimpactação. Age em 2 dias. Dissolver em 100 mL
Leite de magnésia	• 1 a 2 mL/kg, VO, 1 a 2 vezes ao dia	Cuidado com pacientes com insuficiência renal
Estimulantes		
Bisacodil	• 1 m a 10 anos: 5 mg • > 10 anos: 10 mg, VO (à noite) ou retal (pela manhã)	Age em 12 h após administração oral e em 20 a 60 minutos após administração retal. Outra posologia: 0,3 mg/kg/dia
Sene (comprimido, geleia e cápsula)	• 2 a 6 anos: 2,5 a 5 mg, 1 a 2 vezes ao dia • 6 a 12 anos: 7,5 a 10 mg/dia • > 12 anos: 15 a 20 mg/dia	Age em 8 a 12 horas. No Brasil, há a Sene alexandrina. A dose habitual é de 50 a 150 mg uma vez ao dia. Uso liberado para maiores de 12 anos
Picossulfato de sódio	• 2 a 5 anos: 2,5 mg a noite • 5 a 10 anos: 2,5 a 5 mg à noite • > 10 anos: 5 a 15 mg à noite, VO	> 2 anos agem em 2 a 3 horas. Pode causar desidratação e DHE

administração de enemas é contraindicada em doença inflamatória intestinal, tumores de reto, hemorroidas internas, neutropenia e distúrbios de coagulação.

Para o tratamento de manutenção, há diferentes classes de medicamentos (Tabela 45.3). Em pediatria, opta-se preferencialmente pelos agentes osmóticos, em especial o PEG.[9]

Com relação à constipação relacionada ao uso de opioides, ressalta-se que ela mantém-se após uso prolongado do analgésico, e, geralmente, seu tratamento exige a combinação de diferentes classes de agentes farmacológicos, como osmóticos associados a estimulantes.

Dispneia

A dispneia ocorre em 24% das crianças nas últimas 72 horas de vida, sendo o segundo sintoma mais frequente, após a dor. Em crianças com câncer, a dispneia está presente em 49% dos pacientes no último mês de vida e é considerada grave em 29,4%.[10]

É definida como uma "sensação subjetiva de desconforto respiratório que consiste em sensações qualitativamente distintas que variam em intensidade. A experiência resulta da interação entre múltiplos fatores fisiológicos, psicológicos, sociais e ambientais, e pode induzir a respostas fisiológicas e comportamentais secundárias".[11]

Para a maioria dos pacientes, a dispneia começa com um comprometimento fisiológico que leva à estimulação dos receptores aferentes pulmonares e extrapulmonares e à transmissão desses estímulos ao córtex cerebral, onde a sensação é percebida como desconfortável ou desagradável. Tendo percebido o sintoma, o indivíduo lhe atribui seu significado pessoal, de acordo com as circunstâncias em que o desconforto respiratório ocorre e o histórico de sensações semelhantes.[11]

Por ser um sintoma (isto é, percepção de um estado interno anormal ou angustiante), a dispneia deve ser distinguida dos sinais geralmente percebidos como evidência de angústia respiratória, como taquipneia, aumento do esforço respiratório e hipoxemia.[11] As principais escalas para avaliação são a escala de Borg modificada e a de Dalhousie (para crianças a partir de sete anos de idade com asma ou fibrose cística).[12] Para crianças não verbais ou com comprometimento cognitivo, a dispneia pode ser percebida por meio da expressão facial, de movimentos corporais e do olhar ansioso do paciente.[13]

As principais causas de dispneia estão listadas na Tabela 45.4.

A prioridade no tratamento do paciente com dispneia é buscar identificar e tratar o processo patológico que está causando o sintoma. Uma vez que as medidas terapêuticas tenham sido otimizadas, deve-se direcionar a atenção para distúrbios fisiológicos persistentes e passíveis de intervenção como hipoxemia e acidemia, por exemplo.[11] Algumas medidas não farmacológicas podem ser adotadas, com níveis de evidência variados: estimulação muscular neuroelétrica dos membros inferiores, vibração da parede torácica, técnicas de controle de respiração, técnicas de desobstrução das vias aéreas, elevação da cabeceira, ambiente arejado e calmo, ventilador próximo ao rosto do paciente, elementos distratores (arteterapia, *pet* terapia, brinquedos), acupuntura e suporte à família.[14,15] O uso de oxigênio só está indicado na dispneia associada à hipoxemia;[15] porém, pode ter um valor simbólico para alguns pacientes e familiares, proporcionando redução da ansiedade e uma sensação de controle.[13] A ventilação não invasiva (VNI) é frequentemente usada no tratamento respiratório de crianças com hipoventilação crônica e fraqueza do tônus muscular, como atrofia muscular espinhal. Também pode ser usada no tratamento sintomático da dispneia aguda no cenário de cuidados paliativos, particularmente se secundária a causas reversíveis, como uma infecção, por exemplo. É importante avaliar a tolerância da criança e alinhar a indicação da VNI com o plano de cuidados do paciente, para que essa medida não prolongue o processo de morrer sem melhoria ou até com prejuízo para a qualidade de vida.[10]

Os opioides são os agentes farmacológicos recomendados para o tratamento da dispneia, sendo a morfina o medicamento de escolha. A dose inicial para tratamento de dispneia em pa-

Tabela 45.4. Principais causas de dispneia.

Mecanismo	Exemplos
Obstrução de vias aéreas permanente ou transitória	Invasão tumoral, compressão extrínseca, broncospasmo, malformações congênitas
Patologias extraparenquimatosas intratorácicas	Pneumotórax, hemotórax
Patologias parenquimatosas	Pneumonia, tumor, hemorragia pulmonar, fibrose cística
Causas não pulmonares	Cardíaca, neurológica, abdominal, muscular, anemia

cientes que não utilizam opioides regularmente é de 0,025-0,05 mg/kg/dose de 4 em 4 horas, por via intravenosa (ou 0,075-0,15 mg/kg/dose via enteral), o que representa cerca de 25% a 50% da dose de morfina usada para o tratamento de dor. A dose pode ser aumentada gradualmente até que se consiga um adequado controle do sintoma, porém é importante monitorizar os efeitos colaterais. Depressão respiratória clinicamente significativa é incomum com as doses habitualmente usadas para tratamento da dispneia. Para pacientes que já fazem uso de opioide, recomenda-se aumentar em 25% a dose em uso.[10,11,15] Em situações extremas e raras, o sofrimento causado pela dispneia no final da vida torna-se intratável apesar de todas as medidas adotadas, sendo adequado considerar o uso da sedação paliativa.[13]

REFERÊNCIAS BIBLIOGRÁFICAS

1. Goldman A, Hain RLS. Gastrointestinal Symptoms. In: Oxford textbook of palliative care for children. Oxford University Press; 2012.

2. Fairhurst CBR, Cockerill H. Management of drooling in children. Arch Dis Child Educ Pract Ed. 2011; 96(1):25-30.

3. Morais M, Cruz A, Sadovsky A, Brandt K, Duarte M, Epifanio M, et al. Evidências para manejo de náusea e vômitos em pediatria. Soc Bras Pediatr. 2018; n. 4.

4. Collis E, Mather H. Nausea and vomiting in palliative care. BMJ. 2015; 351(December):1-11.

5. Wolfe J, Pamela H, Sourkes B. Gastrointestinal Symptoms. In: Textbook of interdisciplinary pediatric palliative care. 1 ed. Saunders; 2011.

6. Levine DR, Mandrell BN, Sykes A, Pritchard M, Gibson D, Symons HJ, et al. Patients' and parents' needs, attitudes, and perceptions about early palliative care integration in pediatric oncology. JAMA Oncol. 2017; 3(9):1214-20.

7. Caramico-Favero DCO, Guedes ZCF, de MORAIS MB. Food intake, nutritional status and gastrointestinal symptoms in children with cerebral palsy. Arq Gastroenterol. 2018; 55(4):352-7.

8. Benninga MA, Nurko S, Faure C, Hyman PE, St James Roberts I, Schechter NL. Childhood functional gastrointestinal disorders: Neonate/toddler. Gastroenterology [Internet]. 2016; 150(6):1443-55.e2. doi: 10.1053/j.gastro.2016.02.016.

9. Tabbers MM, Dilorenzo C, Berger MY, Faure C, Langendam MW, Nurko S, et al. Evaluation and treatment of functional constipation in infants and children: Evidence-based recommendations from ESPGHAN and NASPGHAN. J Pediatr Gastroenterol Nutr. 2014; 58(2):258-74.

10. Craig F, Henderson EM, Bluebond-Langner M. Management of respiratory symptoms in paediatric palliative care. Curr Opin Support Palliat Care. 2015; 9(3):217-26.

11. Parshall MB, Schwartzstein RM, Adams L, Banzett RB, Manning HL, Bourbeau J, et al. An official American thoracic society statement: Update on the mechanisms, assessment, and management of dyspnea. Am J Respir Crit Care Med. 2012; 185(4):435-52.

12. Pianosi PT, Huebner M, Zhang Z, Turchetta A, McGrath PJ. Dalhousie pictorial scales measuring dyspnea and perceived exertion during exercise for children and adolescents. Ann Am Thorac Soc. 2015; 12(5):718-26.

13. Rubio AV, Souza J. Dispneia. In: Cuidado Paliativo Pediátrico e Perinatal. Atheneu; 2019.

14. Bausewein C, Booth S, Gysels M, Higginson IJ. Non-pharmacological interventions for breathlessness in advanced stages of malignant and non-malignant diseases. Cochrane Database Syst Rev. 2013; 2013(11).

15. Robinson WM. Palliation of dyspnea in pediatrics. Chron Respir Dis. 2012; 9(4):251-6.

Oncologia Pediátrica

46

Erica Boldrini
Fabíola de Arruda Leite

Mas doutor... ele vai morrer?

Um relatório divulgado em 2016, pela Agência Internacional de Pesquisa sobre Câncer (IARC), indica que a ocorrência global de câncer infantil é de aproximadamente 300 mil casos/ano em crianças e adolescentes com menos de 19 anos, com cerca de 80 mil mortes.[1]

O impacto do diagnóstico de câncer na infância leva a mudanças importantes na vida das crianças e de seus familiares.[2] Desencadeia sofrimento para a maioria dos pacientes e seus familiares, não apenas na esfera física, mas também nas dimensões psicológica, espiritual e social. O tênue equilíbrio poderá ser abalado por uma notícia de recidiva ou progressão da doença, ou ainda, pela não resposta ao tratamento de resgate. Para lidar com o medo e a incerteza associados à fragilidade do paciente, faz-se necessária a atuação primorosa de uma equipe que tenha conhecimento técnico para o manejo dos diversos sintomas, habilidade de comunicação empática e *expertise* para o cuidado de fim de vida.[3]

As consultas de cuidados paliativos melhoram a qualidade do atendimento, reduzem custos e, às vezes, até aumentam a sobrevida, auxiliando no manejo de sintomas, na comunicação e na tomada de decisões médicas. Dessa forma, poderemos ofertar um cuidado compassivo à criança e sua família, com metas de assistência física, psicológica, educativa, social e espiritual, podendo ser provido juntamente ao tratamento curativo ou como o principal objetivo de cuidado.[4]

Comunicação

A comunicação eficiente é um dos eixos centrais do cuidado paliativo, sendo uma habilidade essencial na relação médico-paciente, principalmente em situações envolvendo uma má notícia. O somatório de fatores que envolvem particularidades de cada núcleo familiar (cultura, crenças, valores, modo de expressão de sentimentos e dúvidas) e o modo como a informação foi transmitida influenciarão no impacto da má notícia, ou seja, no entendimento e na absorção do que foi dito. Quanto às preferências dos pais para obter informações sobre o prognóstico de seus filhos com câncer, 87% desejam o máximo de informações possível, mesmo quando estas são frustrantes e perturbadoras.[5] E as crianças? Estudos mostram que as crianças também desejam ser informadas sobre a sua doença e os planos de tratamentos. A maioria se preocupa com o impacto da doença e dos tratamentos em sua vida diária e na dos familiares que estão ao seu redor.[6,7]

Tomada de decisão

Às vezes, as crianças e adolescentes com câncer refratário apresentam boa funcionalidade, porém as opções de terapia direcionada ao câncer se esgotaram. Regras para selecionar, continuar ou descontinuar uma terapia para pacientes com doença avançada devem considerar as preferências do paciente e família, o *status* clínico, a biologia do tumor, as "novas terapias-alvo", a carga de sintomas e o prognóstico.

É importante ter em mente que não existem indicações formais, claramente definidas, para se empregar qualquer uma dessas abordagens. A equipe muitas vezes discute a indicação ponderando os riscos de toxicidades aguda e crônica, possíveis complicações infecciosas, qualidade de vida e sequelas, não esquecendo o sofrimento emocional e espiritual do paciente e da família.

Poucos estudos avaliam o tratamento paliativo com quimioterapia, e estes não demonstram de forma efetiva o benefício ou a manutenção da qualidade de vida dos pacientes. Entretanto, sugerem que pacientes que recebem terapia antitumoral apresentam melhor qualidade do ponto de vista emocional em relação àqueles que recebem apenas terapia de suporte.[8]

A radioterapia é uma modalidade terapêutica que pode contribuir para alívio de sintomas em pacientes com doença progressiva e incurável, sobretudo naqueles com doenças radiossensíveis, quando ocorrer comprometimento ósseo, medular ou compressão nervosa.[9] Já os procedimentos cirúrgicos devem ser avaliados cuidadosamente. Devem ser levados em conta os riscos, assim como o tempo de hospitalização e as possíveis complicações.

Quanto às terapias experimentais, os pais geralmente são excessivamente otimistas e acreditam que participar de um estudo clínico proporcionará benefícios, porém na prática não aumentam significativamente a expectativa de vida e apresentam efeitos colaterais principalmente nos estudos de fase 1.[10]

Pais de crianças com câncer avançado demoram em média três meses a mais que o oncologista para entender que o câncer não pode ser curado.[11] Frequentemente solicitam terapia direcionada ao câncer para crianças com câncer avançado, mesmo que a expectativa de sucesso de controlar o crescimento do câncer seja pequena;[12] porém, quando enlutados reconhecem que aqueles que receberam terapia até os últimos dias de vida tiveram sofrimento sem benefício.[13] Isso fica evidente nas publicações que mostram que as crianças que receberam tratamento direcionado ao câncer até os últimos dias de vida apresentaram maior carga de sintomas.[14]

Pesquisas realizadas a partir de questões como "o que é ser um bom pai para uma criança com câncer incurável?" nos fazem entender o comportamento das famílias e como promover um bom cuidado. Além disso, os pais que participaram ativamente do cuidado e das decisões apresentam respostas emocionais pertinentes à experiência de perda do filho.[15]

Outro dilema do oncologista pediátrico é quando ele se depara com um paciente que ao diagnóstico se mostra com a funcionalidade comprometida antes mesmo de iniciar o tratamento. Nessa situação, discussões éticas principalmente em relação ao princípio da beneficência *versus* não maleficência afloram. Uma grande dificuldade é identificar a "futilidade terapêutica", mantendo claro o limite entre o que é uma abordagem cientificamente adequada e ética frente ao que se considera como procedimentos diagnósticos e terapêuticos inúteis, obstinados e desproporcionais.

Enquanto houver perspectivas de cura ou melhora clínica, deve-se ter em mente o princípio da preservação da vida como bem supremo. Entretanto, quando isso não for mais possível, deve-se ter como foco o alívio do sofrimento e a preservação da qualidade de vida, agindo no melhor interesse da criança e sua família. Eliminar os termos intenção curativa e intenção paliativa e dar espaço para o objetivo do cuidado (uma vida tão longa quanto possível; tão longa e tão boa quanto possível; ou tão confortável quanto possível) é uma estratégia atual.[14]

Controle de sintomas

Publicações nacionais e internacionais de relevância têm enfatizado que um alto índice de crianças e adolescentes com câncer avançado vivencia o sofrimento de, pelo menos, um sintoma no último mês de vida.[7,16] O controle de sintomas é particularmente desafiador ao profissional que provê cuidados paliativos, especialmente em relação à dor, dispneia e agitação.

Dor é um sintoma que pode estar presente em todas as fases da doença (diagnóstico, tratamento, progressão e fim de vida). Estima-se que mais de 80% das crianças com câncer, em regime de internação, apresentem dor e, em cerca de metade delas, a dor pode ser classificada como intensa. Nas crianças que permanecem em regime ambulatorial, a dor está presente em cerca de 35% dos casos e no fim de vida é um dos sintomas mais incidentes e que causa grande sofrimento.[16]

Cuidados e fim de vida

Na fase de fim de vida, estima-se que 85% dos pacientes apresentem mais de um sintoma associado, muitas vezes de difícil controle, sendo os mais frequentes: fadiga, dor, dispneia, perda do apetite, náuseas e vômitos e constipação ou diarreia.[16,17]

O sofrimento psicológico também deve receber atenção especial, e a equipe precisa criar espaço para que o paciente expresse seus desejos, suas angústias e medos. É comum sentimentos como solidão, raiva, tristeza, culpa (por ter adoecido, ou causar sofrimento aos pais) e medo de ser esquecido.[17]

Sintomas como deterioração neurológica (paralisia, perda de visão, por exemplo) permanecem intratáveis e devem ser diferenciados de sintomas de difícil tratamento ou refratários. Sugere-se que a determinação da refratariedade do sintoma deva ser, sempre que possível, um consenso entre os membros da equipe que cuida e/ou com a consultoria a outros especialistas. Numerosas publicações reconhecem que *delirium*, dispneia (com ou sem aumento de secreção) e dor são muitas vezes sintomas que necessitam de sedação paliativa.[17]

Luto

Durante o tratamento e a progressão da doença, as crianças e adolescentes percebem as alterações e a fragilidade de seus corpos, as mudanças nas relações socioafetivas, o desinteresse por atividades antes prazerosas. Além disso, preocupam-se com seus familiares e compartilham da angústia e sofrimento vivenciados por aqueles que amam. Dessa forma, o luto antecipatório é um dos desafios presentes no cuidado paliativo oncológico. Esse fenômeno envolve o processo de enfrentamento e preparação para a separação iminente que será provocada pela morte. Infelizmente, ainda persiste uma série de mitos em relação ao luto infantil, de modo que não é dada a oportunidade para elas expressarem seus anseios e temores frente à sua própria morte.

Apesar de os pais frequentemente permanecerem ao lado do filho por tempo integral, procurando satisfazer os seus desejos e necessidades físicas, muitas vezes se esquivam de assuntos relacionados às emoções e sentimentos do filho sobre a sua própria morte, aumentando ainda mais seus medos e fantasias.

O apoio na tomada de decisão, principalmente quando abrange questões de limitação de suporte vital, interfere no processo de luto dos pais.[18] Ou seja, a forma como foi conduzido o plano terapêutico pode representar a diferença entre a paz de espírito ou a culpa permanente pela decisão tomada, assim como estar presente ou ausente no momento da morte; se a morte ocorreu no hospital ou no domicílio; se foi repentina ou lenta; se a morte é percebida como tendo ocorrido com ou sem dor.[16,18]

Segundo Baker *et al.*, as decisões apontadas como as mais difíceis de serem tomadas são: decidir por aplicar mais quimioterapia ou interromper o tratamento direcionado à cura da doença; optar por um tratamento de fase I ou nenhum tratamento para o câncer; manter ou suspender as medidas de suporte da vida; e a ordem de "não reanimar".[17] Quando esses pais não são acolhidos e apoiados, tendem a desenvolver elevados índices de ansiedade, depressão e outros transtornos psicológicos e físicos que levam à perda de qualidade de vida, além do risco de luto prolongado.[18]

Burnout

Frente a esses dilemas, alguns profissionais de saúde envolvidos com a oncologia pediátrica podem desenvolver *burnout* e/ou fadiga por compaixão. Esses profissionais precisam estar preparados para lidar com a perda e com o sofrimento que a perda acarreta à família do paciente e nele próprio. Kovács (2003) propõe a criação de espaços de reflexão para que os profissionais possam compreender o processo do morrer, assim como discutir os casos em equipe e compartilhar as decisões, que favoreçam o asseguramento das propostas de cuidado, conforto e dignidade.[19]

REFERÊNCIAS BIBLIOGRÁFICAS

1. Statistics (summary of IARC report). American Childhood Cancer Organisation. http://www.acco.org/global-childhood-cancer-statistics/.

2. Levine DR, et al. Patients' and parents' needs, attitudes, and perceptions about early palliative care integration in pediatric oncology. JAMA Oncol. 2017; 3(9):1214-20.

3. Madden K, et al. Systematic Symptom Reporting by Pediatric Palliative Care Patients with Cancer: A Preliminary Report. J Palliat Med. 2019; 22(8):894-901. doi: 10.1089/jpm.2018.0545.

4. Hinds PS, Schum L, Baker JN, Wolfe J. Key factors affecting dying children and their families. J Palliat Med. 2005a; 8:S70-8.

5. Mack JW, Wolfe J, Grier HE, Cleary PD, Weeks JC. Communication about prognosis between parents and physicians of children with cancer. Parents preferences and the impact of prognosis information. J Clin Oncol. 2006; 24:5265-70.

6. Wolfe J, Friebert S, Hilden J. Caring for children with advanced cancer integrating palliative care. Pediatr Clin North Am. 2002; 49:1043-62.

7. Hinds PS, Drew D, Oakes LL, et al. End-of-life care preferences of pediatric patients with cancer. J Clin Oncol. 2005b; 23:9146-54.

8. Ali AM, El-Sayed MI. Metronomic chemotherapy and radiotherapy as salvage treatment in refractory or relapsed pediatric solid tumours. Curr Oncol. 2016; 23(3):e253-9

9. Mak KS, Lee SW, Balboni TA, Marcus KJ. Clinical outcomes and toxicity following palliative radiotherapy for childhood cancers. Pediatr Blood Cancer. 2018 jan; 65(1).

10. Levine DR, et al. Does phase 1 trial enrollment preclude quality end-of-life care? Phase 1 trial enrollment and end-of-life care characteristics in children with cancer. Cancer. 2015; 121(9):1508-12.

11. Rosenberg AR, et al. Contributors and inhibitors of resilience among adolescents and young adults with cancer. J Adolesc Young Adult Oncol. 2014; 3(4):185-93.

12. Kang TI, et al. The use of palliative chemotherapy in pediatric oncology patients: a national survey of pediatric oncologists. Pediatr Blood Cancer. 2013; 60(1):88-94.

13. Mack JW, et al. Parents' views of cancer-directed therapy for children with no realistic chance for cure. J Clin Oncol. 2008; 26(29):4759.

14. Wolfe J, et al. Symptoms and distress in children with advanced cancer: prospective patient-reported outcomes from the PediQUEST study. J Clin Oncol. 2015; 33(17):1928.

15. Hinds PS, et al. "Trying to be a good parent" as defined by interviews with parents who made phase I, terminal care, and resuscitation decisions for their children. J Clin Oncol. 2009; 27(35):5979.

16. Wolfe J, Grier HE, Klar N, et al. Symptoms and suffering at the end of life in children with cancer. N Engl J Med. 2000a; 342:326-33.

17. Theunissen JMJ, et al. Symptoms in the palliative phase of children with cancer. Pediatr Blood Cancer. 2007; 49(2):160-5.

18. Baker JN, Hinds PS, Spunt SL, et al. Integration of palliative care principles into the ongoing care of children with cancer: individualized care planning and coordination. Pediatr Clin North Am. 2008; 55:223-50.

19. Kovács MJ. Sofrimento da equipe de saúde no contexto hospitalar: cuidando do cuidador profissional. O mundo da saúde. 2010; 34(4):420-9.

Neonatologia

47

Neulânio Francisco de Oliveira

Conceitos gerais e princípios em cuidado paliativo pediátrico

Um grande paradigma pode ser vivido quando se trata da assistência em unidades de terapia intensiva neonatais (UTIN). Enquanto se aplicam inúmeras formas de tratamento, recursos tecnológicos de suporte avançado de vida, sofisticados exames e outras formas diagnósticas e terapêuticas adjuvantes, muitas doenças que acometem os recém-nascidos (RN), às vezes, desde o período intrauterino, podem necessitar de uma abordagem de cuidado paliativo (CP).[1]

Muitas das condições limitantes da vida podem levar esses bebês, ainda no útero, à possibilidade de morte; elas podem ser diagnosticadas ainda no período intrauterino ou advir de algum fenômeno que ocorra durante ou logo após o parto. Nesses casos, torna-se de fundamental importância conhecer a história dessa família, suas expectativas, desejos e realidades, para que se possa dar o suporte adequado tanto nos aspectos físicos do bebê quanto psicossocial para os pais e familiares.[1,2]

Contudo, existe uma lacuna no entendimento – e talvez seja esse o ponto que gere o maior desafio nesse contexto – quando a abordagem, com toda tecnologia disponível, deve dar lugar às medidas de conforto e suporte interdisciplinar ao bebê e aos pais. Falando de outra forma, fica claro que ainda há dúvidas quanto à diferença entre CP e limitação de suporte de vida (LSV). No geral, tem-se a tendência de compreender o cuidado paliativo como a determinação de que o paciente, independentemente de seu estado clínico, entrará em LSV em qualquer intercorrência que venha a apresentar. É preciso que se tenha a clareza de que o paciente em cuidado paliativo em algum momento poderá ter a indicação de LSV, mas em momento oportuno, dentro de um plano de cuidado proporcional e individualizado.[1,3]

O CP neonatal deve estar atrelado ao alívio da dor, conforto, *bonding* materno, cuidado centrado no paciente e na família. Já no CP perinatal, torna-se de grande importância o suporte emocional, psicológico e social aos pais e familiares, além da preparação para o fim natural da vida do bebê e para o luto. Nos dois, há a abordagem para acompanhamento do luto antecipatório, bem como o desenvolvimento de estratégias que possibilitem uma melhor vivência do luto após a morte. Assim sendo, o CP tem sido iniciado o mais precocemente possível, quando do diagnóstico de uma condição fatal para o feto ou para o bebê e nos casos de recém-nascidos que não respondem ao tratamento intensivo instituído, mesmo em doenças que tenham expectativa de cura.[1,3]

Tabela 47.1. Princípios dos cuidados paliativos em pediatria.

Os cuidados devem ser dirigidos à criança ou adolescente, orientados para a família e baseados na parceria

Devem ser dirigidos para o alívio dos sintomas e para a melhora da qualidade de vida

São elegíveis todas as crianças ou adolescentes que sofram de doenças crônicas, terminais ou que ameacem a sobrevida

Devem ser individualizados, adequados à criança e/ou à sua família de forma integrada

Ter uma proposta terapêutica curativa não se contrapõe à introdução de cuidados paliativos

Os cuidados paliativos não se destinam a abreviar a etapa final de vida

Devem facilitar o processo de comunicação entre a equipe e a família

Podem ser coordenados em qualquer local (hospital, *hospice*, domicílio etc.)

Devem ser consistentes com crenças e valores da criança ou adolescente e de seus familiares

A abordagem por grupo interdisciplinar é encorajada

A participação dos pacientes e dos familiares nas tomadas de decisão é obrigatória

A assistência ao paciente e à sua família deve estar disponível durante todo o tempo necessário, inclusive no período do luto

Determinações expressas de "não ressuscitar" não são necessárias

Não se faz necessário que a expectativa de sobrevida seja breve

De modo complementar, faz-se necessário o conhecimento de que a LSV compreende a retirada ou a não oferta de tratamento que inclua medidas de suporte avançado de vida (SAV), ou, ainda, a não reanimação, denotando ser uma morte esperada e atribuída ao curso natural do estado terminal de enfermidade refratária ao tratamento. Nesse momento, os demais cuidados, tanto intensivos quanto paliativos, não precisam ser excluídos ou excludentes, mas proporcionais dentro daquilo que se tem como meta de cuidado para cada paciente.[1,4]

A Organização Mundial da Saúde (OMS) enfatiza que deve ser oferecido "um cuidado ativo total para o corpo, mente e espírito, assim como o apoio para a família. Deve ser iniciado quando a doença crônica é diagnosticada, e incrementada à medida que o quadro progride sendo concomitante com o tratamento curativo. Os profissionais da saúde devem avaliar e aliviar o estresse físico, psíquico e social da criança, exigindo uma abordagem multidisciplinar que inclui a família e inclusive a utilização dos recursos disponíveis na comunidade".[5]

A oferta de CP pediátricos baseia-se em alguns princípios, adaptados dos princípios do CP em adultos e em oncologia pediátrica, conforme apresentado na Tabela 47.1.[5,6]

Condições elegíveis para o CP neonatal

A elegibilidade para CP em neonatos deve ser considerada sempre que se observarem condições como: limite da viabilidade, anomalias congênitas consideradas letais, e afecções cirúrgicas graves sem opção tratamento ou não responsivas à terapia instituída. Todavia, o comprometimento neurológico em crianças severamente doentes parece ser um grande motivador de discussões para que se defina um plano de cuidados paliativos, inclusive com LSV, o que não impede que, mesmo diante dessa definição, o bebê possa ter uma boa evolução e até receber alta, mas prepara pais e equipe na condução do caso, uma vez que na maior parte das vezes há um grande risco de morte ainda na UTIN.[7,8]

De um modo geral, poderíamos elencar algumas condições, mas sempre devendo ser levada em consideração a individualidade de cada paciente:

1. Recém-nascidos no limite da viabilidade, com extremo baixo peso e idade gestacional (IG) muito prematura, como os menores de 24 semanas ou 500 g se não houver retardo de crescimento; bem como aqueles com peso < 750 g ou IG < 27 semanas, que tenham desenvolvido complicações sérias que limitem a vida com o passar do tempo;
2. Malformações congênitas múltiplas, que impliquem em limitação da vida;
3. Problemas genéticos, como as trissomias do 13, 15 e 18, ou a *osteogenesis imperfecta*, e, ainda, erros inatos do metabolismo, cuja evolução seja desfavorável, mesmo quando há terapia disponível;
4. Problemas renais como síndrome de Potter, agenesia ou hipoplasia renal bilateral importante, insuficiência renal grave, e alguns casos de rins policísticos, com necessidade de diálise;
5. Alterações do sistema nervoso central como anencefalia, acrania, holoprosencefalia, encefalocele gigante, hidroanencefalia, ou doença neurodegenerativa que exija ventilação mecânica.
6. Problemas cardíacos, como a acardia ou cardiopatias complexas inoperáveis;
7. Recém-nascidos que não respondam ao tratamento apesar de todos os esforços para ajudá-los a se recuperar: sobreviventes de parada cardiorrespiratória (PCR) de repetição; injúrias cerebrais severas, como a hemorragia intracraniana grave; asfixia perinatal severa com encefalopatia hipóxico-isquêmica; disfunção de múltiplos órgãos; enterocolite necrotizante ou vólvulo com perda de grandes extensões do intestino (síndrome do intestino curto).[2]

Determinação de plano de CP e LSV

Não há uma definição precisa para se considerar que um paciente deve entrar em CP. Os serviços podem e devem, de acordo com sua realidade, implementar sua própria maneira de conduzir seus casos, em equipe interdisciplinar e sempre buscando o melhor interesse do paciente.

Existem modelos propostos para que se possa sistematizar esse planejamento terapêutico, que pode ser um protocolo, mas também uma diretriz clínica que possa organizar uma sequência de eventos no intuito de se alcançar uma definição, que permita contemplar os consensos da equipe, e da equipe com a família, sobre a irreversibilidade da doença, de modo a se permitir construir o plano de cuidados baseado nos objetivos de cuidado, com uma tomada de decisão compartilhada. O modelo a seguir é sugerido a partir de uma adaptação ao proposto no I Fórum do Grupo de Estudos de Fim de Vida do Cone Sul (Figura 47.1).

A partir do momento em que se entende que o paciente evoluirá inexoravelmente para a morte, podendo ou não já estar em processo ativo de morte, pode-se desenhar um novo plano de cuidados, cujas medidas serão para conduzir o fim de vida. Recomenda-se que os cuidados de final de vida levem em consideração três passos:

1. O processo de decisão – aqui se leva em consideração a visão daqueles que promovem a assistência, incluindo os dados objetivos do diagnóstico e prognóstico do paciente; a resposta a tratamentos já ofertados; e também os desejos e expectativas dos pais, que podem nesse momento ainda ser diferentes daqueles da equipe, sem que, contudo, isso possa mudar o curso que a doença já tomou. Ainda se pode levar em conta questões culturais, sociais e até legais para poder definir que caminho seguir. Nesse passo é importante deixar claro que medidas poderão ser consideradas fúteis ou obstinadas, respeitando-se sempre a individualidade de cada caso;

Discussão do caso pela equipe médica para chegar a consenso quanto a natureza irreversível da doença	
Se há consenso, ampliar a discussão com equipe interdisciplinar	Registrar discussão da equipe em prontuário

Em um segundo momento, havendo consenso da equipe multidisciplinar, chamar a família para conversar a respeito das impressões diagnósticas e prognósticas, deixando o mais claro possível, respeitando o seu tempo e considerando suas expectativas	
Se há compreensão da família, entendimento e consenso quanto à abordagem paliativa, dar seguimento à construção do plano de cuidados	Caso a família ainda necessite de tempo, esperar e voltar a conversar sobre o tema em outro momento

Uma vez havendo consenso entre a equipe médica, a equipe multidisciplinar e a família, dar continuidade à construção do plano de cuidados, que poderá incluir CP ou LSV	
Priorizar ações paliativas, sobretudo o combate à dor e aos demais sintomas, buscar o melhor conforto possível do paciente e permitir que a família participe ativamente nas decisões e no cuidado	Garantir apoio da equipe multidisciplinar, inclusive psicológico aos familiares e/ou cuidadores

FIGURA 47.1. Fluxograma para a instituição de um plano de CP. (Adaptada de Moritz RD, Lago PM, Deicas A, et al.[9])

2. As ações que advêm da tomada de decisão de se limitar o suporte à vida – o segundo passo diz respeito a que medidas serão definidas a partir do momento que se estabelece que poderá haver uma LSV, podendo esta ser a não oferta ou a retirada do suporte avançado de vida. Uma vez definido, deixar claro o que isso inclui ou exclui, como, por exemplo, se serão indicadas ou não drogas vasoativas, nutrição parenteral, antibioticoterapia, ventilação mecânica etc. No entanto, deve-se sempre manter a atenção na promoção de conforto, garantia de um bom nível de sedoanalgesia e controle de outros sintomas, e também a atenção às necessidades dos pais, familiares e/ou cuidadores;

3. A avaliação dessa decisão e a implementação das ações a partir dela – a avaliação está intimamente ligada à revisão e observação do que tem sido feito e à busca pela melhoria das práticas empregadas. Estudos recentes mostram que cinco domínios básicos podem ser considerados nessa avaliação:
   - Forte comunicação e colaboração entre a equipe de terapia intensiva e o time de cuidados paliativos;
   - Utilização de boas ferramentas de comunicação entre os membros da equipe;
   - Excelência no controle de sintomas do paciente;
   - Cuidado centrado no paciente e na sua família, garantindo observação das metas e interesses dos mesmos, manutenção da abertura do canal de comunicação e também do suporte psicológico, espiritual e social, flexibilizando a política de visitas de familiares ou rede de apoio, por exemplo;
   - Reuniões periódicas da equipe interdisciplinar com a família e/ou cuidadores para rediscutir, tirar dúvidas e esclarecer questões que possam surgir.[10]

Estudos mostram que as tomadas de decisão e a abordagem desses passos são influenciadas sobretudo pela definição de que um prognóstico reservado é esperado, com expectativa de baixa qualidade de vida. Ainda há grande variação nas atitudes de médicos frente a doenças limitadoras da vida, e essa variação pode se dar devido a aspectos pessoais e não propriamente à falta de conhecimento ou à discordância sobre a relevância e importância da implementação de cuidados paliativos.[11]

Participação dos pais e familiares

A participação dos pais é de fundamental importância nos processos decisórios referentes ao cuidado com seu filho. A maior parte dos profissionais mostra ter esse entendimento e considera isso importante. No entanto, estudos mostram que em muitos casos os pais são apenas comunicados de decisões previamente tomadas pela equipe, com muito pouca abertura e consideração aos seus desejos, cultura e crenças.

Contudo, não deve ser transferida para os pais a responsabilidade da decisão sobre procedimentos que são efetivamente médicos ou que incluem o entendimento técnico. Evidências mostram que os pais preferem participar das tomadas de decisão após ouvir e considerar a opinião da equipe assistencial, uma vez que esta pode esclarecer os benefícios ou não da realização de determinados procedimentos.[12]

Para os pais, ter acesso à equipe, informação clara e verdadeira, sem jargões médicos, discutir sobre o quadro dos seus filhos e participar das decisões são aspectos muito valorizados. Ter um material escrito com orientações a respeito do cuidado paliativo ou mesmo dos cuidados gerais ofertados na unidade de terapia intensiva também pode ajudar, pois auxilia na informação do que fazer e de como devem agir naquele ambiente. Porém, saber que a equipe dispensa tempo e atenção a eles para que possam falar, ser ouvidos e também ser informados sobre o processo que seus filhos estão passando parece ter mais valor.[13]

Conclusão

O avanço da neonatologia nas últimas décadas tornou possível a sobrevivência de bebês cada vez mais prematuros ou em situações clínicas complexas que em outros tempos os levariam à morte sem chance de tratamento. Contudo, muitas condições ainda são responsáveis pela morte de um grande número de bebês de maneira precoce ou pela manutenção de sequelas ou sintomas que reduzem sua qualidade de vida após o período neonatal.

A indicação de CP nesses bebês é uma forma de se preparar enquanto equipe para acolher a família, controlar os sintomas dos pacientes e propor uma forma interdisciplinar de trabalho que veja o recém-nascido como um todo e não apenas como órgãos separadamente tratáveis. Isso ainda constitui um grande desafio na realidade da neonatologia brasileira.

O conjunto de ações promotoras de um cuidado holístico, garantindo o acesso dos pais à equipe, com um processo de comunicação claro e empático, pode ser um grande diferencial na forma de conduzir as histórias que pais e bebês viverão nas nossas UTIN, de modo que se sintam acolhidos, com o devido suporte clínico e psicológico e com condições dignas para assistir seus filhos durante o seguimento de suas doenças ou até mesmo de suas mortes, ajudando-os na preparação para o luto.

REFERÊNCIAS BIBLIOGRÁFICAS

1. Carter BS. Pediatric palliative care in infants and neonates. Children. 2018; 5,21.
2. Catlin A, Carter B. Creation of a neonatal end-of-life palliative care protocol. J Perinatol. 2002; 22:184-95.
3. Balaguer A, et al. A model of perinatal palliative care. BMC Pediatr. 2012; 12:25. Disponível em: http://www.biomedcentral.com/1471-2431/12/25.
4. Piva JP, Garcia PCR, Lago PM. Dilemas e dificuldades envolvendo decisões de final de vida e oferta de cuidados paliativos em pediatria. Rev Bras Ter Intensiva. 2011; 23(1):78-86.

5. Piva JP, Garcia PCR, Lago PM. Dilemas e dificuldades envolvendo decisões de final de vida e oferta de cuidados paliativos em pediatria. Rev Bras Ter Intensiva. 2011; 23(1):78-86.

6. Kane J, Himelstein B. Palliative care in pediatrics. In: Berger A, Portenoy RK, Weissman DE. Principles and practice of palliative care and supportive oncology. Philadelphia: Lippincot Williams & Wilkins; 2002. p. 1044-61.

7. Bhatia J. Palliative care in fetus and newborn. J Perinatol. 2006; 26:S24-S26.

8. Brecht M, Wilkinson DJ. The outcome of treatment limitation discussions in newborns with brain injury. Arch Dis Child Fetal Neonatal Ed. 2015 mar; 100(2):F155-60. doi: 10.1136/archdischild-2014-307399.

9. Moritz RD, Lago PM, Deicas A, et al. 1º Fórum do Grupo de Estudos do Fim da Vida do Cone Sul: proposta para atendimento do paciente portador de doença terminal internado em UTI. Rev Bras Ter Intensiva. 2009; 21(3):306-9.

10. Devictor D, Carnevale F. Improving end of life care in the pediatric intensive care unit. Therapy. 2008; 5(4):387-90.

11. Rebagliato M, Cuttini M, Broggin L, et al. Neonatal End-of-life decision making. Jama. 2000; 284(19).

12. Lago PM, Garros D, Piva JP. Participação da Família no Processo Decisório de Limitação de Suporte de Vida: Paternalismo, Beneficência e Omissão. Rev Bras Ter Intensiva. 2007; 19(3).

13. Xafis V, Wilkinson D, Sullivan J. What information do parents need when facing end-of-life decisions for their child? A meta-synthesis of parental feedback. BMC Palliat Care. 2015; 14:19.

Síndromes Genéticas

48

Gustavo Marquezani Spolador
Mariana Ribeiro Marcondes da Silveira
Silvia Maria de Macedo Barbosa

Introdução

Pacientes portadores de síndromes genéticas, que podem ser doenças limitadoras e/ou ameaçadoras de vida, merecem uma atenção especial no que tange aos cuidados paliativos com o objetivo de promover a qualidade de vida dos pacientes e suas famílias.[1]

Fibrose cística

A fibrose cística [OMIM 219700] corresponde à doença limitante de vida de herança autossômica recessiva mais comum na população caucasiana, e se caracteriza pela afecção do epitélio do trato respiratório, pâncreas exócrino, intestino, sistema hepatobiliar e glândulas exócrinas em decorrência de mutações no gene *CFTR* (*cystic fibrosis transmembrane conductance regulator*).[2,3]

A prevalência dessa doença varia de 1:2.000 a 1:4.000 nascidos vivos na população caucasiana, 1:15.000 em afro-americanos e 1:31.000 em asiáticos americanos. No Brasil, esse número é de 1:9.500 nascidos vivos.[2]

A tríade clássica da fibrose cística (FC) é composta por doença pulmonar crônica, diarreia crônica esteatorreica e dificuldade de ganho de peso.[2] Contudo, essa patologia pode manifestar-se por três formas clínicas:

1. FC clássica (doença pulmonar obstrutiva, insuficiência pancreática exócrina, aumento da concentração de cloro no suor e infertilidade);
2. FC atípica (doença pulmonar crônica com ou sem doença exócrina pancreática, com ou sem aumento de cloro no suor, com ou sem infertilidade);
3. Agenesia bilateral congênita de ductos deferentes.[3]

Na FC, o tratamento modificador da doença pode ser empregado de acordo com o sistema acometido, a saber:

1. Respiratório (uso de tobramicina, colistimetato, dornase alfa e salina hipertônica, entre outros);
2. Insuficiência pancreática exócrina (reposição oral de enzimas pancreáticas; terapia nutricional; e manejo de diabetes *mellitus*).[2]

O tratamento modificador da doença deve ser sempre aplicado, porém há um determinado momento que a terapêutica deixa de ser efetiva, sendo que o comprometimento pulmonar se torna irreversível, podendo haver a indicação de um transplante de pulmão. Caso este não ocorra, espera-se que o paciente morra.[4]

Considerando o caráter heterogêneo e multissistêmico da FC, bem como as limitações das terapias modificadoras do curso da doença e os numerosos sintomas, a introdução de cuidados paliativos (CP) melhora a qualidade de vida.[4]

Os CP em pacientes com FC apresentam inúmeros desafios, considerando a idade relativamente baixa das pessoas com doença avançada, a dificuldade de prognóstico para os indivíduos, a disponibilidade de transplante de pulmão e o desenvolvimento de terapias modificadoras de doenças, as quais podem determinar mudanças no curso da doença.[4]

Epidermólises bolhosas

Epidermólises bolhosas (EB) correspondem a um grupo heterogêneo de doenças caracterizadas por fragilidade cutânea, manifestada pelo aparecimento de descamação, bolhas, erosões, ulcerações, feridas ou cicatrizes com pouco ou nenhum trauma.[5,9]

De acordo com o nível de formação de bolhas na pele, as EB podem ser divididas nos seguintes subtipos:

- **EB simples**: a separação ocorre acima da membrana plasmática do queratinócito basal, na camada basal ou suprabasal da epiderme (não cicatricial).[15] Bolhas formam-se predominantemente nos pés com melhora na idade adulta. Casos graves desse subtipo podem manifestar-se com cardiomiopatia, distrofia muscular e curso letal.[6]
- **EB juncional**: a separação ocorre acima da membrana basal da derme, dentro da lâmina lúcida da junção dermoepidérmica (não cicatricial).[15] Pode-se observar poucas bolhas ao nascimento. Entretanto, nos primeiros meses o tecido característico de granulação que afeta a face, orelhas e dígitos distais torna-se mais proeminente.[6]
- **EB distrófica**: as bolhas formam-se abaixo da membrana basal (cicatricial).[15] A fragilidade ocorre em proeminências ósseas, tais como as dos joelhos e cotovelos, com presença de cicatrizes na pele e mucosa oral, perda de unhas e acentuação com a idade.[6]
- **Síndrome de Kindler**: entidade específica caracterizada por fotossensibilidade e bolhas em múltiplos níveis dentro e abaixo da membrana basal.[5]

Epidermólises bolhosas são causadas por mutações nos genes que codificam tipos de colágeno e laminina, componentes da matriz extracelular essenciais na manutenção da integridade estrutural da pele.[6]

Em adição à história natural específica de cada subtipo, complicações secundárias desenvolvem-se ao longo do tempo de acordo com a gravidade do quadro, bem como fatores ambientais. Entre essas complicações podemos destacar anemia, redução da densidade mineral óssea, comprometimento renal, contraturas e o desenvolvimento de carcinoma de células escamosas.[6,7]

Os principais sintomas apresentados por pacientes com EB são prurido e dor, podendo ocorrer de forma aguda ou crônica, por vezes recorrente, podendo ser exacerbados em momentos como o banho ou ao vestir-se.[7]

Com relação à dor, o uso de analgésicos não opioides e opioides, além dos gabapentinoides, é recomendado para o controle de dores agudas ou crônicas associadas à pele.[7]

Outro sintoma que merece atenção é o prurido. As possibilidades de tratamento farmacológico incluem anti-histamínicos, antidepressivos e os gabapentoides.[7]

O cuidado em pacientes com epidermólises bolhosas configura abordagem multidisciplinar para melhora da qualidade de vida e redução da morbidade e mortalidade desses pacientes.[7]

Tabela 48.1. Apresentação clínica dos quatro tipos de atrofia muscular espinhal.[8,11,12]

Tipo	Apresentação clínica	Sobrevida
1	Crianças não serão capazes de sentar	7 a 24 meses
2	Crianças sentam sem apoio, mas não deambulam	Até a terceira década de vida
3	Crianças deambulam, com doença de início na infância	Próxima à da população geral
4	Início na adolescência	Próxima à da população geral

Doenças neuromusculares

Embora haja aumento progressivo no número de evidências favoráveis ao início precoce dos cuidados paliativos em doenças neurológicas progressivas, existem algumas barreiras que podem limitar a indicação dos cuidados paliativos:[8-10]

1. Dificuldades no prognóstico inerentes à pediatria;
2. Dificuldades dos paliativistas em lidar com as especificidades das doenças neurológicas;
3. Dificuldades do neurologista em enxergar o papel do paliativista para além dos cuidados de fim de vida;
4. Dificuldades na aceitação dos cuidados paliativos pelos pacientes.

A atrofia muscular espinhal [OMIM 600354] é uma doença de herança autossômica recessiva por mutação no gene *SMN1*, resultando em deficiência da proteína SMN, o que acarreta a degeneração do neurônio motor na medula espinhal com atrofia muscular e fraqueza progressiva. O fenótipo clínico da doença encontra-se na Tabela 48.1.

A distrofia muscular de Duchenne (DMD) [OMIM 310200] é uma doença recessiva ligada ao X, cujos sintomas incluem atraso na aquisição dos marcos motores, como andar e ficar em pé; fraqueza muscular progressiva de predomínio proximal com dificuldade na marcha até sua perda por volta de 12 a 13 anos; ocorrência de cardiomiopatia em quase todos os pacientes após os 18 anos; presença de escoliose por fraqueza da musculatura paraespinal; e fraqueza da musculatura respiratória, com dependência de assistência para a ventilação a partir da segunda década de vida. A sobrevida média é de 30 anos.[8,13]

O seguimento multidisciplinar é mandatório, pelos desafios e cuidados específicos envolvendo o manejo respiratório, ortopédico, nutricional, reabilitação e demandas de outras especialidades, seja por envolvimento multiorgânico primário pela doença (como na cardiomiopatia associada a Duchenne), seja por efeitos colaterais do tratamento (como na catarata associada ao uso de corticoide prolongado no paciente com Duchenne).[12,13]

O controle de sintomas como a dor (relatada entre 41% e 65% dos pacientes com DMD),[15] a orientação sobre a possibilidade de eventos respiratórios agudos ameaçadores à vida (como apneia e infecções respiratórias) e a elaboração de diretivas avançadas de vida, incluindo decisões sobre a realização de gastrostomia e traqueostomia, também são fundamentais (estudos mostram que menos de 25% de indivíduos com DMD têm diretivas de fim de vida delineadas). Além disso, questões inerentes à adolescência normal, sexualidade e transição dos cuidados para a clínica de adultos são muito relevantes.[9,14]

Erros inatos do metabolismo

Outro grupo de patologias que tem indicação dos cuidados paliativos na dependência da magnitude dos sintomas é o de erros inatos do metabolismo (EIM), que configura um grupo de doenças multissistêmicas que resultam da falha de um passo ou outro da série de alterações químicas que constituem o metabolismo.[16]

Há diferentes mecanismos fisiopatológicos dependendo da função metabólica da reação bioquímica afetada:

1. Acúmulo de substratos tóxicos e seus metabólitos;
2. Acúmulo de substratos não metabolizados;
3. Deficiência do produto;
4. Superprodução do produto;
5. Provisão insuficiente da energia celular.[17]

Para a maioria dessas condições, a cura não é possível e intervenções pretendem modificar a trajetória da doença. Os tempos de estabilidade são pontuados por declínios agudos e recuperação para um novo platô, o que causa inquietação às famílias sobre quando a próxima exacerbação aguda será limitante de vida.[9]

Assim, a introdução dos cuidados paliativos promove o alívio de sintomas físicos comumente experienciados por esses pacientes como: dor, distúrbios do sono, dificuldades alimentares, obstipação, dispneia e sintomas neurológicos.[1] Além disso, objetiva o alívio do sofrimento experimentado pelas famílias como resultado do isolamento social e do estresse associado à prestação de cuidados domiciliares complexos para a criança; da culpa relacionada à gravidez e ao diagnóstico genético da criança; e o sofrimento espiritual.[9]

Conclusão

Apesar do crescimento e avanço significativo no campo dos cuidados paliativos pediátricos, muitas crianças não têm acesso a esse serviço. Com o objetivo primário de melhora da qualidade de vida dos pacientes e suas famílias, os cuidados paliativos devem ser associados às possibilidades de tratamento curativo existentes. Assim, é possível ajudar crianças e suas famílias a viverem bem e, quando for o tempo certo, ajudá-las a morrer suavemente.[18]

REFERÊNCIAS BIBLIOGRÁFICAS

1. Siden H. Pediatric Palliative Care for Children with Progressive Non-Malignant Diseases. Children (Basel). 2018 fev; 5(2):28.

2. Ong T, Marshall SG, Karczeski BA, et al. Cystic Fibrosis and Congenital Absence of the Vas Deferens. In: Adam MP, Ardinger HH, Pagon RA, et al. (eds.). GeneReviews˙. Seattle (WA): University of Washington, Seattle; 1993-2020.

3. Firth HV, Hurst JA. Cystic fibrosis. In: Firth HV, Hurst JA. Oxford Desk Reference Clinical Genetics and Genomics. 2 ed. New York: Oxford University Press; 2017. p. 382-4.

4. Dellon EP, et al. Palliative Care Needs of Individuals with Cystic Fibrosis: Perspectives of Multiple Stakeholders. J Palliat Med; 2020.

5. Sybert VP. Epidermolysis bullosa. In: Sybert VP. Genetic Skin disorders. 3 ed. New York: Oxford University Press; 2017. p. 84-5.

6. Has C, et al. Consensus reclassification of inherited epidermolysis bullosa and other disorders with skin fragility. Br J Dermatol; 2020.

7. Cohn HI, Teng JMC. Advancement in management of epidermolysis bullosa. Curr Opin Pediatr. 2016; 28(4):507-16.

8. Visser M, Oliver DJ. Palliative care in neuromuscular diseases. Curr Opin Neurol. 2017; v. 30.

9. Hauer JM, Wolfe J. Supportive and palliative care of children with metabolic and neurological diseases. Curr Opin Support Palliat Care. 2014; 8:296-302.

10. Oliver DJ, Borasio GD, Caraceni A, Visser M, Grisold W, Lorenzi S, et al. A consensus review on the development of palliative care for patients with chronic and progressive neurological disease. Eur J Neurol. 2015; 23:30-8.

11. Prior TW, Leach ME, Finanger E. Spinal Muscular Atrophy. 2000 fev 24 [atualizado 2020 dez 3]. In: Adam MP, Ardinger HH, Pagon RA, Wallace SE, Bean LJH, Mirzaa G, Amemiya A (eds.). GeneReviews® [Internet]. Seattle (WA): University of Washington, Seattle; 1993–2021. PMID: 20301526..

12. Mercuri E, Finkel RS, Muntoni F, Wirth B, Montes J, Main M, et al. Diagnosis and management of spinal muscular atrophy: part 1: recommendations for diagnosis, rehabilitation, orthopedic and nutritional care. Neuromuscul Dis. 2018; 28:103-15.

13. Darras BT, Urion DK, Ghosh PS. Dystrophinopathies. 2000 Sep 5 [Updated 2018 Apr 26]. In: Adam MP, Ardinger HH, Pagon RA, et al. (eds.). GeneReviews® [Internet]. Seattle (WA): University of Washington, Seattle; 1993-2021. Available from: https://www.ncbi.nlm.nih.gov/books/NBK1119/.

14. Birnkrant DJ, Bushby K, Bann CN, Apkon SD, Blackwell A, Brunbaugh D, et al. Diagnosis and management of Duchenne muscular dystrophy, part 1: diagnosis, and neuromuscular, rehabilitation, endocrine, and gastrointestinal and nutritional management. Lancet Neurol. 2018 mar; 17(3):251-67.

15. Silva TD, Massetti T, Monteiro CB, Trevizan IL, Arab C, et al. Pain characterization in Duchenne muscular dystrophy. Arq Neuropsiquiatr. 2016 set; 74(9):767-74.

16. Clarke JTR. General principles. In: Clarke JTR. A Clinical Guide to Inherited Metabolic Diseases. 3 ed. New York: Cambridge University Press. 2013; p. 1-2.

17. Zschocke J. Disorders of Intermediary Metabolism. In: Hoffmann GF, Zschocke J, Nyhan WL. Inherited Metabolic Diseases - A Clinical Approach. 2 ed. Berlin: Springer; 2016. p. 3.

18. Friedrichsdorf S, Bruera E. Delivering Pediatric Palliative Care: From Denial, Palliphobia, Pallilalia to Palliactive. Children. 2018; 5(9):120.

Criança com Condições Crônicas Complexas

49

Esther Angélica Luiz Ferreira
Carlos Eduardo Jouan Guimarães

Introdução

Nos últimos anos, o perfil dos pacientes na pediatria veio se modificando, sendo cada vez mais frequente a necessidade de assistência a crianças vivendo com doenças crônicas e que ameaçam a vida. Os cuidados paliativos pediátricos (CPP) têm papel essencial nesse panorama, pois tratam pacientes e famílias de forma holística.[1]

O CPP cuida de forma integral, aliviando e tratando sinais e sintomas, visualizando diversos aspectos, tanto psicológicos como espirituais. Também entende a morte como processo natural, não a antecipando nem a prolongando, o que ajuda no enfrentamento das doenças pelos pacientes e suas famílias. Por fim, busca disponibilizar uma rede de suporte, para que o paciente possa viver o mais ativamente possível, adaptando a família às situações atuais e que possam surgir, e preconizando o trabalho em equipe.[1]

Sobre os pacientes crônicos elegíveis

Existem pacientes com diferentes condições que podem se beneficiar de CPP, com patologias múltiplas e amplas, sendo que, na maioria das vezes, a duração do tratamento é variável e imprevisível.[2] Entre os diferentes grupos[3] que podem receber a indicação de tratamento paliativo, observamos uma gama importante de crianças que serão acompanhadas por longos períodos, muitas até a vida adulta.

Doenças como fibrose cística, epidermólise bolhosa, cardiopatias graves, anemia falciforme, e outras, fazem parte desse nicho importante do paciente, e são classificadas como "situações que exigem longos períodos de tratamento intensivo, visando prolongar a vida, mas existindo sempre o risco de morte prematura". Ao mesmo tempo, crianças com distúrbios metabólicos e alterações cromossômicas se encaixam nas "situações progressivas, sem opção curativa, nas quais o tratamento é paliativo desde o diagnóstico", podendo evidenciar acompanhamento crônico. Doenças genéticas e paralisia cerebral são condições comuns, classificadas no grupo de "situações irreversíveis não progressivas, acompanhadas de incapacidade grave, tornando a criança vulnerável ao desenvolvimento de complicações de saúde", em que se beneficiariam grandemente de CPP.[2]

Papel da equipe nos pacientes crônicos

Quanto à equipe, a multidisciplinaridade e a interdisciplinaridade são a base de todo o cuidado.

Sobre a multidisciplinaridade, diversos profissionais, com diferentes formações na área da saúde, são importantes dentro de suas *expertises*, complementando-se. Por exemplo, para tratar uma dor crônica, o médico poderá prescrever uma medicação, o fisioterapeuta cuidará da mobilidade e o enfermeiro observará o paciente ao longo daquele período, aplicando escalas de dor. Ao final do dia, todos foram importantes para o diagnóstico e tratamento eficazes.[4]

Quanto à interdisciplinaridade, são profissionais que têm uma mesma formação básica, mas com diversas visões que se complementam. Por exemplo, um paciente acamado com paralisia cerebral deve ser acompanhado por um pediatra geral, que avaliará suas necessidades básicas, mas um gastropediatra pode auxiliar em muitas questões, como ganho de peso e vias de alimentação, assim como um neurologista pediátrico pode ajudar no controle de convulsões, e um fisiatra na espasticidade. Sendo assim, é muito importante que a equipe de CPP possa avaliar globalmente o paciente envolvido com entendimento real.[5]

É importante frisar o papel da equipe no cuidado com a família, que, fora do CPP, pode ficar desassistida. A assistência social e a psicologia são fundamentais nesse momento.[1]

É importante que a equipe seja formada por profissionais das mais diversas áreas da saúde e que conversem entre si. Reuniões periódicas entre a equipe e encontros regulares com pacientes e familiares são importantes para adequar o tratamento de forma individual.[2]

Os sintomas respiratórios estão muito presentes nos pacientes paliativos pediátricos, sendo que a tosse e a dispneia estão citados entre os dez sintomas mais relatados pelos pais e pacientes, tornando importante a avaliação de um pneumologista pediátrico em muitos casos.[6]

Necessidades gerais dos pacientes crônicos

No que se refere ao controle de sintomas, o diagnóstico e manejo da dor é um dos pilares principais do CPP.[1] Partindo do princípio de que a dor tem esferas físicas e emocionais, a abordagem multidisciplinar é a mais adequada para o tratamento satisfatório.[2]

Cabe o auxílio da medicina integrativa, pois são complementares e, muitas vezes, podem ser resolutivas em determinadas situações, como acupuntura e técnicas de *reiki* no tratamento de dor.[7]

Para pacientes que estão em fase escolar, o ideal é que possam ir à escola, ou que esta possa ser adaptada a eles, na maior parte do tempo. É uma forma de integrar e estimular que essas crianças demonstrem suas habilidades.[3]

Espiritualidade

Muitas vezes, a espiritualidade difere da religião. Espiritualidade refere-se à forma como os indivíduos buscam e expressam significado e propósito, e como experimentam sua conexão com o momento, com si próprios, com os outros, com a natureza, com o seu sagrado. Pode ser difícil incorporar a espiritualidade nos CPP, devido à grande variação na compreensão da criança ligada à sua idade e às diferentes culturas presentes, e também porque temos poucos dados em crianças, sendo a maior parte ligada a resultados de pesquisa em adultos.[8]

Muitos pais acabam por levar em consideração sua espiritualidade e religião quando realizam tomadas de decisões, porém são poucos os profissionais de saúde que abordam esse tema com eles. Muitas vezes, a espiritualidade será o meio para facilitar a limitação terapêutica.[9] Baseado nisso e no fato que a espiritualidade é um aspecto intrínseco na criança e sua família, faz-se necessário que os profissionais estejam preparados para essa abordagem. Porém, é fato que os profissionais médicos não têm o devido treinamento durante sua formação acadêmica.[10] Os times de CPP devem assegurar que as crianças e suas famílias tenham sua espiritualidade respeitada, assim como assegurar que faça parte do dia a dia da criança enferma.[11]

Sobre decisões difíceis e comunicação

Decisões complexas e difíceis devem ser sempre conversadas aos poucos e antecipadamente, respeitando o grau de entendimento da criança e questionamento dos cuidadores.[5] O plano de cuidados deve ser realizado em conjunto, ou seja, entre paciente e sua família, e todas as equipes que acompanham a criança, para que a linguagem seja única e para que se possa respeitar o máximo das decisões tomadas possível, lembrando que esse plano pode ser modificado sempre que necessário.[2]

Conclusão

É importante lembrar que, além da neurologia, hematologia, genética e cardiologia, outras áreas também acompanham pacientes que são elegíveis para CPP, como nefrologia e, até mesmo, reumatologia: prever o grau de incapacidade que grande parte dessas doenças podem refletir nos pacientes é complexo, assim como a mortalidade, mesmo que tratamentos de ponta estejam disponíveis atualmente. Sendo assim, a precocidade do acompanhamento paliativo é essencial e um ponto-chave no melhor tratamento possível.[2]

Partindo do princípio de que os cuidados paliativos não excluem o tratamento curativo e que o foco principal é na qualidade de vida,[1] entende-se que CPP e qualquer outra especialidade que trate de crianças com doenças graves devem caminhar juntos.[2]

REFERÊNCIAS BIBLIOGRÁFICAS

1. Barbosa S, Zoboli I, Iglesias S. Cuidados Paliativos: na prática pediátrica. 1 ed. Rio de Janeiro: Atheneu; 2019.

2. Ferreira EAL, Gramasco H, Iglesias SBO. Reumatologia infantil e cuidados paliativos pediátricos: conceituando a importância desse encontro. Residência Pediátr. 2019; 9(2):189-92.

3. Grupo de trabalho da EAPC para os Cuidados Paliativos Pediátricos Onlus. Cuidados Paliativos para recém-nascidos, crianças e jovens – factos. Roma: Fundação Maruzza Lefebvre D'Ovidio Onlus; 2009.

4. Cassidy J, Petty R, Laxer R, Lindsley C. Textbook of Pediatric Rheumatology. 6 ed. Elsevier; 2011.

5. Justin A. A really practical handbook of Children's Palliative Care. Lulu Publishing; 2016.

6. Brook L, Twig E, Venables A, Shaw C. Respiratory symptoms. In: Oxford Textbook of Palliative Care for Children. 2 ed. Oxford University Press; 2012. p. 319-27.

7. Amado D, Rocha PR, Ugarte O, Ferraz C, Lima M, Carvalho F. Política Nacional de Práticas Integrativas e Complementares no Sistema Único de Saúde 10 anos: avanços e perspectivas. JMPHC [Internet]. 2018; 8(2):290-8.

8. Macauley R, Rushton CH. Spirituality and meaning for children, families, and clinicians. In: Oxford Textbook of Palliative Care for Children. 2 ed. Oxford University Press; 2012. p. 130-41.

9. Superdock AK, et al. Exploring the vagueness of religion & spirituality in complex pediatric decision-making: a qualitative study. BMC Palliat Care. 2018; 17:107.

10. Garanito MP, Cury MRG. Spirituality in pediatric practice. Rev Bioét. 2016; 24(1):49-53.

11. Knapp C, et al. Spirituality of parents of children in palliative care. J Palliat Med. 2011; 14(4):437-43.

Adolescente em Cuidados Paliativos   50

Carlota Vitória Blassioli Moraes
Joaquim Pinheiro Vieira Filho

Introdução

Os cuidados paliativos em adolescentes apresentam particularidades que começam na definição da idade cronológica; não há consenso na literatura científica nem culturalmente, pois em sociedades de culturas diferentes e em sociedades multiétnicas a idade de transição da infância através da adolescência para a idade adulta tem influência de muitos fatores como genética, nutrição, guerras, doenças, religião e cultura.[1-3]

A Organização Mundial da Saúde (OMS) define "adolescentes" como indivíduos com idades de 10 a 19 anos, "adulto jovem" como a pessoa entre 15 e 24 anos, e ainda englobam aqueles de 10 a 24 anos como "jovens".[4] No Brasil, o Estatuto da Criança e do Adolescente (ECA), atualizado em 2017, define que criança é o indivíduo de até 12 anos de idade incompletos e o adolescente é aquele entre 12 e 18 anos.[5] Em 2010, o Ministério da Saúde criou as Diretrizes Nacionais para a Atenção Integral à Saúde de Adolescentes e Jovens na Promoção, Proteção e Recuperação da Saúde, definindo a faixa etária de atuação de 10 a 24 anos.[6] O Senado Federal Brasileiro, em 2013, criou o Estatuto da Juventude que considera jovens as pessoas com idade entre 15 e 29 anos.[7]

Estima-se que 10% a 20% dos adolescentes dos países desenvolvidos sofram de alguma doença crônica e que 85% sobrevivam até a idade adulta.[8-10] No Brasil, a PNAD/2008 revelou que a prevalência de pelo menos uma doença crônica era de 11,2% nas adolescentes e de 9,5% nos adolescentes,[11,12] e isso representaria 3,5 a 4 milhões de adolescentes com doença crônica.[10]

Sabe-se que o avanço tecnológico atual permite diagnóstico precoce, abordagem terapêutica e manejo de algumas doenças anteriormente fatais, aumentando a sobrevida de crianças com condições clínicas complexas desde o nascimento, passando pela adolescência e chegando à fase adulta.

Adolescentes saudáveis já apresentam o que se chama de "síndrome da adolescência normal"; porém, na presença de uma condição de saúde limitante da vida, haverá novas demandas e novos desafios dentro de cada esfera do sofrimento (físico, emocional, social e espiritual) causados pela presença orgânica da doença, pelo tratamento e seus efeitos em longo prazo.[1-3,13,14]

Os adolescentes com condições limitantes da vida não podem ser vistos como um grupo homogêneo, pois há grande variação entre os jovens, quanto ao grau de acometimento, às perspectivas individuais de futuro e às limitações impostas pelas suas diferentes doenças de base. Se pudermos exemplificar de maneira resumida, algumas dessas doenças de base seriam diabetes (tipo 1 e 2), hipertensão, fibrose cística, esclerodermia, anemia falciforme, alergia alimentar, cardiopatia, síndrome nefrótica, lúpus eritematoso sistêmico, epidermólise bolhosa, câncer, entre outras.[9]

O diagnóstico da condição limitante da vida pode ter sido feito na infância, com o adolescente convivendo toda a sua vida com a doença, mas existem diagnósticos de doenças limitantes que acontecem apenas na adolescência. Os enfrentamentos são diferentes: observam-se desde jovens que têm sua rotina pouco alterada, alguns que necessitam de constante atenção diferenciada, até aqueles que, dependendo da condição clínica e prognóstico da doença de base, terão noções precoces de finitude.[9]

Os adolescentes com doenças limitantes da vida apresentam maiores riscos individuais-psicológicos (percepção de saúde, satisfação com a vida e bem-estar psicológico) e sócio-contextuais (satisfação com a família, autopercepção de competência escolar, pressão com os trabalhos escolares e comportamentos de risco), se comparados com adolescentes saudáveis.[15]

A complexidade das doenças de base, da condição clínica, do manejo diário, do prognóstico e de todo o processo com sofrimentos físicos, emocionais, sociais, espirituais do adolescente e de seus familiares exige uma equipe multidisciplinar – com médicos, fisioterapeutas, enfermeiros e técnicos de enfermagem, fonoaudiólogos, nutricionistas, pedagogos, assistentes sociais, terapeutas ocupacionais e psicólogos.[16] Com isso, oficializa-se a indicação formal de serem acompanhados por uma equipe multiprofissional de cuidados paliativos pediátricos, que levará em consideração as particularidades fisiológicas, farmacológicas, psicossociais e espirituais dos adolescentes, visando à qualidade de vida.

Particularidades fisiológicas, farmacológicas, psicossociais e espirituais

Fisiologicamente a adolescência se inicia com as mudanças corporais da puberdade que são o resultado da ativação dos mecanismos neuro-hormonais do eixo hipotalâmico-hipofisário--adrenal-gonadal, trazendo o sofrimento "normal" da adolescência relacionado ao corpo físico e sua identidade. Porém, essa fase, se associada a doença limitante da vida que pode influenciar nessa imagem corporal, na identidade, na fertilidade e até na sexualidade, exacerba esse sofrimento em todas as esferas.[17]

O controle farmacológico desses sintomas nos adolescentes inclui várias classes de medicamentos que poderiam gerar dúvidas quanto às doses, às posologias, aos efeitos colaterais e aos riscos nessa população. Contudo, consensos internacionais consideram que esse grupo de pacientes deve ser tratado farmacologicamente como os adultos.[13,18,19]

As necessidades emocionais e sociais dos adolescentes são complexas e variam consideravelmente, dependendo da maturidade, da cultura, do grau de dependência em relação aos seus pais e da própria doença de base.[20,21] A condição clínica complexa ameaçadora da vida pode levá-los a situações prejudiciais de isolamento social e de perda de interesse em atividades esperadas para essa fase da vida; tornando o suporte psicológico e social da equipe de cuidados paliativos pediátricos imprescindível.

O ser humano sempre procura uma explicação para tudo o que acontece e que está à sua volta,[22] e essa procura também surge nos jovens frente a uma doença limitante da vida.[23] Os jovens explorarão suas próprias crenças e fé, farão questionamentos, desafiarão ou até rejeitarão o sistema de crenças da sua família. Com isso, a equipe de cuidados paliativos pediátricos precisa oferecer o cuidado espiritual, ajudando-o a encontrar algumas respostas e a diminuir sua ansiedade e sofrimento.

Tomando decisões

O envolvimento dos jovens na tomada de decisões, na continuidade do cuidado e na antecipação das necessidades é um princípio essencial, logo devem ser centrais no planejamento da assistência. O quanto esses jovens estarão envolvidos nas decisões sobre a sua vida e sua saúde varia muito: alguns alcançarão certa maturidade emocional para entender suas decisões e as consequências dessas escolhas; outros podem não atingir tal maturidade ou mesmo perder essa capacidade; além disso, alguns adolescentes, mesmo capazes e com competência para tomar decisões, podem desejar não serem completamente informados sobre a sua doença e seus prognósticos, preferindo que seus pais assumam todo o seu cuidado. Tendo essas particularidades em vista, é essencial que os profissionais respeitem essas decisões, enquanto, ao mesmo tempo, encorajem o paciente a aumentar sua responsabilidade sobre seu autocuidado à medida que ele se sinta seguro e capaz.

Cuidando dos adolescentes e adultos jovens

Nesse cenário, no qual adolescentes, adultos jovens e suas famílias enfrentam as incertezas de uma doença progressiva, os cuidados paliativos têm como objetivo tentar trazer algum controle e perspectivas de futuro, e desenvolver metas a serem alcançadas, bem como, ao mesmo tempo, reconhecer e prepará-los para uma potencial e inevitável morte.

A equipe de cuidados paliativos deve ajudar o jovem a:
- Ter a melhor qualidade de vida possível;
- Estar no controle o máximo possível, envolvê-lo ao máximo nas tomadas de decisões;
- Ganhar e manter alguma autonomia em relação aos seus pais, sem perder o apoio deles, e a manter a privacidade dele;
- Manter uma comunicação honesta e clara;
- Encorajar a encontrar seus amigos e mantê-los, bem como a manter a escola e suas atividades;
- Entender os seus sentimentos, para ajudá-los a manter seu senso de controle e independência;
- Conforme a maturidade, manter diálogo aberto sobre a sexualidade.

Redes sociais podem ser uma parceira no cuidado do adolescente e adulto jovem

O uso das mídias sociais, atualmente, é onipresente e se tornou parte integrante de como as pessoas se comunicam, se divertem e aprendem. As diversas plataformas estão inevitavelmente na linha de frente no ambiente dos jovens. As redes sociais exercem um papel importante na vida dos jovens pacientes e, se bem utilizada, pode ajudá-los a lidar com a doença na vida cotidiana, seja encontrando informações de saúde ou como um local para apoio. Estudos sobre mídias sociais têm demonstrado que elas podem ajudar a reduzir a ansiedade do paciente, pois além de favorecer a aquisição de conhecimento sobre a sua doença, diminuindo as suas dúvidas e oferecendo informação de como se cuidar, também oferece um refúgio por meio da interatividade com seus pares e outros pacientes que estão passando por situações semelhantes.[24] É importante ressaltar que a mídia social é uma forte e importante ferramenta para o paciente e um fenômeno em expansão, mas pode atuar como uma faca de dois gumes – um núcleo fértil de conhecimento facilmente acessível, mas também como uma fonte de informação médica e não médica não controlada. É nosso dever como prestadores de serviços de saúde participar e desempenhar papel ativo na orientação das informações que nossos pacientes recebem.[25]

O cuidado de fim de vida do adolescente e do adulto jovem

A equipe de cuidados paliativos que atende os adolescentes e adultos jovens no fim de vida tem o mesmo objetivo da equipe que atende as crianças e daquela que atende os adultos: fazer com que o final de vida ocorra em paz, com conforto e dignidade.

No final de vida, as equipes devem estar atentas às seguintes questões:
- Sempre ter em mente que entre os adolescentes que estão em fase final de vida é mais prevalente a depressão, cerca de 17%;[26]
- Muitos deles estão conscientes do seu prognóstico e da fase de final de vida, e mesmo assim não vão conversar ou discutir sobre essa fase;
- Adolescentes têm grande necessidade de explorar suas emoções, e a equipe deve oferecer espaço para que isso ocorra;[27]
- A relação com os irmãos normalmente é muito forte: lembre-se também de cuidar e dar suporte aos irmãos;[27]
- Ofereça ao jovem o maior controle possível sobre o seu próprio cuidado;
- Permita que ele explore suas preocupações e suas dúvidas.

Transição dos cuidados

Outro detalhe importante que se soma às peculiaridades de formação, conhecimentos e habilidades dos profissionais de cuidados paliativos que trabalham nessa faixa etária é a forma de promover a transição desses adolescentes dos cuidados paliativos pediátricos para os cuidados paliativos de adultos.

Entre os desafios que os adolescentes com condições limitantes da vida enfrentam com a transição para a vida adulta estão aqueles relacionados a qualidade de vida, educação, sexualidade, perspectivas de futuro financeiro e profissional, que são em muito influenciadas pela sua condição de saúde. Cada indivíduo percebe esses desafios conforme seu patrimônio social, cultural e afetivo.[13]

A transição desse cuidado deve considerar não somente o estabelecimento de serviços capazes de lidar com as suas demandas e necessidades, mas também com a criação de um novo perfil de profissional, com dupla formação pediatria-clínica de adultos, ou ainda com a inauguração de uma nova parceria consultiva do pediatra hospitalista com os clínicos que assumirão o cuidado de tais pacientes com doenças que iniciaram na infância.[16,22]

O modelo de transição ideal ainda não existe, por isso novos estudos e pesquisas estão sendo realizadas para melhorar os conhecimentos e aprimorar os cuidados paliativos de transição.

Conclusão

Essa faixa etária ainda recebe pouca atenção mundialmente, e estratégias utilizadas no cuidado das crianças ou nos adultos frequentemente falham no cuidado das complexas necessidades dos adolescentes.

É muito importante que o paciente seja visto como um jovem, portanto se deve respeitar sua autonomia, permitir sempre o seu envolvimento na tomada de decisões sobre questões de saúde, e manter a atenção às necessidades psicológicas, ao apoio emocional e às crises espirituais que podem surgir nessa faixa etária relacionadas aos sonhos (carreira profissional, universidade, emprego, casamento, família).

Sempre que possível, deve-se dar e permitir aos adolescentes oportunidades de serem jovens e não apenas pacientes.

REFERÊNCIAS BIBLIOGRÁFICAS

1. Martins HTG, Balmant NV, Silva NP, Santos MO, Reis RS, Camargo B. Who cares for adolescents and young adults with cancer in Brazil? J Pediatr. 2018 jul-ago; 94(4):440-5.

2. Remedi PP, Mello DF, Menossi MJ, Lima RAG. [Palliative care to adolescents with cancer: a literature review]. Rev Bras Enferm [Internet]. 2009 jan-fev; 62(1):107-12.

3. Pritchard S, Cuvelier G, Harlos M, Barr R. Palliative care in adolescents and young adults with cancer. Cancer. 2011; 117(10 Suppl):2323-8.

4. World Health Organization (WHO). Disponível em: http://www.searo.who.int/entity/child_adolescent/topics/adolescent_health/en/

5. Brasil. Lei n. 8.069, de 13 de julho de 1990. Dispõe sobre o Estatuto da Criança e do Adolescente e dá outras providências. Brasília, DF: Diário Oficial [da] República Federativa do Brasil; 1990 jul 16. Disponível em: http://universoeducom.org/baixe-a-versao-mais-atualizada-do-estatuto-da-crianca-e-do-adolescente--que-o-cedeca-rj-produziu/

6. Brasil. Ministério da Saúde. Secretaria de Atenção à Saúde. Departamento de Ações Programáticas Estratégicas. Diretrizes Nacionais para a Atenção Integral à Saúde de Adolescentes e Jovens na Promoção, Proteção e Recuperação da Saúde. Brasília: Ministério da Saúde; 2010. Disponível em: http://bvsms.saude.gov.br/bvs/publicacoes/diretrizes_nacionais_atencao_saude_adolescentes_jovens_promocao_saude.pdf

7. Brasil. Lei n.º 12.852, de 5 de agosto de 2013. Estatuto da Juventude. Brasília: Diário Oficial da União; 2013. Disponível em: https://www2.senado.leg.br/bdsf/bitstream/handle/id/509232/001032616.pdf

8. Maslow GR, Haydon AA, Ford CA, Halpern CT. Young adult outcomes of children growing up with chronic illness: analysis of the National Longitudinal Study of Adolescent Health. Arch Pediatr Adolesc Med. 2011; 165(3):256-61. doi: 10.1001/archpediatrics.2010.287

9. Nigro SMB. Qualidade de vida, adolescência e doença crônica [tese]. São Paulo: Faculdade de medicina, Universidade de São Paulo; 2018.

10. Pfrimer EOD, Afonso ET, Lima FHA, Abe A. O adolescente com doença crônica. Sociedade Goiana de Pediatria; 2018. Disponível em: https://www.sbp.com.br/filiada/goias/artigos/artigo/pid/o-adolescente--com-doenca-cronica/

11. Barros MBA, Francisco PMSB, Zanchetta LM, Cesar CLG. Tendências das desigualdades sociais e demográficas na prevalência de doenças crônicas no Brasil, PNAD: 2003-2008. Ciênc Saúde Coletiva. 2011; 16:3755-68

12. Braz M, Barros Filho AA, Barros MBA. Saúde dos adolescentes: um estudo de base populacional em Campinas, São Paulo, Brasil. Rio de Janeiro: Cad Saúde Pública. 2013 set; 29(9):1877-88.

13. Donovan KA, Knight D, Quinn GP. Palliative care in adolescents and young adults with cancer. Cancer Control [Internet]. 2015 out; 22(4):475-9.

14. Schrijvers D, Meijnders P. Palliative care in adolescents. Cancer Treat Rev. 2007; 33(7):616-21.

15. Santos TC. Qualidade de vida, Percepção de Saúde, Resiliência, Auto-regulação e Suporte Social nos Adolescentes Portugueses com Doença Crónica. Faculdade de Medicina, Universidade de Lisboa; 2016.

16. Moreira MCN, et al. Recomendações para uma linha de cuidados para crianças e adolescentes com condições crônicas complexas de saúde. Cad Saúde Pública [online]; 2017.

17. Eisenstein E. Adolescência: definições, conceitos e critérios. Adolesc Saúde. 2005; 2(2):6-7. Yi J, Syrjala K. Overview of cancer survivorship in adolescent and young adults. Disponível em: http://www.uptodate.com/contents/overview-of-cancer-survivorship-in-adolescent-and-young-adults

18. Hunt A, Joel S, Dick G, et al. Population pharmacokinetics of oral morphine and its glucuronides in children. J Pediatr. 1999; 135:47-55.

19. Hamburg BA. Psychological development. In: Friedman SB, Fisher MM, Schonberg SK, Alderman EM (eds.). Comprehensive Adolescent Health Care. 2 ed. St Louis, MO: Mosby; 1998. p. 38-49.

20. Edwards JA. Model of palliative care for the adolescents with cancer. Int Palliat Nurs. 2001; 7:485-8.

21. Association for children's Palliative Care (ACT), National Council for Hospice and Specialist Palliative Care Services (NCHSPCS), Scottish Partnership Agency for Palliative and Cancer Care (SPAPCC). Palliative Care for young people aged 13-24 years. Report of the joint working Party on Palliative Care for Adolescents and Young Adults. ACT, NCHSPCS, SPAPCC; 2001.

22. Portier K, Greer GE, Rokach L, et al. Understanding topics and sentiment in an online cancer Survivor community. J Natl Cancer Inst Monogr. 2013; 2013:195-8.

23. Kamper R, Vanclever L, Savedra M. Children with advanced cancer: responses to a spiritual quality of life interview. J Spec Pediatr Nurs. 2010; 15(4):301-6.

24. Attai DJ, Cowher MS, Al-Hamadani M, et al. Twitter social media is an effective tool for breast cancer patient education and support: patient-reported outcomes by survey. J Med Internet Res. 2015; 17(7):e188.

25. Ben-Aharon I, Goshen-Lago T, Turgeman I, et al. Young patients with cancer and a digital social network: the voice beyond the clinic. ESMO Open. 2020; 5:e000651. doi: 10.1136/ esmoopen-2019-000651.

26. Anderson CP. The Challenge of Palliative care for Adolescents and Young adults. AJMC. 2015; 10:1-4.

27. Viner RM, Keane M. Youth Matters: Evidence-Based Best Practice for the Care of Young People in Hospital. Action for Sick Children; 1998 out.

Criança em Cuidados Paliativos Domiciliares

51

Cristiane Rodrigues de Sousa

Introdução

Nas últimas duas décadas, o avanço tecnológico vem contribuindo para a sobrevivência de recém-nascidos, crianças e adolescentes com doenças crônicas e que, por tal condição e necessidade de assistência especializada, permanecem hospitalizados por longo período. Para esses pacientes, a hospitalização pode ocorrer tanto em enfermarias quanto em unidades de terapia intensiva (UTI) em decorrência da complexidade da doença, associada ou não à dependência de tecnologia. Como exemplo de tal condição, estão os pacientes com doenças neuromusculares que necessitam suporte ventilatório mecânico invasivo ou não invasivo para sua sobrevivência.

É provável que a hospitalização prolongada de crianças e adolescentes decorrente doenças sem possibilidade de cura, durante semanas, meses e até anos, afete o paciente e sua família.[1] Dentre os efeitos da longa permanência hospitalar ganha destaque a repercussão negativa no vínculo e convívio familiar, como também na socialização dos pacientes e familiares. Dessa forma, a fim de contribuir para uma mudança na trajetória de vida desses indivíduos, os serviços de saúde são desafiados a oferecer cuidados paliativos proporcionais às suas necessidades pessoais. Para tanto, é essencial a interação dos serviços de cuidados paliativos hospitalares e de assistência domiciliar como participantes da rede assistencial de saúde pública ou privada.[2]

Considerando o conceito dos cuidados paliativos que cita o alívio do sofrimento como parte de sua definição, a assistência domiciliar surge como uma oportunidade de prestar cuidado multiprofissional a esses pacientes e familiares em ambiente mais próximo do normal.[3] Para tanto, é necessário definir um plano de cuidados paliativos que contenha principalmente a preparação para a desospitalização, que pode ser definida como transição para o domicílio, e a estratégia para assistência domiciliar propriamente dita.

Plano de cuidados paliativos domiciliares

◆ Transição para o domicílio

A variabilidade de condições clínicas desde o diagnóstico, durante o curso da doença e no final de vida impõe que diversos profissionais sejam envolvidos na preparação da desospitalização dos pacientes com doenças crônicas. Dessa forma, faz-se necessária a assistência de equipe multiprofissional para proporcionar cuidado especializado em todas as faixas etárias pediátricas. Para recém-nascidos com síndromes genéticas e malformações congênitas, crianças com encefalopatia crônica, doenças neuromusculares ou pneumopatias graves, por exemplo, a estabilidade clínica pode ser alcançada depois do tratamento de infecção aguda grave que determinou internação em UTI e intubação prolongada com indicação de traqueostomia com continuidade da ventilação mecânica ou extubação com suporte ventilatório mecânico não invasivo. Para alguns, a oxigenoterapia por cateter nasal é necessária para a sobrevivência. Além disso, a dificuldade ou impossibilidade de administrar dieta oral para esses pacientes é solucionada por meio de dieta enteral por sonda gástrica, nasoenteral ou gastrostomia. Nesse momento, ao atingir condição clínica estável, para alguns pacientes obtida somente com o uso de dispositivos e equipamentos médicos, é possível programar a alta da UTI para a enfermaria e posterior desospitalização.

Na enfermaria, para o paciente com dependência de ventilação mecânica, o próximo passo será a instalação do ventilador mecânico portátil que será utilizado no domicílio. Estabelecidos os parâmetros ventilatórios, inicia-se a adaptação do paciente e o treinamento do cuidador, que na maioria das vezes é a mãe. Essa etapa preparatória é fundamental para os cuidados que serão realizados no domicílio. Excepcionalmente nos serviços de assistência domiciliar privados, dispõe-se de técnicos de enfermagem para auxiliar nos cuidados contínuos. Com a colaboração de médicos, técnicos de enfermagem, enfermeiros, fisioterapeutas e demais profissionais da enfermaria, inicia-se a preparação do paciente e cuidador para a desospitalização. No treinamento conduzido pela(o) enfermeira(o), os principais procedimentos como aspiração de vias aéreas, administração de dieta e medicamentos, banho e postura no leito, cuidados com ostomias e manuseio de circuitos, filtros e demais acessórios do ventilador mecânico são ensinados para o cuidador nesse período de transição para o domicílio. É válido ressaltar que o objetivo do treinamento é capacitar o cuidador a contribuir para dar continuidade no domicílio à assistência que vem sendo realizada no ambiente hospitalar. As intervenções devem sempre respeitar a condição crônica do paciente, e a fase da doença em que se encontra, sem medidas inapropriadas que causem sofrimento e prejuízo à qualidade de vida.[4]

Com a evolução da doença, evidencia-se a importância de adequação do cuidado em função da necessidade do paciente.[5] É fundamental esclarecer e compartilhar a tomada de decisão pela assistência domiciliar com a família e, se possível, também com o paciente conforme sua capacidade cognitiva. Nesse sentido, a realização de conferência familiar conduzida por equipe de cuidados paliativos, pais, irmãos e outros familiares próximos é necessária para o esclarecimento a respeito da condição do paciente e sobre o plano de cuidados domiciliares proposto. Essa abordagem traz resultados positivos como redução de intervenções invasivas e tempo médio de internação.[6]

A avaliação da condição social familiar é importante desde o momento da admissão hospitalar. A permanência hospitalar poderá ser influenciada por vulnerabilidade social, que precisará de intervenções de órgãos governamentais que demandam tempo. Além da disponibilidade de cuidador responsável, é preciso levar em consideração as condições do domicílio tanto na estrutura do mesmo como acesso para a equipe multiprofissional que prestará a assistência domiciliar. A análise e a orientação do assistente social para a obtenção de benefícios sociais previstos em lei contribuem para suprir necessidades familiares quando os recursos próprios são escassos para a adequação do domicílio e manutenção econômica da família.

◆ Estratégia para assistência domiciliar

A definição da rotina de visitas da equipe multiprofissional, medicamentos, materiais médico-hospitalares e equipamentos médico-hospitalares que serão disponibilizados é essencial para a assistência domiciliar. Estabelecer como será oferecida a retaguarda telefônica e/ou presencial para intercorrências reduz ansiedade e contribui para a confiança da família na equipe e no serviço de assistência domiciliar.

Com base no quadro clínico e fase da doença, as visitas domiciliares da equipe multiprofissional composta por médico, enfermeiro, fisioterapeuta, nutricionista, assistente social e cirurgião pediátrico serão com regularidade semanal, quinzenal ou mensal. Com alterações nos sintomas e progressão da doença, a frequência das visitas pode mudar, intensificando-se para duas a três vezes por semana, se necessário.[7]

O controle dos sintomas como dor, náuseas, vômitos, convulsões e constipação é uma preocupação dos pais e familiares. A angústia se intensifica quando se aproxima o final de vida e a possibilidade de óbito no domicílio. Nem sempre é possível o alívio dos sintomas no domicílio, e a possibilidade de sofrimento do paciente no final de vida, como dor malcontrolada, é uma grande preocupação dos pais. Uma boa comunicação e a continuidade do cuidado, com intensificação das visitas domiciliares, nesse momento, são reconhecidas como determinantes de cuidados paliativos pediátricos de alta qualidade.[8] A definição em relação ao local de óbito, ou seja, permanecer no domicílio ou retornar ao hospital, precisa ser compartilhada e nunca imposta, em respeito ao paciente, familiares e profissionais da equipe de assistência domiciliar. A opção pelo local do óbito no domicílio pelos familiares está relacionada à garantia do alívio da dor e demais sintomas causadores de sofrimento com a disponibilização de medicamentos para o domicílio.[9] A sobrecarga emocional da família decorrente do cuidado domiciliar é crucial para a decisão do óbito no domicílio.[10] É importante ressaltar a necessidade da constatação do óbito domiciliar por médico (assistente ou substituto, que pode ser da equipe do Serviço de Atendimento Móvel de Urgência [SAMU]) com registro no prontuário domiciliar e elaboração de declaração de óbito, a fim de reduzir sofrimento familiar na obtenção desse documento.

REFERÊNCIAS BIBLIOGRÁFICAS

1. Castor C, Landgren K, Hansson H, Kristensson I. A possibility for strengthening family life and health: Family members' lived experience when a sick child receives home care in Sweden. Health Soc Care Community; 2017.

2. Chong LA, Khalid F. Paediatric Palliative care at home: a single centre's experience. Singapore Med J. 2016; 57(2):77-80.

3. Chong LA, Abdullah A. Community Palliative Care Nurses' Challenges and Coping Strategies on Delivering Home-Based Pediatric Palliative Care: A Qualitative Study. Am J Hosp Palliat Med. 2017 mar; 34(2):125-31.

4. Naicker SM, Richter L, Stein A, Campbell L, Marston J. Development and pilot evaluation of ahome-based palliative care training and support package for young children in southern Africa. BMC Palliat Care. 2016; 15:41.

5. García-Salido A, Santos-Herranz P, Puertas-Martín V, García-Teresa MA, Martino-Alba R, Serrano-González A. Estudio retrospectivo de pacientes derivados de cuidados intensivos pediátricos a cuidados paliativos: por qué y para qué. An Pediatr (Barc). 2018; 88(1):3-11.

6. Jamorabo DS, Belani CP, Martin EW. Complex Chronic Conditions in Rhode Island's Pediatric Populace: Implications for Palliative and Hospice Services, 2000–2012. J Palliat Med. 2015; 18(4).

7. Yeager A, LaVigne AW, Rajvanshi A, Mahato B, Mohan R, Reena S, et al. CanSupport: a model for home-based palliative care delivery in India. Ann Palliat Med. 2016; 5(3):166-71.

8. Geest IMM, Bindels PJE, Pluijm SMF, Michiels EMC, Heide A, Pieters R, et al. Home-Based Palliative Care for Children With Incurable Cancer: Long-term Perspectives of and Impact on General Practitioners. J Pain Symptom Manage. 2017 mar; 53(3):578-87.

9. Gao W, Verne J, Peacock J, Stiller C, Wells C, Greenough A, et al. Place of death in children and Young people with cancer and implications for end of life care: a population-based studyin England, 1993–2014. BMC Cancer. 2016; 16:727.

10. Kuhlen M, Hoell J, Balzer S, Borkhardt A, Janssen G. Symptoms and management of pediatric patients with incurable brain tumors in palliative home care. Eur J Paediatr Neurol. 2016; 20(2):261-9.

Cuidado Paliativo Perinatal

52

Jussara de Lima e Souza
Fernanda Figueiredo de Oliveira
Lisandra Stein Bernardes Ciampi de Andrade

Introdução

Com o objetivo de promover "qualidade de vida aos pacientes e seus familiares, que enfrentam doenças que ameacem a vida, através da prevenção e alívio de sofrimento",[1] a atuação dos cuidados paliativos no período perinatal tem ganhado cada vez mais espaço. Isso se deve, primeiramente, ao aumento do conhecimento acerca dessa área de atuação e, também, aos avanços tecnológicos das últimas décadas, que nos permitiram a detecção precoce de anomalias fetais ameaçadoras à vida e tornaram o período antenatal uma janela de oportunidade de planejamento do cuidado.[2-4]

O desenvolvimento de modelos de assistência diante do diagnóstico fetal de letalidade ou de alta mortalidade torna-se imprescindível, uma vez que é capaz de promover a possibilidade de seguimento e cuidado adequados à gestante, à família e ao neonato frente a essa experiência única na medicina, representada pela divergência de sentimentos vividos no momento do diagnóstico ao nascimento.[5,6]

◆ Estruturação de centros no atendimento paliativo perinatal

Independentemente da gravidade do diagnóstico fetal e/ou neonatal, a notícia de qualquer anomalia traz consigo uma carga imensa de ansiedade, medo e preocupação a todos os envolvidos.[7-10] Assim, nesse momento, o acompanhamento centrado na gestante e sua família, deve fornecer o suporte adequado, seja físico, psicossocial e/ou espiritual, além de auxiliar no processo decisional.[6]

A fim de atender às necessidades das famílias nesse processo, é consenso na literatura que a atuação de equipe multidisciplinar capacitada, que trabalhe de maneira transdisciplinar, em formato de conferência familiar, utilizando-se de técnicas de comunicação apropriada e empática e de maneira individualizada, é o primeiro passo para que seja oferecido suporte integral à família nessa nova e inesperada situação.[6,11]

Quando cuidar: do diagnóstico intraútero ao período pós-natal

◆ Pré-natal

Na identificação de fetos candidatos ao cuidado

Ao se diagnosticar uma malformação congênita intraútero, é mandatória a realização de exame especializado e direcionado, a fim de determinar as características da doença fetal, uma vez que o processo de decisão do tipo de cuidado a ser oferecido está diretamente relacionado ao diagnóstico, ao prognóstico e ao significado do prognóstico para os pais.[4,5] A eleição de fetos candidatos pode variar de um centro para outro e deve ser pautada na avaliação das diferentes especialidades médicas e descrições da literatura existente, devendo ser discutidas de maneira individual. Sugere-se que fetos com patologias que sejam consideradas letais ou que tenham altas taxas de mortalidade sejam considerados candidatos ao cuidado paliativo.

Avaliação do prognóstico

A definição do prognóstico fetal é o passo inicial para a determinação da conduta médica e é o que orientará o atendimento. Idealmente, após ser considerado como caso elegível ao cuidado, propõe-se a realização de reunião multidisciplinar para a discussão do prognóstico fetal. A interação da equipe de saúde que participará do cuidado é de extrema importância para todo o processo, com aprofundamento em questões que auxiliarão no aconselhamento aos pais sobre o diagnóstico fetal e que poderão servir de guia para a tomada de decisões. Assim, a equipe deve estar preparada a responder as seguintes questões: (1) qual é o diagnóstico provável e qual a certeza do diagnóstico pré-natal; (2) qual a probabilidade de sobrevida além do período neonatal, caso sejam tomadas medidas de suporte artificial de vida; (3) qual a sobrevida global, caso sejam dadas medidas de suporte artificial de vida; (4) qual é o déficit físico e cognitivo esperado caso o recém-nascido sobreviva; e (5) qual é o fardo do tratamento necessário para manter o recém-nascido vivo.[5]

Vale ressaltar que o diagnóstico, a mortalidade estimada, as chances de sequelas e o tipo de tratamento proposto para cada caso devem ser discutidos de forma clara e coerente pela equipe de saúde com a família. Desse modo, possibilita-se que a tomada de decisões seja guiada pelo interesse do feto, em conjunto com seus familiares.

Na construção do plano de cuidados ao feto e ao RN

A elaboração de plano de cuidados depende não só da compreensão da doença e suas implicações pela família, mas também do entendimento do contexto familiar e pessoal do indivíduo. Esse plano de cuidados será construído e, por vezes, reconstruído durante todo o processo de assistência prestado à gestante.

Um dos principais objetivos do preparo do cuidado é a ideação do plano de parto. O plano de parto tem como objetivo avaliar e discutir o seguimento médico em relação à via de parto, monitorização fetal durante o trabalho de parto, suporte artificial de vida para o recém-nascido, além do cuidado e contato desejado com o filho. O acordo sobre o seguimento depende diretamente dos objetivos de cuidado ajustados com os familiares e deve ser baseado nos valores e objetivos da família.

◆ No parto

Frente ao diagnóstico de letalidade ou alta morbimortalidade, o parto representa, para a maior parte das famílias, o momento de encontro com o risco de morte do filho, quando os sentimentos de alegria e esperança de possível vida se deparam com a angústia e desespero do possível óbito. O atendimento empático e acolhedor é crucial nessa fase.[4,5]

A coerência e integração entre as equipes obstétrica, neonatal e dos demais profissionais de saúde é extremamente importante para a continuidade do atendimento e reforça o vínculo da equipe com a gestante e sua família.[5,6]

É importante ressaltar que, apesar da existência do plano de parto e do preparo do percurso até esse instante, não existe um caminho obrigatório a ser tomado ao nascimento. Algumas vezes os rumos podem mudar e cabe à equipe ser sensível à forma de acessar a gestante durante e após o parto, respeitando as escolhas das pessoas ali presentes, e possibilitando que o objetivo de cuidado construído seja atingido e que o melhor cuidado seja dado.[6]

Em resumo às etapas percorridas no período pré-natal, Bernardes[6] propõe modelo de acompanhamento de gestantes e famílias cujos fetos foram diagnosticados com doenças congênitas consideradas letais ou de alta mortalidade. Nessa proposta, cada etapa é considerada uma base que deve ser solidificada antes de seguir para o próximo nível, exceto quando há demanda familiar de se retomar ou adiantar algum tópico. Vale ressaltar que a assistência durante o processo de cuidado deve sempre ser individualizada e adequada às necessidades de cada família (Figura 52.1).

- Pós-natal

Na sala de parto

Quando houver discussão prévia quanto à limitação terapêutica para crianças prematuras extremas (menos de 23 semanas e peso menor que 400 g) ou que apresentem malformações potencialmente letais, pode-se, juntamente com a família, optar por medidas de conforto exclusiva. Nessas condições é possível proporcionar o controle de sintomas por meio de analgesia ou sedação, ou a associação de ambos,[12-14] e manutenção do vínculo família-recém-nascido em sala de parto.[15]

No período pós-natal – durante a internação[16]

Como o foco do cuidado é o indivíduo e não a doença, as condutas sempre deverão ser individualizadas.

Cuidados com a criança

De modo geral, as crianças deverão receber tratamento sintomático diante de desconforto aparente, de acordo com a necessidade.

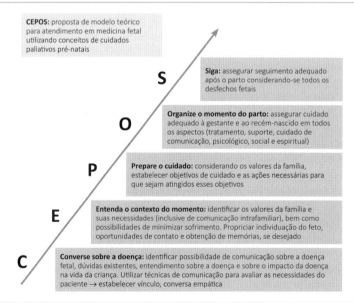

FIGURA 52.1. Proposta de modelo teórico para atendimento em medicina fetal utilizando conceitos de cuidados paliativos pré-natais. (Quadro cedido pela Prof. Dra. Lisandra Stein Bernardes Ciampi de Andrade, retirado de Grupo de apoio integral às gestantes e familiares de fetos com malformação: utilização de conceitos de cuidados paliativos no atendimento em medicina fetal. São Paulo. Tese (Livre-Docência em Obstetrícia) – Faculdade de Medicina da Universidade de São Paulo. Departamento de Obstetrícia e Ginecologia; 2017.[6])

Analgesia

Escalas

Para a avaliação da necessidade de tratamento da dor e eficácia do tratamento instituído é necessária a utilização sistemática das escalas de avaliação de dor.

Apesar de existirem várias escalas, apenas cinco foram validadas:[17] *neonatal facial coding system*, *premature infant pain profile* (PIPP), *neonatal pain and sedation scale* (N-PASS), *behavioral infant pain profile* e *douleur aiguë du nouveau-né*.

Tratamento

Existem controvérsias quanto às complicações relacionadas ao efeito que os opioides têm no desenvolvimento neurológico, mas também existem evidências do quanto o estresse pode comprometer o desenvolvimento dos pacientes.

A combinação de vários tratamentos pode torná-los mais efetivos, diminuindo assim a necessidade de aumento da dose das medicações e, consequentemente, diminuindo os efeitos colaterais e toxicidade.[18]

Entre os tratamentos não medicamentosos podemos contar com: sucção ao seio,[24] administração de sacarose,[20] contato pele a pele,[21,22] massagem terapêutica[23] e estimulação sensorial.

No tratamento medicamentoso podemos fazer uso de analgésicos não opioides, como paracetamol ou dipirona. Não está indicado o uso de anti-inflamatórios não hormonais.[24] Quanto aos analgésicos opioides, devemos levar em conta que são os agentes mais usados para dor persistente, apesar de haver ainda necessidade de estudos para a definição de doses adequadas e efeitos em longo prazo.[24]

Sedação

Serve para o controle de sintomas que não respondem a outros tratamentos sintomáticos, como dispneia em pacientes com hipoplasia pulmonar. Uma das drogas mais usadas é o midazolam. Outras drogas têm sido propostas, como clonidina, propofol e dexmedetomidina, com estudos que têm mostrado bons resultados, mas necessitam ser ampliados.[25-28]

◆ Cuidados com os familiares

Os familiares, pais e irmãos, necessitarão de cuidados tanto durante o processo do adoecer quanto após o óbito. Esses cuidados poderão ser proporcionados por meio de reuniões (individuais ou em grupo) e necessitarão da ação da equipe multiprofissional.

Considerações finais

Frente ao diagnóstico pré-natal de doenças que possam ameaçar a vida fetal, é imprescindível a organização de equipe multiprofissional que possa acolher e oferecer seguimento em cuidados paliativos ao feto e à família. A estruturação do cuidado permitirá o seguimento da gestante, feto e recém-nascido, considerando-se os valores da família e permitindo a vivência da gestação e parto de forma profunda e individualizada. Apesar de poucos estudos, a literatura aponta para excelente satisfação dos pais com o cuidado propiciado.

REFERÊNCIAS BIBLIOGRÁFICAS

1. Barbosa SMM. Cuidado paliativo em pediatria. In: Carvalho RT, Parsons HA (orgs.). Manual de cuidados paliativos ANCP. Ampliado e Atualizado. 2 ed. São Paulo: ANCP; 2012. p. 461-73. Disponível em: http://www.paliativo.org.br/noticias/tag/manual-de-cuidados-paliativos-ancp/. Acessado em: 24 mai 2020.

2. Tosello B, et al. Perceptions of Lethal Fetal Abnormality among Perinatal Professionals and the Challenges of Neonatal Palliative Care. J Palliat Med. 2014; 17(8):924-30. doi: 10.1089/jpm.2014.0023.

3. Stenekes SJ, et al. A Descriptive Study Evaluating Perinatal Healthcare Providers' Perspectives of Palliative Programming in 3 Canadian Institutions. J Perinat Neonatal Nurs. 2014; 28(4):280-9.

4. Bueno M, Bussotti EA, Sakita NK, Barbosa SMM. Reflexões sobre cuidados paliativos no período neonatal. Prática Hosp. 2007; 50:87-90.

5. Oliveira FF, et al. Cuidados paliativos no período pré-natal. In: Rubio AV, Souza JL. Cuidados paliativo: pediátrico e perinatal. 1 ed. Rio de Janeiro: Atheneu; 2019. 26:288-99.

6. Andrade LSBC. Grupo de apoio integral às gestantes e familiares de fetos com malformação: utilização de conceitos de cuidados paliativos no atendimento em medicina fetal [tese de livre-docência em Obstetrícia]. São Paulo: Faculdade de Medicina, Universidade de São Paulo; 2017.

7. Debost-Legrand A, Laurichesse-Delmas H, Francannet C, Perthus I, Lémery D, Gallot D, et al. False positive morphologic diagnoses at the anomaly scan: marginal or real problem, a population-based cohort study. BMC Pregnancy Childbirth. 2014; 14:112.

8. Shulth W, Karck U, Wilhelm C, Reisch S. Parents' needs after ultrasound diagnosis of a fetal malformation: an empirical deficit analysis. Ultrasound Obstet Gynecol. 1994; 4:124-9.

9. Leithner K, et al. Affective state of women following a prenatal diagnosis: predictors of a negative psychological outcome. Ultrasound Obstet Gynecol. 2004; 23(3):240-6.

10. Titapant V, Chuenwattana P. Psychological effects of fetal diagnoses of non-lethal congenital anomalies on the experience of pregnant women during the remainder of their pregnancy. J Obstet Gynaecol Res. 2015; 41(1):77-83

11. Howard ED. Family-centered care in the context of fetal abnormality. J Perinat Neonatal Nurs. 2006; 20(3):237-42.

12. Harlos MS, Stenekes S, Lambert D, Hohl C, Chochinov HM. Intranasal fentanyl in the palliative care of newborns and infants. J Pain Symptom Manage. 2013; 46(2):265-74.

13. Parravicini E. Neonatal palliative care. Curr Opin Pediatr. 2017; 29(2):135-140.

14. Garbi LR, Shah S, La Gamma EF. Delivery room hospice. Acta Paediatr. 2016; 105(11):1261-1265.

15. Janvier A, Meadow W, Leuthner SR, Andrews B, Lagatta J, Bos A, Lane L, Verhagen AA. Whom are we comforting? An analysis of comfort medications delivered to dying neonates. J Pediatr. 2011;159(2):206-10.

16. Souza JL. Cuidado Paliativo em Neonatologia. In: Rubio AV, Souza JL. Cuidado Paliativo Pediátrico e Perinatal. São Paulo: Atheneu. 2009; 301-10.

17. AAP Committee on Fetus and Newborn and Section on Anesthesiology and Pain Medicine. Prevention and Management of Procedural Pain in the Neonate: An Update. Pediatrics. 2016; 137(2):e20154271

18. Anand KJ, Aranda JV, Berde CB, Buckman S, Capparelli EV, Carlo W, et al. Summary proceedings from the neonatal pain-control group. Pediatrics. 2006; 117(3 Pt 2):S9-S22.

19. Shah PS, Herbozo C, Aliwalas LL, Shah VS. Breastfeeding or breast milk for procedural pain in neonates. Cochrane Database Syst Rev. 2012; 12:CD004950.

20. Stevens B, Yamada J, Ohlsson A, Haliburton S, Shorkey A. Sucrose for analgesia in newborn infants undergoing painful procedures. Cochrane Database Syst Rev. 2016; 7:CD001069.

21. Johnston C, Campbell-Yeo M, Fernandes A, Inglis D, Streiner D, Zee R. Skin-to-skin care for procedural pain in neonates. Cochrane Database Syst Rev. 2014; (1):CD008435.

22. Olsson E, Ahlsén G, Eriksson M. Skin-to-skin contact reduces near-infrared spectroscopy pain responses in premature infants during blood sampling. Acta Paediatr. 2016; 105(4):376-80.

23. Jain S, Kumar P, McMillan DD. Prior leg massage decreases pain responses to heel stick in preterm babies. J Paediatr Child Health. 2006; 42(9):505-8.

24. Chana SK, Anand KJ. Can we use methadone for analgesia in neonates? Arch Dis Child Fetal Neonatal Ed. 2001; 85(2):F79-F81.

25. Cravero JP, Havidich JE. Pediatric sedation – evolution and revolution. Paediatr Anaesth. 2011; 21(7):800-809.

26. Vanderhaegen J, Naulaers G, Van Huffel S, Vanhole C, Allegaert K. Cerebral and systemic hemodynamic effects of intravenous bolus administration of propofol in neonates. Neonatology. 2010; 98:57-63.

27. Chrysostomou C, Schulman SR, Herrera Castellanos M, et al. A phase II/III, multicenter, safety, efficacy, and pharmacokinetic study of dexmedetomidine in preterm and term neonates. J Pediatr. 2014; 164(2):276-282.

28. Su F, Gastonguay MR, Nicolson SC, DiLiberto M, Ocampo-Pelland A, Zuppa AF. Dexmedetomidine pharmacology in neonates and infants after open heart surgery. Anesth Analg. 2016; 122(5):1556-66.

Final de Vida em Pediatria

53

Patrícia Miranda do Lago

Introdução

A mortalidade infantil diminuiu em todo o mundo, porém o número de crianças com patologias crônicas, dependentes de tecnologia e portadoras de doenças limitantes de vida tem aumentado, levando à ocupação de leitos em terapia intensiva e internações muito prolongadas em enfermarias.[1]

Os avanços tecnológicos associados à qualificação médica, ao progresso científico da medicina e à proliferação das unidades de tratamento intensivo pediátrico (UTIP) e neonatal (UTIN) permitiram a sobrevivência de crianças que até pouco tempo eram consideradas incuráveis e que morriam precocemente.[2]

Tem sido observado que, nos casos de internação prolongada, mais de 70% dessas crianças apresentam um desfecho desfavorável, evoluindo para morte ou disfunção severa com implicações importantes no futuro tanto pra si quanto para suas famílias.[3] Com exceção da mortalidade inesperada resultante de trauma ou doença aguda, uma proporção significativa de crianças morre em decorrência de condições complexas crônicas que exigem cuidados médicos prolongados e internações hospitalares repetidas. A morbidade associada e a potencial dependência de tecnologias que substituem funções vitais que encurtam a expectativa de vida dessas crianças, porém sem expectativa de morte em curto prazo, muitas vezes ocorre à custa de sofrimento.[1,2] O final de vida desses pacientes, quando internados em UTI, deixou de ser um momento compartilhado apenas com a família e amigos para se tornar um evento solitário cercado de tecnologia e, muitas vezes, de dor.[4]

Crianças gravemente doentes são internadas em UTIP para receber terapias potencialmente curativas, porém na evolução da doença é definida a irreversibilidade do quadro. A partir desse momento, muitas vezes se inicia um processo de transição de intervenções invasivas e fúteis para aquelas de cuidados de conforto e tratamento de sintomas, adequando as intervenções às necessidades existentes, na busca por uma morte digna.[5]

Ao longo das últimas décadas, o modelo de cuidado durante a doença terminal tem se afastado da abordagem médica tradicional de tratamento agressivo com intenção curativa, caminhando para o cuidado dos sintomas com intenção paliativa.[1,3,5,6] Apesar de uma mudança gradual no foco da atenção médica entre pacientes com doença terminal para um modelo paliativo, estudos sugerem que muitas crianças com doenças crônicas limitantes ou complexas continuam morrendo em UTIP. Alguns estudos sugerem que apenas 10% das mortes em pediatria ocorrem fora do ambiente das unidades de terapia intensiva.[5,7] Apesar do aumento de publicações sobre cuidados paliativos no final de vida de crianças ter aumentado na última década, as incertezas entre equipe médica sobre o momento de limitação terapêutica de suporte e entre os pais quanto à natureza dos melhores cuidados de fim de vida para seu filho ainda levam a conflitos e decisões que não consideram o bem-estar da criança.[8]

Quem são os pacientes paliativos em final de vida?

O reconhecimento precoce do paciente candidato a cuidado paliativo pleno pode evitar intervenções desnecessárias.[8] Para a identificação das crianças candidatas a uma estratégia paliativista, é importante responder às seguintes perguntas:

1. Você se surpreenderia se esse paciente morresse em um ano (ou nessa internação)? Essa pergunta, chamada internacionalmente de pergunta-surpresa, tem correlação estabelecida com mortalidade em um ano e foi validada, inclusive, na emergência, dependendo apenas de avaliação subjetiva pelo profissional de saúde.
2. O quadro agudo é reversível? O pediatra precisa compreender o quadro agudo e identificar a causa, distinguindo a progressão da doença de base de intercorrências potencialmente tratáveis. Pacientes com doenças incuráveis, mas com intercorrências agudas reversíveis, podem inclusive ser candidatos a medidas invasivas. Já a instituição de suporte vital em situações de progressão de doença incurável pode implicar distanásia. Por exemplo, um paciente oncológico sem possibilidade de cura pode apresentar um quadro de pneumonia, beneficiando-se de antibioticoterapia por um tempo determinado e, após, receber alta para sua casa. Por outro lado, se esse mesmo paciente necessitar de suporte ventilatório e internação em UTIP, a conduta pode ser rediscutida, levando em consideração o benefício da conduta e a qualidade de vida da criança.
3. Em que fase o paciente está em sua trajetória de doença? Sinais como perda de peso, queda de funcionalidade, dor progressiva e internações repetidas podem indicar que o paciente se encontra em fase avançada de doença e pode não se beneficiar de intervenções mais agressivas.
4. Quais os valores do paciente e de sua família? É importante lembrar que cuidado paliativo é "fazer tudo" sempre pelo paciente, mas o "tudo" pode ter um significado diferente para diferentes pacientes. Para alguns, fazer tudo pode ser priorizar o controle de dor e de sintomas, enquanto outros podem ter como prioridade intervenções que possam estender o tempo de vida, mesmo que isso implique procedimentos invasivos.

Outro fator importante é diferenciar o paciente paliativo daquele em condições de final de vida. O enfoque é completamente diferente. Em pediatria, são elegíveis para cuidados paliativos todas as crianças portadoras de doenças ameaçadoras da vida, porém nesses pacientes muitas condutas curativas ainda têm indicação. Por outro lado, os pacientes em fase terminal são aqueles que, independentemente da terapêutica instituída, evoluirão para morte em um curto período de tempo. Muitas vezes é difícil diferenciar essas duas fases do cuidado paliativo.[2,4,9]

Cuidado paliativo na UTIP

A redução da mortalidade hospitalar por doenças críticas, como a sepse, a síndrome do desconforto respiratório agudo e os principais eventos cardíacos e neurológicos, não diminuiu a relevância dos cuidados paliativos nas UTIP, mas ressaltou a importância de antecipar, identificar e atender às necessidades não somente nos pacientes que sobrevivem, mas também naqueles que morrem. Cuidados paliativos beneficiam a criança e suas famílias, proporcionando manejo adequado e especializado dos sintomas, gerenciamento e planejamento de cuidados avançados.

A integração precoce dos cuidados paliativos pediátricos é recomendada por várias organizações internacionais para uma variedade de doenças pediátricas e tem se mostrado viável e aceitável.[10,11]

A abordagem deve ser instituída quando o diagnóstico, a intervenção e o tratamento não se limitam a um processo de doença, mas sim quando se tornam instrumentos para melhorar a qualidade de vida, manter a dignidade e aliviar o sofrimento de crianças gravemente doentes ou em final de vida, de maneira adequada à sua educação, cultura, religião e comunidade. A atenção deve ser centrada no paciente e focar no alívio de sintomas e do sofrimento. Além disso, os cuidados paliativos consideram o doente e a família como uma entidade única, cujos membros necessitam de cuidados antes e depois da morte. Reconhecem o papel do médico como um membro-chave de uma equipe interdisciplinar que auxilia os pacientes e as famílias com as inúmeras necessidades físicas, sociais, psicológicas e espirituais que entram em jogo quando uma criança tem uma gravidade extrema.[12,13]

A assistência com planejamento de cuidados avançados é desejada pelos pacientes com doença crônica com risco à vida e suas famílias, ainda que muitos especialistas pediátricos estejam desconfortáveis em iniciar conversas sobre cuidados paliativos ou discutir diretrizes antecipadas. Quanto mais precoce for essa abordagem, melhor a comunicação entre a equipe assistente, o paciente e sua família, permitindo que estes tenham uma relação de confiança, que tenham tempo para considerar os planos do cuidado e que tomem decisões para melhorar a qualidade de vida do paciente.[1-3]

A equipe assistente deve estar apta a reconhecer a necessidade de cuidados paliativos da criança; avaliar suas carências emocionais e espirituais, assim como de sua família; facilitar o planejamento prévio dos cuidados; avaliar e tratar a dor e os sintomas; e proporcionar acompanhamento a familiares enlutados.[4,8]

Crianças com doenças ameaçadoras que são encaminhadas aos programas de cuidados paliativos experimentam menos sintomas e menos sofrimento que aquelas não referidas, assim como poderão ser submetidas a menos intervenções invasivas e a menor tempo de hospitalização. No entanto, apenas uma minoria que se beneficiará desses serviços será referenciada. Independentemente da condição e prognóstico da criança, a inclusão dos princípios dos cuidados paliativos a partir do momento do diagnóstico pode otimizar o manejo desse paciente onde quer que esteja, seja na UTIP, enfermaria pediátrica geral ou mesmo no domicílio.[2-4]

Limitação terapêutica no final de vida

Na tomada de decisão em condições graves e complexas, em que o tratamento curativo não é mais possível e certas intervenções podem prolongar a dor e o sofrimento sem alterar o curso natural da doença, é comum ocorrer confusão quanto à indicação de limitação de terapias e retirada de terapias de suporte, gerando conflitos éticos e angústia nas equipes médicas que assistem a criança em cuidados intensivos.

O entendimento por toda a equipe da evolução, complicações e irreversibilidade do quadro clínico que se apresenta; o conhecimento acerca dos princípios éticos e bioéticos envolvidos no cuidado (beneficência, não maleficência, autonomia e justiça); e, como anteriormente citado, a comunicação clara e eficaz entre equipe e familiares da criança assistida permitem que decisões sejam tomadas de forma clara, objetiva e em consenso. É importante ressaltar que, não havendo um uníssono na tomada de decisão, o aconselhamento sobre ética clínica e a opinião de outros profissionais, como especialistas em cuidados paliativos, são aconselháveis, se presentes na instituição.[12-14]

Ainda que a implementação precoce de cuidados paliativos tenha o potencial de melhorar os resultados para muitas crianças e adolescentes com condições médicas complexas, o fornecimento desses cuidados visando qualidade de vida nas UTIP é um pilar essencial de qualquer programa de cuidados críticos pediátricos de sucesso, sendo considerado um indicador de qualidade na assistência e de segurança para o paciente e família.[10-15]

Aspectos éticos dos cuidados paliativos

Existe uma grande dificuldade em oferecer cuidados paliativos para crianças, principalmente no Brasil. Uma das explicações para esse fato é que a medicina brasileira tem um grande viés paternalista, já que apresenta uma forte influência latina, ou seja, temos o entendimento de que os pacientes ou os seus pais e responsáveis delegam aos médicos a definição dos seus planos de final de vida. Porém, a maioria dos pesquisadores acredita que o grande problema da pequena oferta de cuidados paliativos no Brasil é o total desconhecimento sobre o tema (ainda um grande tabu) e infundados receios legais.[6,8]

O novo código de ética médica brasileiro ratifica diversos aspectos abordados neste capítulo, principalmente no que se refere às condutas médicas para pacientes que se encontram em final de vida, quando as medidas curativas não levam à modificação de prognóstico e, ainda, acrescentam sofrimento ao paciente e seu familiar. Citamos a seguir alguns trechos relevantes do referido código:[16]

Capítulo I (Princípios fundamentais), Princípio XXII: Nas situações clínicas irreversíveis e terminais, o médico evitará a realização de procedimentos diagnósticos e terapêuticos desnecessários e propiciará aos pacientes, sob sua atenção, todos os cuidados paliativos apropriados.

Capítulo V (Relação com pacientes e familiares), Artigo 41, parágrafo único: "Nos casos de doença incurável e terminal, deve o médico oferecer todos os cuidados paliativos disponíveis, sem empreender ações diagnósticas ou terapêuticas inúteis ou obstinadas, levando sempre em consideração a vontade expressa do paciente ou, na sua impossibilidade, a de seu representante legal".

Esses trechos do código de ética médica deixam claro que a falha em proporcionar cuidados paliativos adequados ao paciente e/ou desconsiderar a vontade expressa dele ou de sua família representa falta ética. Além disso, é direito do paciente ou de seu responsável receber todas as informações sobre a sua doença para que possa compreender o plano proposto pela equipe assistencial e participar das definições, mesmo em sala de emergência.[16]

Conclusão

A abordagem de pacientes no fim da vida, principalmente crianças, representa um grande desafio para toda equipe de saúde.

Para garantir uma morte digna e um luto adequado, é importante que haja um treinamento dos profissionais de saúde que atuam com esses pacientes, com enfoque principalmente em comunicação empática, definição de metas de final de vida e tratamento dos principais sintomas, associado a um conhecimento dos aspectos éticos dos cuidados paliativos, com respeito à autonomia e espiritualidade.

REFERÊNCIAS BIBLIOGRÁFICAS

1. Ramnarayan P, Craig F, Petros A, et al. Characteristics of deaths occurring in hospitalised children: changing trends. J Med Ethics. 2007; 33:255-60.

2. Keele L, Keenan HT, Sheetz J, et al. Differences in characteristics of dying children who receive and do not receive palliative care. Pediatrics. 2013; 132:72-8.

3. Namachivayam P, Taylor A, Montague T, et al. Long-stay children in intensive care: long-term functional outcome and quality of life from a 20-yr institutional study. Pediatr Crit Care Med. 2012; 13:520-8.

4. Aspesberro F, Mangione-Smith R, Zimmerman JJ. Health-related quality of life following pediatric critical illness. Intensive Care Med. 2015; 41:1235-46.

5. Garcia-Salido A, Santos-Herranz P. Retrospective study of children referred from paediatric intensive care to palliative care: Why and for what. An Pediatr (Barc). 2018; 88:3-11.

6. Piva J, Lago P, Othero J. Evaluating enf od life practices in ten Brazilian Paediatric and adult intensive care units. J Med Ethics. 2010; 36:344-8.

7. Meert KL, Keele L, Morrison W, et al. End-of-Life Practices Among Tertiary Care PICUs in the United States: A Multicenter Study. Pediatr Crit Care Med. 2015; 16:231-8.

8. Sociedade Brasileira de Pediatria. Cuidados Paliativos Pediátricos: O que são e qual sua importância? Cuidando da criança em todos os momentos. Departamento Científico de Medicina da Dor e CP, SBP; 2017.

9. Aslakson RA, Curtis JR, Nelson JE. The changing role of palliative care in the ICU. Crit Care Med. 2014; 42:2418-28.

10. Liberman DB, Song E, Radbill LM, et al. Early introduction of palliative care and advanced care planning for children with complex chronic medical conditions: a pilot study. Child Care Health Dev. 2016; 42:439-49.

11. Keele L, Keenan HT, Sheetz J, et al. Differences in characteristics of dying children who receive and do not receive palliative care. Pediatrics. 2013; 132:72-8.

12. Sullivan J, Monagle P, Gillam L. What parents want from doctors in end-of-life decision-making for children. Arch Dis Child. 2014; 99:216-20.

13. Voz MA, Bos AP. Talking with Parents About End-of-Life Decisions for Their Children. Pediatrics. 2015; 135:465-76.

14. Michelson KN, Patel R, Haber-Barker N, et al. End-of-life care decisions in the pediatric intensive care unit: roles professionals play. Pediatr Crit Care Med. 2013; 14:34-44.

15. Zambrano SCF, Monica C, Eychmüller S. The impact of early palliative care on the quality of care during the last days of life: what does the evidence say? Curr Opin Support Palliat Care. 2016; 10:310-5.

16. Conselho Regional de Medicina do estado de São Paulo. Código de ética médica: código de processo ético profissional, conselhos de medicina, direitos dos pacientes. São Paulo: Cremesp; 2009.

PARTE 7

Bioética

Bioética e Terminalidade

54

Úrsula Bueno do Prado Guirro

Introdução

A bioética é uma ciência multidisciplinar e que estuda os conflitos relacionados com a vida. A palavra vida deverá ser compreendida em todas as dimensões, não apenas a biológica, mas também a emocional, social, espiritual, cultural, econômica, ecológica, entre outras. Assim, não se pode pensar na vida humana sem a biologia, a medicina, a enfermagem, a nutrição, a fisioterapia, a psicologia, a biologia, a teologia, a filosofia, bem como sem as legislações, a economia, a agricultura e tantas outras áreas.[1-6]

A história afirma que o alemão Fritz Jahr, em 1927, usou a palavra bioética pela primeira vez, e a ciência realmente ganhou força a partir de 1970, com o norte-americano Van Rensselaer Potter, pesquisador na área da oncologia. Potter apresentou a bioética como uma ponte entre as ciências biológicas e humanidades, afirmando que até aquele momento os dois saberes pareciam incapazes de dialogar. As duas margens ligadas pela ponte seriam a *bios* (vida) e *ethos* (ética).[2,3]

Atualmente são várias as questões que são foco da bioética, entre elas a terminalidade da vida. As questões podem ser amplas, como o morrer para as sociedades ao longo do tempo (bioética não normativa), e também podem ser relacionadas à assistência (bioética clínica), como as relações do profissional de saúde com o paciente, com os cuidadores, entre os próprios profissionais e a assistência ofertada. Ainda, existem as questões da pesquisa, que têm a intenção de ampliar o conhecimento científico e, ao mesmo tempo, proteger o participante da vulnerabilidade e sofrimentos adicionais e os códigos de ética (bioética normativa), que são marcos normativos para profissionais e refletem valores morais e éticos de uma sociedade.[1-10]

A bioética é uma ciência multidisciplinar, em construção, e se apoia em teorias éticas para construir os pensamentos, considera valores da sociedade, e inclui questões sociais e culturais. Além disso, a filosofia, a sociologia, a teologia, a psicologia e outras ciências ampliam o olhar.[10] A ciência médica na atualidade está mais apoiada na técnica e compreende o ser humano reduzido à biologia. Portanto, demanda evidências e outras respostas rápidas e prontas. A bioética não tem respostas prontas para questões complexas, mas propostas que levam em consideração as ciências humanas, as ciências biológicas e o pensamento crítico, auxiliando os profissionais na tomada de decisões éticas e em ofertar assistência em saúde que atenda às necessidades da sociedade.

Bioética e assistência à saúde em geral

Em 1964, a Associação Médica Mundial elaborou a Declaração de Helsinki. A declaração veio como resposta a escândalos em pesquisas médicas, nas quais pessoas foram submetidas a experimentos sem consentimento e sofreram danos enquanto recebiam assistência médica. A declaração descreve que a missão do profissional de saúde é preservar o bem-estar do ser humano, devendo este agir única e exclusivamente no interesse do seu paciente, e que os interesses da ciência e da sociedade não devem, jamais, prevalecer sobre os interesses do sujeito de pesquisa.[1,5]

Ainda em resposta aos escândalos, uma comissão nomeada pelo governo americano redigiu o Relatório Belmont em 1974. O relatório estabeleceu três princípios: respeito pelo sujeito, beneficência e justiça. Em 1975, os pesquisadores Beuchamp e Chidress reuniram conhecimentos adquiridos na elaboração do relatório, e compreenderam que não apenas a pesquisa, mas que toda prática assistencial precisava de organização. Os autores desdobraram os princípios em quatro no livro *Princípios da Ética Médica* e descrevem o que é denominado bioética principialista.[1,5] Os autores apontaram os princípios no Quadro 54.1.

As questões da bioética não estão nada distantes dos profissionais que ofertam assistência regular e não são pesquisadores. Por exemplo, a prescrição de uma medicação (ou qualquer terapêutica), mesmo na terminalidade da vida, envolve o entendimento do indivíduo da prescrição (ou da não prescrição); o consentimento do paciente ou responsável legal; que o tratamento promova o bem-estar e não cause danos ao paciente; e, ainda, que respeite os valores, crenças e não seja imposto pelo profissional. Assim, os princípios não respondem diretamente a todas as perguntas, mas norteiam as ações dos profissionais de saúde.

Nenhuma teoria ética é perfeita, completa ou responderá a todos os conflitos. Outras teorias além da principialista podem contribuir: por exemplo, a utilitarista (teoria das consequências), a kantiana (teoria das obrigações), a aristotélica (teoria das virtudes) e a ética do cuidado.[1-10] O mais importante na bioética é o discurso plural, dentro de limites da literatura científica pertinente, evitando apenas a projeção de ideologias de um grupo de pessoas sobre as demais.

Bioética e terminalidade da vida

A bioética tem muitas questões para abordar na terminalidade na vida: o prolongamento da vida, a dignidade humana, as terapêuticas indicadas, a proporcionalidade terapêutica, a suspensão ou a não indicação de suporte avançado de vida, a comunicação de notícias, a autonomia do paciente, a tomada de decisão, o cuidador e o papel da família, a morte assistida, o acesso à saúde, a pesquisa e muitos outros temas, de forma que é impossível abordar todos em apenas um capítulo.[1-12]

No contexto dos cuidados de fim de vida, a ortotanásia é o processo de morrer sem os excessos terapêuticos, com assistência adequada e proporcional à fase em que se encontra o paciente, tendo como objetivo a redução dos sofrimentos desnecessários, sem prolongar o processo de morrer e, ao mesmo tempo, sem abreviar a vida.[12]

Quadro 54.1. Princípios da bioética principialista.[1,5]

Respeito à autonomia: capacidade de autogoverno, capacidade de tomar decisões sem interferências controladoras, de agir livremente e de acordo com um plano escolhido pela própria pessoa;

Beneficência: ação que tem o propósito de beneficiar o outro, obrigação moral de agir em benefício do outro, como atos médicos que contribuem para o bem-estar do indivíduo;

Não maleficência: obrigação de não infligir dano intencionalmente;

Justiça: ofertar a cada um o que lhe é de direito, levando em consideração a sociedade e a distribuição dos recursos.

Quadro 54.2. Resoluções do Conselho Federal de Medicina.[14]

Resolução 1.805/2006:

Art. 1º É permitido ao médico limitar ou suspender procedimentos e tratamentos que prolonguem a vida do doente em fase terminal, de enfermidade grave e incurável, respeitada a vontade da pessoa ou de seu representante legal.

Art. 2º O doente continuará a receber todos os cuidados necessários para aliviar os sintomas que levam ao sofrimento, assegurada a assistência integral, o conforto físico, psíquico, social e espiritual, inclusive assegurando-lhe o direito da alta hospitalar.

Artigos do Código de Ética Médica em que os cuidados paliativos são abordados:[15]

É vedado ao médico:

Art. 36. Abandonar paciente sob seus cuidados.

(...)

§ 2° Salvo por motivo justo, comunicado ao paciente ou aos seus familiares, o médico não abandonará o paciente por ser este portador de moléstia crônica ou incurável e continuará a assisti-lo ainda que para cuidados paliativos.

(...)

Art. 41. Abreviar a vida do paciente, ainda que a pedido deste ou de seu representante legal.

Parágrafo único. Nos casos de doença incurável e terminal, deve o médico oferecer todos os cuidados paliativos disponíveis sem empreender ações diagnósticas ou terapêuticas inúteis ou obstinadas, levando sempre em consideração a vontade expressa do paciente ou, na sua impossibilidade, a de seu representante legal.

A ortotanásia foi oficialmente incluída no Brasil a partir da resolução do Conselho Federal de Medicina 1.805 de 2006.[13] A resolução foi questionada pelo Ministério Público do Distrito Federal e obteve parecer favorável em 2010. Dessa maneira, a ortotanásia tem legalidade jurídica no território nacional. Os cuidados paliativos foram incluídos no Código de Ética Médica brasileiro a partir de 2009, e mantidos na versão atual.[15] Esse fato é marcante, pois o colegiado reconheceu a existência de doenças irreversíveis e terminais, fazendo com que terapêuticas fúteis e obstinadas fossem evitadas, e caracterizou como dever ético ofertar cuidados paliativos a esses pacientes. Do ponto de vista da bioética normativa, os cuidados paliativos não são uma opção, mas uma obrigação ética na terminalidade da vida, apesar de ainda estar relacionada com a proibição do abandono terapêutico e de abreviar a vida no Código (Quadro 54.2).

A distanásia é compreendida como o processo de morrer associado aos excessos terapêuticos que, em geral, prolongam o processo de morrer. Estão presentes terapias fúteis ou inúteis e/ou a obstinação dos profissionais que ofertam assistência ao paciente.[1]

A eutanásia é o ato de provocar a morte, intencionalmente, de uma pessoa que padece de uma doença incurável e avançada, a pedido expresso desta, em um contexto médico. O suicídio medicamente assistido é a ajuda médica para a realização do suicídio, com solicitação do paciente, proporcionando medicamentos e orientação para que o próprio o administre.[12] Ambas são infrações éticas e crime em muitos países, incluindo o Brasil. Como a legislação não permite e os pacientes seguem com a intenção de morrer, outras formas têm sido incluídas, por exemplo o abandono voluntário e de terapêuticas, a parada voluntária de alimentação e/ou hidratação, a autolesão e o suicídio propriamente dito por meio da overdose de medicamentos, armas brancas ou de fogo, entre outros.[15,16]

Mesmo países em que a morte medicamente assistida é permitida (como Holanda, Bélgica, Luxemburgo, Suíça e alguns estados dos Estados Unidos) referem dificuldade no estabelecimento de parâmetros que atendam a população, que sejam éticos e coíbam excessos.[17] São muitas as questões, incluindo a assistência paliativa adequada e o respeito à autonomia. Por exemplo, é adequado permitir a morte assistida em um país em que a assistência paliativa ainda não é ofertada de maneira adequada a todos os cidadãos? Por outro lado, será que os cuidados paliativos são capazes de reduzir toda forma de sofrimento nas pessoas?[17-18]

Conflitos bioéticos em cuidados paliativos

Algumas ações típicas dos cuidados paliativos são bastante geradoras de conflitos. Os profissionais de saúde, que são membros da mesma sociedade, carregam os mesmos valores. A formação mínima em bioética, associada com educação em saúde e apoiada em valores e conhecimento das normas profissionais, poderá trazer a reflexão sobre os conflitos e a tomada de decisão ética.[4,6] São exemplos de questões bioéticas geradoras de conflito a sedação paliativa, a extubação paliativa, a alimentação e hidratação de pacientes em estado vegetativo/terminalidade, entre muitos outros.

A sedação paliativa é indicada em situações refratárias ao tratamento refratário e compete ao profissional solicitar a permissão do paciente para o início da terapia. Na teoria, todo paciente que tiver indicação e concordar com o tratamento deveria recebê-lo. Como muitas vezes a sedação antecede a morte, é confundida erroneamente com tentativa de abreviar a vida. A extubação paliativa pode ser indicada em pacientes em terminalidade bem-estabelecida, nos quais a terapia ventilatória não é capaz de promover benefício. Como, no geral, a extubação precede a morte, mais uma vez é erroneamente confundida com tentativa de abreviar a vida.

Tanto a sedação como a extubação, se bem indicadas, não guardam qualquer relação com a eutanásia. A intenção da sedação é reduzir o sofrimento, e a da extubação é evitar uma terapia fútil. Ambas são indicadas apenas no contexto da terminalidade. Deve-se compreender que ambas são uma opção, e não obrigação, e que poderiam ser discutidas de maneira antecipada com o paciente. A intenção é promover a autonomia e respeitar os valores do doente nos cuidados de fim de vida.

Considerações finais

A bioética é uma ciência multidisciplinar que correlaciona os saberes técnicos e humanos. Na terminalidade da vida, a bioética clínica assume papel fundamental, pois promove respeito ao indivíduo, dignidade e assistência proporcional às necessidades biopsicossociais e espirituais, levando em consideração as normas éticas.

Além disso, a bioética é uma ciência prática, que ocorre no encontro do profissional com o paciente e cuidadores, a cada decisão dos profissionais de saúde, e tem consequências para a sociedade, as quais se espera que sejam positivas nos cuidados mesmo diante da morte.

REFERÊNCIAS BIBLIOGRÁFICAS

1. Santos M. Bioética e Humanização em Oncologia. Rio de Janeiro (RJ): Elsevier; 2017.
2. Pessini L. As origens da bioética: do credo bioético de Potter ao imperativo bioético de Fritz Jahr. Rev bioét (Impr.) 2013; 21(1):9-19.
3. Cohen C. Por que pensar a bioética? Rev Assoc Med Bras. 2008; 54(6):471-86.
4. Moritz RD. Conflitos Bioéticos do Viver e do Morrer. Brasília: Câmara Técnica sobre a Terminalidade da Vida e Cuidados Paliativos do Conselho Federal de Medicina; 2011.
5. Beauchamp TL, Childress JF. Princípios da Ética Biomédica. 3 ed. São Paulo (SP): Edições Loyola; 2002.
6. Gracia D. Bioética Mínima. Madrid (España): Tricastela; 2019.
7. Singer P. Rethinking Life and Death: the collapse of our traditional ethics. New York (NY): Sam Martin's Press; 1996.
8. Singer P. Ética Prática. 4 ed. São Paulo (SP): Martins Fontes; 2018.
9. Pellegrino ED, Thomasma DC. Para o bem do paciente: a restauração da beneficência nos cuidados da saúde. São Paulo (SP): Edições Loyola; 2018.
10. Macauley RC. Ethics in Palliative Care: a complete guide. Oxford University Press; 2018.
11. Gilligan C. Cuadernos de la Fundació Víctor Grífols: La ética del cuidado. 2013. Disponível em: http://www.secpal.com//Documentos/Blog/cuaderno30.pdf

12. Gomez-Sancho M, Trota RA, Cantera JB, Casasnovas LC, del Castillo ÁG, Martínez JAH, et al. Atención Médica al final de la vida: conceptos y definiciones. Madrid (Espanha): Grupo de trabajo "Atención médica al final de la vida", Organización Médica Colegial, Sociedad Española de Cuidados Paliativos; 2015. Disponível em: http://www.secpal.com//Documentos/Blog/Documento%20Conceptos%20AtencionFinalVida%202015.pdf

13. Conselho Federal de Medicina (CFM). Resolução CFM nº 1.805/06. Disponível em: https://portal.cfm.org.br. Acessado em: 3 mai 2020.

14. Conselho Federal de Medicina (CFM). Resolução CFM nº 2.217/2018. Código de Ética Médica; 2018. Disponível em: https://portal.cfm.org.br. Acessado em: 3 mai 2020.

15. Campbell CS. Mortal Responsibilities: Bioethics and Medical-Assisted Dying. Yale J Biol Med. 2019; 92(4):733-9.eCollection.

16. Fontalis A, Prousali E, Kulkarni K. Euthanasia and assisted dying: what is the current position and what are the key arguments informing the debate? J R Soc Med. 2018; 111(11):407-13.

17. Castro MPR, Antunes GC, Marcon LMP, Andrade LS, Rückl S, Andrade VLA. Eutanásia e suicídio assistido em países ocidentais: revisão sistemática. Rev Bioét (Impr). 2016; 24(2):355-67. Disponível em: https://www.scielo.br/pdf/bioet/v24n2/1983-8034-bioet-24-2-0355.pdf

18. Pessini L. Lidando com pedidos de eutanásia: a inserção do filtro paliativo. Rev Bioét. 2010; 18(3):549-60.

19. Sulmasy D. Sedation and care at the end of life. Theor Med Bioeth. 2018; 39(3):171-80.

Legislação Brasileira

55

Josimário Silva

Introdução

O principal objetivo deste capítulo é identificar, na legislação brasileira, um escopo normativo de interesse aos cuidados paliativos. Apesar do país ainda não ter uma política nacional de saúde em cuidados paliativos, existem alguns referenciais normativos importantes que podem ser invocados para a proteção legal de pacientes em cuidados paliativos. É importante afirmar que a análise jurídica não é bioética, tendo em vista que uma analisa o fato considerando a deontologia, enquanto a outra é teleológica; porém, há uma comunicação importante entre essas vertentes que têm em comum a proteção à pessoa humana em vulnerabilidade.

Marco normativo

A Constituição Federal, em seu artigo 5º, *caput*, estabelece, como um dos seus princípios basilares o direito inviolável à vida, sendo certo que o Código Civil Brasileiro (Lei n. 10.406/2002) dispõe, em seu artigo 2º, que a lei põe a salvo, desde a concepção, os direitos do nascituro. Já em seu artigo 4º, estabelece que são incapazes, relativamente a certos atos ou à maneira de os exercer (redação dada pela Lei n. 13.146, de 2015), (III) aqueles que, por causa transitória ou permanente, não puderem exprimir sua vontade.

No cuidado humano, a tutela protetiva é necessária e parte da relação clínica que, como qualquer relação humana, exige a integração dos diversos sujeitos com um fim maior, que é promover valores. Em uma percepção kantiana, seria a máxima universal. Por mais vulnerável que o paciente possa estar, é imprescindível considerar sua autonomia. Na bioética, a palavra autonomia é originária do grego e é um conceito fundamental, referindo-se a uma relação inter--humana entre sujeitos que podem se relacionar entre si, mas na realidade esse conceito não é posto em prática de forma adequada.

Com a Lei n. 10.741/2003, conhecida como o Estatuto do Idoso, abre-se espaço para maior observação sobre agravos que possam estar ocorrendo ao idoso, principalmente o institucionalizado. O estatuto do idoso é um sistema de proteção jurídica de grande relevância para a proteção da dignidade. Esse estatuto, em seu artigo 3º, coloca a família, a comunidade, a sociedade e o poder público como guardiões dessa proteção. O estatuto impõe um importante mecanismo jurídico de proteção quando diz em seu artigo 4º que nenhum idoso será objeto de qualquer tipo de negligência, discriminação, violência, crueldade ou opressão, e que todo atentado aos seus direitos, por ação ou omissão, será punido na forma da lei. Além disso, no parágrafo 1º, afirma que é dever de todos prevenir a ameaça ou violação aos direitos do idoso.

Nas tomadas de decisões clínicas, em cuidados paliativos, o estatuto do idoso pode ser invocado quando práticas médicas desproporcionais venham a ser instituídas ou em situações em que familiares e cuidadores possam interferir no plano terapêutico instituído pelas as equipes assistenciais, quando possam trazer algum tipo de malefício ao paciente.

Com a Lei n. 13.146/15, conhecida como Estatuto da Pessoa com Deficiência, dispositivos protetivos que beneficiam a pessoa idosa foram elaborados pelo legislador para que, na prática, pudessem ser usados em favor da pessoa idosa em cuidados paliativos e com capacidade intelectual de tomar decisão. As mudanças após a instituição do Estatuto da Pessoa com Deficiência e o novo Código de Processo Civil enfatizaram o instituto da curatela, que é a aptidão em que toda pessoa humana pode ser titular de direitos e contrair obrigações. Essa aptidão é denominada "personalidade jurídica" e tem início a partir do nascimento com vida, ressalvados, desde a concepção, os direitos do nascituro. Embora todos possam ser sujeitos de direito, a prática irrestrita dos atos da vida civil só é autorizada a quem o ordenamento considera plenamente capaz; portanto, há uma distinção entre a personalidade jurídica e a capacidade jurídica.

Com o Estatuto da Pessoa com Deficiência, um novo paradigma se instala no instituto da incapacidade, que passa a ser regra à capacidade plena, e não à relativa, que passa a ser a exceção. A curatela é destinada à proteção de pessoas que, em tese, são capazes de praticar por si atos da vida civil, sem a interferência de terceiros, mas que, em razão de uma doença, estão temporariamente ou permanentemente incapazes de gerir sozinhas a própria vida. Assim, a curatela é usada para as pessoas que se tornaram dependentes do amparo de outras pessoas, necessitando destas para praticar atos da vida civil considerados válidos e eficazes no mundo jurídico.

O Estatuto da Pessoa com Deficiência traz o instituto da Tomada de Decisão Apoiada, que é inspirado na legislação italiana e tem por finalidade beneficiar a pessoa com capacidade psíquica plena, entretanto com impossibilidade física ou sensorial, a exemplo dos tetraplégicos, cegos, sequelados de acidente vascular cerebral (AVC), demenciados e pessoas com doenças degenerativas. É o processo pelo qual a pessoa com deficiência – e no caso de paciente em cuidados paliativos, que pela evolução da doença terá dificuldade nas tomadas de decisões – elege pelo menos duas pessoas idôneas, com as quais mantenha vínculos e que gozem de confiança, para prestar-lhe apoio na tomada de decisão sobre atos da vida civil (entenda-se decisões de saúde), fornecendo-lhes os elementos e informações necessários para que possa exercer sua capacidade.

Pacientes idosos com doenças crônicas não infecciosas na maioria das vezes podem ser mantidos em unidades de longa permanência ou hospitais de retaguarda, devido ao fato de serem pacientes que precisam de tratamentos e cuidados de manutenção, que é o principal perfil de pacientes em cuidados paliativos. O Conselho Federal de Medicina, em sua resolução 1.805 de 2006, em seu artigo 41, diz: "É vedado abreviar a vida do paciente, ainda que a pedido deste ou de seu representante legal". E no parágrafo único completa: "Na fase terminal de enfermidades graves e incuráveis, é permitido ao médico limitar ou suspender procedimentos e tratamentos que prolonguem a vida do doente, garantindo-lhe os cuidados necessários para aliviar os sintomas que levam ao sofrimento, na perspectiva de uma assistência integral, respeitada a vontade do paciente ou seu representante legal".

A hospitalização de uma pessoa idosa é algo que provoca muitos transtornos emocionais no paciente, além de promover a oportunidade de certas intervenções invasivas que o debilitam ainda mais. As intervenções invasivas em um paciente idoso produzem sofrimento. Quando se trata de uma condição aguda em que pode ser restabelecido o *status performance* do paciente, a intervenção se justifica, mas às vezes os limites tênues entre fazer o benefício e evitar o malefício podem não ser identificados, e a tendência é continuar as intervenções sob a máxima de fazer tudo pelo doente.

Um elemento importante é a comunicação. Essa comunicação deve ser empática, pois a empatia é uma virtude de acolhimento e de validação do sofrimento do outro, em que esse outro é o elemento de ressignificação de quem está na condição de cuidar. É a informação que promove a capacidade de identificar alternativas e fazer escolhas.

A relação que existe entre o paciente e o médico é de uma prestação de serviços especial, cujo objeto engloba deveres anexos, de suma relevância, para além da intervenção técnica dirigida ao tratamento da enfermidade. O dever de informação é a obrigação que possui o médico de esclarecer o paciente sobre os riscos do tratamento, suas vantagens e desvantagens, as possíveis técnicas a serem empregadas, bem como a revelação quanto aos prognósticos e aos quadros clínico e cirúrgico, salvo quando tal informação possa afetá-lo psicologicamente, ocasião em que a comunicação será feita a seu representante legal.

O princípio da autonomia da vontade, ou autodeterminação, com base constitucional e previsão em diversos documentos internacionais, é fonte do dever de informação e do correlato direito ao consentimento livre e informado do paciente e preconiza a valorização do sujeito de direito por trás do paciente, enfatizando a sua capacidade de se autogovernar, de fazer opções e de agir segundo suas próprias deliberações. Documento: 87116219 – Ementa/Acordão – Site certificado – DJe: 04/09/2018 Página 1 de 3 Superior Tribunal de Justiça.

Haverá efetivo cumprimento do dever de informação quando os esclarecimentos se relacionarem especificamente ao caso do paciente, não se mostrando suficiente a informação genérica. Da mesma forma, para validar a informação prestada, não pode o consentimento do paciente ser genérico (*blanket consent*), necessitando ser claramente individualizado. O dever de informar é dever de conduta decorrente da boa-fé objetiva e sua simples inobservância caracteriza inadimplemento contratual, fonte de responsabilidade civil *per se*. A indenização, nesses casos, é devida à privação sofrida pelo paciente em sua autodeterminação, por lhe ter sido retirada a oportunidade de ponderar os riscos e vantagens de determinado tratamento, que, ao final, lhe causou danos, os quais poderiam não ter sido causados, caso não fosse realizado o procedimento, por opção do paciente.

O ônus da prova quanto ao cumprimento do dever de informar e obter o consentimento informado do paciente é do médico ou do hospital, orientado pelo princípio da colaboração processual, em que cada parte deve contribuir com os elementos probatórios que mais facilmente lhe possam ser exigidos. A responsabilidade subjetiva do médico (CDC, art. 14, § 4º) não exclui a possibilidade de inversão do ônus da prova, se presentes os requisitos do art. 6º, VIII, do CDC, devendo o profissional demonstrar ter agido com respeito às orientações técnicas aplicáveis.

Inexistente legislação específica para regulamentar o dever de informação, é o Código de Defesa do Consumidor o diploma que desempenha essa função, tornando bastante rigorosos os deveres de informar com clareza, lealdade e exatidão (art. 6º, III, art. 8º, art. 9º). 10. Recurso especial provido, para reconhecer o dano extrapatrimonial causado pelo inadimplemento do dever de informação.

Nesse mesmo alinhamento, o Conselho Federal de Medicina publicou a Resolução n. 1.995/2015, que dispõe sobre as diretivas antecipadas de vontade dos pacientes. As diretivas antecipadas de vontade são um conjunto de desejos, prévios e expressamente manifestados pelo paciente, sobre cuidados e tratamentos que quer, ou não, receber no momento em que estiver incapacitado de expressar, livre e autonomamente, sua vontade.

Porém, nem sempre esse dispositivo é usado, principalmente com pacientes idosos, ficando ao encargo da família decidir o que deve ser feito ao paciente, demonstrando mais uma vez o dano à dignidade da pessoa humana. Não sendo conhecidas as diretivas antecipadas de vontade do paciente, nem havendo representante designado, familiares disponíveis; ou na falta de consenso entre estes, o médico recorrerá ao Comitê de Bioética da instituição, caso exista, ou, na falta deste, à Comissão de Ética Médica do Hospital ou à Câmara Técnica de Bioética do

Conselho Regional e/ou Federal de Medicina para ter um parecer e, com isso, fundamentar sua decisão no âmbito dos conflitos éticos.

Ainda centrado na premissa de não promover tratamentos fúteis aos pacientes idosos em cuidados paliativos, o Conselho Federal de Medicina elabora outra resolução, a Resolução CFM n. 2.156/2016, que estabelece os critérios de admissão e alta em unidade de terapia intensiva, considerando que nos casos de doença incurável e terminal deve o médico oferecer todos os cuidados paliativos disponíveis, sem empreender ações diagnósticas ou terapêuticas inúteis ou obstinadas, levando sempre em consideração a vontade expressa do paciente ou, na sua impossibilidade, a de seu representante legal.

Com isso, a internação em unidade de terapia intensiva (UTI) deve ser baseada em potencial benefício para o paciente com as intervenções terapêuticas e prognóstico.

De forma mais efetiva, já tramita no Senado Federal o PL (projeto de lei) n. 149, de 2018, que dispõe sobre as diretivas antecipadas de vontade sobre tratamentos de saúde. O legislador, vendo a importância que tem o tema, começa a se debruçar sobre uma lei que possa atender à necessidade dos pacientes idosos em cuidados paliativos, de forma impositiva, para que não haja nenhuma interpretação diversa da importância desse cuidado.

Podemos concluir este capítulo, a partir do objeto de análise: a proteção à pessoa idosa é um grande desafio que deve envolver várias esferas, desde os cuidadores e responsáveis, aos profissionais de saúde e ao poder estatal com todos seus mecanismos jurídicos e legislativos. Percebe-se que há muito a percorrer para que possamos compreender que o país está em uma nova era, na qual o envelhecimento é crescente e o adoecimento uma realidade. O idoso em cuidados paliativos ainda enfrenta muitas barreiras, sejam culturais, religiosas, econômicas, políticas e de crenças, o que não permite um processo de morte com dignidade.

Precisamos nos aprofundar no tema e buscar formas de romper essas barreiras e promover institutos protetivos que venham atender à necessidade dessa população, da qual em breve faremos parte. Porém, não queremos ser mais um número na estatística, e sim uma pessoa humana com dignidade e tratada com dignidade.

BIBLIOGRAFIA

Brasil. Constituição. Constituição da República Federativa do Brasil. Brasília, DF: Senado Federal; 1988.

Lei n. 10.241 de 17 de março de 1999.

Lei n. 10.471 de 31 de outubro de 2003.

Lei n. 8.078 de 11 de setembro de 1990.

Lei n. 13.146 de 06 de Julho de 2015.

Lei de Bases dos Cuidados Paliativos n. 52/2012 de 5 de setembro de 2012.

Projeto de Lei n. 267 de 2018.

Resolução n. 41, de 31 de outubro de 2018.

Resolução CFM n. 1805/2006

Resolução CFM n. 1995/2015

Resolução CFM n. 2156/2016

Silva J. Bioética. Um olhar bioético de quem cuida do final da vida. Olinda (PE): Editora Nova Presença; 2017; 260 p.

Silva J. Bioética Clínica e a Tutela Jurídica da Dignidade da Pessoa Humana do Paciente Idoso em Cuidados Paliativos [monografia de conclusão do curso de direito]. Faculdade Católica Imaculada Conceição do Recife. 2020; 51 p.

Aspectos Jurídicos

56

Ricardo Tavares de Carvalho

Introdução

Foi comum que se questionasse sobre a legalidade da prática de cuidados paliativos, no passado, a partir da compreensão equivocada de que se trate de uma prática omissiva e que possa promover mortes por abandono ou, deliberadamente, eutanásia por negligência de tratamentos.

O conteúdo dessa obra é bastante denso e claro para que nenhuma dúvida exista a respeito desse equívoco que foi matéria, inclusive em mídia leiga, em um passado cada vez mais distante.

Nesse sentido, cabe esclarecer que este capítulo não trata de uma legislação referente ao cuidado paliativo, posto que essa é uma prática assistencial aplicada no contexto de doenças ameaçadoras da vida já reconhecida mundialmente. Mais que isso, e mais abrangente, é discutir a Legislação Brasileira no que se refere ao final da vida, pois se trata de uma fase limítrofe em que a aplicação dos novos conhecimentos e avanços tecnológicos pode entrar, e frequentemente entra, em conflito com os valores e a compreensão dos pacientes e familiares sobre o sentido da vida e a manifestação de autonomia legítima baseada em informação, compreensão; e, a partir daí, de uma trajetória intelectual que envolve dados técnicos e valores para a tomada de decisões que estejam amparadas nos padrões da nossa norma legal.

Prática do cuidado paliativo e Legislação Brasileira

Cuidado paliativo diz respeito a uma prática que visa ao alívio de sofrimento em um contexto de adoecimento grave e potencial ameaça à vida, por meio de um olhar técnico e empático sobre todas as necessidades e sofrimento, em dimensões/aspectos do ser humano, durante toda a trajetória da doença.

Como já citado, equívocos conceituais podem gerar a crença de que a prática de cuidados paliativos poderia levar a problemas de ordem jurídica e criminal. Entretanto, o ordenamento jurídico no mundo, e também no Brasil, reconhece a terminalidade da vida e o processo de morrer como instâncias técnicas da prática médica e que sua abordagem é da alçada do profissional da saúde. Não cabe à Justiça apontar uma prática e decidir arbitrariamente por sua ilegalidade sem avaliar a circunstância e elementos técnicos em cada situação, de maneira individual.[1]

Dessa forma, a qualidade técnica, aspectos cronológicos e o detalhamento das informações contidas no prontuário médico são sempre fundamentais para qualquer tipo de averiguação, sindicância ou processo que possam porventura ocorrer.

Deixar morrer × matar

A crença de que deixar que a morte de uma pessoa siga seu curso natural (na circunstância da evolução que entendemos como irreversível e que chamamos "processo ativo de morte"), com intervenções mitigadoras do sofrimento e sem intervenções na tentativa de modificar o processo em curso, pode ser encarada como crime.

Isso se deve à interpretação do Código Penal Brasileiro (1940), no qual "matar" é considerado fato tipificado que caracteriza crime, seja por comissão (ação) ou omissão. Além disso, se o fato ocorrer "no exercício da profissão, por negligência, imprudência ou imperícia", a pena de reclusão será aumentada (Código Penal Brasileiro, artigo 121, §4).

Isso aterroriza, indevidamente,[2] o profissional de saúde consciente de uma prática técnica e a serviço do bem-estar do paciente.

Entretanto, no artigo 13, §2, do mesmo código, quando se fala da relação de causalidade em um crime, especificamente em relação à omissão/negligência que poderia levar à morte, a omissão só será considerada penalmente relevante se o omitente podia ou devia evitar o resultado final.

Sendo a fase final da vida e o "processo ativo de morte" uma circunstância a ser diagnosticada, que pode ter duração variável[3] e que é *irreversível*; caracterizada essa fase, entende-se que procedimentos que visem evitar sua ocorrência serão fúteis, danosos e poderão prolongar o tempo de morte, gerando grande sofrimento.

Assim, nessa situação não há como evitar o resultado, a morte. Portanto, a omissão de procedimentos sustentadores de vida não é penalmente relevante.

Portanto, não pode haver criminalização em não se empreender procedimentos fúteis.

Entendido dessa forma, a realização de procedimentos obstinados para impedir a morte em curso (irreversível) não está de acordo com o que a Lei permite e poderá ser caracterizada como "constrangimento ilegal"(Código Penal, artigo 146).

Concluindo, a prática de distanásia ou prolongamento inadequado do processo de morrer pode ser tipificada como crime, e processos dessa natureza começam a surgir pelo Brasil gerando jurisprudência no tema.

O cuidado paliativo reconhece a morte como um processo e colabora para a sua condução natural, com intervenções proporcionais visando promover conforto, interação familiar e evitar o sofrimento. Esse aspecto é altamente desejável, tecnicamente apropriado e reconhecido como boa prática em saúde.

Retirada e não introdução de procedimentos sustentadores de vida

Nos últimos 15 anos, principalmente após a fundação da Academia Nacional de Cuidados Paliativos (ANCP) em 2005, houve uma preocupação com a regulamentação da prática de cuidados paliativos no Brasil.

Foi instaurada em 2006, pelo Conselho Federal de Medicina (CFM), a Câmara Técnica de Terminalidade da Vida e Cuidados Paliativos.

Os trabalhos desse grupo levaram à redação de um importante documento: a resolução 1.805, em 2006, que permitia ao médico a suspensão de procedimentos sustentadores de vida em caso de doença grave e incurável. Ficou conhecida como a "resolução da ortotanásia".

Essa resolução foi imediatamente cassada pelo Ministério Público do Distrito Federal com a alegação de incitar a eutanásia no país. A compreensão foi de que ortotanásia era sinônimo de eutanásia, por omissão.

Após longo período de análise pelo Ministério Público Federal, diversas reportagens na mídia e manifestações da sociedade sobre o assunto, em 1º de dezembro de 2010, a resolução foi julgada como legal e não ferindo nenhum aspecto da Constituição, em parecer bastante extenso e esclarecedor.[1]

De acordo com o entendimento jurídico dos membros da Câmara Técnica de Terminalidade da Vida e Cuidados Paliativos do CFM, todo esse processo dá à Resolução 1.805/2006 o que se chama de efeito *erga omnes*,[4] gerando jurisprudência na compreensão do tema.

Novo Código de Ética Médica

Em 2018 foi revisada a última revisão do Código de Ética Médica.[5] Pela primeira vez o termo "Cuidado Paliativo" foi escrito em um Código de Ética Brasileiro (princípio Fundamental XXII, artigos 36 e 41).

O grande avanço refere-se ao reconhecimento de que existem doenças irreversíveis e terminais, e do dever do médico de evitar procedimentos fúteis e obstinados para a sustentação da vida nesses casos e oferecer cuidados paliativos para esses pacientes.

Dessa forma, a prática de cuidados paliativos não é opcional ou exceção, mas deve ser a regra para a condição de terminalidade de vida.

Respeito à autonomia

É considerado uma prática ética e sempre desejável o respeito à dignidade e direito de expressão do indivíduo, provendo-o de informações completas e contextualizadas para que possa, no exercício pleno de suas faculdades mentais, expressar-se autonomamente, em respeito a sua vontade, sobre tratamentos e procedimentos no final de sua vida.

Essa situação já foi prevista pela Lei Estadual 10.241 de 1999 (conhecida como Lei Covas),[6] que discorre sobre os direitos dos usuários dos Serviços de Saúde no estado de São Paulo.

Tendo em vista o reconhecimento de que a prática de promoção de paliação do sofrimento em condição de terminalidade está de acordo com o ordenamento jurídico e com o código de ética médica, parece-nos adequado delinear o papel do indivíduo doente como ator do processo de tomada de decisão compartilhada e antecipada sobre os tratamentos que considera adequado receber (após devida informação, compreensão e deliberação) em uma situação de fim de doença terminal, e que essa manifestação de vontade seja assegurada, caso o paciente não possa se expressar livre e autonomamente no futuro.

Nesse contexto, surge a discussão sobre as Diretivas Antecipadas de Vontade, como resolução do CFM n. 1.995/2012.[7]

O desejo do paciente ou representante legal indicado deve sempre ser levado em conta na tomada de decisão, de forma compartilhada. Porém, a decisão técnica sobre as condutas é do profissional de saúde. Após o consenso técnico entre os profissionais, o paciente ou representante legal deve tomar conhecimento dessas decisões e, considerando seus desejos e valores, expressar sua vontade, a qual deverá ser levada em conta se não estiver em desacordo com nenhum aspecto do Código de Ética Médica.

Cabe deixar claro aqui que a decisão tomada por familiares e sem a participação do paciente não pode ser definida como diretiva de vontade, pois esta se refere apenas ao paciente e seu representante legal, o qual deverá ser indicado pelo paciente. As discussões e decisões tomadas de forma compartilhada com a família e sem a participação do paciente podem ser consideradas planejamento de cuidados, mas não diretivas de vontade.

Quanto mais avançado o processo de doença, mais os valores da pessoa doente são importantes para ações focadas no conforto e alívio do sofrimento. Na prática, essa última fase se destina ao resgate e aos significados de vida. No processo ativo de morte, o papel do profissional é de proteger o paciente de intervenções e ocorrências que levem ao sofrimento.

Durante todo o processo, o paciente tem assegurado seu direito à recusa de tratamentos e procedimentos médicos, atestado com testemunha e salvo se acarretar risco à saúde pública (Portaria GM/MS 675/2006).[8]

O direito de recusa de tratamento foi também abordado e garantido por meio da Resolução 2.232/2019 do CFM.[9] Cabe o entendimento de que essa resolução não trata especificamente da condição de terminalidade de vida e que teve parte de seus artigos suspensos por decisão judicial. Cabe direito ao profissional médico a manifestação de objeção de consciência no caso de divergência entre a decisão técnica e a recusa do paciente.

Dessa forma, a boa prática clínica na terminalidade, sem litígios e mal-entendidos, está baseada em um processo de cuidados planejados que incluam a prática de cuidados paliativos nas situações de doença avançada e fim de vida e que levem em conta a autonomia e direitos dos pacientes e familiares à participação no processo de tomada de decisão.

REFERÊNCIAS BIBLIOGRÁFICAS

1. http://s.conjur.com.br/dl/sentenca-resolucao-cfm-180596.pdf. Acessado em 28/08/2020.

2. Torres JHR. Deixar morrer é matar? Rev Conselho Regional de Medicina do Estado de São Paulo. 2008; Edição 43.

3. Kira CM. As últimas 48 h de vida. Cuidado Paliativo CREMESP; 2008.

4. Moritz RD (org.). Conflitos Bioéticos do viver e do Morrer. Conselho Federal de Medicina; 2011. Disponível em: www.portal.cfm.org.br/imagens/stories/bibliotec/conflitos.pdf. Acessado em 3 jul 2020.

5. www.portal.cfm.org.br/imagens/stories/bibliotec/conflitos.pdf. Acessado em 03/04/2019.

6. https://governo-sp.jusbrasil.com.br/legislacao/168477/lei-10241-99. Acessado em 05/04/2019.

7. http://www.portalmedico.org.br/resolucoes/cfm/2012/1995_2012.pdf. Acessado em 05/04/2019.

8. http://www.saude.pr.gov.br/arquivos/File/CIB/LEGIS/PortGMMS_675_30marco_2006_carta_dos_direitos.pdf. Acessado em 08/08/2020.

9. http://www.portaldomedico.org.br/resoluçoes/cfm/2019/2232 2019.pdf. Acessado em 24/10/2020.

Diretivas Antecipadas de Vontade/ Testamento Vital

57

Luciana Dadalto

Considerações iniciais

As diretivas antecipadas de vontade (DAV ou *advanced directives*), tradicionalmente, têm sido entendidas como o gênero cujas espécies são o testamento vital (*living will*) e a procuração para cuidados de saúde (*durable power attorney for health care*). Essa foi a construção feita pela Patient Self-Determination Act (PSDA), uma lei federal americana publicada em 1990. Contudo, nesses 30 anos, novas espécies foram cunhadas e compreendidas como DAV nos Estados Unidos e, atualmente, além das supracitadas, existem as ordens de não reanimação,[1] diretivas antecipadas psiquiátricas,[2,3] diretivas antecipadas para demência[4,5] e o plano de parto.[6]

Dessa feita, é forçoso reconhecer que as DAV são entendidas como um gênero de documentos de manifestação de vontade prévia, que apenas terão efeito quando o paciente não conseguir manifestar livre e autonomamente sua vontade. Assim, esse gênero se divide em diferentes espécies, com aplicações específicas para estados clínicos diversos.[7]

Gonzáles[8] aponta como os princípios que fundamentam as diretivas antecipadas a autonomia, o respeito às pessoas e a lealdade. Esse mesmo autor elenca consequências benéficas das diretivas antecipadas, como a redução do medo do paciente de situações inaceitáveis, o aumento da autoestima do paciente, o aumento da comunicação e da confiança entre médico e paciente, a proteção do médico contra reclamações e denúncias, a orientação do médico ante situações difíceis e conflituosas, o alívio moral para os familiares diante de situações duvidosas ou "potencialmente culpabilizantes" e a economia de recursos da saúde.

Por óbvio, o benefício das diretivas antecipadas quanto ao melhoramento da relação médico-paciente, à autoestima do paciente e à diminuição de sentimento de culpa e indecisão dos parentes é induvidoso. Não se pode ainda fechar os olhos para o caráter econômico da questão, uma vez que a autonomia decisória do paciente impacta diretamente na sustentabilidade do sistema de saúde, seja ele público ou privado.

É verdade que a vida não pode ser quantificada, valorada e/ou economicamente determinada, mas também é verdade que, no âmbito da gestão de saúde, deve-se buscar a conformação do interesse privado ao interesse público.

As diretivas antecipadas são necessárias e imprescindíveis, tanto como instrumento de respeito à dignidade humana quanto como política pública no âmbito da saúde. Nesse caso, salienta-se que a meta governamental visa à preservação da autonomia do indivíduo-paciente, em vez de se destinar para a eventual diminuição de despesas públicas.

Entendimento contemporâneo da Resolução CFM n. 1.995/2012

No dia 31 de agosto de 2012 o Conselho Federal de Medicina aprovou a Resolução 1.995,[9] dispondo no Brasil sobre o que o CFM chamou de "diretivas antecipadas de vontade", sendo essa resolução a primeira regulamentação sobre o tema no país.

Em verdade, uma detida análise dos considerandos e das justificativas à Resolução CFM 1.995 deixa claro que o que pretendia o CFM era regulamentar o testamento vital, uma vez que o embasamento da resolução é a proteção da autonomia do paciente em fim de vida. Contudo, tratou-se o testamento vital como sinônimo de diretivas antecipadas de vontade, optando pela utilização – errônea – desse último termo.[1] Vejamos:

> CONSIDERANDO a necessidade, bem como a inexistência de regulamentação sobre diretivas antecipadas de vontade do paciente no contexto da ética médica brasileira;
>
> CONSIDERANDO a necessidade de disciplinar a conduta do médico em face das mesmas;
>
> CONSIDERANDO a atual relevância da questão da autonomia do paciente no contexto da relação médico-paciente, bem como sua interface com as diretivas antecipadas de vontade;
>
> CONSIDERANDO que, na prática profissional, os médicos podem defrontar-se com esta situação de ordem ética ainda não prevista nos atuais dispositivos éticos nacionais;
>
> CONSIDERANDO que os novos recursos tecnológicos permitem a adoção de medidas desproporcionais que prolongam o sofrimento do paciente em estado terminal, sem trazer benefícios, e que essas medidas podem ter sido antecipadamente rejeitadas pelo mesmo;
>
> JUSTIFICATIVAS
> 1) Dificuldade de comunicação do paciente em fim de vida
> Um aspecto relevante no contexto do final da vida do paciente, quando são adotadas decisões médicas cruciais a seu respeito, consiste na incapacidade de comunicação que afeta 95% dos pacientes (D'Amico et al, 2009). Neste contexto, as decisões médicas sobre seu atendimento são adotadas com a participação de outras pessoas que podem desconhecer suas vontades e, em consequência, desrespeitá-las.

Em nota esclarecedora, o CFM afirmou que essa resolução respeita a vontade do paciente conforme o conceito de ortotanásia, além de não possuir qualquer relação com a prática de eutanásia; esclarecimento esse que teve o condão de reafirmar um limite inerente ao instituto: a impossibilidade de conter disposições contrárias ao ordenamento jurídico do país em que são propostas. Assim, como a eutanásia é proibida no Brasil e a ortotanásia é permitida, conforme entendimento judicial advindo do julgamento de mérito da ação civil pública 2.007.34.00.014809-3, a resolução logicamente acata essa determinação.

Percebe-se, portanto, que o contexto que motivou e embasou a Resolução CFM 1.995 era o da terminalidade da vida. Não quis o CFM regulamentar as diretivas psiquiátricas e, muito menos, o plano de parto, até porque em 2012, ano em que esta foi feita e publicada, não havia na literatura americana quantidade significativa de trabalhos sobre as novas espécies de DAV.

---

[1]Sabe-se que o termo "testamento vital" não foi a melhor tradução do original "*living will*". Baseado nesse argumento, o CFM, seguindo o modelo utilizado pela Lei portuguesa n.º 41/2012, optou por chamar o instituto de "diretivas antecipadas de vontade", confundindo gênero e espécie e causando uma confusão terminológica que tem se perpetuado tanto no Brasil quanto em Portugal.

O documento regulamentado pela Resolução CRM 1.995/2012 é, portanto, o testamento vital, "documento redigido por uma pessoa no pleno gozo de suas faculdades mentais, com o objetivo de dispor acerca dos cuidados, tratamentos e procedimentos que deseja ou não ser submetida quando estiver com uma doença ameaçadora da vida, fora de possibilidades terapêuticas e impossibilitado de manifestar livremente sua vontade".[10]

Em linhas gerais, a referida resolução:

a) Reconhece que o médico tem o dever de respeitar a vontade do paciente sobre seus cuidados de fim de vida, podendo desrespeitá-las apenas quando forem contrárias aos preceitos ditados no Código de Ética Médica;

b) Reconhece que a vontade do paciente prevalece sobre a vontade da família, ou seja, tendo o paciente manifestado sua vontade sobre os cuidados de fim de vida que deseja ou não receber, estas prevalecerão sobre os desejos dos familiares;

c) Indica que, caso o paciente não tenha apresentado um documento previamente feito, o médico tem o dever de anotar em prontuário a vontade verbalizada pelo paciente.

Frisa-se que a resolução CFM 1.995/2012 teve sua constitucionalidade questionada no Poder Judiciário, que reconheceu, em decisão liminar e em sentença, a validade e constitucionalidade dessa norma ética. Na decisão que indeferiu o pedido liminar, publicada em 15 de março de 2013, o juiz federal Jesus Crisóstomo de Almeida afirmou, em linhas gerais, que a referida resolução

> "é constitucional e se coaduna com o princípio constitucional da pessoa humana, uma vez que assegura ao paciente em estado terminal o recebimento de cuidados paliativos, sem o submeter, contra a sua vontade, a tratamentos que prolonguem o seu sofrimento e não tragam mais qualquer benefício".[11]

Essa decisão é um marco no Direito brasileiro, pois é a primeira vez que o Poder Judiciário se manifesta, com veemência, acerca da dignidade da pessoa humana desses indivíduos, reconhecendo de forma explícita o direito destes à autodeterminação.

Todavia, não obstante esse reconhecimento jurídico, os relatos de descumprimento da manifestação de vontade do paciente crescem no Brasil, o que demonstra que a discussão sobre autonomia do paciente em fim de vida não será resolvida com resolução de nenhum Conselho de Classe, nem mesmo com legislação, pois faz-se necessária a mudança de cultura.

É preciso o reconhecimento de que o paciente, ainda que em fim de vida, é um sujeito de direitos e não um objeto de desejos. Portanto, deve ter respeitados seus desejos que tenham sido manifestados antecipadamente, ainda que esteja, no momento de cumprimento de sua vontade, sem condições cognitivas preservadas.[12]

Considerações finais

Percebe-se, em suma, que o tratamento dado às diretivas antecipadas de vontade no Brasil tem seguido uma postura reducionista do instituto, pois as restringe às situações de fim de vida e, portanto, são discutidas primordialmente no âmbito dos cuidados paliativos.

É preciso entender que a espécie de DAV ligada diretamente aos cuidados paliativos é o testamento vital – e, certamente, as diretivas para demência, que ainda são recentes e precisam de maiores estudos no Brasil e no exterior –, uma vez que esse documento permite ao paciente externar sua vontade e vincular o médico a esta.

Ora, se é verdade que a utilização dos termos DAV e testamento vital como sinônimos não representa problema para os profissionais de saúde, o mesmo não se pode afirmar quanto ao paciente. Isso se dá porque que a naturalização desses conceitos como sinônimos, entre os profissionais de saúde paliativistas, ceifa o debate sobre as demais espécies de DAV fora do contexto dos cuidados paliativos, além de restringir ainda mais o âmbito de exercício do direito do paciente à manifestação prévia de sua vontade.

O testamento vital deve ser visto como aliado para os profissionais de saúde na condução do cuidado ao paciente e, principalmente, se constitui como instrumento que visa alcançar uma morte digna. Porém, deve-se ter cuidado para não confundir o testamento vital com o planejamento antecipado de cuidados, que é muito mais amplo.

Em verdade, o testamento vital é um instrumento de manifestação de vontade do paciente que faz parte do planejamento de cuidados e, como tal, auxilia os profissionais que tratam deste, na medida que evita dúvidas acerca de qual é a conduta que melhor se adéqua ao interesse do paciente; é nesse sentido que esse instrumento precisa ser compreendido e difundido para e pelos profissionais de saúde.

REFERÊNCIAS BIBLIOGRÁFICAS

1. Burns JP, Truog RD. The DNR Order after 40 Years. N Engl J Med. 2016; 375(6):504-6.

2. Swanson J, et al. Psiquiatric advance directives and reduction of coercive crises interventions. J Mental Health. 2018 jun; 17(3):255-67.

3. Zelle H, KEMP K, Bonnie RJ. Advanced directives in mental health care: evidence, challenges and promise. World Psychiatry. 2015; 14(3):278-80.

4. Gaster B, Larson EB, Curtis JR. Advance Directives for Dementia: Meeting a Unique Challenge. JAMA. 2017; 318(22):2175-6.

5. Dementia Directive. Health Care for Dementia. Disponível em: https://dementia-directive.org. Acessado em: 26 fev 2020.

6. Sawicki N. Birth plans as Advance Directives. Disponível em: http://blog.petrieflom.law.harvard. edu/2017/05/01/birth-plans-as-advance-directives. Acessado em: 26 fev 2020.

7. Higel T, Alaoui A, Bouton C, Fournier J-P. Effect of Living Wills on End-of-Life Care: A Systematic Review. J Am Geriatr Soc; 2018 dez. doi: 10.1111/jgs.15630.

8. Gonzáles MAS. O novo testamento: testamentos vitais e diretivas antecipadas. In: Bastos EF, Sousa AH. Família e jurisdição. Belo Horizonte: Del Rey; 2006. p. 91-137.

9. Conselho Federal De Medicina. Resolução CFM n.º 1.995/2012. Dispõe sobre as diretivas antecipadas de vontade dos pacientes. Diário Oficial da União; 2012 ago 3. Disponível em: http://www.portalmedico.org. br/resolucoes/CFM/2012/1995_2012.pdf. Acessado em: 26 fev 2020.

10. Dadalto L. Testamento Vital. 5 ed. Indaiatuba: Editora Foco; 2020.

11. Brasil. Justiça Federal do Estado de Goiás. Decisão Liminar em Ação civil pública n.º 0001039-86.2013.4.01.3500. Disponível em: http://processual.trf1.jus.br/consultaProcessual/processo.php?trf1_captcha_id=c15a36d043d11f05e27321dd3fbf227d&trf1_captcha=gjqt&enviar=Pesquisar&secao=GO&proc=10398620134013500. Acessado em: 26 fev 2020.

12. Beauchamp TL, Childress JF. Princípios de ética biomédica. Tradução por Luciana Pudenzi. São Paulo: Loyola; 2002.

Adequação Terapêutica

58

Márcio Niemeyer Martins de Queiroz Guimarães

> *"Não basta ensinar ao homem uma especialidade. Porque se tornará assim uma máquina utilizável, mas não uma personalidade. É necessário que adquira um sentimento, um senso prático, daquilo que vale a pensa ser empreendido, daquilo que é belo, daquilo que é moralmente correto."*
>
> Albert Einstein

Nas últimas décadas, muito se tem discutido sobre valores humanos, diálogo nada fácil com o desenvolvimento técnico-científico, apesar das intervenções frequentes na vida humana. Com o aumento do conhecimento humano via tecnociência, fatos complexos são estabelecidos, que exigirão discernimento ético para não comprometer a dignidade humana na aquisição do conhecimento, de forma que mantenham as perspectivas de qualidade de vida.[1]

A descrição do Dr. António Gonçalves (2017) parece muito explícita sobre o rumo que os cuidados em saúde tomaram ao longo das últimas décadas:[2]

> "A Medicina Intensiva efectua uma síntese única de tecnicismo e humanismo, em que a prática médica adquire dimensão ética específica, e em que o único garante da sua sustentabilidade reside em, para além do objectivo primordial de curar paciente agudos (...) e de preservar a vida, que a Medicina deverá aliviar o sofrimento, também reconhecendo que, por vezes, o tratamento melhor (será) proporcionar cuidados de conforto (...) Estamos assim perante este grande desafio da Medicina Moderna: decidir com cada doente e em cada momento a proposta terapêutica mais adequada, (...) 'proposta' porque (...) a autonomia do doente deverá ser sempre respeitada".

Estamos, assim, diante de um período "bem-sucedido" consequente à melhoria das condições sanitárias e de todas as outras dimensões relacionadas às necessidades das pessoas, e que impuseram à ciência autoridade e prestígio, promovendo-a como a solução confiável para todos os problemas existentes. Tal entusiasmo do imperativo "continuidade de investigações", na convicção de se alcançar progressivamente um bem maior, levou ao profundo afastamento entre ciência e ética, em que ciência ignora uma ética que procura se encontrar por meio de ponderações. Nem tudo o que se pode fazer se deve e compete à ciência responder, mas à ética cumpre pronunciar-se sobre o que deve ser feito, tomando como critério o único fim que vale em si mesmo, o bem do único valor incondicionado, o ser humano. A autorregulação da ciência, sempre promovida pelos cientistas com base em regras dissimuladas de civilidade, deixa de ser suficiente para acautelar a bondade dos seus fins, o que somente o exame minucioso da ética poderá garantir.[3]

Enfim, ao se envolver e se deslumbrar com a técnica, o homem acaba por se expor aos riscos, se distrai da responsabilidade nesse projeto moderno e antropocêntrico pelas suas aspirações desmedidas do conhecimento e de transformação da natureza – ou seja, uma ilusão do homem em imaginar-se "dominador da terra" pela técnica e de "ir somente ao encontro de si mesmo". Segundo Martin Heidegger, o homem é subjugado de maneira inadvertida pela pretensão de dominar, seduzido pela ciência moderna, com a imagem do mundo para o homem representada na forma da tecnociência.[4]

A capacidade técnica, sem dúvida, é o propulsor para ir adiante e além do tempo atual, para corresponder à necessidade de permitir a existência humana. É exatamente por esse motivo que se faz necessária uma ética que trate das questões baseadas nas consequências da tecnologia, na insuficiência e transcendência dela com novos tipos e limites para as novas dimensões do agir humano (adequação), e que se adapte e se afaste do tempo presente em que foi elaborada: "ética de previsão e responsabilidade compatível com estes limites, que seja tão nova quanto às situações com as quais ela tem que lidar".[5] Isso vem se tornando inquietante, na extensão dos limites da ciência, e na prática, pelas intervenções pela técnica. No contexto da saúde, há o paradigma biotecnocientífico.

Esse enfoque sobressai o pensamento de Heidegger, o calculativo e o meditativo, formas dicotômicas de ver o mundo, em que chama atenção o não se permitir o pensamento meditativo e, ao mesmo tempo, admitir o pensamento calculista (coincidente ao modelo cartesiano-flexneriano de formação médica atual), envolvendo o homem no poder irresistível da tecnologia, como vítima indefesa e perplexa. Isso exige maior dimensão do significado do modo de agir: poder fazer algo não sugere essencialmente que se deva fazê-lo, um cenário cotidiano na assistência à saúde quanto às tomadas de decisão sobre métodos diagnósticos e tratamentos pelo acesso aberto à tecnologia e seus recursos.[6] No caso do progresso científico, a bioética pode ser a *consciência dos seus riscos potenciais*; por meio dela se pode preveni-los e realizar o que se pode, de forma justa e prudente, pelas promessas da ciência, e realizar o que se deve, de forma pragmática, pela precaução da ética. Com referência ao princípio da *responsabilidade*, os prognósticos negativos fazem o homem ser consciente de perigos futuros envolvidos na ação presente, e não apenas de uma esperança otimista.[3,5]

Nas últimas décadas, a busca pelo aprimoramento da técnica foi priorizada no controle da doença e no foco obstinado pela cura. Com isso, subestimou-se o cuidar da pessoa doente e privilegiou-se o tratamento da doença, esquecendo-se que a missão primacial da medicina deve ser a busca do bem-estar físico e emocional da pessoa doente, uma vez que todo ser humano sempre será uma complexa realidade biopsicossocial-espiritual. Porém, é desse contexto do prolongamento da vida que surge a ocasião para otimizar a *integração dos cuidados*, podendo adequar o cuidado proporcional em cada fase da trajetória das doenças.[7] Com a recente publicação das diretrizes para a organização dos cuidados paliativos no âmbito do Sistema Único de Saúde, foi dado um importante passo para a renovação e implantação de novas políticas sanitárias, em favor de melhor preparação dos profissionais de saúde em atender os doentes.[8]

O conceito de cuidados paliativos evoluiu ao longo do tempo com os profissionais de saúde, incorporando-os adequadamente nas áreas de atuação. Da aplicação exclusivamente aos doentes terminais ou nos últimos dias de vida, evoluíram para assistência em estágios iniciais de quaisquer doenças crônico-degenerativas, em especial as que ameaçam a vida e associadas ao intenso sofrimento. Pensar em *adequação terapêutica* é o fundamento do cuidar, e, sem dúvida, em consonância com os princípios dos cuidados paliativos. A afinidade destes com os princípios personalistas é uma tendência bioética contemporânea caracterizada pela descoberta renovada na dignidade da pessoa.[9] A ciência e a técnica não nos podem eximir do cuidado, porque, se o fizessem, estaríamos caindo no descuido, na negligência e na não responsabilidade. Uma das formas mais pertinentes de considerar o dever moral do cuidado com a pessoa enferma é com o *cuidado estrutural responsável*, atividade fundamentada em responsabilidade. Com isso, a atividade do cuidar não se expressa só a partir da reciprocidade, mas de mutualidade e reconhecimento. Assim, *adequar a terapia* é o que se espera de um "profissional responsável" que deposita cuidado e atenção no que faz ou decide, pois não se pode cuidar tecnicamente sem responder eticamente ao doente. Esse distanciamento sobre o real significado de vida e de morte é frequente entre os médicos, que usualmente avançam nos procedimentos de suporte vital, confusos nos modelos de moralidade, despreparados para a questão por praticarem a medicina exclusivamente técnica, distanciada da humana, do cuidado à pessoa, ao subestimarem o respeito ao paciente portador de doenças crônicas, muitos em fase terminal. Dessa forma, institui-se longa e sofrida agonia ao adiar a morte à custa de sofrimento prolongado ao binômio paciente/família.[10] As alternativas dos cursos de ação podem não se referir às opções terapêuticas específicas, mas sim a possíveis ações com relação à questão ética, fundamentais para a adequação terapêutica. A solução ética surge após análise cuidadosa das informações científicas, técnicas e éticas necessárias, e a equipe de saúde estará pronta para responder à questão ética, com a solução para o problema, embasado para a resposta mais adequada.[9]

Enfim, numa tentativa de rever os rumos que o paradigma biotecnocientífico causou na condução do cuidado, situações diversificadas levaram às adequações do tratamento, baseadas nas trajetórias de doenças e suas fases, na intensidade e quantidade dos eventos de crises, na funcionalidade do doente, no prognóstico de doenças e nas repostas terapêuticas aos tratamentos já realizados: decisões de não tratamento, sedação paliativa, limitação/suspensão do tratamento, *time-limited trial* (TLT). TLT é um acordo entre equipe de saúde e paciente/família sobre tratamentos durante determinado período para observar se o paciente melhora ou não, de acordo com os resultados clínicos acordados. De fato, os médicos devem sempre questionar a continuidade de uma intervenção (equilíbrio entre resposta clínica e toxicidade), se a carga de estresse ao paciente deve ser reduzida, avaliando sobrecarga dos cuidados em saúde. Com essas ações, minimiza-se a obstinação terapêutica. Quando a deterioração ocorre, o TLT deve ser suspenso, e o principal objetivo do cuidado será priorizar o máximo de conforto.[11]

Dessa forma, concluímos que na relação entre o binômio paciente/família e o profissional de saúde, diante do problema de saúde/doença, os caminhos que serão seguidos para a adequação das ações terapêuticas deverão estar de acordo com as melhores decisões e no agir responsável (princípio terapêutico da legitimidade ética das intervenções médicas). Baseados no respeito à dignidade humana, os princípios da sinceridade, veracidade e da previsibilidade, como a *garantia do altruísmo*, no respeito pela vida e morte humanas, deverão prevalecer na relação entre as partes. Na comunicação com o binômio paciente/família sobre o problema de saúde/doença, fidelidade, prevenção, solidariedade e não abandono serão os princípios na *promoção da qualidade do cuidado*. Por fim, o profissional de saúde deverá sempre considerar os princípios da proporcionalidade terapêutica e do duplo efeito na *valorização do maior benefício das ações, minimizando os riscos previsíveis*.[9,10]

REFERÊNCIAS BIBLIOGRÁFICAS

1. Siqueira JE, Pessini L. Bioética, envelhecimento humano e dignidade no adeus à vida. In: Freitas EV, Py L (eds.). Tratado de Geriatria e Gerontologia. 3 ed. Rio de Janeiro: Guanabara Koogan; 2011.

2. Gonçalves AM. Reanimar? – Histórias de Bioética em Cuidados Intensivos. Porto: Modo de Ler – Centro Literário Marinho Lda; 2017.

3. Neves MCP. O Admirável Horizonte da BioÉtica. Lisboa: Glaciar; 2016.

4. Heidegger M. Ensaios e conferências. Petrópolis, RJ: Vozes; 2012.

5. Jonas H. O princípio responsabilidade: ensaio de uma ética para a civilização tecnológica. Rio de Janeiro: Contraponto/Ed. PUC-Rio; 2006. p. 57.

6. Malloy DC, Martin R, Hadjistavropoulos T, Liu P, McCarthy EF, Park I, et al. Discourse on medicine: meditative and calculative approaches to ethics from an international perspective. Philos Ethics Humanit Med. 2014; 9:18.

7. Organização Mundial de Saúde. Relatório Mundial de Envelhecimento e Saúde. 2015.

8. Brasil. Resolução n.º 41, de 31 de outubro de 2018. Dispõe sobre as diretrizes para organização dos cuidados paliativos. Brasília, DF: Diário Oficial da União; 2018 nov 23. n. 225. Seção 1. Disponível em: http://www.in.gov.br/autenticidade.html. Acessado em: 6 abr 2020.

9. Taboada P. Bioethical principles in palliative care. In: Bruera E, Higginson I, von Gunten CF, Morita T. Textbook of Palliative Medicine. Boca Raton: CRC Press; 2015.

10. Niemeyer-Guimarães M. O paciente crítico crônico na unidade de tratamento intensivo: aspectos bioéticos, cuidados paliativos e proteção. In: Castro JC, Niemeyer-Guimarães M. Caminhos da Bioética. Teresópolis: Editora Unifeso; 2018. v. 1. [Coleção FESO].

11. Quill TE, Holloway R. Time-limited trials near the end of life. JAMA. 2011; 306:1483-4.

Pesquisa em Cuidados Paliativos

59

Carlos Eduardo Paiva[1]
Crislaine de Lima
Bianca Sakamoto Ribeiro Paiva

Neste capítulo, os autores abordam a situação atual das pesquisas em cuidados paliativos (CP) no Brasil, as principais barreiras que limitam os avanços científicos e em que aspectos são necessárias mudanças para reais aprimoramentos. Trata-se de um capítulo focado no pesquisador, particularmente naqueles que estão a iniciar sua carreira na pesquisa.

Por que pesquisar?

Investir em desenvolvimento tecnológico, como um todo, parece associar-se com crescimento macroeconômico.[1] Entre os países da América do Sul, o Brasil detém o maior número de depósito de patentes em geral; no entanto, o número de patentes depositadas por sul-americanos residentes, incluindo os brasileiros, ainda é muito restrito.[2] Assim, espera-se que as autoridades competentes em cada país estimulem e direcionem os investimentos em saúde, com olhar macroscópico do "aparelho acadêmico-científico", objetivando a condução de estudos bem-delineados, com perguntas capazes de produzir avanços na ciência e mudanças práticas na assistência aos doentes.

A investigação no âmbito da saúde é essencial, pois, além de identificar os problemas mais relevantes e práticos, tem potencial para propor soluções visando otimizar as políticas públicas e os serviços de saúde prestados à população.[3] Em consonância, as pesquisas em CP precisam implementar políticas públicas adequadas, distribuir corretamente os medicamentos, educar os profissionais de saúde e inserir os CP em todos os níveis de assistência em saúde.[4]

O que tem sido pesquisado em CP?

O movimento *hospice* moderno, origem do atual CP, teve origem na década de 1960 na Inglaterra. O avanço foi inicialmente maior no próprio Reino Unido, com pico de crescimento na década de 1980. Nos Estados Unidos, o avanço foi maior após a década de 1990 e, na América do Sul, principalmente após o início deste novo século.[5,6] Seguindo a tendência de aumento no número de serviços e profissionais especializados, o número de investigações científicas em CP

---

[1]Parte dos resultados aqui relatados é advinda do estudo Los Pampas, com financiamento da Fundação de Amparo à Pesquisa do Estado de São Paulo (FAPESP – Processo 2018/09836-8).

Tabela 59.1. Número de publicações em CP de autores brasileiros ao longo dos anos.

Período (anos)	N	%
1998-2002	3	0,8
2003-2007	57	14,7
2008-2012	103	26,5
2013-2017	226	58,1

também vem aumentando mundialmente. Uma busca no Pubmed em 24 de maio de 2020, compreendendo o período entre 1980 e 2019, utilizando os termos *palliative care, hospice care* ou *terminal care*, obteve 95.745 artigos. Observou-se uma forte correlação positiva (r = 0,945) entre o número de artigos e o ano da publicação.

Infelizmente, a América Latina ainda contribui muito pouco com a literatura mundial, sendo responsável até 2005 por apenas 0,14% dos artigos publicados.[7] Tal dado corrobora o fato de poucos países latino-americanos receberem financiamento governamental para pesquisa em CP.[7,8]

Recentemente, os autores deste capítulo se propuseram a estudar as publicações científicas de pesquisadores sul-americanos nos últimos 20 anos (Projeto Los PAmPAS, FAPESP 2018/09836-8). Nessa revisão bibliométrica de literatura, foram identificados 641 artigos cujo tema primário era relativo aos CP. Do total, 60,7% (n = 389) incluíam algum autor brasileiro. Dentre os outros países sul-americanos, os mais produtivos foram a Argentina (n = 118, 18,4%), Chile (n = 85, 13,3%) e Colômbia (n = 64, 10%). Essa predominância de estudos brasileiros é corroborada por estudos bibliométricos prévios.[9,10]

Há um evidente aumento no número de publicações sobre CP nos últimos 20 anos, particularmente em relação ao Brasil. A Tabela 59.1 ilustra o aumento no número de publicações ao longo do tempo no Brasil.

No entanto, apesar desse aumento numérico, não é possível definir se a qualidade e o impacto das publicações vêm melhorando com o passar dos anos. Pouco mais da metade dos estudos brasileiros foi publicada em revistas não indexadas no Pubmed e quase 70% foram publicados em revistas sem fator de impacto (ISI Web of Science). Tais achados sugerem que parcela significativa das publicações brasileiras em CP é ainda de baixo impacto científico. Corroborando essa observação, apenas 11 (2,8%), 3 (0,8%) e 17 (4,4%) eram estudos de metodologia mais robusta, como revisões sistemáticas, ensaios clínicos e estudos observacionais longitudinais, respectivamente. Por outro lado, 34,4% (n = 134) dos estudos tinham metodologia qualitativa. Outro aspecto que denota certa preocupação é o fato de apenas 14,4% (n = 56) descreverem financiamento de pesquisa.

A Tabela 59.2 exemplifica as dez principais temáticas pesquisadas nos estudos brasileiros. A maior parte dos estudos aborda questões éticas (13,6%) e a experiência dos profissionais de saúde ao cuidar de pacientes em CP (13,1%). Nessa segunda temática, 82,3% dos estudos são qualitativos.

Quais são as barreiras que dificultam a condução de estudos?

Várias são as barreiras que potencialmente dificultam a condução de estudos em CP. Durante o VII Congresso Internacional de Cuidados Paliativos da ANCP (2018), foi realizado um estudo transversal no qual participantes do evento responderam a uma *survey* online. Dos 178 par-

Tabela 59.2. Principais temas em CP publicados por autores brasileiros.

Temas	N	%
Questões éticas	53	13,6
Experiência de cuidar em cuidados paliativos	51	13,1
Papel da equipe de saúde	23	5,9
Avaliação do processo de decisão (decision making)	22	5,7
Conceito de cuidados paliativos	20	5,1
Modelos de assistência	20	5,1
Educação	19	4,9
Comunicação	19	4,9
Cuidadores e família	18	4,6
Prestação de serviços	14	3,6

ticipantes, 150 (84,3%) responderam ter se interessado em planejar, conduzir ou avaliar estudos em CP nos últimos cinco anos. Importante ressaltar que o interesse por pesquisa não esteve associado significativamente com antecedentes de pós-graduação, demonstrando que a maior parte dos profissionais envolvidos com CP tem interesse em pesquisa científica, independentemente de terem ou não realizado mestrado ou doutorado. As principais barreiras reportadas por esses profissionais encontram-se elencadas na Figura 59.1. Entre as barreiras de recursos humanos, ressalta-se a percepção de carência de equipe treinada para pesquisa; número insuficiente de profissionais de pesquisa e pouco acesso a suporte metodológico.

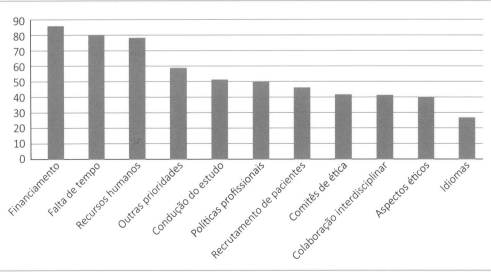

FIGURA 59.1. Principais barreiras em pesquisa reportadas por profissionais de CP.

Quando indagados diretamente sobre o maior obstáculo para a condução de estudos, 39% referiram falta de tempo e 19,5% restrições financeiras.

Como podemos nos aprimorar?

Os centros acadêmicos universitários encontram-se organizados para atuar em ensino e pesquisa. No entanto, grande parcela dos profissionais que atuam diretamente ou indiretamente em CP encontram-se fora dos ambientes acadêmicos tradicionais. Os autores sugerem uma maior aproximação entre "quem cuida" e "quem pesquisa", de forma a estabelecer sinergismos e fortalecer a pesquisa principalmente fora do meio universitário no Brasil. Os gestores em saúde precisam compreender a importância do estímulo à pesquisa. Idealmente, os centros de saúde devem estar minimamente organizados para terem equipes de suporte metodológico e de coleta de dados.[11] Profissionais com maior aptidão e interesse para pesquisa deveriam ser identificados e ter tempo disponibilizado para dedicar-se adequadamente a pesquisa. Métricas individuais de produção acadêmica e impacto científico podem ser usadas para gerenciar tempo e financiamento para esses profissionais. Além disso, os pesquisadores envolvidos em CP precisam convencer as autoridades governamentais e não governamentais sobre a importância dos avanços científicos na área, de forma a estimular financiamentos de pesquisa em CP com editais específicos.

É notória a evolução do Brasil em termos de pesquisa em CP. No entanto, ainda estamos muito aquém do ideal. Necessitamos urgentemente de nos organizarmos para definir as agendas prioritárias de pesquisa, tanto locais quanto regionais. A partir daí, estabeleceremos grupos colaborativos para estudos multicêntricos com maior poder de generalização. Os diversos centros de pesquisa brasileiros, assim como os programas de pós-graduação *stricto sensu*, também precisam participar ativamente desses consórcios de pesquisa.

REFERÊNCIAS BIBLIOGRÁFICAS

1. Maradana RP, Pradhan RP, Dash S, et al. Does innovation promote economic growth? Evidence from European countries. J Innov Entrep. 2017; 6:1. doi: 10.1186/s13731-016-0061-9.

2. WIPO. Patents. Disponível em: http://www.wipo.int/edocs/pubdocs/en/wipo_pub_941_2015-part1.pdf. Acessado em: 25 mai 2020.

3. Pastrana T, Vallath N, Mastrojohn J, et al. Disparities in the contribution of low- and middle-income countries to palliative care research. J Pain Symptom Manage. 2010; 39:5468. doi: 10.1016/j.jpainsymman.2009.05.023.

4. De Lima L. Palliative care and pain treatment in the global health agenda. Pain. 2015; 156:S115-S118. doi: 10.1097/01.j.pain.0000460349.23083.0b.

5. Clark D. From margins to centre: a review of the history of palliative care in cancer. Lancet Oncol. 2007; 8:430-8. doi: 10.1016/S1470-2045(07)70138-9.

6. Connor SR. Development of hospice and palliative care in the United States. Omega. 2007-2008; 56:89-99.

7. De Lima L, Harding R, Higginson I. Palliative care research in the developing world: How can we move forward? In: Abstracts of the 9th Congress of the European Association for Palliative Care. Aachen, Germany: SAGE; 2005.

8. Pastrana T, de Lima L, Pons J, Centeno C. Atlas de Cuidados Paliativos in Latinoamérica - Edición Cartográfica 2013. Houston: IAHPC Press; 2013.

9. Pastrana T, De Lima L, Eisenchlas J, Wenk R. Palliative care research in Latin America and the Caribbean: from the beginning to the Declaration of Venice and beyond. J Palliat Med. 2012; 15:352-8. doi: 10.1089/jpm.2011.0429.

10. Liu C-J, Yeh T-C, Hsu S-H, et al. Bibliometric Analysis of Palliative Care-Related Publication Trends During 2001 to 2016. Am J Hosp Palliat Care. 2018; 35:1280-6. doi: 10.1177/1049909118773751.

11. Paiva CE, Araujo RLC, Paiva BSR, et al. What are the personal and professional characteristics that distinguish the researchers who publish in high- and low-impact journals? A multi-national web-based survey. Ecancermedicalscience. 2017; 11:718. doi: 10.3332/ecancer.2017.718.

Considerações Culturais, Religiosas e Sociais

60

Edison Iglesias de Oliveira Vidal
Fernanda Bono Fukushima

"Nunca parem de escutar e de serem tocados pelo que escutarem."[1]
(Cicely Saunders)

O alívio do sofrimento de pacientes portadores de doenças graves e de seus entes queridos ocupa um lugar central enquanto objetivo dos cuidados paliativos.[2] De fato, é possível especular que, caso a prática médica em vigor em meados do século passado houvesse se mostrado efetiva no que tange ao alívio do sofrimento das pessoas no fim de suas vidas, os cuidados paliativos sequer teriam surgido enquanto um movimento e uma área de atenção à saúde.

Em 1982, Eric Cassel publicou no New England Journal of Medicine um artigo intitulado "A natureza do sofrimento e os objetivos da medicina", que se iniciava com a articulação de um paradoxo que permanece atual ainda nos dias de hoje: "Mesmo no melhor dos cenários e sob os cuidados dos melhores médicos, não é incomum que o sofrimento ocorra não apenas durante o curso de uma doença, mas também seja um resultado de seu tratamento".[3] Um dos argumentos centrais daquele autor, para explicar o porquê de muitas vezes a abordagem terapêutica da medicina contribuir para aumentar o sofrimento de pacientes, remete à ideia de que o sofrimento pode se dar em relação a qualquer uma das muitas facetas que constituem uma pessoa (p. ex., seu papel social, sua relação com seu corpo, sua sensação de pertencimento a um grupo ou de transcendência e sentido), e que, ao ignorá-las, podemos amplificar seu sofrimento, ainda que nossa intenção seja outra.[4] O corolário natural desse argumento é que, se desejamos contribuir para a redução do sofrimento de nossos pacientes, e não apenas do componente físico de sua dor, então é preciso que nossas habilidades clínicas e, sobretudo, de comunicação, nos permitam perguntar sobre essas diferentes dimensões, bem como ouvir verdadeiramente suas respostas. Não é à toa que Cicely Saunders afirmou que o ímpeto por escutar melhor as necessidades e objetivos dos pacientes deveria corresponder ao maior compromisso de qualquer pessoa ingressando na medicina ou no campo dos cuidados paliativos, e que isso representaria o avanço da medicina mais significativo, capaz de beneficiar mais pessoas.[1,5]

No entanto, escutar da forma como Cicely Saunders nos propõe não é uma tarefa simples e demanda do profissional muito mais do que a mera utilização de um órgão dos sentidos. A escuta proposta por Saunders é o que hoje chamamos de escuta compassiva ou empática,[6,7] a qual requer um tipo de presença marcada pela abertura e abstenção de julgamento para que possamos criar um espaço terapêutico de conexão profunda com nossos interlocutores.[8] É no âmbito desse espaço terapêutico de escuta e conexão que podemos de fato compreender o sofrimento de nossos pacientes e começar a contribuir para o seu alívio.

Quando adentramos uma discussão de planejamento de cuidados com um paciente e/ou sua família e já temos uma opinião fechada sobre o melhor caminho a seguir, torna-se muito difícil exercitar a escuta e a abertura necessária, porque, quando paciente e/ou família aparentam discordar de nosso plano pré-concebido, uma reação comum tende a ser a de nos colocarmos, ainda que inconscientemente, na posição de adversários. É difícil escutar quando nos colocamos na posição de quem precisa convencer o outro.[9]

Um dos motivos mais comuns e ao mesmo tempo menos percebidos para nossas dificuldades de ouvir e dialogar de forma efetiva com pacientes e seus familiares quanto aos cuidados de fim de vida relaciona-se à não identificação de situações de dissonância cultural entre os envolvidos na comunicação. Um plano de cuidado verdadeiramente voltado para a redução do sofrimento deve, necessariamente, estar alinhado aos valores e desejos dos pacientes, que por sua vez são profundamente influenciados por fatores de natureza eminentemente cultural.

Cultura e humildade cultural

Cultura pode ser definida como um sistema multidimensional, dinâmico e adaptativo que confere a um grupo populacional um conjunto de crenças, expectativas, estrutura social e formas tangíveis para alcançar uma sensação de segurança, identidade e significado para a vida.[10] A cultura corresponde à lente através da qual cada um de nós enxerga e compreende o mundo. Sendo assim, a cultura exerce grande influência sobre nossas preferências de comunicação, sobre como tomamos decisões, como interagimos com profissionais e familiares, e como vivenciamos o adoecimento e o fim da vida. Desconsiderar aspectos culturais, dentro dos quais se inserem as questões religiosas e sociais, implica o risco de adotarmos como referência única nossa própria cultura – ainda que de forma inconsciente –, aumentando assim a possibilidade de contribuirmos para um sentimento de isolamento e abandono entre nossos pacientes e seus entes queridos, ampliando seu sofrimento e aumentando as chances de ocorrência de conflitos.

Adicionalmente, é importante compreender que as pessoas pertencem não apenas a uma cultura única, mas também a uma série de subculturas, e que todas elas influenciam sua percepção e forma de interagir com o mundo. Por exemplo, fazemos parte, ao mesmo tempo, de culturas que envolvem o país onde vivemos, nossas origens étnicas, famílias, religiões, gênero, profissões, *status* socioeconômico, bairros e ambientes de trabalho. A consequência natural dessa grande complexidade cultural implica a necessidade de abrir mão de estereótipos culturais e não pré-julgar valores e preferências de pacientes individuais com base em um aspecto isolado daquilo que acreditamos representar sua identidade cultural, o que nos remete ao conceito de humildade cultural.

Humildade cultural, dentro da atenção à saúde, pode ser compreendida como uma atitude respeitosa de abertura e curiosidade genuína frente aos pontos de vista culturais de pacientes e seus familiares.[11,12] A humildade cultural demanda que os profissionais de saúde evitem pré-julgamentos e generalizações quanto à cultura do paciente e ao que o paciente e sua família pensam, sentem ou almejam. O exercício da humildade cultural exige que os profissionais de saúde reflitam criticamente sobre como sua própria cultura pode estar influenciando de forma positiva ou negativa sua interação com pacientes e seus entes queridos.[13]

Como se pode notar, o desenvolvimento e fortalecimento de humildade cultural enquanto uma habilidade na prática diária dos profissionais de saúde é desejável e benéfico não apenas quando diante de pacientes de origem étnica incomum, mas de todo e qualquer paciente. É justamente essa atitude de curiosidade respeitosa e de interesse genuíno pelos pacientes, sua história e seus anseios que nos possibilita escutá-los verdadeiramente e que nos abre a porta para o estabelecimento de relações de confiança mútua e para que possamos contribuir para a redução de seu sofrimento.

Muitas vezes nos deparamos com pacientes ou famílias que, em função de sua história e cultura, possuem preferências de cuidado que contrariam aquilo que julgamos mais adequado com base em nossa perspectiva (isto é, cultura) profissional e nos sentimos frustrados por considerar que "eles não entendem o que é melhor nessa situação". Nesses casos, antes de tomar qualquer atitude devemos parar e refletir criticamente se estamos exercendo a humildade cultural necessária, se realmente escutamos com a devida dedicação pacientes e seus familiares, ou se estamos simplesmente reificando a perspectiva cultural de nossas profissões como a única correta.[14]

Ao contrário do que muitos imaginam, a construção de uma prática de cuidados paliativos adequada do ponto de vista cultural não requer que profissionais de saúde decorem extensas listas relativas aos costumes de determinados grupos étnicos. A atitude necessária deverá se manifestar por meio de uma postura de comunicação verbal e não verbal marcada por perguntas abertas que reflitam o interesse genuíno do profissional de saúde em conhecer o paciente, sua história, sua forma de ver o mundo, suas preferências em relação à comunicação e tomada de decisão, seus medos e esperanças, sua dimensão espiritual e suas relações com sua família, demais entes queridos e mundo que o cerca. Esse tipo de postura é certamente mais salutar para a relação terapêutica que se deseja construir com pacientes e suas famílias do que quando pressupomos erroneamente que o paciente vê o mundo de acordo com algum estereótipo cultural relacionado a algum grupo populacional.

Por outro lado, é fácil reconhecer que essa postura já permeia a atuação da maior parte dos profissionais envolvidos com os cuidados paliativos e integra as diretrizes de comunicação e boa prática dessa filosofia de cuidados.[15] Quando nos comunicamos com pacientes e seus familiares e lhes perguntamos sobre o que eles têm compreendido sobre sua situação de saúde, sobre suas preferências quanto a receber ou não informações a esse respeito, bem como em que medida desejam se envolver ou não com o processo de tomada de decisão relacionado à sua doença, em essência estamos praticando atos de humildade cultural (Capítulos 7, 8, 9, 10 e 90). O mesmo se dá quando buscamos explorar junto aos pacientes e seus familiares questões relacionadas a sua biografia, entorno social (Capítulo 30), espiritualidade (Capítulos 35 e 105), religião (Capítulo 105), o que lhes confere sentido à vida (Capítulo 108), e o que se encontra por trás de suas palavras e silêncios.

Conclusão

Compreender a importância da cultura enquanto grande mediadora de como pacientes e seus familiares vivenciam o adoecimento, a vida e a morte deve nos remeter à prática da humildade cultural e nos ajudar a exercermos a autocrítica necessária sobre o quanto pré-julgamentos baseados em nossa própria cultura profissional podem constituir fontes de conflito e sofrimento para nossos pacientes e seus familiares. Os referenciais culturais de pacientes e seus familiares não devem ser vistos como barreiras, mas sim como substrato essencial para a prática de cuidados paliativos de qualidade.

Os autores gostariam que as últimas palavras desse texto reforçassem aquele que Cicely Saunders considerava como seu maior ensinamento e que consideramos representar o melhor guia para a provisão de cuidados paliativos culturalmente adequados: o da necessidade de buscarmos escutar nossos pacientes com mentes e corações abertos.[1,5] Apenas na presença da abertura da escuta compassiva temos a oportunidade de nos encontrarmos verdadeiramente com nossos pacientes. É por meio desse encontro que se dá a possibilidade de identificarmos suas reais necessidades e de contribuir para o alívio de seu sofrimento.

REFERÊNCIAS BIBLIOGRÁFICAS

1. Saunders C. Cicely Saunders. The Lancet. 1997; 349(9068):1850.

2. International Association for Hospice and Palliative Care. Palliative Care Definition - International Association for Hospice & Palliative Care [Internet]. 2018. Disponível em: https://hospicecare.com/what-we-do/projects/consensus-based-definition-of-palliative-care/definition. Acessado em: 14 abr 2020.

3. Cassel EJ. The Nature of Suffering and the Goals of Medicine. N Engl J Med. 1982; 306(11):639-45.

4. Oakley BA (orgs.). Pathological altruism. Oxford University Press; 2012. 465 p.

5. Palliative Care Interdisciplinary Curriculum. Dame Cicely Saunders Describes the Principles of Palliative Care [Internet]. 2017. Disponível em: https://vimeo.com/226496674. Acessado em: 14 abr 2020.

6. Kimble P, Bamford-Wade A. The journey of discovering compassionate listening. J Holist Nurs. 2013 dez; 31(4):285-90.

7. Bond T. The Compassion Book: Lessons from The Compassion Course, First Edition. One Human Publishing; 2017.

8. Emanuel L, Brenner KO, Spira N, Solomon B, Doolittle DB, Rosenberg L, et al. Therapeutic Holding. J Palliat Med. 2020 jan; 23(3):314-8.

9. Rosenberg MB. Comunicação Não-Violenta. São Paulo: Ágora; 2006.

10. Cain CL, Surbone A, Elk R, Kagawa-Singer M. Culture and Palliative Care: Preferences, Communication, Meaning, and Mutual Decision Making. J Pain Symptom Manage. 2018 mai; 55(5):1408-19.

11. Tervalon M, Murray-García J. Cultural humility versus cultural competence: a critical distinction in defining physician training outcomes in multicultural education. J Health Care Poor Underserved. 1998 mai; 9(2):117-25.

12. Kim EK. "A Word can become a Seed": A Lesson Learned about Cultural Humility. J Cancer Educ. 2016; 31(4):813-5.

13. Taylor JS. Confronting "culture" in medicine's "culture of no culture". Acad Med. 2003 jun; 78(6):555-9.

14. Goold SD, Williams B, Arnold RM. Conflicts regarding decisions to limit treatment: a differential diagnosis. JAMA. 2000 fev; 283(7):909-14.

15. National Consensus Project for Quality Palliative Care. Clinical Practice Guidelines for Quality Palliative Care [Internet]. 4 ed. National Coalition for Hospice and Palliative Care; 2018. 166 p. Disponível em: https://www. nationalcoalitionhpc.org/ncp. Acessado em: 1 abr 2020.

PARTE 8

Emergência em Cuidados Paliativos

Identificação de Pacientes com Indicação de Cuidados Paliativos em Atendimentos de Emergência

61

Sabrina Corrêa da Costa Ribeiro

Cuidados paliativos estão indicados para minimizar o sofrimento e preservar a qualidade de vida de pacientes com doenças graves e ameaçadoras à vida, em qualquer ambiente de cuidado. Com o envelhecimento populacional e o aumento de sobrevida em pacientes com doenças crônicas, é cada vez mais frequente que pacientes procurem a emergência com crises agudas relacionadas a doenças em fase avançada.[1] É também a partir do atendimento de emergência que muitos pacientes com essas características são hospitalizados, iniciando-se processo decisório concernente a suporte artificial de vida (início de ventilação mecânica, por exemplo), decisivo para a trajetória subsequente desses pacientes.[2]

Por sua vez, a morte na emergência pode ser consequência de uma doença em fase terminal em até um terço dos casos.[3] Um estudo realizado em 4.518 pacientes acima de 56 anos de idade demonstrou que metade procurou o departamento de emergência (DE) no último mês de vida e 75% durante os últimos seis meses, sendo que vários desses pacientes tiveram múltiplas visitas durante esse período.[4] Um questionário direcionado a profissionais de saúde atuantes na emergência no Brasil evidenciou que mais da metade dos 240 profissionais entrevistados relatava atender frequentemente pacientes com necessidades de cuidados paliativos em sua prática diária. No entanto, apenas 15,1% desses profissionais tiveram formação específica em cuidados paliativos.[5]

A aplicação dos princípios dos cuidados paliativos à realidade do serviço de emergência tem como base os seguintes pilares:

- Controle precoce e intensivo de sintomas;
- Comunicação eficaz e definição de objetivos de cuidado;
- Trabalho em equipe;
- Ajuste do tratamento de acordo com a trajetória da doença, grau de reversibilidade da situação aguda e valores do paciente;
- Não antecipar nem prolongar ou adiar a morte.

A identificação de pacientes com necessidade de cuidados paliativos no DE e integração precoce desses cuidados, seja pela equipe de emergência ou por meio de interconsulta de uma equipe de cuidados paliativos, tem o potencial para melhorar a qualidade de vida do paciente e família e pode resultar em aumento de satisfação com menores custos e redução de uso do DE nos pacientes em fim de vida.[6] O ACEP (American College of Emergency Physicians) sugere que seja realizado um rastreamento para a necessidade de cuidados paliativos logo à entrada do paciente no DE, precedendo a triagem de gravidade pela equipe de enfermagem.[7] Beneficiam-se de cuidados paliativos todos os pacientes que apresentam os seguintes critérios (adaptado do *site*):

1. Doença grave e incurável; e
2. Qualquer um dos seguintes critérios:
   - Pergunta-surpresa: você não se surpreenderia se o paciente morresse em um ano ou não chegasse à idade adulta (se pediátrico)?
   - *Bounce-back* (idas e vindas): retorna ao DE em um período de meses por uma mesma condição ou sintoma;
   - Aumento de complexidade: aumento da dependência de cuidados em longo prazo;
   - Sintomas mal controlados: procura o DE por sintomas físicos ou psicológicos de difícil controle;
   - Declínio funcional: perda de funcionalidade, intolerância alimentar, perda de peso não intencional ou estresse do cuidador.

O algoritmo do ACEP utiliza critérios validados, mas que falham em contemplar pacientes que não apresentam uma doença grave e incurável isoladamente e que poderiam se beneficiar de cuidados paliativos por outros motivos como situação de fragilidade ou prognóstico comprometido por múltiplas comorbidades. Assim, uma ferramenta simples e útil para a identificação de pacientes com necessidades de cuidados paliativos e que não apresentam necessariamente uma doença grave e incurável é a pergunta-surpresa. A pergunta-surpresa ("você se surpreenderia se esse paciente morresse em um ano?") teve sua utilidade demonstrada para identificar pacientes com pior prognóstico na assistência primária, em pacientes dialíticos, em pacientes oncológicos ambulatoriais[8] e em uma coorte recente de 10.737 pacientes acima de 65 anos que procuraram o DE.[9] Ao mesmo tempo em que mais de 50% dos pacientes acima de 65 anos procuram o DE em seu último mês de vida,[4] menos da metade tem a possibilidade de participar no processo de tomada de decisão no fim da vida.[10] Ao serem questionados sobre preferências em relação aos cuidados em uma situação em que não tivessem capacidade de decisão, 37% de 2.016 pessoas entrevistadas nos Estados Unidos e Inglaterra disseram que gostariam de "morrer em paz", enquanto uma porcentagem significativa ainda desejaria preservar a vida a qualquer custo nessa mesma situação.

Assim, não há como ignorar a presença cada vez maior de pacientes com necessidades de cuidados paliativos no DE. No entanto, o fato de um paciente ter critérios de indicação de cuidados paliativos não quer dizer que não possa se beneficiar de intervenções com o objetivo de prolongar a vida. Por outro lado, nem todos os pacientes que procuram a emergência desejam se submeter a todos os procedimentos que possam a qualquer custo prolongar a vida.

O processo de tomada de decisão nesses casos deve ser individualizado cuidadosamente, levando-se em consideração a situação aguda, o prognóstico embasado cientificamente e os valores do paciente, assim como a melhor forma de respeitá-los nesse cenário específico.[12] O objetivo final é o desenvolvimento de um plano que contemple objetivos de cuidados compartilhados entre paciente/família e equipe, levando em consideração a melhor e a pior situação possível.

A capacidade de tomar decisões rápidas, que respeitem os valores do paciente e muitas vezes com informações incompletas, é um dos maiores desafios da medicina de emergência atual. O primeiro passo em direção a uma decisão correta é o uso sistemático de ferramentas validadas para a identificação precoce de pacientes que podem se beneficiar de cuidados paliativos, conforme a recomendação do ACEP.[13]

REFERÊNCIAS BIBLIOGRÁFICAS

1. Lourençato F, Santos A, Ficher A, Santos J, et al. Implantação de serviço de cuidados paliativos no setor de emergência de um hospital público universitário. Rev Qual HC. 2016; 127-33.

2. Lamba S. Early goal-directer paliative therapy in the emergency department. J Palliat Med. 2009; 12(9):767.

3. Kompanje E. The worst is yet to come. Many elderly patients with chronic terminal illnesses will eventually die in the emergency department Intensive Care Med. 2010 mai; 36(5):732-4.

4. Smith AK, McCarthy E, Weber E, et al. Half of older Americans seen in emergency department in the last month of life; most admitted to the hospital, and many die there. Health Affairs. 2012; 31(6):1277-85.

5. Ribeiro S, Chagas M, Silva G. Avaliação da formação e de demandas educacionais em cuidado paliativo em profissionais atuantes na emergência. Poster apresentado em ALCP 2020; 25-28 mar 2020; San Jose.

6. Brumpley R, Eguidanos S, Jamison P, et al. Increased satisfaction with care and lower costs: results of a randomized controlled trial of in-home palliative care. J Am Geriatr Soc. 2007; 55(7):993.

7. ACEP Palliative Care Toolkit for EM providers. 2014. Disponível em: www.acep.org.br

8. Downar J, Goldman R, Pinto R, et al. The "surprise question" for predicting death in seriously ill patients: a systematic review and meta-analysis. CMAJ. 2017; 189(13):484-93.

9. Ouchi K, Strout N, Haydar S, et al. Association of emergency clinician´s assessment of mortality risk with actual 1-month mortality among older adults admitted to the hospital. JAMA Netw Open. 2019; 2(9):e1911139.

10. Dying in America: Improving quality and honoring individual preferences near the end of life. Washington, DC: National Academies Press; 2015.

11. Clarke G, Feinstein E, Holland A, et al. Preferences for care towards the end of life when decision-making capacity may be impaired: A large scale cross-sectional survey of public attitudes in Great Britain and the United States. PLoS ONE. 12(4):e0172104.

12. Forte D, Kawai C, Cohen A. A bioethical framework to guide the decision-making process in the care of seriously ill patients. BMC Medical Ethics. 2018; 19:78.

13. American College of Emergency Physicians. Choosing Wisely Campaign. 2013. Disponível em: www.choosingwisely.org/societies/american-college-of-emergency-physicians. Acessado em: 9 mar 2020.

Síndrome da Veia Cava Superior

62

Ana Paula de Souza Borges
Ana Cristina Pugliese de Castro

Introdução

A síndrome da veia cava superior (SVCS) é causada pela compressão extrínseca ou intrínseca, ou invasão direta, da veia cava superior (VCS), levando a uma variedade de sinais e sintomas decorrentes de hipertensão venosa, tais como edema facial, cervical e de extremidades superiores, turgência jugular, pletora facial, cianose, dispneia, tosse, estridor laríngeo e alteração do nível de consciência.[1-3] A maioria dos casos é secundária a neoplasias, sendo a mais frequente o câncer de pulmão de não pequenas células. Também é descrita em associação com câncer de pulmão de pequenas células, tumor de células germinativas, linfoma, timoma e tumores metastáticos.[2] A apresentação clínica pode ser aguda ou subaguda, e seu desenvolvimento tem impacto prognóstico, com uma sobrevida média de 46 semanas para pacientes que recebem tratamento e de 6 semanas para pacientes sem tratamento ou que apresentam maior gravidade.[4]

Fisiopatologia

A VCS é responsável pelo retorno venoso ao átrio direito, proveniente da região cefálica, cervical e de extremidades superiores.[5] Sua obstrução pode resultar no comprometimento do débito cardíaco, e pode ser compensada por uma rede de colaterais venosos, principalmente a partir da veia ázigos, especialmente na pele e musculatura da parede torácica. A alta pressão venosa acima da obstrução provoca o aparecimento de *shunts* em veias e plexos adjacentes de baixa pressão que se tornam de alta pressão.[3,6]

Etiologia

Ver Quadro 62.1.

Quadro clínico

O quadro clínico pode variar em gravidade, a depender da velocidade de instalação e do grau de obstrução da VCS (Quadro 62.2).[3,6]

Quadro 62.1. Principais causas.[4]

Câncer de pulmão (52% a 81%)	Tumores mediastinais primários
• Pequenas células	• Timoma
• Não pequenas células	• Sarcoma
• Grandes células difusas	• Melanoma
	• Carcinoma do timo
Linfoma não Hodgkin (2% a 20%)	Causas não malignas
	• Doenças infecciosas (sífilis, tuberculose)
Doença metastática mediastinal (8% a 10%)	• Trombose venosa
• Neoplasia de mama	• Fibrose mediastinal idiopática
• Tumor de células germinativas	• ICC
• Câncer gastrointestinal	• Bócio
• Outros	• Relacionada a cateter

Quadro 62.2. Sinais e sintomas.

Dispneia	Náusea	Visão turva
Tosse	Turgência jugular	Papiledema
Estridor	Fácies pletórica	Síncope
Rouquidão	Vasos colaterais em tórax	Letargia
Cianose	Edema facial, cervical, membros superiores	Alteração do nível de consciência
Congestão nasal	Cefaleia	Coma
Edema de língua	Tontura	

Sinais e sintomas mais graves são o acometimento de vias aéreas com estridor laríngeo e dispneia, e o acometimento de sistema nervoso central com alteração neurológica e papiledema.[7]

Classificação

Ver Quadro 62.3.

Avaliação

A avaliação clínica leva em conta a velocidade de aparecimento dos sintomas, história de doenças prévias, neoplasias, febre, massas palpáveis. O exame clínico deve atentar para a extensão do edema facial, cervical e membros superiores, turgência jugular e colaterais visíveis no pescoço e tórax.[9] Edema, pletora facial e cianose pioram em decúbito dorsal. A avaliação de estridor laríngeo, assim como avaliação neurológica são imprescindíveis.[5]

Exames laboratoriais incluindo hemograma, função renal e enzimas hepáticas podem ajudar na investigação da etiologia da SVCS.

A radiografia de tórax pode identificar massa ou alargamento mediastinal, massas hilares e derrame pleural.[4,7] A venografia, antes considerada o padrão-ouro para o diagnóstico, pode identificar o local exato da obstrução, embora não seja realizada frequentemente. Com sensibilidade de 96% e especificidade de 92%, a tomografia computadorizada (TC) de tórax com contraste

Quadro 62.3. Classificação proposta para a SVCS de acordo com a gravidade.[8]

Grau – categoria	Incidência	Radiografia de tórax com sinais de SVCS
0 – assintomático	10%	Edema cervical ou cefálico, cianose, pletora
1 – leve	25%	Edema cervical ou cefálico, cianose, pletora
2 – moderado	50%	Edema cervical ou cefálico com comprometimento funcional (disfagia leve, tosse, dificuldade para movimentar a cabeça, mandíbula ou pálpebras, alterações visuais causadas por edema ocular)
3 – grave	10%	Edema cerebral leve ou moderado (cefaleia, tontura) ou edema leve ou moderado de laringe, diminuição do débito cardíaco (síncope postural)
4 – risco de morte	5%	Edema cerebral significativo (confusão, obnubilação), edema de laringe com estridor, comprometimento hemodinâmico com síncope sem fatores precipitantes, hipotensão, insuficiência renal
5 – fatal	< 1%	Morte

Cada sinal ou sintoma deve ser avaliado pela obstrução da VCS e efeitos do edema cerebral ou laríngeo ou na função cardíaca. Os sintomas causados por outros fatores (p. ex., paralisia das cordas vocais, comprometimento da árvore traqueobrônquica ou coração por efeito de massa) não devem ser considerados.[8]

endovenoso pode identificar se existe compressão extrínseca e/ou trombos, além de estabelecer diagnóstico e estadiamento oncológico.[7] O ultrassom pode indicar a presença e extensão do trombo e apontar indiretamente uma obstrução da VCS pela avaliação da onda venosa das veias subclávia e braquiocefálica.[7] A ressonância magnética é indicada se o paciente tem contraindicação à TC.[10]

Manejo clínico

O tratamento da SVCS depende da etiologia, intensidade dos sintomas e objetivos para o paciente. O planejamento terapêutico deve ser elaborado em uma abordagem multidisciplinar.[2]

Quando há fluxo colateral suficiente com sintomas mínimos, o paciente pode receber apenas tratamento de suporte.[2]

Se houver suspeita de malignidade, a biópsia está indicada.[2,4] A colocação percutânea de *stent* intravascular pode ser intervenção necessária em caráter de urgência em casos graves, precedendo a biópsia, por ser o método que mais rapidamente traz alívio dos sintomas.[2,11,12] Cefaleia e edema de face respondem em respectivamente 24 e 72 horas. As taxas de resposta ao tratamento endovascular aproximam-se de 95%, com taxa de recorrência de 11%. Como não altera a obtenção de espécimes histológicos adequados, diferente de outros tratamentos, considera-se que não interfere no manejo terapêutico específico da neoplasia.[12]

A depender do estádio da doença, é preciso avaliar se o paciente, além das medidas de suporte e controle de sintomas, é candidato a tratamento definitivo e da doença de base (Figura 62.1).[11]

Recomenda-se como medidas de suporte e controle de sintomas: posicionamento do paciente com a cabeceira elevada a 45 graus, oxigênio suplementar, restrição de líquidos; e se houver dispneia, considerar opioide e ansiolítico.[4] Diuréticos podem trazer algum alívio sintomático,

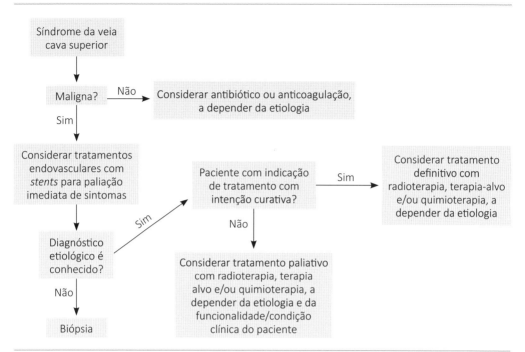

FIGURA 62.1. Algoritmo de manejo da SVCS para auxiliar na decisão terapêutica. (Adaptada de Straka *et al.* SpringerPlus. 2016; 5:229.

mas devem ser evitados, pois diminuem a pré-carga e podem piorar o débito cardíaco. O uso de corticosteroides (dexametasona 16 mg/dia) pode aliviar os sintomas em caso de linfoma ou timoma, reduzindo o edema peritumoral;[6] contudo, seu benefício real é controverso.[12]

Sinais de edema cerebral ou acometimento hemodinâmico por derrame pericárdico, e/ou edema de laringe com obstrução de vias aéreas indicam, como medida inicial, tratamento endovascular com *stents*, podendo ser associado a terapia trombolítica, para alívio imediato dos sintomas.[1,4] Recomenda-se considerar o uso de anticoagulação nos pacientes com *stent*. Procedimentos endovasculares podem apresentar, como complicações: embolia pulmonar, migração do *stent*, hematoma venoso no local de punção, perfuração e sangramento (este último mais frequente quando associado a anticoagulantes e/ou trombolíticos).[2,12]

Em caso de emergência com sinais de obstrução de vias aéreas, está indicada a proteção da via aérea com intubação endotraqueal ou cirurgia.[5]

A radioterapia é indicada para tumores radiossensíveis. Pode ser terapia inicial, a depender do grau de sintomas, e associada à quimioterapia e/ou tratamento endovascular. Aproximadamente 75% dos pacientes referem melhora sintomática em três a sete dias após o início da radioterapia ou quimioterapia, e 90% experimentam grande alívio em uma semana.[4] Tumores quimiossensíveis tais como linfomas e carcinomas pulmonares de pequenas células podem responder rapidamente à quimioterapia isolada.[2,8,12]

Antibióticos devem ser a primeira linha de tratamento se a etiologia for infecciosa. Se a SVCS é relacionada a cateter, deve-se retirar o cateter. Em caso de trombo intracavitário, considerar anticoagulação.[11]

Procedimentos cirúrgicos de *bypass* da obstrução ou ressecção tumoral para descomprimir o sistema venoso têm um papel limitado. A única exceção é em pacientes com timoma maligno e carcinoma tímico, em que a cirurgia deve ser avaliada como parte de uma estratégia de tratamento multimodal.[4]

REFERÊNCIAS BIBLIOGRÁFICAS

1. Hamzik J, Chudej J, Dzian A, Sokol J, Kubisz P. Endovascular stenting in malignant obstruction of superior vena cava. Int J Surg Case Rep. 2015; 13:847.

2. Yennurajalingam S, Bruera E. Oxford american handbook of hospice and palliative medicine and supportive care. 2 ed. New York: Oxford University Press; 2016.

3. Spathis A, Davies HE, Booth S. Respiratory disease – from advanced disease to bereavement (Oxford specialist handbooks). New York: Oxford University Press; 2011.

4. Pulla MP. ESMO Handbook of oncological emergencies. 2 ed. Danvers: European Society for Medical Oncology; 2016.

5. Wan JF, Bezjak A. Superior vena cava syndrome. Emerg Med Clin North Am. 2009; 27:243-55.

6. Wilson LD, Detterbeck FC, Yahalo J. Superior Vena Cava Syndrome with Malignant Causes. N Engl J Med. 2007; 356:1862-9.

7. Zimmerman S, Davis M. Rapid Fire: Superior Vena Cava Syndrome. Emerg Med Clin North Am. 2018; 36:577-84.

8. Wilson LD, Yu JB, Detterbeck FC. Superior Vena Cava Syndrome—A Proposed Classification System and Algorithm for Management. J Thorac Oncol. 2008; 3:811-4.

9. Pech-Alonsoa B, Fermín-Hernándezb C, Saavedra-de Rosasa SI, Cicero-Sabidoa RJ. Superior vena cava syndrome: Clinical considerations. Rev Méd Hosp Gen Méx. 2018; 81:59-65.

10. Richardson B, Rupasov A, Sharma A. Superior Vena Cava Syndrome. J Radiol Nurs. 2018; 37:36-40.

11. Straka C, Ying J, Kong FM, Willey CD, Kaminski J, Kim N. Review of evolving etiologies, implications and treatment strategies for the superior vena cava syndrome. Springerplus. 2016; 5:229.

12. Simoff MJ, Lally B, Slade MG, Goldberg WG, Lee P, Michaus GC, et al. Symptom management in patients with lung cancer – diagnosis and management of lung cancer, 3rd ed: American College of Chest Physicians evidence-based clinical practice guidelines. Chest. 2013; 143(5 Suppl):e455S-e497S.

Síndrome de Compressão Medular 63

Alexandra Mendes Barreto Arantes
Lia Nogueira Lima
Thaís de Deus Vieira Boaventura

A síndrome de compressão medular (SCM) é uma complicação devastadora do câncer. O termo compressão medular neoplásica se refere a qualquer evidência radiológica de invasão do saco dural ou de seus componentes, independentemente da presença de sinais e sintomas neurológicos.[1]

Essa condição é considerada uma emergência oncológica,[2,3] ocorre em 5 a 10 de cada 200 pacientes com doença avançada, nos últimos dois anos de vida, e pode causar danos neurológicos irreversíveis (paraplegia ou tetraplegia), a depender do nível da lesão.[2,4]

A SCM pode ser decorrente de qualquer tumor primário, porém aproximadamente metade dos casos ocorre em pacientes com câncer de próstata, pulmão, mama e mieloma múltiplo. Pode também ser a manifestação inicial de malignidade em aproximadamente 20% dos pacientes.[2,5] Toda a coluna vertebral é suscetível a metástases, mas a coluna torácica é o local mais acometido (70%), seguida da coluna lombar (20%), cervical (10%) e sacral, respectivamente.[2,5]

Aproximadamente 85% a 90% dos casos são devidos a metástases ósseas. O mecanismo está intimamente relacionado ao comportamento do tumor primário, sendo o hematogênico, através de vias venosas e arteriais, o mecanismo mais comum de metástase para a coluna.[5]

Paliativistas são comumente solicitados para avaliar e manejar a dor de pacientes com câncer e devem ter uma alta suspeição para a SCM,[1] que pode ser sintomática em 2% a 3% dos pacientes com doença avançada. Se não identificada, poderá acarretar paresia, paralisia, perda do controle esfincteriano, com grande comprometimento da qualidade de vida, autonomia e dignidade do paciente.[1,4]

Apresentação clínica

Os sintomas podem ser variados, incluindo dor, distúrbios motores e autonômicos.[1,2,5] A progressão dos sintomas varia desde a deterioração neurológica ao longo de horas até o declínio ao longo de semanas.

Dor pode ser o único sintoma presente e pode ocorrer em 95% dos pacientes até dois meses antes dos sinais da SCM,[2] como dorsalgia de início recente e progressiva, em queimação, e parestesia nas raízes dos nervos espinhais com irradiação para membros inferiores, região anterior ou posterior; em faixa no tórax ou abdome.[4,6] Pode ser localizada na área vertebral, no nível da lesão; pode irradiar na distribuição de envolvimento das raízes nervosas ou ser referida distalmente. Comumente, a dor aumenta em intensidade ao longo do tempo e pode piorar com tosse, espirro ou com movimento devido à distensão do plexo epidural,[2,4] e geralmente piora no período noturno.[1]

Sintoma motor é o segundo mais comum, acometendo 60-85% dos pacientes ao diagnóstico da SCM. Pode haver instabilidade postural, quedas e dificuldade nas transferências ao longo de dias e semanas.[2,5]

Disfunção autonômica como retenção urinária ou fecal e constipação podem ser consequências tardias da SCM e estão relacionadas a um pior prognóstico.[2,5,6]

Diagnóstico

O diagnóstico consiste na visualização da compressão medular, e a ressonância magnética (RM) de toda a coluna vertebral (sem contraste, inicialmente) é o exame de escolha.[2,5-9] Outras investigações podem atrasar o diagnóstico.[4] A mielografia de toda a coluna é indicada para pacientes que apresentem contraindicação à RM. Os exames de imagem devem ser realizados de maneira mais precoce possível, preferencialmente até 24 horas após a suspeita de SCM.

Para pacientes com baixa funcionalidade e sobrevida estimada de poucos dias a semanas, considera-se avaliar o risco-benefício de prosseguir com a investigação. Pode ser proporcional não prosseguir, priorizando o controle de sintomas, por meio de uso empírico de glicocorticoides.[2,10]

Prognóstico

A sobrevida global mediana após o diagnóstico da SCM é de três a quatro meses. Em geral, 30% dos pacientes sobrevivem por um ano. Após o tratamento específico, a sobrevida estimada é de oito a nove meses naqueles que conseguem deambular, diferentemente do paciente que permanece paraplégico, cuja expectativa de vida é de apenas algumas semanas.[7]

Quando há alguma preservação da função neurológica, se a SCM é recente, os efeitos podem ser frequentemente reversíveis. Por outro lado, a recuperação é improvável quando uma lesão vascular causa infarto da medula espinhal, geralmente após compressão prolongada. A compressão de início lento permite adaptação do cordão espinhal e prediz relativamente um resultado favorável quando comparada à de início repentino.[7]

Com o objetivo de auxiliar nas decisões terapêuticas, ferramentas de pontuação prognóstica baseadas em fatores clínicos foram desenvolvidas para pacientes com SCM submetidos à cirurgia. O escore modificado de Bauer, originalmente proposto por Leithner *et al.*, pode ser útil na avaliação do paciente.[11]

Manejo

Os principais objetivos do tratamento são o alívio da dor, a manutenção ou a melhoria do estado neurológico e a estabilização da coluna vertebral. Recomenda-se oferecer analgesia e glicocorticoides, além de proteger a coluna de futuros danos por meio do repouso e imobilização adequada. Deve-se dar importante atenção à prevenção de lesão por pressão e eventos tromboembólicos devido à imobilidade, quando indicados.[9]

Os corticoides reduzem o processo inflamatório, edema da medula e consequentemente a dor, podendo ter melhores resultados neurológicos. Caso não haja contraindicação, recomenda-se bólus endovenoso de dexametasona (10-16 mg), seguido de um curto período de 16 mg diariamente, lembrando-se de iniciar proteção gástrica. Posteriormente, será necessário reduzir gradualmente a dose diária de corticoide após cirurgia ou radioterapia.[3,8,11] Apesar de alguns autores sugerirem o uso de doses mais altas de corticoide, não há evidência de benefício, podendo levar a aumento considerável dos efeitos adversos.[8]

O tratamento definitivo pode incluir uma combinação entre radioterapia e cirurgia.[2] A decisão terapêutica deverá ser individualizada e as principais considerações sobre a urgência e a seleção do tratamento definitivo incluem nível de comprometimento neurológico, as características oncológicas do tumor primário (se conhecido), a estabilidade mecânica da coluna, o comprometimento sistêmico do câncer e as comorbidades médicas alinhadas aos valores, preferências e objetivos do paciente.[12] Uma abordagem multidisciplinar poderá ser útil na tomada de decisões e ser um componente de qualidade no cuidado dos pacientes com SCM.

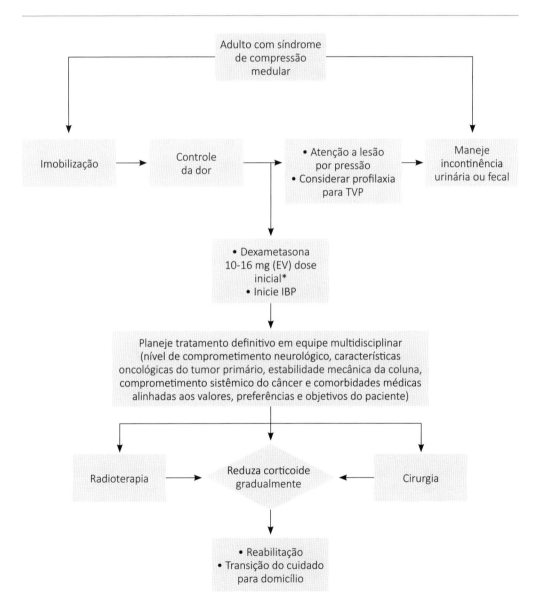

*Paciente sem diagnóstico e com possibilidade de linfoma, o corticoide pode comprometer a investigação.
IBP: inibidor de bomba de prótons; SCM: síndrome de compressão medular

FIGURA 63.1. Fluxograma de manejo da SCM.

As intervenções cirúrgicas variam entre descompressões minimamente invasivas a sofisticadas e individualizadas técnicas que consideram a localização e extensão da compressão medular.

A radioterapia é um dos pilares do tratamento e tem um papel importante no alívio da dor, na prevenção de fraturas e estabilização da função neurológica.[2] Historicamente, ela tem sido a primeira linha de tratamento e tem demonstrado ser efetiva após cirurgia e para pacientes que não são candidatos a cirurgia, com baixa incidência de complicações. Para pacientes com expectativa de sobrevida estimada superior a seis meses, a radioterapia deverá ser realizada em até 24 horas do diagnóstico, e para pacientes com sobrevida estimada inferior, a radioterapia poderá ser considerada para controle de dor.[2]

Intervenções interdisciplinares psicossociais e de reabilitação serão úteis para ajudar os pacientes a se adaptarem às mudanças no nível de independência (Figura 63.1).[11]

REFERÊNCIAS BIBLIOGRÁFICAS

1. Ferrone M, et al. Update on Spinal Cord Compression for the Palliative Care Clinician. J Pain Symptom Manage. 2017; 54(3):394-9.

2. Al-Qurainy R, Collis E. Metastatic spinal cord compression: diagnosis and management. BMJ. 2016; 353:i2539.

3. Scottish Palliative Care Guidelines – Malignant Spinal Cord Compression. [Internet]; 2019. Disponível em: https://www.palliativecareguidelines.scot.nhs.uk/guidelines/palliative-emergencies/Malignant-Spinal-Cord-Compression.aspx. Acessado em: 15 abr 2020.

4. Levack P, Graham J, Collie D, Grant R, Kidd J, Kunkler I, et al. Don't Wait for a Sensory Level – Listen to the Symptoms: a Prospective Audit of the Delays in Diagnosis of Malignant Cord Compression. Clin Oncol (R Coll Radiol). 2002 dez; 14(6):472-80.

5. Prasad D1, Schiff D. Malignant spinal-cord compression. Lancet Oncol. 2005; 6:15-24.

6. Cherny N, Fallon M, Kaasa S, Portenoy RK, Currow DC (eds.). Oxford Textbook of Palliative Medicine. 5 ed. Oxford, UK: Oxford University Press; 2015.

7. Boussios S, Cooke D, Hayward C, Kanellos FS, Tsiouris AK, Chatziantoniou AA, et al. Metastatic Spinal Cord Compression: Unraveling the Diagnostic and Therapeutic Challenges. Anticancer Res. 2018 set; 38(9):4987-97.

8. George R, Sundararaj JJ, Govindaraj R, Chacko AG, Tharyan P. Interventions for the treatment of metastatic extradural spinal cord compression in adults. Cochrane Database Syst Rev. 2015; (9):CD006716. doi: 10.1002/14651858.CD006716.pub3.

9. Metastatic spinal cord compression overview. NICE Pathways [Internet]; 2020. Disponível em: https://pathways.nice.org.uk/pathways/metastatic-spinal-cord-compression/metastatic-spinal-cord-compression-overview. Acessado em: 15 jul 2020.

10. Spencer K, Parrish R, Barton R, Henry A. Palliative radiotherapy. BMJ. 2018; 360:k821.

11. Lawton AJ, Lee KA, Cheville AL, et al. Assessment and Management of Patients With Metastatic Spinal Cord Compression: A Multidisciplinary Review. J Clin Oncol. 2019; 37:61.

12. Laufer I, Rubin DG, Lis E, et al. The NOMS framework: approach to the treatment of spinal metastatic tumors. Oncologist. 2013; 18:744.

Hemorragias

64

Juliana dos Santos de Oliveira Victor

Introdução

Pacientes com câncer avançado em cuidados paliativos podem apresentar sangramento de diversas formas. Sangramentos agudos propiciam cenários sempre dramáticos para o paciente e sua família, atingindo cerca de 10% a 20% dos pacientes com câncer em fase avançada. Este pode representar causa de morte imediata em 6% a 10% dos casos, a chamada hemorragia terminal.[1]

Abordagem das hemorragias de acordo com o sítio de sangramento e a etiologia

A ocorrência de sangramentos em pacientes em cuidados paliativos (CP) pode estar diretamente relacionada à patologia de base (neoplasias, distúrbios de coagulação etc.) ou a tratamentos (anti-inflamatórios, uso de anticoagulantes). Pode ainda ser secundária a condições benignas, como úlceras gastrointestinais ou fissuras. É importante determinar o sítio do sangramento, gravidade das perdas sanguíneas (amenização, impacto hemodinâmico), provável etiologia e reversibilidade do quadro e contexto em que o paciente se encontra.

Cabe ressaltar que qualquer medida a ser tomada deve levar em conta as expectativas do paciente/familiares e os objetivos do cuidado. Os riscos e desconfortos possivelmente associados à terapêutica podem, muitas vezes, ser maiores que seus potenciais benefícios, em especial no contexto de fim de vida.

- Medidas específicas para hemorragias localizadas[2,3]

  Ver Quadro 64.1.

- Medidas específicas para hemorragias generalizadas[4]

Plasma fresco congelado deve ser utilizado naqueles pacientes com deficiência específica de algum fator de coagulação, naqueles pacientes em que a reversão do efeito do anticoagulante oral é urgente e em pacientes que serão submetidos a procedimento cirúrgico de urgência.[2] A transfusão de plaquetas não está indicada profilaticamente, e sua indicação deve ser individualizada conforme a possibilidade de tratamento da doença de base e condições clínicas do paciente (Quadro 64.2).[5]

Quadro 64.1. Tratamento específico de acordo com a causa do sangramento.

Sítio de sangramento	Prováveis causas	Tratamento específico
Hemoptise	• Neoplasia pulmonar primária • Metástases pulmonares • Embolia pulmonar	• Ressecção cirúrgica • *Stent* via broncoscopia • Radioterapia • Nebulização com adrenalina
Sangramento de cabeça e pescoço	• Neoplasia primária • Mucosite	• Bastão de nitrato de prata (epistaxe) • Bochechos com antifibrinolítico • Curativo/tampão com antifibrinolítico • Embolização arterial • Cirurgia • Radioterapia
Sangramento vaginal	• Neoplasia ginecológica primária • Infiltração por neoplasia de bexiga ou reto	• Cirurgia • Radioterapia • Embolização arterial
Hematúria	• Neoplasia vesical primária • Infiltração por neoplasia ginecológica • Cistite actínica ou pós-quimioterapia	• Sondagem vesical com sonda de 3 vias e irrigação com solução fisiológica (SF) 0,9% • Antifibrinolítico intravesical • Cirurgia • Cistoscopia • Irrigação com solução de alumínio 1% • Radioterapia • Oxigenoterapia hiperbárica
Hemorragia digestiva alta	• Neoplasia primária de esôfago, estômago, duodeno • Varizes esofágicas • Úlcera gástrica	• Inibidor de bomba de prótons • Sucralfato • Somatostatina • Cirurgia • Radioterapia • Intervenções endoscópicas (ligadura elástica, crioterapia, termocoagulação)
Hemorragia digestiva baixa	• Neoplasia colorretal primária • Infiltração por neoplasia de bexiga • Doença hemorroidária, fissura anal	• Cirurgia • Radioterapia • Intervenções endoscópicas (ligadura elástica, crioterapia, termocoagulação)
Sangramento de úlceras de pele	• Neoplasia de pele e partes moles • Úlceras de pressão	• Curativo com antifibrinolítico • Radioterapia

◆ Medidas gerais para todos os tipos de sangramento

O manejo do sangramento precisa ser individualizado e depende da causa subjacente, da probabilidade de reverter ou controlar essa causa e da taxa de benefício do tratamento.

Para pacientes em cuidados paliativos exclusivos, a proposta terapêutica deverá respeitar as diretivas antecipadas de vida, se disponíveis. Em contrário, acesso aos dados prognósticos do paciente, avaliação do grau de conhecimento e aceitação da doença pelo paciente e familiares, e sobretudo do desejo manifesto por eles, poderão auxiliar na tomada de condutas.[6]

Hemorragias   331

Quadro 64.2. Tratamento específico nas causas de origem hematológica.

Manifestação clínica	Prováveis causas	Tratamento específico
Deficiência de fatores de coagulação	• Uso excessivo de anticoagulantes • Insuficiência hepática	• Suspensão da medicação anticoagulante • Reposição de vitamina K: 2,5 mg a 10 mg EV/IM/SC
Plaquetopenia	• Neoplasias hematológicas • Infiltração de medula óssea por neoplasia não hematológica • Toxicidade medular pós-quimioterapia e radioterapia	• Suporte transfusional

Quadro 64.3. Medidas gerais para pacientes com sangramentos.[2,5,7]

Identificar pacientes em risco
• História de hemorragia recente (< 5 dias) ou hemotransfusão
• Plaquetopenias severas
• Leucemias refratárias
• Mielodisplasias
• Infecção associada
• Desnutrição
• Neoplasias metastáticas
• Cirrose
• Tromboembolismo

Discussão multidisciplinar e estabelecimento de plano de cuidado
• Envolver toda a equipe, paciente e familiares na tomada de decisões
• Levar em consideração fatores relacionados ao paciente e suas preferências

Medidas gerais
• Aplicar compressão externa em caso de sangramento visível
• Utilizar toalhas e lençóis escuros
• Posicionamento adequado no leito
• Oxigenoterapia suplementar
• Ter disponível material para aspiração de vias aéreas
• Oferecer apoio psicológico
• Preparar medicamentos para iniciar sedação paliativa, se indicada

Medidas de reanimação
• Solução salina
• Transfusão de sangue e derivados
  − Concentrado de hemácias deve ser indicado nos pacientes em que se espera melhora da fadiga e/ou dispneia
• Vasopressores, se indicados

Tratamento específico
• Tratamentos sistêmicos com agentes antifibrinolíticos: ácido tranexâmico é o de escolha por seu efeito mais duradouro
  − Oral: 1-1,5 mg em duas tomadas diárias
  − Endovenoso: 10-15 mg/kg/dose, em duas a quatro doses diárias
  − Bochechos: 500 mg/5 mL; bochecho com 10 mL, em até quatro doses diárias
  − Curativo: embeber gaze em solução a 500 mg/5 mL
  − Intravesical: 100 mL de solução a 5%, duas vezes ao dia

O manejo adequado envolve uma avaliação detalhada, incluindo uma revisão de episódios hemorrágicos anteriores, doenças passadas, estressores psicossociais (incluindo nível de apoio familiar) e medicamentos como anti-inflamatórios não esteroidais (AINE) ou anticoagulantes. O exame físico deve focar em se o sangramento é focal ou se ocorre em vários locais. Exames como um hemograma ou um perfil de coagulação podem revelar uma doença sistêmica, enquanto estudos endoscópicos ou angiografia podem revelar o local do sangramento.[1]

Mesmo em pacientes que não apresentam proposta de tratamento específico, hemorragias podem ser contornadas com sucesso, sem medidas obstinadas, permitindo que eles usufruam de algum tempo de sobrevida com qualidade.

Os pacientes e as famílias que enfrentam a perspectiva ou realidade de sangramento maciço requerem amplo apoio psicológico (Quadro 64.3).

Sangramento terminal

Naqueles casos em que a hemorragia é maciça e eminentemente fatal, o foco do atendimento deverá proporcionar alívio do sofrimento para o paciente e seus familiares, com tratamento rápido e eficaz da dor, e eventual sedação para aqueles com sangramento refratário e intolerável.[8] Quando indicada, a sedação deve ser prontamente iniciada.[9] Hemorragia maciça refratária é uma das poucas situações nas quais o início da sedação é uma medida emergencial, independentemente de concordância ou autorização do paciente ou familiares, dada a dramaticidade do quadro e intenso sofrimento físico e emocional decorrentes dele. Assim, pode ser bastante útil identificar pacientes de alto risco de evolução para hemorragia maciça, para que a possibilidade de sedação emergencial seja abordada fora do contexto da emergência, facilitando a tomada de decisão.

REFERÊNCIAS BIBLIOGRÁFICAS

1. Cherny N, Fallon M, Kaasa S, Portenoy R, Currow D. Oxford Textbook of Palliative Medicine. 5 ed. Oxford University Press; 2015.

2. Sood R, et al. Management of bleedingin palliative care patients in the general internal medicine ward: a systematic review. Ann Med Surg. 2020; 50:14-23.

3. D, et al. Therapeutic options for intractable hematuria in advanced bladder cancer. Int J Urol. 2013; 20:651-60.

4. Prommer E. Management of bleeding in the terminally ill patient. Hematology. 2005; 10(3):167-75.

5. Estcourt L, Stanworth S, Murphy M. Platelet transfusions for patients with haematological malignancies: who needs them? Br J Haematol. 2011; 154:425-40.

6. Carvalho R, et al. Manual da Residência de Cuidados Paliativos: Abordagem Multidisciplinar. São Paulo: Manole; 2018.

7. Twycross R, Wilcock A, Howard P. Palliative Care Formulary. Nottingham: Palliativedrugs.com Ltd; 2015.

8. Ubogagu E, Harris D. Guideline for the management of terminal haemorrhage in palliative care patients with advanced cancer discharged home for end-of-life care. BMJ Support Palliat Care. 2012; 2:294-300.

9. Coradazzi A, Santana M, Caponero R. Cuidados Paliativos: Diretrizes para Melhores Práticas. São Paulo: MG; 2019. 232 p.

Convulsões

65

Ricardo Borges da Silva

As crises epilépticas representam um importante desafio na complexa interação com os pacientes na fase final de vida. O diagnóstico das alterações do estado de consciência ao final da vida é, por si só, desafiador: pode ser confundido com *delirium* ou agitação, estado pós-ictal, estado epiléptico não convulsivo, desidratação, alterações metabólicas ou novas patologias intracerebrais, tais como hemorragia ou isquemia.[1]

No contexto das crises epilépticas, diversas condições podem requerer cuidados paliativos; não apenas tumores cerebrais primários ou metastáticos (10% a 30% dos adultos com câncer), mas também acidente vascular encefálico isquêmico, hemorragia intracerebral, doenças neurodegenerativas e condições não neurológicas (insuficiência hepática ou renal terminais).[2]

O tratamento com drogas antiepilépticas (DAE) requer cuidado devido ao potencial efeito sedativo dessas medicações, uma vez que é mais provável que os pacientes sejam idosos, tenham mais interações medicamentosas e mais comorbidades. Outra consideração importante nesse contexto é a adequação da via de administração, uma vez que nem sempre a via oral está disponível.[1]

Uma vez que a semiologia das crises epilépticas em cuidados paliativos é escassa, os achados em pacientes idosos podem ser extrapolados (menos elementos clônicos e maior proporção de estado não convulsivo). Pode haver baixa prevalência de estado epiléptico em pacientes em cuidados paliativos, porém a alta prevalência de redução do nível de consciência de causas indeterminadas pode mascarar a presença de crises epilépticas.[1]

A avaliação diagnóstica depende de uma adequada coleta de informações (principalmente de quem testemunhou um ou mais de um evento), de uma interpretação adequada do eletroencefalograma e de exames de imagem. A ressonância tem maior sensibilidade, mas a tomografia causa menor desconforto para a realização, e tais exames devem ser solicitados apenas quando os achados prováveis terão alguma abordagem adicional.[1]

Testes laboratoriais são úteis para diferenciar crises epilépticas e eventos não epilépticos (mudanças paroxísticas ou episódicas do nível de consciência, do comportamento ou de movimento). A dosagem sérica das drogas antiepilépticas é útil quando a intoxicação é um diagnóstico diferencial.

Alguns princípios devem ser seguidos na terapia antiepiléptica:
1. Respeito aos desejos e possibilidades do paciente por meio do plano avançado de cuidado;
2. Qualidade de vida como objetivo;
3. Consideração sobre o tratamento atual e possibilidades futuras;
4. Garantia de aplicabilidade prática.[1]

Manejo agudo de crises e estado de mal epiléptico (EME)

Como a maioria das crises epilépticas é autolimitada, não há necessidade de tratamento com DAE durante ou após cada crise. Em pacientes em cuidados paliativos, o efeito sedativo pode durar mais tempo que o usual. O uso agudo de DAE deve ser restrito ao EME ou a crises em série.

Os desfechos podem ser melhorados pelo uso precoce e efetivo das DAE. O tratamento precoce reduz o tempo de internação hospitalar e diminui o risco de internação em unidade de terapia intensiva.[3]

Os pacientes devem ser agudamente tratados se a duração da crise for maior que cinco minutos ou se duas ou mais crises ocorrem sem recuperação do estado pós-ictal entre elas. A escolha do tratamento depende do local onde o paciente está sendo tratado: domicílio, hospital ou *hospice*.[1]

O tratamento mais efetivo do EME precoce é o uso endovenoso de benzodiazepínico, capaz de controlar a crise em dois terços dos casos.[4]

No contexto dos cuidados paliativos, apesar da falta de evidências sobre a melhor escolha, recomenda-se o uso de doses menores e repetidas, se for necessário. Além disso, o uso de lorazepam EV tem uma farmacocinética potencialmente melhor que o diazepam (dose entre 0,2-0,5 mg/kg), porém não é disponível e a eficácia de ambos é semelhante. De modo alternativo, pode-se utilizar midazolam, por via endovenosa, oral, intramuscular, subcutânea ou nasal.[5]

Dados de metanálise recente demonstraram que a administração não endovenosa de midazolam representa uma alternativa prática, rápida, razoavelmente segura e efetiva em comparação ao lorazepam endovenoso ou ao diazepam intravenoso ou retal, como primeira linha de tratamento em EME fora do ambiente hospitalar.[5]

O uso intranasal é uma maneira segura e indolor de administrar medicamentos de alta absorção. É possível ofertar midazolam por meio do uso de um atomizador nasal, que libera uma fina nuvem de partículas com 30 μm a 100 μm de diâmetro.

Em pacientes hospitalizados, o manejo inicial do EME utilizando a via endovenosa segue as recomendações gerais, uma vez que quanto mais precoce o tratamento, maiores as chances de resolução do quadro. A Tabela 65.1 oferece uma proposta de tratamento baseada em recomendações atuais, utilizando drogas que parecem ser mais efetivas e seguras. Não existe nenhuma evidência de que uma é superior à outra.[3]

Assim, devido à menor disponibilidade de algumas drogas em nosso meio, a utilização de drogas mais conhecidas é razoável: fenitoína (15 a 20 mg/kg – velocidade máxima de 50 mg/min) ou fenobarbital (10 a 20 mg/kg – velocidade máxima de 100 mg/min).[5] As drogas recomendadas na literatura atual sugerem que o perfil de tolerância do levetiracetam é melhor, principalmente em situações em que a sedação é um efeito colateral indesejado.[5]

No EME refratário ao uso de anticonvulsivantes, o uso de midazolam em infusão contínua é a opção mais coerente. Para 31% a 43% dos pacientes o uso de anticonvulsivantes não controla o EME refratário. Pode haver necessidade de discutir e implementar a sedação paliativa. As crises convulsivas são um dos sintomas mais traumáticos para os familiares e profissionais de saúde ao cuidar de um paciente em processo ativo de morte, sendo necessárias discussões prévias em pacientes de alto risco.[6]

Em situações específicas, tais como em casos de hipertensão intracraniana devido a tumores cerebrais, a busca e correção das condições associadas podem ajudar, devendo sempre ser ponderados os riscos e os benefícios das intervenções diagnósticas e terapêuticas.

Tabela 65.1. Proposta de tratamento para estado de mal epiléptico (EME) em cuidado paliativo.

		Hospital	Domicílio ou *hospice*	Desfecho
Estágio 1 (5-10 min)	Fase precoce (premonitória)	Diazepam EV 5-10 mg; repetir após 5 min, se necessário, até o máximo de 20 mg OU midazolam 10 mg IM (repetir, se necessário) OU lorazepam 0,1-0,2 mg/kg (se disponível)	Midazolam bucal ou intranasal 0,2 mg/kg (5-10 mg) OU diazepam 10 mg via retal (repetir, se necessário) OU midazolam 10 mg IM (repetir, se necessário)	Melhor
Estágio 2 (10-30 min)	EME estabelecido	Levetiracetam EV 30-60 mg/kg, máx.: 500 mg/min (repetir em 10 min, se necessário) E/OU lacosamida 5 mg/kg EV em 15 min. Alternativa: valproato EV 20-30 mg/kg/min (repetir em 10 min se necessário)	Na ausência de acesso EV: 1-2 g de levetiracetam em SF 0,9% 100 mL em 30 min por via subcutânea e, se necessário, lacosamida 200 mg em 20 min via subcutânea. Repetir, se necessário, ou repetir benzodiazepínico administrado	
Estágio 3 (30-60 min)	EME refratário	Midazolam em bólus 0,2 mg/kg EV, seguido de 0,1-0,5 mg/kg/h em infusão contínua OU propofol em bólus 2 mg/kg, seguido de 4-10 mg/kg/h em infusão contínua	Considerar sedação paliativa	
Estágio 4 (> 24 h)	EME super-refratário	Considerar sedação paliativa	Considerar sedação paliativa	Pior

Fonte: Adaptada de Grönheit W[1] e Trinka E.[4]

REFERÊNCIAS BIBLIOGRÁFICAS

1. Grönheit W, Popkirov S, Wehner T, Schlegel U, Wellmer J. Practical Management of Epileptic Seizures and Status Epilepticus in Adult Palliative Care Patients. Front Neurol. 2018; 9:595.

2. Noh T, Walbert T. Brain Metastases: clinical manifestations, symptom management and palliative care. In: Schiff D, van den Bent MJ (eds.). Handbook of Clinical Neurology. Elsevier; 2018. v. 149. [3rd series].

3. Kälviäinen R, Reinikainen M. Management of prolonged epileptic seizures and status epilepticus in palliative care patients. Epilepsy Behav. 2019; 101(Pt B):106288.

4. Glauser T, Shinnar S, Gloss D, Alldredge B, Arya R, Bainbridge J, et al. Evidence-based guideline: treatment of convulsive status epilepticus in children and adults: report of the guideline committee of the American epilepsy society. Epilepsy Curr. 2016; 16:48-61.

5. Trinka E, Kälviäinen R. 25 years of advances in the definition, classification and treatment of status epilepticus. Seizure; 2017.

6. Trinka E, Hofler J, Leitinger M, Rohracher A, Kalss G, Brigo F. Pharmacologic treatment of status epilepticus. Expert Opin Pharmacother. 2016; 17:513-34. PMID: 26629986.

Hipercalcemia Maligna

66

Cristhiane da Silva Pinto

A hipercalcemia maligna (HM) é um distúrbio metabólico comum em tumores sólidos, tais como de mama, pulmão, próstata, rim, bem como em alguns tumores de cabeça e pescoço e no mieloma múltiplo. Está intimamente relacionada a risco à vida e prognóstico reservado. Ocorre em 10% a 30% dos pacientes com câncer e é caracterizada por níveis séricos de cálcio (Ca^{++}) maiores que 10,5 mg/dL (2,63 mmol/L).[1] É geralmente subdiagnosticada, e tratada em menos de 40% dos pacientes hospitalizados.[2] É uma complicação potencialmente fatal, com expectativa de vida curta,[3] considerada uma emergência oncológica; por isso, não pode faltar no diagnóstico diferencial e necessita de tratamento rápido e eficaz!

Neste capítulo, abordaremos apenas as causas relacionadas ao câncer, que diferem com o tipo de tumor, com a presença de metástases ósseas e com o estágio da doença.[2] Podemos dividi-las em três categorias básicas:

1. **Humoral:** produção de proteína anômala similar ao paratormônio (PTHrP) ou 1,25(OH)2D. É responsável por cerca de 80% dos casos de HM.[1,2]
2. **Osteolítica:** ocorre pela alta produção de citocinas inflamatórias circulantes, que ativam osteoclastos via RANKL, gerando diferenciação e reabsorção óssea, juntamente com a incapacidade para excretar o cálcio através do rim.[2] Podem ser responsáveis por até 20% dos casos.[1]
3. **Causas raras:** podemos destacar a síndrome de imobilização e medicamentos (ácido retinoico, vitaminas A e D, lítio, paratormônio [PTH]).[2]

As principais proteínas de ligação do Ca^{++} no sangue são a albumina e a globulina. Para o cálculo do Ca^{++} ionizado utilizamos a seguinte fórmula:

$$Ca^{++}_{corrigido} = Ca^{++}_{sérico} + [(4 - alb) \times 0,8] \text{ g/dL}$$

Atualmente, preconiza-se a dosagem do Ca^{++} ionizado, por ser mais fidedigno, principalmente em pacientes com alterações de albumina e/ou globulina.[4]

Tabela 66.1. Manifestações clínicas da hipercalcemia

	Leve	Moderada	Grave
Neurológicas	• Ansiedade • Depressão • Fadiga	• Alterações cognitivas • Hiporreflexia	• Letargia • Confusão mental • Estupor • Coma
Gastrointestinais	• Anorexia • Constipação	• Náuseas • Vômitos • Perda de peso	• Pancreatite • Doença ulcerosa péptica
Cardiovasculares	• Encurtamento do intervalo QT • Depressão do segmento ST • Prolongamento do intervalo PR	• Encurtamento do intervalo QT • Depressão do segmento ST • Prolongamento do intervalo PR	• Arritmia • Taquicardia ventricular • Parada cardíaca
Musculoesquelética	–	• Fadiga	• Fadiga
Renal	• Poliúria	• Desidratação	• Doença renal aguda • Insuficiência renal

Manifestações clínicas

Os sinais e sintomas da HM variam muito e dependem do nível sérico de Ca^{++} e da velocidade de instalação. A HM costuma ser de instalação mais abrupta que outras causas de hipercalcemia. Podemos dividi-la em leve ($Ca^{++}_{corrigido}$ de 10,5 a 11,9), moderada ($Ca^{++}_{corrigido}$ de 12 a 13,9) e grave ($Ca^{++}_{corrigido}$ maior que 14).[5] A suspeita diagnóstica é dificultada pela não especificidade dos sintomas que podem ser atribuídos a doenças de base. Pode ocasionar inúmeros sintomas, que resumiremos na Tabela 66.1.[5]

Abordagem diagnóstica

Uma vez confirmada a hipercalcemia, o próximo passo é determinar a fisiopatologia, visando a definição do melhor tratamento a ser usado.[5] Devemos dosar o nível sérico de PTH para descartar hiperparatireoidismo primário em pacientes com bom *performance status* e prognóstico maior que seis meses, em que o tratamento dessa condição pode melhorar a qualidade de vida.[5]

Quando o PTH é normal, deve-se avaliar a presença de metástases ósseas e verificar os níveis de vitamina D, que podem apontar para linfomas subjacentes.

A função renal dos pacientes deve ser avaliada, lembrando que a insuficiência renal pode estar intimamente relacionada com a absorção de Ca^{++}.

Tratamento

O tratamento da HM sintomática tem como objetivo a correção da desidratação e o aumento da excreção renal de Ca^{++}. É necessária hidratação venosa com fluidos isotônicos, pois a desidratação diminui a perfusão renal, com diminuição da excreção do Ca^{++}.[5] O uso de diuréticos de alça (p. ex., furosemida) não é indicado como rotina, pois ocasiona a depleção de fluidos, sem necessariamente aumentar a excreção renal de Ca^{++}. Fica restrito aos pacientes com sinais de hipervolemia (doses de 20-40 mg IV, a cada 12 h).

Bisfosfonatos (BF)

São potentes no tratamento da hipercalcemia grave resultante do excesso de reabsorção óssea de qualquer causa, incluindo a HM. Atualmente são o principal tratamento utilizado.[4]

Foi realizado na Austrália um estudo de coorte retrospectivo (n = 63) em paciente de cuidados paliativos, para determinar a reversibilidade da HM, avaliando controle de sintomas e diminuição dos níveis séricos de Ca++ após o uso dos BF. O estudo conclui que pacientes paliativos apresentam melhora significativa na sobrevida e no controle de sintomas quando tratados com BF intravenosos (IV), e, por isso, seu uso não está contraindicado nessa população.[3]

A tolerabilidade do tratamento costuma ser grande, com baixo risco de hipocalcemia secundária sintomática. Aumento nos níveis de creatinina pode ocorrer, mas não está descrita injúria renal grave.[3] O efeito colateral mais importante é a osteonecrose de mandíbula. Os BF mais utilizados atualmente são:

- Pamidronato: 60-90 mg IV, infundido por 2-6 h → início de ação em 48 h → duração 3-4 semanas.
- Ácido zoledrônico: 3-4 mg IV, infundido por 15-30 min → início de ação em 48 h → duração de 3-4 semanas.

Nitrato de gálio (NG)

Inibe a reabsorção óssea pela inibição da bomba de prótons adenosina-trifosfato-dependente, presente na membrana dos osteoclastos.[4] Atua inibindo a secreção de PTH. Ao contrário dos BF, parece atuar na hipercalcemia mediada e não mediada pelo PTHrP.[4] Como desvantagens, tem o potencial moderado de nefrotoxicidade e a necessidade de administração em infusão contínua durante cinco dias. A dose comumente utilizada é de 200 mg por m^3 de superfície corporal por dia, tendo início de ação em quatro dias e duração do efeito por cerca de duas semanas. O NG não é usado de rotina no Brasil.

Glicocorticoides

Os glicocorticoides podem ser usados no tratamento da HM, pois em alguns casos de granulomatoses e em alguns linfomas temos um aumento na produção de 1,25(OH)2D. Os glicocorticoides reduzem, geralmente, as concentrações séricas de Ca++, pois diminuem a produção de 1,25(OH)2D ativada nas células.[4]

Denosumabe

Foi aprovado pelo Food and Drug Administration (FDA) para a prevenção de eventos esqueléticos em pacientes com tumores sólidos, prevenção de fraturas em mulheres com osteoporose e, recentemente, para HM.[6] O denosumabe é um anticorpo monoclonal que inibe a ativação do RANKL, reduzindo a absorção óssea por meio da inibição do desenvolvimento, ativação e sobrevivência dos osteoclastos.[7]

Estudos internacionais recentes avaliaram que seu uso no tratamento de HM persistente, em pacientes com resposta incompleta ou recidiva após uso de BF, reduziu efetivamente o Ca++ em 64% dos pacientes.[6] A dose comumente utilizada é de 120 mg por via subcutânea (SC), semanalmente, por quatro semanas. O início de ação é de sete a dez dias, com duração de três a quatro meses.

Outros motivos para avaliar seu uso são: *clearance* de creatinina menor que 30 e/ou história de intolerância ao BF. A hipocalcemia é um dos principais efeitos adversos desse medicamento, sendo maior e mais sintomática do que a que ocorre com o uso do ácido zoledrônico.[6]

Cinacalcet

Aprovado para uso no carcinoma da paratireoide em 2004, atua como um calcimimético, interagindo no CaSR (receptor de sensor de Ca++) em células da paratireoide e regulando a liberação de PTH. O CaSR apresenta-se também no tecido ósseo e renal, desempenhando um papel importante na homeostasia do cálcio.[8]

Ainda não existem ensaios clínicos com seu uso além do carcinoma de paratireoide, embora existam relatos de casos com bons resultados. Em um caso de paciente com tumor neuroendócrino de pâncreas, demonstrou uma redução definitiva do cálcio e importante melhora clínica do paciente.[9]

Conclusão

A literatura do início dos anos 1990 sugere uma sobrevida mediana de um a três meses após o surgimento da HM. Em um estudo retrospectivo de 126 pacientes com doença refratária à quimioterapia, a sobrevida mediana foi de um mês e a mortalidade foi de 75% em três meses. Nos pacientes em tratamento ativo, a sobrevida mediana foi de quatro meses. Outro estudo de análise retrospectiva, com quase 8 mil pacientes, avaliou sobrevida de 25% em 12 meses.[10] Em um estudo recente de 138 pacientes com HM, a sobrevida mediana foi de 52 dias.[10]

Embora exista terapia eficaz para controlar os níveis séricos de Ca^{++}, a HM indica prognóstico ameaçador, sugerindo câncer avançado e frequentemente refratário. Embora as terapias mencionadas diminuam os sintomas, não há evidências na mudança da história natural das doenças de base.

REFERÊNCIAS BIBLIOGRÁFICAS

1. Higdon ML, Atkinson CJ, Lawrence KV. Oncologic Emergencies: Recognition and Initial Management. Am Fam Physician. 2018; 97(11):741-8.

2. Žokková I. Hypercalcemia. Pathophysiological Aspects. Physiol Res. 2016; 65:1-10.

3. Mallik S, Mallik G, Macabulos ST, Dorigo A. Malignancy associated hypercalcaemia-responsiveness to IV bisphosphonates and prognosis in a palliative population. Support Care Cancer. 2016; 24:1771-7.

4. Kingsley UI, Agu CE, Nwosu TF. Critical review of hypercalcemia. J Med Allied Sci. 2017; 7(1).

5. Feldenzer KL, Sarno J. Hypercalcemia of Malignancy. J Adv Pract Oncol. 2018; 9(5):496-504.

6. Milhem MM, Mahmood A, Leidy J. Denosumab Use in a Patient with Bisphosphonate-Resistant Humoral Hypercalcemia of Malignancy. Marshall J Med. 2016; 2(1).

7. Giri D, Ramakrishnan R, Hayden J, Brook L, Das U, Mughal MZ, et al. Denosumab Therapy for Refractory Hypercalcemia Secondary to Squamous Cell Carcinoma of Skin in Epidermolysis Bullosa. World J Oncol. 2015; 6(2):345-8.

8. Sheehan M, Tanimu S, Tanimu Y, Engel J, Onitilo A. Cinacalcet for the Treatment of Humoral Hypercalcemia of Malignancy: An Introductory Case Report with a Pathophysiologic and Therapeutic Review. Case Rep Oncol. 2020; 13:321-9.

9. Valdes-Socin H, Almanza MR, Fernández-Ladreda MT, Daele DV, Polus M, Chavez M, et al. Use of cinacalcet and sunitinib to treat Hypercalcaemia due to a pancreatic neuroendocrine tumor. Arch Endocrinol Metab. 2017; 61(5).

10. Sternlicht H, Glezerman IG. Hypercalcemia of malignancy and new treatment options. Ther Clin Risk Manage. 2015; 11:1779-88.

Obstrução Intestinal Maligna

67

Roni Chaim Mukamal

Introdução e epidemiologia

A obstrução intestinal se caracteriza por uma redução parcial ou completa do fluxo do conteúdo intestinal no tubo digestivo, podendo ser mecânica ou funcional, e quando causada pelo câncer é chamada de obstrução intestinal maligna. Os seguintes critérios são utilizados para esse diagnóstico: evidência clínica de obstrução intestinal (história/exame físico/radiológico) e obstrução intestinal além do ligamento de Treitz, no contexto de um diagnóstico de câncer intra-abdominal com doença incurável ou diagnóstico de câncer primário não intra-abdominal com doença intraperitoneal.[1]

A obstrução intestinal maligna se apresenta com mais frequência em pacientes com câncer de abdome ou pélvico e geralmente é mais comum em estágio avançado. Os locais anatômicos de obstrução mais comuns são o intestino delgado, em 64%; intestino grosso, em 20%; e saída gástrica, em 16%. A obstrução do intestino grosso é menos frequente que a obstrução do intestino delgado, e as causas diferem substancialmente.[2]

As neoplasias com maior risco de obstrução intestinal são o câncer de ovário, colorretal e gástrico. As metástases de cânceres extra-abdominais causando obstrução intestinal maligna são incomuns, e quando acontecem são geralmente devidas ao câncer de mama, pulmão e melanoma.[2]

Etiologia e fisiopatologia

Entre os pacientes com câncer com obstruções do intestino delgado, as aderências são a principal causa em 50% a 80% dos casos.[4] A enterite por radiação ocasionada pela terapia de radiação, que induz alterações adesivas e fibróticas no mesentério do intestino delgado, é tardia e geralmente se desenvolve um ano ou mais após o término do tratamento. A radioterapia também pode causar serosite, que pode levar à dismotilidade intestinal.[3]

As etiologias malignas incluem obstrução intraluminal por um tumor primário ou uma recorrência local do tumor e compressão externa por metástases peritoneais envolvendo o intestino e/ou o mesentério adjacente, e predominam no intestino grosso.[4]

Na obstrução intraluminal, há uma lesão obstrutiva intrínseca, sendo a neoplasia colorretal a causa mais comum de obstrução do intestino grosso (> 60%).[2] A compressão extrínseca pode ocorrer por depósitos peritoneais ou massas tumorais. Além disso, a inflamação do pericâncer pode levar a aderências. O envolvimento do tumor mesentérico e omental pode angular o intestino e provocar uma oclusão extramural do intestino.[1]

A obstrução intestinal parcial ou completa promove danos ao epitélio intestinal, provocando uma reação inflamatória local, gerando edema, hiperemia e produção de mediadores de inflamação, como prostaglandinas, polipeptídeos intestinais vasoativos e mediadores nociceptivos, e aumentando a resposta inflamatória.[1]

Quadro clínico e avaliação diagnóstica

O quadro clínico da obstrução intestinal será determinado pelo nível de obstrução (Tabela 67.1) e de modo geral inclui dor abdominal paroxística do tipo cólica, sensação de plenitude, náusea, vômito, perda de apetite e incapacidade de evacuar ou liberar flatos. Já os achados físicos incluem abdome distendido e sensível, com ou sem massa palpável.

Na obstrução intestinal proximal ocorre obstrução ao nível do estômago ou intestino delgado proximal, geralmente apresentando início abrupto de dor abdominal e náusea/vômito em grandes volumes, com as náuseas aliviadas pelos episódios de vômito. A perda de secreções gástricas devido aos vômitos repetidos pode levar a alcalose metabólica e hipocalemia. A distensão abdominal pode estar ausente na obstrução proximal.[4]

A obstrução intestinal distal ocorre ao nível do intestino delgado distal, cólon ou reto e geralmente apresenta início insidioso e progressivo dos sintomas, incluindo dor abdominal, obstipação e distensão abdominal. A distensão abdominal é mais pronunciada do que a observada na obstrução do intestino proximal.[1] À medida que a obstrução progride de parcial para completa, os sintomas passam gradualmente de náusea e dor com cólica, com vômitos ocasionais, para dor com menos cólica, mas com sintomas gastrointestinais maiores e distensão abdominal. Se não tratada, a obstrução intestinal levará à isquemia intestinal e, em alguns casos, perfuração intestinal e peritonite.[1]

A avaliação diagnóstica se apoia no quadro clínico, exames laboratoriais e radiológicos. Esses últimos são fundamentais para avaliar o nível de obstrução e também a extensão e evolução tumoral.

Os exames laboratoriais avaliam a presença de distúrbios metabólicos, anemia e leucocitose. Anormalidades graves (leucocitose extrema, acidose metabólica ou láctica) podem sugerir isquemia intestinal. Já os marcadores tumorais, como carcinoembrionário (CEA) e antígeno cancerígeno 125 (CA-125), têm pouca utilidade, e em poucos casos podem indicar piora na carga tumoral.[5]

Tabela 67.1. Diferenças entre nível de obstrução.

Obstrução intestinal	Proximal	Distal
Início dos sintomas	Abrupto	Insidioso e progressivo
Vômitos	Aquoso ou bilioso em grande quantidade e pouco odor	Pouco volume, odor e particulado Pode estar ausente
Distensão abdominal	Pode estar ausente	Mais proeminente
Ruídos intestinais	Sem alterações	Hipoativos
Anorexia	Presente	Pode estar ausente
Dor	Periumbilical, intermitente	Visceral e profunda

Adaptada de Ripamonti C, Mercadante S. Bowel obstruction. In: Hanks GW, *et al.* (ed.). Oxford Textbook of Palliative Medicine. 4 ed. Oxford: Oxford University Press; 2015. 919 p.

A radiografia é o estudo inicial de imagem, podendo mostrar a presença de distensão intestinal e níveis de fluido aéreo, e pode identificar pneumoperitônio. A obstrução do intestino grosso é caracterizada na radiografia por cólon dilatado proximal e sem ar distal ao local da obstrução.[6] A tomografia computadorizada (TC) abdominopélvica pode fornecer informações clinicamente mais relevantes que a radiografia e determinar o local e grau de obstrução, identificar metástases, isquemia ou perfuração do intestino. Outros exames contrastados e a ressonância podem ser utilizados também, quando disponíveis.[7]

Manejo terapêutico

O manejo dos pacientes com câncer com obstrução intestinal deve ser individualizado, levando em consideração a condição clínica de cada paciente, estágio do câncer e *performance status*, comorbidades e preferências e desejos do paciente, envolvendo os familiares e equipe assistente.

Na obstrução colorretal mais aguda, uma colostomia temporária com desvio pode servir como ponte para cirurgia definitiva. Os *stents* metálicos autoexpansíveis também podem aliviar temporariamente a obstrução intestinal e permitir uma cirurgia definitiva após a otimização do paciente.[8] Entre 6% e 50% dos pacientes serão considerados inoperáveis, e alguns fatores são associados a maus resultados cirúrgicos, como: idade acima de 65 anos, presença de ascite, tumor recorrente e/ou residual ou em múltiplos sítios, carcinomatose peritoneal, hipoalbuminemia e baixo *performance status*.[8,9]

O manejo dos sintomas deve focar em aliviar náuseas, vômitos e dor abdominal, permitir a ingestão por via oral e favorecer a alta hospitalar, conforme as preferências do paciente e fase da doença oncológica. A via subcutânea é a opção preferencial, e pode-se aproveitar um acesso venoso, se existir.

As sondas nasogástricas podem promover a descompressão temporária do trato gastrointestinal e reduzir náusea, vômito e dor. No entanto, não é uma solução realista em longo prazo, tendo em vista o desconforto que provocam. Com isso, são utilizadas em alguns pacientes selecionados e devem ser removidas quando possível. A hidratação com fluidos contendo glicose e eletrólitos de 1.000 a 1.500 mL/dia é recomendada, porém deve ser revista na fase final de vida para evitar sobrecarga fluida e piora de sintomas. Já a nutrição parenteral é medida limitada e reservada apenas a casos em que haja proposta cirúrgica mais bem-definida.

A dor pode se apresentar de forma contínua e/ou em cólica. A dor contínua deve ser tratada conforme a escala de dor da Organização Mundial da Saúde (OMS), e o opioide de escolha é a morfina, tendo perfil seguro e podendo ser usada por via venosa ou subcutânea. A dor em cólica deve ser tratada com anticolinérgicos como a escopolamina, podendo se associar aos opioides.

No controle das náuseas e vômitos, utilizam-se medicamentos que reduzem as secreções gastrointestinais como anticolinérgicos (escopolamina e glicopirrolato) e a somatostatina (octreotide); e os antieméticos que atuam no sistema nervoso central, como a metoclopramida e o haloperidol. A metoclopramida possui ação procinética e antidopaminérgica central, sendo a droga de escolha na obstrução intestinal parcial, mas não deve ser utilizada nas obstruções completas, pois piora a náusea, vômito e cólica. Na obstrução intestinal total, a droga de escolha é o haloperidol, um antagonista da dopamina e um potente supressor da zona de gatilho quimiorreceptora. Outras opções são a ondansetrona, os anti-histamínicos e a clorpromazina.[10] Dentre as drogas antissecretoras, utiliza-se a escopolamina, e em situações em que não haja boa resposta, pode-se utilizar o ocreotide, um análogo da somatostatina que é efetivo no controle secretor.[9,10] O corticoide pode ser prescrito, agindo na diminuição do edema de alça, da massa tumoral e nos fatores inflamatórios locais. Todas essas drogas possuem efeitos adversos que devem ser monitorados principalmente em idosos, pacientes caquéticos e com insuficiência renal e hepática. Nestes, deve-se começar com doses baixas, reavaliar continuamente e, se necessário, interromper e trocar a medicação. As drogas, doses e vias são sugeridas na Tabela 67.2.

Tabela 67.2. Sugestão de drogas, dosagem e via preferencial.

Antieméticos	
Metoclopramida	10-20 mg SC, HD ou EV a cada 4 horas
Ondansetrona	8 mg a cada 8 horas, SC, HD ou EV
Neurolépticos	
Haloperidol	0,5-2 mg 6/6 horas SC ou HD; infusão contínua: 5-15 mg/dia
Clorpromazina	50-100 mg/8 h, SC ou HD (irritação da pele)
Anti-histamínicos	
Ciclizina	100-150 mg/dia, SC ou retal
Dimenidrinato	50-100 mg/dia, SC, HD ou EV
Anticolinérgicos	
Escopolamina	40-120 mg/dia, EV, SC ou HD
Antissecretoras	
Octreotide	0,2-0,9 mg/dia, infusão contínua HD ou EV
Corticoides	
Dexametasona	6-16 mg/dia, SC, HD ou EV

SC: subcutânea; EV: endovenoso; HD: hipodermóclise.

Considerações finais

O manejo dos pacientes com obstrução intestinal maligna é um grande desafio e exige amplo envolvimento de oncologistas, cirurgiões e da equipe de cuidados paliativos para garantir o controle de sintomas adequado e evitar desnecessárias intervenções que possam contribuir para uma jornada de maior sofrimento.

REFERÊNCIAS BIBLIOGRÁFICAS

1. Ripamonti C, Mercadante S. Bowel obstruction. In: Hanks GW, et al. (ed.). Oxford Textbook of Palliative Medicine. 4 ed. Oxford: Oxford University Press; 2015. 919 p.

2. Ripamonti C, Mercadante S. Pathophysiology and management of malignant bowel obstruction. In: Hanks GW, et al. (ed.). Oxford Textbook of Palliative Medicine. 4 ed. Oxford University Press; 2010. 850 p.

3. Prost À la Denise J, Douard R, Malamut G, et al. Small bowel obstruction in patients with a prior history of cancer: predictive findings of malignant origins. World J Surg. 2014; 38:363.

4. Maung AA, Johnson DC, Piper GL, et al. Evaluation and management of small-bowel obstruction: an Eastern Association for the Surgery of Trauma practice management guideline. J Trauma Acute Care Surg. 2012; 73:S362.

5. Gore RM, Levine MS. Textbook of Gastrointestinal Radiology. 3 ed. Philadelphia: Saunders/Elsevier; 2008.

6. Sinha R, Verma R. Multidetector row computed tomography in bowel obstruction. Part 1. Small bowel obstruction. Clin Radiol. 2005; 60:1058.

7. Amelung FJ, Mulder CL, Verheijen PM, et al. Acute resection versus bridge to surgery with diverting colostomy for patients with acute malignant left sided colonic obstruction: Systematic review and meta-analysis. Surg Oncol. 2015; 24:313.

8. Medina-Franco H, García-Alvarez MN, Ortiz-López LJ, Cuairán JZ. Predictors of adverse surgical outcome in the management of malignant bowel obstruction. Rev Invest Clin. 2008; 60:212.

9. Dalal KM, Gollub MJ, Miner TJ, et al. Management of patients with malignant bowel obstruction and stage IV colorectal cancer. J Palliat Med. 2011; 14:822.

10. Gupta M, Davis M, LeGrand S, et al. Nausea and vomiting in advanced cancer: the Cleveland Clinic protocol. J Support Oncol. 2013; 11:8. 1986; 146:2021-3.

Manejo das Emergências em Domicílio 68

Milena Chagas Ramos

Introdução

Não raro, os objetivos dos pacientes e profissionais de saúde são incongruentes. Enquanto os emergencistas são treinados para avaliação, estabilização e tratamento da condição aguda, o paciente com necessidades paliativas requer o controle de sua condição angustiante.[1] Embora incomum, a limitação da terapia e os desejos do paciente de acordo com os cuidados no final da vida devem ser discutidos precocemente, preferencialmente com uma diretiva antecipada.[2] Como o cenário usual não é esse, as situações de emergências do paciente com necessidades paliativas são de suma importância para se iniciar abordagens de fim de vida com pacientes e familiares.[3]

Porém, para tal, nos deparamos com fortes dilemas éticos e precisamos nos perguntar: é possível definir medidas paliativas em situações agudas dentro ou fora do hospital, de pacientes dos quais não conhecemos a história prévia e com os quais não temos vínculo algum? Como fazer?

Nos dias atuais, existem no Brasil diversas empresas públicas e privadas que prestam serviços de atendimento às urgências pré-hospitalares.

Quando falamos de emergências domiciliares, pensamos em dois cenários prioritariamente: (1) os pacientes assistidos por empresas de *homecare*, que podem ou não estar em regime de internação domiciliar, nas suas diferentes modalidades, e (2) os pacientes sem assistência domiciliar.

Habitualmente, os pacientes com algum suporte domiciliar prévio possuem informações mais precisas acerca das doenças de base. Além disso, seus familiares possuem um grau maior de compreensão sobre sua condição, o que facilita em muito o manejo das situações de emergência.

O manejo de pacientes em domicílio possui algumas peculiaridades. Se, por um lado, o ambiente pode ser hostil e impregnado de comoção familiar, por outro, pode nos fornecer dados preciosos sobre a condição do indivíduo, que poderão ser utilizadas na tomada de decisão.

Situações de emergência

Os motivos de acionamento dos serviços de atendimento pré-hospitalar pouco diferem das causas de admissão nos departamentos de urgência/emergência hospitalares. As mais frequentes continuam sendo dispneia/desconforto respiratório; dor intensa (geralmente oncológica); hemorragias; e parada cardiorrespiratória, sendo essa última a situação mais dramática no que tange à tomada de decisão.

Quando estamos no ambiente domiciliar, podemos identificar de imediato alguns sinais de fragilidade do paciente, que nos ajudarão mais rapidamente na definição de condutas, tais como: a presença de objetos e mobiliário, como cama hospitalar, colchão casca de ovo, cadeira de rodas, cadeira de banho, presença de andador, dentre outros; além da condição clínica do doente, como imobilidade, posição viciosa, caquexia severa, uso de sondas e presença de lesões por pressão.

O manejo da dor, dispneia e demais sintomas já foram discutidos nos capítulos anteriores, não havendo diferença na terapêutica em si, entre os ambientes intra e pré-hospitalar. Ao contrário do que se pensa, muito pode ser feito no domicílio. É importante termos em mente que uma identificação rápida desses pacientes e estratégias para evitar medidas mais invasivas, sem, no entanto, desassistir o doente, podem utilizadas, a exemplo do posicionamento no leito, aspiração de vias aéreas, e medidas farmacológicas. O tempo e disponibilidade da equipe dentro do domicílio deve ser o suficiente para um adequado controle do quadro.

Para isso, deve-se ter em mãos medicações essenciais, como morfina, midazolam e buscopan simples, para uso preferencialmente subcutâneo ou por hipodermóclise. Esse arsenal é especialmente importante no contexto de fase ativa de morte, situação não rara no domicílio. Outras medicações que também podem ser utilizadas em situações de emergências paliativas domiciliares incluem: furosemida, corticoides, haloperidol, amplictil (clorpromazina), transamin (que pode ser por via inalatória, em casos de hemorragias de vias aéreas superiores, ou venosa). Antibióticos para infecções da comunidade também podem ser utilizados.

Outro ponto fundamental no atendimento domiciliar é o acolhimento do paciente e seus familiares, que muitas vezes têm nesse ambiente uma forma explícita do sofrimento. É importante termos a consciência de que uma comunicação inadequada em situações de emergência pode trazer danos irreparáveis ao paciente e seus familiares. Em sua maioria, esses indivíduos são carentes de cuidado em todas as suas esferas (física, social, psicoemocional e espiritual), muitos deles com dificuldade de acesso aos serviços de saúde. Não obstante, a identificação dessas necessidades paliativas deve ser feita pela equipe de atendimento pré-hospitalar. Isso requer um acolhimento e cuidado ainda maior nas tomadas de decisão.

Cabe ressaltar que o cenário extra-hospitalar, principalmente o não domiciliar, a exemplo dos pacientes em via pública ou em estabelecimentos comerciais, exige da equipe de assistência maior coesão no atendimento, segurança nas condutas e equilíbrio emocional.

Parada cardíaca

Com o envelhecimento da população e aumento da expectativa de vida, as ocorrências de parada cardiorrespiratória (PCR) em pacientes mais idosos estão se tornando cada vez mais frequentes e a definição de idoso frágil num cenário de PCR se torna bastante difícil.[3]

Um estudo feito na Áustria em 2016, envolvendo 2.223 pacientes, mostrou que os idosos mais frágeis tiveram desfechos excepcionalmente ruins após parada cardíaca pré-hospitalar, o que demanda uma melhor identificação desse grupo de pacientes, a fim de reduzir condutas desnecessárias.[4] A decisão de reanimação ou não no ambiente extra-hospitalar deve ser feita à luz dos princípios bioéticos, considerando os benefícios reais do ato e de suas consequências, a fim de não causar maiores prejuízos e perda de dignidade no fim da vida.

Nos casos de pacientes encontrados em óbito ou em fase ativa de morte, é importante realizar o acolhimento, oferecendo a escuta e realizando abordagem ao luto. Sempre que possível, fornecer a declaração de óbito, a fim de facilitar os trâmites burocráticos e minimizar sofrimento. Deve-se oferecer ajuda para colocar o paciente no cômodo mais adequado, permitindo assim a realização de despedida e/ou rituais, caso seja o desejo dos envolvidos. As orientações devem ser passadas para, no mínimo, duas pessoas, com a confirmação do entendimento. Sempre que possível, realizar monitoramento após o atendimento para o devido acolhimento e encerramento do ciclo do cuidado. Esse monitoramento pode ser feito por qualquer membro da equipe.

Remoção do paciente

A decisão de remover ou não o paciente do domicílio deve ser tomada com toda a cautela, levando em consideração majoritariamente o benefício e garantia de conforto para o paciente. Após controle do agravo agudo, sempre que houver condições favoráveis, seja pela facilidade do internamento domiciliar para a continuidade da terapêutica instituída; pelo cuidado ofertado no domicílio pelos cuidadores; ou pelo desejo expresso do paciente em permanecer em sua residência, o mesmo poderá permanecer no domicílio. Se for optado pela remoção, deve-se avaliar criteriosamente qual o tipo de leito e suporte mais adequado, explicando de forma clara para o paciente e familiares o plano de cuidados. Em ambos os casos, deve-se fazer um breve relatório datado, informando sobre o atendimento realizado, contendo principais sintomas, impressão e conduta adotada.

Conclusão

A introdução de cuidados paliativos durante o atendimento de emergências, seja no ambiente hospitalar ou pré-hospitalar (domiciliar ou não), é de suma importância para a integração precoce desse cuidado no processo de adoecimento do paciente, o que pode afetar positivamente a qualidade de vida e reduzir custos para o sistema de saúde.

Diretrizes internacionais recentes discutiram ética em reanimação extensivamente e colocaram a autonomia do paciente como um dos pontos principais. As comorbidades devem ser levadas em consideração nos idosos, visto que uma deterioração pode diminuir consideravelmente a qualidade de vida; e uma qualidade de vida aceitável com uma função cognitiva relativamente intacta deve ser o objetivo final da reanimação cardiorrespiratória.[4] O que norteará as condutas, seja no contexto de PCR ou qualquer outro agravo agudo, é o olhar ampliado do profissional de saúde e o reconhecimento da condição de cada indivíduo, juntamente à sua implicação no processo dos doentes que viabilizará esse tipo de cuidado. Os profissionais devem compreender os princípios éticos e buscar conhecimentos técnicos antes de se envolverem em uma situação real em que as decisões de emergência precisam ser tomadas.

Lembre-se: não foram nossos pacientes que nos escolheram, fomos nós que escolhemos cuidar deles.

REFERÊNCIAS BIBLIOGRÁFICAS

1. Köstenberger M, Neuwersch S, Weixler D, et al. Prevalence of palliative care patients in emergency departments. Wien Klin Wochenschr. 2019; 131:404-9. doi: 10.1007/s00508-019-1530-5.

2. Roedl K, Jarczak D, Becker S, Fuhrmann V, Kluge S, Muller J. Long-term neurological outcomes in patients aged over 90 years who are admitted to the intensive care unit following cardiac arrest. Resuscitation. 2018; 132:6-12.

3. Glajchen M, et al. A Rapid Two-Stage Screening Protocol for Palliative Care in the Emergency Department: A Quality Improvement Initiative. J Pain Symptom Manage. 2011; 42(5):657-62.

4. Sulzgruber P, Sterz F, Poppe M, Schober A, Lobmeyr E, Datler P, et al. Age-specific prognostication after out-of-hospital cardiac arrest – The ethical dilemma between 'life-sustaining treatment' and 'the right to die' in the elderly. Eur Heart J Acute Cardiovasc Care. 2017; 6(2):112-20. doi: 10.1177/2048872616672076.

5. Bossaert LL, Georgiou M, et al. European Resuscitation Council Guidelines for Resuscitation. Resuscitation. 2015; 95:302-11.

6. Brasil. Ministério da Saúde. Resolução n.º 41, de 31 de outubro de 2018. Dispõe sobre as diretrizes para a organização dos cuidados paliativos, à luz dos cuidados continuados integrados, no âmbito Sistema Único de Saúde (SUS). Brasília, DF: Diário Oficial da União; 2018 nov 8. 276 p. [Edição 225. Seção 1].

PARTE 9

Condições Crônicas

Insuficiência Cardíaca

69

Daniel Battacini Dei Santi

Conceitos gerais

As doenças do aparelho circulatório são a principal causa de morte no mundo. A insuficiência cardíaca (IC) é uma síndrome complexa, resultado final de diversas patologias, sendo que 80% dos acometidos falecem em até cinco anos.[1,2] Segundo o DATASUS, no Brasil, mais de 350 mil mortes por ano são atribuídas a doenças do aparelho circulatório (mais de 26 mil especificamente por IC), em comparação aos 220 mil óbitos por câncer. O desenvolvimento de novas tecnologias e terapêuticas leva ao aumento da expectativa de vida e maior prevalência de IC, projetando o crescimento das necessidades de cuidados paliativos (CP).[3,4]

Segundo a Organização Mundial da Saúde (OMS),[5] dos pacientes que no final da vida necessitam de CP, 38% são por doenças cardiovasculares, maior que por câncer (34%). Contudo, é menor a probabilidade de pacientes cardiopatas receberem CP.[2,6] Estes falecem mais em hospitais e unidades de tratamento intensivo (UTI), e o encaminhamento para *hospice* é menos frequente e mais tardio (últimos dias de vida).

Há falta de reconhecimento das necessidades de CP na cardiologia, o que poderia agregar cuidado e melhorar a qualidade de vida de pacientes e demais envolvidos. Dado o curso longo da IC (até décadas), entremeado por episódios de descompensação e recuperação, a percepção de médicos, pacientes e familiares sobre a finitude e prognóstico difere da do câncer. A morte não é uma preocupação tão real, e a sensação de imortalidade é reforçada cada vez que há a recuperação de um piora aguda. Ainda é vista como "doença benigna", pois se imagina que sempre é possível realizar alguma nova intervenção para reverter as intercorrências e adiar a morte, dificultando a inserção dos CP.[2-4]

Insuficiência cardíaca – curso de doença e tratamento

A IC é a incapacidade do coração de suprir as demandas metabólicas tissulares, ou quando são feitas com elevadas pressões de enchimento. Ocorre por alterações estruturais e/ou funcionais, que levam a sintomas de baixo débito cardíaco ou congestão.[1] É crônica, progressiva e incurável, de curso variável em tempo e intensidade. É comum estabilidade e boa funcionalidade nos primeiros anos se houver tratamento adequado, sendo este individualizado e direcionado para a patologia de base.[1,3,4,7]

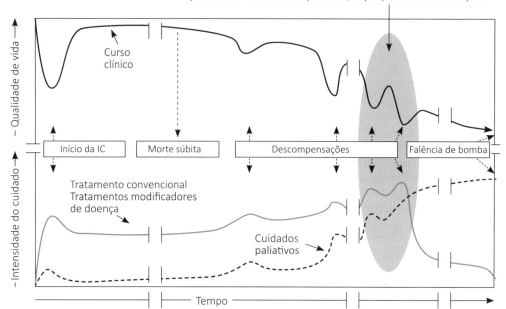

FIGURA 69.1. O segmento superior mostra a evolução natural da IC, com a perda progressiva de funcionalidade e episódios de descompensação. No segmento inferior: a diferença de importância do tratamento modificador de doença e CP ao longo da evolução. A área cinza sinaliza a transição em que as terapias modificadoras já não agregam melhorias à saúde ou não são possíveis, tornando as intervenções de CP prioritárias no final de vida. DAV: dispositivo de assistência ventricular. (Adaptada de AHA.[4])

Com a evolução da doença, há piora dos sintomas, da qualidade de vida e funcionalidade,[4,7] levando à crescente necessidade de novos e mais avançados recursos, como a soma de medicamentos, intervenções percutâneas, dispositivos ou cirurgias (de acordo com indicação). As descompensações se tornam mais graves e frequentes, assim como a menor resposta às intervenções, período no qual há maiores demandas de CP (Figura 69.1). O número e frequência das descompensações é variável, o que torna difícil e desafiadora a tarefa de identificar a fase terminal de doença e o final de vida.

As principais causas de descompensações são: má aderência ao tratamento, infecções, arritmias e a própria progressão natural da cardiopatia. No estágio terminal, ao menos que seja adotada alguma nova intervenção significativa, capaz de modificar a doença (p. ex., otimização da terapia clínica, troca valvar, transplante etc.), é esperado que a cada episódio de descompensação ocorra perda funcional quando comparado aos níveis prévios, estabelecendo patamares basais cada vez mais baixos.[3,4]

Pacientes com cardiopatia têm, ainda, risco maior de falecer de morte súbita, decorrente de uma arritmia ventricular fatal, o que a diferencia de outras patologias.[1,3,4] Configura uma morte inesperada, geralmente sem sinais precedentes, podendo ocorrer em fases precoces da doença quando nem paciente ou família cogitam a possibilidade de morte.

Identificação da terminalidade e final de vida

A heterogeneidade de apresentação da IC e seu padrão de evolução tornam complexo o reconhecimento do final de vida. Para identificar o estágio de doença e tomar decisões, é necessário o entendimento da história clínica, critérios de gravidade, bem como refletir sobre possibilidades terapêuticas, considerando não apenas o tempo de sobrevida esperado, mas perspectivas de funcionalidade, qualidade de vida, necessidades, riscos e custos (diretos e indiretos).[4] Ferramentas prognósticas em IC, como o Seattle *heart failure model*, não são efetivas para reconhecer as necessidades de CP,[2,4,8,9] pois pacientes podem ter boa expectativa de vida e ter seus sofrimentos negligenciados. Não devem ser limitantes para o início as discussões sobre valores e metas, nem de sua referência para serviços de CP.

A American Heart Association classifica IC terminal como estágio D (avançada/refratária),[1,2,4] com pacientes que dependem de inotrópicos, de dispositivos avançados, transplante (Tx) cardíaco ou candidatos a *hospice*. Há vários critérios que podem indicar a fase terminal.[1-4,9,10,12] A presença destes não conclui diagnóstico de terminalidade, mas sim a sua associação, compreendidos dentro do contexto e histórico de doença. Podem ser utilizados como indicadores ("gatilhos") para iniciar reflexões sobre terminalidade e preferências, além de auxiliar no planejamento de cuidados.[4]

Os principais marcadores prognósticos são: baixa funcionalidade, como *palliative performance scale* < 50 ou classe funcional New York Heart Association III/IV (dispneia aos mínimos esforços ou em repouso), disfunção orgânica associada (principalmente síndrome cardiorrenal), consideração sobre terapia dialítica, sintomas de difícil controle, caquexia cardíaca, albumina ou sódio sérico baixos, peptídeo natriurético B mantido alto, necessidade de suporte inotrópico, choques recorrentes de cardioversor-desfibrilador implantável (CDI), impossibilidade ou intolerância a medicamentos que modificam doença, maior necessidade de diuréticos ou seu uso parenteral, e consideração sobre Tx cardíaco ou DAV (dispositivos de assistência ventricular).

A fração de ejeção[1,4,9,11] é um marcador de gravidade, mas pacientes podem apresentar boa funcionalidade e longevidade mesmo com frações baixas, não devendo ser considerado de forma isolada. A fração preservada (> 50%) não exime o paciente de risco de morte, sintomas e perda de qualidade de vida, sendo complexo o seu manejo clínico.[6]

O final de vida é marcado pela recorrência e gravidade das descompensações, piora da funcionalidade, agravamento de sintomas e refratariedade terapêutica, sendo frequente a necessidade de suporte inotrópico, disfunção renal e alta necessidade de diuréticos.

Sintomas mais prevalentes e seu manejo

A avaliação de sintomas deve ser sistemática e ativa.[2,3,6,8,12] Pacientes com doença de longa data se acostumam com os sintomas, minimizando-os, e passam a aceitá-los como algo normal, inerente à doença, com os quais devem conviver, não percebendo que afetam sua qualidade de vida e limitam a sua funcionalidade. Para um bom controle sintomático, é fundamental a adequação terapêutica da IC, principalmente evitando a hipervolemia.

A dispneia é o sintoma mais prevalente, presente em até 90% na IC avançada, em geral por congestão pulmonar, sarcopenia ou comorbidades pulmonares.[2,6,8,10,12] Diuréticos são a principal estratégia, às vezes em associação (tiazídico + alça + antagonista de aldosterona), aliados à restrição da ingesta hídrica. Deve haver a monitorização do peso e sinais de edema/congestão, e empoderar paciente a tomar dose adicional de furosemida e intensificar restrição hídrica, buscando manter o peso ideal. A piora da função renal e edema de alças intestinais fazem necessário o aumento de dose de diurético ou uso parenteral para melhor efeito. Rotinas programadas precoces em hospital-dia, unidades básicas ou domicílio podem prevenir uma descompensação grave e a busca por hospitais. A ultrafiltração é a última modalidade de remoção de fluidos, mas deve ser bem deliberada dentro do plano avançado de cuidados.[4]

Os opioides, em especial a morfina, são os métodos farmacológicos de eleição para controle de dispneia, devendo ser usados em doses baixas. A ventilação não invasiva tem benefício no alívio da dispneia em estados de congestão, caso o paciente a aceite. O oxigênio suplementar pode ser indicado em casos de hipoxemias graves. Decúbito elevado, ventiladores de mão e ambientes ventilados são estratégias simples e eficazes.[2,8,10,12]

Dor é frequente, em especial durante hospitalizações, e piora outros sintomas, como dispneia, fadiga e depressão. A dor crônica é menos tratada em pacientes com IC do que com câncer. Para dor anginosa podem ser usados nitratos, betabloqueadores, bloqueadores de canal de cálcio e a trimitazidina. A dor não anginosa deve ser tratada de acordo com sua fisiopatologia, evitando o uso de anti-inflamatórios não hormonais, pois aumentam a retenção hídrica, o risco de descompensar a IC e de lesão renal.[2,6,8,10,12]

A depressão ocorre em até 70% dos casos na IC avançada, associada à maior taxa de hospitalização, pior qualidade de vida e prognóstico.[2,6,12] Leva a menor aderência ao tratamento e autocuidado, a menos atividade física, ao ganho de peso e à manutenção do tabagismo. Abordagens como terapia cognitivo-comportamental e atividades físicas melhoram qualidade de vida. Há evidência de segurança e efetividade com inibidores seletivos de serotonina e mirtazapina, devendo-se evitar tricíclicos pelos riscos de arritmias.

Cuidados de final de vida específicos da insuficiência cardíaca

No final da vida, a meta terapêutica é o conforto.[2-4,6,7,10,12] Inotrópicos intravenosos, além de conferirem maior funcionalidade, têm papel considerável no controle de sintomas de baixo débito, que podem ter seu controle difícil com outras formas (p. ex., fadiga, mal-estar, dispneia, náuseas/vômitos, convulsões).[2,7,12] Seu uso deve ser com cautela, considerando via de infusão e efeitos colaterais indesejados, como arritmias e flebite.

Os vasodilatadores devem ser continuados enquanto houver tolerância (hipotensão sintomática), auxiliando na compensação hemodinâmica.[10,12] Antiagregantes plaquetários, anticoagulantes, estatinas e hipoglicemiantes perdem função nessa fase, devendo ser descontinuados.[10] Os diuréticos são fundamentais para controle da hipervolemia, sendo a monitorização da função renal e eletrólitos menos relevante nessa fase.[2,6,10,12]

O CDI deve ter sua "função choque" desativada, evitando descargas elétricas desconfortáveis.[2,4,10,12] Uma arritmia maligna no final de vida da IC terminal é entendida como evento natural e esperado, não sendo algo que deva sofrer intervenções, ainda mais por meio de algo doloroso como um choque. Assim, como se entende que não há mais indicações de receber medidas artificiais de manutenção da vida e a morte é um evento possível, o CDI perde sua importância na prevenção de morte súbita. Não é necessária a retirada física do dispositivo, nem de desligar a função marca-passo. A desativação da função choque não leva à morte imediata, o que é uma preocupação comum.

Candidatos a Tx cardíaco ou a DAV, por definição, possuem uma doença terminal, com alta mortalidade, dada a refratariedade aos tratamentos. Portanto, têm, semelhantemente, indicação de CP, não sendo essas abordagens excludentes entre si.[1,4,8] Além de o número de Tx ser muito inferior ao de pacientes que dele necessitam, o sucesso do procedimento não é garantido, com a mortalidade, no Brasil, em torno de 25% no primeiro ano pós-transplante, e com risco de sintomas e de não recuperação de qualidade de vida.[8] Os CP estão indicados desde o momento de consideração do Tx até o seguimento pós-operatório, sendo de grande auxílio, em especial, nas situações que o Tx não se concretiza ou não alcança os desfechos esperados.

Conclusões

Há grande necessidade de CP na cardiologia, porém ainda pouco reconhecidos. O entendimento da IC como condição de alta morbimortalidade é o primeiro passo para a identificação das demandas de CP, com desenvolvimento de estratégias que visem melhorar a assistência aos pacientes, planejamento adequado e maior qualidade de vida.

REFERÊNCIAS BIBLIOGRÁFICAS

1. Comitê Coordenador da Diretriz de Insuficiência Cardíaca. Diretriz Brasileira de Insuficiência Cardíaca Crônica e Aguda. Arq Bras Cardiol. 2018; 111(3):436-539.

2. Sobanski PZ, Alt-Epping B, Currow DC. Palliative care for people living with heart failure: European Association for Palliative Care Task Force expert position statement. Cardiovasc Res. 2020 jan; 116(1):12-27.

3. Goodlin SJ, Hauptman PJ, Arnold R, et al. Consensus statement: Palliative and supportive care in advanced heart failure. J Card Fail. 2004; 10:200.

4. Allen LA, Stevenson LW, Grady KL, et al. Decision Making in Advanced Heart Failure: A Scientific Statement From the American Heart Association. Circulation. 2012; 125:1928-52.

5. Connor SR, Bermedo MCS (eds.). World health organization Global atlas of palliative care at the end of life. Worldwide Hospice Palliative Care Alliance, World Health Organization; 2014.

6. Alpert CM, Smith MA, Hummel SL, Hummel EK. Symptom burden in heart failure: assessment, impact on outcomes, and management. Heart Fail Rev. 2017 jan; 22(1):25-39.

7. Tacon CL, McCaffrey J, Delaney A. Dobutamine for patients with severe heart failure: a systematic review and meta-analysis of randomised controlled trials. Intensive Care Med. 2012 mar; 38(3):359-67.

8. Bayoumi E, Sheikh F, Groninger H. Palliative care in cardiac transplantation: an evolving model. Heart Fail Rev. 2017; 22:605-10.

9. Lee DS, Austin PC, Rouleau JL, et al. Predicting mortality among patients hospitalized for heart failure: derivation and validation of a clinical model. JAMA. 2003; 290:2581.

10. Gadoud A, Jenkins SM, Hogg KJ. Palliative care for people with heart failure: summary of current evidence and future direction. Palliat Med. 2013 out; 27(9):822-8.

11. Salpeter SR, Luo EJ, Malter DS, Stuart B. Systematic review of noncancer presentations with a median survival of 6 months or less. Am J Med. 2012 mai; 125(5):512.

12. Carvalho RT, Rocha JA, Frank EA. Cuidados Paliativos Falências Orgânicas. Editora Atheneu; 2019.

Insuficiência Renal Crônica e Diálise

70

Jonathan Vinícius Lourenço de Souza

Introdução

Sendo a doença renal crônica (DRC) uma condição grave e ameaçadora da vida, não há dúvidas sobre a necessidade dos cuidados paliativos (CP) durante toda a sua trajetória; e a importância destes aumenta proporcionalmente com a progressão da patologia, principalmente no estágio terminal, em que a ocorrência de sintomas é bastante expressiva.[1]

Doença renal crônica e diálise no cenário atual

A terapia renal substitutiva (TRS) é o método artificial pelo qual as substâncias nocivas produzidas pelo metabolismo corpóreo, presentes na corrente sanguínea, são eliminadas do organismo quando os rins nativos não estão aptos a fazê-lo adequadamente. As principais modalidades de TRS são a diálise e o transplante.[2] Diversos estudos têm mostrado que a diálise contribui para a diminuição da qualidade de vida relacionada à saúde (QVRS) nesses doentes.[1]

Pacientes com DRC apresentam altos índices de declínio funcional e carga de sintomas biopsicossociais e espirituais, principalmente na fase terminal, que não são necessariamente melhorados pela diálise, mas podem ser piorados por meio desse método.[3] Aumento do número de hospitalizações, admissões em unidades de terapia intensiva (UTI) e outros tratamentos invasivos são mais frequentes para pacientes com DRC no último mês de vida em comparação com outras doenças crônicas graves. Grande parte dos pacientes em diálise morre submetido às modalidades de suporte avançado de vida (SAV), recebendo alta intensidade de cuidados muitas vezes indesejados e desproporcionais à fase de evolução da doença e condição clínica atual.[4]

Nesse contexto, nos últimos anos houve um amadurecimento da Legislação Brasileira e das práticas médicas, admitindo-se a finitude humana como processo natural da vida. Sob respaldo da Resolução 1.805/2006 do Conselho Federal de Medicina, reiterada e ampliada pela última atualização do Código de Ética Médica, com a Resolução 2.217/2018, é permitido ao médico limitar ou suspender procedimentos e tratamentos que prolonguem o processo de morrer de forma artificial, nas condições clínicas terminais e irreversíveis, à custa do aumento do sofrimento do doente, desde que sejam oferecidos ao mesmo todos os CP disponíveis e apropriados.[5] Essas decisões, de caráter bioético, devem ser compartilhadas com o paciente, sua família e demais profissionais da saúde envolvidos no cuidado. Assim, o princípio da dignidade humana presente no Artigo 1º, inciso III, da Constituição da República Federativa do Brasil de 1988 é garantido como critério maior de qualidade em fim de vida.

Atualmente, há uma tendência em individualizar a indicação de TRS, principalmente em populações cuja diálise pode incidir em piora da QVRS, como idosos com mais de 75 anos, pacientes que apresentam dependência para as atividades básicas de vida diária decorrente de diversas etiologias, *status* nutricional comprometido, fragilidade sociofamiliar, comorbidades crônicas graves, baixa expectativa de vida, entre outras.[6]

Cuidado paliativo renal

O cuidado paliativo renal (CPR) pode ser definido como um modelo interdisciplinar de assistência centrada no indivíduo, cujo objetivo é melhorar a QVRS e preservar a dignidade humana por meio de estratégias como adequada comunicação com o paciente e seus familiares, tomada de decisão compartilhada, planejamento de cuidados e manejo de sintomas totais, incluindo cuidados de fim de vida e luto. O CPR pode ser exercido por meio do manejo conservador abrangente (MCA) ou concomitantemente às terapias prolongadoras da vida, como a diálise e o transplante.[1,6]

Manejo conservador abrangente

O MCA é uma das práticas do CPR,[1,6] cujos objetivos consistem em estratégias para otimizar a QVRS e preservar a função renal residual (FRR) pelo maior tempo possível. É importante salientar que o MCA não contempla os métodos de TRS. Portanto, torna-se uma opção de tratamento viável e de qualidade para pacientes que estão aptos à TRS, mas que não desejam fazê-la, que provavelmente não se beneficiarão em iniciá-la ou que não têm mais indicação de permanecer nessa modalidade, seja por indicação médica ou desejo pessoal.

Para a classe médica, sobretudo nefrologistas, ainda é muito difícil a escolha de não indicar diálise. Suspendê-la pode ser uma das decisões que mais envolve sofrimento e negação por parte da equipe assistente.[7] A medicina brasileira ainda está voltada para o ato de curar, quando seu objetivo primeiro deveria ser o cuidar. Como propõe Blasco:[8] "confortar sempre, aliviar com frequência, curar algumas vezes", nessa ordem. Em nossa sociedade, há a dificuldade de aceitar a finitude humana como algo natural e inerente ao ciclo da vida. Devido a isso, a prática da obstinação terapêutica ou distanásia ainda é comum na atualidade.

No contexto da DRC, é possível que a trajetória natural da fase terminal e irreversível evolua com sintomas controlados, desde que o indivíduo seja assistido de maneira minuciosa por equipe multiprofissional e interdisciplinar qualificada em cuidados de fim de vida, atenta aos detalhes e disposta a acolher o paciente e seus familiares sempre que necessário. Morrer não precisa ser sinônimo de sofrimento, abandono, medo e dor. Cuidar até o fim é zelar pela dignidade humana.

Diálise paliativa

A diálise paliativa (DP) é uma das modalidades de TRS que tem como objetivo o controle de sintomas para a melhora da QVRS, sem ter como alvo atingir parâmetros clássicos de adequabilidade do método. Assim, o paciente é o centro do cuidado e seu bem-estar torna-se muito mais importante do que índices numéricos.[9]

O principal sintoma a ser controlado na DP é a dispneia decorrente da congestão pulmonar por sobrecarga volêmica, sobretudo em indivíduos anúricos ou que apresentam FRR insuficiente para o controle efetivo dos fluidos corporais.

Hemodiálise incremental

Chamamos de hemodiálise incremental (HDI) a modalidade de CPR cuja prescrição é ajustada para a FRR do paciente, de forma individualizada, a fim de preservá-la pelo maior tempo possível. Pode também ser considerada um método de transição entre a hemodiálise (HD) convencional e a suspensão desta.

Idosos frágeis são os que mais sofrem com os efeitos deletérios da hipotensão durante a HD convencional (principalmente devido ao hipofluxo cardíaco e cerebral), e isso contribui para a aceleração do declínio cognitivo e funcional.[10] Dessa forma, por meio da menor frequência semanal e tempo de permanência à modalidade, é possível retardar a velocidade de perda da FRR, contribuindo assim para melhora da QVRS.

Paciente como centro do cuidado

As evidências atuais indicam que as práticas dos cuidados de fim de vida não condizem com as preferências dos pacientes com DRC terminal.[11]

A maioria dos pacientes com DRC terminal experimentarão declínio funcional progressivo associado às manifestações de sofrimento total. Portanto, é necessário prever essas condições e comunicá-las precocemente ao doente, caso o mesmo deseje obter tais informações, possibilitando que as diretivas antecipadas de vontade (DAV) da finitude da vida sejam expressadas. Segundo a Resolução do CFM 1.995/2012, tais decisões podem ser registradas em prontuário, com validação legal.[12]

As DAV devem refletir o desejo do paciente e não de seus familiares, médico ou equipe assistente. Porém, é importante salientar que decisões técnicas são decisões médicas. Pelo princípio bioético da autonomia, o paciente ou seu representante legal podem recusar as modalidades de SAV oferecidas pelo médico quando há indicação delas (beneficência), desde que haja entendimento de todos os envolvidos sobre os riscos inerentes dessa recusa. Entretanto, pelo princípio da não maleficência, se o médico avaliar que não há indicação de SAV, o paciente não deverá ser submetido às modalidades disponíveis apenas pelo desejo próprio ou de seu representante legal. Em outras palavras, o médico, dispondo do conhecimento técnico sobre a fase de evolução da doença, chance de reversibilidade da situação clínica e prognóstico, e avaliando as opções e possibilidades de tratamento modificador da doença, funcionalidade atual e *status* nutricional do doente, determinará quando não há indicação de SAV, não cabendo ao paciente e seus familiares a responsabilidade e o pesar dessa decisão. Dessa forma, à ausência da indicação de qualquer modalidade de TRS, o médico e demais profissionais da saúde deverão informar o paciente e/ou seus familiares sobre tal situação, explicando os motivos, esclarecendo as dúvidas e traçando de maneira compartilhada o planejamento de cuidados proporcionais, levando em consideração os valores do indivíduo.[13,14]

Considerações finais

A DRC terminal, devido à sua gravidade e complexidade, traz ao paciente inúmeros sintomas indesejáveis que reduzem a QVRS. Dessa forma, esses indivíduos necessitam de tratamento interdisciplinar assistido, que deve ser instituído o mais precocemente possível, a fim de alcançar maiores taxas de sucesso terapêutico.

Cuidados paliativos devem ser oferecidos a todos os portadores de DRC, principalmente na fase terminal, incluindo aqueles que não têm benefícios com TRS ou cuja meta de tratamento é baseada na qualidade em vez de quantidade de vida.

Pacientes idosos são possíveis candidatos ao MCA, uma vez que tendem a apresentar mais riscos do que benefícios com a terapia dialítica. DP pode ser uma grande aliada no controle de hipervolemia e consequente dispneia em pacientes que ainda toleram tal procedimento e têm maior expectativa de sobrevida. HDI deve ser prescrita tendo como foco o indivíduo e não parâmetros numéricos.

É importante que o paciente e seus familiares sejam incluídos às decisões de planejamento de cuidados visando ao tratamento centrado na pessoa e não na doença. As DAV devem ser respeitadas sempre que possível, sendo registradas em prontuário. Cabe ao médico a responsabilidade de avaliar e orientar se há ou não indicação de SAV.

REFERÊNCIAS BIBLIOGRÁFICAS

1. Davison SN, Levin A, Moss AH, et al. Executive summary of the KDIGO Controversies Conference on Supportive Care in Chronic Kidney Disease: developing a roadmap to improving quality care. Kidney Int. 2015; 88:447.

2. Riella MC. Princípios de Nefrologia e Distúrbios Hidroeletrolíticos. 6 ed. Guanabara Koogan; 2018.

3. Thamer M, Kaufman JS, Zhang Y, et al. Predicting Early Death Among Elderly Dialysis Patients: Development and Validation of a Risk Score to Assist Shared Decision Making for Dialysis Initiation. Am J Kidney Dis. 2015; 66:1024.

4. Rachoin J-S, Weisberg LS. Renal Replacement Therapy in ICU. Crit Care Med. 2019 mai; 47(5):715-21.

5. Brasil. Resolução CFM n.º 2.217, de 27 de setembro de 2018. Diário Oficial da União; 2018 nov 1. 179 p. Disponível em: https://sistemas.cfm.org.br/normas/visualizar/resolucoes/BR/2018/2217. Acessado em: 4 out 2020.

6. Tavares APS, Santos CGS, Martins CT, Neto JB, Silva AMM, Lotaif L, et al. Kidney Supportive Care: an update of the current state of the art of palliative care in CKD patients. JBN; 2020.

7. Shah HH, Monga D, Caperna A, Jhaveri KD. Palliative care experience of US adult nephrology fellows: a national survey. Ren Fail. 2014; 36:39.

8. Blasco PG. A ordem dos fatores altera o produto. Reflexões sobre a educação médica e cuidados paliativos. Educ Med. 2018; 19(2):104-14.

9. Tentori F, Hunt A, Nissenson AR. Palliative dialysis: Addressing the need for alternative dialysis delivery modes. Seminars in dialysis. Wiley Online Library; 2019.

10. Murea M, Moossavi S, Garneata L, Kalanta-Zadeh K. Narrative Review of Incremental Hemodialysis. Kidney Int Rep. 2020; 5(2):135-48.

11. Grubbs V, Moss AH, Cohen LM, et al. A palliative approach to dialysis care: a patient-centered transition to the end of life. Clin J Am Soc Nephrol. 2014; 9:2203.

12. Brasil. Resolução CFM n.º 1.995, de 9 de agosto de 2012. Dispõe sobre as diretivas antecipadas de vontade dos pacientes. Diário Oficial da União; 2012 ago 31. p. 269-70. Disponível em: https://sistemas.cfm.org.br/normas/visualizar/resolucoes/BR/2012/1995. Acessado em: 9 out 2020.

13. Pommer W, Wagner S, Thumfart J. Conservative Care, Dialysis Withdrawal and Palliative Care: Results from a Survey of a Non-Profit Dialysis Provider in Germany. Kidney Blood Pressure Res; 2019.

14. Tanaka M, Kodama S. Ethical issues around the withdrawal dialysis treatment in Japan. Asian Bioeth Rev; 2020.

Síndrome da Fragilidade

71

Filipe Tavares Gusman
Virgílio Garcia Moreira

Introdução

A síndrome de fragilidade é uma condição clínica amplamente estudada nas últimas três décadas. Entretanto, a despeito de tantas informações, a construção de seu conceito é ampla e complexa. Sua definição foi postulada[1] como uma síndrome associada à redução da reserva de múltiplos sistemas, comprometendo a função fisiológica dos sistemas orgânicos e culminando com um conjunto de desfechos indesejáveis. Atualmente, mais do que uma definição, há um constructo para tal condição.[2] A síndrome de fragilidade é reconhecida como uma vulnerabilidade orgânica associada ao envelhecimento que traz para o organismo participante, diante de eventos estressantes, uma espiral negativa de desfechos indesejáveis.[2]

Este capítulo tem como objetivo apresentar informações pontuais sobre a síndrome de fragilidade e sua correlação com os cuidados paliativos.

Definições operacionais

Várias são as formas de identificarmos a síndrome de fragilidade. O constructo baseado em aspectos biológicos é o mais aceito e com o maior número de publicações em todo o mundo.[2] Entretanto, existem outras formas de verificação da condição.[3] Rockwoood *et al.* propõem um modelo de acúmulo de déficits, um conjunto de limitações em vários órgãos e sistemas como critério para a fragilidade. Sua verificação se dá por meio da identificação desses inúmeros distúrbios, incluindo incapacidade e comorbidades.[4] Fried *et al.* propõem o modelo com hipóteses fisiopatológicas baseadas em pilares em que a sarcopenia, o distúrbio imunológico e o distúrbio endócrino são seus alicerces. Esse modelo é conhecido como fenótipo da fragilidade.[5] Há também um modelo multidimensional, incluindo, além dos aspectos físicos, domínios sociais e psicológicos.[2]

No Brasil, em 2018, foi estabelecido um consenso[2] caracterizando a síndrome de fragilidade como uma entidade biológica, endossando os conceitos iniciais de Campbell e Buchner.[1] Contudo, reconheceu também um constructo mais amplo, além dos aspectos biológicos: a vulnerabilidade. A rede de amparo social, aspectos psicológicos, condições socioeconômicas e aspectos cognitivos são levados em consideração, justificados pelas inúmeras e claras evidências

Tabela 71.1. Instrumentos para a avaliação de fragilidade e vulnerabilidade validados no Brasil.

Fragilidade	Vulnerabilidade
Fenótipo da fragilidade	Tilburg Frailty Scale
Clinical frailty scale	Edmonton Frail Scale
	Kihon Frail Scale
	IVCF-20

Fonte: Adaptada de Lourenço *et al.* Consenso brasileiro de fragilidade em idosos: conceitos, epidemiologia e instrumentos de avaliação. 2018. GGA. 2018; 12(2):121-35.

desses elementos sobre os desfechos indesejáveis observados nessa população.[2] Na Tabela 71.1, podemos observar os principais instrumentos utilizados na avaliação da síndrome de fragilidade e vulnerabilidade já validados em nossa realidade.

A busca por um instrumento simples, prático e com acurácia adequada é alvo de toda a ciência. Entretanto, nenhum dos testes até então estudados possui sensibilidade e especificidades suficientes para defini-lo como um padrão.[2] A abordagem do idoso, dentro do conceito da avaliação geriátrica ampla (AGA), ainda é o método padrão-ouro para identificação do indivíduo vulnerável.

Síndrome de fragilidade e cuidados paliativos

Cesari *et al.* postulam que, diante do envelhecimento populacional e a complexidade das interações entre capacidade funcional, comorbidades e fragilidade, um novo paradigma de cuidado deve ser estabelecido. Na visão dos autores, o manejo geriátrico será focado no fim da "era das doenças", e o manejo da fragilidade será analisado como paradigma essencial das políticas públicas que virão.[6]

Quatro são os pilares básicos do manejo da síndrome da fragilidade: nutrição, movimento, redução da polifarmácia e reposição de substâncias, caso deficientes.[7] O aspecto nutricional endossa a observação de inúmeros estudos. O indivíduo frágil está com quadro de gasto calórico reduzido e, em sua espiral de déficits, em um balanço nitrogenado negativo.[7] Os exercícios, em especial a associação de atividades de resistência e os aeróbicos, atuam em conjunto com estímulo muscular – sarcopenia – aumentando sua síntese proteica sinergicamente com a dieta.[7] A polifarmácia, identificada como o uso de cinco ou mais drogas pelo idoso, representa um potencial de interações prejudiciais a esse aparato fisiológico já sensibilizado. Identificar quais as drogas potencialmente nocivas faz parte da boa prática e fornece melhor evidência para o manejo do idoso frágil. É importante salientar que não somente o número de medicações, mas também a qualidade da substância administrada devem ser considerados, ambos guiados pelo prognóstico que o paciente apresenta.[8] Estudos observam que aqueles idosos com níveis de vitamina D reduzidos têm razão de chance significativamente mais elevada de evoluir com fragilidade do que aqueles com níveis adequados. Da mesma forma, suplementação desnecessária é associada a malefícios expressos.[7]

Trabalho em equipe

O trabalho em equipe é necessário e fundamental para o idoso frágil em paliação. Apesar da proteção adequada, algumas vezes o processo de fragilidade evolui sem resposta satisfatória à abordagem terapêutica. Além disso, na impossibilidade de reversão, a boa prática recomenda o compartilhamento da assistência com as equipes de cuidados paliativos. A interlocução entre paliativistas, geriatras e gerontólogos tem o objetivo de abordar principalmente os sintomas, em todas as suas dimensões, seja aliviando ou prevenindo-os, independentemente do prognóstico de seu portador.[9]

Obter um bom controle de sintomas está associado a uma melhora do perfil funcional, melhor qualidade de vida e maior satisfação do paciente e seus familiares.[10]

Fragilidade e sintomas

Um estudo prospectivo analisou um total de 125 idosos, acima de 65 anos de idade, sobreviventes a internação em centro de terapia intensiva (CTI) por insuficiência respiratória. Os autores identificaram que 86% eram frágeis pela classificação de fragilidade proposta por Fried *et al.*[11] Todos foram analisados na primeira semana pós-alta em relação à necessidade de cuidado e sintomas, bem como quanto à intensidade dessas necessidades. Os autores observaram que os frágeis precisavam de maior cuidado, além de apresentarem sintomas físicos e emocionais mais limitantes. Fadiga, sonolência, ansiedade e piora do bem-estar geral, analisadas pelo Edmonton *symptom assessment scales*, se mostraram mais prevalentes nos frágeis. Trabalhos também apontam que os idosos frágeis com câncer apresentam uma maior razão de chance de serem classificados com menor capacidade funcional.[12]

Outro sintoma com alta prevalência na interfase geriatria, gerontologia e cuidados paliativos é a alteração de humor. Idosos com sintomas depressivos apresentam pior funcionalidade quando comparados a outros que são portadores de condições crônicas como doença pulmonar, hipertensão arterial e diabetes.[13]

A literatura observa que, no último ano de vida do indivíduo, alguns sintomas são comuns. Dor, anorexia, confusão mental, constipação, insônia e incontinência estão entre eles.[14] É reconhecido que a dor, apesar de frequente, não é devidamente avaliada e tratada, especialmente nos idosos frágeis com comprometimento cognitivo.[15] Outra constante preocupação está relacionada aos efeitos colaterais de drogas para manejo da dor como os opioides, os benzodiazepínicos, os antidepressivos e os anticonvulsivantes nos idosos frágeis.[15] Para mitigar os riscos, a recomendação formal é iniciá-los com doses baixas, evitando também suas associações, se for possível.[16]

Fragilidade e prognóstico

A miríade de desfechos indesejáveis que a síndrome de fragilidade perfaz é capaz de trazer severo comprometimento da qualidade de vida dos idosos, além de encurtar o tempo de vida.[17] Tanto o documento atualizado pelo The Royal College of General Practitioners (RCGP), em 2016, como o *supportive and palliative care indicators tool* versão brasileira (SPICT-BR) incluem a fragilidade como diagnóstico e seus critérios específicos como indicativos de terminalidade.[18,19] Dentre os indicadores de terminalidade, ressalta-se a redução da capacidade física com maior dependência e necessidade de suporte; repetidas internações hospitalares; múltiplas morbidades; redução de ingesta alimentar e líquida; disfagia; incontinências urinárias e fecal; e pouca interação social.

Fragilidade e planejamento antecipado de cuidados

A síndrome de fragilidade é uma condição totalmente elegível para cuidados paliativos. Discutir com o paciente e seus responsáveis os cuidados que serão oferecidos ao final de vida é parte constituinte da boa prática clínica. Explicar sobre a doença, registrar as prioridades, reconhecer as necessidades e preferências dos idosos frágeis permite a construção de base sólida para apoiar a tomada de decisão nas situações de maior gravidade e complexidade de reversão.[15]

REFERÊNCIAS BIBLIOGRÁFICAS

1. Campbell AJ, Buchner DM. Unstable disability and the fluctuations of frailty. Age Ageing. 1997; 26(4): 315-8.

2. Lourenço RA, Moreira VG, Mello RGBD, Santos IDS, Lin SM, Pinto ALF, et al. Consenso brasileiro de fragilidade em idosos: conceitos, epidemiologia e instrumentos de avaliação. Geriatr Gerontol Aging. 2018; 12(2):121-35.

3. Aguayo GA, Donneau AF, Vaillant MT, Schritz A, Franco OH, Stranges S, et al. Agreement Between 35 Published Frailty Scores in the General Population. Am J Epidemiol. 2017; 186(4):420-34.

4. Mitnitski AB, Mogilner AJ, Rockwood K. Accumulation of deficits as a proxy measure of aging. ScientificWorldJournal. 2001; 1:323-36.

5. Fried LP, Tangen CM, Walston J, Newman AB, Hirsch C, Gottdiener J, et al. Frailty in older adults: evidence for a phenotype. J Gerontol A Biol Sci Med Sci. 2001; 56(3):M146-56.

6. Cesari M, Marzetti E, Thiem U, Perez-Zepeda MU, Abellan Van Kan G, Landi F, et al. The geriatric management of frailty as paradigm of "The end of the disease era". Eur J Intern Med. 2016; 31:11-4.

7. Morley JE, Vellas B, van Kan GA, Anker SD, Bauer JM, Bernabei R, et al. Frailty consensus: a call to action. J Am Med Dir Assoc. 2013; 14(6):392-7.

8. By the American Geriatrics Society Beers Criteria Update Expert P. American Geriatrics Society 2019 Updated AGS Beers Criteria(R) for Potentially Inappropriate Medication Use in Older Adults. J Am Geriatr Soc. 2019; 67(4):674-94.

9. Maida V, Devlin M. Frailty, thy name is Palliative! CMAJ. 2015; 187(17):1312.

10. Pal LM, Manning L. Palliative care for frail older people. Clin Med (Lond). 2014; 14(3):292-5.

11. Pollack LR, Goldstein NE, Gonzalez WC, Blinderman CD, Maurer MS, Lederer DJ, et al. The Frailty Phenotype and Palliative Care Needs of Older Survivors of Critical Illness. J Am Geriatr Soc. 2017; 65(6):1168-75.

12. Kirkhus L, Saltyte Benth J, Gronberg BH, Hjermstad MJ, Rostoft S, Harneshaug M, et al. Frailty identified by geriatric assessment is associated with poor functioning, high symptom burden and increased risk of physical decline in older cancer patients: Prospective observational study. Palliat Med. 2019; 33(3):312-22.

13. Brown PJ, Roose SP, Fieo R, Liu X, Rantanen T, Sneed JR, et al. Frailty and depression in older adults: a high-risk clinical population. Am J Geriatr Psychiatry. 2014; 22(11):1083-95.

14. Rosenberg M, Lamba S, Misra S. Palliative Medicine and Geriatric Emergency Care: Challenges, Opportunities, and Basic Principles. Clin Geriatr Med. 2013; 29(1):1-29.

15. Brown JA, Von Roenn JH. Symptom management in the older adult. Clin Geriatr Med. 2004; 20(4):621-40, v-vi.

16. Fischberg D, Meier DE. Palliative care in hospitals. Clin Geriatr Med. 2004; 20(4):735-51, vii.

17. Hale M, Shah S, Clegg A. Frailty, inequality and resilience. Clin Med (Lond). 2019; 19(3):219-23.

18. RCGP. Evidence that use of PIG improves early identification of patients in different settings and conditions in the UK and other countries. https://goldstandardsframework.org.uk/pig: Royal College of Gerneral Practioners; 2020 [updated 20/05/202020/05/2020].

19. SPICT. Supportive and Palliative Care Indicators Tool (Brazilian version). England: The University of Edingurgh; 2016.

Doença Pulmonar Obstrutiva Crônica e Outras Síndromes Respiratórias

72

Yanne Danielly Santos Amorim

"Inspira, fundo... Com falta de ar...
Sufocando, sem ar. Então, tu respiras."
(F.P.L.)

A maior parte das doenças respiratórias crônicas caracteriza-se por causar ao paciente um declínio progressivo no seu estado de saúde ao longo do tempo, aumentando os seus sintomas e a sua dependência da família e dos cuidadores para a realização de atividades básicas da vida diária.

De acordo com a definição da OMS (Organização Mundial de Saúde), os cuidados paliativos são definidos como "a assistência a pacientes e familiares que melhoram a qualidade de vida através da prevenção, identificação precoce e alívio do sofrimento durante enfrentamento de doenças graves e potencialmente fatais, promovendo tratamento adequado da dor e de outros problemas físicos, psicossociais e espirituais".

O cuidado paliativo não se limita à fase terminal da doença e pode ser administrado juntamente às terapias modificadoras "padrão", de acordo com as necessidades dos pacientes e independentemente do risco de morte em curto ou médio prazo. Tradicionalmente, tem sido usado principalmente para pacientes com doenças neoplásicas, dos quais melhorou os sintomas, a qualidade de vida e até a sobrevida, mas sua implementação também se mostrou eficaz em diversas doenças crônicas não neoplásicas.

Inúmeras doenças respiratórias enquadram-se nesse perfil; entre as mais prevalentes estão a doença pulmonar obstrutiva crônica (DPOC), a fibrose pulmonar idiopática (FPI), a fibrose cística (FC), a hipertensão arterial pulmonar (HAP), entre outras.

A dispneia, comum a todas elas, tende a piorar em intensidade, tornando a experiência subjetiva de desconforto ao respirar um dos principais fatores de limitação.

A DPOC é a terceira principal causa de morte em todo o mundo. Quase 100 mil homens e mais de 65 mil mulheres morrem em decorrência dessa doença na Europa a cada ano. Vários estudos mostraram que pacientes com DPOC grave apresentam um número de sintomas semelhante ou até mesmo maior do que aqueles com neoplasia de pulmão inoperável. Todavia, os pacientes com DPOC têm menos probabilidade de receber cuidados paliativos em comparação a esses últimos.

A dificuldade em ter precisão no prognóstico seguramente é uma das limitações para a implementação da abordagem paliativa. No entanto, a sua introdução o mais precoce possível no cuidado desses pacientes tem se mostrado uma das melhores opções para o controle de sintomas e incremento na qualidade de vida, balanceando custos socioeconômicos e psicoafetivos.

O cuidado paliativo inclui, entre outros elementos, a comunicação efetiva para a elaboração de um plano avançado de cuidados, decisões de fim de vida, limitação de tratamentos agressivos (admissão na UTI, ventilação mecânica e reanimação cardiopulmonar) e tratamento sintomático, sempre considerando os aspectos físicos, psicossociais e espirituais, e a autonomia dos pacientes.

Opiáceos e ventiladores soprando ar no rosto podem aliviar a falta de ar, o oxigênio pode oferecer algum benefício se o paciente estiver hipoxêmico (saturação de oxigênio capilar periférico < 92%), e uma abordagem multidisciplinar integrada pode ser valiosa. Ansiedade e depressão podem ser reduzidas por farmacoterapia, bem como por terapia cognitivo-comportamental.

Embora a capacidade de utilizar abordagens paliativas deva fazer parte do conjunto de habilidades de todos os médicos que gerenciam pessoas com DPOC, alguns pacientes se beneficiarão do encaminhamento para equipes especializadas em cuidados paliativos, cuja abordagem multidisciplinar pode melhorar a qualidade de vida do paciente. Há evidências de subutilização do especialista em serviços de cuidados paliativos, e os encaminhamentos às vezes estão mais ligados à expectativa de vida do que à necessidade de controle de sintomas.

Surpreendentemente, muitos pacientes não entendem que, na maioria dos casos, a DPOC é uma condição limitante progressiva da vida. Aqueles que estão cientes do prognóstico muitas vezes têm preocupações quanto à maneira de sua morte, com um medo predominante de morrer de falta de ar ou sufocação; porém, ainda assim, raramente discutem esses medos com os seus médicos, e estes últimos muitas vezes têm dificuldade de abordar tais aspectos nas consultas de rotina.

A comunicação aberta sobre a morte é importante para aliviar os medos dos pacientes e permitir que eles tomem decisões sobre o gerenciamento de seus cuidados na terminalidade. Há evidências de que a elaboração de um plano avançado de cuidados melhora o atendimento ao final da vida e a satisfação do paciente e da família, reduzindo o estresse, ansiedade e depressão, bem como os custos com a assistência (Figura 72.1).

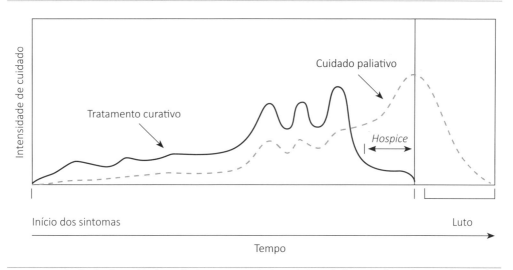

FIGURA 72.1. Evolução dos cuidados paliativos nas patologias crônicas. (Adaptada de Lanken *et al.*, 2008.)

A Estratégia Global para o Diagnóstico, Gestão e Prevenção da Doença Pulmonar Obstrutiva Crônica (GOLD) orienta que todos os médicos que tratam de pacientes com DPOC devem estar cientes da eficácia das abordagens paliativas para o controle dos sintomas e usá-las em sua prática.

As doenças pulmonares intersticiais (DPI) são afecções heterogêneas, agrupadas em função de achados clínicos, radiológicos e funcionais. Nesse grupo de doenças situam-se, por exemplo, fibrose pulmonar idiopática (FPI), pneumonite de hipersensibilidade, sarcoidose, pneumonia intersticial não específica (PINE), doenças ocupacionais, pneumonia em organização e bronquiolites diversas. Os sintomas mais prevalentes nesses pacientes são: dispneia, fadiga, tosse, ansiedade e depressão, as quais, com a evolução da doença, intensificam-se e equiparam-se aos daqueles com câncer de pulmão em estágio final.

A fibrose pulmonar idiopática (FPI) é uma doença progressiva com sobrevida média de dois a sete anos. Os cuidados paliativos são uma parte importante do cuidado desses pacientes, pois o transplante de pulmão não é uma opção para a maioria deles. Em essência, os pacientes com DPI, incluindo FPI avançada, sofrem com uma grande carga de sintomas e uma baixa qualidade de vida. Isso exige um gerenciamento abrangente e cuidados paliativos integrados concomitantes a terapias modificadoras da doença, assim que o paciente é diagnosticado. A percepção incorreta de que cuidados paliativos são sinônimo de cuidados no fim da vida, sem nenhum papel no início do curso de DPI, criou uma cultura de negligência. Além disso, o estigma de prescrever opioides e benzodiazepínicos contribui para a carga de sintomas que os pacientes sofrem desnecessariamente.

Um adequado plano avançado de cuidados centrado no paciente, com aconselhamento aos seus cuidadores, bem como uma farmacoterapia apropriada para aliviar o sofrimento emocional e físico, devem ser uma parte integrante dos cuidados de rotina de pacientes com fibrose pulmonar – doença intersticial pulmonar (*pulmonary fibrosis – interstitial lung disease* – FP-ILD).

A educação sobre a doença, a comunicação, o manejo dos sintomas e os cuidados de suporte são essenciais no atendimento multidisciplinar de FPI.

As intervenções não farmacológicas, como a reabilitação pulmonar e a oxigenoterapia suplementar, continuam a ser a pedra angular para o tratamento sintomático.

A fibrose cística (FC) ou mucoviscidose é uma doença hereditária considerada grave que afeta especialmente os pulmões e o pâncreas, em um processo obstrutivo causado pelo aumento da viscosidade do muco. Nos pulmões, essa alteração bloqueia as vias aéreas, levando à proliferação bacteriana (especialmente de *Pseudomonas* sp. e estafilococos) e à infecção crônica, com lesão pulmonar e óbito por disfunção respiratória. Com a evolução da terapêutica, a sobrevida média de pacientes com FC passou de 14 anos, em 1969, para 40 anos, em 2013, transformando-a numa enfermidade crônica do adulto jovem. O impacto sobre as relações familiares e sobre a vida com questões ligadas a escolhas futuras (profissão, vida afetiva, paternidade, maternidade e infertilidade) tem se tornado muito maior. Em virtude da pouca idade dessa população, há uma grande dificuldade em indicar cuidados paliativos para o controle de sintomas. Embora alguns centros já ofereçam esse serviço, ele permanece subutilizado devido à dificuldade de sua aceitação tanto pelo paciente como pela equipe assistente. Em 2009, um estudo realizado no Reino Unido avaliou 40 pacientes com FC que faleceram de insuficiência respiratória. Cinco faleceram após transplante pulmonar. Com relação aos não transplantados, 16 (45,71%) foram acompanhados por um programa de cuidados paliativos, 6 (17,14%) não tiveram nenhum contato com cuidados paliativos, e 13 (37,14%) tiveram uma mudança abrupta de uma filosofia de cuidados curativos para cuidados paliativos exclusivos nos últimos dois dias de vida.

A hipertensão arterial pulmonar (HAP) ocorre devido ao aumento dos níveis pressóricos no território vascular pulmonar, levando a sobrecarga e falência ventricular direita, culminando em insuficiência cardíaca global.

Os sintomas decorrentes são inespecíficos e estão principalmente relacionados à disfunção progressiva do ventrículo direito. Estes geralmente são induzidos por esforço e incluem dispneia, fadiga, fraqueza, angina e síncope.

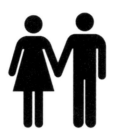

FIGURA 72.2. Componentes dos cuidados paliativos para pacientes com doenças respiratórias crônicas e seus familiares

Até o momento, não há consenso quanto a um escore definitivo para predizer a mortalidade. No entanto, alguns estudos foram realizados nesse sentido, revelando que, em média, em sete anos após o diagnóstico, 50% dos pacientes haviam falecido. Além disso, evidenciou-se que a alta morbidade relacionada à HAP afeta profundamente a qualidade de vida desses doentes. Nos casos mais graves, mesmo com terapêutica otimizada, eles possuem um risco de morte maior que 10% em um ano.

De modo geral, fornecer informações precisas sobre sua doença e a participação em grupos de apoio ajudam a conectar pacientes com doenças respiratórias crônicas com necessidades semelhantes, o que melhora o suporte social, o bem-estar emocional e evita isolamento social, contribuindo, em última instância, no ganho de qualidade de vida (Figura 72.2).

Embora os cuidados paliativos sejam mais do que apenas cuidados de fim de vida, os profissionais que tratam pacientes com doença pulmonar avançada fariam bem em refletir sobre as palavras de *Dame* Cicely Saunders, fundadora do movimento *hospice* moderno no Reino Unido: "Como as pessoas morrem permanece na memória daqueles que vivem".

BIBLIOGRAFIA

Bausewein C, Farquhar M, Booth S, Gysels M, Higginson IJ. Measurement of breathlessness in advanced disease: a systematic review. Respir Med. 2007 mar; 101(3):399-410. doi: 10.1016/j.rmed.2006.07.003.

Curtis JR. Palliative and end-of-life care for patients with severe COPD. Eur Respir J. 2008; 32:796-803.

Kamal AH, Maguire JM, Wheeler JL, Currow DC, Abernethy AP. Dyspnea review for the palliative care professional: treatment goals and therapeutic options. J Palliat Med. 2012 jan; 15(1):106-14. doi: 10.1089/jpm.2011.0110.

Kreuter M, Herth FJ. Supportive and palliative care of advanced nonmalignant lung disease. Respiration. 2011; 82(4):307-16. doi: 10.1159/000330730.

Lanken PN, Terry PB, Delisser HM, Fahy BF, Hansen-Flaschen J, Heffner JE, et al. An official American Thoracic Society clinical policy statement: palliative care for patients with respiratory diseases and critical illnesses. Am J Respir Crit Care Med. 2008; 177(8):912-27.

Hepatopatias

73

Gabriel Drumond Ferreira
Rodrigo Moura Valle

Introdução

As complicações da doença hepática avançada estão associadas e sintomas intensos e debilitantes, incluindo dor, câimbras e depressão. A prevalência de sintomas em pacientes com doença hepática avançada é semelhante ou maior do que outras condições crônicas, incluindo câncer.[1] Esses sintomas constantemente não são completamente controlados, resultando em piora da qualidade de vida desses pacientes. A presença de sintomas intensos, a piora da qualidade de vida e a alta mortalidade associada a essa população evidenciam a importância da abordagem paliativa precoce. Apesar disso, questões relacionadas à finitude na doença hepática avançada frequentemente não são abordadas.[2] Entretanto, a despeito do claro benefício dos cuidados paliativos (CP) em doenças avançadas, esse recurso segue subutilizado em pacientes com doença hepática avançada.[2]

Benefícios da abordagem paliativa

◆ Melhora da qualidade de vida

O benefício dos CP foi evidenciado em uma metanálise de Kavalieratos *et al.*, em 2016, com 43 ensaios clínicos randomizados envolvendo 12.731 pacientes, que encontrou associação estatisticamente significante dos cuidados paliativos com melhora da qualidade de vida e da intensidade de sintomas em *follow-up* de um a três meses.[3] Além disso, o estudo clássico de Temel *et al.*, de 2010, em pacientes com câncer de pulmão de não pequenas células, além do benefício em qualidade de vida e depressão, demonstrou que receber CP precocemente está associado a aumento do tempo de sobrevida médio (11,6 contra 8,9 meses, P = 0,02). Essa sobrevida é semelhante ao sorafenibe, quimioterápico usado para o tratamento de carcinoma hepatocelular.[4]

Com relação a pacientes com hepatopatia, Baumann *et al.*, em 2015, realizaram estudo observacional de 30 pacientes submetidos à avaliação para transplante hepático, que receberam avaliação de equipe de cuidados paliativos no mesmo dia da consulta com hepatologista para a avaliação de transplante hepático. Foi evidenciado melhor controle de sintomas depressivos e físicos (avaliados após três e seis meses), com melhora significativa de prurido, bem-estar geral, apetite, ansiedade, fadiga e depressão.[5]

◆ Redução de custos

Um estudo multicêntrico por Morrison *et al.*, de 2008, avaliou o custo de 5.354 pacientes internados que receberam (ou não) consultoria de equipe de cuidados paliativos. Os custos hospitalares foram significativamente reduzidos no grupo que recebeu cuidados paliativos (US$ 4.908 economizados por admissão de paciente que faleceu durante a internação, e US$ 1.696 economizados por admissão de pacientes que obtiveram alta). Hipoteticamente, se considerarmos que 500 pacientes forem atendidos por ano por uma equipe de cuidados paliativos, seria possível estimar uma economia de aproximadamente US$ 1,3 milhões por ano.[6]

Estudo similar foi realizado em pacientes com cirrose. Patel *et al.*, em 2017, realizaram estudo observacional transversal de admissões terminais de 59.793 pacientes com cirrose descompensada. A avaliação de equipe de cuidados paliativos foi associada à economia de mais de US$ 10 mil por admissão, resultado ainda mais exuberante do que o encontrado por Morrison *et al.*[7]

Estratégias de planejamento de cuidado avançado

Um dos componentes primordiais para garantir a melhora do cuidado de fim de vida para pacientes com doença hepática avançada é o planejamento de cuidado avançado (PCA) precoce. O PCA consiste na discussão prospectiva sobre qual tipo de cuidado os pacientes poderiam preferir quando estiverem muito debilitados para expressar suas vontades. O principal componente do PCA envolve definir um responsável legal para a tomada de decisões e a definição de preferências de fim de vida. Esse tipo de discussão educa o paciente e familiares sobre o processo do adoecer e a trajetória da doença e permite que eles expressem seus valores, objetivos e preferências individuais sobre tratamentos mantenedores da vida e cuidados de fim de vida. Esses valores e desejos são discutidos repetidamente ao longo do tempo e podem sofrer modificações de acordo com a progressão da doença ou mudança de valores do paciente.[8] Especialmente em paciente com doença hepática, a presença da encefalopatia pode ser um fator limitante para o PCA, portanto discussões devem ser feitas precocemente na trajetória da doença.

Há uma ausência de discussões a respeito do PCA entre gastroenterologistas/hepatologistas e pacientes/familiares, limitadas por diversos mitos e tabus por parte da equipe assistencial, que necessitam ser resolvidos. Mesmo as equipes assistenciais acreditam que discussões de PCA acrescentarão ansiedade e farão com que pacientes percam a esperança e a vontade de viver.[8]

Na realidade, diversos estudos incluindo pacientes com doença hepática avançada, câncer e demais doenças crônicas têm mostrado que discussões de PCA são bem recebidas pelos pacientes, que mantêm esperança enquanto se planejam para o fim da vida.[9,10] Portanto, discussões de PCA têm sido associadas a melhoria na qualidade de vida dos pacientes, redução de ansiedade e aumento da satisfação com o cuidado recebido.[8]

As consequências da omissão de discussões sobre PCA podem ser potencialmente sérias, uma vez que o paciente se sente inseguro em relação ao futuro, o que reduz momentos para que o paciente expresse seu sofrimento (e este seja devidamente acolhido), podendo minar a resiliência dos pacientes e, paradoxalmente, aumentar a ansiedade nesse cenário.[8]

Além disso, é importante ressaltar o benefício e impacto das discussões de PCA precoces para os cuidadores e familiares. Cerca de 76% dos pacientes não serão capazes de participar das decisões no fim de vida, sendo transferida essa responsabilidade para os familiares, que acabam tomando decisões usando o julgamento substitutivo, que envolve a tomada de decisões sem o benefício da visão do paciente em si ou de PCA prévio. Isso pode resultar em arrependimentos e conflitos entre familiares.[11]

Em 2006, em um estudo clássico de Shalowitz *et al.*, foi demonstrado que substitutos predizem incorretamente as preferências de fim de vida dos pacientes em até um terço das vezes, indicando que o julgamento substitutivo frequentemente resulta em decisões que não refletem os desejos dos pacientes.[12] Discutir previamente PCA pode empoderar familiares e cuidadores com conhecimento do que fazer quando seus entes queridos estiverem gravemente enfermos, podendo reduzir dramaticamente estresse e ansiedade em um momento tão complexo e difícil.[13]

Os benefícios de se discutir PCA são tão evidentes no contexto do paciente com hepatopatia crônica, que o Medicare oferece bonificação extra de 1,5 *work relative value units* (ou 1,5 vezes o valor da hora de trabalho além do valor habitual da consulta), equivalente a US$ 88,10 em 2018, para gastroenterologistas e hepatologistas norte-americanos que discutirem PCA com seus pacientes.[14]

Interface dos cuidados paliativos com o transplantado hepático

Por definição, pacientes qualificados para transplante hepático possuem limitada expectativa de vida e fragilidade acentuada, o que justifica os riscos do transplante de fígado para prevenir falência hepática e morte iminente.[2] Mesmo após listados para transplante, aproximadamente 20% dos pacientes nos Estados Unidos serão removidos da lista de candidatos anualmente por progressão da doença.[15] Isso sugere que cuidados paliativos (CP) e planejamento de cuidados avançados (PCA) provavelmente apresentarão algum benefício para essa população. Entretanto, para muitos serviços de transplante, o transplante hepático e CP são divergentes e apresentam filosofias de tratamento mutuamente excludentes, especialmente para aqueles que equivalem CP a cuidados de fim de vida.[2] Evidentemente, CP podem (e devem) coexistir em um cenário de terapêutica curativa (p. ex., transplante hepático), agregando qualidade de vida para o paciente e aumentando a eficácia do tratamento curativo.[2]

O papel da equipe de CP engloba discussões precoces sobre objetivos de tratamento e sobre estratégias de enfrentamento de doença no momento do diagnóstico, perpassando a assistência especializada a cada internação que antecede o transplante. Finalmente, caso o transplante seja inacessível ou contraindicado, a equipe já terá vínculo suficiente para garantir adequada assistência para acolher os envolvidos e garantir um plano digno de fim de vida.[2]

Portanto, cada vez mais a literatura é contundente e conspícua no que tange aos benefícios dos cuidados paliativos no cenário do transplante do órgão sólidos, sobretudo em relação à abordagem paliativa precoce, no momento que o paciente é listado para transplante.[16]

Prognóstico

Pacientes com cirrose compensada têm uma média de sobrevida de 6 a 12 anos. A taxa de descompensação anual é de 5% a 7% e, a cada descompensação, a sobrevida reduz em dois anos. Os dois principais escores de prognóstico são o Child-Turcotte-Pugh (Child) e o *model for end-stage liver disease* (MELD). O Child usa bilirrubina total, albumina, RNI, grau de encefalopatia e ascite e divide os pacientes nas categorias A, B ou C, conforme a gravidade da doença. Já o MELD utiliza RNI, creatinina, bilirrubinas e, mais recentemente, o sódio sérico. Valores maiores do MELD indicam maior probabilidade de doença hepática significativa. O Child e o MELD também são usados para elencar pacientes em listas de transplante hepático.[17]

Em modelo proposto por D'Amico *et al.*, em 2018, é possível estimar risco de mortalidade e de descompensação em dois anos apenas utilizando critérios clínicos. Esse modelo é representado pela Figura 73.1.[18]

O prognóstico da doença hepática avançada é comparável com outras falências orgânicas. Pessoas com insuficiência cardíaca, por exemplo, têm 50% de sobrevida em cinco anos, especialmente pacientes com insuficiência cardíaca NYHA IV, que apresentam 30% a 40% de mortalidade em um ano.[17]

Ascite normalmente é a complicação mais precoce da hepatopatia crônica. Quando presente, indica 50% de mortalidade em dois anos. A sobrevida média passa a ser de seis meses quando a ascite se torna refratária. Por sua vez, a encefalopatia, grave ou refratária, apresenta sobrevida

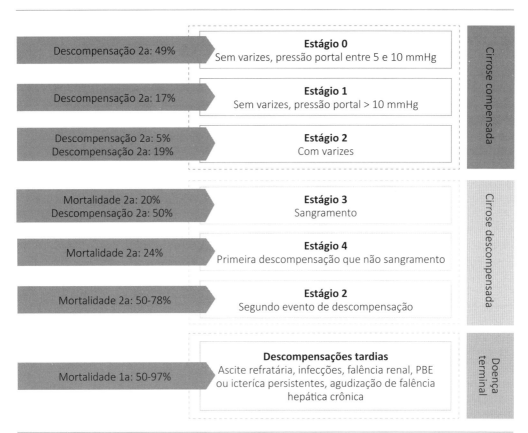

FIGURA 73.1. Estadiamento clínico da cirrose. PBE: peritonite bacteriana espontânea. (Fonte: D'Amico et al., 2018.)

média de 12 meses. Além disso, a associação da hepatopatia com infecções também denota piora acentuada do prognóstico. Cerca de 30% desses pacientes com infecções morrem em 30 dias, e 30% em um ano.[17]

A falência renal aparentemente também piora o desfecho da hepatopatia, sobretudo quando associada à síndrome hepatorrenal (SHR). A SHR-IRA (SHR do tipo injúria renal aguda ou tipo 1), que frequentemente progride de forma rápida, apresenta sobrevida média de quatro semanas. Já a SHR-nIRA (SHR do tipo não injúria renal aguda ou tipo 2), de apresentação mais insidiosa, está associada à expectativa de vida de seis meses.[17]

Manejo de situações clínicas específicas

◆ Ascite refratária

A ascite é a complicação mais comum da cirrose e a mais frequente causa de hospitalização em pacientes com hepatopatia avançada. O manejo envolve restrição dietética de sódio para até 2 g por dia e diuréticos fixos. A associação de furosemida e espironolactona se provou eficaz em mais de 90% dos pacientes na redução de ascite de maneira considerável. Alguns pacientes se tornam refratários aos diuréticos e acabam requerendo paracentese de alívio seriadas ou colocação de *shunt* portossistêmico intra-hepático transjugular (TIPS). O TIPS reduz a reincidência de ascite e está associado ao aumento da sobrevida, mas aumenta o risco de encefalopatia.[17]

Outra opção para se evitar paracenteses de alívio seriadas seria a colocação de cateter peritoneal permanente. Essa estratégia apresenta baixo risco de infecção (5,9%) em pacientes com ascite por neoplasia. Entretanto, em pacientes com hepatopatia fora observado em estudo pequeno uma taxa de peritonite de 16%. A drenagem peritoneal contínua também fora estudada em 40 pacientes com hepatopatia avançada, e não apresentou nenhum caso de infecção quando limitada a 72 horas.[17]

• Encefalopatia hepática

A encefalopatia hepática (EH) é uma síndrome neuropsiquiátrica que tem apresentação variada, podendo oscilar de mudanças discretas no sono e na personalidade até confusão e coma. Os fatores predisponentes incluem hemorragias, infecções, alterações de função renal ou eletrólitos, constipação, uso de medicações como benzodiazepínicos. O tratamento inclui medicações direcionadas para a redução de toxinas intestinais, particularmente a amônia. O principal tratamento é a administração de dissacarídeos não absorvíveis, como a lactulose, tanto no tratamento agudo da EH como na prevenção.[19]

Outra estratégia é o uso de antibióticos não absorvíveis, como a rifaximina. A rifaximina se mostrou pelo menos tão eficaz quanto a lactulose, com maior redução sérica de amônia e do *flapping*, melhor *performance* neurológica e maior segurança, podendo ser associada à lactulose, sobretudo no tratamento agudo da EH.[19]

Outra conduta no tratamento promissor para se evitar descompensação da cirrose parece ser a infusão profilática de albumina. Em ensaio clínico randomizado aberto e multicêntrico de Caraceni *et al.* de 2018, publicado no Lancet, observou-se que a infusão em longo termo de albumina na dose de 40 g, duas vezes por semana, por duas semanas, seguida da dose de 40 g por semana, reduziu a mortalidade em 38% (representando um NNT – ou número necessário para tratar – de 7) e reduziu o risco de encefalopatia em 52%, com análise de custo-efetividade favorável. Esse resultado provavelmente se explica pelas propriedades não oncóticas da albumina, como modulação imunológica, transporte de moléculas e estabilização endotelial.[20]

Além disso, essa terapêutica foi associada à redução da incidência de paracentese e ascite refratária, disfunção renal, infecção bacteriana e peritonite bacteriana espontânea, necessidade de TIPS ou transplante hepático, mas não impactou o risco de sangramento gastrointestinal. Embora ainda incipiente, o uso de albumina em longo prazo pode ter valor para auxiliar no controle sintomático de pacientes com cirrose e melhora prognóstica em situações específicas.[20]

• Manejo de dor

O manejo intensivo de sintomas é um dos pilares dos CP em muitas enfermidades. Entretanto, a escolha apropriada de medicações e o ajuste de dose em doentes com hepatopatia são, por vezes, desafiadores. A maioria das drogas é metabolizada no fígado, portanto a falência hepática pode levar a acúmulo de metabólitos tóxicos. Além disso, o *shunt* provocado pela hipertensão portal reduz o metabolismo de drogas, aumentando a biodisponibilidade. Esse risco aumentado de efeitos adversos por vezes é traduzido em um controle menos agressivo de sintomas, embora doentes com hepatopatia avançada apresentem incidência de dor semelhante a pacientes com câncer de pulmão, por exemplo.[17]

É importante ressaltar que opioides podem precipitar constipação e aumentar o risco de encefalopatia hepática. Algumas fontes chegam a contraindicar relativamente o uso de opioides em pacientes com história de EH, mas em pacientes em fase de fim de vida se deve lançar mão dessa droga para o manejo de dor moderada a intensa. Geralmente, nessa situação, se recomenda o início em doses baixas, com ajuste lento da dose.[17]

O *clearance* da morfina em pacientes cirróticos é reduzido em 35-60%. A administração oral normalmente apresenta maior biodisponibilidade do que o habitual pela redução do mecanismo de primeira passagem. Em pacientes com hepatopatia se recomendam doses mais baixas e intervalos de administração maiores.[17]

Morfina deve ser evitada em pacientes com doença renal concomitante pelo risco de neurotoxicidade pelo acúmulo de metabólitos tóxicos. De maneira semelhante, a hidromorfona e a oxicodona têm um perfil de eliminação mais lento nesses pacientes. Com relação à metadona, existem poucos estudos sobre sua segurança na falência hepática. O fentanil e a buprenorfina, por sua vez, parecem ter o melhor perfil de segurança em pacientes com hepatopatia leve a moderada, mas sem dados que asseguram o uso em hepatopatia avançada.[17]

Analgésicos simples como dipirona e paracetamol apresentam bom perfil de segurança em pessoas com hepatopatia avançada. O paracetamol, na dose de 4 g por dia, por curtos períodos, ou de 2-3 g/dia por longos períodos, parece ser seguro nesses pacientes. Por outro lado, o uso de anti-inflamatórios não esteroidais (AINE) está associado a piora de função renal e risco de síndrome hepatorrenal por inibição de prostaglandinas, aumento do risco de sangramento do trato digestivo e interferência com a função de diuréticos, devendo, portanto, ser evitados.[17]

REFERÊNCIAS BIBLIOGRÁFICAS

1. Peng J-K, Hepgul N, Higginson IJ, Gao W. Symptom prevalence and quality of life of patients with end-stage liver disease: A systematic review and meta-analysis. Palliat Med. 2019; 33(1):24-36.

2. Rakoski MO, Volk ML. Palliative care and end-stage liver disease: a critical review of current knowledge. Curr Opin Gastroenterol. 2019; 35(3):155-60.

3. Kavalieratos D, Corbelli J, Zhang D, Dionne-Odom JN, Ernecoff NC, Hanmer J, et al. Association Between Palliative Care and Patient and Caregiver Outcomes: A Systematic Review and Meta-analysis. Jama. 2016; 316(20):2104-14.

4. Temel JS, Greer JA, Muzikansky A, Gallagher ER, Admane S, Jackson VA, et al. Early Palliative Care for Patients with Metastatic Non–Small-Cell Lung Cancer. N Engl J Med. 2010; 363(8):733-42.

5. Baumann AJ, Wheeler DS, James M, Turner R, Siegel A, Navarro VJ. Benefit of Early Palliative Care Intervention in End-Stage Liver Disease Patients Awaiting Liver Transplantation. J Pain Symptom Manage. 2015; 50(6):882-886.e2.

6. Morrison RS, Penrod JD, Cassel JB, Caust-Ellenbogen M, Litke A, Spragens L, et al. Cost Savings Associated With US Hospital Palliative Care Consultation Programs. Arch Intern Med. 2008; 168(16):1783-90.

7. Patel AA, Walling AM, Ricks-Oddie J, May FP, Saab S, Wenger N. Palliative Care and Health Care Utilization for Patients With End-Stage Liver Disease at the End of Life. Clin Gastroenterol Hepatol. 2017; 15(10):1612-1619.e4.

8. Brisebois A, Ismond KP, Carbonneau M, Kowalczewski J, Tandon P. Advance care planning (ACP) for specialists managing cirrhosis: A focus on patient-centered care. Hepatology. 2018; 67(5):2025-40.

9. Carbonneau M, Davyduke T, Spiers J, Brisebois A, Ismond K, Tandon P. Patient Views on Advance Care Planning in Cirrhosis: A Qualitative Analysis. Can J Gastroenterol. 2018; 2018:1-8.

10. Green MJ, Schubart JR, Whitehead MM, Farace E, Lehman E, Levi BH. Advance Care Planning Does Not Adversely Affect Hope or Anxiety Among Patients With Advanced Cancer. J Pain Symptom Manage. 2015; 49(6):1088-96.

11. Hickman RL, Daly BJ, Lee E. Decisional conflict and regret: Consequences of surrogate decision making for the chronically critically ill. Appl Nurs Res. 2012; 25(4):271-5.

12. Shalowitz DI, Garrett-Mayer E, Wendler D. The Accuracy of Surrogate Decision Makers: A Systematic Review. Arch Intern Med. 2006; 166(5):493-7.

13. Hickman RL, Pinto MD. Advance directives lessen the decisional burden of surrogate decision-making for the chronically critically ill. J Clin Nurs. 2014; 23(5-6):756-65.

14. Services C for M& M. Frequently Asked Questions about Billing the Physician Fee Schedule for Advance Care Planning Services. 2016 jul 14; Disponível em: https://www.cms.gov/medicare/medicare-fee-for-service-payment/physicianfeesched/downloads/faq-advance-care-planning.pdf. Acessado em: 12 dez 2020.

15. Lai JC. Defining the threshold for too sick for transplant. Curr Opin Organ Transplant. 2016; 21(2): 127-32.

16. Wentlandt K, Weiss A, O'Connor E, Kaya E. Palliative and end of life care in solid organ transplantation. Am J Transplant. 2017; 17(12):3008-19.

17. Potosek J, Curry M, Buss M, Chittenden E. Integration of Palliative Care in End-Stage Liver Disease and Liver Transplantation. J Palliat Med. 2014; 17(11):1271-7.

18. D'Amico G, Morabito A, D'Amico M, Pasta L, Malizia G, Rebora P, et al. New concepts on the clinical course and stratification of compensated and decompensated cirrhosis. Hepatol Int. 2018; 12(Suppl 1): 34-43.

19. Acharya C, Bajaj JS. Current Management of Hepatic Encephalopathy. Am J Gastroenterol. 2018; 113(11):1600-12.

20. Caraceni P, Riggio O, Angeli P, Alessandria C, Neri S, Foschi FG, et al. Long-term albumin administration in decompensated cirrhosis (ANSWER): an open-label randomised trial. Lancet. 2018; 391(10138): 2417-29.

HIV

74

Paula Machado Ribeiro Magalhães
Elisa Miranda Aires
Amanda Vieira S. Melo

Estima-se que, desde o início da epidemia, 32 milhões de pessoas morreram por causas relacionadas à Aids, segundo dados da UNAIDS de 2018. A introdução da terapia antirretroviral eficaz (TARV), em 1996, levou a uma drástica redução da mortalidade relacionada à Aids, e a infecção pelo HIV tornou-se uma doença crônica complexa (Figura 74.1). Com a mudança do curso da doença, as causas de morbimortalidade em pessoas vivendo com HIV/Aids (PVHIV) são atualmente semelhantes às da população geral; no entanto, apresentam maior prevalência de comorbidades e taxas de mortalidade ainda mais altas do que a população não infectada. Entre as principais causas de morte não relacionadas ao HIV, destacam-se doenças cardiovasculares, renais, hepáticas e neoplasias não definidoras de Aids, sendo estas as principais causas de morte e de incidência elevada.[1,2]

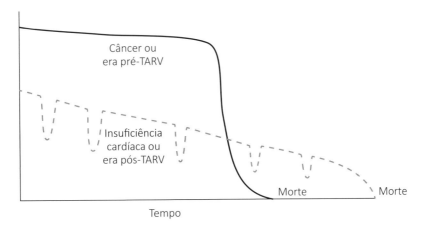

FIGURA 74.1. Trajetória das doenças fatais com o tempo. (Fonte: Imagem adaptada do Oxford Textbook of Palliative Medicine, 5 ed.)

Com o aumento da expectativa de vida, PVHIV têm necessidades cada vez mais complexas de assistência, tanto relacionadas ao controle da infecção viral e comorbidades associadas, quanto para a prevenção e tratamento de sintomas, muitas vezes incapacitantes, tais como dor, insônia, fadiga, depressão e ansiedade.[1,3] A presença desses efeitos torna-as candidatas aos cuidados paliativos (CP) em alguma fase das suas vidas.[4]

Situação no Brasil

Segundo a UNAIDS, a mortalidade relacionada à Aids no mundo reduziu em 33% desde 2010. No Brasil, a taxa de mortalidade padronizada sofreu um decréscimo de 24,1% entre 2008 e 2018, em todas as faixas etárias, provavelmente devido à ampliação do diagnóstico precoce e maior disponibilidade de tratamento com a introdução do "tratamento para todos" em 2013. Em contrapartida, houve um aumento dessa taxa no Nordeste e Norte, de 26,0% e 2,8%, respectivamente. São diagnosticados, no Brasil, em média 39 mil casos de Aids por ano nos últimos cinco anos.[5]

Peculiaridades de CP em PVHIV

PVHIV têm algumas peculiaridades que devem ser conhecidas por profissionais que lidam com cuidados paliativos, dentre as quais destacam-se: alto índice de doenças psiquiátricas que comprometem a adesão à TARV, dependência química, estigma social, problemas sociais e familiares graves e frequentes. Além disso, podem apresentar múltiplas comorbidades e cursam com processo biológico de envelhecimento precoce secundário ao processo de inflamação crônica, imunossupressão ou toxicidade pela TARV, entre outras causas. Uma preocupação recente tem sido o aumento da infecção pelo HIV na população idosa, com prevalência de 28% em 2010 e estimada de 73% em 2030.

Como prognosticar CP em PVHIV

É muito difícil prognosticar pacientes com HIV especialmente por tratar-se de uma doença infecciosa com terapia eficaz para seu controle. Alguns critérios clínicos e índices, como o Karnofsky, utilizados para prognosticar pacientes com doença ameaçadora da vida, são também aplicáveis ao paciente vivendo com HIV/AIDS principalmente quando apresentam baixa funcionalidade, fragilidade, idade avançada, admissões hospitalares frequentes, entre outras.

Os parâmetros prognósticos específicos de pacientes com HIV/Aids mais utilizados podem ser imunológicos/virológicos, comportamentais, parâmetros biológicos não relacionados ao HIV, e variáveis demográficas. Um exemplo é o índice VACS, que considera a idade, dosagem de linfócitos CD4, carga viral, hemoglobina, índice de fibrose 4 e filtração glomerular (Tabela 74.1).[6-8]

PVHIV e sofrimentos físicos

Estudo realizado em uma clínica de cuidados paliativos com PVHIV com doença avançada apontou a prevalência de dor em 95% dos pacientes, depressão em 48%, ansiedade em 21%, insônia em 30% e constipação em 32%.[9]

As escalas mais utilizadas para a avaliação de sintomas físicos são a escala de Edmonton e a PEACE *tool*, que contemplam sintomas como dor, anorexia, fadiga, náusea, entre outros, cujas intensidades são avaliadas por pontos de 0 a 10, hierarquizados em importância.

A dor é um dos sintomas mais frequentes e prejudica bastante a qualidade de vida dessa população. É frequentemente subnotificada e subtratada, sendo a prevalência entre 25-85%, enquanto na população geral varia de 10-19%.[9-13] A etiologia é multivariada, sendo as causas mais importantes neuropatias e dores musculoesqueléticas.[11,12] Pode ser secundária a doenças mentais, principalmente depressão e dependência química, ou estar associada com comprome-

Tabela 74.1. Critérios específicos para estimar prognóstico de seis meses e elegibilidade para cuidados paliativos em PVHIV.

Performance status diminuída (medida pelo índice de Karnofsky ≤ 50%)
   E

Contagem de linfócitos CD4 < 25 células/mm³ ou carga viral persistentemente acima de 100 mil cópias/mL (duas ou mais medidas no intervalo mínimo de um mês), mais um dos seguintes:
- Linfoma de SNC não tratado ou persistente a despeito do tratamento
- Leucoencefalopatia multifocal progressiva
- Linfoma sistêmico com doença avançada pelo HIV e resposta parcial à quimioterapia
- Sarcoma de Kaposi visceral, não responsivo à terapia
- Demência avançada pelo HIV
   OU

Fatores não relacionados ao HIV:
- Falência de órgão vital (p. ex., cirrose hepática não transplantável, insuficiência renal na ausência de diálise, DPOC grave, ICC não responsiva a tratamento otimizado etc.)
- Caquexia
- Uso abusivo de drogas ilícitas, impedindo a adesão à TARV
- Idade acima de 60 anos com fragilidade evidente
   OU

Ausência de resposta ou resistência a terapia antirretroviral, quimioterápicos, antibióticos, recursos de manutenção extraordinária de vida.

SNC: sistema nervoso central; DPOC: doença pulmonar obstrutiva crônica; ICC: insuficiência cardíaca congestiva.
Fontes: Centers for Medicare & Medicaid Services Local Coverage Determination for Hospice Determining Terminal Status (modificada); The NHO medical guidelines for non-cancer disease and local medical review policy hospice access for patients with diseases other than câncer. Hosp J 1999 (modificada).

timento funcional, falha virológica, doenças oportunistas e neoplasias.[10-13] O tratamento da dor crônica segue a escada da Organização Mundial da Saúde (OMS) para dor oncológica, validada também para pacientes com HIV/Aids. A avaliação de dor deve fazer parte da rotina de atendimento e questionários breves já são validados.[14-16]

PVHIV e fim de vida

PVHIV ainda apresentam uma taxa de mortalidade elevada e uma idade média ao morrer quase 20 anos mais precoce do que a população geral. Por serem mais jovens, recebem mais cuidados agudos não proporcionais em fim de vida e estão mais suscetíveis a morrerem em ambiente hospitalar. Além disso, são encaminhados tardiamente a serviços do tipo *hospice*.[3,18,19] Apesar da ampla distribuição da terapia, PVHIV ainda morrem de doenças definidoras de Aids por motivos multifatoriais que incluem diagnóstico tardio, baixa adesão e dificuldade de vinculação aos serviços de referência, principalmente da população mais vulnerável.[3,20]

Terminalidade e plano de cuidados

Sob essa perspectiva, o planejamento de cuidados avançados (PCA) visa ajudar os pacientes a esclarecerem seus valores pessoais de saúde e planejarem seus cuidados médicos de fim de vida, com o intuito de garantir autonomia e dignidade dentro das suas metas de saúde. As decisões preferencialmente não devem ser delegadas a familiares afastados, os quais podem desconhecer o *status* sorológico ou desejos de tratamento do indivíduo.[20,22] As taxas de conclusão da diretiva antecipada são menores em PVHIV (8% a 47%) do que em outras condições graves. Profissionais de saúde alegam treinamento inadequado e falta de tempo para iniciar discussões sobre fim de vida.[3,20,21]

Por fim, ainda não há *guidelines* que apresentem critérios clínicos para manutenção ou suspensão da TARV e profilaxias de infecções oportunistas em fim de vida. Nesse contexto, deve-se considerar também a perspectiva do paciente e da família durante o processo. Complicações como polifarmácia e toxicidade devem ser avaliadas durante os últimos dias de vida, além de eventos adversos debilitantes.[17]

Abordagem da família e cuidadores

Muitas inseguranças e culpa acompanham os familiares de PVHIV. Há preocupações pertinentes dos familiares sobre possibilidade de contágio no ambiente em família. É importante que a equipe valide o sofrimento da família e tenha atitude compassiva ao escutar dúvidas de qualquer natureza. As intervenções da equipe com essas famílias devem idealmente extrapolar só o fornecimento de informações técnicas e estabelecer vínculos de qualidade.[23]

Luto e perdas

Os profissionais de saúde, de um modo geral, não se permitem vivenciar o luto dos pacientes, talvez na tentativa de se protegerem. Ainda que a equipe não expresse nenhum tipo de reação, sempre haverá algum grau de envolvimento emocional. Essas exigências emocionais do trabalho da equipe, principalmente com pacientes em final de vida, podem desenvolver o *burnout* e a fadiga de compaixão, diminuindo a qualidade da assistência e até abandono do trabalho. Perdas e experiências dolorosas podem transformar situações estressantes em um aumento de adaptabilidade e resiliência da equipe.[24,25]

Os cuidados paliativos reduzem a carga de sintomas, melhoram o funcionamento físico e psicológico e facilitam a introdução de discussões sobre a fase final de vida para todos.

REFERÊNCIAS BIBLIOGRÁFICAS

1. Goodkin K, Kompella S, Kendell SF. End-of-Life Care and Bereavement Issues in Human Immunodeficiency Virus–AIDS. Nurs Clin North Am [Internet]. 2018; 53(1):123-35.

2. Harding R. Palliative care as an essential component of the HIV care continuum. Lancet HIV [Internet]. 2018; 5(9):e524-30.

3. Pahuja M, Merlin JS, Selwyn PA. Issues in population with non-cancer illness: HIV-AIDS. In: Oxford Textbook of Palliative Medicine. 5 ed. Oxford University Press; 2015.

4. Herce ME, Flick RJ. Integrating HIV and palliative care: Ending the false dichotomy. Lancet HIV. 2015; 2(8):e310-1.

5. Secretaria de Vigilância em Saúde, Ministério da Saúde. Boletim Epidemiológico HIV/Aids 2019. 2019.

6. Justice AC, McGinnis KA, Skanderson M, et al. Towards a combined prognostic index for survival in HIV infection: the role of 'non-HIV' biomarkers. HIV Med. 2010; 11:143.

7. Justice AC, Holmes W, Gifford AL, et al. Development and validation of a self-completed HIV symptom index. J Clin Epidemiol. 2001; 54(Suppl 1):S77.

8. Justice AC, Modur SP, Tate JP, et al. Predictive accuracy of the Veterans Aging Cohort Study index for mortality with HIV infection: a North American cross cohort analysis. J Acquir Immune Defic Syndr. 2013; 62:149.

9. Merlin JS, Cen L, Praestgaard A, et al. Pain and physical and psychological symptoms in ambulatory HIV patients in the current treatment era. J Pain Symptom Manage. 2012; 43:638.

10. Miaskowski C, Penko JM, Guzman D, et al. Occurrence and characteristics of chronic pain in a community-based cohort of indigent adults living with HIV infection. J Pain. 2011; 12:1004.

11. Harding R, Simms V, Alexander C, et al. Can palliative care integrated within HIV outpatient settings improve pain and symptom control in a low-income country? A prospective, longitudinal, controlled intervention evaluation. AIDS Care. 2013; 25:795.

12. Johnson A, Condon KD, Mapas-Dimaya AC, et al. Report of an HIV clinic-based pain management program and utilization of health status and health service by HIV patients. J Opioid Manag. 2012; 8:17.

13. Cervia LD, McGowan JP, Weseley AJ. Clinical and demographic variables related to pain in HIV-infected individuals treated with effective, combination antiretroviral therapy (cART). Pain Med. 2010; 11:498.

14. Uebelacker LA, Weisberg RB, Herman DS, et al. Chronic Pain in HIV-Infected Patients: Relationship to Depression, Substance Use, and Mental Health and Pain Treatment. Pain Med. 2015; 16:1870.

15. Merlin JS, Walcott M, Ritchie C, et al. 'Two pains together': patient perspectives on psychological aspects of chronic pain while living with HIV. PLoS ONE. 2014; 9:e111765.

16. Cleeland CS, Ryan KM. Pain assessment: global use of the Brief Pain Inventory. Ann Acad Med Singapore. 1994; 23:129.

17. Ruiz M, Armstrong M, Reske T, Cefalu C, Anwar D. Antiretroviral Therapy at the End of Life: The Experience of an Academic HIV Clinic. Am J Hosp Palliat Med. 2014; 31(5):475-9

18. Rhodes RL, Nazir F, Lopez S, Xuan L, Nijhawan AE, Alexander-Scott NE, et al. Use and predictors of end-of-life care among HIV patients in a safety net health system. J Pain Symptom Manage [Internet]. 2016; 51(1):120-5.

19. Kendall CE, Chalifoux M, Manuel D, Reinhard R, Robinson G, Bacon J, et al. A population-based study of care at the end of life among people with HIV in Ontario from 2010 to 2013. J Acquir Immune Defic Syndr. 2017;75(1):e1-7.

20. Maxson & Mitchell. HHS Public Access. Physiol Behav. 2016; 176(1):139-48.

21. Kojima Y, Iwasaki N, Yanaga Y, Tanuma J, Koizumi Y, Uehira T, et al. End-of-life care for HIV-infected patients with malignancies: A questionnaire-based survey. Palliat Med. 2016; 30(9):869-76.

22. Sangarlangkarn A, Merlin JS, Tucker RO, Kelley AS. Advance care planning and HIV infection in the era of antiretroviral therapy: A review. Top Antivir Med. 2015; 23(5):174-80.

23. Badr H, et al. Articles first published online: dyadic phychosocial intervention for advanced lung cancer patients and their family caregivers: Results of a randomized pilot trial. Cancer. 2015; 121(1):150-8.

24. Fonseca A, Geovanini F. Cuidados Paliativos na Formação do Profissional da Área de Saúde. Rio de Janeiro: Rev Bras Educ Méd. 2013; 37(1):121-5.

25. Todaro-Franceschi V. compassion fatigue and burnout in nursing: Enhancing professional quality of life. New York (NY). 2013.

Pacientes em Lista de Transplante

75

Paula Leite Dutra
João Luiz de Souza Hopf

Há menos de 50 anos, pacientes com falência de órgãos em estágio final não tinham outra perspectiva além da piora clínica e do óbito. Esse cenário foi modificado com o avanço da medicina e o advento dos transplantes de órgãos que, além de aumentar a sobrevida, ofereceram melhora da qualidade de vida para esses pacientes.[1]

O Brasil é o segundo país do mundo em número absoluto de transplantes em uma lista de 35 países, ficando atrás somente dos Estados Unidos. No último ano, o país apresentou aumento no número de transplantes. Com exceção do transplante pulmonar, todos os outros transplantes de órgãos aumentaram no ano de 2019.[2]

Apesar do sucesso, os transplantes apresentam benefícios potenciais limitados. Alguns pacientes estão muito doentes para serem listados para o tratamento; outros são retirados da lista por terem apresentado piora clínica ou porque não resistiriam à cirurgia do transplante; e outros não resistem à espera por um doador compatível.[1] O tempo médio de espera para receber um transplante de coração ou pulmão é de, respectivamente, 441 e 265 dias, por exemplo.[3]

Nos Estados Unidos, em torno de 20% dos pacientes listados não sobrevivem à espera ou são retirados da lista por progressão da doença por ano.[4] Os dados do último relatório do Registro Brasileiro de Transplantes mostram que 39.469 indivíduos ingressaram na lista de espera em 2019, e, destes, 2.484 faleceram aguardando a cirurgia. O restante, em torno de 37 mil pacientes, permanecia em lista até o mês de dezembro do último ano.[2] Mesmo os pacientes que recebem um órgão podem não sobreviver ao procedimento cirúrgico do transplante ou ao período pós-operatório, assim como podem apresentar complicações que podem limitar sua sobrevivência e qualidade de vida em longo prazo.[1]

A população de pacientes transplantados enfrenta morbimortalidade significativa antes e depois do procedimento. O transplante, em muitos casos, melhora muito a qualidade de vida dos pacientes, mas ainda os deixa com uma condição limitante de vida. A maioria desses pacientes sofre de doença crônica avançada com alta mortalidade e grande carga de sintomas.[5]

Tradicionalmente, os cuidados paliativos são associados a populações com câncer, apesar do fato de que os pacientes com doença crônica avançada apresentam níveis, muitas vezes, maiores de sintomas em comparação aos pacientes oncológicos, além de pior qualidade de vida pela gravidade da doença e suas descompensações.[3,5,6] Mesmo assim, os cuidados paliativos são raramente acionados ou muito tardiamente.

Uma das barreiras que contribuem para a carência de cuidados paliativos no tratamento dos pacientes com falência orgânica é a trajetória da doença, já que, na maioria das vezes, se apresenta com um curso imprevisível, podendo ocorrer exacerbações agudas que geralmente necessitam de hospitalizações. Esses eventos são revertidos à custa de deterioração clínica e de piora da funcionalidade do paciente, e que tornam a morte, o evento final, de difícil previsão, sendo muitas vezes reconhecida nas últimas 24 horas de vida do paciente.[3,5,7,8] Outra barreira a ser considerada é a falta de conhecimento sobre cuidados paliativos e a associação errônea com morte e abandono.[9]

Atualmente, há evidências demonstrando os benefícios das intervenções paliativas concomitantes aos tratamentos curativos.[1,3-5] Os pacientes com falência orgânica que aguardam um transplante de órgãos provavelmente desejam e recebem tratamentos agressivos para a manutenção da sua vida enquanto aguardam pela cirurgia. De acordo com essa premissa, há na literatura um modelo de prestação de cuidados paliativos em conjunto com o tratamento direcionado das equipes de transplante antes, durante e após o transplante (assim como para aqueles indivíduos que precisarão de retransplante), sem interferir na indicação ao transplante ou no sucesso da cirurgia[5] (Figura 75.1).

O cuidado paliativo deve estar integrado às outras equipes envolvidas no cuidado do paciente para otimizar a comunicação, a continuidade dos cuidados, a melhora da qualidade de vida, o gerenciamento de sintomas e a satisfação do paciente e da família.[3-5] Essa abordagem integrada, em conjunto com equipe interdisciplinar, pode auxiliar na predição de prognóstico e no suporte tanto dos pacientes que falecem, quanto dos que são retirados de lista ou que enfrentam sequelas ou comorbidades pré e pós-transplante[5] (Figura 75.2).

As avaliações prévias ao transplante permitem que as equipes forneçam informações equilibradas sobre os riscos e os benefícios, esclareçam possíveis percepções equivocadas e resolvam as dúvidas do paciente. Os pacientes podem não se qualificar para um transplante, podem não sobreviver ao período de espera ou podem desenvolver complicações com risco à vida; dessa forma, uma discussão inicial sobre questões de preferências de final de vida deve ser conduzida. Abordar diretrizes antecipadas de vontade, preferências de tratamento e cuidados paliativos no início do processo, quando o paciente ainda está estável, pode minimizar a surpresa e o trauma emocional de pacientes e familiares.[1,5]

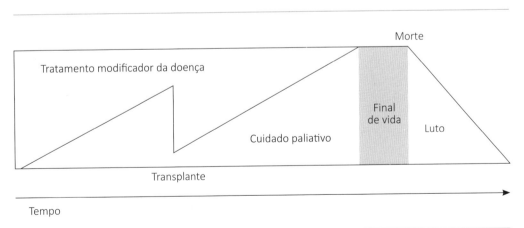

FIGURA 75.1. Gráfico com modelo do acompanhamento de cuidados paliativos ao longo do tempo para pacientes em lista de transplante e transplantados. (Figura modificada e adaptada de Wentlandt K, Weiss A, O'Connor E, Kaya E. Palliative and end of life care in solid organ transplantation. Am J Transplant. 2017; 17(12):3008-19.)

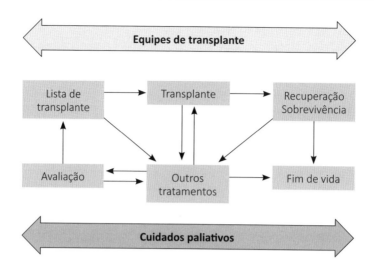

FIGURA 75.2. Interação das equipes de transplante e cuidados paliativos em todas as etapas do tratamento. (Figura modificada Wentlandt K, Weiss A, O'Connor E, Kaya E. Palliative and end of life care in solid organ transplantation. Am J Transplant. 2017; 17(12):3008-19.)

A espera pelo transplante gera angústia e ansiedade, já que os pacientes e familiares têm que conviver com um futuro incerto à espera de um órgão, assim como têm que enfrentar desafios significativos, como a piora clínica, o aumento da incapacidade, a perda de independência e a possibilidade de óbito.[1]

Talvez o aspecto mais desafiador dos cuidados paliativos para os pacientes à espera de um órgão ou para os transplantados seja como iniciar discussões sobre cuidados paliativos, cuidados de fim de vida e metas de cuidados centradas no paciente.[1,5] Não se pode esquecer também da hesitação dos médicos de transplante em envolver os cuidados paliativos devido às expectativas muitas vezes irreais de sobrevivência do paciente e à associação errônea de cuidados paliativos com a inexistência de possibilidades de tratamentos.[3,5] É difícil iniciar discussões sobre cuidados de final de vida, principalmente quando os pacientes são candidatos a transplante. Pacientes e famílias agarram-se na esperança por uma maior sobrevida e melhor qualidade de vida contra a possibilidade de piora e morte.[1]

Considerações finais

Os cuidados paliativos devem ser empregados o mais precocemente possível ao tratamento dos pacientes com falência orgânica, auxiliando as equipes de transplante, pacientes e familiares a enfrentarem esse período de decisões difíceis e de tratamentos muitas vezes prolongados e com danos ao paciente e sua rede de apoio.

Há uma enorme necessidade de educação para médicos, pacientes e familiares para uma melhor compreensão sobre os benefícios dos cuidados paliativos para indivíduos com doença avançada por falência orgânica.[5]

REFERÊNCIAS BIBLIOGRÁFICAS

1. Crone CC, Marcangelo MJ, Shuster JL. An Approach to the Patient with Organ Failure: Transplantation and End-of-Life Treatment Decisions. Med Clin North Am [Internet]. 2010; 94(6):1241-54. doi: 10.1016/j.mcna.2010.08.005.

2. Registro Brasileiro de Transplantes. Dimensionamento dos transplantes no Brasil e em cada estado (2012-2019). Ano XXV, n° 4, 2019.

3. McKenna M, Clark SC. Palliative care in cardiopulmonary transplantation. BMJ Support Palliat Care. 2015; 5(4):427-34.

4. Rakoski MO, Volk ML. Palliative care and end-stage liver disease: a critical review of current knowledge. Curr Opin Gastroenterol. 2019; 35(3):155-60.

5. Wentlandt K, Weiss A, O'Connor E, Kaya E. Palliative and end of life care in solid organ transplantation. Am J Transplant. 2017; 17(12):3008-19.

6. Gore JM, Brophy CJ, Greenstone MA. How well do we care for patients with end stage chronic obstructive pulmonary disease (COPD)? A comparison of palliative care and quality of life in COPD and lung cancer. Thorax. 2000; 55(12):1000-6.

7. Murray SA. Illness trajectories and palliative care. Bmj [Internet]. 2005; 330(7498):1007-11. doi: 10.1136/bmj.330.7498.1007.

8. Huitema AA, Harkness K, Malik S, Suskin N, McKelvie RS. Therapies for Advanced Heart Failure Patients Ineligible for Heart Transplantation: Beyond Pharmacotherapy. Can J Cardiol [Internet]. 2020; 36(2):234-43. doi: 10.1016/j.cjca.2019.11.012.

9. Harden KL, Schembri JA. Early intervention with transplantation recipients to improve access to and knowledge of palliative care. Clin J Oncol Nurs. 2016; 20(4):E88-92.

PARTE 10

Oncologia

Cuidado Paliativo Precoce

76

Germana Hunes Grassi Gomes Victor

Introdução

O constante desenvolvimento e a inovação em terapias antineoplásicas ao longo dos últimos anos trazem como resultado maior eficácia no tratamento e consequente maior sobrevida aos pacientes com câncer avançado.[1]

Enquanto os estudos e publicações sobre novos protocolos de tratamento seguem de forma acelerada, com a promessa de interromper a progressão da doença, ainda há um *gap* no desenvolvimento de pesquisas que tratem sobre os aspectos físicos, psicossociais e existenciais de pacientes com câncer avançado.

Mesmo com o crescente reconhecimento e recomendações para que cuidados de suporte sejam ofertados aos pacientes oncológicos, o acesso a esses cuidados ainda é limitado. Entre os fatores que podem contribuir para esse cenário podemos destacar: a formação profissional que não privilegia uma formação básica em cuidados paliativos, resultando em número reduzido desses profissionais no mercado de trabalho tanto para assistência direta aos pacientes quanto para desenvolvimento de pesquisas nessa área; ausência de políticas que guiem a oferta e disseminação de serviços de cuidados paliativos; e o financiamento limitado para desenvolver e testar intervenções para alívio de sintomas e ganho de qualidade de vida.[2-4]

Com a expectativa de superar essa lacuna crítica no tratamento do paciente oncológico, tem tido cada vez mais destaque a integração precoce de serviços de cuidados paliativos com o cuidado oncológico padrão, logo após o diagnóstico de câncer avançado, sendo considerado este o padrão-ouro no tratamento de pacientes com câncer.[5] Segundo a Organização Mundial de Saúde (OMS), o cuidado paliativo é uma abordagem que se destina a pacientes portadores de doenças ameaçadoras da vida e deve ser ofertado não somente nos cuidados de fim de vida, mas sim desde o diagnóstico e em concomitância a tratamentos específicos para a patologia em questão.[6] Tal estratégia não se destina apenas a pacientes com doenças metastáticas e de mau prognóstico, como também para aqueles com doenças localizadas; aqueles com doenças agudas e com grande chance de cura, como leucemias e linfomas; e aqueles que terão maior sobrevida e conviverão com o câncer como doença crônica.[7,8]

Cuidado paliativo na linha de cuidado do paciente oncológico

Destacamos a seguir alguns pontos relevantes sobre a associação precoce do cuidado paliativo na linha de cuidado do paciente oncológico:

◆ Controle de sintomas

Sintomas comuns em pacientes com câncer incluem fadiga, dor, constipação, hiporexia, alterações do sono e ansiedade, podendo variar a frequência e intensidade de acordo com o tipo histológico e sítio de doença, estadiamento, idade, sexo e *performance status*. Tais sintomas tendem a ser mais intensos conforme a evolução da doença e proximidade do fim da vida.[9]

De forma geral, o médico oncologista tende a se concentrar no estabelecimento do diagnóstico preciso, estadiamento e plano de cuidados mais focado em terapias específicas para a cura e controle do câncer. Sendo assim, a equipe de cuidado paliativo pode auxiliar no controle de sintomas físicos, psicossociais e espirituais, ressaltando-se o alto nível de ansiedade presente em pacientes e familiares quando do enfrentamento do diagnóstico de câncer.[10,11]

◆ Auxílio na comunicação de prognóstico e elaboração de plano de cuidados com base em decisões compartilhadas

Estudos internacionais demonstram que pacientes e familiares com câncer desejam ter informações claras e realistas sobre seu diagnóstico, tratamento e prognóstico. No entanto, muitas vezes não conseguem compreender os objetivos do tratamento, mantendo percepções imprecisas e expectativas inalcançáveis.[12]

Os médicos de cuidados paliativos devem auxiliar no esclarecimento e na compreensão dos pacientes quanto a seu prognóstico, tornando possível um cenário em que possam ser estabelecidas decisões compartilhadas por meio da junção de conhecimentos técnicos específicos da equipe oncológica e de desejos e valores do paciente e seu núcleo familiar. A compreensão dos pacientes sobre sua doença e seu prognóstico é um forte preditor para a tomada de decisões terapêuticas. Pacientes que superestimam seu prognóstico são mais propensos a receber terapias antineoplásicas de benefício questionável no último mês de vida, enquanto aqueles que sabem da incurabilidade de sua doença e terminalidade optam por cuidados que visem ao controle efetivo de sintomas.[13]

É importante ressaltar que apesar de a maioria dos oncologistas afirmarem que normalmente fornecem informações precisas sobre prognóstico, dados sugerem que rotineiramente as estimativas de sobrevida e prognóstico são bem mais otimistas que a realidade.

Com o envolvimento precoce da equipe de cuidados paliativos, os pacientes com câncer avançado e suas famílias têm a oportunidade de fortalecer vínculo com esses profissionais, sendo este um facilitador para a comunicação e para a elaboração do plano de cuidados. Entende-se ainda que a comunicação de prognóstico é um processo que deve considerar a quantidade de informação e tempo ideal de cada indivíduo, não sendo, portanto, um evento pontual.[14]

É também importante ressaltar que, muitas vezes, paciente e família não levam ao seu oncologista demandas relacionadas a sintomas, por acharem que são naturais no processo de adoecimento ou até mesmo por medo de serem abandonados ou de que os oncologistas limitem tratamentos específicos para a doença em função da percepção de maior fragilidade do paciente. A relação com o paliativista fornece então a oportunidade de focar na qualidade de vida, controle de sintomas e consequente esclarecimento de dúvidas e discussões abertas sobre medos, angústias e preocupações.

◆ Utilização racional de recursos e cuidados de fim de vida

O tratamento oncológico vem se tornando cada vez mais agressivo e com cada vez mais opções de diferentes tratamentos. Se, por um lado, isso pode ser visto de forma bastante otimista, por outro deve haver a preocupação de uma alocação racional de recursos tão onerosos para o sistema de saúde. A associação do cuidado paliativo na linha de cuidado ao paciente oncológico deve auxiliar na limitação de utilização de recursos que não trarão mais benefícios para o paciente e que acabam gerando custos desnecessários para o sistema, seja ele público ou privado.

É bastante claro que muitos dos tratamentos obstinados, realizados próximo ao óbito do paciente, não só estão relacionados à piora da qualidade de vida e à menor satisfação de familiares quanto aos cuidados de fim de vida, como também não aumentam a sobrevida. Cuidados desproporcionais podem ainda colocar familiares sob maior risco de pior depressão e luto complicado.

A equipe de cuidados paliativos pode, em comum acordo com a equipe de oncologia, auxiliar pacientes e familiares na transição de cuidados que englobam terapias modificadoras de doença para cuidados paliativos exclusivos.

Destacamos ainda que trabalhos mostram que acompanhamento por equipes de cuidados paliativos a nível hospitalar ou ambulatorial reduzem os custos de forma significativa e aumentam a percepção de cuidado.[15]

Modelos de integração do cuidado paliativo precoce em oncologia

Na Tabela 76.1, descrevemos alguns modelos de assistência possíveis, destacando algumas vantagens e desvantagens em sua aplicação.[14]

Tabela 76.1. Modelos de assistência em cuidados paliativos em Unidade de Assistência de Alta Complexidade em Oncologia (UNACON) e Centro de Assistência de Alta Complexidade em Oncologia (CACON)

Modelo de cuidado	Vantagens	Desvantagens
Prática clínica isolada	Cuidados oncológicos específicos e cuidado paliativo fornecidos pelo oncologista. Redução do número de visitas médicas, informações concentradas em única equipe. De forma geral, bem funcional para aqueles com sintomas pouco complexos	Treinamento inadequado de oncologistas em cuidados paliativos; tempo de consulta limitado para um único profissional avaliar e abordar vários aspectos físicos, psicológicos, sociais e preocupações espirituais, além do tratamento específico para o tumor
Prática clínica compartilhada – referência e contrarreferência	Oncologista encaminha o paciente para atendimentos especializados em subespecialidades de acordo com o sintoma (por exemplo, psiquiatria, controle da dor, capelania). É baseado nas necessidades individuais	Aumento do número de visitas médicas adicionais para pacientes com doenças graves e sintomas descontrolados, o que pode ser bastante desgastante e oneroso. Coordenação, comunicação e colaboração frágil quando há diversos especialistas envolvidos
Assistência integrada	Coordenação integrada do cuidado entre oncologista e paliativista. Estrutura física pode ser inclusive dividida entre ambos, com redução de custos e facilitador para paciente que em única visita pode ser atendido por profissionais diferentes. Racionalidade das avaliações, sem sobrecarga para o paciente e para os profissionais	Necessidade de educação e treinamento de profissionais para facilitar a prática colaborativa. Tempo, dedicação e custos para desenvolver e tornar eficaz a implementação de protocolos e comunicação efetiva

Conclusão

Sociedades médicas baseadas e respaldadas por diferentes estudos clínicos afirmam e estimulam a integração precoce do cuidado paliativo na linha de cuidado do paciente oncológico; como vimos, com impactos claros na percepção de cuidado por meio do controle de diferentes sintomas, visão global do binômio paciente-família, comunicação efetiva, cuidados de fim de vida que proporcionam uma boa morte e, também, impacto nos custos em saúde.

As barreiras para essa interação ainda são importantes, ainda mais em nosso país, com destaque para o número restrito de profissionais com treinamento em cuidados paliativos, resistência de alguns oncologistas em encaminharem precocemente por temerem associação com a morte, estruturas de saúde que dificultam seguimentos clínicos adequados.

Apesar dessa prática não ser totalmente difundida em território brasileiro, contamos com políticas de saúde, como a Política Nacional de Atenção Oncológica que envolve a promoção da saúde, a prevenção, o diagnóstico, o tratamento e a reabilitação do câncer, bem como os cuidados paliativos. Tal política determina que todos CACONS e UNACONS devem prover a seus pacientes acesso a cuidados paliativos.[16]

Dessa forma, nosso objetivo global é identificar a melhor forma de prover esse acesso de forma cada vez mais precoce e ofertar aos pacientes e familiares o melhor cuidado possível.

REFERÊNCIAS BIBLIOGRÁFICAS

1. Cancer Trends Progress Report–2011/ Update 2020. Bethesda, MD: National Cancer Institute, National Institutes of Health, Department of Health and Human Services; 2012. Disponível em: progressreport. cancer.gov. Acessado em ago 2020.

2. De Palma R, Fortuna D, Hegarty SE, Louis DZ, Melotti RM, Moro ML. Effectiveness of palliative care services: A population-based study of end-of-life care for cancer patients. Palliat Med. 2018 set; 32(8):1344-52. doi: 10.1177/0269216318778729.

3. Lupu D; American Academy of Hospice and Palliative Medicine Workforce Task Force. Estimate of current hospice and palliative medicine physician workforce shortage. J Pain Symptom Manage. 2010 dez; 40(6):899-911. doi: 10.1016/j.jpainsymman.2010.07.004.

4. Alsirafy S. Effectiveness of palliative care. QJM: An International Journal of Medicine. 2018 dez; 111(suppl 1):hcy200.058.

5. Temel JS, Greer JA, Muzikansky A, et al. Early palliative care for patients with metastatic non-small-cell lung cancer. N Engl J Med. 2010; 363:733-42.

6. World Health Organization. WHO Definition of Palliative Care. Disponível em: who.int/cancer/palliative/ definition/. Acessado em: ago 2020.

7. Kim Y, Yen IH, Rabow MW. Comparing Symptom Burden in Patients with Metastatic and Nonmetastatic Cancer. J Palliat Med. 2016; 19(1):64-8.

8. Koo M, Swann R, McPhail S, Abel G, Elliss-Brookes L, Rubin G, et al. Presenting symptoms of cancer and stage at diagnosis: evidence from a cross-sectional, population-based study. Lancet Oncol. 2020; 21(1):73-9. doi: 10.1016/S1470-2045(19)30595-9.

9. Mercadante S, Casuccio A, Fulfaro F. The course of symptom frequency and intensity in advanced cancer patients followed at home. J Pain Symptom Manage. 2000; 20(2):104-12.

10. Delgado-Guay MO, Hui D, Parsons HA, et al. Spirituality, religiosity, and spiritual pain in advanced cancer patients. J Pain Symptom Manage. 2011; 41(6):986-94.

11. Taghizadeh A, Pourali L, Vaziri Z, Saedi H, Behdani F, Amel R. Psychological Distress in Cancer Patients. Middle East J Cancer. 2018; 9(2):143-9.

12. Ellis E, Varner A. Unpacking cancer patients' preferences for information about their care. J Psychosoc Oncol. 2018; 36(1):1-18

13. Mack JW, Weeks JC, Wright AA, Block SD, Prigerson HG. End-of-life discussions, goal attainment, and distress at the end of life: predictors and outcomes of receipt of care consistent with preferences. J Clin Oncol. 2010; 28(7):1203-8.

14. Greer JA, Jackson VA, Meier DE, Temel JS. Early integration of palliative care services with standard oncology care for patients with advanced cancer. CA Cancer J Clin. 2013; 63(5):349-63.

15. Bickel K, Ozanne E. Importance of Cost and Cost Effectiveness of Palliative Care JCO, 2017

16. Brasil. Ministério da Saúde/Secretaria de Atenção Especializada à Saúde. Portaria SAES/MS nº 1.399, de 17 de dezembro de 2019. Redefine os critérios e parâmetros referenciais para a habilitação de estabelecimentos de saúde na alta complexidade em oncologia no âmbito do SUS. Diário Oficial da União; 2019 dez 19. 173 p.

Radioterapia

77

Izabela Lourenço Silva Fernandes
Leonardo Vieira Polli

Introdução

Há mais de um século, a radioterapia tem sido usada para melhorar os sintomas causados pelo câncer e a qualidade de vida do paciente, tornando-se crucial para a boa prática do cuidado paliativo em oncologia. É um tratamento muito bem tolerado e eficaz em relação ao custo e tempo despendidos.

Muitos sintomas relacionados ao câncer podem ser tratados com a radioterapia paliativa, mas é importante salientar que esta deve sempre fazer parte de uma abordagem ampla multidisciplinar. Mesmo sendo um tratamento localizado e de curta duração no contexto paliativo, a radioterapia deve atuar de modo complementar e não substitutiva, não podendo estar desalinhada com o plano terapêutico como um todo. A seguir, listamos as principais indicações de radioterapia no contexto paliativo.

Dor por metástases ósseas

Sintomas de metástases ósseas comumente incluem dor, fratura patológica ou sintomas neurológicos devido à compressão medular. A radioterapia promove eficaz paliação da dor por metástases ósseas, além de oferecer boa relação tempo-eficiência e ser associada a poucos efeitos colaterais.

Vários estudos prospectivos randomizados têm evidenciado melhora parcial da dor em 60% a 80% dos casos e melhora completa da dor em 30% a 50% dos pacientes, três a quatro semanas após o início da radioterapia.[1] Como essa melhora, na maioria das vezes, não ocorre logo no início do tratamento, é muito importante manter um bom esquema de analgesia durante a radioterapia e realizar avaliações periódicas após o término da mesma, revisando a dose das medicações previamente utilizadas e a necessidade de mantê-las.

Com relação ao fracionamento do tratamento, uma revisão atualizada de dados da literatura mostra equivalência em relação ao controle da dor entre os esquemas de dose única de 8 Gy, ou esquemas mais fracionados (20 Gy em cinco frações, 24 Gy em seis frações ou 30 Gy em dez frações). A principal diferença é que os esquemas de uma única fração são associados a maior necessidade de retratamento para o mesmo local do que esquemas com mais frações (20% *vs.*

8%, p < 0,01).[2] Sendo assim, dose única de 8 Gy fornece um controle da dor não inferior a esquemas mais fracionados e deve ser particularmente conveniente para pacientes com pequena expectativa de vida ou baixa *performance*. Já naqueles com melhor prognóstico, esquemas mais protraídos podem ser oferecidos. Quando necessário, a reirradiação de áreas previamente trata- das pode promover alívio da dor em cerca de metade dos pacientes.[3]

A radioterapia ablativa estereotática (*stereotactic ablative radiotherapy* – SABR) tem se torna- do uma opção atraente para pacientes com doença oligometastática, com o intuito de melhorar o controle local da doença, com toxicidade aceitável. Dados de um recente estudo de fase 2 mos- tram melhor controle de dor com SABR em três e nove meses, quando comparados ao esquema de fracionamento convencional.[4] Embora esses dados ainda não sejam maduros o suficiente para uma mudança de paradigmas, eles aumentam a possibilidade de que no futuro mais pacientes possam se beneficiar de técnicas mais complexas de radioterapia para auxiliar no controle da doença e dos sintomas.

Metástases cerebrais

Metástases cerebrais podem ocorrer em 20% a 40% dos pacientes com doença sistêmica.[5] A apresentação clínica se dá por meio de convulsões, sintomas focais e sintomas de hipertensão in- tracraniana (náuseas, vômitos e cefaleia). O manejo dos sintomas é um importante componente do cuidado desses pacientes e deve ser recomendado o uso de corticoides (se houver sinais de hipertensão intracraniana) e de anticonvulsivantes (em caso de convulsões).

O tratamento das metástases cerebrais está cada vez mais individualizado e inclui neurocirur- gia, radiocirurgia (em uma ou mais frações), radioterapia de crânio total e/ou algumas terapias sistêmicas. Índices prognósticos ajudam a definir qual tratamento será instituído para cada pa- ciente. Os principais preditores de sobrevida incluem *performance status*, idade e características da doença extracraniana.[6] A histologia e genótipo do tumor também são importantes preditores, à medida que terapias sistêmicas cada vez mais eficazes têm se tornado disponíveis.

Uma vez estabelecida a indicação, deve-se também individualizar a escolha do tipo de trata- mento, baseando-se na histologia do tumor e no número, tamanho e localização das lesões. Para pacientes com lesão única, o tratamento deve ser feito preferencialmente com radiocirurgia ou com ressecção seguida por radiocirurgia na cavidade cirúrgica.

Nos pacientes com um número limitado de metástases, e com tamanho menor que 3 cm, a radiocirurgia deve ser preferida em relação à radioterapia de crânio total. Apesar de a radiote- rapia de crânio total melhorar o controle da doença, não melhora a sobrevida global, e piora a qualidade de vida, devido aos efeitos adversos causados pelo tratamento, especialmente declínio neurocognitivo.[7]

Radioterapia de crânio total permanece como tratamento de escolha naqueles pacientes com boa *performance* e que não são candidatos à radiocirurgia ou neurocirurgia – devido ao grande número, grande volume das lesões ou à indisponibilidade da técnica. Nesses casos, o uso de dro- gas como a memantina e de técnicas que diminuam a dose em hipocampo deve ser considerado, pensando em diminuir ou retardar a ocorrência de déficits neurocognitivos.[8]

Para os pacientes com *performance* ruim ou baixa expectativa de vida devido à doença ex- tracraniana, a decisão de proceder à radioterapia de crânio total, radiocirurgia ou apenas trata- mento de suporte deve ser amparada nas preferências e conveniências do paciente, no volume de doença e na disponibilidade de terapia sistêmica adicional.

Dor e sintomas neurológicos por compressão medular

A compressão medular nos pacientes portadores de neoplasia apresenta ocorrência aproxi- mada de 3% a 5%, porém sua ocorrência tem uma evolução devastadora quando não diagnos- ticada e tratada de maneira urgente.[9]

O quadro de compressão medular, em 20% das situações, começa com o diagnóstico de neoplasia.[10] A fisiopatologia consiste em compressão mecânica do canal medular e/ou infiltração da medula, ocasionando sintomas que dependem do grau de compressão e localização. Os sintomas mais comuns são dor local na região da compressão, alterações motoras e sensitivas (plegias e parestesias), disfunção esfincteriana de trato urinário e intestinal, ataxia e dores radiculares com irradiação para os membros. O diagnóstico clínico é muito importante, muitas vezes iniciando de maneira abrupta e evoluindo com rapidez.

O diagnóstico consiste em um exame físico detalhado, em especial no exame neurológico. O exame de imagem padrão-ouro é a ressonância magnética da coluna, ou tomografia nos casos de contraindicação de ressonância.[11]

A conduta consiste em um rápido diagnóstico e depende dos sintomas neurológicos. O início precoce da corticoterapia (dexametasona em dose de ataque intravenosa e manutenção diária com dose oral fracionada), além de cuidados com tromboembolia venosa, constipação e retenção urinária devem ser instituídos.

O tratamento inicial consiste em avaliar o paciente que se beneficia de abordagem cirúrgica para *debulking* tumoral e estabilização. A utilização de ferramentas de graduação – como exemplo, critérios de SINS (Spinal Instability Neoplastic Score) – auxilia na definição e risco de fratura desses pacientes.[12]

A radioterapia tem seu papel nos pacientes que não são candidatos à cirurgia, em tumores radiossensíveis e após a descompressão cirúrgica para consolidação. O tratamento pode ser realizado em uma dose única, assim como em cinco ou dez frações. Novos estudos mostram benefício tanto em uma como em cinco frações.[14] O esquema selecionado depende do caso e localização, assim como da extensão da doença e condições clínicas do paciente.[13] O uso de radioterapia estereotática corporal (SABR) tem promovido otimização e taxa de resposta maior no tratamento dessas lesões, com aplicações únicas e altas doses, sendo efetivas para histologias radiorresistentes.[15]

Sangramento tumoral

O sangramento tumoral é uma situação que pode ocorrer em cerca de 6% a 10% dos pacientes com tumores avançados.[16] Pode-se manifestar de diversas maneiras, desde sangramentos transitórios ocultos até sangramentos visíveis e volumosos, com grande impacto na qualidade de vida do paciente.

A radioterapia é uma das ferramentas mais eficazes para induzir a trombose e esclerose microvascular com o objetivo de cessar o sangramento por alguns dias. É uma opção eficaz e prática e é indicada nos casos de sangramento com repercussão hemodinâmica, de queda pronunciada dos níveis de hemoglobina, e em casos nos quais o sangramento promove infecções secundárias, odor fétido e desconforto psicológico e social para pacientes e cuidadores.

Não há um consenso em relação à dose e fracionamento para a radioterapia paliativa hemostática. Na prática clínica, os fracionamentos mais adotados são 1×500 cGy, 1×800 cGy, 5×400 cGy e 10×300 cGy.[17] A escolha da dose deve sempre levar em consideração o sítio tumoral e *status* funcional do paciente.

Sintomas devido a neoplasias torácicas avançadas

As neoplasias torácicas avançadas se apresentam necessitando de paliação adequada e rápida. Os principais sintomas com intuito de paliação e melhora sintomatológica são: tosse, dispneia, compressão vascular/neurológica e de vias aéreas, lesões ulceradas com dor e sangramento e obstrução e dor esofágica.

A radioterapia deve ser realizada de maneira rápida e, se possível, com poucas frações, com isso buscando melhora na qualidade de vida e tratamento adequado.[17] A Associação Americana de Radio-Oncologia (ASTRO) sugere esquemas de fracionamento relacionados conforme o Karnofsky *status* de cada paciente e, com isso, a otimização da relação de benefício do tratamento e qualidade de vida, podendo ser realizada em uma única fração (10 Gy), até em dez frações (30 Gy/10).[18]

Radioterapia paliativa nos últimos dias de vida

Algumas revisões sistemáticas têm avaliado o uso da radioterapia nos últimos 30 dias de vida. Park *et al.* descrevem que embora apenas 10% a 15% dos pacientes tenham recibo radioterapia nos últimos 30 dias de vida, 50% desses pacientes morrem durante o tratamento, 69% completam o fim do tratamento 10 dias antes de morrer, e metade dos pacientes gasta mais de 60% do seu tempo restante de vida recebendo radioterapia.[19]

Baixa *performance*, idade avançada e baixo índice de massa corporal são os principais fatores preditores para a morte desses pacientes.[20] Ferramentas que possam predizer o prognóstico do paciente devem ser utilizadas para que a melhor decisão em relação à indicação do tratamento seja tomada.

Devido às incertezas em relação ao prognóstico e necessidade de paliação de sintomas importantes, sabemos que muitas vezes não é possível eliminar o uso da radioterapia próximo ao fim da vida. Dessa maneira, é muito importante prover cursos rápidos do tratamento para pacientes com baixa expectativa de vida, maximizando o benefício e minimizando a probabilidade de um ônus desnecessário.

REFERÊNCIAS BIBLIOGRÁFICAS

1. Chow E, Harris K, Fan G, et al. Palliative radiotherapy trials for bone metastases: A systematic review. J Clin Oncol. 2007; 25:1423-36.

2. Chow E, van der Linden YM, Roos D, et al. Single versus multiple fractions of repeat radiation for painful bone metastases: A randomised, controlled, noninferiority trial. Lancet Oncol. 2014; 15:164-71.

3. Chow E, Zeng L, Salvo N, et al. Update on the systematic review of palliative radiotherapy trials for bone metastases. Clin Oncol (R Coll Radiol). 2012; 24:112-24.

4. Nguyen Q-N, Chun SG, Chow E, et al. Single-fraction stereotactic vs conventional multifraction radiotherapy for pain relief in patients with predominantly nonspine bone metastases. JAMA Oncol. 2019; 5(6):872.

5. Tsao MN, Lloyd N, Wong RK, et al. Whole brain radiotherapy for the treatment of newly diagnosed multiple brain metastases. Cochrane Database Syst Rev. 2012; 1:CD003869.22513917.

6. Gaspar L, Scott C, Rotman M, et al. Recursive partitioning analysis (RPA) of prognostic factors in three Radiation Therapy Oncology Group (RTOG) brain metastases trials. Int J Radiat Oncol Biol Phys. 1997; 37:745.

7. Soon YY, Tham IW, Lim KH, et al. Surgery or radiosurgery plus whole brain radiotherapy versus surgery or radiosurgery alone for brain metastases. Cochrane Database Syst Rev. 2014; CD009454.

8. Weiner JP. Neurocognitive Outcomes for Patients With Brain Metastasis in the Modern Era: Benefit of Treatment With Hippocampal Avoidance Whole-Brain Radiotherapy Plus Memantine. J Clin Oncol; 2020.

9. Porceddu SV, Rosser B, Burmeister BH, et al. Hypofractionated radiotherapy for the palliation of advanced head and neck cancer in patients unsuitable for curative treatment—"Hypo Trial". Radiother Oncol. 2007; 85:456-62.

10. Mak KS, et al. Incidence and Treatment Patterns inHospitalizations for Malignant Spinal Cord Compression in the United States, 1998–2006. Int J Radiat Oncol Biol Phys. 2011 jul; 80(3):824-31.

11. Cole JS, Patchell RA. Metastatic epidural spinal cord compression. Lancet Neurol. 2008; 7(5):459.

12. Fox S, Spies M, et al. Spinal Instability Neoplastic Score (SINS): Reliability Among Spine Fellows and Resident Physicians in Orthopedic Surgery and Neurosurgery. Global Spine J. 2017; 7(8):744-8.

13. Loblaw DA, Laperriere NJ. Emergency treatment of malignant extradural spinal cord compression: an evidence-based guideline. J Clin Oncol. 1998; 16(4):1613.

14. Hoskin PJ, et al. Effect of Single-Fraction vs Multifraction Radiotherapy on Ambulatory Status Among Patients With Spinal Canal Compression From Metastatic Cancer: The SCORAD Randomized Clinical Trial. JAMA. 2019; 322(21):2084.

15. Yamada Y, Katsoulakis E, et al. The impact of histology and deliver dose on local control of spinal metastases treated with stereotactic radiosurgery. Neurosurg Focus. 2017; 42(1):E6.

16. Beckles MA, Spiro SG, Colice GL, et al. Initial evaluation of the patient with lung cancer: symptoms, signs, laboratory tests, and paraneoplastic syndromes. Chest. 2003; 123:97S-104S.

17. Stevens R, Macbeth F, Toy E, et al. Palliative radiotherapy regimens for patients with thoracic symptoms from non-small cell lung cancer. Cochrane Database Syst Rev. 2015; 1:CD002143.

18. Rodrigues G, Videtic GM, Sur R, et al. Palliative thoracic radiotherapy in lung cancer: an American Society for Radiation Oncology evidence-based clinical practice guideline. Pract Radiat Oncol. 2011; 1:60-71.

19. Park KR, Lee CG, Tseng YD, et al. Palliative radiation therapy in the last 30 days of life: a systematic review. Radiother Oncol. 2017; 125 (2):193-9.

20. Wu SY, Singer L, Boreta L, et al. Palliative radiotherapy near the end of live. BMC Palliat Care. 2019; 18(1):29.

Quimioterapia

78

Andrea Kazumi Shimada
Andréa Malta Ferrian

Quando se diagnostica um tumor maligno, é imprescindível avaliar a extensão da doença de acordo com seu tamanho (T), comprometimento linfonodal (N) e presença de metástases (M). O estadiamento tumoral pode variar entre I e IV de acordo com o TNM, sendo I o estádio mais precoce, de doença localizada e maior chance de cura, e IV o estádio mais avançado, com presença de metástases, pior prognóstico e incurável por definição.

Ter uma doença incurável, entretanto, não é sinônimo de impossibilidade de tratamento oncológico. Uma grande parcela dos pacientes recebe tratamento com o objetivo de minimizar sintomas, controlar temporariamente a doença (aumento de tempo livre de progressão) e estender o tempo de vida (aumento de sobrevida).[1]

Os tratamentos oncológicos podem incluir cirurgia, radioterapia, hormonioterapia, quimioterapia, terapia-alvo e imunoterapia. Especificamente na doença avançada, o tratamento sistêmico é o mais indicado; e os tratamentos localizados, como radioterapia e cirurgia, ficam reservados para casos específicos de controle local do tumor, controle de dor, tratamentos de emergência como sangramentos, obstruções, compressão medular, risco de fratura iminente ou hipertensão intracraniana.

A quimioterapia tem como objetivo destruir as células tumorais por mecanismos diversos que dependem do agente antineoplásico utilizado e, dessa maneira, reduzir o tumor, suas metástases e impedir a progressão de doença (aumento das lesões já existentes e/ou aparecimento de novas).

Com o objetivo de controlar temporariamente o câncer e seus sintomas, a quimioterapia é uma das principais estratégias de tratamento que pode ser utilizada na doença avançada mesmo próximo ao final de vida. Contudo, sua utilização nesse cenário é bastante complexa, pois devemos balancear o real benefício clínico e os possíveis efeitos adversos inerentes ao tratamento proposto.[1,2]

A aparente sensação de controle de uma doença incurável dá a errônea impressão de que se está em uma guerra necessitando lutar e não desistir. Essa sensação, junto à crença em uma resposta extraordinária são algumas das justificativas utilizadas para se manter uma terapia antineoplásica. Os pacientes, muitas vezes, estão dispostos a suportar muitas reações adversas com a esperança de que os efeitos benéficos do tratamento possam prolongar as suas vidas.[3,4]

Apesar da importância de se manter um diálogo honesto e não criar desesperança, o acesso a informações verdadeiras e realistas de acordo com o que o paciente quer saber de sua doença e a comunicação de maneira gradual e suportável podem evitar, em muitos casos, uma falsa esperança com expectativas desproporcionais e irreais.[5]

O desenvolvimento de drogas cada vez mais eficazes e com menor perfil de toxicidade tem aumentado a indicação de quimioterapia próximo ao final de vida. Alguns estudos demonstram que 9% a 43% dos pacientes com doença metastática receberam terapia antineoplásica no último mês de vida, provavelmente sem qualquer benefício clínico e à custa de toxicidade.[6]

A Sociedade Americana de Oncologia Clínica (ASCO – American Society of Clinical Oncology) recomenda o acompanhamento conjunto da equipe de cuidados paliativos durante todo o decurso de uma doença metastática e a suspensão de quimioterapia próximo ao final de vida pela ausência de evidências que comprovem seu real benefício clínico.[7]

Ao longo do cuidado de uma doença metastática, algumas vezes pode ser difícil entender quais sintomas são inerentes aos efeitos adversos à droga ou quais são secundários à doença. Costumeiramente, após cada nova progressão da doença, as terapias oncológicas têm duração e intensidade de resposta menores, associadas à maior fragilidade do paciente à medida que apresenta piora da doença.

A discussão entre seguir o tratamento oncológico *versus* cuidados paliativos exclusivos é complexa, devendo levar em conta aspectos importantes como: o desejo de cada paciente, os tratamentos utilizados previamente e o balanço entre os riscos e benefícios de uma nova droga. É preciso abordar de forma realista o potencial e as limitações de uma quimioterapia paliativa para impedir que terapias fúteis acarretem cuidados clínicos desproporcionais e mais agressivos no final de vida.[8]

Em 2010, foi publicado por Temel *et al.* um importante trabalho sobre pacientes oncológicos com câncer de pulmão metastático. Todos os pacientes receberam o tratamento quimioterápico padrão e um grupo foi randomizado para receber conjuntamente o acompanhamento de uma equipe de cuidados paliativos. O melhor desfecho (aumento na sobrevida global) foi evidenciado para aqueles que receberam a terapia combinada.[9]

A qualidade de vida e os sintomas depressivos foram avaliados por meio de questionários respondidos pelos pacientes no início do acompanhamento e 12 semanas após. Houve melhora significativa da qualidade de vida, ânimo e estado de espírito (sintomas depressivos em 16% no grupo com cuidados paliativos *vs.* 38% no grupo-controle, p = 0,01), menor número de tratamentos agressivos no final de vida (33% *vs.* 54%, p = 0,05) e aumento de aproximadamente dois meses na sobrevida global (11,6 meses *vs.* 8,9 meses, p = 0,02) (Figura 78.1).[9]

O foco dos cuidados paliativos no decurso de uma doença incurável é priorizar o controle de sintomas, ofertar suporte psicológico, auxiliar nas tomadas de decisões e melhorar a qualidade de vida. Tem potencial de aprimorar a excelência do cuidado, além de reduzir a necessidade de atendimentos recorrentes nos serviços de saúde.[10,11] Contudo, e infelizmente, o paciente é encaminhado tardiamente ao serviço de cuidados paliativos, muitas vezes quando já está hospitalizado e muito próximo do fim de vida.[12,13]

O uso de quimioterapia em um paciente com doença oncológica avançada deve ser sempre discutido individualmente, de acordo com a história de vida daquela pessoa, suas crenças e valores. Iniciar o tratamento quimioterápico nesse momento não é proibitivo, pois ele poderá trazer um alívio no controle de sintomas relacionados à doença. Deve-se acolher as expectativas do paciente e da família frente aos objetivos do tratamento e sempre reavaliar o benefício da manutenção do tratamento oncológico de acordo com a tolerância e os sintomas relacionados à doença e ao tratamento.

O cuidado interdisciplinar entre as equipes de oncologia e cuidados paliativos otimiza a tomada de decisão em relação à indicação e manutenção da terapia antineoplásica, auxilia no reconhecimento do momento de sua suspensão, aumenta a eficácia da comunicação entre equi-

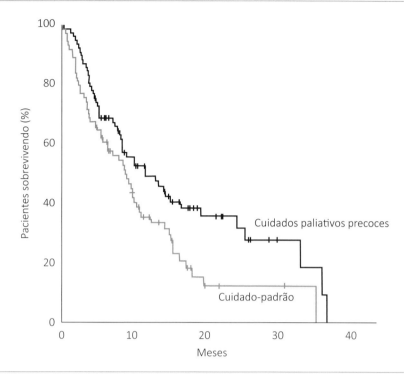

FIGURA 78.1. Curva de Kaplan-Meier demonstrando sobrevida estimada para o subgrupo que recebeu cuidado paliativo precoce (curva preta) em comparação ao grupo que recebeu tratamento oncológico exclusivo (curva cinza). Sobrevida mediana foi de 11,6 meses (IC 95%, 6,4 a 16,9) *versus* 8,9 meses (IC 95%, 6,3 a 11,4) e p = 0,02. (Fonte: Adaptada de Temel JS, Greer JA, Muzikansky A, et al., 2010.[9])

pes, paciente e família. Além disso, auxilia no alinhamento de expectativas e na formalização das vontades do paciente por meio da documentação de diretrizes antecipadas de vontade ou seu registro no prontuário médico, passo fundamental para esclarecer e fazer valer os desejos do paciente em relação ao seu cuidado no fim de vida.[14,15]

REFERÊNCIAS BIBLIOGRÁFICAS

1. Prigerson HG, Bao Y, Shah MA, et al. Chemotherapy use, performance status and quality of life at the end of life. JAMA Oncol. 2015; 1(6):778-84.
2. Adam H, Hug S, Bosshard G. Chemotherapy near the end of life: a retrospective single-centre analysis of patients' charts. BMC Palliat Care. 2014; 13:26.
3. Harrington S, Smith T. The role of chemotherapy at the end of life: "when is enough?" JAMA. 2008; 299(22):2667-78.
4. Brennan F. Palliative care as an international human right. J Pain Symptom Manage. 2007; 33(5):494-9.
5. Smith TJ, Dow LA, Virago E, et al. Giving honest information to patients with advanced cancer maintains hope. Oncology (Williston Park). 2010; 24:521-5.
6. Walling A, Lorenz KA, Dy SM, et al. Evidence-based recommendations for information and care planning in cancer care. J Clin Oncol. 2008; 26:3896-902.
7. Cavalli-Bjorkman N, Glimelius B, Strang P. Equal cancer treatment regardless of education level and family support? A qualitative study of oncologists' decision-making. BMJ Open. 2012; 2(4):e001248.

8. Keam B, Oh DY, Lee SH, et al. Aggressiveness of cancer-care near the end-of-life in Korea. Jpn J Clin Oncol. 2008; 38(5):381-6.

9. Temel JS, Greer JA, Muzikansky A, et al. Early palliative care for patients with metastatic non-small-cell lung cancer. N Engl J Med. 2010; 363:733-42.

10. Ferris FD, Bruera E, Cherny N, et al. Palliative cancer care a decade later: accomplishments, the need, next steps from the American Society of Clinical Oncology. J Clin Oncol. 2009; 27:3052-8.

11. Levy MH, Back A, Benedetti C, et al. NCCN clinical practice guidelines in oncology: palliative care. J Natl Compr Canc Netw. 2009; 7:436-73.

12. Follwell M, Burman D, Le LW, et al. Phase II study of an outpatient palliative care intervention in patients with metastatic cancer. J Clin Oncol. 2009; 27:206-13.

13. Jordhoy MS, Fayers P, Loge JH, et al. Quality of life in palliative cancer care: results from a cluster randomized trial. J Clin Oncol. 2001; 19:3884-94.

14. Näppä U, Lindqvist O, Rasmussen BH, Axelson B. Palliative the last month of life chemotherapy during. Ann Oncol. 2011; 22(11):2375-80.

15. Greer JA, Pirl WF, Jackson VA, et al. Effect of early palliative care on chemotherapy use and end of life care in patients with metastatic non small cell lung cancer. J Clin Oncol. 2012; 30(4):394-400.

Imunoterapia 79

André Filipe Junqueira dos Santos
Andreza Karine de Barros Almeida Souto

Imunoterapia é um conjunto de tratamentos utilizados em diversas áreas médicas, que visam modificar o próprio sistema imunológico. Na oncologia, esse tipo de tratamento surgiu na última década e tem se expandindo rapidamente como um recurso terapêutico fundamental em vários tipos de câncer, com grandes avanços nos últimos cinco anos.[1]

As células cancerígenas expressam proteínas que suprimem o sistema imunológico e as imunoterapias buscam bloquear esse "freio", permitindo que o sistema imunológico do corpo combata o câncer.[2,3]

Existem várias classes de imunoterapêuticos, sendo que os mais usados atualmente são os inibidores de *checkpoints*. Ipilimumab, um anticorpo anti-CTLA-4, foi o primeiro agente aprovado para uso em pacientes com melanoma avançado. Pembrolizumabe e nivolumabe, imunoterápicos anti-PD-1 foram aprovados para melanoma, câncer de pulmão de não pequenas células (CPNPC) metastático, carcinoma escamoso de cabeça e pescoço, carcinoma urotelial, adenocarcinoma gástrico, e no tratamento clássico do linfoma de Hodgkin. Mais recentemente, os anticorpos PD-L1 atezolizumabe (aprovado para uso em cânceres uroteliais e CNPPC), durvalumabe (aprovado para uso em cânceres uroteliais), e avelumabe (aprovado para uso no carcinoma de células de Merkel e carcinoma urotelial) também foram desenvolvidos para bloquear a via PD-1. Desenvolvimento de novos agentes e combinações de inibidores de *checkpoints* continuam a ser avaliados para múltiplas indicações. Assim, esse campo está mudando rapidamente.[4]

Apesar dos benefícios clínicos muitas vezes duráveis da imunoterapia, os efeitos colaterais relacionados ao uso de imunoterapêuticos são diferentes dos quimioterápicos convencionais e muitas vezes incorretamente considerados não importantes. Os principais efeitos adversos imunomediados estão na Figura 79.1.

A terapia com inibidores de *checkpoints* geralmente pode continuar na presença de eventos adversos leves relacionados ao sistema imunológico com monitoramento rigoroso. Contudo, efeitos adversos moderados a graves podem estar associados a grave declínio na função dos órgãos e qualidade de vida, e resultados fatais foram relatados. Portanto, essas toxicidades requerem detecção precoce e gerenciamento adequado.[5] Convém salientar que os eventos adversos imunomediados (EAim) podem ocorrer mesmo após a descontinuação do tratamento, e vigilância prolongada é recomendada. A abordagem inicial deve ser ajustada à gravidade da

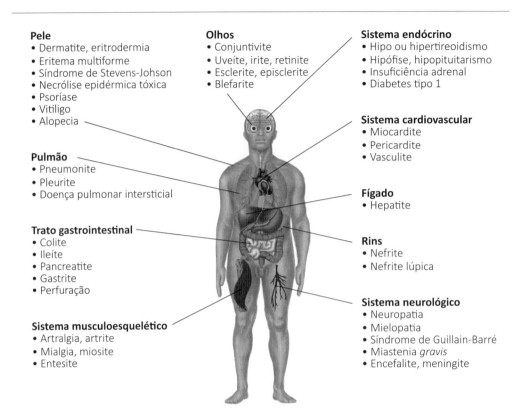

FIGURA 79.1. Órgãos afetados e manifestações de eventos adversos relacionados à imunoterapia. (Fonte: adaptada de Khashayar, 2019.[7])

manifestação, idealmente classificada em graus, conforme o Common Terminology Criteria for Adverse Events (CTCAE), e pode variar desde o uso de sintomáticos em vigência de tratamento até a descontinuação permanente e o uso de corticoterapia sistêmica ou imunossupressores. Um algoritmo simplificado referente à abordagem inicial é mostrado na Figura 79.2.[6]

Em geral, para pacientes com toxicidade de grau 2 (moderada), o tratamento é mantido e retomado quando a toxicidade é de grau 1 ou menor. Glicocorticoides (prednisona 0,5 mg/kg/dia ou dose equivalente) são indicados se os sintomas persistirem por mais de uma semana após a interrupção do medicamento. Especificamente, para pacientes com toxicidade de grau 3 ou 4, o inibidor de *checkpoint* deve ser descontinuado. Nessas situações, ou mesmo em toxicidades de menor grau, a avaliação por um especialista (endocrinologista, gastroenterologista, por exemplo) é encorajada, desde que este tenha conhecimento do perfil de toxicidades nesse contexto e esteja habituado ao seu manejo.[6] Alguns médicos podem acreditar incorretamente que os glicocorticoides são contraindicados em combinação com imunoterapia, temendo que possam reduzir a eficácia da imunoterapia. Assim, os médicos paliativistas podem relutar em usar glicocorticoides para paliar os efeitos colaterais da imunoterapia, dada a preocupação de que bloqueiem seus potenciais efeitos terapêuticos. Isso pode levar a uma abordagem dicotômica do tipo "tudo ou nada" ao uso de glicocorticoides, que encorajamos a ser evitada.

Os dados de ensaios clínicos demonstram que a maioria das toxicidades em imunoterapia tem um curso de tempo relativamente previsível. As manifestações cutâneas apresentam-se mais precocemente. As disfunções orgânicas mais graves, como colite imunomediada, hepatite e

Toxicidade	Abordagem (após exclusão de diagnósticos diferenciais/considerar avaliação por especialista)		
Grau*	Imunoterápico	Tratamento dirigido	Seguimento
Grau 1	Continuar tratamento	Sintomáticos, esteroides tópicos	Intensificar vigilância
Grau 2#	Considerar suspensão temporária§	Sintomáticos, esteroides tópicos. Considerar prednisona VO 0,5-1 mg/kg/dia se persistente	Intensificar vigilância. Em casos de suspensão/atraso, reintroduzir imunoterápico se toxicidade grau 1 ou resolvida
Grau 3	Suspender, considerar reintrodução apenas em situações selecionadas	Prednisona VO 1-2 mg/kg/dia ou metilprednisolona EV 1-2 mg/kg/dia	Reavaliações a cada 3-5 dias. Considerar imunossupressores se ausência de melhora com esteroides¶
Grau 4	Suspender em definitivo	Metilprednisolona EV 1-2 mg/kg/dia. Considerar imunossupressores	Reavaliações a cada 24-48 horas. Considerar possibilidade de recorrências tardias¶

*Conforme classificação CTCAE v4; #Toxicidades de grau 2 podem demandar tratamento semelhante ao utilizado para toxicidades mais graves, incluindo descontinuação da droga; §Se toxicidade grau 2 for de natureza cutânea ou endócrina, tratamento pode ser continuado, sem necessidade de atraso ou suspensão; ¶Imunossupressores mais frequentemente utilizados: micoenolato ou infliximabe; infliximabe não deve ser empregado em caso de toxicidade

FIGURA 79.2. Algoritmo referente à abordagem de eventos adversos imunomediados.[6]

pneumonite, requerem maior exposição à imunoterapia e tempo mais prolongado, aparecendo pelo menos 5 semanas após a segunda dose e geralmente mais próximo de 10 a 12 semanas. As disfunções endócrinas, como as que afetam as glândulas suprarrenais e a tireoide, podem estar presentes do segundo mês em diante; e a pneumonite imunomediada pode se apresentar em 8-14 semanas após o início do tratamento.[8,9] Nefrite imunomediada aparece mais tarde, geralmente após 14 a 42 semanas de imunoterapia.[10]

A chave para uma gestão bem-sucedida das toxicidades é seu diagnóstico precoce, um alto grau de suspeita clínica diante dos sintomas, uma comunicação médico-paciente eficiente e, quando indicado, o uso rápido e agressivo de tratamento específico.[6]

Recomenda-se que todos os pacientes recebendo inibidores de *checkpoints* sejam submetidos, rotineiramente, junto à anamnese detalhada antes de cada aplicação, a uma avaliação hematológica, hepática, renal e de função tireoidiana, antes do início do tratamento e a cada uma ou duas aplicações (exames a cada 2 a 4 semanas), e em intervalos de 6 a 12 semanas durante os primeiros seis meses após o fim do tratamento.[6]

As recomendações para a realização dos testes laboratoriais são resumidas na Figura 79.3. A frequência dos testes pode ser intensificada com base em avaliações individuais e de acordo com a ocorrência de eventos adversos e suspeita clínica.[11]

A promessa da imunoterapia contra o câncer – remissões duráveis, muitas vezes durando anos, mesmo em pacientes com doença metastática – criou uma revolução terapêutica em oncologia, com potencial para melhora e eficácia em longo prazo.[12] Os biomarcadores para prever a resposta ao tratamento e que ajudam a informar a tomada de decisão terapêutica compartilhada ainda estão em desenvolvimento, sendo necessário entender melhor o microambiente imune do tumor e prever potenciais benefícios terapêuticos.[13,14] Diante dessa incerteza, é crucial o entendimento da chance razoável de resposta de um tumor com uma abordagem imunoterápica,

Periodicidade	HMG/ coagulograma	Ureia/ creatinina	Sedimento urinário/ proteinúria	Eletrólitos (Na/K/ Mg/Ca)	TGO TGP Bilirrubinas
Antes do início do tratamento	X	X	X**	X	X
A cada ciclo	X	X	–	X	X
Situações especiais	–	–	Se indicação clínica	–	–

Glicose	Amilase Lipase	TSH T4L	T3L	ACTH Cortisol basal	FSH LH Testo	Sorologia para Hep B/ Hep C/HIV
X	X	X	–	X	–	X
X	X**	X*	–	–	–	–
–	Se indicação clínica	–	Se indicação clínica	Se indicação clínica	Se indicação clínica	Se indicação clínica

*A cada 2 a 4 semanas (realização em ciclos alternados, no caso de medimentos com aplicação a cada 2 semanas, é aceitável); **Exame facultativo (não há recomendações precisas acerca do melhor intervalo e frequência de realização); HMG: hemograma completo; Texto: testosterona (pacientes do sexo masculino); Hep B: hepatite B; Hep C: hepatite C.

FIGURA 79.3. Exames laboratoriais recomendados para tratamento com bloqueadores de correceptores imunes (anti-CTLA-4 e/ou anti-PD 1/PD-L1).[6]

especialmente para pacientes com câncer avançado em piora clínica progressiva, com opções de tratamento eficazes limitadas. Os biomarcadores e o contexto clínico podem fornecer informações preditivas e prognósticas importantes. Expectativas razoáveis de terapia são necessárias, pois o prognóstico é dinâmico, dependendo da resposta do tumor. Os pacientes podem simultaneamente ser apropriados para cuidados paliativos e candidatos à imunoterapia, sendo necessário um diálogo contínuo entre médicos de cuidados paliativos e oncologistas para garantir um atendimento continuado de acordo com os objetivos.

O efeito máximo dessas imunoterapias pode levar meses para se tornar aparente, sendo que, em alguns casos, há até um agravamento inicial da doença, geralmente chamado de "pseudoprogressão", podendo levar de seis meses a um ano para atingir a resposta máxima com a imunoterapia.[15]

A pseudoprogressão, vista mais comumente com o imunoterápico ipilimumabe, descreve uma situação relativamente rara observada com o uso de imunoterapia, em que um tumor parece maior na imagem após o início do imunoterápico. Supõe-se que, quando as imunoterapias estimulam a resposta imune contra um tumor, isso resulta em inflamação e edema das células neoplásicas como parte da destruição imune dessas células e na ativação do processo apoptótico. A pseudoprogressão, mais comum no melanoma do que em outros tipos de tumores, pode ocorrer em 2% a 10% ou mais dos casos por relatos publicados, e sua ocorrência pode estar associada a melhores resultados no seguimento de um ano.[16] É importante que os médicos de cuidados paliativos reconheçam a diferença entre a pseudoprogressão nos primeiros meses do início da imunoterapia e a verdadeira progressão da doença, o que pode realmente ocorrer mais tarde após uma melhoria inicial da imunoterapia. Deve-se ter cuidado ao discutir resultados radiológicos com os pacientes e, idealmente, deve-se discutir com o oncologista informações sobre o tratamento antes da abordagem do paciente.

O papel das equipes de cuidados paliativos diante da incerteza prognóstica e diagnóstica na imunoterapia se torna cada vez mais importante. As equipes devem manter sua responsabilidade de equilibrar a esperança com a realidade e é importante discutir a incerteza da eficácia com os pacientes. Enquanto alguns pacientes podem ter uma resposta dramática,[17] outros podem obter benefícios mínimos, sendo que as abordagens devem considerar a ansiedade durante o longo processo de descoberta de marcadores tumorais, a alegria quando os marcadores são descobertos e a tristeza do paciente e familiares quando estão ausentes.[18]

O conhecimento prognóstico ainda é reduzido em pacientes utilizando imunoterapia, com ciclos de tempo previamente previsíveis na quimioterapia. Embora a terapia dirigida a tumores no final da vida tenha sido previamente reconhecida por comprometer a qualidade de vida,[19,20] a imunoterapia desafia essa suposição. Além disso, os paliativistas são desafiados a gerenciar as expectativas dos pacientes e a incerteza quanto aos resultados. O papel das equipes em cuidados paliativos no atendimento de pacientes com câncer que recebem imunoterapia continuará a crescer com várias oportunidades de colaborar com os oncologistas para oferecer o melhor atendimento.

REFERÊNCIAS BIBLIOGRÁFICAS

1. Wiesenthal AC, Patel SP, Leblanc TW, Roeland EJ, Kamal AH. Top Ten Tips for Palliative Care Clinicians Caring for Cancer Patients Receiving Immunotherapies. J Palliat Med. 2018; 21(5):694-9. doi: 10.1089/jpm.2018.0107.

2. Rizvi NA, Hellmann MD, Snyder A, et al. Cancer immunology. Mutational landscape determines sensitivity to PD-1 blockade in non-small cell lung cancer. Science. 2015; 348:124-8.

3. Gettinger S, Rizvi NA, Chow LQ, et al. Nivolumab monotherapy for first-line treatment of advanced non-small-cell lung cancer. J Clin Oncol. 2016; 34:2980-7.

4. Postow M, Wolchok J. Toxicities Associated With Checkpoint Inhibitor Immunotherapy. In: UpToDate, Atkins MB (eds.). Waltham, MA: UpToDate; 2017.

5. Brahmer JR, Lacchetti C, Schneider BJ, Atkins MB, Brassil KJ, Caterino JM, et al. Management of Immune-Related Adverse Events in Patients Treated With Immune Checkpoint Inhibitor Therapy: American Society of Clinical Oncology Clinical Practice Guideline. J Clin Oncol. 2018 jun; 36(17):1714-68. doi: 10.1200/JCO.2017.77.6385. Epub 2018 fev 14.

6. Wainstein AJ, Calabrich A, Melo AC, Buzaid AC, Katz A, Anjos CA, et al. Brazilian guidelines for the management of immune-related adverse events associated with checkpoint inhibitors. Braz J Oncol. 2017; 13(43):1-15.

7. Esfahani K, Meti N, Miller WH, Hudson M. Adverse events associated with immune checkpoint inhibitor treatment for cancer. CMAJ. 2019; 191(2):E40-E46; doi: https://doi.org/10.1503/cmaj.180870.

8. Hodi FS, O'Day SJ, McDermott DF, et al. Improved survival with ipilimumab in patients with metastatic melanoma. N Engl J Med. 2010; 363:711-23.

9. Ryder M, Callahan M, Postow MA, et al. Endocrine-related adverse events following ipilimumab in patients with advanced melanoma: A comprehensive retrospective review from a single institution. Endocr Relat Cancer. 2014; 21:371-81.

10. Izzedine H, Gueutin V, Gharbi C, et al. Kidney injuries related to ipilimumab. Invest New Drugs. 2014; 32:769-73.

11. Eigentler TK, Hassel JC, Berking C, Aberle J, Bachmann O, Grünwald V, et al. Diagnosis, monitoring and management of immune-related adverse drug reactions of anti-PD-1 antibody therapy. Cancer Treat Rev. 2016; 45:7-18.

12. Weber JS, Yang JC, Atkins MB, et al. Toxicities of immunotherapy for the practitioner. J Clin Oncol. 2015; 33:2092-9.

13. Patel SP, Kurzrock R. PD-L1 expression as a predictive biomarker in cancer immunotherapy. Mol Cancer Ther. 2015; 14:847-56.

14. Khagi Y, Kurzrock R, Patel SP. Next generation predictive biomarkers for immune checkpoint inhibition. Cancer Metastasis Rev. 2017; 36:179-90.

15. Vikram K, Sullivan RJ, Gainor JF, et al. Pseudoprogression in cancer immunotherapy: Rates, time course and patient outcomes. J Clin Oncol. 2016; 34(15 Suppl):6580.

16. Chiou VL, Burotto M. Pseudoprogression and immune-related response in solid tumors. J Clin Oncol. 2015; 33:3541-3.

17. Chapman PB, D'Angelo SP, Wolchok JD. Rapid eradication of a bulky melanoma mass with one dose of immunotherapy. N Engl J Med. 2015; 372:2073-4.

18. Temel JS, Gainor JF, Greer JA, et al. Keeping expectations in check with immune checkpoint inhibitors. J Clin Oncol. 2018 [Epub ahead of print]. doi: 10.1200/JCO.2017.76.2146.

19. Levy MH, Back A, Benedetti C, et al. NCCN clinical practice guidelines in oncology: Palliative care. J Natl Compr Canc Netw. 2009; 7:436-73.

20. Campion FX, Larson LR, Kadlubek PJ, et al. Advancing performance measurement in oncology: Quality oncology practice initiative participation and quality outcomes. J Oncol Pract. 2011; 7:31s-5s.

Abordagem da Doença Metastática

80

Cristhiane da Silva Pinto
Danielle Probstner

A doença metastática, por si, é sinal de mau prognóstico e muda drasticamente o tratamento e a qualidade de vida dos pacientes oncológicos. Abordaremos a seguir de forma sucinta os sítios mais comuns de metástases.

Metástase óssea

A doença óssea metastática (DOM) é resultado da invasão secundária do osso por um tumor e indica mau prognóstico. Quando o câncer compromete o osso, raramente pode ser curado.[1] É muito mais frequente que tumores primários do osso, sendo o terceiro sítio mais comum de comprometimento depois de pulmão e fígado.[1] A incidência geral de DOM é desconhecida, entretanto é sítio comum de metástase, principalmente de tumores de mama, próstata, pulmão, tireoide, rim e mieloma múltiplo.[1,2]

A disseminação metastática óssea ocorre via hematogênica comprometendo com mais frequência as vértebras lombares seguidas das torácicas, cervicais, sacro e, em menor proporção, o esqueleto apendicular, onde o fêmur e o úmero proximais são os locais mais acometidos.[2,3] As lesões geradas pela infiltração tumoral podem ser classificadas em osteolíticas, osteoblásticas ou mistas.

A DOM gera grande morbidade, caracterizada por dor intensa (pelas fraturas patológicas), prejuízo de mobilidade (dor, fraturas e síndrome de compressão medular), aplasia de medula óssea e hipercalcemia. Tais eventos, chamados de "eventos ósseos relacionados", diminuem a qualidade de vida do paciente, reduzem os índices de sobrevida e aumentam os custos hospitalares.

Um dos primeiros sintomas de metástase óssea costuma ser a dor, que é de difícil localização, geralmente piorando à noite e com a movimentação. Segundo um estudo relacionado, cerca de 68% dos pacientes apresentarão dor.[2] A dor associada pode ter origem inflamatória (liberação local de citoquinas e mediadores químicos, com irritação periosteal e estimulação de nervos intraósseos) e/ou mecânica (devido à pressão ou efeito de massa pelo tumor dentro do osso).

A fratura patológica (FP) ocorre em 10% a 30% dos pacientes com câncer. A porção proximal de ossos longos é o sítio mais frequente, sendo o fêmur o osso mais comprometido (50% dos casos).[2] Fraturas de arcos costais e colapsos vertebrais são muito comuns, gerando dor e restrição pulmonar. A dor toracolombar associada a alterações radiológicas de coluna vertebral pode sugerir síndrome de compressão medular (Capítulo 63).

Para o diagnóstico de metástase óssea, deve-se solicitar, além de exames de imagem (cintilografia óssea, radiografias simples, tomografia, ressonância nuclear magnética e, em alguns casos, o PET-Scan), exames laboratoriais como hemograma, dosagem de cálcio e fósforo séricos, 25-hidroxivitamina D, fosfatase alcalina, creatinina, hormônio Tireoestimulante (TSH), eletroforese de proteínas e paratormônio (PTH).[1]

O tratamento da DOM depende de diversos fatores: se a doença é localizada ou disseminada, o tipo de tumor primário e suas características, qual o tratamento oncológico específico e seu grau de resposta, além dos sintomas apresentados pelo paciente e seu estado geral de saúde.[1] Nesse contexto, o prognóstico será o norteador do tratamento. Cabe ressaltar que o tratamento da metástase óssea pode diminuir ou lentificar o crescimento tumoral, melhorando a qualidade de vida e a funcionalidade, mas não objetiva a cura.

Como opções de tratamento para DOM temos: bisfosfonatos, anticorpo monoclonal (denosumab), radioterapia externa, radionuclídeos, ablação, cirurgia ortopédica, radiocirurgia estereotática. A abordagem da DOM deve ser sempre multidisciplinar, incluindo oncologistas, radioterapeutas, paliativistas, psicólogos, fisioterapeutas, radiologistas e cirurgiões ortopédicos, com o objetivo de melhorar a qualidade de vida.

Metástase hepática

A metástase hepática (MH) é uma causa comum de morbimortalidade e mau prognóstico, podendo ocorrer em muitos tipos de tumores primários, como: neoplasias colorretais, mamárias, pulmonares, neuroendócrinas e gastrointestinais.

Por ter função natural de desintoxicação e ser relativamente hipóxico, o fígado é "protegido" de alguns agentes citotóxicos. O fígado normal recebe 80% de sua perfusão pelo sistema porta, ao passo que a maioria das MH recebem fluxo sanguíneo quase exclusivamente do sistema arterial.[4] Sem tratamento, a sobrevida média dos pacientes com MH é de 6 a 12 meses, e a sobrevida global em cinco anos é inferior a 10%.[5]

O tratamento das MH é uma decisão interdisciplinar. Atualmente, a abordagem cirúrgica é vista como único tratamento curativo, no entanto em apenas 20% dos pacientes a cirurgia curativa pode ser realizada.[4,5] Outras opções de tratamento devem ser consideradas, como quimioterapia sistêmica, anticorpos monoclonais, ablação por radiofrequência, termoterapia induzida por *laser*, ablação por micro-ondas, crioterapia, quimioterapia local (infusão na artéria hepática), embolização vascular branda, quimioembolização transarterial, grânulos farmacológicos, radioterapia total, radioterapia estereotática corporal, braquiterapia.

Metástase cerebral

Um número variável de pacientes com câncer desenvolve metástases para o sistema nervoso central (SNC). O risco varia de acordo com o tumor primário.

Embora a sobrevida média de pacientes com metástases cerebrais seja tipicamente inferior a seis meses, é bem reconhecido que subgrupos de pacientes têm probabilidade significativa de maior sobrevida. Estudos iniciais de pacientes com metástases cerebrais revelaram prognóstico ruim com sobrevida mediana de um mês relatada para pacientes não tratados com radiação ou cirurgia, e cerca de três a quatro meses entre os pacientes tratados.[6]

A metástase cerebral ocorre em 20% a 40% dos pacientes com câncer. Cerca de 80% dos pacientes afetados abrigam múltiplos tumores cerebrais no momento do diagnóstico, e aproximadamente 10% a 15% dos tumores estão localizados em regiões cerebrais profundas. Esses pacientes geralmente se deterioram com disfunção neurológica e cognitiva grave; portanto, é geralmente aceito que a melhoria da qualidade de vida funcional é tão importante quanto prolongar a sobrevida.[7]

Os esteroides apenas diminuem a pressão intracraniana e o edema transitoriamente. A quimioterapia ainda é de eficácia limitada devido à baixa penetração na barreira hematoencefálica. A cirurgia e a radioterapia do cérebro inteiro (WBRT) continuam sendo as principais intervenções terapêuticas, mas nenhuma delas é absolutamente eficaz em aumentar a sobrevida dos pacientes, se usadas sozinhas. Geralmente, a craniotomia reduz rapidamente o efeito de massa sintomática solitária e fornece tecido para exame patológico. O WBRT controla os tumores radiologicamente visualizados, bem como as micrometástases não visualizadas, e geralmente é administrado isoladamente como suporte ou adjuvante após a cirurgia. No entanto, uma importante neurotoxicidade do WBRT pode gerar atraso neurológico e sequelas neurocognitivas irreversíveis, como a perda de memória e a demência.[7] A radiocirurgia estereotática por raios gama (GKRS) oferece, em uma sessão única, uma irradiação necrosante conforme as lesões intracranianas (pequenas a moderadas), minimizando a exposição indevida aos tecidos normais circundantes. Esse método está se tornando cada vez mais aceito como tratamento devido a um excelente controle local dos tumores e a uma baixa taxa de complicações. A disfunção cognitiva tardia que ocorre após o GKRS é relativamente leve ou raramente relatada.[7]

O câncer de mama é a causa mais comum de metástases cerebrais em mulheres, variando de 5% a 15%.[6] O câncer de pulmão é considerado a fonte mais comum de metástases cerebrais, representando cerca de 30-60% dos casos. A alta probabilidade de desenvolver metástases cerebrais em câncer de pulmão de pequenas células é bem conhecida, sendo indicada a radiação cerebral profilática. O melanoma é outro tipo de tumor primário com propensão para metástases cerebrais. Estudo envolvendo pacientes com melanoma mais avançado (estágios III e IV) descobriram que 329 de 740 pacientes (44%) desenvolveram metástases.[6]

O advento da imunoterapia causou uma diminuição na morte neurológica na população de metástases cerebrais. As séries modernas sugerem que a probabilidade de morte neurológica na população de metástases cerebrais é de aproximadamente 20%, embora as populações de alto risco, incluindo pacientes com metástases cerebrais de melanoma, permaneçam com ressecção cirúrgica prévia e com nova propagação contínua no cérebro. Pacientes tratados com radiocirurgia estereotática (SRS) sem WBRT são mais propensos a necessitar de terapia de resgate.[8]

Há evidências recentes que mostram que a imunoterapia não possui apenas atividade contra metástases cerebrais, mas que a melhora na sobrevida em pacientes com metástases cerebrais que recebem imunoterapia é motivada por uma diminuição na morte neurológica. Uma alta taxa de morte neurológica sugere que, mesmo na presença de imunoterapia, a morte neurológica representa um desfecho clinicamente relevante.[8]

Metástase pulmonar

O pulmão é um local comum para doença metastática – uma ampla série de autópsias mostrou metástases pulmonares em 20-54% dos pacientes com malignidades extratorácicas. Dependendo do tamanho e localização do tumor, os sintomas respiratórios podem se desenvolver e incluem: dispneia, hemoptise, tosse, dor, síndrome de veia cava superior (SVCS) e rouquidão. Além do tratamento de doenças sintomáticas, o tratamento pode ser recomendado com o objetivo de controle local da lesão.

A radioterapia por feixe externo é comumente usada como modalidade de tratamento no cenário de câncer metastático para o pulmão, pois pode efetivamente aliviar os sintomas com uma incidência rara de efeitos colaterais graves ao usar doses paliativas. A dose paliativa para pulmão costuma ser de 30 Gy em 10 frações, em comparação com os regimes com intenção curativa, como 60 Gy em 30 frações para câncer de pulmão. Esquemas de radioterapia paliativa têm como objetivo minimizar o risco de toxicidade grave e diminuição do comprimento total de tratamento, mantendo efeito tumoricida suficiente para paliar os sintomas em curto prazo.

Em estudo realizado no Memorial Sloan Kettering Cancer Center, em Nova Iorque, para avaliação dos sintomas mais frequentes na metástase pulmonar, evidenciou: hemoptise 86,2%, tosse 70,6%, obstrução das vias aéreas 65,8%, dor 63,6%.[9]

Em uma análise retrospectiva de 119 pacientes submetidos a um total de 154 cirurgias de ressecção de metástase pulmonar entre 1997 e 2011, realizadas em hospital, os principais sítios de origem das metástases foram tumores primários colorretais (47,9%) e musculoesqueléticos (21,8%). Aproximadamente 24% dos pacientes foram submetidos a mais de uma ressecção das lesões, e 71% fizeram tratamento adjuvante prévio à metastasectomia. A taxa de recidiva de metástase pulmonar foi de 19,3%. A mediana do intervalo livre de doença foi de 23 meses. O índice de complicações pós-operatórias foi de 22% e o de mortalidade perioperatória foi de 1,9%. As taxas de sobrevida global em 12, 36, 60 e 120 meses foram, respectivamente, de 96%, 77%, 56% e 39%. A análise de Cox confirmou que complicações nos primeiros 30 dias pós--operatórios se associaram a pior prognóstico (= 1,81; IC95%: 1,09-3,06; p = 0,02).[10]

REFERÊNCIAS BIBLIOGRÁFICAS

1. Macedo F, Ladeira K, Pinho F, Saraiva N, Bonito N, Pinto L, et al. Bone Metastases: an overview. Oncol Rev. 2017; 11:321.

2. Kimura T. Multidisciplinary Approach for Bone Metastasis: A Review. Cancers (Basel). 2018; 10:156. doi: 10.3390/cancers10060156.

3. Bailey S, Hackney D, Vashishth D, Alkalay RN. The Effects of Metastatic Lesion on the Structural Determinants of Bone: Current Clinical and Experimental Approaches. Bone. 2019. doi: 10.1016/j. bone.2019.115159.

4. Kumar S, Kapoor R, Oinam AS, Kalra N, Duseja A. Role of stereotactic body radiation therapy in liver metastasis: A pilot study from tertiary cancer institute in India. J Cancer Res Ther. 2019; 15(1):169-75.

5. Gruber-Rouh T, Langenbach M, Naguib NNN, Nour-Eldin NM, Vogl TJ, Zangos S, et al. Trans-arterial chemoperfusion for the treatment of liver metastases of breast cancer and colorectal cancer: Clinical results in palliative care patients. World J Clin Oncol. 2017 ago; 8(4):343-50.

6. Keith JS. Epidemiology and prognosis of brain metastases. Surg Neurol Int. 2013 mai; 4(Suppl 4):S192-202. doi: 10.4103/2152-7806.111296.

7. Chiou SM. Survival of brain metastatic patients treated with gamma knife radiosurgery alone. Clin Neurol Neurosurg. 2013 mar; 115(3):260-5.

8. LeCompte MC, Hughes RT, Farris M, Masters A, Soike MH, Lanier C, et al. Impact of brain metastasis velocity on neurologic death for brain metastasis patients experiencing distant brain failure after initial stereotactic radiosurgery. J Neurooncol. 2020; 146:285-92.

9. Fleming C, Rimner A, Foster A, Woo KM, Zhang Z, Wu AJ. Palliative efficacy and local control of conventional radiotherapy for lung metastases. Ann Palliat Med. 2017; 6(Suppl 1):S21-S27.

10. Poletti GB, Toro IFC, Alves TF, Miranda ECM, Seabra JCT, Kalaf-Mussi R. Descriptive analysis of and overall survival after surgical treatment of lung metastases. J Bras Pneumol. 2013; 39(6):650-8.

PARTE 11

Doenças Neurológicas

Demências

81

Simone Garruth dos Santos Machado Sampaio

Demência (ou transtorno neurocognitivo maior) é uma síndrome neurológica progressiva e irreversível, que afeta dois ou mais domínios cognitivos, levando a uma perda da capacidade funcional e da independência do indivíduo. Engloba diversas doenças, sendo a doença de Alzheimer a mais frequente. Acometendo mais de 40 milhões de pessoas no mundo atualmente, traz grande impacto para o paciente, sua família e a sociedade.[1]

A ação dos cuidados paliativos (CP) perpassa todas as fases da demência, desde o momento do diagnóstico até fase avançada, incluindo o final da vida com proximidade do óbito. Embora não haja consenso na literatura do momento ideal de início da paliação, algumas intervenções realizadas quando o paciente ainda tem sua autonomia preservada permitem um planejamento com a participação ativa do paciente, em que ele possa definir como sua vida será conduzida segundo seus valores e prioridades. Permite também uma organização da família para enfrentar os passos seguintes.

O foco do CP deve ser: conduzir um cuidado centrado na pessoa; propiciar comunicação e tomada de decisão compartilhada; elaborar o plano de cuidados com definição de metas e planejamento antecipado; articular cuidado e envolvimento da família; promover a continuidade do cuidado, otimizando o controle de sintomas e conforto; proporcionar apoio psicossocial e espiritual; oferecer educação da equipe de saúde; elucidar questões éticas e sociais; e prognosticar e observar o processo ativo de morte.[1]

Plano avançado de cuidados

Uma importante tarefa do paliativista é a elaboração do plano avançado de cuidados (PAC). Mais que um documento, é um processo dinâmico de diálogo e reflexões entre paciente, familiar (ou procurador de saúde) e a equipe assistencial para a definição do cuidado, dos tratamentos futuros e de como será conduzida a fase final da vida.[2] Idealmente, deve ocorrer em uma fase da demência em que a autonomia do paciente ainda esteja preservada, pois deve ser elaborado considerando os valores do paciente.[3]

A maioria dos pacientes que têm a chance de elaborar o PAC (ainda uma pequena parcela) opta por priorizar conforto a medidas invasivas em sua fase final de vida.[4] Observou-se que, com PAC definido, há melhor comunicação entre equipe assistencial, paciente e família; redução de

Tabela 81.1. Situações associadas à sobrevida de até seis meses de vida.

FAST estágio 7: incapaz de comunicar-se verbalmente de forma eficaz, andar, vestir-se, sentar-se ou banhar-se sem auxílio, com incontinência urinária e fecal (intermitente ou contínua)

Úlcera por pressão

Duas ou mais internações nos últimos seis meses

Anorexia e disfagia: incapaz de manter ingesta hídrica e calórica necessária

Infecções: pneumonia aspirativa, pielonefrite, sepse

Perda não intencional de peso (> 10% em seis meses)

Albumina sérica < 2,5 mg/dL

hospitalização na fase final da vida; otimização de ordens médicas sobre o objetivo do tratamento; menos tratamentos invasivos potencialmente fúteis; redução de gastos; e famílias com maior satisfação e mais estruturadas para o luto.[5]

Quadro clínico e prognosticação

A sobrevida da demência varia conforme sua etiologia, podendo ser de mais de uma década. Pode ser classificada em leve, moderada e grave conforme os sintomas.

Um dos desafios é estimar a sobrevida na fase mais avançada da demência. Idade avançada e presença de comorbidade estão associadas a pior prognóstico. Câncer e cirrose hepática são as comorbidades associadas a menor sobrevida.

Muito é discutido sobre marcadores prognósticos para sobrevida de até seis meses. Instrumentos para esse fim mostraram baixa sensibilidade. O *functional assessment staging test* (FAST)[6] é uma ferramenta simples que pode auxiliar no prognóstico da fase final de vida. As situações associadas a sobrevida de até seis meses estão listados na Tabela 81.1.[7-10]

Situações comuns na demência avançada

◆ Problemas com alimentação

Da mesma forma que o familiar, o paciente deve ser orientado sobre a esperada piora progressiva cognitiva e funcional, e também deve ser orientado sobre a possibilidade de hiporexia e disfagia.

A disfagia é o principal problema alimentar na demência avançada, seja com retenção de comida na boca, cuspindo alimentos, deglutição lentificada, aspiração ou incapacidade completa para realizar a tarefa do comer. Geralmente aparece semanas a poucos meses antes do óbito, piorando nos últimos dias de vida.

A alimentação tem uma grande importância social e cultural, sendo por vezes associada ao ato de cuidar, logo sua ausência pode ser interpretada pelo familiar como descuido ou negligência. Entretanto, inúmeros trabalhos mostram que os riscos de uma via alimentar acessória superam os benefícios e que não deve ser indicada como rotina na demência avançada.[11] Estratégias como alternar a textura dos alimentos, porções pequenas, priorizar alimentos preferidos, associar o horário da refeição com momento de maior estado de alerta, acompanhamento com fonoaudiólogo, terapeuta ocupacional e nutricionista são de grande valia.

A presença de depressão pode piorar o desinteresse pela comida. Infecção, acidente vascular encefálico, constipação, problemas no dente ou prótese, bem como efeito colateral de medicamentos, devem ser afastados. Os medicamentos podem prejudicar a situação por reduzirem a lubrificação da cavidade oral e faringe (como anti-histamínicos, antidepressivos, antieméticos e diuréticos), por alterarem o paladar (como inibidores da enzima conversora de angiotensina), e por prejudicarem a coordenação ou função motora (como anticonvulsivantes). Os antipsicóticos podem fazer disfunção motora extrapiramidal dose-dependente com prejuízo na função da musculatura estriada da cavidade oral, faríngea e esofagiana, além de alterar a motilidade gastrointestinal.

◆ Sintomas

Os sintomas mais comuns nos últimos meses de vida são dor, dispneia e agitação. A abordagem dos sintomas está descrita no Capítulo 81. Vale destacar a dificuldade na avaliação da dor, uma vez que o paciente tem pouca interação. A escala *pain assessment in advanced dementia* (PAINAD) considera a respiração, vocalização negativa, expressão facial, linguagem corporal e consolabilidade (há versão validada para o Brasil).[12]

◆ Desprescrição

A polifarmácia pode trazer malefícios, especialmente em pacientes frágeis. Desprescrição é o processo de redução ou interrupção de medicamentos visando minimizar a polifarmácia para otimizar o tratamento do paciente. É necessário considerar os benefícios, potenciais malefícios, objetivos e interações dos medicamentos. Medicamentos sem benefício claro devem ser descontinuados.

Holmes *et al.*[13] elaboraram uma lista com medicamentos considerados "sempre apropriados", "algumas vezes apropriados", "raramente apropriados" e "nunca apropriados" para pacientes em demência avançada. Hipolipemiantes, antiplaquetários (exceto ácido acetilsalicílico), anticolinesterásico, memantina, antivertiginosos, vitaminas, suplementos minerais, ferro, finasterida e estimulador de bexiga estão entre os medicamentos considerados "nunca apropriados".[13] Cabe a ressalva de que alguns autores consideram a manutenção de memantina e anticolinesterásico se houver piora clínica ou descompensação de sintomas psicológicos e comportamentais das demências com sua retirada.

Os medicamentos para controle de comorbidades devem ser mantidos se sua suspensão causar desconforto. O PAC sempre deve nortear as escolhas. A disfagia com incapacidade de deglutir o medicamento pode ser uma indicação de suspensão.

REFERÊNCIAS BIBLIOGRÁFICAS

1. van der Steen JT, Radbruch L, Hertogh CM, de Boer ME, Hughes JC, Larkin P, et al. European Association for Palliative Care (EAPC). White paper defining optimal palliative care in older people with dementia: a Delphi study and recommendations from the European Association for Palliative Care. Palliat Med. 2014; 28(3):197-209.

2. Piers R, Albers G, Gilissen J, De Lepeleire J, Steyaert J, Van Mechelen W, et al. Advance care planning in dementia: recommendations for healthcare professionals. BMC Palliat Care. 2018; 17(1):88.

3. Sampaio SGDSM, Motta LBD, Caldas CP. Value-based medicine and palliative care: how do they converge? Expert Rev Pharmacoecon Outcomes Res. 2019; 19(5):509-15.

4. Mitchell SL, Shaffer ML, Cohen S, Hanson LC, Habtemariam D, Volandes AE. An Advance Care Planning Video Decision Support Tool for Nursing Home Residents With Advanced Dementia: A Cluster Randomized Clinical Trial. JAMA Intern Med. 2018; 178(7):961-9.

5. Hanson LC, Zimmerman S, Song MK, Lin FC, Rosemond C, Carey TS, et al. Effect of the Goals of Care Intervention for Advanced Dementia: A Randomized Clinical Trial. JAMA Intern Med. 2017; 177(1): 24-31.

6. Reisberg B. Functional assessment staging (FAST). Psychopharmacol Bull. 1988; 24:653-9.

7. Lee KC, Hsu WH, Chou PH, Yiin JJ, Muo CH, Lin YP. Estimating the survival of elderly patients diagnosed with dementia in Taiwan: A longitudinal study. PLoS One. 2018; 13(7):e0178997.

8. Medical guidelines for determining prognosis in selected non-cancer diseases. The National Hospice Organization. Hosp J. 1996; 11(2):47-63.

9. Burlá C, Azevedo DL, Py L. Cuidados Paliativos. In: Freitas EV, Py L. Tratado de Geriatria e Gerontologia. 4 ed. Rio de Janeiro: Guanabara Koogan; 2016. [Cap. 107].

10. Schonwetter RS, Han B, Small BJ, Martin B, Tope K, Haley WE. Predictors of six-month survival among patients with dementia: an evaluation of hospice Medicare guidelines. Am J Hosp Palliat Care. 2003; 20(2):105-13.

11. American Geriatrics Society Ethics Committee and Clinical Practice and Models of Care Committee. American Geriatrics Society feeding tubes in advanced dementia position statement. J Am Geriatr Soc. 2014; 62(8):1590-3.

12. Valera GG, Carezzato NL, Vale FAC, Hortense P. Adaptação cultural para o Brasil da escala Pain Assessment in Advanced Dementia – PAINAD. Rev Esc Enferm USP. 2014; 48(3):462-8.

13. Holmes HM, Sachs GA, Shega JW, Hougham GW, Cox Hayley D, Dale W. Integrating palliative medicine into the care of persons with advanced dementia: identifying appropriate medication use. J Am Geriatr Soc. 2008; 56(7):1306-11.

Parkinson

82

Vanessa Rodrigues Barão
Simone Henriques Bisconsin Torres

Introdução

Os cuidados paliativos (CP) são uma abordagem para melhorar a qualidade de vida (QV) de pacientes e familiares com foco no alívio do sofrimento por meio do gerenciamento de aspectos físicos, psicossociais e espirituais. Embora tradicionalmente associado ao câncer, os CP têm sido aplicados com sucesso em várias doenças crônicas, existindo um interesse crescente em realizar a abordagem do CP em doenças neurológicas, incluindo a doença de Parkinson.[1]

A doença de Parkinson (DP) afeta 1% a 2% das pessoas com mais de 65 anos e é a 14ª principal causa de morte nos Estados Unidos.[2]

O sucesso da terapia de reposição dopaminérgica e estimulação cerebral profunda permitiu à maioria dos pacientes viver de forma independente, com uma carga de sintomas relativamente baixa nos primeiros dez anos.[3]

Entretanto, apesar de existir um progresso significativo nas estratégias de tratamento de doenças neurodegenerativas como a doença de Parkinson, inevitavelmente a doença evolui de maneira crônica, progressiva e incurável.[4]

A literatura tem evidenciado que pacientes com doença de Parkinson possuem uma carga de sintomas físicos e psiquiátricos semelhantes ou superiores aos pacientes com câncer e que compromete, significativamente e em vários aspectos, a qualidade de vida.[1]

Impacto dos sintomas não motores

Embora a doença de Parkinson seja tradicionalmente descrita como distúrbio do movimento, devido à presença marcante de sintomas motores, a compreensão da DP mudou acentuadamente nos últimos 20 anos.

Sintomas não motores agora são reconhecidos como características intrínsecas da DP que também exercem um impacto significativo na qualidade da vida (QV), mortalidade, institucionalização e sofrimento do cuidador.

Apesar do crescente reconhecimento desses sintomas, as evidências sugerem que eles geralmente são sub-reconhecidos na prática clínica, sendo recomendado realizar avaliação sistemática da dor, humor, cognição, sono, sintomas autonômicos, deglutição e nutrição.[1]

Demência e planejamento antecipado de cuidados

As demências se desenvolvem em até 80% dos pacientes após 20 anos de evolução de doença de Parkinson.[1] Pacientes com demência podem ter várias necessidades nos quatro domínios dos cuidados paliativos (físico, psicológico, social e espiritual). A implementação de intervenções complexas requer comunicação multidisciplinar e trabalho em equipe.[3]

Um dos componentes dos cuidados paliativos, o planejamento antecipado de cuidados (PAC), fornece um veículo por meio do qual os pacientes, familiares e médicos podem unir-se para identificar valores, objetivos e preferências do paciente ao longo da trajetória da doença.[5]

Isso gera o desafio de introdução de planejamento de cuidados em um momento em que a função cognitiva é preservada, ou seja, em um estágio da doença em que os próprios pacientes ainda podem decidir sobre determinados tipos de cuidados ou tratamentos como, por exemplo, alimentação por sonda, assistência futura em uma instituição de longa permanência *versus* ficar em casa, entre outros.[4] Entretanto, quase metade dos médicos adia conversas sobre PAC até que o declínio cognitivo se manifeste.

Pesquisas demonstram que esse planejamento está associado a melhorias na satisfação do paciente, redução da taxa de internação, e diminui as comorbidades psicológicas da família.[5]

Dor e doença de Parkinson

A dor é um sintoma comum na DP. Infelizmente, mesmo com tratamentos apropriados, muitas causas de dor podem não ser eliminadas e podem se tornar fontes crônicas de sofrimento. Uma abordagem de CP para essa dor crônica inclui a compreensão dos aspectos físicos da dor, bem como de seu impacto funcional, psicológico e social. Os médicos devem conversar com os pacientes sobre seus objetivos no manejo da dor, enfatizando que a melhora funcional pode ser mais alcançável do que a eliminação completa da dor. Deve-se adotar uma abordagem para prevenir dores evitáveis, e o tratamento deve ser direcionado para causas específicas, quando possível.

Terminalidade e doença de Parkinson

A mobilidade reduzida implica maior mortalidade especificamente devido a infecções (pneumonia, infecções do trato urinário) ou quedas com fraturas consecutivas.[4] Durante essa fase da doença, há um aumento nas taxas de institucionalização em Instituições de Longa Permanência (ILP) e de hospitalização, especialmente no último ano de vida.

O domicílio pode ser o local ideal de atendimento caso o paciente e cuidador tenham acesso aos recursos necessários. Assim sendo, sem assistência adequada disponível em casa, é importante ter cautela na indicação do cuidado domiciliar para a fase final de vida. Locais alternativos, como *hospices* e lares assistidos, também devem receber apoio e financiamento dos formuladores de políticas.[6]

Estudos mostram que a assistência especializada de equipes de CP melhora a qualidade de vida dos portadores de DP.[7] Quanto mais precoce o início do seguimento, maior o impacto no controle de sintomas e qualidade de vida.

Considerações finais

Pacientes com DP e os cuidadores desejam um cuidado holístico e multidisciplinar além da doença. O acesso ao plano de cuidados antecipados que inclui a realização das diretivas antecipadas de vontade, com definição sobre como gostariam de ser cuidados na fase avançada da doença e no fim de vida, é um direito dos pacientes. Entretanto, muitos profissionais de saúde relatam barreiras à prestação de cuidados paliativos, como altas cargas de trabalho, falta de tempo e recursos financeiros restritos.[7]

Neurologistas acreditam que levantar o assunto relacionado a planejamento antecipado de cuidados (PAC) pode ampliar o sofrimento, ameaçar a esperança ou causar uma percepção de abandono e, portanto, pode atrasar essa discussão até que haja um episódio de declínio clínico agudo. Para os pacientes, as barreiras envolvidas nos PAC incluem preocupações de que os médicos possam posteriormente fornecer menor qualidade de atendimento ou receios de que essas discussões sejam semelhantes a desistir.[5]

Assim, é fundamental a disseminação dos conhecimentos de CP nas especialidades envolvidas no atendimento ao paciente com DP, para que possam ser encaminhados e seguidos em conjunto de forma precoce e que, posteriormente, possam seguir com o atendimento de CP na terminalidade e na fase final de vida.

REFERÊNCIAS BIBLIOGRÁFICAS

1. Kluger BM, Shattuck J, Berk J, Sebring K, Jones W, Brunetti F, et al. Defining Palliative Care needs in Parkinson's Disease. Mov Disord Clin Pract. 2019; 6(2):125-31. doi: 10.1002/mdc3.12702.

2. Kluger BM, Miyasaki J, Katzs M, Galifianakis N, Hall K, Panlitat S, et al. Comparison of integrated outpatient Palliative Care with standard care in patients with Parkinson Disease and related disorders. A randomized Clinical Trial. JAMA Neurol. 2020. doi: 10.1001/jamaneurol.2019.4992.

3. Steen JTV, Lennaerts H, Hommel D, Augustijn B, Groot M, Hasselaar J. Dementia and Parkinson's Disease: Similar and divergent challenges in providing Palliative Care. Front Neurol. 2019; 10(54). doi: 10.3389/fneur.2019.00054.

4. Eggers C, Dano R, Schill J, Fink GR, Timmermann L, Voltz R, et al. Access to End-of-Life Parkinson's Disease patients through patient-centered integrated healthcare. Front Neurol. 2018; 9:627. doi: 10.3389/fneur.2018.00627.

5. Sokol LL, Young MJ, Paparian J, Kluger BM, Lum HD, Besbris J, et al. Advance care planning in Parkinson's disease: ethical challenges and future directions. NPJ Parkinsons Dis. 2019; 5:24.

6. Ramanathan U, Tanuseputro P. Improving access to Palliative Care for persons with Parkinson disease. Ann Palliat Med. 2020; 9(2):149-51. doi: 10.21037/apm.2019.11.10.

7. Badger NJ, Frizelle D, Adams D, Johnson MJ. Impact of specialist palliative care on coping with Parkinson's disease: patients and carers. BMJ Support Palliat Care. 2018; 8:180-3. doi: 10.1136/bmjspcare-2017-001423.

8. Lennaerts H, Steppe M, Munneke M, Meinders MJ, Steen JYV, et al. Palliative Care for persons with Parkinson's disease: a qualitative study on the experiences of health care professionals. BMC Palliat Care. 2019; 18(53).

Esclerose Lateral Amiotrófica

83

Laura Cardia Gomes Lopes

A esclerose lateral amiotrófica (ELA) é uma doença neurodegenerativa que afeta predominantemente os motoneurônios tanto no sistema nervoso central quanto na medula espinhal, levando a uma fraqueza muscular progressiva e difusa, disfagia, disartria e falência respiratória. É uma doença que tem uma grande variabilidade de fenótipos em relação ao padrão de distribuição dos sintomas motores e pode ter manifestações extramotoras associadas, por exemplo alteração cognitiva. A sobrevida pode variar de meses a até mais de dez anos, com uma mediana de três a cinco anos, de modo que estabelecer um prognóstico individualizado é desafiador e necessário (Tabela 83.1).[1]

Tratamento medicamentoso

Dois medicamentos são aprovados pelo Food and Drug Administration (FDA) para uso em ELA. O riluzol (único aprovado também no Brasil) tende a reduzir a velocidade de progressão da doença. Ele é utilizado desde o início da doença, mas prolonga em poucos meses o tempo

Tabela 83.1. Fatores que estão relacionados a um pior prognóstico.[2]

Idade (mais avançada ao diagnóstico)
Redução da capacidade vital forçada (CVF)
Atraso no diagnóstico da doença
Velocidade de queda nos valores da ALSFRS-R (escala funcional da ELA)
Início dos sintomas em região bulbar
Ter o diagnóstico de ELA definido (preenchendo critérios de El Escorial)
Ter demência frontotemporal associada
Presença da expansão gênica C9orf72

de vida do paciente, predominantemente quando ele já está na fase mais avançada da doença, com mais limitações funcionais. Seu uso deve ser suspenso em pacientes com traqueostomia em ventilação mecânica ou em uso de ventilação não invasiva (VNI) por mais de 23 h/dia.[3] O endaverone mostrou eficácia discreta em um subgrupo pequeno de pessoas. Seu uso não é indicado de forma ampla nos portadores de ELA e não é aprovado no Brasil.[4]

Intervenções não medicamentosas

◆ Suporte nutricional/via alternativa de alimentação

A via alternativa de alimentação recomendada é a gastrostomia (GTT), realizada por via endoscópica ou guiada por radioscopia.[5,6] O procedimento é mais seguro se for realizado antes do comprometimento grave da função pulmonar (CVF > 50%), e os pacientes que já utilizam VNI podem levar o aparelho com máscara nasal e utilizá-lo durante o procedimento, se for necessário, com auxílio de fisioterapeuta especializado.

As discussões a respeito da gastrostomia devem ser iniciadas quando o paciente apresenta engasgos frequentes, perda de peso corporal mesmo com adequação da dieta, infecção pulmonar, e também quando ele começa a deteriorar da função respiratória e necessita de ventilação não invasiva, mesmo que ainda não tenha queixas de disfagia grave.[7] Uma discussão sobre via alternativa de alimentação feita de forma muito precoce (no início da doença) pode resultar em uma resposta negativa pelo doente, porém esse mesmo doente pode mudar de ideia quando de fato a disfagia ocorre e ele tem engasgos sintomáticos. Já uma conversa muito tardia pode implicar impossibilidade de realizar a GTT, se já houver grave comprometimento pulmonar concomitante.

Uma vez que a gastrostomia é colocada, o paciente não precisa se alimentar exclusivamente por ela. Deve ser indicada uma dieta mista se ele ainda tiver capacidade de deglutição, de forma que ele possa utilizar a GTT preferencialmente para colocar suplementos, comprimidos, líquidos finos, e deixar a via oral para alimentar-se do que sente mais prazer.

Alguns pacientes não desejam utilizar via alternativa de alimentação mesmo tendo disfagia grave. Nesses casos, o manejo de fim de vida em regime domiciliar pode ser mais difícil, além da dificuldade para os cuidadores ao verem o doente sem se alimentar. Esses pacientes devem estar em acompanhamento com equipe de cuidados paliativos e podem se beneficiar de *hospice*.

◆ Suporte ventilatório

Com a evolução da doença, a maioria dos pacientes desenvolve um distúrbio ventilatório restritivo com alteração da capacidade vital forçada (CVF). O uso de VNI tem impacto em melhora de sobrevida e qualidade de vida, pois auxilia no sintoma de dispneia de causa restritiva.[8] Não existe benefício de suplementação de oxigênio nesses pacientes, já que o distúrbio ventilatório é restritivo com hipercapnia. O oxigênio nunca deve ser utilizado de forma isolada ou em substituição à VNI. Em vigência de outras complicações pulmonares em que seja indicado O_2, este deve sempre ser associado a VNI.

Preconiza-se que a cada três meses seja avaliada a função ventilatória e é indicado uso de VNI em caso de: ortopneia, *sniff nasal pressure* < 40, *maximal inspiratory pressure* < -60 cm, oximetria noturna anormal (queda da saturação abaixo de 90% por mais de 5% do tempo total de sono) ou capacidade vital forçada < 50-60% (ou 80% se tiver sintomas de hipoventilação).[7] Existem pacientes que não se adaptam bem à VNI. Se isso ocorrer, podemos orientar algumas medidas como: avaliação do fisioterapeuta respiratório (ajuste de máscara, ajuste dos parâmetros), umidificador, e uso de opioides ou benzodiazepínicos em dose baixa para promover maior relaxamento e melhora da ansiedade.[5,7]

Tabela 83.2. Principais sintomas relacionados à ELA e tratamentos recomendados.

Dor	Sialorreia
• Analgésicos/anti-inflamatórios • Relaxantes musculares • Opioides • Mobilização passiva/massagem de conforto • Colchão ou almofada especial para aliviar pontos de pressão	• Antidepressivos tricíclicos (p. ex., amitriptilina) • Anticolinérgico (escopolamina) • Atropina colírio 1% (pingar embaixo da língua 3-4 ×/dia) • Toxina botulínica em glândulas salivares
Espasticidade	**Depressão e ansiedade**
• Fisioterapia • Relaxantes musculares (baclofeno, tizanidina) • Benzodiazepínicos em dose baixa	• Acompanhamento psicológico • Antidepressivos • Benzodiazepínicos em dose baixa
Câimbras	**Distúrbios do sono**
• Fisioterapia • Massagens • Relaxante muscular • Benzodiazepínico • Gabapentina	• VNI, se indicada • Benzodiazepínicos • Zolpidem • Antidepressivos tricíclicos
Labilidade emocional	**Constipação intestinal**
• Antidepressivos • Dopaminérgicos • Associação de dextrometorfano com quinidina (não disponível no Brasil)	• Mudanças na dieta • Aumentar ingesta hídrica • Uso de laxantes

Sintomas que podem estar presentes em portadores de ELA

Ansiedade, fadiga, depressão e dor estão presentes nos portadores de ELA, independentemente do estágio da doença. Muitos dos pacientes apresentam mais de um desses sintomas ao mesmo tempo.[9] A dor é presente em mais da metade dos portadores de ELA, principalmente de origem musculoesquelética. Dor neuropática não é frequente nessa população. Uma porcentagem menor de pacientes apresenta dor em mais de um segmento corporal, de forte intensidade, e que é a principal queixa da consulta, geralmente relacionada à sensação de fadiga e alteração de humor, sugerindo-nos um quadro de "dor total" (Tabela 83.2).[10]

Fim de vida na ELA

Os portadores de ELA evoluem com falência ventilatória, que ocorre em média após três a cinco anos do início dos sintomas motores. Antes do uso rotineiro de VNI ou da ventilação invasiva por traqueostomia (TQT), a falência ventilatória era a principal causa de morte. Estudos que acompanharam esses pacientes mostram que eles, em sua grande maioria, morreram em paz. Muitos referiam medo de morrer "engasgados", mas isso não ocorreu em nenhum dos casos.[11]

Atualmente muitos doentes acabam fazendo uso de VNI ou TQT com ventilação mecânica por mais de 23 h/dia, e isso muda o curso natural da doença. Deparamo-nos com situações muito mais extremas, como o comprometimento motor tão extenso que compromete até a motricidade ocular extrínseca e, consequentemente, afeta a capacidade de comunicação alternativa. Isso pode resultar em um cenário semelhante à síndrome do encarceramento. Muitos pacientes falecem por complicações clínicas/infecciosas e muitos morrem hospitalizados, em ambiente de terapia intensiva. Kettemann *et al.* acompanharam 49 pacientes portadores de ELA, em uso de VNI ou TQT, que solicitaram a suspensão da ventilação. Os principais motivos foram:

paciente se sentindo um peso para os cuidadores, isolamento social e perda da habilidade de comunicação (20 pacientes já tinham oftalmoplegia). A descontinuação da ventilação foi realizada com pacientes internados em um centro para pacientes portadores de ELA na Alemanha. A maioria dos pacientes era traqueostomizada (76%). Utilizaram benzodiazepínicos e opioides para controle de sintoma de dispneia (sedação paliativa), com bom controle dos sintomas. Os pacientes traqueostomizados viveram em média 9,59 horas após a retirada da ventilação, e os que utilizavam VNI, 23,07 horas.[12] Essa situação tende a ocorrer cada vez com maior frequência, e devemos estar preparados para lidar com esse pedido, em equipe multiprofissional, nos centros especializados.

REFERÊNCIAS BIBLIOGRÁFICAS

1. van Es MA, Hardman O, Chio A, Al-Chalabi A, Pasterkamp RJ, Veldink JH, et al. Amyotrophic lateral sclerosis. Lancet. 2017; 390(10107):2084-98.

2. Westeneng HJ, Debray TPA, Visser AE, van Eijk RPA, Rooney JPK, Calvo A, et al. Prognosis for patients with amyotrophic lateral sclerosis: development and validation of a personalized prediction model. Lancet Neurol. 2018; 17(5):423-33.

3. Fang T, Al Khleifat A, Meurgey JH, Jones A, Leigh PN, Bensimon G, et al. Stage at which riluzole treatment prolongs survival in patients with amyotrophic lateral sclerosis: a retrospective analysis of data from a dose-ranging study. Lancet Neurol. 2018; 4422(18):1-7.

4. Abe K, Aoki M, Tsuji S, Itoyama Y, Sobue G, Togo M, et al. Safety and efficacy of endaverone in well defined patients with amyotrophic lateral sclerosis: a randomized, double-blind, placebo- controlled trial. Lancet Neurol. 2017; 16(7):505-12.

5. Andersen PM, Abrahams S, Borasio GD, de Carvalho M, Chio A, Van Damme P, et al. EFNS guidelines on the clinical management of amyotrophic lateral sclerosis (MALS) – revised report of an EFNS task force. Eur J Neurol. 2012; 19(3):360-75.

6. ProGas Study Group. Gastrostomy in patients with amyotrophic lateral sclerosis (ProGas): a prospective cohort study. Lancet Neurol. 2015 jul; 14(7):702-9.

7. National Institute for Health and Care Excellence. Motor Neurone Disease: assessment and management. [Internet]. London: NICE; 2016 [atualizado 23 jul 2019]. Disponível em: https://www.nice.org.uk/guidance/ng42

8. Bourke SC, Tomlinson M, Williams TL, Bullock RE, Shaw PJ, Gibson GJ. Effects of non-invasive ventilation on survival and quality of life in patients with amyotrophic lateral sclerosis: a randomized controlled trial. Lancet Neurol. 2006; 5(2):140-7.

9. Dorst J, Ludolph AC, Huebers A. Disease-modifying and symptomatic treatment of amyotrophic lateral sclerosis. Ther Adv Neurol Disord. 2017 out; 11:1756285617734734.

10. Lopes LCG, Galhardoni R, Silva V, Jorge FMH, Yeng LT, Callegaro D, et al. Beyond weakness: Characterization of pain, sensory profile and conditioned pain modulation in patients with motor neuron disease: A controlled study. Eur J Pain. 2018 jan; 22(1):72-83.

11. Neudert C, Oliver D, Wasner M, Borasio GD. The course of the terminal phase in patients with amyotrophic lateral sclerosis. J Neurol. 2001; 248(7):612-6.

12. Kettemann D, Funke A, Maier A, Rosseau S, Meyer R, Spittel S, et al. Clinical characteristics and course of dying in patients with amyotrophic lateral sclerosis withdrawing from long-term ventilation. Amyotroph Lateral Scler Front Degener. 2017; 18(1-2):53-9.

Acidente Vascular Encefálico

84

Cristina Bueno Terzi Coelho

Introdução

Algumas condições neurológicas tendem a ter curso variável da doença e prognósticos ruins, além de sintomas frequentes que afetam não apenas os pacientes, mas também suas famílias e cuidadores. O acidente vascular encefálico (AVE) é a quinta principal causa de morte nos Estados Unidos e uma das principais causas de incapacidade em longo prazo.[1]

O tipo mais comum de AVE é o isquêmico, que compõe aproximadamente 84% dos AVE e é o que tem a maior porcentagem de mortes relacionadas ao AVE (73%).

O AVE hemorrágico corresponde a 10% da totalidade dos AVE e causa 16% das mortes relacionadas aos AVE. Em geral, resulta de uma doença hipertensiva e subsequente ruptura das artérias do tecido cerebral, levando a sangramento e causando lesão ao cérebro. Outro tipo de AVE é a hemorragia subaracnóidea que corresponde a 6% de todos os AVE e causa 4% das mortes relacionadas aos AVE e, em geral, é resultante de um aneurisma ou má formação arteriovenosa.[1]

A apresentação de condições neurológicas agudas é desafiadora por serem súbitas e inesperadas, com prognóstico incerto que varia desde a sobrevivência até a morte, e com possibilidade de vários graus de dependência entre esses extremos. As condições neurológicas agudas ameaçam a essência do ser humano: a cognição, a comunicação e a identidade. Além disso, a evolução em longo prazo pode depender da tomada de decisões rápidas no momento do evento pelas equipes de saúde e pelos familiares.[2]

O AVE tem todas as características de uma doença consistente com a elegibilidade aos cuidados paliativos (CP), conforme definido pela Organização Mundial da Saúde (OMS) em 2002, isto é:

- Abordam pacientes com doenças que ameaçam a vida, independentemente do prognóstico individual;
- O AVC mostra uma mortalidade de 30% a 40% em um ano;
- A qualidade de vida é gravemente comprometida após o AVE, e os CP abordam a qualidade de vida como parâmetro primário do resultado;[3]
- Oferecem sistema de suporte para auxiliar os familiares durante a doença do paciente e a enfrentar o luto;
- É necessária uma coordenação no cuidado, uma vez que pode envolver vários profissionais (emergencistas, neurologistas, neurocirurgiões, intensivistas, fisioterapeutas).

A American Heart Association/American Stroke Association recomenda que todos os pacientes, e suas famílias, que sofreram AVE e que tenham a sua qualidade e expectativa de vida reduzidas devam receber acesso aos cuidados paliativos. Idealmente, os cuidados paliativos devem ser fornecidos pela equipe da neurologia ou UTI (unidade de terapia intensiva) e por um serviço de cuidados paliativos já no momento do diagnóstico.[4-7] Os cuidados paliativos avaliam e tratam questões físicas, psicossociais e espirituais, incluindo outras fontes de sofrimento, como as reações normais ao viver com uma doença com risco de vida, progressiva e/ou incapacitante. Pelas possíveis mudanças imediatas de função, incerteza de prognóstico, da recuperação, funcionalidade e imprevisibilidade em longo prazo, há geração de ansiedade e diminuição da autoestima, associados à falta de informação e dificuldade em compartilhar seus sentimentos e emoções.[6]

O tratamento do AVE é orientado por escolhas médicas clinicamente desafiadoras, emocionalmente intensas e eticamente complexas. A maioria dos pacientes, quando está gravemente doente ou se aproximando da morte, quer o alívio do sofrimento, a minimização da sensação de ser um fardo para as famílias, um relacionamento mais próximo com os entes queridos e uma sensação de controle. Os cuidados paliativos têm muito a oferecer na prestação de cuidados no paciente com AVE. Devem ser encarados não como uma alternativa à oferta de terapias que sustentam a vida ou outros tratamentos com AVE, mas como um complemento importante que pode melhorar a prestação de cuidados a pacientes e suas famílias.

Os CP também são benéficos para o sistema de saúde, melhorando o gerenciamento de sintomas, satisfação do paciente/família, reduzindo internações e procedimentos desnecessários em pacientes próximos ao final da vida, e, ainda, pela diminuição do luto prolongado e do estresse pós-traumático entre os membros da família.[8]

Incerteza prognóstica em doenças neurológicas

Prognosticar, assim como o estabelecimento do diagnóstico, é competência médica, sendo a estimativa da evolução em doenças neurológicas mais desafiadora do que na população oncológica.

Os índices prognósticos dos AVE podem auxiliar a equipe de saúde a predizer, com um pouco mais de acurácia, a evolução clínica durante a internação na sua fase aguda. A utilização de algumas ferramentas prognósticas como a escala de coma de Glasgow, a de Hunt e Hess, o escore de hemorragia intracerebral (ICH), a escala do National Institutes of Health Stroke (NIHSS) e o escore do FUNC podem refinar ainda mais estimativas de resultados em doenças agudas. Porém, nenhum instrumento prognóstico foi desenvolvido especialmente ou validado para determinar cuidados no final de vida em pacientes no estágio crônico do AVE.[9] Além disso, essas escalas não preveem a qualidade de vida, que é subjetiva, mas representam muito para os pacientes e familiares.[7]

Clinicamente, durante a fase aguda, a evolução pode variar e dependerá de vários fatores, como da reabsorção de edema ou sangramento cerebral, da presença ou não de mal convulsivo, de infecções e/ou ocorrência de *delirium*. Paralelamente aos eventos físicos, outras situações como os eventos psicológicos e espirituais, as diferentes respostas diante de doenças graves agudas, decorrentes do isolamento da família em ambiente estranho, e a negação de uma condição clínica, podem dificultar a definição do prognóstico.

Ao contrário das outras três trajetórias descritas das doenças clínicas crônicas com exacerbações (p. ex., insuficiência cardíaca congestiva – ICC, doença pulmonar obstrutiva crônica – DPOC), das neoplásicas e das de declínio lento (p. ex., demências), que terminam em morte, a trajetória de pacientes com lesão cerebral pode terminar com o estágio crônico de recuperação, a chamada quarta trajetória. Nesse caso, as trajetórias dos sobreviventes são redefinidas, podendo sobreviver por longos períodos, e o padrão de sua morte pode seguir qualquer uma das outras trajetórias.[10]

Vários estudos sugerem que a maior recuperação neurológica de um paciente com acidente vascular encefálico ocorre nos primeiros seis meses. Estimativas sugerem que 15% a 30% dos pacientes evoluem permanentemente debilitados e 20% exigem cuidados prolongados aos três meses após o AVE.[11]

A mortalidade precoce após acidente vascular cerebral é mais frequentemente atribuída à retirada de medidas de manutenção da vida. Decisões sobre a limitação de esforços terapêuticos como a não introdução ou a suspensão de suportes avançados de vida em pacientes com AVE hemorrágico pode levar a um viés no prognóstico. Considera-se que uma proporção dessas suspensões de suporte avançado de vida possa ser prematura, sendo baseadas em suposições que geram uma sensação de certeza.[12] A previsão de um resultado ruim para o clínico, principalmente se for feita logo após o evento do AVE, pode aumentar a probabilidade de que as famílias optem por suspensão de suportes avançados de vida e, assim, se tornem uma profecia autocumprida.[3]

Dessa forma, diante das incertezas frente a esses sérios desafios, deve-se substituir a certeza injustificada por uma tolerância e entendimento de que a incerteza em todos os aspectos dimensionais desse evento está presente.

Há um limite tênue entre a aversão ao risco e a tolerância. A aversão ao risco é o ponto em que as pessoas não aceitam a possibilidade de um resultado ruim. A tolerância ao risco é a medida em que um paciente opta por levar em consideração um resultado que não era ideal inicialmente, aguardando um resultado mais favorável.[9]

Comunicação

A comunicação em relação ao prognóstico não é fácil. A conferência familiar deve ser empática e as decisões tomadas devem ser baseadas nos valores do paciente, considerando o que para ele significaria uma boa recuperação. Dessa forma, sempre é de extrema importância a abordagem sobre a existência de diretivas antecipadas de vontade.

Discussões sobre o prognóstico devem incluir aspectos relacionados à recuperação que são mais importantes para o paciente e suas famílias, por exemplo habilidade para andar, se comunicar, a extensão dos déficits motores e/ou o estado cognitivo. As decisões que estejam diretamente relacionadas com medidas de suporte de vida (ordem de não reanimar, intubação e ventilação mecânica [VM], nutrição artificial) deverão ter em conta objetivos terapêuticos individualizados, baseados na relação custo-benefício de cada intervenção e, se conhecidos, nos valores e preferências do paciente.[9] Reconhecer a incerteza existente na prática médica e até adotá-la é uma habilidade essencial para todos os médicos. Os neurologistas devem ter o conhecimento e estar confortáveis para discutir as diretivas antecipadas de vontade com seus pacientes enquanto estão aptos cognitivamente. Um aspecto interessante a ser reforçado é a necessidade de educação continuada em cuidados paliativos para os neurologistas. Muitos pacientes nunca discutiram com seus médicos as suas diretivas, e muitos que já realizaram as suas, não compartilharam com seus médicos.[14]

A abordagem de um "melhor caso, pior caso e mais provável cenário" reconhece a falta de certeza e oferece esperança aos pacientes e famílias, com expectativas realistas. Quando há incertezas diante do prognóstico, uma opção plausível é o teste terapêutico, quando se propõe uma medida por tempo limitado para reavaliação posterior.[7]

Pontos-chave no AVE

Os CP na neurologia devem considerar incertezas no que se refere ao prognóstico e benefício de cada tratamento, principalmente em casos complexos, e respeitar preferências dos pacientes/ famílias por meio da realização do plano de cuidados. Pacientes com deficiências cognitivas graves não têm condições de participar de suas próprias decisões de tratamento.

A utilização com bom-senso dos escores de risco auxilia a difícil tomada de decisão. O acompanhamento clínico e revisão dos planos de cuidados devem ser feitos continuamente e de forma compartilhada, assim como o controle dos sintomas, o apoio biopsicossocial e os cuidados de final de vida. Os familiares e cuidadores sofrem sobrecarga física e emocional e devem receber aconselhamento durante o todo o processo, incluindo o luto.

REFERÊNCIAS BIBLIOGRÁFICAS

1. Centers for Disease Control and Prevention. Leading causes of death. Disponível em: http://www.cdc.gov/nchs/fastats/leading-causes-of-death. Acessado em: fev 2020.

2. Kosminsky L, Shah N, Chang P. Fast facts and concepts #374. Prognosis after stroke. Palliative Care Network of Wisconsin. Disponível em: https://www.mypcnow.org/wp-content/uploads/2019/06/FF-374--Prognosis-in-stroke.docx.pdf . Acessado em: jan 2020.

3. Steigleder T, Kollmar R, Ostgathe C. Palliative Care for Stroke Patients and Their Families: Barriers for Implementation. Front Neurol. 2019; 10:164.

4. Holloway RG, Arnold RM, Creutzfeldt CJ, et al.; American Heart Association Stroke Council, Council on Cardiovascular and Stroke Nursing, Council on Clinical Cardiology. Palliative and end-of-life care in stroke: a statement for healthcare professionals from the American Heart Association/American Stroke Association. Stroke. 2014; 45(6):1887-916.

5. Creutzfeldt CJ, Engelberg RA, Healey L, et al. Palliative Care Needs in the Neuro-ICU. Crit Care Med. 2015; 43(8):1677-84.

6. Boersma I, Miyasaki J, Kutner J, Kluger B. Palliative care and neurology: time for a paradigm shift. Neurology. 2014 ago; 83(6):561-7.

7. Frontera JA, Curtis JR, Nelson JE, et al. Integrating Palliative Care Into the Care of Neurocritically Ill Patients: A Report From the Improving Palliative Care in the ICU Project Advisory Board and the Center to Advance Palliative Care. Crit Care Med. 2015; 43(9):1964-77.

8. Casarett D, Johnson M, Smith D, Richardson D. The optimal delivery of palliative care: a national comparison of the outcomes of consultation teams vs inpatient units. Arch Intern Med. 2011; 171(7):649-55.

9. Saposnik G. The Art of Estimating Outcomes and Treating Patients With Stroke in the 21st Century. 2014 jun; 45(6):1603-5. Disponível em: https://www.ahajournals.org/doi/pdf/10.1161/STROKEAHA.114.005242. Acessado em: 20 fev 2020.

10. Creutzfeldt CJ, Holloway RG, Curtis JR. Palliative care: a core competency for stroke neurologists. Stroke. 2015; 46(9):2714-9.

11. Creutzfeldt CJ, Holloway RG, Walker M. Symptomatic and palliative care for stroke survivors. J Gen Intern Med. 2012; 27(7):853-60.

12. Kelly AG, Hoskins KD, Holloway RG. Early stroke mortality, patient preferences, and the withdrawal of care bias. Neurology. 2012; 79(9):941-4.

13. Hemphill 3rd JC, White DB. Clinical nihilism in neuroemergencies. Emerg Med Clin North Am. 2009; 27(1):27-37.

14. Heyland DK, Barwich D, Pichora D, et al. Failure to engage hospitalized elderly patients and their families in advance care planning. JAMA Intern Med. 2013; 173:778-87.

Encefalopatia Hipóxico-Isquêmica

85

Daniere Yurie Vieira Tomotani
Lívia Ribeiro Freitas Fernandes

Introdução

A parada cardiorrespiratória (PCR) é uma emergência médica absoluta, com altas chances de evolução para morte ou lesão neurológica permanente e sobrevida global em um ano de 13,4% para eventos intra-hospitalares.[1] No Brasil, estima-se uma incidência de aproximadamente 200 mil casos ao ano em que metade acontece em ambiente hospitalar.[2]

Fatores como a etiologia, o ritmo cardíaco inicial, as morbidades, o tempo até o início da reanimação, o tempo total de reanimação e a qualidade da massagem cardíaca podem influenciar o prognóstico,[2] e a sobrevida dependerá da intensidade da lesão gerada pela isquemia e reperfusão dos órgãos.[3]

Os indivíduos com melhor evolução clínica podem apresentar amnésia e confusão inicial e, em poucas horas, evoluir gradualmente para um estado de consciência alerta. Porém, infelizmente, quase 80% dos sobreviventes permanecem em coma por tempo variável e aproximadamente 40% ficam em estado vegetativo persistente, com até 80% de risco de mortalidade no primeiro ano.[3]

Ainda que a parada cardíaca seja uma importante causa de lesão neurológica hipóxico-isquêmica, a encefalopatia também pode ser secundária a eventos que levem à hipoxemia grave ou à interrupção parcial do fluxo sanguíneo cerebral, como nos casos de paradas respiratórias, asfixias, eventos vasculares neuronais catastróficos e intoxicações por monóxido de carbono.[4]

Abordagem dos cuidados paliativos

Apesar de muitas PCR intra-hospitalares acontecerem como um evento esperado no contexto das disfunções orgânicas múltiplas, a maioria dos eventos intra e extra-hospitalares é decorrente de causas cardíacas e em indivíduos com boa saúde e que previamente eram independentes para as atividades básicas de vida diária.[5] As taxas de mortalidade são altas e muitos sobreviventes evoluem com perda cognitiva significativa e nunca recuperam a sua independência funcional. Mesmo nos que não apresentarem incapacidades permanentes, a recuperação da lesão neurológica pode ser lenta e todo o processo de reabilitação pode levar a grande carga de sofrimento físico, social, espiritual e psicológico.[6,7]

Muitas vezes as preferências dos pacientes são desconhecidas e os representantes legais têm o peso de assumir o papel na tomada de decisão[6] sem ter tido tempo suficiente para assimilar e processar todas as más notícias recebidas, como a possibilidade da morte do ente querido ou de uma sobrevida com grande dependência. A validação e acolhimento do sofrimento são fundamentais, e desde o início da internação a comunicação médica deve ser empática e com informações honestas sobre o prognóstico, sempre respeitando a esperança e o tempo que a família precisa.[7]

Frente à existência de uma condição que ameace a vida e com alto potencial de levar à perda de funcionalidade, o acompanhamento com uma equipe com conhecimentos sobre cuidados paliativos torna-se fundamental, seja de forma integrativa (a própria equipe da unidade de terapia intensiva [UTI] assumiria esse papel) ou consultiva (interconsulta). Os cuidados devem ser iniciados em conjunto com o tratamento curativo e têm como objetivos principais: o manejo agressivo dos sintomas em uma abordagem multidimensional e multidisciplinar; a facilitação da comunicação entre as equipes que cuidam, o doente e a família, buscando resolver eventuais conflitos e acolher angústias; a compreensão sobre as preferências do paciente, sua biografia e seu prognóstico, para só então buscar a definição dos objetivos que façam mais sentido para ele, sempre de forma compartilhada; o auxílio no processo de desospitalização (*home care*, *hospice* ou hospital de apoio); e o acolhimento e o manejo do luto, além da prevenção de luto complicado.[6,7]

Com exceção de enfermos em fase final de vida ou com diretivas antecipadas de vontade conhecidas,[7] os demais devem receber cuidados pós-parada de forma otimizada, buscando identificar e tratar causas reversíveis, otimizar a função cardiopulmonar e a perfusão de órgãos vitais, controlar a temperatura e tratar as disfunções orgânicas múltiplas.[8] A manutenção da terapia curativa plena é apropriada principalmente nas primeiras 72 horas após o retorno à circulação espontânea e pode alterar diretamente o desfecho neurológico do doente.[7]

Avaliação de prognóstico

A estimativa precisa do prognóstico é um pré-requisito fundamental para a tomada de decisão envolvendo a retirada de suporte artificial de vida e deve levar em consideração as evidências científicas, a experiência clínica da equipe e fatores individuais, como idade, *status* funcional prévio e comorbidades.[6,7]

Utilizar apenas a opinião médica pode levar a um viés, com altas chances de realizar previsões pessimistas e imprecisas particularmente nas primeiras 72 horas da doença neurocrítica. Isso pode levar à "profecia autorrealizável", condição caracterizada pela limitação de cuidados para indivíduos que talvez apresentassem uma evolução mais favorável se tivessem recebido suporte intensivo pleno buscando a manutenção do fluxo cerebral em uma fase inicial.[7]

Recomenda-se que a definição de prognóstico seja realizada no mínimo após 72 horas do retorno à circulação espontânea. Um tempo superior pode ser necessário caso existam dúvidas, como nos pacientes submetidos a hipotermia terapêutica ou quando a sedação e/ou bloqueio neuromuscular forem mantidos por tempo prolongado.[5]

Os preditores tradicionais de mau prognóstico serão discutidos a seguir:

- **Exame físico:** a ausência dos reflexos pupilar e córneo palpebral após 72 horas do evento estão relacionadas a piores desfechos. A presença de *status* mioclônico em 72 a 120 horas também prediz má evolução, mas deve ser avaliada com cautela em pacientes jovens e com lesão neuronal secundária a estados de hipoxemia importante em que não houve anoxia.[4,5] Respostas motoras ausentes ou em extensão após 72 horas têm chances de resultados falso-positivos (RFP) de 12-24% para desfechos desfavoráveis, mas caem para menos de 4% quando associadas a mioclonias ou ausência de reflexos de tronco.[4]
- **Eletroencefalograma (EEG):** o exame é interessante para a identificação de padrões malignos, como surto-supressão, supressão generalizada, padrão de coma alfa-teta, *status* pós-anóxico e padrão sem reatividade.[3,4] Crises convulsivas e estado de mal convulsivo podem

acontecer em 10% a 40% dos sobreviventes e estão associados a piores resultados, principalmente quando encontrados nos indivíduos em protocolo de hipotermia.[4]

- **Exame laboratorial:** níveis séricos de enolase específica do neurônio superiores a 33 mg/L em 24 a 72 horas após a PCR estão relacionados a pior prognóstico, mas têm chances de RFP de 22% a 29% de pacientes submetidos à hipotermia.[3,4]
- **Potencial evocado somatossensitivo (PESS):** a ausência de resposta cortical (N20) bilateral após 24 a 72 horas da PCR está associada a necrose cortical generalizada. O PESS é interessante por sofrer pouca interferência de drogas sedativas e alterações metabólicas quando comparado ao EEG, mas tem baixa sensibilidade (55-67%).[3]
- **Exames de imagem:** a evidência de edema cerebral na tomografia computadorizada (apagamento de sulcos e cisternas, hipodensidade da substância cinzenta, perda da diferenciação córtico-subcortical, insultos isquêmicos acometendo gânglios da base e zonas de fronteira de territórios vasculares cerebrais) ou na ressonância magnética por difusão após dois a seis dias do evento são potencialmente úteis na previsão dos resultados, mas não devem ser usadas como modalidade única e têm baixa sensibilidade.[3-5]

Definição dos objetivos de cuidado

Para que os objetivos de cuidado estejam de acordo com as preferências do paciente, a tomada de decisão deve ser compartilhada, levando em consideração as suas crenças, seus desejos e seus objetivos, juntamente ao conhecimento do médico frente ao prognóstico da doença aguda.[6,9] As informações sobre as expectativas do futuro devem ser dadas de forma clara e com linguagem acessível, incluindo atividades da vida diária, que o enfermo poderá ou não ter uma chance razoável de alcançar.[7]

Os objetivos de cuidado podem variar desde a manutenção plena de medidas artificiais de prolongamento de vida, mesmo que com baixa expectativa de qualidade de vida, até um cuidado buscando exclusivamente o conforto, sem a realização de medidas obstinadas que levariam apenas a grande carga de sofrimento.[7] No primeiro cenário, a realização de traqueostomia e gastrostomia seriam importantes e facilitariam o processo de desospitalização, enquanto no segundo a discussão sobre extubação paliativa possivelmente faria sentido.

Se existirem divergências sobre o plano de cuidados, uma opção seria propor um "*trial* UTI". O objetivo seria manter a proposta de terapia curativa plena, reavaliar após o prazo estabelecido e continuar ou interromper determinados tratamentos conforme a evolução do paciente. Em outros casos, podemos manter algumas medidas invasivas que possam ter benefício quando potencialmente reversíveis e por curto período, e não realizar outras que não fariam sentido em um contexto neurológico desfavorável, como o início de manobras de reanimação cardiopulmonar em indivíduos com estado vegetativo persistente.[6,10]

Os objetivos de cuidado podem mudar conforme a evolução clínica, sempre buscando o melhor cuidado que atenda às necessidades do paciente. Porém, independentes da decisão tomada, o respeito à dignidade do ser humano, o manejo agressivo de sintomas e o reforço ao não abandono são fundamentais e devem ser oferecidos em todos os casos.[7,10]

Conclusão

A encefalopatia hipóxico-isquêmica é um evento catastrófico que pode levar a uma perda importante de qualidade de vida. A estimativa precisa do prognóstico é um pré-requisito fundamental para a tomada de decisão compartilhada envolvendo a retirada de suporte artificial de vida. O manejo agressivo dos sintomas e o reforço ao não abandono são fundamentais.

REFERÊNCIAS BIBLIOGRÁFICAS

1. Schluep M, Gravesteijn BY, Stolker RJ, Endeman H, Hoeks SE. One-year survival after in-hospital cardiac arrest: A systematic review and meta-analysis. Resuscitation. 2018; 132:90-100.

2. Vancini-Campanharo CR, Vancini RL, Lira CA, Andrade Mdos S, Góis AF, Atallah ÁN. Cohort study on the factors associated with survival post-cardiac arrest. Sao Paulo Med J [online]. 2015; 133(6):495-501.

3. Nguyen KPL, Pai V, Rashid S, Treece J, Moulton M, Baumrucker SJ. Prognostication in Anoxic Brain Injury. Am J Hosp Palliat Care. 2018; 35(11):1446-55.

4. Fugate JE. Anoxic-Ischemic Brain Injury. Neurol Clin. 2017; 35(4):601-11. doi: 10.1016/j.ncl.2017.06.001.

5. Andersen LW, Holmberg MJ, Berg KM, Donnino MW, Granfeldt A. In-Hospital Cardiac Arrest: A Review. JAMA. 2019; 321(12):1200-10.

6. Knies AK, Hwang DY. Palliative Care Practice in Neurocritical Care. Semin Neurol. 2016; 36(6):631-41.

7. Frontera JA, Curtis JR, Nelson JE, et al. Integrating Palliative Care Into the Care of Neurocritically Ill Patients: A Report From the Improving Palliative Care in the ICU Project Advisory Board and the Center to Advance Palliative Care. Crit Care Med. 2015; 43(9):1964-77.

8. Bernoche C, Timerman S, Polastri TF, et al. Atualização da Diretriz de Ressuscitação Cardiopulmonar e Cuidados Cardiovasculares de Emergência da Sociedade Brasileira de Cardiologia - 2019. Arq Bras Cardiol. 2019; 113(3):449-663.

9. Khan MW, Muehlschlegel S. Shared Decision Making in Neurocritical Care. Neurosurg Clin N Am. 2018; 29(2):315-21.

10. Quill TE, Arnold R, Back AL. Discussing treatment preferences with patients who want "everything". Ann Intern Med. 2009; 151(5):345-9.

PARTE 12

Terapia Intensiva

Controle de Sintomas do Paciente Crítico

86

Raquel Hermes Rosa Oliveira

Com o avanço tecnológico e a maior utilização de recursos mantenedores da vida em doentes críticos, a taxa de sobreviventes às graves condições agudas tem aumentado. A despeito desse resultado quantitativo, muitos dos sobreviventes não retornam à qualidade de vida pregressa, ou, ainda, passam a conviver cronicamente com múltiplas disfunções orgânicas. Desde 2010, o termo "paciente crítico crônico" tem sido utilizado para definir aquele sobrevivente que permanece dependendo de cuidados intensivos, principalmente da ventilação mecânica, após o tratamento de uma condição grave que o levou à unidade de terapia intensiva (UTI). Associada a essa dependência, pode haver uma série de disfunções como miopatia, alterações hormonais, anasarca, disfunção cerebral, e outras;[1] ou seja, apesar de ter sobrevivido, não houve recuperação completa, o que aumenta a chance de novas complicações, como infecções por germes resistentes a múltiplas classes de antibióticos.

O internamento prolongado causa perda de *performance*, de qualidade de vida, surgimento e exacerbação de múltiplos sintomas. Estes raramente são devidamente avaliados pela equipe da UTI, que não se dá conta da necessidade de acompanhamento por uma equipe de cuidados paliativos precocemente para seu adequado manejo.

A continuidade dos cuidados integrais ao paciente se torna, então, um dilema a ser enfrentado por paliativistas e intensivistas. A demanda por cuidado paliativo tende a aumentar no caso de algumas doenças e síndromes clínicas, como os casos de múltiplas comorbidades, doenças crônicas em progressão e aquelas com sintomas complexos. Na Inglaterra e no País de Gales, há estimativa de aumento de 25% a 47% da necessidade de cuidados paliativos em 2040.[2] Apesar de não termos dados brasileiros precisos, estamos vivendo uma demanda crescente por cuidados paliativos em nosso meio, refletindo inclusive no aumento de profissionais em formação na área.

A transferência do paciente para a unidade de tratamento intensivo não deve interromper um plano de cuidado preestabelecido. Além disso, não raramente, a demanda por cuidado paliativo torna-se mais evidente na UTI, quando deve ser então implementado. Importante pontuar que a oferta de cuidado paliativo, juntamente a todo o suporte de terapia intensiva, não é uma opção, e sim uma obrigação. O Código de Ética Médica, em seu capítulo V, art. 36, §2, descreve como deve ser a relação do médico com pacientes e familiares: "[...] o médico não o abandonará por este ter doença crônica ou incurável e continuará a assisti-lo e a propiciar-lhe os cuidados necessários, inclusive os paliativos".

De acordo com o consenso de especialistas e a opinião de pacientes e seus familiares, uma UTI com cuidado paliativo de qualidade deve possuir as seguintes características:
- Cuidado ao paciente visando ao seu conforto, controle de sintomas, sua dignidade e personalidade;
- Comunicação oportuna, eficaz e compassiva da equipe com pacientes e familiares;
- Alinhamento da tomada de decisão com os valores, objetivos e preferências dos pacientes;
- Suporte aos familiares;
- Suporte à equipe da unidade.[1,3,4]

Independentemente do diagnóstico, o cuidado na UTI deve priorizar controle de sintomas e acolher seus familiares para que estejam ao lado do paciente contribuindo para seu bem-estar. A admissão na UTI não deve ser um empecilho para que tais necessidades sejam atingidas.

Um estudo que visou identificar e quantificar sintomas em pacientes críticos crônicos numa UTI respiratória identificou como sintomas físicos mais frequentes: sede, falta de energia, sonolência, perda de peso, fome, boca seca, falta de ar durante a ventilação mecânica, falta de apetite, dor, insônia, náusea. Chamou atenção que mais de 40% referiram dor moderada a forte, e quase 80% referiram sede intensa. No entanto, os sintomas psicológicos foram os mais intensos, a saber: dificuldade de comunicação, preocupação e nervosismo.[5]

Para um efetivo controle de sintomas, deve haver uma avaliação sistemática por meio da qual estes possam ser identificados e quantificados de forma simples e objetiva, em pacientes comunicativos verbalmente ou não. Existem vários instrumentos desenvolvidos para esse fim. Um dos mais simples e utilizados em nosso meio é a escala visual analógica (EVA). Rotineiramente utilizada para avaliação de dor, pode ser também empregada para acessar a intensidade de outros sintomas como falta de ar, sede ou sensação de boca seca. Em pacientes incapazes de se comunicar, têm lugar as escalas comportamentais para avaliação de dor, como a *behavior pain scale* (BPS) e a *critical-care pain observation tool*, e da dispneia, como a *respiratory distress observation scale* (RDOS).[6] O registro da intensidade do sintoma deve ser periódico, a cada quatro horas por exemplo, e estar acessível a todos os membros da equipe assistencial a fim de redimensionar as estratégias de controle em uso.

A seguir, estão ressaltadas as peculiaridades do manejo de alguns sintomas no ambiente específico da terapia intensiva.

Dor

Os opioides são as medicações de escolha para o tratamento da dor não neuropática em pacientes em UTI. Para analgesia adequada, é importante usar dose suficiente em intervalos regulares e compatíveis com a farmacocinética de cada droga. São pontos cruciais para o uso de opioides na UTI:
1. Saber a equivalência analgésica dos opioides mais frequentemente utilizados, como o fentanil, que é 100 vezes mais potente que a morfina;
2. Priorizar o tratamento da dor em detrimento à preocupação em causar tolerância, principalmente em pacientes em fase final de vida;
3. Lembrar da neurotoxicidade da morfina em pacientes com insuficiência renal devido ao acúmulo do seu metabólito morfina-3-glucuronídeo. Nesse caso, a morfina deve ser trocada por metadona ou fentanil;
4. Quando em uso crônico, torna-se imprescindível saber a dose de uso prévio à admissão na UTI para evitar subdoses;
5. Associar pró-cinético ou laxativo, salvo se houver contraindicação, uma vez que a obstipação é um efeito adverso comum e esperado dos opioides.[7]

A cetamina pode ser utilizada, associada ao opioide, para tratamento da dor em terapia intensiva. Apesar do risco de efeitos como alucinações, a cetamina ajuda em casos refratários e permite a redução da dose de opioide, logo reduzindo seus efeitos adversos.

O tratamento da dor não deve ser postergado nem evitado por risco de instabilidade hemodinâmica. Um ponto que é muitas vezes negligenciado é a analgesia antes de procedimentos. Devemos sempre lançar mão de analgesia sistêmica ou local antes da execução de procedimentos invasivos. Por outro lado, pacientes com dores crônicas ou lesões de pele devem receber analgesia antes das mobilizações no leito para cuidados como higiene, troca de lençóis etc.

Dispneia

A dispneia deve ser sempre avaliada na UTI. Mesmo pacientes sob ventilação mecânica plena podem referi-la quando o suporte ventilatório não atender à sua demanda ou, ainda, com maior possibilidade, durante as tentativas de redução desse suporte para desmame. Um estudo com pacientes em ventilação mecânica mostrou que quase metade apresentava dispneia, frequentemente acompanhada de ansiedade.[8] Portanto, escalas objetivas de avaliação podem e devem ser utilizadas de forma rotineira na UTI em todos os pacientes, inclusive aqueles sob ventilação invasiva.

O tratamento específico da dispneia depende do controle da doença de base. Entretanto, em casos de doenças avançadas refratárias ao tratamento, como doença pulmonar obstrutiva crônica (DPOC) e insuficiência cardíaca, podemos lançar mão de adjuvantes. Medidas não farmacológicas podem trazer alívio considerável. A elevação do tronco e dos membros superiores costuma reduzir a dispneia em portadores de DPOC. Pacientes com doenças unilaterais se beneficiam com o decúbito lateral. A oferta de oxigênio deve ser limitada aos hipoxêmicos, pois não há evidência de benefício em pacientes sem hipoxemia. A ventilação não invasiva é indicada para pacientes com hipercapnia e para aqueles com edema agudo de pulmão. Seu uso exclusivo para alívio da dispneia tem sido pouco estudado. A ocorrência de intolerância à máscara em alguns casos pode acarretar desconforto no lugar de alívio. Consequentemente, seu uso deve ser cautelosamente avaliado a cada caso. O controle farmacológico da dispneia permanece sendo à base de opioides.

Sede e sensação de boca seca

Esse sintoma é extremamente frequente e traz intenso desconforto aos pacientes em UTI. Não obstante, a sua avaliação pela equipe multidisciplinar não é feita rotineiramente, o que dificulta seu reconhecimento e avaliação, sendo, portanto, subdiagnosticado.[6] Medidas simples como higiene bucal frequente e uso de *swabs* de algodão umedecidos com água em intervalos regulares costumam ser eficientes. Gaze ou *swabs* umedecidos podem ser aplicados nos lábios e cavidade oral a cada avaliação e cuidado de enfermagem. Outros recursos incluem gaze congelada, *spray* de água fria ou gelada, oferta de gelo, saliva artificial. Hidratantes labiais também têm sido amplamente utilizados. As estratégias citadas acima não são específicas para pacientes em ambiente de terapia intensiva; e são simples e de fácil implantação em quaisquer cenários para alívio da sensação de sede e boca seca. No caso de pacientes que não podem se comunicar, o cuidado pode ser feito rotineiramente, assumindo a elevada prevalência do sintoma.

Atenção aos familiares

A maioria dos familiares de pacientes admitidos na UTI quer entender o quadro e, se possível, permanecer ao lado do seu ente querido. Falha de comunicação é queixa frequente entre os familiares,[5,6] o que pode trazer ansiedade e estresse para os mesmos e para os pacientes. Logo após a admissão, é premente uma reunião familiar envolvendo o intensivista e o médico assistente para esclarecer dúvidas, entender as necessidades do paciente e as preocupações dos familiares.

Esse é o momento de definir metas claras de cuidado, evitar falsas expectativas mal dimensionadas e estabelecer o objetivo do internamento na UTI, sempre levando em consideração os desejos do paciente, principalmente em casos oncológicos. Sempre que possível, o paciente deve também ser informado sobre seu estado clínico e sobre o conteúdo das conferências familiares. A interação com a família deve explorar também a espiritualidade e religiosidade, facilitando ritos de despedida.

Essa atitude implementada precocemente na internação tende a facilitar a comunicação posterior entre a família e a equipe da UTI, evitando assim ansiedade entre os familiares. No entanto, não deve excluir a necessidade de treinamento em comunicação da equipe da UTI. A troca frequente de profissionais a cada turno de plantão leva à fragmentação da informação e repetição de informações técnicas incompreensíveis para os familiares. Alguns médicos intensivistas alegam não ter tempo disponível para estabelecer uma comunicação adequada com os familiares, porém, em sua maioria, não foram treinados para comunicação de notícias difíceis, comunicação empática, comunicação não verbal ou em autoconhecimento dos próprios sentimentos.

O momento da informação deve ser único, e o profissional deve se fazer presente por meio da escuta empática e da utilização de linguagem apropriada para responder aos questionamentos dos familiares, e não apenas satisfazer a obrigação de passar alguma informação no menor tempo possível.[9] Para tanto, a atuação de uma equipe multidisciplinar com psicólogo, assistente social, fisioterapeuta, dentre outros, juntamente ao médico, desde o preparo para primeiro contato com a família, facilita a abordagem mais completa durante as conferências, mantendo a continuidade das informações até a alta da unidade. Uma comunicação sincera, porém com escuta compreensiva, diminui os conflitos com familiares, a ansiedade e o risco de luto complicado.[10,11]

Envolvimento do paliativista

Alguns pacientes apresentam sintomas de difícil manejo a despeito do arsenal terapêutico do intensivista. Tais casos complexos exigem a consulta ao paliativista para que participem do tratamento em conjunto com o intensivista. Além de ajudar a propiciar o conforto do paciente, o paliativista prioriza também a manutenção da comunicação entre este e seus familiares, o que reduz a ocorrência e intensidade de sintomas não físicos. O paliativista ainda pode: mediar a resolução de conflitos entre o time da UTI e familiares; evitar procedimentos fúteis que possam causar desconforto; favorecer a transferência da UTI para unidades intermediárias dos sobreviventes da doença crítica que permanecem necessitando de cuidados hospitalares; garantir a continuidade de cuidados, assim como das informações, aos familiares.[9,12] Temos evidência de que a atuação do paliativista em conjunto com a equipe assistencial da UTI é capaz de reduzir o tempo de internamento na unidade fechada e diminuir a instituição de terapias de suporte que apenas prolongam sofrimento.[13-16]

Em resumo, a despeito de todo o desenvolvimento tecnológico e protocolos de qualidade nas UTI, nossos pacientes ainda sofrem múltiplos sintomas de forte intensidade, causando intenso desconforto e sofrimento. Portanto, a avaliação objetiva sistemática e controle de sintomas deve ser uma meta a ser almejada rotineiramente nas unidades, envolvendo a família dos pacientes como adjuvantes nesse processo.

Evitar tratamentos dolorosos ou desconfortáveis pode reduzir ansiedade e depressão tanto entre os familiares como entre os pacientes. O paliativista deve ser consultado em situações de alta complexidade para alívio de sintomas físicos e emocionais.

REFERÊNCIAS BIBLIOGRÁFICAS

1. Nelson JE, Puntillo KA, Pronovost PJ, Walker AS, McAdam JL, Ilaoa D, et al. In their own words: patients and families define high-quality palliative care in the intensive care unit. Crit Care Med. 2010; 38(3): 808-18.

2. Etkind SN, Bone AE, Gomes B, Lovell N, Evans CJ, Higginson IJ, et al. How many people will need palliative care in 2040? Past trends, future projections and implications for services. BMC Med. 2017; 15(1):102.

3. Ho LA, Engelberg RA, Curtis JR, Nelson J, Luce J, Ray DE, et al. Comparing clinician ratings of the quality of palliative care in the intensive care unit. Crit Care Med. 2011; 39(5):975-83.

4. National Consensus Project for Quality Palliative Care. Clinical Practice Guidelines for Quality Palliative Care. 4 ed. Care NCfHaP; 2018.

5. Nelson JE, Meier DE, Litke A, Natale DA, Siegel RE, Morrison RS. The symptom burden of chronic critical illness. Crit Care Med. 2004; 32(7):1527-34.

6. Puntillo K, Arai SR, Cooper BA, Stotts NA, Nelson JE. A randomized clinical trial of an intervention to relieve thirst and dry mouth in intensive care unit patients. Intensive Care Med. 2014; 40(9):1295-302.

7. Portenoy RK, Ahmed E. Principles of opioid use in cancer pain. J Clin Oncol. 2014; 32(16):1662-70.

8. Schmidt M, Demoule A, Polito A, Porchet R, Aboab J, Siami S, et al. Dyspnea in mechanically ventilated critically ill patients. Crit Care Med. 2011; 39(9):2059-65.

9. Aslakson R, Cheng J, Vollenweider D, Galusca D, Smith TJ, Pronovost PJ. Evidence-based palliative care in the intensive care unit: a systematic review of interventions. J Palliat Med. 2014; 17(2):219-35.

10. Penrod JD, Luhrs CA, Livote EE, Cortez TB, Kwak J. Implementation and evaluation of a network-based pilot program to improve palliative care in the intensive care unit. J Pain Symptom Manage. 2011; 42(5):668-71.

11. Nelson JE. Identifying and overcoming the barriers to high-quality palliative care in the intensive care unit. Crit Care Med. 2006; 34(11 Suppl):S324-31.

12. Snaman JM, Kaye EC, Lu JJ, Sykes A, Baker JN. Palliative Care Involvement Is Associated with Less Intensive End-of-Life Care in Adolescent and Young Adult Oncology Patients. J Palliat Med. 2017; 20(5): 509-16.

13. Mun E, Ceria-Ulep C, Umbarger L, Nakatsuka C. Trend of Decreased Length of Stay in the Intensive Care Unit (ICU) and in the Hospital with Palliative Care Integration into the ICU. Perm J. 2016; 20(4):16-36.

14. Ramos JGR, Tourinho FC, Borrione P, Azi P, Andrade T, Costa V, et al. Effect of a palliative care program on trends in intensive care unit utilization and do-not-resuscitate orders during terminal hospitalizations. An interrupted time series analysis. Rev Bras Ter Intensiva. 2018; 30(3):308-16.

15. Norton SA, Hogan LA, Holloway RG, Temkin-Greener H, Buckley MJ, Quill TE. Proactive palliative care in the medical intensive care unit: effects on length of stay for selected high-risk patients. Crit Care Med. 2007; 35(6):1530-5.

16. Walker KA, Mayo RL, Camire LM, Kearney CD. Effectiveness of integration of palliative medicine specialist services into the intensive care unit of a community teaching hospital. J Palliat Med. 2013; 16(10):1237-41.

Cuidados de Fim de Vida na UTI: Não Implementação ou Retirada de Suporte Artificial de Vida

87

Rachel Duarte Moritz

Destaques

- A ortotanásia é aceita tanto do ponto de vista ético quanto legal.
- As decisões de não implementação ou de retirada de suporte artificial de vida (limitação de esforço terapêutico [LET]) são necessárias para que seja evitado o prolongamento do morrer (distanásia) nas unidades de terapia intensiva (UTI).
- LET é aceita tanto do ponto de vista ético quanto legal.
- Toda decisão de LET deve ser baseada na prevenção do sofrimento do paciente e nunca na abreviação da sua vida.
- Para a tomada de decisão deve-se levar em consideração o *prognóstico* da doença, o *contexto* que envolve o tratamento e os *valores* do binômio paciente-família.
- Toda decisão deve ser adequadamente descrita e justificada no prontuário do paciente.

No mundo atual, o envelhecimento da população, associado ao maior controle das doenças crônico-degenerativas, tem gerado um perfil diferente de pacientes que são admitidos em unidades de terapia intensiva (UTI). Por outro lado, mesmo os pacientes agudamente enfermos podem se tornar frágeis e cronicamente críticos, evoluindo com falência de múltiplos órgãos e sistemas, tornando-se vítimas de doenças terminais nessas unidades. Essa realidade exige do intensivista a tomada de decisões de fim de vida, o que frequentemente gera conflitos bioéticos e morais.[1-4]

É comum o questionamento do quanto um tratamento causa benefício ou gera prejuízo ao paciente criticamente enfermo, havendo então o dilema entre qual dos princípios básicos da bioética deve ser seguido: se a beneficência ou a não maleficência. Em um paciente com risco iminente de vida e possibilidade de recuperação, justifica-se a aplicação de medidas salvadoras (diálise, amputação, ventilação assistida etc.), mesmo que tragam consigo algum grau de sofrimento, prevalecendo assim o princípio da beneficência sobre o da não maleficência. Por outro lado, quando o paciente encontra-se em fase de morte inevitável e a cura já não é mais possível, o princípio da não maleficência prepondera sobre o da beneficência. Outros dilemas bioéticos, que surgem quanto às decisões terapêuticas de final de vida, decorrem da falta de conhecimento e, consequentemente, da confusão gerada entre os termos eutanásia ("fazer morrer"), distanásia ("prolongar o morrer") e ortotanásia ("deixar morrer"). É importante ressaltar que a distanásia, ou obstinação terapêutica, é ética e legalmente desaconselhada; e que a ortotanásia, definida pelo ato de o médico deixar de intervir no desenvolvimento natural e inevitável da morte, é aceita tanto do ponto de vista ético quanto legal. A obstinação terapêutica pode ser evitada pela decisão da não implementação ou de retirada de suporte artificial de vida, também conhecida como limitação de esforço terapêutico (LET).[1]

Muitos profissionais, especialmente os médicos responsáveis pela tomada da decisão terapêutica, acreditam que a solicitação de exames e a utilização de métodos invasivos e sofisticados poderão prevenir futuros processos ético-legais e gerar maior satisfação para a família dos seus pacientes. Essa não é uma verdade descrita na literatura. Estudos apontam que os fatores que influenciam positivamente, quanto à satisfação de familiares de pacientes internados em UTI, são: a comunicação com honestidade, precisão, escuta ativa, consistência e clareza; o apoio familiar com respeito e compaixão; a efetivação de reuniões familiares frequentes; a tomada de decisão compartilhada; o suporte de assistência ao final da vida com retirada escalonada do suporte de vida; a flexibilidade do horário de visitas e um ambiente hospitalar seguro; o controle adequado da dor e de outros sintomas físicos, a consulta de cuidados paliativos (CP) e os cuidados centrados na família. Nesses mesmos trabalhos são apontados como fatores que influenciam negativamente quanto aos cuidados na UTI: a comunicação incompleta; a falta de reuniões e de apoio emocional e espiritual aos familiares; a administração de manobras de reanimação cardiorrespiratória no final da vida, a presença de ventilação mecânica no dia da morte, a morte na UTI de idosos, o uso prolongado de tratamento de manutenção da vida com tecnologia desconhecida; e as políticas restritivas de visitação às famílias.[2]

Esses relatos levam à conclusão da necessidade premente da integração precoce dos cuidados paliativos aos cuidados intensivos. Visando a essa integração, foram definidas fases da assistência paliativa em UTI. Na primeira fase, em que a morte é pouco provável e existe uma grande possibilidade de recuperação, é prioritária a administração do tratamento que busque a cura e/ou restabelecimento. Nesse estágio, os cuidados paliativos são prestados para aliviar o desconforto da doença e do tratamento intensivo. Na segunda fase, quando a morte é prevista para dias, semanas ou meses, é constatada uma falta de respostas aos recursos utilizados com uma crescente tendência ao desfecho de morte ou irreversibilidade. Estabelecido o consenso, a prioridade terapêutica passa a ser a melhor qualidade de vida possível, e os cuidados que modifiquem a doença podem ser oferecidos quando julgados proporcionais pela equipe e paciente/família. O reconhecimento da irreversibilidade da doença e da morte iminente constituem a terceira fase, quando o CP passa a ser exclusivo e todas as medidas introduzidas buscam a melhor qualidade de vida possível, assim como o conforto do paciente e de seus familiares. Nesse momento, a morte é prevista para horas ou dia. Na fase II e, principalmente, na fase III, é frequente a necessidade da tomada de decisões sobre tetos de tratamento ou LET. É nesse momento que surge a maioria dos conflitos, principalmente quando existem divergências sobre quais metas de tratamento são razoáveis e quais chances de sucesso são altas o suficiente para justificar a conduta terapêutica. Tomar decisões nessas fases é um processo que envolve diversas variáveis relacionadas à avaliação prognóstica, aos valores do paciente/família e ao contexto em que os cuidados estão inseridos.[1]

Embora tanto do ponto de vista ético quanto legal não exista diferença entre recusar ou suspender um tratamento, existe classicamente uma maior dificuldade da retirada de uma terapêutica previamente instituída. Por outro lado, quais terapias recusar ou suspender ainda permanecem um dilema nos dias atuais. Classicamente, as terapias que são suspensas em maior porcentagem nas UTI são as drogas vasoativas e os métodos dialíticos. No Brasil, foi descrito que a reanimação cardiorrespiratória e o suporte ventilatório são os métodos mais frequentemente recusados. Estudos apontam que os fatores que influem nas decisões de LET são o prognóstico da doença, a presença de comorbidades ou a constatação da futilidade terapêutica.[4,5] Uma análise multicêntrica, que reportou decisões de LET em 1.259 pacientes internados em UTI, apontou diferença entre as regiões, que variaram de 10% no sul da Ásia a 67% na Oceania.[6] A idade, a razão para admissão na UTI, o risco de morte, o *status* funcional, a maior gravidade da doença de base, e a presença de falência de órgãos e de comorbidades graves são citados como preditores independentes para decisões de LET.[6,7] Um estudo brasileiro apontou uma relação significante entre o desfecho morte e a resposta negativa à "questão surpresa", idade maior que 60 anos, fragilidade e baixa funcionalidade precedendo a internação, presença de insuficiência cardíaca e/ou renal crônica, lesão neurológica aguda não traumática, falência de múltiplos órgãos e/ou internação na UTI por mais de cinco dias. Os autores sugeriram que pacientes com essas características deveriam receber CP de forma preferencial (fases II ou III da assistência paliativa em UTI).[8]

Cuidados de final de vida em UTI

Estão indicados quando a doença aguda ou disfunção orgânica é refratária ao tratamento; quando os objetivos do tratamento não podem mais ser atendidos; quando a provisão de suporte de vida leva a resultados distintos dos valores/preferências do paciente; ou, em casos especiais, quando um paciente com doença terminal necessita de uma unidade de cuidados intensivos para o controle adequado dos seus sintomas.

Quando é constatada a terminalidade da doença e existe a avaliação de que o paciente está vivendo seus últimos dias ou semanas de vida, seja na UTI ou no hospital, é indicada a facilitação da presença dos familiares; uma comunicação otimizada com planejamento de conferências familiares; a limitação das investigações clínicas àquelas essenciais para um melhor controle dos sintomas emergentes; a suspensão de medicamentos de longo prazo que não influenciem a qualidade da vida; a implantação de metas terapêuticas, em conjunto com o médico assistente, quando for o caso; a adaptação das vias de administração dos medicamentos; e a adequação dos controles de enfermagem e do tratamento multidisciplinar com ações que visem ao conforto do paciente e de seus familiares. Essas condutas podem ser ajustadas quando a perspectiva de vida do paciente é de horas, sendo previsto que a morte ocorra na UTI.[3]

Na fase II, e mais especificamente na fase III da assistência paliativa em UTI, quando os objetivos do cuidado passam da cura para o conforto, diversas estratégias são admitidas. Na maioria dos cenários se opta pelo não escalonamento de intervenções atuais, pela retenção de intervenções futuras ou pela retirada de algumas ou todas as intervenções, exceto aquelas necessárias para o conforto. Existem evidências de que a descontinuação gradual das medidas de suporte gera menos conflitos.

O 3 Wishes Project (3WP)[9] detectou e classificou os desejos, tanto dos pacientes críticos quanto dos seus familiares e da equipe multiprofissional, em cinco categorias, relacionadas: (1) à humanização do meio ambiente; (2) a homenagens pessoais, (3) a reconexões familiares; (4) a rituais; e (5) à contribuição futura. A implantação do 3WP pode facilitar a transição entre as fases da assistência paliativa em UTI a ajudar as decisões médicas quanto ao LET.[10]

Downar *et al.*[11] publicaram recomendações para a retirada de suporte avançado de vida em UTI. Os autores sugeriram que houvesse um planejamento para a retirada, abrangendo: a discussão com os familiares, o preparo da equipe, a reavaliação do melhor local para a realização do procedimento e a reavaliação das decisões. Foi também definido pelos autores que houvesse constante avaliação do desconforto do paciente, principalmente no que concerne à verificação dos sintomas mais prevalentes como a dor, a dispneia, a agitação e o *delirium*. Para tal, deveriam ser empregados os métodos utilizados para monitoração em UTI (BPS, RASS e CAM-ICU).

No Quadro 87.1, são sugeridos procedimentos práticos que visam garantir a dignidade do paciente nos cuidados de fim de vida na UTI.[3,9,11]

Quadro 87.1. Sugestões para a otimização dos cuidados de fim de vida em UTI.

Discutir sobre o prognóstico e os planos de cuidado com a equipe.

Preparar paciente/família, facilitando a presença dos familiares de forma permanente, reavaliando o local de internação e identificando seus desejos e a necessidade de apoio espiritual.

Intensificar medidas de comunicação empática e atitudes de compaixão e solidariedade.

Possibilitar atendimento ou supervisão por pessoal treinado em cuidados paliativos.

Embasar os cuidados no conforto ao paciente, interrompendo, preferencialmente de forma gradual, qualquer medicação que não ofereça conforto (nutrição, drogas vasoativas, métodos dialíticos, suporte ventilatório).

Otimizar o controle farmacológico e não farmacológico dos sintomas (dor, agitação, *delirium*, dispneia etc.).

Monitorar o controle dos sintomas de forma sistemática.

Readequar as monitorizações e os cuidados multiprofissionais.

Adaptado de Moritz *et al.*, 2015, Cook *et al.*, 2015 e Downar *et al.*, 2016.

REFERÊNCIAS BIBLIOGRÁFICAS

1. Aslakson RA, Curtis JR, Nelson JE. The Changing Role of Palliative Care in the ICU. Crit Care Med. 2014; 42(11):2418-28.

2. Hinkle LJ, Bosslet GT, Torke AM. Factors associated with family satisfaction with end-of-life care in the ICU: a systematic review. Chest. 2015 jan; 147(1):82-93.

3. Moritz RD, Deicas A, Capalbo M, Forte DN, Kretzer LP, et al. II Fórum do "Grupo de Estudos do Fim da Vida do Cone Sul": definições, recomendações e ações integradas para cuidados paliativos na unidade de terapia intensiva de adultos e pediátrica. Rev Bras Ter Intensiva. 2011; 23(1):24-9.

4. Moritz RD, Deicas A, Rossini JP, Silva NB, Lago PM, Machado FO. Percepção dos profissionais sobre o tratamento no fim da vida, nas unidades de terapia intensiva da Argentina, Brasil e Uruguai. Rev Bras Ter Intensiva. 2010 jun; 22(2):125-32.

5. Mazutti SRG, Nascimento AF, Fumis RLL. Limitação de Suporte Avançado de Vida em pacientes admitidos em unidade de terapia intensiva com cuidados paliativos integrados. Rev Bras Ter Intensiva [online]. 2016; 28(3):294-300. doi: 10.5935/0103-507X.20160042.

6. Lobo SM, De Simoni FHB, Jakob SM, Estella A, Vadi S, Bluethgen A, et al.; ICON investigators. Decision-Making on Withholding or Withdrawing Life Support in the ICU A Worldwide Perspective. Chest. 2017; 152(2):321-9.

7. Rubio O, Arnau A, Cano S, Subirá C, Balerdi B, et al. Limitation of life support techniques at admission to the intensive care unit: a multicenter prospective cohort study. J Intensive Care. 2018; 6:24. doi: 10.1186/s40560-018-0283-y.

8. Gulini JEHMB, Nascimento ERPD, Moritz RD, Vargas MAO, Matte DL, Cabral RP. Predictors of death in an Intensive Care Unit: contribution to the palliative approach. Rev Esc Enferm USP. 2018; 52:e03342.

9. Cook D, Swinton M, Toledo F, Clarke F, Rose T, Hand-Breckenridge T, et al. Personalizing death in the intensive care unit: the 3 Wishes Project: a mixed-methods study. Ann Intern Med. 2015 ago; 163(4):271-9.

10. Neville TH, Agarwal N, Swinton M, Phung P, Xu X, Kao Y, et al. Improving End-of-Life Care in the Intensive Care Unit: Clinicians' Experiences with the 3 Wishes Project. J Palliat Med. 2019 dez; 22(12):1561-7.

11. Downar J, Delaney JW, Hawryluck L, Kenny L. Guidelines for the withdrawal of life-sustaining measures. Intensive Care Med. 2016; 42:1003-17.

Extubação Paliativa

88

Rodrigo Kappel Castilho
Veruska Menegatti Anastacio

Introdução

Considera-se extubação paliativa a interrupção da ventilação mecânica em pacientes com doenças irreversíveis, para os quais a morte é esperada e a ventilação mecânica se apresenta como intervenção responsável por postergar o processo de morte. Deve ser realizada respeitando a vontade do paciente ou seu representante legal, como parte de um processo de transição do objetivo do cuidado, priorizando o conforto do paciente com vistas ao acolhimento também da família.[1] A indicação da extubação paliativa deve vir atrelada à ênfase nos cuidados focados no manejo sintomático, dando continuidade às intervenções proporcionadas pelos cuidados paliativos. Exige-se, portanto, dos profissionais envolvidos nesse procedimento, amplo conhecimento sobre controle de sintomas e comunicação,[2] considerando-se o potencial da extubação em causar desconforto ao paciente caso não corretamente manejada.[3] Além disso, configura o processo que mais gera angústia entre os profissionais de saúde de uma unidade de cuidado crítico. Nesse contexto, com o intuito de minimizar o sofrimento do profissional que cuida, há que se direcionar percepções errôneas que envolvem não só a retirada de intervenções de suporte da vida, como, também, a não introdução das mesmas, como as que se seguem: (1) a retirada do suporte ventilatório não é uma forma de abandono do paciente, posto que há continuidade de cuidados e manutenção do vínculo médico-paciente; (2) não há violação do princípio da beneficência na medida que, em determinadas circunstâncias, a retirada do suporte ventilatório caminha ao encontro dos valores e preferências do paciente; (3) a ventilação mecânica não deve ser indicada com o intuito de paliar a dispneia, dispondo-se para isso de intervenções farmacoterapêuticas mais adequadas.

Apesar de muitos pacientes evoluírem para o óbito em minutos a horas após a retirada do suporte ventilatório, um número considerável de pacientes permanece vivo por dias a semanas, alguns podendo, inclusive, ter alta para o domicílio. Um estudo com 148 pacientes submetidos à extubação paliativa mostrou uma mortalidade de 56% em 24 horas, enquanto um quarto dos pacientes pôde ter alta para casa.[4] Em outro estudo com 1.505 pacientes, o tempo médio para o óbito após a extubação foi de 0,93 horas (0,25-5,5 horas) e os preditores independentes para um intervalo de tempo menor incluíram raça não branca (*hazard ratio* [HR] 1,17; 95% IC 1,01-1,35), número de órgãos insuficiente (HR por órgão 1,11; 95% IC 1,04-1,19), uso de vasopressores (HR 1,67; 95% IC 1,49-1,88), uso de fluidos intravenosos (HR 1,16; 95% IC 1,01-1,32) e internação em serviços cirúrgicos *versus* serviços clínicos (HR 1,29; 95% IC 1,06-1,56).[5]

A extubação paliativa relaciona-se com o respeito à autonomia do paciente, ao desconti-nuar procedimentos obstinados ou desproporcionados contrários à vontade do mesmo. Nesse sentido, deve-se recordar que a não implementação ou a retirada de um tratamento tem ética e legalmente o mesmo valor.[6]

A Resolução 1.805/2006 do CRM diz que "Na fase terminal de enfermidades graves e in-curáveis é permitido ao médico limitar ou suspender procedimentos e tratamentos que prolon-guem a vida do doente, garantindo-lhes os cuidados necessários para aliviar sintomas que levam ao sofrimento, na perspectiva de uma assistência integral, respeitada a vontade do paciente ou de seu representante legal".[7] Essa resolução foi suspensa em 2007, mas voltou a vigorar em 2010 após parecer da procuradora da República Luciana Loureiro Oliveira: "[...] Assim, ao invés de se prolongar artificialmente o processo de morte (distanásia), deixa-se que este se desenvolva naturalmente (ortotanásia) [...] A ortotanásia é conduta atípica frente ao Código Penal, pois não é causa de morte da pessoa, uma vez que o processo de morte já está instalado [...] Mas a suspensão do esforço terapêutico tem suporte na Constituição Federal (art. 1º, III, e art. 5º, III) que reconhece a dignidade da pessoa humana como fundamento do estado democrático brasileiro e diz expressamente: ninguém será submetido à tortura nem a tratamento desumano ou degradante; no Código Civil (art. 15), que autoriza o paciente a recusar determinados pro-cedimentos médicos; na Lei nº 8080/90 (art. 7º, III), que reconhece o direito à autonomia do paciente; e no Código de Ética Médica, que repete esses mesmos princípios legais e ainda proíbe ao médico realizar procedimentos terapêuticos contra a vontade do paciente, fora de um quadro de emergência médica de salvação, o que não é o caso de um quadro irreversível, sem nenhuma resposta a qualquer tipo de tratamento (fls. 112/120). No particular, é preciso entender que a ortotanásia se insere em um contexto científico mais amplo denominado 'medicina paliativa' que representa, em verdade, uma correção de rumos e certa quebra de paradigmas da medicina tradicional [...] Na medicina atual, há um avanço no trato do doente terminal ou de patologias graves, no intuito de dar ao paciente não necessariamente mais anos de vida, mas, principalmen-te, sobrevida com qualidade".

Em um artigo brasileiro que incluiu 522 intensivistas, 106 oncologistas e 120 procurado-res, houve grande concordância quanto à interrupção da ventilação mecânica em uma situação hipotética de fim de vida de paciente com neoplasia avançada, com anuência da família, nos três grupos de profissionais, sugerindo que a preocupação com questões legais é superesti-mada no país.[8] Outro estudo realizado em UTI brasileiras mostrou que 81% das famílias de pacientes inconscientes gostariam que os médicos discutissem a possibilidade de retirada da ventilação mecânica.[9]

Suspensão da ventilação mecânica

Sugere-se que cada instituição elabore seu protocolo de extubação paliativa, conforme suas características após ampla discussão multiprofissional com coordenadores, diretores, equipe de bioética e setor jurídico do hospital.

São passos fundamentais diante da possibilidade de descontinuação da ventilação me-cânica:[3,10,11]

- Doença progressiva e incurável;
- Consenso entre equipes da ineficácia e desproporcionalidade do tratamento diante das expectativas do paciente;
- Concordância da retirada das medidas postergadoras do morrer pelo paciente ou represen-tante legal, com acolhimento dos familiares;
- Discussão das condutas a serem tomadas com equipe multidisciplinar, respeitando quem não se sinta à vontade de participar do procedimento;

- Oferecimento de visita de líder espiritual da família ou do hospital;
- Convite para que familiares estejam presentes no momento da extubação paliativa e após o procedimento, aumentando a flexibilização das visitas;
- Não manter contenções mecânicas e facilitar o acesso dos familiares ao paciente;
- Liberar cabeceira e dispositivos amontoados ou desfigurantes;
- Desligar alarmes e retirar monitorizações;
- Estar sempre disponível durante e após o procedimento;
- Avaliar constantemente conforto do paciente por meio de escalas validadas para dor, agitação, dispneia e *delirium*;
- Considerar fortemente a utilização de sedação preemptiva;
- Antes de pensar em extubação paliativa, suspender hemodiálise, vasopressores, antibióticos, dieta etc.;
- Interromper bloqueador neuromuscular e atentar para a meia-vida da droga, para não mascarar sintomas;
- Manter cabeceira elevada entre 30 e 45 graus;
- Evoluir no desmame paliativo, com redução lenta e gradual de FiO_2 até 0,21, PEEP até 0, sobre-PEEP e frequência respiratória para que o paciente apresente *drive* respiratório. Avaliar possibilidade de mudança para modo ventilatório de pressão de suporte. Constantemente estar atento para sinais de desconforto;
- Realizar a descontinuação da ventilação mecânica, considerando extubação paliativa, desconexão do ventilador da traqueostomia ou retirada do respirador e manutenção do tubo orotraqueal (situações de secreção respiratória abundante ou sangramento pulmonar);
- Manter paciente sem suplementação de oxigênio;
- Discussão com equipe multidisciplinar após o procedimento;
- Registrar todas as medidas adotadas em prontuário médico;
- Considerar alta para o quarto ou para unidade de cuidados paliativos, conforme estabilidade do paciente, sempre mantendo os cuidados necessários para a garantia do conforto e bem-estar;
- Realizar contato familiar após o óbito e oferecer apoio na fase de luto.

Conclusão

A suspensão paliativa da ventilação mecânica é um procedimento que não pode ser banalizado. Deve ser intensamente discutida e organizada, com excelente controle de sintomas. Estudos comprovaram que a extubação paliativa está associada à melhora da satisfação de familiares e redução da incidência de depressão nos membros da família.[12]

REFERÊNCIAS BIBLIOGRÁFICAS

1. Huynh TN, Walling AM, Le TX, Kleerup EC, Liu H, Wenger NS. Factors Associated with Palliative Withdrawal of Mechanical Ventilation and Time to Death after Withdrawal. J Palliat Med. 2013 nov; 16(11):1368-74.

2. Kok VC. Compassionate extubation for a peaceful death in the setting of a community hospital: a case-series study. Clin Interv Aging. 2015; 10:679-85.

3. Downar J, Delaney JW, Hawryluck L, Kenny L. Guidelines for the withdrawal of life-sustaining measures. Intensive Care Med. 2016 jun; 42(6):1003-17.

4. Pan CX, Platis D, Maw MM, Morris J, Pollack M, Kawai F. How Long Does (S)He Have? Retrospective Analysis of Outcomes After Palliative Extubation in Elderly, Chronically Critically Ill Patients. Crit Care Med. 2016 jun; 44(6):1138-44.

5. Cooke CR, Hotchkin DL, Engelberg RA, Rubinson L, Curtis JR. Predictors of time to death after terminal withdrawal of mechanical ventilation in the ICU. Chest. 2010; 138(2):289-97.

6. Canosa HG. Extubação paliativa. In: Carvalho RT, Souza MR, Franck EM, Polastrini RTV, Crispim D, Jales SMCP, et al. Manual da residência de cuidados paliativos. Abordagem multidisciplinar. Editora Manole Ltda; 2018. p. 420-5.

7. Torres JHR. Ortotanásia não é homicídio, nem eutanásia. Quando deixar morrer não é matar. In: Carvalho RT, Parsons HA. Manual de Cuidados Paliativos ANCP. 2 ed. Editora Meridional Ltda; 2012. p. 415-38.

8. Ramos JGR, Vieira RO, Tourinho FC, Ismael A, Ribeiro DC, Medeiro HJ, et al. Withholding and Withdrawal of Treatments: Differences in Perceptions between Intensivists, Oncologists, and Prosecutors in Brazil. J Palliat Med. 2019 set; 22(9):1099-105.

9. Fumis RRL, Deheinzelin D. Respiratory support withdrawal in intensive care units: families, physicians and nurses views on two hypothetical clinical scenarios. Crit Care. 2010; 14(6):R235.

10. Coelho CBT, Yankaskas JR. New concepts in palliative care in the intensive care unit. Rev Bras Ter Intensiva. 2017 abr-jun; 29(2):222-30.

11. Beinum AV, Hornby L, Ramsay T, Ward R, Shemie SD, Dhanani S. Exploration of Withdrawal of Life-Sustaining Therapy in Canadian Intensive Care Units. J Intensive Care Med. 2015 mai; 31(4):243-51.

12. Kross EK, Engelberg RA, Gries CJ, Nielsen EL, Zatzick D, Curtis JR. ICU Care Associated With Symptoms of Depression and Posttraumatic Stress Disorder Among Family Members of Patients Who Die in the ICU. Chest. 2011 abr; 139(4):795-801.

Comunicação com o Paciente Crítico e Familiares

89

Renata Rego Lins Fumis

"Se a gente cresce com os golpes duros da vida, também podemos crescer com os toques suaves na alma."

Cora Coralina

A comunicação é uma peça-chave no contexto de unidade de terapia intensiva (UTI); a principal necessidade da família e uma poderosa ferramenta para aumentar satisfação e diminuir o sofrimento, dentro de um cenário tão complexo como o de uma UTI.[1,2] O benefício devido às medidas efetuadas para melhoria da comunicação tem sido observado nos últimos anos. Entretanto, a comunidade médica reconhece a dificuldade para a comunicação mais efetiva entre os próprios médicos e com a equipe multiprofissional.[3]

Quando se pensa em UTI humanizada, a comunicação efetiva não pode faltar. Em se tratando de condições críticas, há toda uma complexidade que pode dificultar a comunicação. Estratégias são necessárias para conduzir conversas cruciais, tais como dar as más notícias, estabelecer metas de cuidado, limitação de suporte avançado de vida, entre outras, principalmente ao se tratar da proximidade da morte, quando a dor e sofrimento são mais intensos.[1,2,4] Há também muitas divergências entre equipes, conflitos entre familiares, entre família e equipe, entre os membros da equipe, ou seja, são várias as situações que podem propiciar uma comunicação difícil na UTI.[5]

Em um dos primeiros trabalhos realizados, Molter realizou um inventário para elencar as necessidades de famílias com entes queridos internados na UTI, revelando que 60% das maiores necessidades referiam-se aos fatores da comunicação.[6] A família do paciente crítico sofre um forte impacto, com sinais e sintomas que demonstram seu quadro de vulnerabilidade, como perda do bem-estar, tristeza, sintomas de ansiedade e depressão, bem como um estado assustado do paciente, com insônia e muitas vezes com estresse agudo.[7] Há uma mudança significativa no cotidiano da família: muitos têm impacto financeiro, necessitam diminuir o ritmo do trabalho, podem perder o nível da qualidade de vida, saúde mental fica mais deteriorada, necessitam psicotrópicos e estão em um cenário de forte risco para o estresse pós-traumático, principalmente em se tratando de pacientes críticos crônicos que permanecem um tempo maior na UTI e no hospital.[8,9]

A comunicação efetiva é fundamental desde o primeiro dia da admissão na UTI. É importante que a equipe multiprofissional saiba acolher esse familiar, que esteja disponível para ter a primeira conversa sobre o real estado do paciente, conhecer suas expectativas, demonstrar segurança e estabelecer um vínculo de confiança.[2,10] O folheto explicativo ajuda na compreensão e tem impacto para a satisfação da família. Esse instrumento deve fornecer à família todas as informações gerais da UTI, um diagrama com o nome de todos os aparelhos, um glossário com os termos mais utilizados, as normas da UTI e como obter informações sobre o paciente.[11]

A conversa com o paciente e família precisa ser extremamente cuidadosa, alinhada com a equipe e com os médicos responsáveis pelo enfermo e ter em mente que sempre há o que fazer pelo paciente, mesmo que este esteja em estado terminal. É fundamental que a família compreenda o diagnóstico, para conversar sobre o prognóstico e metas de cuidado, embora nem sempre essa compreensão ocorra. Para participar das decisões, é necessário que o paciente esteja adequadamente informado e livre de pressões indevidas.[12,13] Os domínios mais importantes para os familiares são: diagnóstico, tratamento, prognóstico, conforto, interação, comunicação, família, fim da vida e cuidados pós-intensivos. Dessa forma, as famílias precisam entender o que está acontecendo; qual o propósito do tratamento proposto; se há alguma coisa para fazer com a intenção de deixar o paciente mais confortável; se o paciente tem condições de interagir, de escutar; se a família será informada sobre qualquer mudança que venha a ocorrer; o que é esperado da família nas decisões finais e qual é o seu papel; bem como ter uma noção do tempo provável de permanência na UTI e do que é esperado no pós-UTI.[14]

Nas últimas décadas, tornou-se notório o entendimento de que a presença da família na UTI é essencial e algumas UTI abriram suas portas para as famílias. Embora ainda rara a presença 24 horas, principalmente no Brasil, há uma flexibilidade no horário, principalmente em casos de terminalidade.[15,16] Observa-se que o papel da família mudou consideravelmente do estilo passivo para o mais ativo, com decisões compartilhadas e até participando de certos cuidados.[17] A participação da família no *round* multidisciplinar reflete um aumento significativo na satisfação geral, e colabora na posterior conferência com a família, caso seja necessária.[18,19] Para conferências com a família, a regra mnemônica "VALUE" ajuda a família a elaborar seus pensamentos, a exteriorizar seus sentimentos, e diminui significativamente os sintomas de ansiedade, depressão e estresse pós-traumático. É importante explorar os sentimentos, perguntar ativamente para esclarecer as dúvidas, checar o entendimento, conhecer a biografia do paciente, saber o que lhe importa verdadeiramente. As conferências familiares são essenciais nos casos em que os conflitos foram identificados, em pacientes com longa permanência, pacientes graves, pacientes após 72 horas de UTI sem expectativa de alta, e pacientes que se tornaram críticos crônicos.[1,20,21]

Considerações finais

A síndrome de cuidados pós-intensivos foi proposta como um novo termo para um conjunto de complicações psicológicas. Devido à alta prevalência dos sintomas e ansiedade, depressão e estresse pós-traumático, há um reconhecimento em atender às necessidades psicológicas dos familiares o mais precocemente possível.[22-26] Dentro desse cuidado, a comunicação efetiva é essencial para diminuir o sofrimento psíquico e aumentar a compreensão e satisfação. É desafiador, pois apesar da satisfação, há muita incompreensão a respeito do diagnóstico, tratamento e prognóstico, o que favorece a ocorrência de conflitos. Portanto, a busca constante para que a comunicação seja empática é necessária. Receber informações honestas, inteligíveis e oportunas está entre as principais preocupações dos familiares de pacientes na UTI.[12,13,27] Independentemente do desfecho na UTI, a família fica satisfeita e grata quando há respeito e compaixão, comunicação adequada, suporte dos cuidados paliativos, boas decisões tomadas, e reconhecimento das crenças, valores e desejos dos pacientes, com suporte espiritual.[28,29]

REFERÊNCIAS BIBLIOGRÁFICAS

1. Lautrette A, Darmon M, Megarbane B, Joly LM, Chevret S, Adrie C, et al. A communication strategy and brochure for relatives of patients dying in the ICU. N Engl J Med. 2007; 356(5):469-78.

2. Deheinzelin D, Nishimoto IN, Fumis RLL. Determinants of family satisfaction with the intensive care unit. A prospective study Am J Respir Crit Care Med. 2004; 169:A39.

3. Centofanti JE, Duan EH, Hoad NC, Swinton ME, Perri D, Waugh L, et al. Use of a daily goals checklist for morning ICU rounds: a mixed-methods study. Crit Care Med. 2014; 42(8):1797-803.

4. Hollyday SL, Buonocore D. Breaking bad news and discussing goals of care in the intensive ca re unit. AACN Adv Crit Care. 2015; 26(2):131-41.

5. Azoulay E, Timsit JF, Sprung CL, et al. Prevalence and factors of intensive care unit conflicts: the conflicus study. Am J Respir Crit Care Med. 2009; 180(9):853-60.

6. Molter NC. Needs of relatives of critically ill patients: a descriptive study. Heart Lung. 1979; 8:332-9.

7. McAdam JL, Dracup KA, White DB, Fontaine DK, Puntillo KA. Symptom experiences of family members of intensive care unit patients at high risk for dying. Crit Care Med. 2010; 38(4):1078-85.

8. Fumis RRL, Ferraz AB, de Castro I, Barros de Oliveira HS, Moock M, Vieira Junior MV. Mental health and quality of life outcomes in family members of patients with chronic critical illness admitted to the intensive care units of two Brazilian hospitals serving the extremes of the socioeconomic spectrum. PLoS One. 2019; 14(11):e0225235.

9. Lemiale V, Kentish-Barnes N, Chaize M, et al. Health-related quality of life in family members of intensive care unit patients. J Palliat Med. 2010; 13(9):1131-7.

10. Azoulay E, Pochard F. Communication with family members of patients dying in the intensive care unit. Curr Opin Crit Care. 2003; 9(6):545-50.

11. Azoulay E, Pochard F, Chevret S, et al. Impact of a family information leaflet on effectiveness of information provided to family members of intensive care unit patients: a multicenter, prospective, randomized, controlled trial. Am J Respir Crit Care Med. 2002; 165(4):438-42.

12. Azoulay E, Chevret S, Leleu G, et al. Half the families of intensive care unit patients experience inadequate communication with physicians. Crit Care Med. 2000; 28(8):3044-9.

13. Fumis RR, Nishimoto IN, Deheinzelin D. Measuring satisfaction in family members of critically ill cancer patients in Brazil. Intensive Care Med. 2006; 32(1):124-8.

14. Peigne V, Chaize M, Falissard B, et al. Important questions asked by family members of intensive care unit patients. Crit Care Med. 2011; 39(6):1365-71.

15. Berwick DM, Kotagal M. Restricted visiting hours in ICUs: time to change. JAMA. 2004; 292(6):736-7.

16. Fumis RR, Ranzani OT, Faria PP, Schettino G. Anxiety, depression, and satisfaction in close relatives of patients in an open visiting policy intensive care unit in Brazil. J Crit Care. 2015; 30(2):440.e1-440.e4406.

17. Olding M, McMillan SE, Reeves S, Schmitt MH, Puntillo K, Kitto S. Patient and family involvement in adult critical and intensive care settings: a scoping review. Health Expect. 2016; 19(6):1183-202.

18. Au SS, Roze des Ordons AL, Parsons Leigh J, et al. A Multicenter Observational Study of Family Participation in ICU Rounds. Crit Care Med. 2018; 46(8):1255-62.

19. Kleinpell R, Zimmerman J, Vermoch KL, et al. Promoting Family Engagement in the ICU: Experience from a National Collaborative of 63 ICUs. Crit Care Med. 2019; 47(12):1692-8.

20. Curtis JR, Patrick DL, Shannon SE, Treece PD, Engelberg RA, Rubenfeld GD. The family conference as a focus to improve communication about end-of-life care in the intensive care unit: opportunities for improvement. Crit Care Med. 2001; 29(2 Suppl):N26-N33.

21. Curtis JR. Communicating about end-of-life care with patients and families in the intensive care unit. Crit Care Clin. 2004; 20(3):363-viii.

22. Schmidt M, Azoulay E. Having a loved one in the ICU: the forgotten family. Curr Opin Crit Care. 2012; 18(5):540-7.

Comunicação com o Paciente Crítico e Familiares

23. Fumis RR, Deheinzelin D. Family members of critically ill cancer patients: assessing the symptoms of anxiety and depression. Intensive Care Med. 2009; 35(5):899-902.

24. Azoulay E, Pochard F, Kentish-Barnes N, Chevret S, Aboab J, et al.; FAMIREA Study Group. Risk of posttraumatic stress symptoms in family members of intensive care unit patients. Am J Respir Crit Care Med. 2005; 171(9):987-94.

25. Fumis RR, Ranzani OT, Martins PS, Schettino G. Emotional disorders in pairs of patients and their family members during and after ICU stay. PLoS One. 2015; 10(1):e0115332. doi: 10.1371/journal.pone.0115332.

26. Mathew JE, Azariah J, George SE, Grewal SS. Do they hear what we speak? Assessing the effectiveness of communication to families of critically ill neurosurgical patients. J Anaesthesiol Clin Pharmacol. 2015; 31(1):49-53. doi: 10.4103/0970-9185.150540.

27. Jacobowski NL, Girard TD, Mulder JA, Ely EW. Communication in critical care: family rounds in the intensive care unit. Am J Crit Care. 2010; 19(5):421-30.

28. Gries CJ, Curtis JR, Wall RJ, Engelberg RA. Family member satisfaction with end-of-life decision making in the ICU. Chest. 2008; 133(3):704-12.

29. Heyland DK, Rocker GM, O'Callaghan CJ, Dodek PM, Cook DJ. Dying in the ICU: perspectives of family members. Chest. 2003; 124(1):392-7.

Síndrome Pós-Cuidados Intensivos 90

Rodrigo Kappel Castilho

Introdução

A síndrome pós-cuidados intensivos (PICS) refere-se à condição que envolve novo ou agravado comprometimento de saúde mental, cognitiva ou física, que persiste após a hospitalização. Pode durar de meses a anos, sendo notadamente comum e potencialmente devastadora.[1] Esse conceito também se estende à população pediátrica (PICS-p).

A constelação de sintomas psicológicos que afetam membros da família após a internação em unidade de terapia intensiva (UTI), como ansiedade, depressão, luto complicado e síndrome do estresse pós-traumático, é referida como síndrome pós-cuidados intensivos familiar (PICS-F).[2-4] Ocorre tanto em famílias de sobreviventes como de falecidos.

Estas são algumas das perguntas que o médico deve fazer antes de invadir o paciente com dispositivos e aparelhos: quais as complicações após uma internação em unidade de terapia intensiva? Evitar a morte sempre faz sentido para todos os pacientes, independentemente das consequências? Qual o objetivo diante de uma doença ameaçadora à vida? Se as intervenções e suas sequelas forem aceitáveis pelo paciente, há como atenuá-las? Há como recuperar as sequelas adquiridas na internação? As medidas de suporte artificial de vida realmente evitam a morte, ou só a postergam? O tratamento intensivo salva vidas, ou cria vítimas?[5]

É essencial saber o porquê das intervenções, seus benefícios e malefícios, respeitando a individualidade do paciente, suas preferências e prioridades, sempre conhecendo o que há de evidência científica para poder prognosticar, decidir e evitar, frente ao paciente com alguma disfunção orgânica.

O objetivo de uma internação em unidades de terapia intensiva é fundamentalmente evitar a morte, utilizando equipamentos de suporte artificial de vida diante de insuficiências orgânicas. Com o avanço da tecnologia e do conhecimento no manejo do paciente crítico, vem ocorrendo progressiva redução na mortalidade e aumento do número de sobreviventes às UTI. Em pacientes com câncer e necessidade de internação em UTI, vem ocorrendo significativa redução na mortalidade hospitalar ao longo dos últimos 30 anos, de 80% para 30-60%; entretanto, a mortalidade em um ano continua altíssima, de 71% a 95%. O prognóstico é pior nas neoplasias hematológicas comparado com tumores sólidos.[6] Milhões de pacientes vêm sobrevivendo a doenças críticas a cada ano, mas pouco vem sendo feito para auxiliar essa população e suas famílias.[7,8]

Os pacientes são submetidos a vários estressores físicos, como tubo orotraqueal, sondas nasotraqueal e vesical, cateteres centrais e arteriais, levando a sintomas físicos frequentes como dor, dispneia e sede. Tão ou mais intensos que os sofrimentos físicos são os estressores cognitivos e psicológicos, como privação do sono, ansiedade, medo e *delirium*.[7]

Comparado com outras doenças crônicas como câncer, asma e tuberculose, as doenças críticas apresentam uma maior mortalidade em curto tempo.

Sobrevivente à UTI

- Mais de 2/3 apresentam dificuldades em viver sem auxílio de outros.
- 50% dos pacientes necessitam auxílio de cuidador por 1 ano.[8]
- 1/3 morre dentro de 1 ano (mortalidade 5 vezes maior). Alguns estudos referem mortalidade em 1 ano de 26% a 63%.[8]
  - Pacientes após ventilação mecânica prolongada (mais de 14 dias) com mais de 64 anos, com dependência funcional, ou acima de 74 anos, mesmo sem dependência alguma, apresentam mortalidade de 95% em 1 ano após alta da UTI.
  - Pacientes com sepse grave: 1/3 morre em 6 meses, outro 1/3 apresenta problemas de mobilidade e autocuidado e não consegue viver independentemente em 6 meses, e metade desses persiste com esses problemas ou falece em 1 ano.[9]
  - Menos que 10% dos que permaneceram mais de 4 dias em ventilação mecânica ficam vivos e independentes após 1 ano.[9]
- Alto risco para readmissões hospitalares e em UTI.
- Novo comprometimento físico ocorre entre 25% e 80% daqueles com mais de 4 dias de ventilação mecânica, e em 50% a 75% daqueles com sepse.
  - Comprometimento físico inclui dispneia, disfunção sexual, distúrbios da deglutição, redução na função pulmonar, diminuição da tolerância a exercícios.
- Fraqueza adquirida em UTI para pacientes com 4 a 7 dias de ventilação mecânica ocorre entre 25% e 50%; destes, 85% a 95% têm sintomas que persistem entre 2 e 5 anos.[8]
- 55% a 70% dos pacientes têm dificuldades com atividades diárias após 1 ano.
- 30% a 80% dos pacientes apresentam dano cognitivo e não retornam para sua condição basal de antes da internação na UTI.
- 25% a 75% dos pacientes apresentam sintomas de depressão, ansiedade, síndrome do estresse pós-traumático e distúrbios do sono, que podem persistir por anos.
  - 30% apresentam depressão.[8]
  - 70% apresentam ansiedade.[8]
  - 10-50% apresentam síndrome do estresse pós-traumático[9]
- 50% apresentam comprometimento cognitivo
  - 1/3 apresenta comprometimento cognitivo semelhante a síndrome de Alzheimer, após 3 meses.
  - 1/3 apresenta comprometimento cognitivo semelhante aos observados pós-traumatismo cranioencefálico, após 3 meses.[4]
- 50% dos pacientes com síndrome da disfunção respiratória aguda (SARA) (média de idade de 45 anos) não podem voltar para o trabalho em 1 ano e 33% nunca voltam;[8] outro terço não volta para seu trabalho anterior ou não mantém o mesmo salário.
- 33% dos familiares têm sintomas de depressão e 70% de ansiedade.
- 33% dos familiares apresentam síndrome do estresse pós-traumático, que poderá persistir por mais de 4 anos.

Fatores de risco

São fatores de risco para PICS: sexo feminino, idade avançada,[4] problemas prévios da saúde mental, alta gravidade da doença, *delirium* e experiência negativa em UTI (desorientação ambiental, experiências assustadoras, falta da recordação da experiência da UTI e insatisfação com o cuidado).

Os fatores relacionados a piores desfechos físicos são idade avançada, gravidade da doença, sexo feminino e *delirium*. Outros fatores como SARA, ventilação mecânica (VM) prolongada, hemodiálise prolongada, sepse e disfunção multiorgânica também foram relatados. Para sequelas psicológicas estão associados sexo feminino, idade avançada, doenças psiquiátricos prévias e experiência negativa na UTI. Para danos cognitivos, *delirium* foi o único com significância estatística em revisão recente.[10]

Medidas para evitar PICS são lembradas por meio do *bundle* ABCDEF:

A) **Acessar**, prevenir e manejar dor: antes de sedar, controlar a dor de forma efetiva para evitar sedação contínua.

B) **Brevidade** no desmame ventilatório: testes diários de ventilação espontânea e pausa na sedação para desmame precoce da ventilação mecânica.

C) **Como** sedar: escolha do sedativo, evitando benzodiazepínicos

D) *Delirium*: diagnosticar, prevenir e tratar, utilizando instrumentos validados para diagnosticar o *delirium*, incluindo o *delirium* hipoativo. Utilizar medidas como reorientação e manutenção do ciclo sono-vigília.

E) **Exercitar** precocemente: mobilização precoce é uma estratégia para reduzir PICS, assim como os efeitos adversos da imobilidade, trazendo benefícios físicos, mentais e psicológicos.

F) **Família**: engajamento e empoderamento: incluir os familiares no cuidado, auxiliando na reorientação do paciente; encorajar a família a fazer um diário da UTI, para ajudar a compreender os eventos da UTI e auxiliar nas memórias do paciente de suas experiências na unidade, bem como reduzir o estresse, transferindo os sentimentos para dentro do diário.[2,7] A realização de diários de UTI tem comprovadamente reduzido a incidência de síndrome do estresse pós-traumático.[11,12]

Reabilitação

Apesar de não haver evidência de eficácia em intervenções para melhorar desfechos em pacientes com fraqueza muscular adquirida em UTI, a reabilitação física precoce, estimulação elétrica neuromuscular e controle da glicemia vêm sendo recomendados.[13] Clínicas de cuidado pós-UTI existem em países da Europa e América do Norte há mais de 20 anos, mas ainda não foi possível comprovar melhora na qualidade de vida nem na sobrevida.[4]

Conclusão

É fundamental em uma medicina moderna saber prognosticar e aproximar as expectativas dos pacientes e familiares às reais possibilidades terapêuticas, com decisões compartilhadas e com respeito à autonomia do paciente. Apesar de serem as únicas condutas que possam modificar desfechos desfavoráveis, as medidas preventivas como o ABCDEF ainda são raras em nosso país.

Estabelecimentos de saúde que possam tratar os sobreviventes à UTI também não são a realidade no Brasil. Mesmo que faltem evidências na melhora da qualidade de vida e no benefício na relação custo-efetividade,[11,14] estes auxiliam as famílias e pacientes a enfrentar as sequelas pós-UTI.

A PICS é muito mais frequente que o imaginado pela maioria dos profissionais, com consequências devastadoras para os pacientes e suas famílias. As sequelas são físicas, emocionais e cognitivas.

Diante da enorme possibilidade de sequelas, muitas delas irreversíveis, além dos sintomas relacionados à internação na UTI, é preferível receber suporte artificial de vida para tentar evitar a morte? Ou seria inadmissível viver com algum grau de qualidade de vida inferior ao que a pessoa já vem vivendo, além de ter os desconfortos da internação em UTI, preferindo morrer?

REFERÊNCIAS BIBLIOGRÁFICAS

1. Colbenson GA, Johnson A, Wilson ME. Post-intensive care syndrome: impact, prevention, and management. Breathe. 2019 jun; 15(2):98-101.

2. Goldberg R, Mays M, Halpern NA. Mitigating. Post-Intensive Care Syndrome-Family: A New Possibility. Crit Care Med. 2020 fev; 48(2):260-1.

3. Petrinec AB, Martin BR. Post-intensive care syndrome symptoms and health-related quality of life in family decision makers of critically ill patients. Palliat Support Care. 2018 dez; 16(6):719-24.

4. Huggins EL, Bloom SL, Stollings JL, Camp M, Sevin CM, Jackson JC. A Clinic Model: Post–Intensive Care Syndrome and Post-Intensive Care Syndrome-Family. AACN Adv Crit Care. 2016 abr; 27(2):204-11.

5. Loss SH, Nunes DSL, Franzosi OS, Salazar GS, Teixeira C, Vieira SRR. Chronic critical illness: are we saving patients or creating victims? Rev Bras Ter Intensiva. 2017 jun-mar; 29(1):87-95.

6. Baldwin M, Wunsch H. Mortality after Critical Illness. In: Stevens RD, Hart N, Herridge MS. Textbook of Post-ICU Medicine: The Legacy of Critical Care. Oxford: Oxford University Press; 2014. p. 25.

7. Makic MBF. Recovery After ICU Discharge: Post-Intensive Care Syndrome. J Perianesth Nurs. 2016 abr; 31(2):172-4.

8. Harvey MA. The truth about consequences—Post-intensive care syndrome in intensive care unit survivors and their families. Crit Care Med. 2012 ago; 40(8):2506-7.

9. Yende S, Austin S, Rhodes A, Finfer S, Opal S, Thompson T, et al. Long-term quality of life among suvivors of several sepsis: analyses of two international trials. Crit Care Med. 2016 ago; 44(8):1461-7.

10. Lee M, Kang J, Jeong YJ. Risk factors for post-intensive care syndrome: A systematic review and meta-analysis. Aust Crit Care. In press 2019.

11. Inoue S, Hatakeyama J, Kondo Y, Hifumi Y, Sakuramoto H, Kawasaki T, et al. Post-intensive care syndrome: its pathophysiology, prevention, and future directions. Acute Med Surg. 2019 abr; 6:233-46.

12. Ely EW. The ABCDEF Bundle: Science and Philosophy of How ICU Liberation Serves Patients and Families. Crit Care Med. 2017 fev; 45(2):321-30.

13. Harvey MA, Davidson JE. Postintensive Care Syndrome: Right Care, Right Now…and Later. Crit Care Med. 2016 fev; 44(2):381-5.

14. Kiekens C. Follow-up services for improving long-term outcomes in intensive care unit (ICU) survivors - a Cochrane review summary with commentary. J Rehabil Med. 2019 dez; 51(11):879-82.

Paciente Crítico Crônico

91

Zilfran Carneiro Teixeira

Introdução e definições

O advento de novas tecnologias implicou o avanço das abordagens terapêuticas em pacientes críticos, como a ventilação mecânica (VM), a monitorização invasiva ou não invasiva, a oxigenação por membrana extracorpórea e a terapia de substituição renal, o que gerou uma queda da taxa de mortalidade nas unidades de terapia intensiva (UTI).[1,2] Por outro lado, alguns doentes passaram a necessitar de cuidados intensivos por longos períodos, o que caracteriza uma população com doença crítica crônica (DCC), geralmente composta por pacientes com idade avançada e/ou com comorbidades crônicas, que desenvolvem dependência prolongada e contínua de ventilação mecânica associada a complicações, como disfunção cerebral, fraqueza muscular, distúrbios endócrinos, desnutrição e úlceras por pressão.[2-4]

"Cronicamente crítico" foi um termo inicialmente cunhado por Girard e Raffin em um artigo publicado em 1985, que questionava em seu título "Paciente Crítico Crônico: salvar ou deixar morrer?".[4] A principal característica da DCC é a dependência da VM. Dependendo da classificação empregada, essa é uma doença que atinge 5% a 10% dos pacientes internados em UTI.[5] Entretanto, a confirmação da progressão da fase aguda para uma DCC ainda não é bem estabelecida. Por definição, os pacientes com DCC são frequentemente dependentes de suporte ventilatório por um tempo maior que 14 ou 21 dias.[2] Outras designações dessa doença incluem um mínimo de oito dias de internação na UTI associado a: traqueostomia, acidente vascular cerebral, lesão cerebral traumática (trauma cranioencefálico [TCE]), sepse, feridas graves ou ventilação mecânica prolongada por mais de 96 horas.[1,3,6]

A síndrome da DCC, além da VM prolongada, geralmente inclui fraqueza profunda atribuída à miopatia, neuropatia e alterações da composição corporal, incluindo perda de massa magra, aumento da adiposidade e anasarca. Os pacientes com DCC têm maior vulnerabilidade à infecção, geralmente por organismos microbianos multirresistentes; disfunção cerebral, que se manifesta como coma, *delirium* prolongado ou permanente; e ruptura da pele, associada a deficiências nutricionais, edema, incontinência e imobilidade prolongada. A realização de traqueostomia após, pelo menos, dez dias de VM, também pode ser utilizada como definição para o início da DCC, pois está relacionada ao julgamento clínico de ser remota a probabilidade de que o paciente possa ser desmamado do ventilador ou de que venha a óbito em um curto espaço

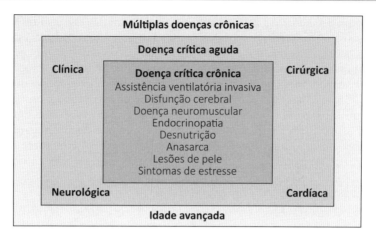

FIGURA 91.1. Aspectos clínicos da doença crítica crônica. (Adaptada de Nelson et al., 2010.)

de tempo.[2] Na Figura 91.1, são apontados aspectos clínicos da DCC, em que a maioria dos pacientes tem idade avançada e sofre de múltiplas patologias.[4]

Aspectos epidemiológicos

A epidemiologia da DCC ainda não foi totalmente esclarecida.[1,7] Entretanto, a marca de referência para os pacientes com essa doença é o desenvolvimento de inflamação persistente e de imunossupressão.[8] Os fatores de risco associados ao desenvolvimento de DCC incluem aumento da idade, comorbidades médicas, lesões graves, choque séptico e desnutrição, estados clínicos que apresentam um quadro inflamatório persistente.[8]

Na resposta inflamatória aguda ocorre um aumento da atividade do sistema nervoso simpático (SNS), do sistema imune e do sistema endócrino adrenal, o que configura uma resposta alostática. Quando essa resposta permanece ativa mesmo que haja a resolução do problema subjacente, ocorre a carga alostática, que implica inflamação persistente. A síndrome de DCC é diretamente ligada à falta de capacidade de "desligar" as respostas inicialmente adaptativas dos sistemas previamente citados.

Com relação à evolução dos pacientes com DCC é apontado que, fisiologicamente, esses doentes têm um tempo definido entre 7 e 14 dias para a resolução do quadro;[8] caso isso não ocorra o prognóstico torna-se bastante reservado.

O escore ProVent foi desenvolvido como um modelo de previsão de mortalidade dos pacientes com DCC. Nesse modelo, foram utilizadas quatro variáveis clínicas (idade, contagem de plaquetas, necessidade de vasopressores e de hemodiálise) no 21º dia de VM. Posteriormente foi publicado um novo tempo de VM (14 dias) para a identificação de pacientes com alto e baixo risco de mortalidade por inflamação persistente, imunossupressão e síndrome do catabolismo.[8]

Em consequência da inflamação persistente, ocorre aumento do gasto energético, o que leva a um catabolismo prolongado, que por sua vez aumenta a vulnerabilidade dos pacientes gerando perdas substanciais de massa corporal magra. Isso ocorre mesmo que seja mantida uma nutrição ideal, o que leva a fraqueza profunda e a déficits funcionais. Esse grau de fraqueza afeta significativamente uma série de atividades, desde o desmame da VM até a possibilidade de deglutição e a realização de atividades simples da vida diária. O catabolismo prolongado associado à disfunção imunológica crônica aumenta a probabilidade de infecções nosocomiais recorrentes e dificulta a cicatrização de feridas.[8]

Um trabalho norte-americano, que avaliou 3.255.741 internações de pacientes adultos e pediátricos, constatou que 246.151 (7,6%) doentes preenchiam os critérios para DCC, sendo a VM prolongada e a sepse as condições de elegibilidade mais comuns. A prevalência foi substancialmente maior nos pacientes com idade entre 75 e 79 anos, havendo diminuição da incidência naqueles com mais de 80 anos, em parte devido ao aumento da mortalidade precoce desses pacientes.[9]

Um estudo realizado no sul do Brasil[2] apontou que dentre 200 internados em UTI e submetidos à VM, 85 (43,5%) desenvolveram DCC, totalizando 14,8% de todos os pacientes admitidos na UTI. A insuficiência renal crônica com necessidade de diálise e o diagnóstico neurológico quando da admissão ao hospital foram apontados como fatores independentes para a DCC.

Aspectos clínicos e sociais

São inúmeros os distúrbios fisiopatológicos apresentados pelos pacientes com DCC, o que acarreta grande sofrimento. A DCC leva a alterações nos pulsos hormonais, o que gera atrofia muscular, resistência insulínica e esteatose hepática. Os pacientes são particularmente vulneráveis à hiperglicemia induzida pela nutrição parenteral e à hipoglicemia induzida por uso endovenoso de insulina. A maioria deles tem úlceras de pressão e recebe múltiplas transfusões de sangue. As desordens neuropsiquiátricas são comuns, especialmente a depressão, a perda de memória e as alterações cognitivas. Entre os sobreviventes, a depressão e a redução da capacidade cognitiva tendem a persistir após a alta. O sofrimento desses doentes é significante, sendo traduzido por sintomas como dor, sede, dispneia, depressão e ansiedade.[1]

A prevalência, a mortalidade hospitalar e os gastos do sistema de saúde com a DCC são substanciais. Outros custos importantes dessa doença são o desgaste causado aos cuidadores e familiares, os gastos com transporte, hotéis e alimentos, além dos dias perdidos de trabalho, que não devem ser negligenciados. Todos esses fatores vêm associados a um aumento no sofrimento e a uma redução na qualidade de vida dos pacientes e de seus familiares, exercendo um grande impacto sobre a sociedade.[1,3,8-10]

Devido a persistentes limitações físicas e altas necessidades de cuidados, os pacientes que sobrevivem à hospitalização aguda passam grande parte do tempo em instituições ou em domicílio com necessidade de um cuidador. Apenas 10% dos pacientes com DCC estão vivos e funcionalmente independentes em casa após um ano da alta hospitalar. Pesquisas atuais indicam que nem os pacientes nem seus cuidadores estão bem informados sobre os resultados realistas, em longo prazo, da DCC.[11]

Tendo em vista que a assistência ventilatória prolongada é um definidor da DCC, torna-se importante distinguir os pacientes com essa doença daqueles dependentes de VM como resultado de um distúrbio respiratório e/ou neuromuscular, como os pacientes com esclerose lateral amiotrófica.

Embora não exista tratamento específico para a DCC, estratégias para a sua prevenção como o gerenciamento de VM protetora, a limitação de sedação, a mobilidade precoce e a prevenção de infecções devem ser iniciadas precocemente.[3,5,10]

O prognóstico reservado e a má qualidade de vida futura relacionados à DCC tornam importante que, para a tomada de decisão terapêutica, se tenha o conhecimento dos valores e preferências dos pacientes, o que torna essencial uma comunicação estruturada e precoce com seus familiares ou curadores.[3-10] Merece destaque a necessidade do acolhimento aos familiares dos pacientes com DCC, que frequentemente apresentam sequelas psicológicas importantes. Um estudo recente aponta que até dois terços dos cônjuges apresentam sintomas de transtorno de estresse pós-traumático, mesmo quatro anos após a alta/óbito dos seus entes queridos da UTI.[3]

Outro fato que gera sofrimento é o de que a doença crítica transforma a aparência física do paciente, sendo que muitos deles sofrem transtornos emocionais devido à aparência alterada, o que leva ao isolamento social e à disfunção sexual. Um grande e crescente conjunto de evidências demonstra que o comprometimento neurocognitivo também é uma morbidade comum e persistente em sobreviventes de DCC, sendo associado a resultados funcionais adversos.[2]

Aspectos éticos

A DCC também leva a reflexão de importantes questões éticas, tais como os questionamentos sobre qual é a linha divisória entre cuidado e futilidade; sobre quando as decisões sobre a suspensão do suporte de vida devem ser consideradas; ou sobre quando devemos qualificar e quantificar a qualidade de vida como inaceitável.[10]

A realidade da DCC exige escolhas complexas e pouco discutidas no mundo atual. Uma melhor compreensão dos resultados relacionados à decisão de traqueostomia e cuidados prolongados na UTI deve exigir uma consideração mais criteriosa pelos pacientes e seus médicos. Os cuidados no final da vida precisam ser tratados de maneira multidisciplinar, não apenas com médicos de UTI e hospitais, mas preferencialmente por médicos que melhor conheçam seus pacientes.[3,10] É crescente a aceitação de que nos casos de situações clínicas e psicossociais complexas a equipe de cuidados paliativos deve ser acionada para que possa haver otimização dos cuidados.

Conclusão

Cuidados paliativos devem fazer parte de um componente integral dos cuidados abrangentes para todos os pacientes criticamente enfermos e mais especificamente para aqueles com DCC, quando se torna primordial que sejam estabelecidas metas realistas de atendimento. Nesse cenário, o respeito à autonomia do paciente torna-se relevante, sendo ideal que haja o incentivo à elaboração precoce de diretivas antecipadas de vontade e/ou a eleição por parte do paciente de um curador. Esse fato facilitaria a tomada de decisão que, diante da realidade do tratamento de pacientes inconscientes ou crítica e agudamente enfermos, impõe encargos indevidos à família, o que lhes acarreta enorme sofrimento.

REFERÊNCIAS BIBLIOGRÁFICAS

1. Loss SH, Nunes DS, Franzosi OS, Salazar GS, Teixeira C, Vieira SR. Doença crítica crônica: estamos salvando ou criando vítimas? Rev Bras Ter Intensiva. 2017; 29(1):87-95.

2. Aguiar FP, Westphal GA, Dadam MM, Motal ECC, Pfutzenreuter F, França PHC. Características e preditores de doença crítica crônica na unidade de terapia intensiva. Rev Bras Ter Intensiva. 2019 out/dez; 31(4). Epub 20 jan 2020.

3. Madrid RA, McGee W. Value, Chronic Critical Illness, and Choosing Wisely. J Intensive Care Med. 2018; 1-6.

4. Nelson JE, Cox CE, Hope AA, Carson SS. Chronic Critical Illness. Am J Respir Crit Care Med. 2010; 182:446-54.

5. Maguire JM, Carso SS. Strategies to combat chronic critical illness. Curr Opin Crit Care. 2013; 19(5):480-7. doi: 10.1097/MCC.0b013e328364d65e.

6. Hough CL, Caldwell ES, Cox CE, Ivor S, Douglas IS, Kahn JM, et al. Development and Validation of a Mortality Prediction Model for Patients Receiving 14 Days of Mechanical Ventilation. Crit Care Med. 2015; 43:2339-45.

7. El-Fakhouri S, Carrasco HV, Araújo GC, Frini IC. Epidemiological profile of ICU patients at Faculdade de Medicina de Marília. Rev Assoc Med Bras. 2016; 62(3):248-54.

8. Nomellini V, Kaplan LJ, Sims CA, Caldwell CC. Chronic critical illness and persistent inflammation: What can we learn from the elderly, injured, septic and malnourished? Shock. 2018; 49 (1):4-14.

9. Kahn JM, Le T, Angus DC, Cox CE, Hough CL, White DB, et al. The Epidemiology of Chronic Critical Illness in the United States. Crit Care Med. 2015; 43(2):282-7.

10. Marchioni A, Fantini R, Antenora F, Clini E, Fabbri L. Chronic critical illness: the price of survival. Eur J Clin Invest. 2015; 45(12):1341-9.

11. Hinrichs A, Rosielle DA. Chronic Critical illness in adults. Disponível em: https://www.mypcnow.org/wp--content/uploads/2019/03/FF-343-Chronic-Critical-Illness.pdf. Acessado em: 21 jun 2020.

Interface entre Equipe de Cuidados Intensivos e Equipe de Cuidados Paliativos

92

Gianne Murad Sudré

"Pacientes dificilmente são capazes de exercer autonomia real quando criamos expectativas irreais."
Choosing Wisely Brasil

Superficialmente, as disciplinas de cuidados intensivos e cuidados paliativos podem parecer polos opostos. De um lado, há a unidade de terapia intensiva (UTI) com todo seu arsenal tecnológico buscando salvar vidas no combate com a morte; do outro lado, o serviço de cuidados paliativos com sua filosofia do cuidar integral respeitando o processo de morrer. Num olhar mais profundo conseguimos identificar que ambas as disciplinas compartilham valores e objetivos. A prioridade para os cuidados intensivos é salvar ou prolongar vidas tendo como objetivo secundário o alívio de sofrimento e melhorias na qualidade de vida. Já para os cuidados paliativos, o objetivo primário é o alívio do sofrimento e melhorias na qualidade de vida buscando secundariamente salvar ou prolongar vidas. O objetivo primário de um representa o objetivo secundário do outro, demonstrando claramente a interface entre os tipos de cuidados.[1]

A complexidade do planejamento da assistência ao paciente crítico na UTI gera conflitos e desafios, inclusive com bases éticas que num primeiro momento perpassam a dúvida na definição do estado de reversibilidade ou não; em sequência, por tomadas de decisão variadas, como investir no tratamento ou não, alimentar ou não alimentar, ou até mesmo indicar ou não a UTI. Além disso, a morte desperta nos profissionais a consciência das suas próprias finitudes, gerando conflitos internos e dúvidas sobre a eficácia, os objetivos e a relevância dos cuidados prestados. Quando esse planejamento se concentra em um ou poucos profissionais, geram questionamentos sobre a capacidade de reverter a situação, resultando em obstinação terapêutica.[2]

Essa complexidade envolve a interação entre pacientes e familiares, tecnologia, tratamentos e equipes multidisciplinares. Por exemplo, vários estudos confirmam uma alta prevalência de sintomas não controlados em pacientes críticos. Esses estudos também demonstram inúmeras falhas de comunicação entre pacientes e familiares com as equipes multidisciplinares, bem como entre os membros da própria equipe; evidenciam muitas mortes no ambiente da UTI quando o desejo real é de estar em casa junto aos seus familiares, e mesmo aqueles que morrem ao lado dos seus familiares nem sempre possuem o apoio necessário; apresentam a existência muitas vezes esquecida de problemas como desgaste, depressão, sofrimento moral e conflitos éticos dos membros da equipe multidisciplinar que acarretam comprometimento técnico e fragilidade emocional, impactando diretamente no tratamento prestado; e até comprovam que há impacto na redução de custos. Sendo assim, a intervenção dos cuidados paliativos na UTI é vista como uma ponte entre paciente, familiares e equipe multidisciplinar visando à satisfação e qualidade no cuidado realizado na fase final de vida.[3-4]

O enfrentamento da morte ainda constitui um desafio, uma vez que propicia dilemas éticos e paradigmáticos, tendo em vista que os profissionais são formados e treinados com base no modelo que prioriza a doença e a cura. O termo morrer com dignidade implica "esquecer" tratamentos convencionais, muitas vezes os limitando e outras vezes os suspendendo, para reconhecer a condição humana dos pacientes críticos e estruturar o cuidado baseado em seus valores com conforto, autonomia, significância e conexão interpessoal, mesmo quando não possam mais falar por si. Os tratamentos considerados fúteis são de ocorrência usual em pacientes críticos com prognóstico reservado, evidenciando um cenário de desapropriação da pessoa de sua vida devido à crescente medicalização do processo de morrer, e ocasionando um sofrimento desproporcional em que esquecemos que, embora o sofrimento humano seja inevitável, é moralmente justo que busquemos limitá-lo. Esse modelo paternalista privilegia vínculos com paciente baseados na omissão, mentira e erosão, gerando uma ruptura no cuidado, comunicação e autonomia. O "ABCD" dos cuidados paliativos em busca de um morrer digno se baseia na mudança desse modelo. Exemplificando, podemos citar a necessidade, para os profissionais, de refletir sobre como as suas próprias experiências de vida afetam a maneira como prestam os cuidados; de demonstrar, com a comunicação não verbal, como os pacientes e seus familiares são importantes; bem como buscar sentir e entender o sofrimento do outro com a intenção de aliviar e explorar os valores de seus pacientes, com perguntas como "me fale sobre você" ou "me diga o que é importante para você".[5-6]

Qualquer evento que precipite uma admissão na UTI pode levar à piora irreversível dos sintomas de uma doença crônica ou de um evento agudo. A reavaliação contínua da evolução clínica dos pacientes deve ser realizada com o intuito de redefinir os objetivos do tratamento.[7] Não há dúvidas de que o melhor momento para o início integrado dos cuidados intensivos e paliativos seja na admissão à UTI com aumento gradativo de sua intensidade, como proposto de uma forma geral na abordagem paliativa de qualquer paciente (Figura 92.1).[8]

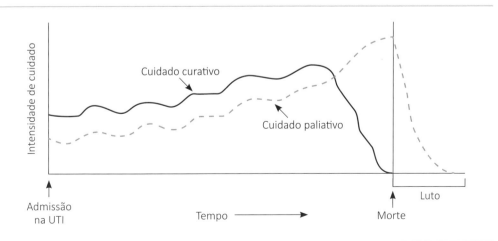

FIGURA 92.1. Cuidados intensivos e paliativos em pacientes críticos.

Um dos principais desafios para uma adequada interface entre os cuidados intensivos e os cuidados paliativos é a própria percepção da cultura paliativa pela equipe da UTI. A fomentação do conhecimento dos princípios básicos de cuidados paliativos deve ser o primeiro passo para a interface de cuidados. O investimento na educação e treinamento permanente dos profissionais de saúde são unânimes, pois assim, independentemente do modelo de interface a ser seguido, terão condições de reconhecer o paciente de cuidados paliativos, melhor prognosticar, e até mesmo triar aqueles elegíveis ou não à terapia intensiva. São meios extremamente necessários para as mudanças, a ponto de modificarmos o foco da pergunta "qual cuidado paliativo devemos realizar" para "quem deve prestar os cuidados paliativos", tornando o modelo misto no modelo ideal, no qual cuidados paliativos primários são prestados pela equipe da UTI combinados com cuidados paliativos especializados. Esses últimos também devem ser executados de forma mista por meio de pareceres médicos até a participação integrativa dos paliativistas nas visitas multidisciplinares diárias das UTI. No ambiente de uma UTI, os princípios básicos a serem difundidos são a habilidade de comunicação empática, a capacidade de prognosticar e tomar decisões, mediação de conflitos, cuidado centrado no paciente e familiares, controle de sintomas, planejamento de cuidados de fim de vida e abordagem psicológica e espiritual.[9-12]

Os principais pontos a serem alcançados na interface entre cuidados intensivos e cuidados paliativos são:[13]

- Ser relevante para todos os pacientes críticos;
- Ser de responsabilidade tanto da equipe paliativa como de todos os membros da equipe multidisciplinar da UTI;
- Garantir o conforto do paciente no final da vida;
- Entender que a decisão por uma morte digna não necessariamente exclui todos os tratamentos intensivos do cuidado;
- Saber que as doenças críticas e os tratamentos intensivos têm profundo impacto nos pacientes e seus familiares;
- Apoiar os membros da equipe multidisciplinar que experimentam sofrimento moral e psicológico no curso do cuidar de pacientes críticos;
- Disponibilizar recursos educacionais e ferramentas clínicas para apoiar a prestação de cuidados paliativos de alta qualidade na UTI;
- Eleger um membro da equipe multidisciplinar, geralmente o enfermeiro, para desempenhar um papel crucial principalmente na comunicação entre as equipes, e entre a equipe e paciente e seus familiares;
- Medir a qualidade dos cuidados paliativos prestados;
- Melhorar a qualidade assistencial com eficiência e eficácia.

A mensuração da qualidade de atendimento dos cuidados paliativos prestados em ambiente de UTI é de suma importância, visando não só à avaliação do cuidado em si, mas também à replicação do modelo em outras unidades de terapia intensiva. A fundação Robert Wood Johnson propõe que a mensuração da qualidade do atendimento de cuidados paliativos aos pacientes críticos seja organizada por domínios: tomada de decisão centrada no paciente e na família, comunicação dentro da equipe e com pacientes e familiares, planejamento e continuidade do cuidado, gerenciamento de sintomas e cuidados de conforto, suporte psicológico para pacientes e familiares, suporte espiritual para pacientes e familiares e suporte emocional para a equipe multidisciplinar. Em cada domínio são usadas ferramentas de qualidade e segurança do paciente como rondas e visitas multidisciplinares, reuniões de equipe e reuniões familiares, criação de fluxos e protocolos, coleta de dados e aferição de indicadores, organização e documentação dos processos.

Por fim, para que o cuidado integrado seja implementado em sua totalidade há a necessidade de um planejamento estratégico com base na qualidade e segurança do paciente, visando esforços contínuos com ciclos de melhorias, diferenciando o caminho certo do caminho fácil, com apoio dos líderes e gestores da instituição.

REFERÊNCIAS BIBLIOGRÁFICAS

1. Byock I. Improving palliative care in intensive care units: identifying strategies and interventions that work. Crit Care Med. 2006; 34(11 Suppl):S302-S305.

2. Santos DCL, et al. Planejamento da assistência ao paciente em cuidados paliativos na terapia intensiva oncológica. Acta Paul Enferm. 2017; 30(3):295-300.

3. Aslakson RA, Curtis JR, Nelson JE. The changing role of palliative care in the ICU. Crit Care Med. 2014; 42(11):2418-28.

4. Cheung W, Aggarwal G, Fugaccia E, et al. Palliative care teams in the intensive care unit: a randomised, controlled, feasibility study. Crit Care Resusc. 2010; 12(1):28-35.

5. Cook D, Rocker G. Dying with dignity in the intensive care unit. N Engl J Med. 2014; 370(26):2506-14.

6. Floriani CA, Schramm FR. Cuidados paliativos: interfaces, conflitos e necessidades. Ciênc. Saúde coletiva. 2008, vol.13, suppl.2, pp.2123-2132

7. Coelho CBT, Yankaskas JR. Novos conceitos em cuidados paliativos na unidade de terapia intensiva. Rev Bras Ter Intensiva. 2017; 29(2):222-30.

8. Lanken PN, Terry PB, Delisser HM, et al. An official American Thoracic Society clinical policy statement: palliative care for patients with respiratory diseases and critical illnesses. Am J Respir Crit Care Med. 2008; 177:912-27.

9. Mercadante S, Gregoretti C, Cortegiani A. Palliative care in intensive care units: why, where, what, who, when, how. BMC Anesthesiol. 2018; 18(1):106.

10. Quill TE, Abernethy AP. Generalist plus specialist palliative care--creating a more sustainable model. N Engl J Med. 2013; 368:1173-5.

11. Strand JJ, Billings JA. Integrating palliative care in the intensive care unit. J Support Oncol. 2012; 10(5):180-7.

12. Moritz RD, et al. Terminalidade e cuidados paliativos na unidade de terapia intensiva. Rev Bras Ter Intensiva. 2008; 20(4):422-8.

13. Edwards JD, Voigt LP, Nelson JE. Ten key points about ICU palliative care. Intensive Care Med. 2017; 43:83-5.

14. Mularski RA, Curtis JR, Billings JA, et al. Proposed quality measures for palliative care in the critically ill: a consensus from the Robert Wood Johnson Foundation Critical Care Workgroup. Crit Care Med. 2006; 34(11 Suppl):S404-S411.

PARTE 13

Procedimentos em Cuidados Paliativos

Terapia Subcutânea

93

Rita Tiziana Verardo Polastrini

Objetivo do capítulo

Após a leitura deste capítulo o leitor terá a compreensão sobre a terapia subcutânea, sobre quais pacientes poderão se beneficiar dessa modalidade de infusão, indicação e contraindicação, vantagens e desvantagens, locais de inserção e manutenção.

Introdução

A terapia subcutânea ou hipodermóclise (HDC) é uma modalidade de infusão que data do século 18, quando o médico Charles Hunter comprovou sua efetividade ao infundir analgésicos pela via subcutânea (SC) e demonstrar sua ação sistêmica.[1,2] Tal técnica ganhou notoriedade e era recomendada em situações em que a via endovenosa não era conseguida ou para pacientes com algum grau de desidratação, pois tinha baixo risco de complicação e oferecia conforto ao paciente.[2]

No entanto, essa técnica perdeu força pela ocorrência de complicações devido ao uso inadequado de soluções (volume excessivo, soluções hipertônicas e medicamentos irritantes) e pelo advento da Segunda Guerra Mundial, na qual houve grandes avanços na terapia intravenosa.[2,3]

A terapia subcutânea volta a ser utilizada no final da década de 1960 com o movimento dos cuidados paliativos modernos e, principalmente, aplicada para pacientes idosos.[1,2]

Atualmente a hipodermóclise vem sendo utilizada como uma alternativa segura para pacientes em que a via oral e a endovenosa estão comprometidas. Por se tratar de um procedimento simples, seguro e com poucos riscos para complicações, sua aplicabilidade vai além do ambiente hospitalar, ganhando espaço importante na assistência domiciliar e trazendo benefícios para o paciente, família e equipe de saúde.[4]

Conceitos e mecanismos de absorção

A hipodermóclise é definida como a infusão de fluidos no tecido subcutâneo, consistindo na administração lenta de soluções no espaço subcutâneo. Para a administração de medicamentos o termo utilizado é terapia subcutânea ou injeção subcutânea.[3,4]

O tecido subcutâneo é dotado de uma estrutura capaz de receber e absorver fluidos e medicamentos de forma lenta, e sua absorção se deve aos componentes dessa estrutura, como tecido adiposo, glândulas, nervos, sistema linfático e capilares sanguíneos. O fluido é transferido para a circulação sanguínea por uma ação combinada entre difusão capilar e perfusão tecidual.[1,3,4]

Indicações e contraindicações

As indicações e contraindicações para o uso da hipodermóclise estão descritas a seguir:

Indicações:[1,2,4,5,8]
- Impossibilidade de ingestão de medicamentos por via oral;
- Dificuldade de acesso venoso;
- Desidratação leve e moderada;
- Controle farmacológico de sinais e sintomas no fim de vida.

Contraindicações:[1,2,4,5,8]
Podemos dividir em dois tipos: contraindicação absoluta e relativa.
- **Absoluta**: recusa do paciente, necessidade de reposição rápida de volume, distúrbios de coagulação e anasarca.
- **Relativa**: proximidade de articulação e proeminência óssea, áreas de infecção, inflamação ou ulceração cutânea (avaliar a possibilidade de obter o acesso com uma distância segura desses locais), síndrome da veia cava superior (requer avaliação criteriosa), caquexia.

Vantagens e desvantagens

As vantagens e desvantagens para o uso da hipodermóclise estão descritas a seguir:

Vantagens:[2,4,5,8]
- Fácil inserção e manutenção do cateter;
- Possibilidade de realizar inserção em diferentes ambientes de cuidado: hospitalar, ambulatorial, domiciliar (*homecare*);
- Maior conforto para o paciente;
- Baixo risco de eventos adversos e complicações sistêmicas;
- Redução da flutuação de concentrações plasmáticas;
- Pode ser interrompida ou reiniciada apenas fechando ou abrindo o sistema de infusão, pois não há necessidade de salinização ou heparinização do sítio de inserção;
- Não exige o uso de dispositivos complexos;
- Baixo custo.

Desvantagens:[2,4,5,8]
- Impossibilidade de infusão rápida de volume;
- Limitação de volume;
- Limitação de medicamentos e eletrólitos que podem ser infundidos;
- Possibilidade de reação local;
- A absorção pode ser variável (influenciada por perfusão e vascularização).

Sítios de inserção

A escolha do sítio de inserção deve ser criteriosa, sendo primordial preservar o conforto, mobilidade e independência do paciente. Portanto, apesar de já ter sido dito anteriormente, locais próximos a articulação e proeminência óssea devem ser evitados.

Outro fator que devemos levar em consideração é a espessura do subcutâneo para pacientes com doença avançada, pois esta pode estar diminuída, o que dificulta a inserção do cateter.[6] Do ponto de vista prático, devemos avaliar a condição do paciente e o volume a ser infundido.[4]

O subcutâneo possui capacidade para absorver um volume de aproximadamente 1.500 mL em 24 h por sítio e, no máximo, 3.000 mL/dia. A seguir citamos os locais e suas capacidades: abdominal, até 1.000 mL/24 h; torácica, até 250 mL/24 h; deltoide, até 250 mL/24 h; escapular, até 1.000 mL/24 h; e anterolateral da coxa, até 1.500 mL/24 h.[1,2]

Principais medicamentos e soluções

Embora a literatura não traga evidências científicas robustas a respeito do uso de medicamentos pela via SC, sabemos que medicamentos hidrossolúveis (soluções isotônicas) e com pH próximo à neutralidade são mais apropriados para a infusão SC. Podemos listar vários medicamentos que podem ser utilizados, entre eles: clonazepam, clonidina, clorpromazina, dexametasona, fenobarbital, fentanil, furosemida, graninsetrona, haloperidol, hioscina, hidrocortisona, cetamina, levopromazina, metadona, metilprednizolona, metoclopramida, midazolam, morfina, naloxona, naproxeno, octreotide, ondansetrona, oxicodona, prometazina, ranitidina, tramadol e outros.[1,4,5] Quanto à diluição, a recomendação é utilizar soluções que minimizem a irritação do local de inserção, e a solução fisiológica 0,9% (SF 0,9%) e água destilada (AD) são as mais apropriadas.[1,2,4]

Medicamentos que apresentam baixa solubilidade em meio aquoso ou em que seu veículo seja oleoso são contraindicados para a via SC. Podemos dar como exemplo a fenitoína, o diazepam e o diclofenaco. Soluções com extremo de pH (< 2 e > 11) são incompatíveis com o SC, pois apresentam alto risco para irritação local e precipitação.[1,4,5]

Quanto à infusão de soluções, identifica-se na prática clínica o SF 0,9% ou 0,45%, soro glicosado 5% ou solução glicofisiológica como sendo as mais utilizadas na forma de infusão contínua ou intermitente sem efeitos adversos relevantes.[1,2,5]

Quanto ao uso de eletrólitos, alguns podem ser feitos desde que seja realizada a diluição adequada. O eletrólito que mais se utiliza é o cloreto de potássio, sendo também o mais estudado.[1,2,5]

A compatibilidade dos medicamentos é outro ponto importante a ser observado durante a infusão no SC. A recomendação é que sejam utilizados no máximo três medicamentos por sítio (que sejam compatíveis entre si) em tempos diferentes; assim, se houver alguma reação ou irritação local, haverá como identificar o medicamento que causou a reação.[2]

Dispositivos/tipos de cateteres

O cateter sobre agulha ou cateter periférico não agulhado (Jelco®) é recomendado para a punção SC devido ao baixo risco de complicações e por se tratar de material mais biocompatível. O calibre varia de 20G a 24G, mas se recomenda a utilização de um cateter de fino calibre sempre que possível. A utilização do cateter agulhado (Scalp®) tem sido abandonada por apresentar maior risco de flebite no local de punção.[7,8] Outros dispositivos como o saf-T-Intima® ou Nexiva® estão sendo utilizados para a terapia SC, mas seu custo é muito elevado se comparado ao cateter sobre agulha.[1,5,7,8]

A recomendação atual é que o dispositivo seja trocado a cada sete dias, desde que sejam seguidas todas as orientações de segurança e manutenção do cateter.[7,8]

Técnica de punção

Para que punção considere a direção da drenagem linfática ao inserir o cateter, as áreas abdominal e torácica são as mais utilizadas, pois suportam um volume maior. Em pacientes muito desnutridos, a punção deve ser evitada na região do tórax; utiliza-se um cateter de fino calibre, de preferência não agulhado por menor risco de complicação local, inserido em ângulo de 30° a 45°, dependendo do subcutâneo do paciente, direcionando para o centro do corpo. É recomendada a estabilização e fixação do cateter com filme transparente estéril para garantir a possibilidade de avaliação diária e minimizar risco de complicação.[1,5,7,8]

Cuidados de manutenção

Algumas orientações devem ser seguidas para a manutenção adequada do cateter e menor risco de complicações:[1,5,7,8]

- Utilizar filme transparente estéril para estabilizar e fixar o cateter e, na ausência dessa película, utilizar fita adesiva hipoalergênica, realizando troca diária;
- Evitar molhar o curativo durante o banho;
- Realizar inspeção diária do sítio de inserção;
- Monitorar sinais de saturação local;
- Monitorar sinais de inflamação ou infecção local;
- Realizar rodízio de punção a cada sete dias ou se houver sinais flogísticos.

Complicações

São raras as complicações relacionadas à punção SC, mas pode ocorrer:[1,5,8,9]
- Vazamento do sítio de inserção: pode ser indicativo de saturação do local; recomenda-se retirada e troca do dispositivo.
- Obstrução: se ocorrer, não tentar desobstruir, e sim realizar a troca do dispositivo.
- Dor e desconforto: retirar e trocar o dispositivo caso ocorra queixa persistente.
- Irritação local ou eritema: esperada para as primeiras quatro horas; se persistir, retirar e trocar o dispositivo.

Trata-se de uma via eficaz e segura, mas se faz necessária a capacitação dos profissionais para a realização do procedimento. A elaboração de rotinas e/ou protocolos institucionais podem contribuir para a utilização da via subcutânea.[1,3]

Peculiaridades na criança

Historicamente, a hipodermóclise (HDC) começou a ser utilizada na pediatria para correção de desidratação; porém, devido à falta de conhecimento e à infusão inadequada de soluções e medicamentos, seu uso foi abandonado, e foi somente nos anos 1980 que voltou a ser utilizada.[1,4,9]

O uso dessa técnica em pediatria ainda é tímido, mas já existem publicações a respeito. Abaixo descreveremos algumas indicações do uso da hipodermóclise como alternativa de acesso na população pediátrica.

Crianças em cuidados paliativos ou próximas ao fim de vida podem apresentar sintomas diversos relacionados à doença de base, sua evolução ou agravo. O uso de medicamentos para controle de sintomas em cuidados paliativos é uma prática comum, adotando-se a via oral como a de primeira escolha para tal. Porém, em alguns casos não é possível que essa via seja utilizada, normalmente pela piora progressiva do paciente; então, outra via deve ser obtida para administração dos medicamentos.[10] Há mais ou menos uma década tem sido descrita a utilização da via subcutânea para administração de medicamentos em crianças em cuidados paliativos que não possuíam outra via de acesso para controle de sintomas.[11]

A técnica de inserção e manutenção pouco difere da realizada no adulto, mas há três peculiaridades que devem ser observadas: (1) na criança, deve-se utilizar o dispositivo com o calibre mais fino possível, de preferência 24G, e evitar ao máximo o uso de cateter agulhado; (2) a prescrição de medicamentos e soluções se baseia no peso da criança; (3) a velocidade de infusão deve ser feita de acordo com a tolerabilidade da criança.[5]

Legislação de enfermagem

"A hipodermóclise ou terapia subcutânea pode ser realizada por membros da equipe de Enfermagem (Enfermeiro, Técnico e Auxiliar de Enfermagem) desde que o profissional seja treinado, capacitado e suas habilidades constantemente validadas por meio de Educação Permanente".[3]

Identificamos que a hipodermóclise é uma alternativa eficaz, segura e confortável para pacientes em cuidados paliativos, mas ainda encontramos o desconhecimento e a não capacitação da equipe para a realização dessa técnica.

Além disso, existem benefícios adicionais e a relação de custo-benefício. É importante ressaltar que a elaboração de rotinas operacionais e protocolos institucionais pode promover a adoção dessa prática.

Finalmente, pesquisas relacionadas a populações especiais como a pediatria precisam ser realizadas para assegurar uma assistência de qualidade.[12]

REFERÊNCIAS BIBLIOGRÁFICAS

1. Azevedo DL. O uso da via subcutânea em geriatria e cuidados paliativos. 2 ed. Rio de Janeiro: SBGG; 2017.

2. Vasconcellos CF, Milão D. Hipodermóclise: alternativa para infusão de medicamentos. Pajar. 2019; 7(1):e32559.

3. Conselho Regional de Enfermagem de São Paulo. Parecer nº 031/2014 – CT PRCI nº 102.681/2013. Ementa: punção e Administração de fluídos na hipodermóclise.

4. Azevedo EF, Barbosa MF. Via subcutânea: a via parenteral de escolha para administração de medicamentos e soluções de reidratação em cuidados paliativos. In: Carvalho RT, Parsons H (eds.). Manual de Cuidados Paliativos ANCP. 2 ed. Porto Alegre: Sulina; 2012. p. 259-69.

5. Ferreira EAL, Ramos FT, Polastrini RTV. Uso da via subcutânea em Pediatria. São Paulo: ANCP; 2019.

6. Duems-Noriega O, Ariño-Blasco S. Subcutaneous fluid and drug delivery: safe, efficient and inexpensive. Rev Clin Gerontol. 2015; 25:117-46.

7. Infusion Nurses Society. Infusion Nursing Standards of Practice. J Inf Nursing; 2016.

8. Carrara D, Polastrini RTV. Infusion Nurses Society Brasil (INS Brasil). Diretrizes Práticas para a Terapia Infusional. 3 ed. São Paulo; 2018.

9. Pedreira MLG, Harada MJCS. Terapia Intravenosa e infusões. Editora Yendis; 2011.

10. Barbosa SMM. Cuidados Paliativos em Pediatria. In: Manual de Cuidados Paliativos ANCP. Editora Meridional; 2012.

11. Breen M. An evaluation of two subcutaneous infusion devices in children receiving palliative care. Paediatr Nurs. 2006 mai; 18(4):38-40.

12. Broadhurst D, Cooke M, Sriran D, Gray B. Subcutaneous hydration and medication infusions (Effectiveness, safety, acceptability): A systematic reviews. PLoS One. 2020; 15(8):e0237572. doi: 10.1371/journal.pone.0237572.

Nutrição e Hidratação

94

Rudval Souza da Silva
José Afonso Monteiro d´Araújo

Comer e beber correspondem a uma necessidade fisiológica para a manutenção da vida, além de um ato de prazer e de felicidade. As últimas décadas do século 20 e iniciais do 21 têm sido marcadas por consideráveis avanços nas tecnologias em saúde. Uma das áreas que reflete esse progresso tem sido a da nutrição e hidratação.

Em cuidados paliativos, as estratégias terapêuticas consideram que à medida que o paciente progride na trajetória da doença e se aproxima da fase de final de vida, ocorre o alentecimento do funcionamento do corpo. Para muitos pacientes portadores de doenças em fase terminal, incluindo os com demência, as perdas do apetite e da sede, geralmente complicadas com a dificuldade de deglutição, correspondem à inabilidade de utilização dos nutrientes pelo corpo que está em processo de morrer.[1]

Considerações técnicas

Ao discutir os cuidados paliativos, torna-se fundamental compreender em que fase da trajetória da doença o paciente se encontra, ao longo da qual possui necessidades de alimentação e hidratação diferentes, havendo maior benefício para a preservação do estado nutricional e funcional com a nutrição nas fases iniciais, e pouco ou nenhum benefício (em geral malefícios) com a nutrição e hidratação na fase de final de vida.

As equipes interdisciplinares devem avaliar rotineiramente as necessidades nutricionais e de hidratação dos pacientes em paliação, otimizando o suporte nutricional e definindo o plano de cuidados diante das condições potencialmente tratáveis que afetam a ingestão de alimentos. Considerando-se os desafios dessas avaliações e a escassez de evidências que orientem a prática clínica, muitas vezes há incertezas significativas em relação ao equilíbrio entre benefícios e malefícios de cada terapêutica.[2] Essa realidade se reflete nas distintas condutas adotadas diante dessas situações e nos conflitos envolvendo a tomada de decisão sobre nutrição e hidratação na fase final de vida.

A avaliação interdisciplinar acerca das necessidades da nutrição e hidratação é parte integrante de uma abordagem abrangente no plano assistencial do paciente em cuidados ao fim de sua vida. Esse processo deve considerar todas as situações e comportamentos que possam impactar a ingesta de alimentos e adotar uma abordagem direcionada para a integralidade da pessoa, considerando as dimensões biopsicossocioespirituais.[3]

A nutrição e hidratação artificiais (NHA) abrangem uma série de intervenções invasivas, cujos benefícios e malefícios variam em natureza e grau, e as decisões quanto ao seu uso devem ser analisadas separadamente. A nutrição artificial (NA) inclui suplementos nutricionais orais, nutrição enteral ou nutrição parenteral. Já a hidratação artificial (HA) inclui o fornecimento de soluções de água ou eletrólitos por qualquer outra via que não a boca, utilizando-se de cateteres intravenosos e subcutâneos, estes comumente usados na abordagem paliativa.[4]

Desse modo, entende-se como requisitos necessários para o uso da NHA no plano de cuidados:[4,5] (1) a vontade do paciente e seu consentimento informado (ou seu representante); (2) a indicação de tratamento médico; (3) a definição de uma meta terapêutica a ser alcançada em um determinado prazo.

O Quadro 94.1 descreve pontos importantes no planejamento interdisciplinar quanto à indicação e uso da NHA, devendo este ser compartilhado com paciente e família, e amplamente compreendido pela equipe.

Ao abordar um paciente em cuidados paliativos, os profissionais da equipe interdisciplinar devem basear suas decisões no conhecimento que se tem quanto às preferências e expectativas desse, ouvindo-o sempre que possível, bem como sua família, além de se guiar por uma avaliação criteriosa quanto ao prognóstico de sobrevida. Uma avaliação adequada conduzirá a uma melhor escolha das estratégias terapêuticas, subsidiando assim o planejamento dos cuidados e a utilização eficiente dos recursos disponíveis, de modo a contribuir para mitigar os riscos de subtratamento ou de tratamentos excessivos e fúteis.[7]

Deve-se atentar aos riscos de piora da saúde bucal que tendem a aumentar com o avançar da doença, levando a xerostomia por múltiplas causas, inclusive pelo próprio tratamento. Torna-se fundamental o auxílio da família e da equipe nos cuidados com a boca, de modo a garantir higiene e conforto, e prevenir mais um motivo para a baixa ingesta oral.[8]

Nos diversos cenários, pode-se deparar com o paciente desnutrido por tumor de trato digestivo alto obstrutivo, candidato à cirurgia, para o qual a nutrição parenteral tem benefícios mais evidentes. Isso também é observado no paciente em situação aguda e transitória de perda da capacidade de deglutição (*delirium*, infecções agudas, encefalopatias, mucosites) para o qual a NHA pode ser útil enquanto se espera a resposta clínica ao tratamento específico.

No entanto, diante de paciente em cuidados ao fim da vida, com anorexia e perda natural da capacidade de deglutição, o uso da NHA tende a gerar malefícios, notadamente sintomas

Quadro 94.1. Componentes fundamentais para o plano de cuidados na NHA.[5,6]

Avaliar detalhadamente a(s) causa(s) da redução da nutrição e hidratação, o potencial para corrigir o distúrbio subjacente e o provável prognóstico da(s) condição(ões) subjacente(s)

Explorar as prioridades, preferências, preocupações e expectativas do paciente e família

Oferecer suporte interdisciplinar especializado, incluindo nutricionistas, fonoaudiólogos e odontólogos, conforme a necessidade

Fazer uso da comunicação empática acerca dos benefícios, riscos e incertezas associados às intervenções terapêuticas

Manter um acordo baseado em objetivos realistas

Realizar reavaliação clínica regular esclarecendo sobre as possíveis mudanças no plano de cuidados

Pautar no compartilhamento eficaz do plano de cuidados (paciente/família/equipe)

associados à sobrecarga hídrica decorrente, dentre outros fatores, da piora irreversível da função renal, com pouco ou nenhum benefício ao paciente.[1]

São diversos os argumentos para o não uso da NHA nos pacientes em cuidados ao fim da vida: alívio da sensação de asfixia, com menos tosse e com redução das secreções pulmonares; menor débito urinário, o que reduz a enurese e a necessidade de cateterização vesical; redução dos fluidos gastrointestinais, com menor propensão a vômitos; distensão abdominal; diarreia e redução do edema periférico. Da mesma forma, existem os argumentos favoráveis à NHA, a saber: melhora do *delirium* e da toxicidade pelos opioides (sedação e mioclonias) associados à desidratação.[9]

Quando há dúvidas sobre o benefício ao paciente (controle de sintomas), pode-se propor hidratação artificial por tempo limitado (prova terapêutica), explicando-se os resultados esperados e os cenários em que a HA será mantida ou suspensa. O consenso é de que o uso em longo prazo da NHA em pacientes com demência terminal não é apropriado, sendo a disfagia ou a recusa de comer um marcador natural de terminalidade da doença.[3]

Uma abordagem sugerida é a alimentação para conforto (*hand feeding*), a qual envolve continuar alimentando o paciente, utilizando-se de dispositivos simples que possibilitem condições para que ele se alimente de forma independente, desde que não cause desconforto e que ofereça cuidados bucais regulares, incentivando a conversa com o paciente e incorporando o toque terapêutico.[7]

Considerações ético-legais

Vivemos numa sociedade cada vez mais multicultural e somos confrontados com as várias crenças e atitudes em relação ao corpo e à vida humana, originárias de diferentes culturas e religiões. O respeito pelos antecedentes religiosos, étnicos e culturais do paciente e de sua família, e o sentido biográfico do ato de comer e beber devem ser atentamente observados. Decisões envolvendo o uso da NHA são eticamente difíceis, permeadas por forte carga emocional e simbolismo vital para paciente, família e equipe interdisciplinar.[10]

Convicções baseadas em crenças culturais e religiosas, manifestadas na expressão "não deixar morrer de sede ou de fome" levam ao entendimento de que a NHA corresponde aos cuidados básicos universais e que deve ser oferecida como de regra. Entretanto, tecnicamente a NHA se diferencia de outras formas de cuidados nutricionais, pois envolve procedimentos invasivos, ignora a regulação fisiológica da fome e da sede e necessita supervisão clínica por parte de profissionais com competências específicas. Essa distinção sustenta as considerações ético-legais ao reconhecer que a NHA é parte integrante da terapêutica, e a assistência ao paciente nos atos de comer e beber é cuidado básico. É importante ressaltar que, como em outras intervenções médicas, pacientes, famílias e representantes legais não têm o direito de escolher a NHA, se essa terapia não for benéfica ao paciente.[5]

Há de se ter a compreensão de que a NHA é parte do plano terapêutico e deve ser justificada pelas melhores evidências dos cuidados que aliviam o sofrimento e proporcionam meios para preservar a dignidade da pessoa em cuidados ao fim da vida, além de ser eticamente validada.[3,11,12]

Comunicação

Como um dos pilares dos cuidados paliativos, a comunicação assume um papel fundamental na assistência ao paciente e à família diante da previsível perda progressiva da capacidade de ingesta oral em fases avançadas da doença. Os pacientes devem ter a oportunidade de discutir antecipadamente com a equipe interdisciplinar sobre quais tratamentos gostariam de receber, quando da ocorrência de uma possível perda da consciência, a ponto de não poderem decidir por si.

Essa estratégia pode ajudar a preparar o paciente e a família para a tomada de decisões futuras, permitindo compartilhar suas opiniões e ter suas preferências registradas no plano de cuidados, declarações e decisões para recusar, ou não, determinado tratamento. Esse planejamento é especialmente importante para o paciente cuja doença de base pode prejudicar sua capacidade cognitiva quando perde a capacidade de comer e beber, a exemplo da demência por doença de Alzheimer.[5]

Isso pode ser posto em prática utilizando-se das manifestações de vontade a partir das diretivas antecipadas de vontade, seja o testamento em vida (também conhecido como declaração prévia de vontade do paciente com uma doença terminal) ou mandato duradouro do representante para cuidados com a saúde.[13] Desse modo, prevalecerá a autonomia do paciente, ao invés do que pensa e defende cada profissional de saúde, quanto à melhor decisão a ser tomada.

A equipe deve ter o conhecimento detalhado do caso para conduzir as conversas necessárias sobre os objetivos quanto ao plano de cuidados. Necessita dedicar tempo para ouvir e compreender as expectativas do paciente e família, esclarecendo de forma empática e compreensível dúvidas sobre: progressão natural dos sintomas, fome e sede no fim da vida, benefícios e malefícios das condutas disponíveis e a importância da participação da família nos cuidados com a boca. Deve-se buscar um ambiente de confiança e respeito mútuos, facilitando o processo de decisão compartilhada. Todo o plano de cuidados deve ser claramente registrado no prontuário do paciente para o amplo conhecimento de todos os membros da equipe interdisciplinar.

Não é possível evitar todos os conflitos sobre a NHA, mas é plausível ter clareza quanto aos princípios éticos e técnicos que devem guiar as decisões da equipe interdisciplinar na prática clínica, pautando-se numa avaliação individualizada, criteriosa e nas melhores evidências científicas disponíveis, com respeito à autonomia do paciente e o alívio do sofrimento deste e de sua família.

Pontos importantes

- Os procedimentos necessários para a administração da NHA possuem benefícios incertos e riscos consideráveis.
- A NHA não deve ser considerada como cuidados básicos. É composta por terapias administradas por indicação técnica, que necessitam do uso de dispositivos invasivos manipulados por profissionais com treinamento e qualificações técnicas específicas.
- Nas situações em que a família considera a NHA como um cuidado básico, a sua opinião deve ser considerada, desde que em concordância com a do paciente e que não proporcione malefício para ele.
- É importante compreender a diferença entre as pessoas que morrem porque param de comer e beber e as que param de comer e beber porque estão em processo natural do morrer.
- Conversas sobre uso proporcional da NHA são eticamente difíceis, e a comunicação precoce e qualificada pode maximizar seus benefícios.
- Caso os sintomas não respondam à HA (prova terapêutica), esta deverá ser suspensa.
- Em cuidados paliativos, o consenso é de que a NHA não pode piorar a vida do paciente.
- O paciente deve ter apoio para comer e beber até quando puder fazê-lo com conforto, incluindo os últimos dias e horas de sua vida.

REFERÊNCIAS BIBLIOGRÁFICAS

1. Pinho-Reis C, Sarmento A, Capelas ML. Nutrition and hydration in the end-of-life care: ethical issues. Acta Port Nutr. 2018; (15):36-40.

2. Fritzson A, Tavelin B, Axelsson B. Association between parenteral fluids and symptoms in hospital end-of-life care: an observational study of 280 patients. BMJ Support Palliat Care. 2015; 5(2):160-8.

3. Hartigan I, Robinson S, O'Sullivan M, McLoughlin K, Gallagher P, Timmons S. Palliative care for the person with dementia. Guidance Document 4: Management of Hydration and Nutrition. Dublin: Irish Hospice Foundation; 2016.

4. Hurlow A. Nutrition and hydration in palliative care. Br J Hosp Med. 2019; 80(2):78-85.

5. Druml C, Ballmer PE, Druml W, et al. ESPEN guideline on ethical aspects of artificial nutrition and hydration. Clin Nutr. 2016; 35(3):545-56.

6. Leadership Alliance for Care of Dying People. One chance to get it right. Leadership Alliance for the Care of Dying People; 2014.

7. Costa MLV. Papel do Nutricionista na equipe interdisciplinar de cuidados paliativos. In: Silva RS, Amaral JB, Malagutti W. Enfermagem em Cuidados Paliativos: cuidando para uma boa morte. 2 ed. São Paulo: Martinari; 2018. p. 367-7.

8. Chabanolle C. Preventive approach of oral care for comfort and hydration. Rev Infirm. 2018; 67(245):34-6.

9. Casarett D, Kapo J, Caplan A. Appropriate use of artificial nutrition and hydration: fundamental principles and recommendations. N Engl J Med. 2005; 353(24):2607-12.

10. Geppert CM, Andrews MR, Druyan ME. Ethical issues in artificial nutrition and hydration: a review. J Parenter Enteral Nutr. 2010; 34(1):79-88.

11. Marcolini EG, Putnam AT, Aydin A. History and perspectives on nutrition and hydration at the end of life. Yale J Biol Med. 2018; 91:173-6.

12. Queensland Health. End-of-life care: Guidelines for decision-making about withholding and withdrawing life-sustaining measures from adult patients. Guidance for health professionals; 2018.

13. Cogo SB, Lunardi VL. Anticipated directives and living will for terminal patients: an integrative review. Rev Bras Enferm. 2015; 68(3):524-34.

Feridas e Curativos

95

Ednalda Maria Franck
Flávia Firmino

Quando o fim da vida se aproxima, a pele, assim como os outros órgãos, sofre degradação e diminui sua perfusão e nutrição. Esse processo ativa radicais livres, o que acarretará edema, inflamação e ciclos repetitivos de isquemia e reperfusão que causam danos ao tecido e favorecem sua ruptura, porque a pele e o tecido subcutâneo iniciam processo gradual de necrose devido ao processo de hipoxemia e à hipoperfusão.[1,2]

Dessa forma, o raciocínio clínico para nortear a assistência aos pacientes acometidos por feridas em cuidados paliativos é complexo e tem relação direta próprio conceito de cuidados paliativos.

Palliative wound care (cuidados paliativos de feridas)

Na década de 1980, passou a constar na literatura o conceito de *palliative wound care* para se referir à forma de gerenciamento das feridas de pacientes com doença avançada e proximidade da morte.[3,4] Trata-se de "uma abordagem holística, integrada, que enfatiza o controle dos sintomas, melhoria do bem estar psicossocial, integração das metas do paciente e família, e abordagem interprofissional".[3]

SCALE – Consenso Skin Changes at the Life's End (Consenso de Modificações de Pele ao Final da Vida)

É um documento de consenso desenvolvido por profissionais da saúde, cuidadores, educadores e membros de organizações científicas, originado em forma de fórum em 2008, em Chicago/Illinois. Foi discutido o conceito de úlcera terminal de Kennedy (UTK) e outras alterações da pele no final da vida.[5] O consenso final apresentou dez posicionamentos sintetizados no Quadro 95.1.

A seguir, apresentamos as alterações de pele no final da vida já disponíveis na literatura com denominação própria.

◆ Úlcera terminal de Kennedy (UTK)

É um tipo de lesão de pele que se parece com uma lesão por pressão (LP), que ocorre em algumas pessoas que estão morrendo, porém não há consenso na literatura sobre se a UTK é um subtipo de LP ou uma lesão distinta.[6,7]

Quadro 95.1. Síntese do Consenso SCALE.

Posicionamento	Enunciado
Posicionamento 1	As mudanças fisiológicas que acontecem durante o processo de morte podem afetar a pele e os tecidos moles, manifestando-se como modificações observáveis: alteração na cor, turgor ou integridade da pele e/ou sintomas subjetivos como a dor localizada
Posicionamento 2	Planos de cuidados e respostas do paciente devem ser documentados no prontuário de forma clara e integral
Posicionamento 3	Demandas centradas no paciente devem ser avaliadas, incluindo a sua dor e as atividades de vida diária
Posicionamento 4	Modificações fisiológicas da pele como redução de perfusão de tecidos moles, diminuição de tolerância aos estímulos externos e deficiência de remoção de catabólitos refletem o comprometimento da pele
Posicionamento 5	Expectativas quanto aos objetivos e preocupações acerca do final da vida do paciente devem ser comunicadas entre os membros da equipe profissional e os membros do "círculo de cuidados do paciente". A discussão deverá incluir: o risco para o desenvolvimento do SCALE, outras modificações da pele, perda de integridade da pele e úlceras por pressão
Posicionamento 6	Os riscos associados ao SCALE (ainda não completamente elucidados) podem incluir: fraqueza e limitação progressiva da mobilidade, nutrição deficiente incluindo perda de apetite, de peso, caquexia, debilidade, baixo nível sérico de albumina/pré-albumina, baixo nível de hemoglobina e desidratação, redução de perfusão tissular, deficiência de oxigenação da pele, redução de temperatura local da pele, descoramento e necrose, perda da integridade devido a inúmeros fatores como equipamento ou dispositivos, incontinência, irritantes químicos, exposição crônica a fluidos corporais, lesões por fricção, pressão, cisalhamento, atrito e infecções e função imunológica deficiente
Posicionamento 7	Avaliação completa da pele deve ser realizada regularmente, documentando-se todas as áreas de risco, de acordo com o desejo e condições do paciente. Focalizar áreas de proeminências ósseas e sob cartilagens, como sacro, cóccix, tuberosidades ísqueas, trocânteres, escápulas, região occipital, calcâneos, dedos, nariz e orelhas. Deve-se descrever as condições da pele e lesões como observadas
Posicionamento 8	Recomenda-se consulta com profissional de saúde especialista em presença de qualquer modificação da pele associada ao aumento da dor, sinais de infecção, perda da integridade (quando o objetivo é a cicatrização), e sempre que os cuidadores e/ou o paciente manifestarem qualquer preocupação
Posicionamento 9	Deve-se definir as causas prováveis das modificações da pele e o plano de cuidados. Para estabelecer as estratégias adequadas de intervenção, considerar os "5P": prevenção, prescrição (a cicatrização pode ocorrer mediante tratamento adequado), preservação (manutenção sem deterioração), paliação (prover conforto e cuidado), preferência (de acordo com os desejos do paciente)
Posicionamento 10	Pacientes e equipe devem ser educados quanto ao SCALE e plano de cuidados

Fonte: Santos LCG. Atualização. Resumo. SCALE – Modificações da Pele ao Final da Vida. SCALE – Skin Changes at Lifes End. ESTIMA. 2009; 7(3). Disponível em: https://www.revistaestima.com.br/estima/article/view/260.

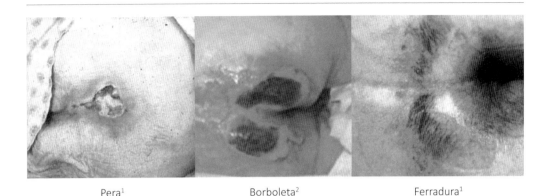

Pera[1]   Borboleta[2]   Ferradura[1]

FIGURA 95.1. Apresentação e características das úlceras terminais de Kennedy (UTK). (Fonte: 1. www.kennedyterminal.ulcer.com/photos.aspx. 2. Beldon P. Managing skin changes at life's end. Wound Essentials. 2011; 6:76-9.)

Tem formatos e características peculiares, conforme demonstrado na Figura 95.1: coloração vermelha, amarela, preta ou púrpura, com margens irregulares e início abrupto com piora drástica em 48 horas (a área fica necrosada nesse tempo).[8] Os pacientes têm uma sobrevida estimada, após seu surgimento, de até seis semanas, mas podem morrer em até três semanas.[6,9]

- *Welam's sign* (sinal de Welam)

É uma erupção eritematosa azul-escura ou púrpura que não fica pálida à pressão. Geralmente ocorre próximo ou ao redor da cicatriz umbilical. Após o seu surgimento, a sobrevida analisada foi de 10 a 20 dias.[10]

- *Trombley-Brennan terminal tissue injury* (lesão tecidual terminal de Trombley-Brennan)

É uma equimose de coloração rósea, púrpura ou marrom localizada em extremidades ou tronco em que não há perda da integridade da pele. Após seu surgimento, a sobrevida identificada foi de um dia e meio a três dias.[11]

- Alterações de coloração da pele

Esse tipo de alteração de pele no final da vida se apresenta como alteração da cor da pele natural do paciente e é observada em todo o corpo, como as colorações acinzentadas, amarelo-esverdeadas ou transparentes (que é uma palidez intensa em que é possível observar microvasos sob a pele).[9]

- Feridas neoplásicas malignas/feridas tumorais

São feridas decorrentes do rompimento da pele pela proliferação de células malignas.[3,12] Pouco estudadas na literatura, ainda não há padronização definida para o controle de seus sinais e sintomas. Elas possuem estadiamento similar ao antigo estadiamento das LP, conforme descrito no Quadro 95.2.[12]

Quadro 95.2. Estadiamento da ferida neoplásica maligna, adotado pelo Instituto Nacional de Câncer/INCA – Ministério da Saúde, Brasil.

Estadiamento 1	Estadiamento 1N	Estadiamento 2	Estadiamento 3	Estadiamento 4
Pele íntegra. Tecido de coloração avermelhada ou violácea. Nódulo visível e delimitado. Assintomático	Ferida fechada ou com abertura superficial por orifício de drenagem de exsudato límpido, de coloração amarelada ou de aspecto purulento. Tecido avermelhado ou violáceo, ferida seca ou úmida. Dor ou prurido ocasionais. Sem odor	Ferida aberta envolvendo derme e epiderme. Ulcerações superficiais, por vezes friáveis e sensíveis à manipulação. Exsudato ausente ou em pouca quantidade (lesões secas ou úmidas). Intenso processo inflamatório ao redor da ferida. Dor e odor ocasionais	Ferida espessa envolvendo o tecido subcutâneo. Profundidade regular, com saliência e formação irregular. Características: friável, ulcerada ou vegetativa, podendo apresentar tecido necrótico liquefeito ou sólido e aderido, odor fétido, exsudato. Lesões satélites em risco de ruptura. Tecido de coloração avermelhada ou violácea, porém o leito da ferida encontra-se predominantemente de coloração amarelada	Ferida invadindo profundas estruturas anatômicas. Profundidade expressiva. Por vezes, não se visualiza seu limite. Em alguns casos, com exsudato abundante, odor fétido e dor. Tecido de coloração avermelhada ou violácea, porém o leito da ferida encontra-se predominantemente de coloração amarelada

Fonte: Brasil. Ministério da Saúde. Instituto Nacional de Câncer/INCA. Coordenação de Assistência (COAS). Série Cuidados Paliativos. Tratamento e controle de feridas tumorais e úlceras por pressão no câncer avançado [Internet]. 2009. Disponível em: http://bvsms.saude.gov.br/bvs/publicacoes/inca/Feridas_Tumorais.pdf.

Coberturas para a realização de curativos

A escolha de coberturas para realizar os curativos em feridas de pacientes em cuidados paliativos segue os mesmos critérios para as demais feridas, considerando, porém, que se deve ter clareza no plano de cuidados; se a ferida é elegível para cicatrização ou não e se o conforto do paciente está assegurado.[3,13]

Para além da escolha de produtos/coberturas, deve-se avaliar a necessidade de administração de analgesia, ou mesmo de sedação, antes da manipulação da ferida, considerando sua complexidade e a sensibilidade do paciente.[3,12] O Quadro 95.3 apresenta produtos e substâncias mais utilizados no contexto de cuidados paliativos aplicados às feridas.[3,11-15]

Quadro 95.3. Apresentação dos principais produtos/soluções tópicas utilizadas na prática clínica de cuidados paliativos aplicados às feridas.

Produto/solução	Descrição	Comentários
Desbridantes enzimáticos Papaína (de 2% a 10%)[1] Colagenase	Uso de enzimas seletivas que desbridam/dissolvem o tecido necrótico	São indicados para pacientes que se negam ou têm contraindicação ao desbridamento instrumental/cirúrgico. Não agridem o tecido saudável. Podem ser usados em feridas infectadas. Bom custo-benefício, se usados corretamente. Não se pode associar o uso de cobertura com íons de metal (p. ex., prata) ou antissépticos. A papaína também tem efeito bactericida e bacteriostático
Desbridantes autolíticos e manutenção de umidade adequada no leito da ferida • Hidrogel • Alginato (placa ou fita) • Espuma (placa) • Hidrofibra (placa ou fita) • Hidrocoloide (placa, pasta e pó) • Filme de poliuretano	Uso do fluido enzimático liberado pelo próprio corpo pela ferida para liquefazer o tecido necrótico por meio do uso de terapia tópica parcial ou totalmente oclusiva retentora de umidade e promove a manutenção de umidade adequada no leito da ferida para a cicatrização	As coberturas absorvem o fluido da ferida e mantêm uma terapia úmida. São de fácil realização em qualquer cenário, bem como confortáveis e calmantes. Boa escolha caso o paciente não seja candidato ao desbridamento instrumental/cirúrgico. O desbridamento autolítico ocorre de forma lenta, se comparado aos outros métodos de desbridamento. Não confundir o odor e o fluido após a remoção do hidrocoloide como sendo sinais de infecção. Essas coberturas também gerenciam a umidade adequada no leito da ferida
Desbridamento instrumental conservador Lâminas Tesouras	Uso de instrumentos para remoção do tecido necrótico do leito da ferida	Rápido e efetivo. Requer analgesia prévia. Requer diferenciação de tecido viável e não viável. Pode ser realizado à beira do leito. É o de escolha em caso de urgência (sepse). Precisa ser realizado por profissional capacitado. Tem potencial para bacteremia e sangramento
Ácidos graxos essenciais (AGE)	Óleo vegetal composto por ácido linoleico, ácido caprílico, ácido cáprico, vitamina A, E e lecitina de soja	Mantêm a umidade no leito da ferida. Promovem angiogênese e aceleram o processo de granulação tecidual. Formam película protetora na pele. Podem ser usados em qualquer fase de cicatrização
Curativos à base de espumas	Cobertura de espumas	Promovem ambiente úmido no leito da ferida. Não aderentes ao tecido. Têm várias formas e tamanhos disponíveis e se conformam às áreas do corpo
Alginato de cálcio	Cobertura absorvente e hemostática	Pode ser usado para cobrir ou preencher a ferida. Torna-se gel em contato com o leito da ferida e absorve exsudato enquanto promove umidade, por isso também é usado para o desbridamento autolítico. Atua como agente hemostático

(continua)

Quadro 95.3. Apresentação dos principais produtos/soluções tópicas utilizadas na prática clínica de cuidados paliativos aplicados às feridas. (continuação)

Produto/solução	Descrição	Comentários
Mel (específico para uso em ferida)	Bactericida, umidificante e desbridante	É efetivo também na diminuição do pH da ferida para promover a cicatrização
Prata	Bactericida de amplo espectro	A liberação da prata é gradual e mantém efeito bactericida sustentado ao longo do tempo. Tem várias apresentações (com carvão ativado, espuma, alginato, pomadas etc.)
Carvão ativado	Usado para controle de odor	Absorve pequenas moléculas de gás e esporos de bactérias, controlando o odor
Metronidazol gel/geleia vaginal	Bactericida eficaz contra microrganismos anaeróbios	É indicado para o controle de odor de feridas neoplásicas malignas e de outras etiologias em pacientes em fase final de vida
Adrenalina/ noradrenalina	Vasoconstritor Controle de sangramento	Embeber gaze com solução de 1 mg de adrenalina/noradrenalina + 1 mL SF 0,9% (1:1) e pressionar sobre o local da ferida com sangramento por dez minutos para promover vasoconstrição
Morfina ampola, 10 mg/mL – 1 mL	Opioide de uso injetável	Diluir uma ampola de 10 mg em 8 g de gel (Intrasite®) e aplicar a cada troca de curativo
Ivermectina 6 mg comprimido	Vermífugo. Utilizado topicamente para combater míiase nas feridas neoplásicas malignas	Diluir dois comprimidos em 50 mL de soro fisiológico e irrigar a ferida, mantendo gazes umedecidas no local de infestação
Pressão negativa (VAC)*	Terapia tópica por pressão negativa sobre a ferida	Curativo avançado para cicatrização. Contraindicado para feridas neoplásicas malignas, porém há casos descritos na literatura de aplicação após cirurgia higiênica com resultados favoráveis para o controle dos sinais e sintomas
Polímero de acrilato	Líquido polímero que forma um filme protetor na pele	É indicado para proteção de maceração da pele periferida e no preparo da pele para a fixação de tubos, drenos, cateteres, equipamento coletor em estomias e adesivos dos curativos
Dimeticona	Óleo à base de silicone	É indicado para a proteção de maceração moderada da pele periferida e proteção contra vários irritantes da pele. Fornece boa hidratação da pele
Óxido de zinco	Óxido de zinco associado a uma base (creme ou pomada)	É indicado para proteção de irritantes da pele. Barreira cutânea em incontinências e na pele periferida. Difícil de remover. Interfere na aderência e absorção das coberturas

(continua)

Quadro 95.3. Apresentação dos principais produtos/soluções tópicas utilizadas na prática clínica de cuidados paliativos aplicados às feridas. (continuação)

Produto/solução	Descrição	Comentários
Petrolato	Mistura de óleo de semente de mamona e óleo de mamona hidrogenada	É indicado para proteção de maceração da pele periferida e proteção contra irritantes. Fornece moderada hidratação da pele. Difícil de remover sua oleosidade. Interfere na aderência e absorção das coberturas. Pode ser encontrado impregnado em gaze e malhas não aderentes

[1]Não utilizar papaína em pacientes alérgicos a látex.
*Vacuum-assisted closure.
Fontes:
Tilley CP, Fu MR, Lipson JM. Palliative Wound, Ostomy and Continence Care. In: Ferrell BR, Paice JA. Oxford Textbook of Palliative Nursing. 5 ed. USA: Oxford University Press. 2019; 251-284.
Singh S, Athar M, Chaudhary A, Tiwaris S. Effect of Ivermectin on Wound Myiasis – A Hospital Based Study. Ann Clin Lab Res. 2017;5(4):200. Disponível em: https://www.aclr.com.es/clinical-research/effect-of-ivermectin-on-wound-myiasis-a-hospital-based-study.pdf.
Riot et al. Is the use of therapy for a malignant wound legitimate in a palliative contexto? Palliat Med. 2015;10(5):1161-89.

REFERÊNCIAS BIBLIOGRÁFICAS

1. Graves ML, Sum V. Providing Quality Wound Care at the End of Life. J Hosp Palliat Nurs. 2013; 15(2): 66-74.

2. Cordeiro FR, Tristão FS, Zillmer JGV, Padilha MAS, Fonseca ACF, Fernandes VP. Avaliação e cuidados com a pele no final da vida. Evidentia [internet]. 2019; 16:e12334. Disponível em: https://wp.ufpel.edu.br/francielefrc/files/2019/04/artigopeleefinaldevida.pdf

3. Tilley CP, Fu MR, Lipson JM. Palliative Wound, Ostomy and Continence Care. In: Ferrell BR, Paice JA. Oxford Textbook of Palliative Nursing. 5 ed. USA: Oxford University Press; 2019. p. 251-84.

4. Woo KY, Krasner DL, Kennedy B, Wardle D, Moir O. Palliative Wound Care Management Strategies for Palliative Patients and Their Circles of Care. Adv Skin Wound Care. 2015; 28(3):130-40.

5. Santos LCG. Atualização. Resumo. SCALE – Modificações da Pele ao Final da Vida. SCALE – Skin Changes at Lifes End. ESTIMA [internet]. 2009; 7(3). Disponível em: https://www.revistaestima.com.br/estima/article/view/260.

6. Understanding the Kennedy Terminal Ulcer. Kennedy Terminal Ulcer [internet]; 2014. Disponível em: http://www.kennedyterminalulcer.com. Acessado em: 13 set 2020.

7. Ayello EA, Levine JM, Langemo D, Kennedy-Evans KL, Brennan MR, Sibbald RG. Reexamining the literature on terminal ulcers, SCALE, skin failure, and unavoidable pressure injuries. Adv Skin Wound Care. 2019; 32:109-21.

8. Beldon P. Managing skin changes at life´s end. Wound Essentials. 2011; 6:76-9.

9. Franck EM, Santos VLCG. Alterações de pele na fase final de vida: falência cutânea. In: de Carvalho RT, Rocha JA, Franck EM (ed.). Cuidados Paliativos: falências orgânicas. São Paulo: Manole; 2019. p. 181-91.

10. McKeown A, Davidson J, Adam J, Welsh J. pre-morbid skin changes in patients with cancer: using 'Welam's sign' as a new prognostic marker? Int J Palliat Nurs. 2009; 15(6):272-3.

11. Trombley K, Brennan MR, Thomas L, Kline M. Prelude to death or practice failure? Trombley-Brennan terminal tissue injuries. Am J Hosp Palliat Care. 2012; 29(7):541-5.

12. Brasil. Ministério da Saúde. Instituto Nacional de Câncer/INCA. Coordenação de Assistência (COAS). Série Cuidados Paliativos. Tratamento e controle de feridas tumorais e úlceras por pressão no câncer avançado [Internet]. Rio de Janeiro. 2009. Disponível em: http://bvsms.saude.gov.br/bvs/publicacoes/inca/Feridas_Tumorais.pdf. Acessado em: 21 set 2020.

13. Ferris FD, Khateib AAA, Fromantin I, Hoplamazian L, Hurd T, Krasner DL, et al. Palliative wound care: managing chronic wounds across life's continuum: a consensus statement from the International Palliative Wound Care Initiative. J Palliat Med. 2007; 10(1):37-9.

14. Singh S, Athar M, Chaudhary A, Tiwaris S. Effect of Ivermectin on Wound Myiasis – A Hospital Based Study. Ann Clin Lab Res [internet]. 2017; 5(4):200. Disponível em: https://www.aclr.com.es/clinical-research/effect-of-ivermectin-on-wound-myiasis-a-hospital-based-study.pdf

15. Rio S, Bonnecaze G, Garrido I, Ferron G, Grolleau J-L, Chaput B. Is the use of therapy for a malignant wound legitimate in a palliative context? "The concept of NPWT ad vitam": A case series. Palliat Med. 2015; 10(5):1161-89.

Perioperatório

96

Sarah Ananda Gomes
Camila Rabelo M. Andrade

"Não tivemos nenhuma dificuldade para explicar os perigos específicos das diversas opções de tratamento, mas nunca tocamos de fato na realidade de sua doença. Seus oncologistas, radioterapeutas, cirurgiões e outros médicos o acompanharam durante meses de tratamento para um problema que sabiam que não poderia ser curado. Nunca conseguimos discutir abertamente a respeito de sua condição ou de nossos limites, muito menos sobre aquilo que mais poderia lhe importar com a aproximação do fim de sua vida. Se ele estava correndo atrás de uma ilusão, nós também estávamos."[1]

Introdução

Apesar de serem campos com muitas distinções, a medicina paliativa e a cirurgia têm andado lado a lado no cuidado de pacientes com doenças avançadas há muitos anos. Um estudo com 1,8 milhão de indivíduos da população americana mostrou que 20% deles foram submetidos a algum procedimento cirúrgico no último ano de vida.[2]

O próprio nome "cuidados paliativos" foi cunhado por um cirurgião, Dr. Balfour Mount, há mais de 30 anos. Segundo Mount, cirurgiões deveriam buscar, além da sobrevida, desfechos como conforto e funcionalidade quando considerassem a realização de um procedimento cirúrgico.[3] Já o American College of Surgeons (ACS) afirmou, em documento de 2005, que os cuidados paliativos constituem componente do cuidado essencial para a promoção do manejo cirúrgico de qualidade e mencionou que este deve ser oferecido para pacientes em diferentes estágios de doença e não apenas àqueles no final da vida.[4]

Pré-Operatório

Os pacientes com doenças limitadoras da vida constituem um grupo heterogêneo, o que dificulta a padronização de um caminho único de avaliação. No entanto, recomendações disponíveis em *guidelines* destinados ao manejo do paciente cirúrgico em geral podem servir de ponto de partida para oferecer um cuidado individualizado.

O *guideline* de avaliação pré-operatória de adultos, da European Society of Anaesthesiology (ESA), faz diversas recomendações, algumas delas agrupadas na Tabela 96.1.[5]

Tabela 96.1. Recomendações para cuidados pré-operatórios e graus de evidência.

Avaliar funcionalidade, fragilidade e ansiedade no pré-operatório (1B)

A avaliação deve ser realizada com tempo suficiente para permitir a implementação de medidas pré-operatórias que otimizem desfechos (2C)

Todas as consultas no pré-operatório devem incluir informações sobre os riscos do procedimento (1B)

Manter esforço permanente para treinamento em comunicação (1B)

Utilizar escore NSQIP ou RCRI para avaliação de risco cardiovascular (1B) e ASA-PS, RCRI, NSQUIP ou MICA para avaliar risco de morbidade (1C)

Perguntar explicitamente sobre uso de drogas herbais (2B) e interromper seu uso duas semanas antes do procedimento cirúrgico (2B)

Com relação às drogas psicotrópicas, é recomendado avaliação cardiológica em usuários crônicos de tricíclicos (2B), e não descontinuar antidepressivos (1B), exceto os inibidores irreversíveis da MAO. Antipsicóticos devem ser mantidos em portadores de esquizofrenia (1C) e lítio deve ser interrompido 72 horas antes da cirurgia (2C); exceto em caso de cirurgia menor com uso de anestesia local (2C)

Com relação à população geriátrica, é recomendado avaliar funcionalidade com a avaliação geriátrica ampla (1B), comorbidades com índice de comorbidade de Charlson (1B), ajustar medicações no perioperatório, utilizando o critério de Beers (1B), avaliar depressão (1B), cognição (1B), fatores de risco para *delirium* (1B), déficits sensoriais (1B) e fragilidade (1B)

NSQIP: National Surgical Quality Improvement Program Index; ASA-PS: American Society of Anesthesiology Physical Status; RCRI: Revised Cardiac Risk Index; NSQUIP: National Surgical Quality Improvement Program Index; MICA: Myocardial Infarction and Cardiac Arrest Index; MAO: monoamina oxidase.

Com relação a contribuições específicas da equipe interdisciplinar de cuidados paliativos no pré-operatório, esta deve atuar na otimização de condições clínicas de pacientes frágeis, identificação e manejo de sintomas como humor deprimido, controle inadequado da dor e abordagem de barreiras psicossociais. A equipe deve ainda discutir sobre diretivas antecipadas de vontade (DAV) antes das cirurgias propostas, em ambiente estável e controlado, o que possibilita comunicação mais eficiente quando comparada à discussão que ocorre no período caótico dos últimos dias de vida ou após complicações ocorridas no pós-operatório.[6]

Com relação aos desfechos, um estudo de Ernst *et al.* mostrou que a implementação de ferramenta de *screening* para identificação de pacientes frágeis, com posterior encaminhamento para consulta de cuidados paliativos, aumentou o acionamento da equipe de cuidados paliativos pela cirurgia e a proporção de pacientes avaliados antes da cirurgia, e, ainda, reduziu de forma significativa a mortalidade operatória em 30, 180 e 360 dias.[7]

Discussão sobre diretivas antecipadas e ordem de não reanimação

As diretivas antecipadas de vontade constituem processo pelo qual equipe e paciente discutem preferências sobre cuidados em saúde a serem implementadas quando esse paciente não puder expressar a sua vontade.[8] As DAV podem permitir o início do acompanhamento pela equipe de cuidados paliativos, evitar tratamentos fúteis, inadequados ou indesejados e melhorar a qualidade de vida.[9]

Todos os pacientes portadores de doenças ameaçadoras da vida, bem como aqueles a serem submetidos a cirurgias de alto risco, deveriam ter acesso a informação de qualidade, que permitisse decisão compartilhada entre paciente e equipe sobre preferências de cuidados. O ACS faz recomendação formal para um grupo específico e menciona que as DAV devem ser elaboradas no pré-operatório de cirurgias eletivas de pacientes idosos.[10]

Essa discussão deve ser realizada no pré-operatório pelas equipes de cirurgia e anestesia, que são equipes detentoras do conhecimento especializado sobre riscos e prognósticos específicos relacionados aos procedimentos propostos. Com isso, no caso de dificuldade na comunicação ou complexidade do quadro, a equipe de cuidados paliativos pode ser acionada.[11]

Um estudo avaliou atitudes de anestesistas em relação às DAV e às ordens de não reanimação (ONR) e constatou que 90% deles acreditavam que estas são instrumentos importantes no cuidado perioperatório, mas percebiam ter treinamento insuficiente para iniciar essa discussão. Foram apontadas as seguintes barreiras: falta de tempo e falta de consenso entre os clínicos e entre as hierarquias profissionais.[12]

A discussão sobre a ONR deve fazer parte das DAV, após revisão da condição geral do paciente, história natural da doença, prognóstico e metas do cuidado. Além disso, devemos ter em mente que ao considerar o cenário de um procedimento cirúrgico, que requer anestesia, surge o dilema de como conciliar a administração de um anestésico em um paciente com ONR. Esse dilema advém do fato de que a parada cardíaca na sala cirúrgica pode resultar de eventos reversíveis, e a reanimação nesse cenário pode ter resultados melhores que em outros contextos.

Do ponto de vista ético, é inadequado exigir a suspensão universal de uma ONR para realização de uma operação ou anestesia, pois essa conduta viola o direito de autodeterminação do paciente. Esse é o posicionamento das entidades ACS e Association of Operating Room Nurses (AORN), que afirmam que, no caso de divergências, deve ser realizada discussão entre cirurgião, anestesista e paciente/representante para fornecer explicação sobre os riscos específicos da anestesia e do procedimento proposto, e assim chegar a um consenso em relação à ONR. O paciente pode optar por suspender a ONR, mantê-la ou atrelá-la a situações específicas, como realizar reanimação no caso de parada cardíaca facilmente reversível.[13]

Nos casos em que o paciente/representante optar por manter a ONR, Knipe *et al.* sugerem implementar intubação, ventilação e uso de vasopressores em paciente com circulação espontânea. Se o paciente se deteriorar apesar dos tratamentos ativos a ponto de ocorrer a parada cardíaca, a reanimação cardiopulmonar (RCP) e outros tratamentos não seriam realizados.[14]

Pós-Operatório

Pacientes com doenças avançadas submetidos a procedimentos cirúrgicos apresentam grande chance de intercorrer no pós-operatório com complicações clínicas e diferentes sintomas. Abaixo são citadas duas complicações frequentes nesse contexto.

O *delirium* pode ocorrer em diferentes cenários, mas é mais comum em idosos, no caso de cirurgias de grande porte ou emergenciais, em pacientes com maior carga de comorbidades e disfunção de múltiplos órgãos. Além disso, está associado a piora cognitiva, aumento do tempo de internação, de custos e mortalidade. Por essas razões, é essencial avaliar fatores de risco e monitorizar sinais e sintomas para detecção precoce. Antipsicóticos não devem ser usados de forma profilática, mas no caso de *delirium* ativo é recomendado o uso de haloperidol em dose baixa ou antipsicóticos atípicos. A prevenção de *delirium* é realizada por meio de controle álgico adequado, uso de medidas não farmacológicas como facilitação da orientação têmporo-espacial, disponibilização de próteses auditivas e visuais, manutenção do ciclo sono-vigília, retirada de sondas não essenciais, mobilização e nutrição precoce.[15]

Outros sintomas frequentes são a náusea e os vômitos. O *guideline* da ESA recomenda que cada serviço implemente um guia próprio de manejo, com avaliação de fatores de risco, algoritmo de tratamento e monitorização da incidência. Como profilaxia, estudos sugerem evitar uso de óxido nitroso, usar anestesia intravenosa total e manter uso racional de opioides. Para tratamento farmacológico, podem ser usados inibidores HT3, que devem ser administrados ao final da cirurgia para ampliar a cobertura no pós-operatório, a não ser que sejam usadas drogas com meia-vida mais longa como a palonosetrona ou os inibidores NK1 como o aprepitanto. Os corticoides, como a dexametasona, têm eficácia citada em estudos no contexto do perioperatório, sendo que associações com aumento de infecção de ferida ou recorrência de tumor não foram confirmadas. Muitos estudos usaram combinação de antieméticos em pacientes de alto risco, no entanto é importante lembrar que o uso de medicações com o mesmo mecanismo de ação não é recomendado.[5]

Conclusão

O trecho do livro "Mortais: nós, a medicina e o que realmente importa no final"[1] escrito pelo cirurgião Atul Gawande, citado no preâmbulo do presente capítulo, evidencia desafios enfrentados pelos profissionais de saúde no manejo do paciente portador de doença avançada com proposta de intervenção cirúrgica. Para a melhora desse cuidado, a medicina paliativa pode contribuir de diversas formas, sendo talvez a mais importante delas a comunicação eficiente e clara em relação ao diagnóstico, prognóstico e opções terapêuticas que possibilite escolhas conscientes por parte do paciente e a elaboração de plano de cuidados compatível com os valores desse.

Infelizmente, esse cuidado ainda é oferecido a pequena parcela dos pacientes e, para mudar esse cenário, é fundamental identificar precocemente pacientes com esse perfil, investir em treinamento das equipes cirúrgicas em competências como manejo de dor e comunicação em saúde, além de promover maior integração entre as equipes.

REFERÊNCIAS BIBLIOGRÁFICAS

1. Gawande A. Mortais: nós, a medicina e o que realmente importa no final. Traduzido por Renata Telles. Rio de Janeiro: Objetiva; 2015. 237 p.

2. Kwok AC, Semel ME, Lipsitz SR, Bader AM, Barnato AE, Gawande AA, et al. The intensity and variation of surgical care at the end of life: a retrospective cohort study. Lancet. 2011 out; 378(9800):1408-13.

3. Lavinas Santos MC, Freitag Pagliuca LM, Carvalho Fernandes AF. Palliative care to the cancer patient: reflections according to Paterson and Zderad's view. Rev Lat Am Enfermagem. 2007 mar-abr; 15(2):350-4.

4. Task Force on Surgical Palliative care; Committee on Ethics. Statement of principles of palliative care. Bull Am Coll Surg. 2005 ago; 90(8):34-5.

5. De Hert S, Staender S, Fritsch G, Hinkelbein J, Afshari A, Bettelli G, et al. Pre-operative evaluation of adults undergoing elective noncardiac surgery: Updated guideline from the European Society of Anaesthesiology. Eur J Anaesthesiol. 2018 jun; 35(6):407-65.

6. Rhee C, McHugh M, Tun S, Gerhart J, O'Mahony S. Advantages and Challenges of an Interdisciplinary Palliative Care Team Approach to Surgical Care. Surg Clin North Am. 2019 out; 99(5):815-21.

7. Ernst KF, Hall DE, Schmid KK, Seever G, Lavedan P, Lynch TG, et al. Surgical palliative care consultations over time in relationship to systemwide frailty screening. JAMA Surg. 2014 nov; 149(11):1121-6.

8. Pavão JC, Espolador RCRT. As disposições sobre diretivas antecipadas de vontade no brasil. Rev Dir Público. 2019 ago; 14(2):168-86.

9. Partridge JS, Harari D, Dhesi JK. Frailty in the older surgical patient: a review. Age Ageing. 2012 mar; 41(2):142-7.

10. Mohanty S, Rosenthal RA, Russell MM, Neuman MD, Ko CY, Esnaola NF. Optimal Perioperative Management of the Geriatric Patient: A Best Practices Guideline from the American College of Surgeons NSQIP and the American Geriatrics Society. J Am Coll Surg. 2016 mai; 222(5):930-47.

11. Ramachenderan J, Auret K. The Challenge of Perioperative Advance Care Planning. J. Pain Symptom Manage. 2019 set; 58(3):538-42.

12. Keon-Cohen Z, Myles PS, Story DA. A survey of Australian and New Zealand anaesthetists' attitudes towards resuscitation orders in the perioperative setting. Anaesth Intensive Care. 2017 mai; 45(3):396-402.

13. Shapiro ME, Singer EA. Perioperative Advance Directives: Do Not Resuscitate in the Operating Room. Surg Clin North Am. 2019 out; 99(5):859-65.

14. Knipe M, Hardman JG. I. Past, present, and future of 'Do not attempt resuscitation' orders in the perioperative period. Br J Anaesth. 2013; 111(6):861-3.

15. Aldecoa C, Bettelli G, Bilotta F, Sanders RD, Audisio R, Borozdina A, et al. European Society of Anaesthesiology evidence-based and consensus-based guideline on postoperative delirium. Eur J Anaesthesiol. 2017 abr; 34(4):192-214.

Cirurgia Paliativa

97

Vitor Carlos Santos da Silva

Introdução

O termo cirurgia paliativa se refere ao conjunto de ações voltadas para amenizar o sofrimento de pacientes e familiares, tendo como eixo terapêutico principal a equipe cirúrgica. Os cirurgiões, em suas diversas subespecialidades, podem estar na linha de frente do cuidado e serem responsáveis por promover conforto, cujas competências técnicas se baseiam em estudo anatômico, biossegurança, organização logística, previsão de cenários possíveis e adoção de táticas diante de imprevistos. Como ferramentas nas ações paliativas estão a busca por resolução em situações críticas (com foco no alívio de sofrimento) e as abordagens interdisciplinares e multiprofissionais em diferentes modelos de assistência. O cirurgião então figura como mediador da segurança e do conforto aos pacientes e familiares elegíveis aos cuidados paliativos.

A formação cirúrgica tem como alicerce o conhecimento adquirido não só nas aulas de anatomia e técnica operatória, garantindo precisão para um procedimento perfeito, mas sobretudo na convivência com profissionais experientes, que dedicam suas "horas de sutura" e "números de operações" às vidas enlaçadas pelo elo profissional. Sob alto grau de expectativas e gerando marcos na história clínica e no vínculo com a equipe, o centro cirúrgico torna-se então palco de eventos memoráveis da vida de pacientes e familiares. O histórico fator divino atribuído por gerações às práticas cirúrgicas era reforçado pela atitude de entrega dos pacientes a qualquer possibilidade resolutiva do ato operatório. Num cenário de incurabilidade, as mãos do cirurgião devem prover medidas voltadas para o alívio sintomático, estando as suas atitudes objetivas em paralelo à manutenção da dignidade humana. O objetivo do cuidado então é voltado para reduzir morbidade sintomática, recuperar a função, se possível, e preservar a autonomia no fim da vida.

O profissional cirúrgico é imbuído do desejo inerente da resolutividade, proporcionada por ressecções, hemostasias, desvios de trânsito, recirculação, suturas e tantas outras situações que visam restabelecer o equilíbrio em situações críticas. Contudo, tais ações também carregam potencial de causar desconforto, ainda que proporcionais a situações com intenção curativa. Se consideradas desproporcionais, são responsáveis por sofrimento e má qualidade de morte. Mensuração da qualidade de vida, comunicação e poder de decisão tornam-se indicadores prioritários ao serviço cirúrgico engajado com a filosofia paliativa. O processo de integração restaurativa-paliativa na área cirúrgica deve ocorrer quando os profissionais se mostrarem abertos aos princípios multidimensionais do cuidado, compreendendo necessidades também em campos extrafísicos (agregando componentes sociofamiliar, emocional e espiritual), da comunicação efetiva e da bioética, proporcionando deliberação terapêutica adequada para situações ameaçadoras da vida.[1,2]

Projeções assistenciais

Ações paliativas podem ocorrer em todos os ambientes cirúrgicos, uma vez que deverão estar centradas nas necessidades do paciente. Os modelos ambulatorial e hospitalar, independentes das instalações e tecnologias oferecidas, podem servir de base para assistir pacientes elegíveis. A inclusão do paciente no plano avançado de cuidados se inicia ainda em cenário pré-operatório, para a investigação da doença e agendamento cirúrgico, em que uma empática comunicação proporcionaria sólido vínculo baseado na verdade e no preparo para as possibilidades terapêuticas. A confiança seguiria alinhada ao respeito às decisões tomadas entre a equipe e paciente, assim projetada para as instituições afins de cuidado.[3]

A projeção dos possíveis desfechos pós-operatórios, em nível de informação e condutas oferecidas ao paciente desde o vínculo ambulatorial, pode servir de linha evolutiva prognóstica e fator de moderação terapêutica. Dessa forma, torna-se essencial definir com pacientes e equipes a programação dos procedimentos (se curativos ou paliativos), riscos transoperatórios inerentes (cirúrgicos e clínicos) e limites profissionais diante de diferentes cenários (progressão de doença, inventários intraoperatórios desfavoráveis, limitação de recursos materiais e de equipes, e recusa do paciente conforme suas diretivas antecipadas e registro em prontuário).

Compreendendo as ações multiprofissionais, o ato operatório está elencado em revezamento de cuidados, marcado por responsabilidades hierárquicas não limitadas à figura do cirurgião principal e ajudantes. Estas cabem também às categorias presentes no teatro cirúrgico, extensivas à equipe anestésica, de enfermagem, de radiologia, administrativa, entre outras. A assistência fora da sala de operações e voltada, portanto, para a família deverá ser assegurada por todos aqueles profissionais elencados no suporte perioperatório, sob ótica multidimensional e tendo papel-chave no acolhimento das demandas. Suporte socioemocional e acolhimento espiritual deverão estar disponíveis durante todo o processo, em reforço à filosofia integral dos cuidados paliativos.[4,5]

Ações paliativas em diferentes perfis cirúrgicos

Os procedimentos variam quanto ao objetivo, extensão, grau de contaminação, tempo de execução e, ainda, quanto aos recursos materiais e humanos empregados. A Tabela 97.1 exibe classificação quanto ao objetivo. Entende-se que mesmo nas cirurgias com intenção curativa, independentemente da especialidade do cirurgião, o paciente se beneficia de ações paliativas adjuntas de ótimo controle de sintomas (literatura aponta brechas de manejo perioperatório quanto ao adequado controle de dor, dispneia, obstipação, ansiedade, distúrbios do sono), além de ferramentas de comunicação sobre evolução e prognóstico, diagnóstico situacional de demandas multidimensionais para encaminhamento multiprofissional, reforçando também o uso de medidas não cirúrgicas para melhor qualidade de vida.[6]

Os procedimentos de ressecção completa para neoplasias (chamada de R0), em especial os realizados em cavidades, são responsáveis por mudanças topográficas radicais, incluindo retiradas multiórgãos em bloco, interposições e derivações que visam ao restabelecimento de trânsito digestivo e/ou urinário, com alta repercussão pós-operatória, no que se refere à carga sintomática, acesso à reabilitação e impacto funcional e da autoimagem. Nesse grupo estão as lobectomias anatômicas, gastroduodenopancreatectomias radicais, cistectomias radicais, cirurgias curativas de cabeça e pescoço com esvaziamento cervical, amputações de membros. Ainda que contemplem intenção curativa, sob a ótica paliativa, devem projetar eventuais sequelas, mutilações, perda temporária ou definitiva da funcionalidade e demais complicações que possam encurtar a sobrevida. Pacientes submetidos a cirurgias radicais seguem sujeitos a protocolos institucio-

Tabela 97.1. Classificações das cirurgias quanto ao objetivo.

Termo	Elementos-chave	Exemplos
Cirurgia diagnóstica	Investigação (biópsias abertas e via vídeo)	Laparoscopias, endoscopias
Cirurgia radical	Ressecção radical, intenção curativa	Ressecções primárias
Cirurgia adjuvante e suporte multimodal	Combinada com outras terapias, visando ao melhor controle de sintomas e efeito funcional/estético para qualidade de vida	Citorreduções, reparadoras ou órgão-preservadoras Resgates pós-QT ou radioterapia Suporte vascular e nutricional
Metastasectomias	Minimizar disseminação tumoral após controle de doença primária (citorredução); controle sintomático	Ressecção visceral, ganglionar e do sistema nervoso central
Cirurgia de urgência	Cirurgia em crises de necessidade com risco à vida e julgada como benéfica no plano de cuidados	Punções de alívio ventilatório, traqueostomia, desobstruções intestinais e urinárias, manejo de perfurações e hemostasia
Cirurgia higiênica	Voltada à preservação da dignidade humana, no controle de odor, secreções, retirada de tecidos e órgãos desvitalizados	Cirurgias de superfície ou cavidades para higiene de necroses; amputações

nais de eventos gerenciáveis (tromboembolismo, infecções de dispositivos, broncoaspiração etc.) além de seguir diferentes especialidades para trabalho conjunto.

A equipe estará à frente de diversos eventos de crises de necessidade eminentemente cirúrgicas, seja pelo caráter intervencionista via dispositivos, seja pela eventual falha de tratamento clínico. Na ocasião de doença disseminada ou repercussão sistêmica maior (em neoplasias com alta carga metastática, ou em vasculopatias com lesão de órgão-alvo), ou, ainda, diante de grande comprometimento funcional, a cirurgia pode trazer conforto com os seguintes planos: citorredução (redução de volume tumoral, comum como medida adjuvante à terapia antineoplásica); controle local de sintomas compressivos limitantes (dispneia e dor, obstipação) por meio de punções de alívio em cavidades e drenagem de abscessos; promoção de ostomias digestivas e urinárias diante de processos obstrutivos; acessos alimentares e vasculares para suporte; descompressão medular para restabelecimento de função neuromuscular. Procedimentos higiênicos e reparadores figuram suma importância para a preservação da dignidade humana, visando à recuperação da autoimagem e reinserção social, com o devido controle de secreções, mau odor, cicatrizes e adaptação a órteses e próteses.[7] A Tabela 97.2 traz exemplos de procedimentos proporcionais a um grau de funcionalidade compatível com benefício e teto anestésico e cirúrgico.

Eventuais decisões acerca de limites técnicos e riscos agregados durante o ato operatório poderão ser fornecidas por membros da equipe em momentos que se julguem necessários à terapêutica. Parâmetros como grau de funcionalidade, estado nutricional, imunossupressão e sequelas prévias à cirurgia são mediadores importantes no processo decisório. O *continuum* de ações segue para o pós-operatório imediato na sala de recuperação anestésica, onde o paciente eventualmente poderá interagir com a equipe e estar ciente dos resultados passíveis de informação nesse momento; e posterior encaminhamento para as demais unidades institucionais, sejam abertas às enfermarias ou para a unidade de cuidados intensivos. Aqui começam a surgir outras demandas que exigem disponibilidade para monitorização sintomática conjunta em necessárias reavaliações e interação com os demais profissionais para o sucesso.

Tabela 97.2. Descrição de procedimentos paliativos.

Objetivos	Procedimentos
Punções para alívio	Paracentese, toracocentese, drenagem de abscesso, seroma, hematoma
Controle sintomático • Descompressão • Hemostasia • *Debulking* • Analgesia	• Digestivos (colostomia, ileostomia, gastrostomia, jejunostomia, drenagem biliar); ressecções (gastrectomia, colectomia, enterectomia) • Respiratórios (traqueostomia, toracostomia, pleurodese, ressecções endobrônquicas, implante de *stents*) • Neurológicos (craniotomia, ressecções de metástases, laminectomia, discectomia, cordotomia, liberação de nervo periférico) • Urológicos (cistostomia, ureterostomia, nefrostomia, prostatectomia) • Ginecológicos (histerectomias, anexectomias, *debulking* ovariano) • Ortopédicos (fixação, vertebroplastia percutânea, transposição tendinosa) • Superficiais (fasciotomias, escarotomias, sinéquias, enucleações)
Nutricional	Ostomias alimentares (gastrostomia, jejunostomia) Derivações (gastroenteroanastomoses, jejunoileoanastomoses)
Vasculares	Hemostasia (ligaduras de vasos, embolizações, ressecções orgânicas) Acessos vasculares (*shunts* temporários ou definitivos) Suporte à oncologia, nefrologia, gastroenterologia, nutrologia, cardiologia
Bloqueio hormonal	Ressecção ovariana, testicular, adrenal, tireoidiana, hipofisária
Higiene	Remoção de tecidos desvitalizados, suporte a curativos, amputações
Estético-funcional	Reconstrutores, suporte a próteses, intervenções invasivas analgésicas

A avaliação da extensão operatória, aqui incluindo o grau de ressecabilidade, deve ser feita preferencialmente antes da cirurgia, no processo de estadiamento, guardando decisões intraoperatórias para situações de surpresas diagnósticas e eventuais intercorrências. Ainda assim, preservando o poder decisório conjunto entre equipe, paciente e familiares, atualizações periódicas do quadro operatório podem contribuir para ações coordenadas conjuntas, na possibilidade de alinhar ao máximo a autonomia do paciente com as decisões técnicas do cirurgião responsável. Torna-se importante, portanto, que o profissional identifique dilemas éticos para acessar escolhas de tratamento em diferentes cenários clínicos, sendo o mais proeminente garantir informação honesta ao paciente sem destruir a esperança. Como barreiras às ações paliativas, são citadas as limitações institucionais do cuidado, a referência a partir de outros especialistas e a abordagem do fim da vida envolvidas em decisão complexa de tratamento.[8] Não se tornam proporcionais, portanto, quadros cirúrgicos (ainda que urgentes) em processos ativos de falecimento, bem como se associados a comorbidades descompensadas igualmente limitantes e que não venham a agregar real benefício. Seguem exemplos que merecem tal consideração:

- Paracentese de alívio indicada para paciente com tumor avançado de fígado em quadro de insuficiência respiratória e encefalopatia e baixa *performance* (PPS 10% e ECOG 4);
- Intervenção coronariana primária para paciente em quadro de infarto do miocárdio em vigência de choque cardiogênico e arritmias como processo final de doença cardíaca;
- Procedimentos torácicos para portadores de hipersecreção e infecção respiratória de repetição por bronquiectasias, em curso de demência avançada com restrição total de cuidados;
- Neurocirurgias como craniotomia descompressiva para eventos hemorrágicos intracranianos extensos em idosos com importante fragilidade e comprometimento funcional prévio.

Uma interessante abordagem para sucesso terapêutico em cirurgias eletivas de alto risco está em oferecer consultas cirúrgicas paliativas em momentos diferentes do seguimento. Referenciar no pré-operatório a times paliativos e avaliar fragilidade e intervenções em sintomas mediados podem levar à significativa redução de mortalidade, demonstrando benefício no suporte de equipes especializadas em cuidados paliativos na cirurgia geral e especialidades.[9]

Atitudes e competências paliativas do profissional cirúrgico

Independentemente dos procedimentos cirúrgicos executados, todos os profissionais cirúrgicos figuram extrema importância assistencial e devem estar adequadamente treinados para o manejo de fim de vida a fim de assegurar o melhor cuidado para seus pacientes e familiares. Expertise cirúrgica alinhada a adequadas técnicas de comunicação e controle sintomático perioperatório demonstram atitude compassiva e qualidade assistencial de excelência.[10]

O treinamento de competências paliativas do profissional agrega, portanto, boas práticas de conduta técnica e acolhimento ao rigor necessário da formação cirúrgica. Programas americanos bem-sucedidos de treinamento para cirurgiões em formação (Califórnia, Arizona) demonstraram melhora do conhecimento, atitude e habilidades paliativas nos residentes.[11] O envolvimento de tais competências para cirurgiões comprometidos com os cuidados paliativos está além da expectativa primária do serviço cirúrgico, podendo ser classificada em níveis de 1 a 4. O nível 1 envolve profissionais familiarizados com princípios básicos paliativos, como manejo de dor crônica não complicada, e de outros sintomas, e comunicação de más notícias, além de direcionar pacientes elegíveis a serviços de cuidados paliativos. O nível 2 soma contribuição em comitês afins, como ética, farmácia e cuidado centrado no paciente, além de participar na educação continuada e visitas de serviços paliativos. Os níveis 3 e 4 trazem cirurgiões certificados em cuidados paliativos, inseridos em times multidisciplinares especializados e pesquisa, respectivamente.[12] Na Tabela 97.3, estão demonstradas as atitudes paliativas desejadas para uma conduta de excelência.

A compreensão de um modelo integrado de ações paliativas à prática cirúrgica é uma realidade necessária à excelência assistencial, em que novas habilidades contribuem para melhores decisões nos diversos cenários cirúrgicos. A decisão compartilhada com o paciente, familiares e outros integrantes da equipe envolvidos na linha do cuidado deve passar também pela projeção de possíveis cenários que demonstrem diferentes desfechos: sequelas pós-operatórias (cirúrgicas ou clínicas), uso prolongado de dispositivos, necessidade por reabilitação multi-

---

Tabela 97.3. Atitudes do profissional cirúrgico conforme as competências paliativas.

Atitudes	Competências
Proatividade	Controle sintomático efetivo e multimodal no plano de cuidados
Proporcionalidade	Adequação terapêutica para procedimentos proporcionais aos riscos
Disponibilidade	Presença para informar sobre os procedimentos e evolução cirúrgica
Comunicabilidade	Usar técnicas de comunicação integral sob escuta e empatia
Veracidade	Utilizar a verdade suportável e progressiva na comunicação
Sensibilidade	Expressar acolhimento e gerenciar perdas do paciente e familiares
Transdisciplinaridade	Demonstrar conhecimento sobre a equipe e compartilhar demandas
Respeito à autonomia	Ciência de valores, eventuais desejos e diretivas de vontade do paciente

profissional para ganho funcional, gerenciamento de conflitos interfamiliares e interprofissionais, entre outras situações complexas. A garantia da autonomia do paciente, no que se refere aos seus desejos frente ao benefício cirúrgico proposto, deverá estar alinhada com a nova realidade enfrentada.

REFERÊNCIAS BIBLIOGRÁFICAS

1. Krouse RS, Nelson RA, Farrell BR, Grube B, Juarez G, Wagman LD, et al. Surgical palliation at a Cancer Centre. Incidence and outcomes. Arch Surg. 2011; 136:773-8.

2. McCahill LE, Krouse R, Chu D, et al. Indications and use of palliative surgery: results of Society of Surgical Oncology survey. Ann Surg Oncol. 2002; 9:104-12.

3. Ball ABS, Baum M, Breach NM. Surgical palliation. In: Doyle D, Hanks GWC, MacDonald N (eds.). Oxford Textbook of Palliative Medicine. 2 ed. Oxford, UK: Oxford University Press; 1998. p. 282-99.

4. Lilley EJ, et al. Palliative Care in Surgery: Defining the Research Priorities. Ann Surg. 2018 jan; 267(1): 66-72.

5. Ciambella CC, Beard RE, Miner TJ. Current role of palliative interventions in advanced pancreatic cancer. World J Gastrointest Surg. 2018 out; 10(7):75-83.

6. McCahill L, Ferrell B. Palliative surgery for cancer pain. West J Med. 2002; 176:107-10.

7. Alcântara PSM. Cuidados Paliativos CREMESP. Cirurgia Paliativa. São Paulo. 2008. p. 309-35

8. McCahill LE, et al. Decision Making in Palliative Surgery. J Am Coll Surg. 2002; 195:411-23.

9. Ernst KF, Hall DE, Schmid KK, Seever G, Lavedan P, Lynch TG, et al. Surgical palliative care consultations over time in relationship to Systemwide Frailty Screening. JAMA Surg. 2014; 149(11):1121-12.

10. Klaristenfeld DD, Harrington DT, Miner TJ. Teaching Palliative Care and End-of-Life Issues: A Core Curriculum for Surgical Residents. Ann Surg Oncol. 2007; 14:1801-6.

11. Raoof M, et al. Prospective evaluation of surgical palliative care immersion training for general surgery residents. Am J Surg. 2017 ago; 214(2):378-83.

12. Dunn GP. Surgical palliative care: an enduring framework for surgical care. Surg Clin N Am. 2005; 85: 169-90.

Procedimentos/Dispositivos Minimamente Invasivos e Estomias em Cuidados Paliativos

98

Alessandra Zanei Borsatto
Eliza Maffioletti Furtunato Leocádio Esteves
Luciana Pinto Saavedra
Nara Selaimen Gaertner Azeredo
Raphael Lacerda Barbosa

"Dor não tem nada a ver com amargura. Acho que tudo que acontece
é feito pra gente aprender cada vez mais, é pra ensinar a gente a viver.
Desdobrável. Cada dia mais rica de humanidade."

Adélia Prado

Introdução

A realização de qualquer procedimento invasivo paliativo deve objetivar o alívio ou a prevenção de sintomas e a melhoria de qualidade de vida.[1] Também pode contribuir para a restauração da função de órgãos e otimização de cuidados. Para tal, deve ser considerada a carga total de doença, a funcionalidade do paciente, prognóstico, riscos de complicações, mortalidade e morbidade associados ao procedimento proposto.[2] A realização de procedimentos invasivos pode conflitar com o alto risco cirúrgico e, em alguns casos, com a baixa expectativa de vida dos pacientes.[3] Essa singularidade dos pacientes sob cuidados paliativos traz a necessidade de se optar por procedimentos minimamente invasivos que possam trazer benefícios com o menor dano possível. Acrescenta-se a isso a necessidade de alinhamento da proposta com os valores e desejos do paciente.

O cuidado a pacientes portadores de estomias ou dispositivos invasivos exige equipe multiprofissional para o planejamento, gerenciamento e execução do cuidado proposto e necessário, incluindo atenção aos aspectos físicos e psicossociais envolvidos, educação em saúde, reabilitação, prevenção e manejo de complicações. Cada paciente portador de um dispositivo invasivo ou estomia demanda cuidados e orientações individualizados que não serão escopo deste capítulo. Ações específicas poderão demandar atendimento de enfermeiro estomaterapeuta, especialmente o manejo de complicações. Neste capítulo, serão apresentados, de maneira descritiva, os principais dispositivos invasivos/estomias em cuidados paliativos, sem pretensão de esgotar o conteúdo.

Traqueostomia

A traqueostomia é um dos procedimentos cirúrgicos mais antigos, com relatos da medicina hindu (1500 a.C.), e consiste na abertura de um estoma na parede anterior da traqueia, comunicando-a com o meio externo de maneira direta ou por meio da inserção de uma cânula. No século 19 foi utilizada como método de desobstrução de via área na epidemia de difteria europeia, cabendo a Chevalier e Jackson a padronização do procedimento em 1909.[4] Esse procedimento permite a perviedade da via aérea e a redução de 10% a 50% do espaço morto anatômico, minimizando a resistência e aumentando a complacência pulmonar.[5]

Em cuidados paliativos, sua indicação está relacionada, principalmente, a quadros de obstrução de via aérea superior por tumores de cabeça e pescoço; durante e após tratamento com ventilação mecânica prolongada; doenças congênitas e doenças neurodegenerativas, como a esclerose lateral amiotrófica (ELA). Aparece como desvantagem desse procedimento o comprometimento do mecanismo de tosse e da umidificação do ar inspirado, além de poder ocasionar mudanças na vida no âmbito comportamental e no relacionamento interpessoal, devendo ser considerado seu impacto na qualidade de vida antes de sua realização.[5]

Atualmente, além da técnica cirúrgica convencional, está à disposição a técnica percutânea.[6] Independentemente da técnica utilizada, a maioria dos pacientes (à exceção dos pacientes submetidos a laringectomia total) necessitará utilizar um dispositivo denominado "cânula", que garante que o traqueostoma permaneça pérvio e possibilita a higiene brônquica. Há diferentes cânulas disponíveis (algumas estão ilustradas nas Figuras 98.1 a 98.3), de diferentes materiais, tamanhos, com e sem balão (*cuff*), fonatórias etc., cujas indicações variam.

Os cuidados e as orientações dizem respeito à garantia de fixação da cânula; higiene brônquica; limpeza da cânula interna; cuidados com a pele periestomia; comunicação; troca da cânula, quando necessário; e prevenção/tratamento de complicações que podem envolver ocorrência de falso trajeto da cânula, sangramento, enfisema subcutâneo, obstrução da cânula, infecções, dermatite, estenose, granuloma, entre outras.

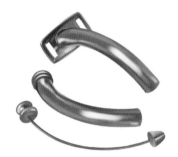

FIGURA 98.1. Cânula metálica.

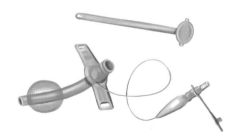

FIGURA 98.2. Cânula de PVC com balão.

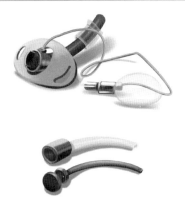

Figura 98.3. Cânula de PVC com balão e cânula interna.

Endoprótese traqueobrônquica

A estenose traqueobrônquica se caracteriza por uma redução da luz das vias áreas superiores e cursa com dispneia, estridor e pneumonia obstrutiva. A instalação de uma endoprótese traqueobrônquica tem como objetivos manter a permeabilidade das vias aéreas, preservar a função glótica e manter a qualidade da voz. Diferente da cânula de traqueostomia, a endoprótese possibilita o fluxo de ar translaríngeo, proporcionado a umidificação das vias aéreas e a preservação da voz.[7]

As endopróteses têm sido utilizadas em diversas situações em cuidados paliativos que envolvem obstrução, como nas neoplasias de vias aéreas, pulmão, cabeça e pescoço, esôfago, estenoses pós-intubação, trauma e traqueomalácia. São aplicadas sob controle endoscópico por broncoscopia e podem ser mantidas na luz traqueal por longos períodos de tempo.[7]

A desobstrução permanente e/ou temporária da via aérea produz significativa melhora da qualidade de vida e um potencial aumento na expectativa de vida em estenoses malignas e benignas causadas por compressão extrínseca ou doença intraluminal. A indicação dessa técnica beneficia 80% a 90% dos pacientes; cerca de 10% a 20% podem evoluir com migração de *stent* e retenção de muco local como complicações.[8]

Gastrostomia e jejunostomia

A gastrostomia consiste na criação de uma comunicação do estômago com a pele, por onde se insere um tubo, com o propósito de alimentar o indivíduo ou descomprimir o trato digestivo (disfagias primárias e em processos obstrutivos malignos altos).[9] Como via alimentar, é realizada quando a via oral não é mais possível ou segura, ou na substituição de cateteres nasogástricos/nasoenterais (que não devem exceder seis semanas de uso devido às complicações a eles relacionadas).[10]

Em comparação à jejunostomia, a gastrostomia permite a infusão de maiores volumes de dieta e apresenta menores riscos de complicações, podendo ser realizada por meio de técnica cirúrgica convencional ou laparoscópica, técnica radiológica percutânea e técnica endoscópica percutânea. As Figuras 98.4 a 98.6 ilustram alguns dispositivos.

Os cuidados e as orientações envolvem a escolha do dispositivo a ser utilizado; os procedimentos a serem adotados antes, durante e após a alimentação e administração de medicamentos; manutenção adequada do cateter; cuidados com a pele periestomia; troca do cateter; e prevenção/tratamento de complicações como as de origem infecciosa, deslocamento e migração do cateter, vazamento pericateter com ou sem dermatite, obstrução do cateter e

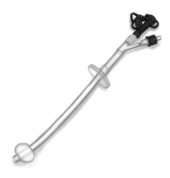

FIGURA 98.4. Cateter de silicone com fixação em balão.

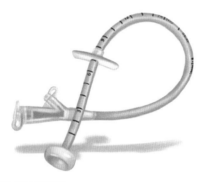

FIGURA 98.5. Cateter de silicone com fixação em disco.

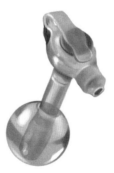

FIGURA 98.6. Dispositivo tipo *botton* com fixação em balão.

desenvolvimento de granuloma. Consideram-se algumas contraindicações ao procedimento: dificuldade técnica por obstrução do trato gastrointestinal a jusante do dispositivo; falhas na aproximação da parede abdominal (fixação de alça, caquexia extrema); presença de grande ascite; obesidade.[10]

Colostomia e ileostomia

A colostomia e a ileostomia são derivações intestinais do intestino grosso e do íleo, respectivamente. Estão indicadas no manejo de diversas condições e doenças, e, em cuidados paliativos, estão relacionadas principalmente a situações de suboclusão ou obstrução intestinal maligna, manejo de fístulas retovaginais decorrentes de tumores pélvicos avançados, malformações congênitas e doenças autoimunes.

A assistência a pacientes portadores de estomias intestinais (Figuras 98.7 a 98.9), assim como os outros tipos de estomias, teve considerável progresso com a estomaterapia (especialidade da enfermagem dedicada aos cuidados dos portadores de estomias, feridas, fístulas, drenos, cateteres e incontinências). Além disso, há no mercado diversos dispositivos (Figura 98.9) e produtos para o manejo das estomias intestinais, seja para a reabilitação, melhoria da qualidade de vida e tratamento/prevenção de complicações.

Os cuidados e as orientações estão relacionados à higiene da estomia e da pele periestomia, escolha do dispositivo coletor a ser utilizado, treinamento para troca do dispositivo coletor e seu manejo, vigilância da estomia no pós-operatório, orientações nutricionais e de reabilitação, além da prevenção e tratamento de complicações como prolapso, hérnia paracolostômica (Figura 98.8), retração, estenose, dermatites, entre outros.

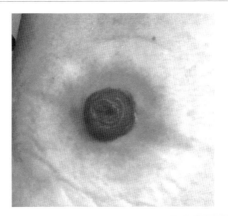

Figura 98.7. Ileostomia.

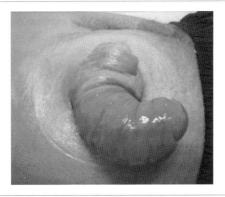

Figura 98.8. Colostomia em alça com prolapso.

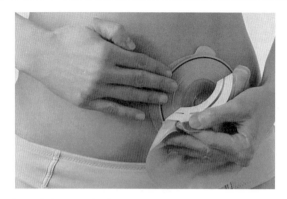

FIGURA 98.9. Dispositivo coletor de duas peças em uma colostomia terminal.

Nefrostomia percutânea

A nefrostomia consiste em uma derivação urinária externa que comunica a via excretora ao nível do rim com o meio externo, com a utilização de um cateter que transfixa o parênquima renal, uni ou bilateralmente.[11] Geralmente é realizada por radiologia intervencionista: um cateter *pigtail* (Figura 98.10) multifenestrado é inserido na pelve renal e acoplado a um dispositivo coletor (Figura 98.11). Em cuidados paliativos, a principal indicação da nefrostomia é a obstrução urinária/ureteral maligna por extensão direta de tumores abdômino-pélvicos primários ou metastáticos, e as principais complicações são as de origem infecciosa, hemorragia, obstrução, deslocamento e extravasamento pericateter.[12]

Os cuidados e as orientações ao paciente portador de nefrostomia envolvem a adequada ingesta hídrica e cuidados com o cateter e óstio de inserção, para a prevenção de infecção urinária/cutânea e obstrução do cateter; além dos cuidados com o dispositivo coletor de urina e prevenção de deslocamentos acidentais do cateter.

Outra opção de manejo da obstrução ureteral é o cateter colocado por via retrógrada endoscópica (duplo J) que dispensa o uso de dispositivos coletores, não altera a autoimagem do paciente e possui menor custo. Contudo, esse procedimento pode ser desafiador mesmo para urologistas experientes, especialmente quando há distorções anatômicas dos orifícios ureterais, o que pode limitar seu uso.[13]

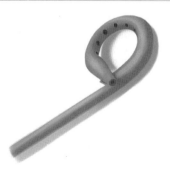

FIGURA 98.10. Cateter. *Pigtail*

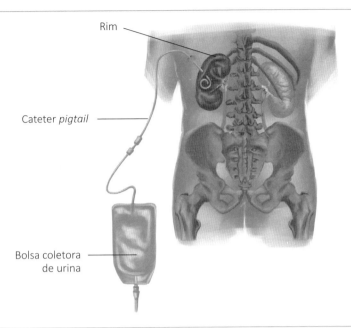

FIGURA 98.11. Esquema ilustrativo do cateter de nefrostomia acoplado à bolsa coletora.

Cistostomia

A cistostomia (Figura 98.12) consiste na instalação de um cateter na bexiga por via suprapúbica por meio de punção percutânea (com *kit* próprio disponível no mercado) ou cirurgia. Está indicada para pacientes que apresentam retenção urinária com impossibilidade de instalação do cateter via uretral.[14] Em cuidados paliativos, o principal exemplo são os tumores que envolvem a região pélvica e comprimem a uretra. Os cuidados e as orientações são semelhantes aos descritos para a nefrostomia. As complicações podem ser de origem infecciosa, ou obstrução e deslocamento do cateter e extravasamento pericateter, demandando ações de correção.

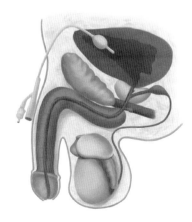

FIGURA 98.12. Cistostomia.

Drenagem biliar

Pacientes com icterícia obstrutiva (e suas complicações como prurido e colangite) devido a processos malignos irressecáveis podem se beneficiar de drenagem biliar por meio da instalação de *stent* via radiologia intervencionista e/ou drenagem biliar externa (DBE). Esses procedimentos podem impactar positivamente no controle dos sintomas relacionados a essa condição,[12] sendo em geral a via endoscópica preferencial pela menor taxa de eventos adversos.[15] Existem três formas distintas de drenagem da via biliar: externa, quando um cateter é colocado na via biliar e conectado a uma bolsa coletora fixada à pele; interna, quando um *stent* é instalado na região obstruída da via biliar, permitindo a saída pelo caminho fisiológico; e interna-externa, quando um cateter fixado à pele é colocado na via biliar e conectado ao intestino (nesse caso, não há necessidade de bolsa coletora).[16]

Os cuidados e as orientações ao paciente portador de DBE envolvem aqueles com o cateter e óstio de inserção, dispositivo coletor, prevenção de infecção, monitoramento do débito biliar, cuidados com a pele perióstio e com o dispositivo coletor e prevenção de deslocamentos acidentais do cateter.

Dispositivos para drenagem de alívio pleural e peritoneal

◆ Paracentese de alívio

Muitas condições clínicas em cuidados paliativos evoluirão com formação de ascite recorrente, com necessidade de retirada do líquido ascítico para alívio dos sintomas. Ascite é a efusão líquida presente na cavidade peritoneal, podendo acarretar desconforto abdominal, aumento do volume abdominal, ortopneia, náuseas e vômitos.[17] A paracentese é o método de retirar líquido da cavidade abdominal por meio de um cateter transfixado no abdome, em geral no quadrante inferior esquerdo, para drenagem do líquido a um recipiente coletor. A indicação principal é a presença de desconforto abdominal com dor, vômitos ou síndrome de compartimento, ou quadro de restrição ventilatória. É importante lembrar que não há necessidade de drenagem de ascite assintomática para investigação no cenário de fim de vida, priorizando-se o conforto.[17]

As contraindicações (relativas) principais à realização da paracentese são a presença de distensão importante de alças intestinais, parede abdominal com celulite, furunculose ou hematomas, distúrbios de coagulação e falta de colaboração do paciente. É possível contornar algumas dessas situações com mudança do local de punção e uso de método de imagem como a ultrassonografia.[18]

◆ Toracocentese e pleurodese

O derrame pleural neoplásico é uma complicação repetida em pacientes oncológicos, que pode significar disseminação ou progressão da doença primária e redução da expectativa de vida. O objetivo primordial no seu tratamento é a melhora da dispneia. A toracocentese deve ser realizada em pacientes com quadro de derrame pleural que apresentem sintomas (dispneia, tosse, dor torácica, astenia, febre e/ou sudorese noturna) e consiste na aspiração de líquido do derrame pleural através de punção com agulha em sistema fechado, respeitando-se a velocidade de retirada do líquido para evitar edema pulmonar de reexpansão.[19]

Os derrames pleurais neoplásicos muitas vezes são recidivantes e, nesses casos, a pleurodese é indicada para pacientes que apresentam expansão pulmonar completa. A pleurodese consiste no colabamento dos folhetos pleurais (visceral e parietal) por meio da fibrose pleural por meios químicos ou mecânicos, produzindo a sínfise do espaço pleural e prevenindo o acúmulo de líquido. Esse procedimento deve ser responsável pela melhora da dispneia, melhorando a capacidade funcional e a qualidade de vida.

Cateter de longa permanência para drenagem de derrame pleural e ascite

O cateter pleural de longa permanência (CPLP) é uma opção para o manejo do derrame pleural maligno de repetição no qual a pleurodese falhou ou nos casos de encarceramento pulmonar. Estudos randomizados apontam que o CPLP foi superior no controle da dispneia comparativamente à pleurodese.[20] Através de uma tunelização sob a pele, o CPLP é inserido na cavidade pleural e conectado a um frasco a vácuo (Figuras 98.13 e 98.14). Com esse método, é possível realizar a drenagem intermitente do líquido pleural de acordo com os sintomas apresentados pelo paciente.[21]

Tem como vantagem a possibilidade de alta precoce,[22] porém é fundamental o acompanhamento de um serviço de saúde que possua o material para as drenagens intermitentes. Um limi-

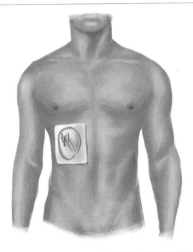

FIGURA 98.13. Cateter pleural de longa permanência.

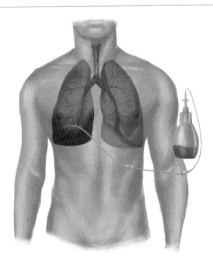

FIGURA 98.14. Cateter pleural de longa permanência conectado ao frasco a vácuo.

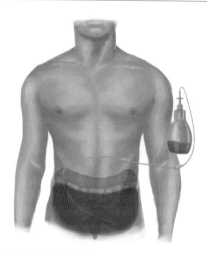

FIGURA 98.15. Cateter peritoneal de longa permanência conectado ao frasco a vácuo.

tador ainda é o seu custo, superior ao da pleurodese.[21] O mesmo método pode ser aplicado no paciente com ascite que demanda paracenteses de repetição para alívio dos sintomas, conforme demonstrado na Figura 98.15.

Hemostasia por meio de embolização arteriográfica

No cenário dos cuidados paliativos, a embolização pode ser realizada para controle de hemorragia tumoral na expectativa de aumentar a qualidade e a sobrevida em pacientes com doenças avançadas. A embolização arterial envolve a deposição intravascular de material hemostático para produzir oclusão permanente ou temporária de vasos. Pode ser realizada em muitos tumores (hepáticos, renais, ósseos, pulmonares, tecidos moles, sistema nervoso e trato gastrointestinal).[23] O radiologista intervencionista realiza uma arteriografia para identificar o vaso responsável pelo sangramento, e a escolha do material empregado para embolização depende do tamanho do vaso e da duração desejada da oclusão. Após a embolização, alguns pacientes podem sentir desconforto, dor e episódios de febre com leucocitose, o que é chamado de síndrome pós-embolização, provocada pelo tecido necrótico. Caso esse quadro clínico persista, deve ser um alerta para um quadro infeccioso.[12]

Conclusão

A dignidade humana é inalienável pelo simples fato de nascermos como seres humanos. A realidade e a singularidade de cada pessoa, fragilizada perante nós, é mais complexa do que alguma vez pudemos imaginar. Acreditando nesse valor, sabemos que por mais minimamente invasivo que seja um procedimento, ele só terá sentido se levarmos em conta a autonomia e a dignidade de cada um dos nossos pacientes.

REFERÊNCIAS BIBLIOGRÁFICAS

1. Markman M. Surgery for support and palliation in patients with malignant disease. Semin Oncol. 1995; 22:91-4.
2. Hanna NH, Bellevance E, Keay T. Palliative Surgical Oncology. Surg Clin North Am. 2011; 91(2):343-53.
3. Yefimova M, et al. Palliative Care and End-of-Life Outcomes Following High-risk Surgery. Jama Surg. 2020; 155(2):138-46.

4. Fikkers BG, Fransen GA, van der Hoeven JG, Briede IS, van den Hoogen FJ. Tracheostomy for long-term ventilated patients: a postal survey of ICU practice in The Netherlands. Intensive Care Med. 2003; 29(8):1390-3.

5. Raimondi N, et al. Guías basadas en la evidencia para el uso de traqueostomía en el paciente crítico. Med Intensiva. 2017; 41(2):94-115.

6. Tedde ML, Nerbass FB, Higa RM, Togoro SY. Traqueostomia: indicações, técnicas e cuidados no adulto. In: Santos VLC, Cesaretti IUR. Assistência em estomaterapia: cuidando de pessoas com estomia. 2 ed. São Paulo (SP): Atheneu; 2015.

7. Anjos DM, Junqueira JJM, Gomes DBD, Terra RM, Minamoto H, Jatene FB. Endopróteses: opção terapêutica para estenoses traqueobrônquicas adquiridas. Rev Med. 2007; 86(3):174-84.

8. Quiroz M, et al. Tratamiento de la estenosis traqueo-bronquial con protesis. Fatores de Buena respuesta. Rev Cir. 2019; 71(2):152-6.

9. Lee A, Khulusi S, Watson R. Gastroesophageal cancer patients need earlier palliative intervention – using data to inform appropriate care. Eur J Oncol Nurs. 2019; 40:126-30.

10. Bertevello PL, Sobreira RS, Morais PAB. Gastrostomia: indicações, técnicas e cuidados no adulto. In: Santos VLC, Cesaretti IUR. Assistência em estomaterapia: cuidando de pessoas com estomia. 2 ed. São Paulo (SP): Atheneu; 2015.

11. Mitre AI, Fugita OEH. Nefrostomias e pielostomias. In: Pohl FF, Petroianu A. Tubos, sondas e drenos. Rio de Janeiro (RJ): Guanabara Koogan; 2000.

12. Sabhawal T, Fotiadis NI, Adam A. The role of interventional radiology in the palliative care of patients with cancer. In: Hanks G, Cherny NI, Christakis NA, Fallon M, Kaasa S, Portenoy RK. Oxford textbook of palliative medicine. 4 ed. Oxford: Oxford University Press; 2010.

13. Wang JY, Zhang HL, Zhu Y, Qin XJ, Dai B, Ye DW. Predicting the failure of retrograde ureteral stent insertion for managing malignant ureteral obstruction in outpatients. Oncol Lett. 2016; 11(1):879-83.

14. Corradi CEF. Tubagens vesicais transuretrais. In: Pohl FF, Petroianu A. Tubos, sondas e drenos. Rio de Janeiro (RJ): Guanabara Koogan; 2000.

15. Inamdar S, Slattery E, Bhalla R, Sejpal D, Trindade AJ. Comparison of Adverse Events for Endoscopic vs Percutaneous Biliary Drainage in the Treatment of Malignant Biliary Tract Obstruction in an Inpatient National Cohort. Jama Oncol. 2016; 2(1):112-7.

16. Kruse EJ. Palliation in Pancreatic Cancer. Surg Clin North Am. 2010; 90(2):355-64.

17. Andrade Jr DR, Galvão FHF, Santos AS, Andrade DR. Ascite: estado da arte baseado em evidencias. Rev Assoc Med Bras. 2009; 55(4):489-96.

18. Runyon BA. Management of adult patients with ascites due to cirrhosis: an update. Hepatology. 2009; 49(6):2087-107.

19. Padilla F, et al. La cirurgia torácica vídeo-asistida (VATS) temprana mejora la calidad de vida em los derrames pleurales neoplásicos complicados. Rev Facultad de Ciencias Medicas. 2017; 74(4):379-85.

20. Clive AO, Jones HE, Bhatnagar R, Preston NJ, Maskell N. Interventions for the management of malignant pleural effusions: a network meta-analysis. Cochrane Database Syst Rev. 2016; 5(1):CD010529.

21. Terra RM, Kazantzis T, Lauricella LL. Derrame pleural maligno: diagnóstico, indicações de abordagem terapêutica e opções técnicas. In: Camargo JJ. Cirurgia Torácica Contemporânea. Rio de Janeiro (RJ): Thieme Revinter Publicações; 2019.

22. Thomas R, Fysh ETH, Smith NA, et al. Effect of an Indwelling Pleural Catheter vs Talc Pleurodesis on Hospitalization Days in Patients with Malignant Pleural Effusion: The AMPLE Randomized Clinical Trial. JAMA. 2017; 318(19):1903-12.

23. Sood R, Mancinetti M, Betticher D, Cantin B, Ebneter A. Management of bleeding in palliative care patients in the general internal medicine ward: a systematic review. Ann Med Surg. 2020; 50:14-23.

Sedação Paliativa

99

Marina Sevilha Balthazar dos Santos

Introdução

Um dos pilares do cuidado paliativo é oferecer o melhor controle de sintomas possível, seja para que o paciente tenha uma melhor qualidade de vida ou para que tenha uma morte digna e serena. Entretanto, nos momentos que precedem o óbito, determinados sintomas podem tornar-se extremamente intensos e seu manejo pode ser muito difícil.

A sedação paliativa é definida como uma sedação induzida por medicações, administrada sem intenção de acelerar a morte, utilizando medicações não opioides para controlar sintomas intoleráveis e refratários em pacientes com doença avançada e incurável cuja morte é iminente (esperada em horas a dias).[1]

Pode-se considerar um sintoma como refratário quando: (1) tratamentos paliativos agressivos falharam ou produziram efeitos colaterais intoleráveis; (2) tratamentos adicionais provavelmente não trarão alívio sem efeitos colaterais intoleráveis; (3) é provável que o paciente morra antes que um tratamento convencional possa funcionar.[1]

No que diz respeito à terminologia do procedimento, o termo "sedação terminal" foi amplamente utilizado até o início dos anos 2000 para se referir a essa prática. Essa escolha de palavras foi sendo progressivamente abandonada e é considerada inapropriada pela possível impressão de uma intervenção que objetiva interromper a vida.[2] Por esse motivo, a terminologia mais utilizada atualmente é sedação paliativa.

Apesar das controvérsias envolvendo essa prática, a sedação paliativa é hoje reconhecida como parte integral da abordagem paliativa e necessária em determinadas situações clínicas. É uma prática legítima do ponto de vista ético.[2] Entretanto, a falta de atenção a riscos potenciais e práticas problemáticas pode levar a uma prática danosa e antiética, que pode minar a credibilidade e reputação de médicos responsáveis e instituições, assim como da disciplina de medicina paliativa de maneira geral.[3]

A sedação paliativa é considerada como um último recurso, não devendo, em nenhuma hipótese, ser indicada de maneira rotineira em função da mera aproximação do óbito. É fundamental ressaltar que o objetivo primário da sedação paliativa é o alívio de sintomas, e não levar o paciente ao estado de inconsciência. Na maior parte das vezes, as medicações devem ser tituladas buscando o menor impacto possível sobre o nível de consciência, desde que o sintoma que motivou a sedação esteja controlado.

Prevalência

A prevalência de sedação paliativa na literatura varia bastante. Alguns fatores que podem contribuir para essas diferenças são: o perfil clínico dos pacientes analisados; o local onde os pacientes se encontram (hospitais terciários, *hospices*, domicílio); a aderência local a recomendações sobre melhores práticas em cuidados paliativos; a competência e expertise da equipe; e aspectos culturais. No geral, considera-se que em média 25% a 33% dos pacientes necessitarão de sedação paliativa (podendo variar de 0% a 64% em alguns estudos), e 25% a 33% destes necessitarão de sedação profunda contínua.[2,4]

Indicações

As principais indicações de sedação paliativa são sintomas físicos refratários nos últimos dias ou horas de vida. O sofrimento existencial também é uma possível indicação, mas pela complexidade de sua abordagem será discutido separadamente de forma breve ao final deste capítulo.

Numa revisão de dez estudos sobre sedação paliativa, totalizando 774 pacientes sedados, identificou-se que os principais sintomas refratários no fim da vida são *delirium* (54%) e dispneia (30%), sendo dor (17%) e outros sintomas menos frequentes.[5]

O *delirium*, além de muito prevalente (pode estar presente em 42% dos pacientes admitidos numa unidade de cuidados paliativos),[6] é uma causa de intenso sofrimento para o paciente e seus familiares nos últimos momentos de vida. Deve ser avaliado de maneira precisa e precoce, assim como manejado adequadamente com medicações específicas e medidas ambientais. Nos casos refratários, a sedação paliativa está indicada.

A dispneia, segunda indicação mais frequente de sedação paliativa, é um sintoma frequentemente dramático e avassalador. Assim como no *delirium*, necessita de abordagem precoce e específica, que pode não ser suficiente nos casos mais graves. Nos casos menos graves, doses baixas de medicações sedativas podem ser suficientes para aliviar o sintoma e manter parcialmente o nível de consciência e capacidade do paciente de interagir com seus familiares. Em casos mais graves, pode ser necessária a sedação profunda contínua, sem descontinuação das outras medidas adotadas anteriormente para controle do sintoma.

Outras indicações menos comuns, como dor, vômitos, convulsões, sangramentos maciços, devem ser avaliadas individualmente, e a introdução da sedação paliativa, quando necessária, deve obedecer também ao critério de refratariedade.

Tão importante quanto pontuar as indicações é pontuar situações que não configuram indicação de sedação paliativa. Dentre elas, destacam-se sintomas não refratários, para os quais não foram otimizadas outras estratégias terapêuticas, sofrimento familiar pela perda iminente do paciente e o desconforto da equipe em lidar com a terminalidade de um paciente consciente. Para as duas últimas situações, é fundamental que haja abordagem por parte de profissionais experientes em cuidados paliativos no acolhimento da equipe e familiares, auxiliando na compreensão de que a preservação da consciência na proximidade da morte pode ser uma oportunidade para demonstrações de afeto e despedidas, desde que o paciente tenha seus sintomas físicos e psíquicos adequadamente controlados.

Estratégias de sedação

A sedação pode ser dividida em sedação intermitente ou contínua. Quando utilizamos sedação contínua, podemos manter uma sedação proporcional ou profunda, a depender das indicações da sedação e da resposta às medicações.[2]

De maneira geral, indica-se iniciar a sedação do paciente de forma intermitente, monitorando continuamente os sintomas e avaliando o menor tempo necessário de sedação. Nessa modalidade de sedação, o ideal é iniciar a sedação no período noturno, visando manter um ciclo sono-vigília mais fisiológico. Conforme os sintomas se agravam, pode ser necessário o início de uma sedação contínua. As doses de medicação devem ser tituladas de maneira a permitir um bom controle de sintomas, máxima interação possível durante o dia e uma boa qualidade de sono à noite.

Na sedação proporcional, o foco não está no nível de consciência, e sim no controle de sintomas. A dose de medicação é sempre a menor dose eficaz que permita um bom controle de sintomas, mesmo que, para isso, o paciente esteja predominantemente acordado.

Na sedação profunda contínua, um nível reduzido de consciência é mantido sem planejamento de redução de doses ou descontinuação da terapia. Essa modalidade se aplica a sintomas físicos muito intensos ou sintomas de sofrimento existencial dos últimos dias de vida. Nesse caso, a dose das medicações deve ser titulada buscando manter sua consciência reduzida. A escala de RASS (Richmond *agitation-sedation scale*) pode ser útil na avaliação desses pacientes.

Como o alívio do sofrimento e manutenção da consciência é o cenário geralmente pretendido, a sedação proporcional deve ser indicada primeiro. A sedação profunda contínua pode ser selecionada primeiro em circunstâncias específicas, quando o sofrimento é opressor e refratário, quando a morte está prevista para ocorrer dentro de horas ou em poucos dias, quando o desejo do paciente é explícito, e quando o sofrimento não será paliado com sedação proporcional.[2]

Aspectos práticos

Por tratar-se de um tema complexo e delicado, idealmente os profissionais devem seguir um roteiro de ações ao longo do processo de sedação paliativa de um paciente. Sugerimos aqui um roteiro inspirado na literatura mais atual sobre o tema.[1-4]

◆ Avaliação do paciente

Os sintomas atuais e potenciais dos pacientes devem ser cuidadosamente avaliados e a possibilidade de sedação paliativa antecipada, a fim de que o assunto seja adequadamente discutido com o paciente ou, se não for possível, com seu representante legal.

◆ Identificação de sintomas refratários ou sofrimento intolerável

A observação contínua do paciente e seus sintomas físicos e psíquicos, assim como o impecável manejo desses sintomas, permitirá a identificação correta de sintomas refratários e/ou sofrimento intolerável. Nesses casos, a sedação paliativa será considerada.

◆ Discussão interdisciplinar

A partir do momento em que um sintoma refratário for identificado, idealmente deverá ocorrer uma reunião interdisciplinar a fim de discutir a indicação de sedação paliativa, contemplados os olhares de diversos membros da equipe. Havendo concordância na classificação do sintoma como refratário, e se a indicação de sedação paliativa for consensual, a questão deverá ser abordada então com o paciente e/ou seus familiares.

◆ Consentimento informado

Antes de iniciar uma sedação paliativa, deve haver uma conversa com o paciente, quando possível, e seus familiares, quando serão esclarecidas as seguintes questões: (1) qual o sintoma refratário a ser controlado, quais as medidas adotadas até então para esse fim e quanto à ausência de outros recursos terapêuticos eficazes; (3) qual o objetivo da sedação; (4) a proximidade inexorável da morte, independentemente do emprego da sedação; (5) o planejamento de descontinuação de intervenções que não estejam exclusivamente direcionadas ao conforto; (6) o planejamento de nutrição e hidratação durante o período de sedação; e (7) antecipar os potenciais riscos e consequências negativas da sedação, como redução na capacidade de comunicar-se e ingerir por via oral. Todos esses itens deverão constar em um modelo de termo de consentimento livre e esclarecido, a ser assinado pelo paciente ou por seu representante legal. Na impossibilidade de o termo ser assinado pelo paciente e na ausência de um representante legal que possa fazê-lo, deverá o termo ser assinado por dois médicos. Além da assinatura do termo, deverá haver também registro detalhado em prontuário médico.

◆ Nutrição e hidratação

A suspensão ou não de nutrição e hidratação artificiais ao ser iniciada a sedação paliativa é um tema controverso. De maneira geral, o que se observa é que em um elevado percentual dos casos (33-66%) a hidratação não é descontinuada e que mesmo quando a nutrição e a hidratação são suspensas não há impacto na sobrevida.[3] A maior parte dos *guidelines* sobre o tema recomenda que a decisão a respeito de manter ou não a nutrição e/ou hidratação artificial seja feita de maneira independente da decisão de iniciar sedação paliativa, e deve ser baseada na análise criteriosa dos malefícios e benefícios de ambas as práticas, como ocorreria caso não houvesse indicação para a sedação. Entretanto, mesmo sendo uma decisão independente, sua discussão deve ser incluída nos protocolos de sedação paliativa.[7]

◆ Prescrição

As drogas mais utilizadas para sedação paliativa são os benzodiazepínicos, seguidos pelos neurolépticos.[3,4] Quando o sintoma que motiva a sedação é o *delirium*, os neurolépticos podem tornar-se as drogas de primeira linha, sendo a levopromazina e a clorpromazina as mais utilizadas.[7] Quando os esquemas habitualmente prescritos falham, o propofol pode ser considerado como opção.[3,7] Entretanto, caso se opte pelo uso do propofol, o mesmo deve ser feito com alguns cuidados, como técnica asséptica com troca frequente de equipo, atenção ao risco de depressão respiratória e hipotensão, assim como de dor durante a infusão.[7]

O midazolam é a droga de escolha por diversas características, sendo as principais a meia-vida curta, início de ação rápido, diversas rotas seguras de administração, grande intervalo terapêutico de doses (de 5 mg/dia a 120 mg/dia, podendo ser administradas doses superiores a esta),[4,8] além de baixo custo e alta disponibilidade. Atenção ao fato de que baixos níveis de albumina podem estar associados a redução do *clearance* do midazolam.[9] Uma possível contraindicação relativa a seu uso é o relato de reação paradoxal prévia a benzodiazepínicos. Num dos protocolos mais bem descritos de sedação paliativa, Imai sugere que se inicie a sedação proporcional na dose de 0,5 mg/h a 1 mg/h, com ou sem um bólus de 0,5 mg a 1 mg, e a sedação profunda contínua a 3 mg/h a 5 mg/h, com ou sem o bólus inicial de 0,5 mg a 1,0 mg, podendo ser a dose reduzida em 50% a 70% assim que o nível de sedação desejado é obtido.[2] Em sua revisão, Bodnar sugere que se administre inicialmente bólus de 2 mg a 5 mg até obter o efeito desejado, e então que se proceda à infusão contínua, iniciada na velocidade de 1 mg/h a 5 mg/h.[8] A escolha da dose inicial deve ser feita levando-se em consideração as características do paciente e a gravidade do sintoma a ser aliviado. A dose deve ser titulada até que se obtenha o controle efetivo do sintoma, e, a partir daí, reavaliada a cada hora, com incrementos de 10% a 30% quando necessário. Quanto maior a dose, menor deverá ser o incremento percentual.

Entre os neurolépticos, uma droga comumente utilizada em infusão contínua é a clorpromazina, com doses que variam em média entre 50 mg e 200 mg a cada 24 h.[4]

O fenobarbital é descrito como uma droga potencialmente benéfica para sedação paliativa, entretanto há uma série de desvantagens quando comparado a outras drogas (início de ação mais demorado, meia-vida mais longa, chances elevadas de acúmulo e possível intoxicação). Deve ser reservado para quando há convulsões de difícil controle ou hipertensão intracraniana.[8]

A dexmedetomidina é uma medicação de uso relativamente recente em sedação paliativa. Sua principal vantagem é na sedação proporcional, uma vez que permite que o paciente permaneça sedado quando não estimulado, mas desperte facilmente e interaja com o meio quando estimulado. Além dessa vantagem, há o benefício de atuar como adjuvante no controle da dor e do *delirium*. Entretanto, há algumas limitações ao seu uso. As principais são a dificuldade de obter redução do nível de consciência mesmo em doses mais elevadas, em que há risco de hipotensão e bradicardia, não sendo, portanto, uma droga útil quando o objetivo é a sedação profunda contínua. O elevado custo é outro fator que limita seu uso. A dose recomendada é de um bólus inicial de 1 mcg/kg, seguida por infusão de 0,2 mcg/kg/h a 1 mcg/kg/h.[8]

O propofol pode ser utilizado em casos refratários, quando a equipe possuir experiência com seu uso e as políticas institucionais permitirem sua administração fora de unidades fechadas, onde ocorre a maior parte das sedações paliativas. Suas vantagens são o início de ação muito rápido, a elevada potência e a meia-vida muito curta. As desvantagens são o risco elevado de depressão respiratória e hipotensão quando utilizado da forma incorreta, o custo mais elevado e a menor disponibilidade para uso em unidades de cuidados paliativos. A dose recomendada é de bólus de 0,5 mg/kg a 1 mg/kg seguido por infusão de 1 mg/kg/h, devendo ser titulada conforme a necessidade.[8]

Sugestão de esquema prático de prescrição:
- Sedação proporcional:
  - Midazolam: bólus inicial 0,5-1 mg, infusão contínua 0,5-1 mg/h (solução: 20 mL de midazolam 5 mg/mL + 80 mL de SF – solução de 1 mg/mL);
  - Precedex: bólus de 0,2-1 mg/kg, infusão contínua 1 mg/kg/h.
- Sedação profunda contínua:
  - 1ª linha: Midazolam – bólus inicial 2-5 mg, infusão contínua 1-5 mg/h;
  - 2ª linha: Propofol – bólus inicial 0,5-1 mg/kg, infusão contínua 1 mg/kg/h.
- Para *delirium* terminal, considerar neurolépticos como a clorpromazina; para crises convulsivas de difícil controle e/ou hipertensão intracraniana, considerar barbitúricos como fenobarbital.

◆ Reavaliação

Os pacientes devem ser frequentemente reavaliados tanto no que diz respeito ao sucesso no controle dos sintomas refratários quanto aos possíveis efeitos colaterais da sedação.[4] Atualmente, as escalas mais utilizadas para o monitoramento desses pacientes são a escala RASS (Richmond *agitation-sedation scale*) ou a escala RASS-PAL, uma adaptação da escala RASS para cuidados paliativos realizada pela EAPC (European Association for Palliative Care).[10] Os sinais vitais devem ser avaliados em pacientes que não estejam em processo ativo de morte, utilizando sedação intermitente ou proporcional.[4]

Sedação para sofrimento existencial

A sedação para sofrimento existencial é um tema controverso, iniciando-se pelo fato de que não há consenso quanto à definição de sofrimento existencial. Os principais desafios consistem em: (1) dificuldade em definir o sofrimento existencial como refratário; (2) os sintomas são frequentemente dinâmicos e idiossincrásicos; (3) o sofrimento existencial não necessariamente ocorre no fim da vida; (4) há um dilema ético pelo possível duplo efeito da sedação para sofrimento existencial.

As recomendações para abordar essa situação são: (1) realização de repetidas abordagens da equipe multidisciplinar vinculada ao paciente; (2) colegiar a decisão a respeito do início da sedação entre os diversos membros da equipe; (3) considerar apenas próximo ao fim da vida; (4) iniciar sempre com sedação intermitente; (5) após período de sedação intermitente com intensa abordagem da equipe multidisciplinar nos intervalos lúcidos, considerar sedação contínua caso o sofrimento não tenha sido aliviado.[11]

REFERÊNCIAS BIBLIOGRÁFICAS

1. Walsh D. Palliative Medicine. Elsevier; 2008.

2. Maltoni M, et al. Palliative Sedation in End-of-life Care. Curr Opin Oncol. 2013; 25:360-7.

3. Cherny NI, et al. European Association for Palliative Care (EAPC) recommended framework for the use of sedation in palliative care. Palliat Med. 2009; 23(7):581-93.

4. Garetto F, et al. Palliative sedation for the terminally ill patient. CNS Drugs. 2018; 32(10):951-61.

5. Maltoni M, et al. Palliative sedation in end-of-life care and survival: a systematic review. J Clin Oncol. 2012; 30:1378-83.

6. Bush SH, et al. Clinical assessment and management of delirium in the palliative care setting. Drugs. 2017; 77:1623-43.

7. Gurschick L, et al. Palliative sedation: an analysis of international guidelines and position statements. Am J Hosp Palliat Med. 2015; 32(6):660-71.

8. Bodnar J. A Review of Agents for Palliative Sedation/Continuous Deep Sedation: Pharmacology and Practical Applications. J Pain Palliat Care Pharmacother. 2017; 31:1, 16-37.

9. Franken LG, et al. Hypoalbuminemia and decreased midazolam clearance in terminally ill adult patients, an inflammatory effect? Br J Clin Pharmacol. 2017; 83:1701-12

10. Bush SH, et al. The Richmond Agitation-Sedation Scale modified for palliative care inpatients (RASS--PAL): a pilot study exploring validity and feasibility in clinical practice. BMC Palliat Care. 2014; 13:17.

11. Rodrigues P, et al. Palliative sedation for existential suffering: a systematic review of argument-based ethics literature. J Pain Symptom Manage. 2018; 55(6):1577-90.

PARTE 14

Processo Ativo de Morte

Processo Ativo de Morte: Definição e Manejo de Sintomas

Giuliana Bersani Calice
Henrique Gandara Canosa
Toshio Chiba

Definição

O processo ativo de morte é a continuidade da evolução de sinais e sintomas associados a uma doença avançada e progressiva, apresentando disfunções orgânicas irreversíveis em paciente com rápido declínio funcional. É definido como um período de declínio irreversível, pouco tempo antes da morte, e pode durar de algumas horas a dias até, muito ocasionalmente, semanas. O agravamento de certos sintomas é indicativo de início dessa fase (Tabela 100.1). O reconhecimento dessa fase permite o planejamento dos cuidados e a organização da família, do paciente e da equipe. Por isso, deve envolver discussões sobre as preferências do paciente no fim da vida, local da morte e controle dos sintomas.[1,2]

As sinonímias são várias, como "últimas 48 horas", "iminência da morte", "fase terminal" e outros. O manejo de dor (Parte 3) e outros sintomas (Parte 4) deve ser racionalmente apli-

Tabela 100.1. Sinais e sintomas no processo ativo de morte.

Diminuição de atividades sociais: fraqueza e fadiga intensa
Diminuição da ingesta oral e de medicamentos
Imobilidade e maior dependência
Alteração de nível de consciência – sonolência ou *delirium*
Exacerbação de sintomas físicos: dor, dispneia, agitação psicomotora e outros
Alteração de eliminações fisiológicas: oligúria ou retenção urinária, obstipação e/ou incontinências
Alteração no padrão respiratório: respiração de Cheynne-Stokes, taquipneia ou respiração agônica, ronco da morte ("sororoca")
Colapso periférico: pele fria, cianose de extremidades, diminuição de perfusão periférica, hipotensão arterial e bradicardia.

cado sempre com a preocupação de suspender o que for considerado desnecessário dentro do contexto clínico de finitude, por meio de uma comunicação empática com os familiares. A morte faz parte da natureza humana e, por isso, o profissional de saúde tem que estar apto a lidar com a terminalidade para evitar tratamentos que aumentem o sofrimento e prolonguem o processo de morte do paciente.[1,3] Hui *et al.* publicaram um estudo sobre sinais clínicos à beira do leito na fase final de vida (últimas 48-72 horas).[4] Identificaram oito sinais clínicos altamente específicos associados à morte dentro de três dias em pacientes com câncer. Sinais que podem informar o diagnóstico de morte iminente são: pupilas não reativas, resposta reduzida a estímulos verbais, diminuição da resposta a estímulos visuais, incapacidade de fechar as pálpebras, queda da prega nasolabial, hiperextensão do pescoço, ronco da morte (sororoca) e sangramento do tubo gastrointestinal superior. Na fase final de vida, o corpo entra em um estado de catabolismo intenso devido à ação de citocinas, destacando-se as interleucinas e o fator de necrose tumoral, que promovem a perda de gordura seguida da perda de massa muscular. Isso gera um processo de caquexia, perda de vitalidade e evolução para falência de múltiplos órgãos. Dessa forma, é necessário preparar o paciente, o familiar e a equipe assistencial para os eventos futuros, a fim de antever as necessidades e organizar as ações e cuidados cabíveis. A seguir, esmiuçamos alterações esperadas no processo de morte e possíveis intervenções e manejos também contidos na Tabela 100.2.[5,6] Na eventualidade da falha do controle de sintomas, após as tentativa de todas as medidas possíveis, disponíveis e cabíveis, a sedação paliativa é indicada após uma comunicação adequada com paciente, familiares e membros da equipe[7] (ver Capítulo 99 – Sedação Paliativa).

Mudanças gerais

- Fadiga e fraqueza intensas: paciente dorme mais, apresenta sonolência por longos períodos.
  - Intervenções: comunicação adequada com familiares, explicando que esse é um processo normal e esperado.

Alimentação e líquidos

- Redução de interesse na ingesta: perda de peso e desidratação.
  - Intervenções: refeições fracionadas e mais frequentes podem ser mais bem aceitas. Mudar o horário das refeições para momentos sem dor e com maior energia (manhã e no meio da tarde). Copos com canudos ajudam o paciente a beber sem se preocupar em derramar. Orientar familiares que é uma resposta natural do corpo que se prepara para morrer e a não forçar ingestão de comida ou de líquidos. Lembrar que a perda de peso é esperada. Cuidados frequentes com a boca: higiene oral, lascas de gelo, saliva artificial e hidratante para os lábios.
- Dificuldades na deglutição: alimentos acumulados na cavidade oral, engasgos ou tosse ao comer.
  - Intervenções: alimentos pastosos e líquidos espessados conforme tolerado; dar preferência aos desejos do paciente. Suspender alimentação em caso de engasgos (risco de vômito e broncoaspiração).

Neurológico

- Desorientação e intervalo de atenção muito reduzidos: paciente mais desatento e sem interação com o ambiente que o cerca; pode parecer estar em estado de coma; e apresentar olhar vidrado ou derramar lágrimas.
  - Intervenções: comunicação adequada com familiares, explicando que esse é um processo normal e esperado.

Tabela 100.2. Manejo nos pacientes em processo ativo de morte.

Sinais/sintomas	Intervenção não farmacológica	Intervenção farmacológica
Redução de nível de consciência, desorientação ou *delirium* terminal	Orientar o paciente gentilmente se ele tolerar e não for perturbá-lo. Usar relógio e calendário, música suave, permitir que o paciente descanse	Neurolépticos: quetiapina, clorpromazina, risperidona (cap. 25) Haloperidol: 2,5 mg (idoso) a 10 mg 8/8 h SC, IM ou EV Lorazepam: 1-2 mg/dia VO Midazolam: 15 mg/noite VO
Dispneia	Oxigênio suplementar via cateter de 2 a 3 L/min pode ajudar alguns pacientes e geralmente ajuda as famílias a se sentirem melhor. Abrir janelas, posicionar paciente no leito, com CPAP se cabível	Corticoides (linfangites ou compressões tumorais) Broncodilatadores SN Morfina: iniciar 2,5 mg VO 4/4 h, 2 mg SC 4/4 h ou 10 mg BIC em 24 h Sedação paliativa se o sintoma é incontrolável (midazolam é primeira escolha) (cap. 99)
Dor (sinais não verbais: gemência, caretas, choro, inquietação, reflexo de retirada, palidez, fraqueza, sudorese excessiva)	Não esperar a dor ficar muito forte. Administrar os remédios quando a dor começar Tentar relaxar e respirar profundamente reduzirá a tensão muscular e a medicação funcionará melhor. Mudança de posição, ouvir uma música relaxante e redução de luminosidade podem ajudar Calor ou frio podem auxiliar. Aplicar por cerca de 20 minutos e nunca diretamente na pele	A medicação utilizada de forma contínua nas 24 horas é mais efetiva do que se tomada apenas quando necessário. Administrar medicamentos para a dor 30 min antes das atividades que pioram o sintoma Tontura e náusea podem ser efeitos colaterais presentes nos primeiros dias de introdução ou aumento de dose do fármaco, e na maioria das vezes passam em alguns dias (caps. 13 e 14)
"Sororoca" (acúmulo de secreção em faringe e via aérea alta; respiração ruidosa)	Elevar a cabeceira a 45°. Dobrar um travesseiro ou toalha macia pequena atrás do pescoço para um suporte extra. Um som estridente pode ser ouvido quando a pessoa respira. O posicionamento de um lado para o outro pode melhorar os sintomas	Escopolamina 20 mg 6/6 h (até 120 mg/dia), EV ou SC Atropina colírio 1% 1-2 gotas a cada 6-8 h em canto da boca Propantelina gel tópica na região submandibular Diuréticos para reduzir broncorreia e edemas

*CPAP: *continuous positive airway pressure*; VO: via oral; SC: via subcutânea; EV: via endovenosa.
Traduzida e adaptada da Stanford School of Medicine Website/Palliative Care.[6]

- Paciente pode falar com pessoas que já morreram ou ver lugares que os outros não podem ver. Família pode pensar que são alucinações ou reação a medicamentos.
  - Intervenções: se o paciente parecer assustado, pode ser necessário tratar com medicamentos. Caso contrário, comunicar familiares que esse é um processo normal e esperado.

Mudanças cardíacas e circulatórias

- Redução de débito cardíaco e volume intravascular: taquicardia, hipotensão, cianose central e periférica e extremidades frias.
  - Intervenções: medidas de conforto. Comunicação adequada com familiares, explicando que esse é um processo normal e esperado.

Função urinária

- Redução de débito urinário: incontinência urinária e urina concentrada.
  - Intervenções: manter paciente limpo e seco. Considerar sonda vesical de demora se a pele começar a apresentar lesões, se as trocas forem dificultadas pelo tamanho do paciente ou se o cuidador for incapaz de trocar a fralda ou roupa de cama.

Respiratório

- Respiração de Cheyne-Stokes: alterações notórias de padrão respiratório (um movimento respiratório lento crescente e decrescente, que ocorre a cada 40 a 60 segundos).
  - Intervenções: comunicar adequadamente aos familiares que esse padrão é normal quando o paciente está morrendo. Manter o ambiente arejado. Um vento leve na direção do paciente pode proporcionar alívio.

Pele

- A pele pode ficar descorada, acinzentada, cianótica e apresentar livedo reticular. Isso pode ser visto inicialmente nos leitos ungueais, pernas e braços. Tais alterações em extremidades superiores são mais sugestivas de morte iminente em relação às mesmas alterações em extremidades inferiores.
  - Intervenções: informar os familiares que as alterações são esperadas no processo e promover bons cuidados com a pele, manter lençóis limpos e secos e aplicar creme em região dorsal e extremidades. Mudar decúbito, se não gerar desconforto, a cada 2-3 horas e apoiar extremidades em almofadas macias.
- A temperatura do corpo pode esfriar ou esquentar e a pele pode se tornar mais pegajosa e o paciente pode suar mais.
- Úlceras de decúbito podem se desenvolver por redução de status nutricional associado a imobilidade. Atentar para úlcera terminal de Kennedy.
  - Intervenções: alternar a posição do paciente, se tolerado, a cada 2 horas. Se aumentar a dor ou desconforto, reduzir a frequência de mudança do posicionamento. Utilizar colchões especiais conforme necessidade. Pode-se usar adesivo cutâneo especializado para úlceras de estágios I e II e para feridas de estágios III e IV; a meta deve ser de promover conforto e prevenir o agravamento, já que a cura provavelmente não ocorrerá. No caso da presença de odores, considerar aplicação de produtos à base de carvão ou metronidazol tópico (pasta).

Na comunicação em processo ativo de morte, é importante compartilhar o que já se sabe e reconhecer as incertezas. A Tabela 100.3 oferece algumas sugestões de como incorporar a incerteza a essas discussões.

Tabela 100.3. Incorporando incerteza em discussões de prognóstico no fim da vida.

Reconhecer limites de prognosticar com acurácia
Fornecer estimativas de tempo em intervalos e não data ("minutos a horas", "horas a dias", "dias a semanas", "semanas a meses")
Enfatizar que a maneira que o paciente está evoluindo é a ferramenta prognóstica mais importante e que você irá atualizá-los baseado na tendência/manifestações do paciente

Traduzida e adaptada da Stanford School of Medicine Website/Palliative Care.[6]

Por fim, reconhecer a fase final de vida é importante não apenas pelas alterações físicas que geram sofrimento, mas também para acertar ou minimizar pendências e questionamentos que precisem ser reorganizados nas esferas espirituais, psicológicas e sociais. Podem surgir sentimentos como culpa, dúvidas, arrependimentos, incertezas, ruptura da convivência com entes queridos, preocupação com o sustento da família, entre outros. É fundamental exercer uma escuta ativa, entender reações e perdas e tentar acolhê-las, encorajar conversa com familiares e amigos, se o paciente desejar, e estimular despedidas. Na esfera social, é importante lembrar da resolução de pendências, custódia de filhos, solicitação de benefícios, execução de testamento, planejamento de funeral e da viabilidade e dos cuidados caso o paciente deseje ter o óbito em casa. Por último, e não menos importante, deve-se acessar quais os valores culturais e espirituais do paciente e se existem tradições religiosas formais a serem realizadas. Se a morte ocorrer enquanto a família está longe, alguns podem experimentar culpa, raiva e intenso arrependimento. Sugerir uma visão positiva do evento, como "talvez ele tenha achado difícil partir na sua presença", pode fornecer consolo.

REFERÊNCIAS BIBLIOGRÁFICAS

1. Lacey J. Management of the actively dying patient. Section 18: The Terminal Phase. In: Cherny N, Fallon M, Kaasa S, et al. Oxford Textbook of Palliative Medicine. 5 ed. 2015. p. 1125-33.

2. Matsunami K, Tomita K, Touge H, Sakai H, et al. Physical Signs and Clinical Findings Before Death in Ill Elderly Patients. Am J Hosp Palliat Care. 2018 abr; 35(4):712-7.

3. LeBlanc T, McNeil MJ, Kamal AH, et al. Polypharmacy in patients with advanced cancer and the role of medication discontinuation. Lancet Oncol. 2015 jul; 16(7):e333-41.

4. Hui D, dos Santos R, Chisholm G, Bansal S, Souza Crovador C, Bruera E. Bedside clinical signs associated with impending death in patients with advanced cancer: preliminary findings of a prospective, longitudinal cohort study. Cancer. mar; 121(6):960-7.

5. Stanford School of Medicine, Palliative Care. The Illness Progresses. Disponível em: https://palliative.stanford.edu/transition-to-death/the-illness-progresses. Acessado em: 29 mai 2019.

6. Sanford Health. Natural death: Practical information for this phase of life. 2018 mai. Disponível em: https://news.sanfordhealth.org/hospice/information-about-hospice-and-natural-death. Acessado em: 29 mai 2020.

7. Guidelines for the management of refractory symptoms at the end of life and the use of palliative sedation. Ann Oncol. 2014; 25(Suppl 3).

Suporte Familiar

101

Natalia Frizzo

Quando um indivíduo adoece, ele não o faz sozinho, pois a família compartilha com ele a vivência desse adoecimento e sofre, também, com os respectivos impactos. Acompanhar um membro familiar em uma experiência de ameaça à vida repercute mudanças em esferas variadas – relacionamentos, papéis, socialização e padrões de trabalho/financeiro. Ademais, à medida que passam a reconhecer o ponto terminal da doença do paciente, somam-se mudanças na compreensão do significado da vida e dos laços afetivos. Então, os familiares precisam gerenciar as transformações físicas de cuidado e as adversidades práticas do cotidiano, enquanto necessitam administrar seu próprio sofrimento emocional e as inquietações sobre o futuro. É nesse cenário de inter-relações que se deve entender, na prática dos cuidados paliativos, a família como o paciente oculto.[1]

Quando a família se depara com o fim de vida de um ente, ela enfrenta não somente a constatação da aproximação da morte daquela pessoa, como também a morte da família como existia até então.[2] Assim, torna-se fundamental ressaltar que os integrantes da família experimentam diferentes estágios de adaptação, semelhantes aos descritos com referência aos pacientes;[3] estágios que, conforme aponta Elisabeth Kübler-Ross, podem coexistir e se combinar de maneira bastante complexa.[4] A negação da existência da gravidade ou da terminalidade da doença na família pode apresentar-se, e o espelhamento da raiva atravessada pelo paciente em determinado momento do adoecimento pode ser reproduzido como reação emocional pelos entes queridos.

Especialmente durante o processo ativo de morte, cabe salientar que as memórias sobre a experiência dos cuidados paliativos tendem a acompanhar as famílias também no período de luto, facilitando sua elaboração ou podendo contribuir para um luto complicado. Entende-se o luto como rompimento de laços significativos e como resposta natural diante de uma perda.[5] Perder vínculos significativos tende a provocar uma ruptura do "mundo presumido" dos enlutados, podendo gerar crise, desorganização, e consequentemente levar ao adoecimento físico e emocional. Em contraponto, com o avançar dos estudos, observou-se que um recurso adaptativo acabava se instaurando com a ameaça de finitude, o qual se denominou luto antecipatório. É por meio dele que se torna possível preparar-se cognitiva e emocionalmente para a perda e sofrimento. É o trabalho da equipe perante o luto antecipatório que facilitará, junto aos familiares, a construção de significado para a vida, a absorção da realidade gradualmente e a resolução de questões pendentes.[6]

Temas e desafios que surgem no sistema familiar na fase terminal da doença

Dentro do cenário de crise, temas sobressaem-se no sistema familiar na fase terminal da doença. Fatores contribuintes à adaptação e à desadaptação funcional diante da ameaça da morte de um familiar acabam surgindo. A conspiração do silêncio, a negação, o isolamento, a busca por um bode-expiatório para a dor, o distanciamento intrafamiliar, conflitos interpessoais, a raiva e a negligência alimentam um funcionamento familiar desadaptativo.[7]

Nesse contexto de *distress*, os familiares de doentes terminais correm o risco de desenvolver uma franca morbidade psiquiátrica (ansiedade, depressão). Por isso, uma vez reconhecidas pela equipe essas temáticas e suas respectivas consequências, faz-se necessário monitorá-las com o objetivo de prevenir o desenvolvimento de respostas desajustadas que colaborem para maior sofrimento.[8]

Em contrapartida, com o devido suporte profissional e/ou validação de recursos psíquicos próprios dos familiares, a resiliência pode surgir nesses sujeitos. Assim, pode permitir que se adaptem funcional e positivamente à crise da morte eminente, não só se recuperando, mas também crescendo com essa experiência. Contribuem para um processo familiar adaptativo diante da morte o sistema de crenças da família (significados atribuídos à doença e à morte), a organização familiar (flexibilidade) e a comunicação (partilha aberta de emoções).[7]

Porém, comunicação envolve não apenas a habilidade de expressar emoções, mas também a capacidade de, reciprocamente, família e equipe trocarem informações de forma clara, em linguagem acessível e assimilável. Por isso, é necessário destacar que uma comunicação assertiva da equipe precisa ser aquela capaz de ampliar a segurança dos familiares para tomar decisões sobre tratamentos e cuidados físicos, psicológicos, espirituais, legais e financeiros pertinentes à etapa final de vida e ao processo ativo de morte.

Destaca-se, ainda, que cuidar tem um custo. Quando a renda familiar era subsidiada pelo enfermo ou o familiar cuidador se vê limitado ou incapacitado de trabalhar, consequências financeiras importantes surgem durante o adoecimento (presente) e morte (futuro). Reconhecer os medos, encaminhar às entidades de apoio, acionar o suporte do serviço social a fim de ajudar os integrantes da família a identificarem recursos para administrar a crise, regularizar documentos e acessar benefícios também são práticas de cuidado da equipe.[1]

Por outro lado, é possível também observar que apesar das variadas demandas, os cuidadores familiares diversas vezes relatam que a função de cuidar traz benefícios e recompensas, incitando à resolução de assuntos e conflitos inacabados e o investimento nas relações. Isso não significa que a maioria dos cuidadores não precise de suporte. Ao contrário, eles devem receber apoio direcionado de acordo com suas necessidades. Amparar e validar a manutenção de seu papel e fomentar a atenção ao autocuidado é crucial para que a equipe promova o bem-estar psicossocial ideal, inclusive durante o luto.[1,9]

Intervenções possíveis no funcionamento familiar frente ao processo de morte

Cada família é diferente, e, desse modo, cabe à equipe de cuidados paliativos a necessidade de customizar as demandas e, consequentemente, os cuidados prestados. Nesse contexto, uma avaliação e identificação dessas necessidades deve fazer parte do plano terapêutico.

Para tanto, alguns aspectos são norteadores desse processo:[9,10] (1) Verificar as dimensões do funcionamento familiar para identificar coesão ou atritos entre os membros do núcleo familiar; (2) organizar a coleta e entrega de informações, como identificar o membro familiar que assumirá o papel de centralizador das informações, e avaliar se os familiares compartilham ou divergem dos pontos de vista desse porta-voz, alinhando, assim, assertivamente o plano terapêutico; (3) oferecer informações de maneira direta, conferindo a compreensão das mesmas e mediando as expectativas sobre o futuro; (4) comunicar-se abertamente: a comunicação aberta e honesta inicia-se entre os próprios profissionais da equipe, para que se sintam capazes de, juntos, investigarem as necessidades mais importantes das famílias; (5) envolver as famílias em todos os aspectos do atendimento, sendo pertinente incluí-las na tomada de decisões e incentivar a participação ativa nos cuidados, sempre conforme disponibilidade física, mental e financeira de cada um; e (6) manter a esperança. À medida que as famílias passam pela trajetória da doença, a natureza de sua esperança muda de esperança de cura para esperança de remissão, esperança de conforto, e, então, esperança de uma boa morte. No processo do morrer, oferecer esperança significa tranquilizar as famílias de que tudo será feito para garantir o conforto do paciente. Refletir sobre o passado também pode ajudar algumas famílias, reafirmando os bons momentos que passaram juntos e as conexões contínuas que continuarão entre os membros da família. Referir-se ao futuro além do sofrimento imediato e da dor emocional também pode sustentar a esperança.

Percebe-se, então, nesse amplo contexto de saúde-doença, que muitos períodos estressantes perpassarão a rotina das famílias em cuidados paliativos. Porém, muitos membros da família sustentarão sua missão de cuidar à medida que encontram significado no processo. Tais significados são pessoais, mas também afetados pelo contexto cultural e religioso/espiritual. Ajudar os pacientes e familiares a transcenderem seus sofrimentos será de extrema relevância.[11] Por fim, sempre se deve lembrar que o amparo à família em cuidados paliativos não deve terminar com a morte do doente. Esses cuidados devem continuar com o apoio no luto aos familiares.[7]

REFERÊNCIAS BIBLIOGRÁFICAS

1. Kristjanson L, Aoun S. Palliative care for families: remembering the hidden patients. Can J Psychiatry [Internet]. 2004; 49(6):359-65.

2. Franco MHP. A família em psico-oncologia. In: Carvalho VA, et al. (orgs.). Temas em Psico-oncologia. São Paulo, SP: Summus; 2008.

3. Kubler-Ross E. Sobre a morte e o morrer. 8 ed. São Paulo, SP: Martins Fontes; 1998.

4. Bastos DF, Luz R. Experiências contemporâneas sobre a morte e o morrer. 1 ed. São Paulo, SP: Summus; 2019.

5. Parkes C. Amor e perda: as raízes do luto e suas complicações. São Paulo, SP: Summus; 2009.

6. Santos RCS, Yamamoto YM, Custódio LMG. Aspectos teóricos sobre o processo de luto e a vivência do luto antecipatório. Psicologia.pt [Internet]; 2017. Disponível em: https://www.psicologia.pt/artigos/textos/A1161.pdf. Acessado em: 12 set 2020.

7. Areia N, Major S, Relva AP. Necessidades dos familiares de doentes terminais em cuidados paliativos: Revisão crítica da literatura. Psychologica [Internet]; 2017. Disponível em: https://impactum-journals.uc.pt/psychologica/article/view/1647-8606_60-1_8. Acessado em: 10 set 2020.

8. Totman J, Pistrang N, Smith S, Hennessey S, Martin J. 'You only have one chance to get it right': A qualitative study of relatives' experiences of caring at home for a family member with terminal cancer. Palliat Med. 2015; 29(6):96-507.

9. Hudson P, Payne S. Family Caregivers and Palliative Care: Current Status and Agenda for the Future. J Palliat Med. 2011; 14(7):864-9.

10. Steele R, Davies B. Supporting Families in Palliative Care. Oxford Medicine Online [Internet]. 2016. Disponível em: https://oxfordmedicine.com/view/10.1093/med/9780190244132.001.0001/med-9780190244132-chapter-3. Acessado em: 11 set 2020.

11. Barbosa RMM, Ferreira JLP, Melo MCB, Costa JM. A espiritualidade como estratégia de enfrentamento para familiares de pacientes adultos em cuidados paliativos. Rev SBPH [Internet]. 2017; 20(1):165-82.

Pós-Óbito Imediato

102

Aline Camera Cintra
Paula Damaris Chagas Barrioso

"E quando se vai morrer, lembrar-se de que o dia morre.
E que o poente é belo e é bela a noite que fica.
Assim é e assim seja".
Fernando Pessoa

Introdução

Embora os profissionais de saúde devessem estar aptos para presenciar a fase final de vida e, consequentemente, o óbito dos pacientes, o tema morte e suas implicações ainda são pouco discutidos nas graduações e serviços de saúde. Cuidar de um indivíduo que está em fase final de vida, na qual há expectativa de morte, compreende o planejamento e elaboração de um plano de cuidados que previna sofrimentos tanto do paciente quanto da família durante o processo ativo de morte, e, ainda, o cuidado pós-óbito imediato e com o corpo sem vida.

As responsabilidades assistenciais, de acolhimento, de comunicação e burocráticas durante o óbito do paciente devem ser divididas entre todos os profissionais que compõem a equipe de saúde. Funções mais específicas como a constatação do óbito são responsabilidade da equipe médica, e os cuidados direcionados no pós-óbito imediato e com o corpo sem vida são responsabilidade da equipe de enfermagem. Outras ações menos específicas podem ser divididas entre todos os profissionais inseridos na equipe em um trabalho multidisciplinar de acolhimento e prevenção ao luto complicado.

Uma vez estabelecido que o paciente se encontra em processo ativo de morte, um plano de cuidados deve ser elaborado. O objetivo principal deverá ser a prevenção de sofrimentos relacionados aos últimos momentos de vida e ao luto complicado pelos familiares, e, ainda, a manutenção da dignidade humana diante da morte. Devemos lembrar que os pacientes possuem uma história de vida, uma cultura e crenças que devem ser respeitadas e inseridas nas ações realizadas diante do óbito e cuidado com o corpo. Para isso, a recomendação é que as instituições de saúde incluam protocolos que padronizem as ações e treinamentos que ampliem a visão dos profissionais sobre as diferentes culturas, religiões e crenças relacionadas à morte.[1,6]

Ações no pós-óbito imediato[1-6]

Idealmente, pacientes internados em serviços de saúde que estão próximos ao momento final de vida devem permanecer em quarto separado dos demais pacientes e, desde que possível e desejado, junto à sua família. No ambiente domiciliar, essa proximidade é favorecida, por isso tantos pacientes desejam estar em seus lares nos últimos dias de vida.

Geralmente são os profissionais de enfermagem ou a família que identificam a ausência de sinais vitais; e uma vez percebida essa ausência, a equipe médica deve ser comunicada imediatamente para proceder com a constatação do óbito e elaboração da documentação necessária. A equipe de enfermagem nesse momento deve promover a continuidade dos cuidados, realizando as primeiras ações de enfermagem. O objetivo principal é acolher os familiares, promover um espaço para despedidas e, por último, deixar o corpo sem vida em posição ideal para a próxima etapa de cuidados. Para isso, recomenda-se:

- Promover ambiente calmo e silencioso;
- Respeitar a manifestação emocional dos familiares;
- Acolher os familiares e ofertar conforto;
- A comunicação da morte pode ser realizada pelo médico ou enfermeiro e deve ser realizada de acordo com protocolo da instituição;
- Desligar aparelhos ou equipamentos que emitem sinais sonoros;
- Proteger a privacidade do paciente e familiares. Em quartos compartilhados, deve-se utilizar biombos e restringir o trânsito de pessoas nesse momento;
- Pedir licença à família durante o manuseio do familiar que acabou de morrer;
- Desconectar dispositivos que estejam em funcionamento durante o óbito (p. ex., infusão de medicações);
- Posicionar o paciente em decúbito dorsal e braços posicionados ao lado do corpo, e retirar travesseiros e almofadas;
- Utilizar um lençol para cobrir o paciente até o ombro;
- Elevar levemente a cabeceira a fim de evitar o acúmulo de líquido na cabeça;
- Se necessário, colocar prótese dentária.
- Cerrar os olhos e fechar a boca, e se necessário posicionar um coxim abaixo da mandíbula;
- Respeitar o momento da família de se despedir;
- Perguntar se familiares querem um momento a sós com o paciente e explicar a necessidade de cuidados de enfermagem após o momento de despedida;
- Respeitar rituais religiosos e espiritualidade da família.

Preparo do corpo[1-6]

Esse é um dos momentos mais importantes, em que a equipe de enfermagem estabelecerá a última etapa assistencial dentro do ciclo de vida dos seres humanos: o cuidado com o corpo sem vida. A família se despede de seu ente e deve ser orientada, direcionada e acolhida pelos demais profissionais da equipe. O objetivo nessa etapa final é deixar o corpo limpo e organizado em posição para o sepultamento. Para isso, recomenda-se:

- Comunicar familiares sobre a necessidade de preparar o corpo e solicitar que aguardem em outro ambiente;
- Questionar algum costume ou ritual que deva ser respeitado;
- Reunir os pertences, identificar e entregar ao familiar responsável;
- Reunir material para o procedimento próximo ao paciente;
- Utilizar equipamentos de proteção individual (EPI);
- Seguir o protocolo institucional para o tamponamento, oclusão de orifícios e drenagem de líquidos;
- Retirar dispositivos e cateteres;
- Realizar curativos em feridas e estomias, se necessário;

- Manter a aparência mais próxima do natural antes do enrijecimento cadavérico (*rigor mortis*), em decúbito dorsal, com mãos juntas acima da região epigástrica e pés juntos;
- Identificar o corpo de acordo com padrão da instituição;
- Cobrir com a proteção padrão da instituição (p. ex., lençol) para o trânsito até o lugar destinado pelo serviço de saúde, e, desde que possível, evitar o transporte ao alcance visual dos familiares ou outros pacientes;
- Retirar e descartar EPI e higienizar as mãos;
- Materiais devem ser descartados ou encaminhados ao expurgo;
- Realizar anotações de enfermagem com data e horário do óbito, detalhes importantes, nome do médico que constatou o óbito, cuidados realizados, horário de transferência, quem recebeu os pertences e intercorrências que forem importantes;
- Solicitar limpeza terminal do leito.

O procedimento de preparo do corpo sem vida deve ser compreendido pela equipe de enfermagem como parte da continuidade de cuidados e, ainda, ressignificado como o momento em que a equipe de saúde contempla com cuidado a história de vida de uma pessoa que foi amada por alguém. Recomenda-se também um ritual entre os profissionais de saúde para encerrar o ciclo assistencial e prevenir luto complicado entre os familiares, como: carta de condolências, velas que possam ser acesas em homenagem ao paciente, mensagem para a família, monitoração dos familiares após um mês do óbito e outras ações. Esses detalhes podem confortar a dor tanto dos familiares como de todos os profissionais envolvidos no cuidado.

Aspectos sociais e burocráticos no pós-óbito imediato

Paralelamente aos cuidados com o corpo sem vida, outras ações são adotadas para promover a continuidade da assistência à família enlutada. O assistente social, a partir da identificação das particularidades do contexto sociofamiliar, oferta o acolhimento e orientações pertinentes de acordo com as demandas apresentadas.

Nesse momento, é esperado que a assistência ao núcleo de cuidado paciente-família seja pautada nos princípios que regem os cuidados paliativos. Trabalhar as temáticas que envolvem a terminalidade da vida, acolher os medos e anseios, desmistificando mitos, bem como proporcionar espaço para resolução de pendências e concretização de desejos, são ações que contribuem consideravelmente no processo do morrer e suporte ao luto.

Quando a atuação em cuidados paliativos acontece precocemente, há situações que são previamente organizadas pelo paciente, sendo possível planejar todos os detalhes, conforme as suas preferências, após o seu falecimento, como: escolha da roupa, local, epitáfio, pagamento do funeral (custeios com a funerária, urna, remoção do corpo, velório, rituais ou cerimônias religiosos, sepultamento ou cremação etc.), doação de órgãos, entre outros.

> "O corpo já não acompanhava mais a dimensão de sua alma, e sigo orgulhosa por nós termos encarado o inevitável como algo suave e bonito. O enterro dela foi exatamente como ela pediu, e eu sei que aonde ela estiver agora estará em paz, assim como eu estou." (S.P. 2020)

Relato de uma filha ao rememorar o processo de morte de sua mãe, porém nem sempre essa é uma realidade. Há famílias que vivem conflitos e fragmentações de vínculos, sem perspectivas de reconciliação, e assim prosseguem, sem desejo ou acesso para intervenções da equipe. Outras possuem privações financeiras para arcar com os custos do funeral, e são caracterizadas como família de baixa renda, em situação de vulnerabilidade social. Estas são amparadas pelo *auxílio funeral* (despesas com uma funerária, transporte, velório, sepultamento ou cremação), benefício eventual de provisão de proteção social básica de caráter suplementar e temporário no âmbito da Política Pública de Assistência Social, no art. 22 da Lei n.º 8.742 (LOAS).[7] Sua gestão é municipal e sofre mudanças no fluxo de acordo com a região.

Após a constatação do óbito, a primeira conduta burocrática a ser feita é a *formalização do registro em cartório*: um membro da família, munido da sua documentação pessoal e do paciente, com a declaração do óbito (D.O.), comparece ao cartório de registro civil para a notificação e para obter a guia para o sepultamento ou cremação e a certidão de óbito. Nos casos de cremação, faz-se necessária a assinatura de dois médicos ou um médico-legista para assegurar, por ser um procedimento irreversível.

A *liberação do corpo da instituição de saúde* ocorre com a apresentação das documentações: registro geral, declaração do óbito emitida pelo hospital ou a guia do cartório.

Quando o óbito ocorre no domicílio, o processo requer cautela: se o paciente for assistido por uma equipe de saúde, o seu médico assistente poderá ser acionado e este deve fornecer a declaração de óbito, uma vez que o mesmo efetue a constatação, conforme a Resolução CFM n. 1.601/2000.[8] Caso não haja um médico para constatar, a família deverá comparecer ao distrito policial para registro do boletim de ocorrência, tornando o processo muito mais desgastante e burocrático.

Quando o óbito ocorre em via pública, é necessário acionar a polícia militar, que procederá com o encaminhamento ao Instituto Médico Legal (IML), para averiguação e assegurar a causa morte. Após a necropsia, é disponibilizada a documentação para seguir com os trâmites para o velório.

Nos casos de *translado do corpo*, é necessário observar as legislações locais, que indicarão a documentação necessária e como realizar o procedimento de transferência (intermunicipal, interestadual ou internacional). A documentação exigida também sofre variação, devendo constar sempre o registro geral, a certidão do óbito e local do sepultamento, previamente definido. O translado do corpo sem vida somente é realizado por um serviço funerário. Nos casos de translado aéreo, faz-se necessário obedecer a algumas regras, tais como: documentação para o embarque, com autorização da Anvisa, comprovação de embalsamamento, declaração de doenças infectocontagiosas, revestimento especial da urna, entre outras exigências.

No pós-óbito imediato, quando o paciente é elegível para a *doação de órgãos*, com o consentimento da família, deve-se tomar as providências necessárias para a sua efetivação por meio da Central de Notificação de Transplante do Estado, respeitando o direito da personalidade, proteção e honra do indivíduo mesmo após a sua morte, conforme regimento da Lei dos Transplantes de Órgãos (Lei 9.434/97).[9]

O momento do óbito é carregado de sentimentos viscerais, portanto é adequado disponibilizar o máximo de acolhimento e espaço para as despedidas. Deve-se dar um mínimo de orientações, isto é, somente aquelas que dizem respeito aos trâmites imediatos, pois diante de uma má notícia, pouca informação é absorvida. Portanto, as orientações que se referem aos benefícios, como pensão por morte, seguro de vida, por exemplo, devem ser abordadas antecipadamente, no decorrer do cuidado, ou, quando não é possível, o ideal é que seja disponibilizado espaço para acolhimento do luto e demais orientações.[10]

Considerações finais

As intervenções técnicas do pós-morte carregam um peso peculiar: o de dar continuidade dos cuidados dignos ao corpo sem vida, bem como o acolhimento para os que ficam e vivenciam a dor inevitável da morte. Desse modo, no pós-óbito imediato, estar disponível para o acolhimento é continuidade do cuidado, no tempo que é singular a cada pessoa, assegurando à família que o cuidado não se finda com a morte.

Vivenciar o processo de morte de alguém é uma imperiosa oportunidade que a equipe de saúde possui, para auxiliar o indivíduo a ocupar o papel de protagonista da sua história; reverenciando o seu viver e apoiando-o no seu morrer, no ritmo inexorável: ora auxiliando e conduzindo cada passo seu, ora o amparando, na dança da sua vida, até o final da melodia.

REFERÊNCIAS BIBLIOGRÁFICAS

1. Ferrell B, Coyle N, Paice J (eds.). Oxford Textbook of Palliative Nursing. 4 ed. Nova York: Oxford University; 2015. 515 p.

2. Lake J, Fennemore N. Care of a Patient after their Death Procedure. 3 ed. Inglaterra: NHS Foundation Trust; 2020.

3. Resolução COFEN n.º 564/2017. Código de Ética dos Profissionais de Enfermagem (CEPE); 2017.

4. Santos RA, Moreira MCN. Resiliência e morte: o profissional de enfermagem frente ao cuidado de crianças e adolescentes no processo de finitude da vida. Ciênc Saúde Col; 2014.

5. Henry C, et al. Personal care at the end of life and after death. Nursing Times; 2012.

6. Conselho Regional de Enfermagem de São Paulo. Câmara Técnica: Orientação Fundamentada n.º 21/2014, revisada em fevereiro de 2017. 2017.

7. Ministério do Desenvolvimento Social e Combate à Fome. Lei Orgânica de Assistência Social n.º 8.724/1993. Disponível em https://www.mds.gov.br/webarquivos/publicacao/assistencia_social/Normativas/LoasAnotada.pdf. Acessado em: mar 2020.

8. Conselho Federal de Medicina. Resolução CFM, n.º 1.601/2000. Disponível em: http://www.portalmedico.org.br/resolucoes/cfm/2000/1601_2000.htm. Acessado em: mar 2020.

9. Coordenação de Estudos Legislativo. Lei n.º 9.434/1997. Disponível em: http://www.saude.pr.gov.br/arquivos/File/centraldetransplantes/Lei9434.pdf. Acessado em: mar 2020.

10. Silva J, et al. Bioética um olhar bioético de quem cuida do final de vida. Olinda, PE: Nova Presença; 2017.

PARTE 15

Aspectos Psicológicos e Espirituais

Espiritualidade nos Cuidados Paliativos

103

Luis Alberto Saporetti

Introdução

Trabalhar com cuidados paliativos representa um desafio constante para profissionais, pacientes e familiares.

A abordagem dos cuidados paliativos busca identificar e tratar o sofrimento humano como um todo. No entanto, o aspecto talvez mais relevante da existência – a espiritualidade – ainda é tabu na abordagem de saúde.

Muitas são as definições encontradas na literatura para espiritualidade, religiosidade e suas interdependências, o que torna a abordagem desse tema mais difícil. Para Koenig,[1] espiritualidade é a busca pessoal de respostas sobre o significado da vida e o relacionamento com o sagrado e/ou transcendente. Já a religião é um sistema organizado de crenças, práticas, rituais e símbolos projetados para auxiliar a proximidade do indivíduo com o sagrado e/ou transcendente.

Religiosidade e espiritualidade, apesar de suas diferenças, buscam aquilo que Rudolf Otto denominou "O Numinoso". Essa percepção pertence ao domínio do irracional e não pode ser explicada por conceitos, mas percebida como um sentimento/sensação do "Grande Mistério". Trata-se de um efeito dinâmico que se apodera e domina o sujeito. Qualquer que seja a sua causa, o numinoso constitui uma condição do sujeito e é independente de sua vontade.[2] Muitos ritos e símbolos permitem o acesso ao numinoso e vários estão presentes em cultos religiosos, mas podem se manifestar em outros momentos arrebatando o indivíduo da normalidade e revelando suas hierofanias.

A definição criada em 2009 resume os diferentes aspectos da espiritualidade do seguinte modo: "Espiritualidade é uma característica do Ser Humano referente ao modo como busca e expressa significado e sentido, assim como sua conexão com o momento, o si mesmo, os outros, a natureza, o que é significativo e sagrado".[3]

A espiritualidade é considerada o sexto sinal vital no contexto dos cuidados paliativos e deve ser abordada como qualquer outra questão médica e inserida no plano de cuidados do paciente.[3]

Apesar disso, diante da complexidade do tema encontramos frequentemente o profissional de saúde esquivo à questão. Apesar de saber da importância do tema e que a abordagem das questões espirituais é considerada um marcador de qualidade da assistência ao paciente no fim da vida,[3] o profissional se depara com barreiras como o desconhecimento a respeito das próprias questões espirituais e a falta de treinamento para lidar com o assunto.

Formas de espiritualidade

A espiritualidade é uma dimensão pessoal de conexão e sentido com a vida e/ou com o transcendente. Cada um de nós encontra sentido e conexão de forma diferente. De modo sintético, podemos resumir as formas de espiritualidade no acrônimo SOMUS (o Si Mesmo, o Outro, o Momento, o Universo, o Sagrado).[4]

Abordar a conexão com o Si Mesmo é curioso, pois qualquer percepção passa pelo Si Mesmo. Todas as formas de conexão passam necessariamente por ele. No entanto, alguns momentos trazem uma conexão mais clara do Si Mesmo. Podemos encontrar tal tipo de percepção lendo um livro, meditando, esculpindo, pintando, praticando ioga.[4]

A conexão com o Outro é uma das formas de espiritualidade mais importantes. O ser humano encontra sentido e propósito em sua vida por meio da conexão com o outro, seja com seus familiares, amigos, colegas de trabalho, membros de comunidades e até com seus animais de estimação. Cuidando de pessoas em grande sofrimento e no fim da vida, identificamos facilmente o quanto essa forma de espiritualidade é presente e intensa, sendo responsável por grande parte do sentido de nossas vidas.[4]

A conexão com o momento é responsável pela vivência do aqui e agora. Muitas tradições se baseiam no treinamento da consciência do momento presente como forma de conexão espiritual, pois a vivência completa do momento presente pressupõe um não julgamento, de modo que a mente não pule para o passado nem para o futuro. Se formos filosofar, é somente o tempo presente que existe em realidade. O passado se foi, o futuro está por vir. É esperança ou expectativa. A soma dos momentos vividos forma a nossa biografia. Todos somos recheados de memórias e lembranças importantes que dão sentido a nossa vida e que podem nos auxiliar em momentos difíceis. Por meio da nossa biografia, podemos encontrar força para seguir em frente ou mesmo finalizar nossa jornada.[4]

A espiritualidade também se manifesta por meio da conexão com o Universo e a natureza. O ser humano encontra, desde os princípios da humanidade, conexão com o universo, seja por meio do sol, da lua, do mar, das matas etc. Isso reside em nós até hoje. Quantos de nós ficamos em paz diante do mar, do pôr do sol ou mesmo próximo dos animais? No passado, e ainda para alguns povos, a divindade está na natureza. A natureza é a grande fonte da vida e toda a sua manifestação pode ser percebida como espiritual. Outro aspecto espiritual importante dessa conexão é encontrarmos nosso lugar no mundo. Podemos ficar perplexos diante da grandiosidade do universo, perceber nossa pequeneza e, então, paradoxalmente nos sentir plenos, ou até mesmo grandes, com a natureza.[4]

O Sagrado é, em sua forma usual, aquilo que o indivíduo definir como sagrado; assim, sua família, seu trabalho, Cristo, Buda, Alá, Yemanjá, seus antepassados ou a natureza podem ser sagradas para essa pessoa. Na dimensão mais profunda, o Sagrado é o Numinoso, o *mysterium tremendum*. A percepção do Numinoso é arrebatadora; encanta e pode nos amedrontar diante de sua grandeza. Além disso, distorce o tempo e nos preenche com plenitude. O Numinoso também é dito como impronunciável, impossível de se dizer, escrever, materializar... Por ser uma dimensão arracional, é melhor expresso pela música, poesia e arte. Vários ritos religiosos e espirituais têm por objetivo a conexão com o sagrado.[4]

Toda essa divisão é meramente teórica para que possamos perceber melhor as várias dimensões da espiritualidade. Sintetizando essas formas: Si Mesmo, Outro, Momento, universo e o Sagrado: SOMUS. "SOMUS" seres espirituais. "SOMUS" seres de conexão. "SOMUS" seres de sentido.[4]

Abordando a espiritualidade na prática clínica

Os pacientes podem desenvolver sofrimentos espirituais à medida que a doença avança e buscam formas de sentir que viveram uma vida plena, de ter esperança, fé, de conectar-se com os outros e com Deus. Querem sentir-se esperançosos, porém de uma forma realista, e assim encontrar sentido para o que estão vivendo.[5,6]

No contexto de cuidados paliativos, a abordagem da espiritualidade como sinal vital torna-se uma necessidade urgente e essencial. O sofrimento espiritual pode ser abordado em três níveis de complexidade: pela equipe, pelo capelão e pelo sacerdote. Para os casos mais simples, a equipe multiprofissional treinada nessa abordagem suprirá as demandas espirituais por conexão e sentido. A pessoa é convidada a compartilhar sua história e o profissional deve ouvir e explorar o conteúdo, com empatia e compaixão, validando seu sofrimento e buscando formas de facilitar a conexão com a espiritualidade. Para questões mais complexas como necessidade de perdão, falta de conexão com Deus e com outros, e angústia existencial intensa, o ideal é referenciar para o capelão.[5] Sofrimentos relativos a aspectos religiosos específicos, como ritos e dogmas, devem ser referenciados pela equipe ou capelão ao sacerdote daquela tradição.

A anamnese espiritual e religiosa pode ser realizada de várias formas: *screening* espiritual, entrevistas estruturadas, semiestruturadas e histórico espiritual. Devido à subjetividade do tema, consideram-se as abordagens semiestruturadas e o histórico as mais adequadas, reservando as formas estruturadas para a finalidade de pesquisa. O *screening* espiritual tem como objetivo avaliar a presença de sofrimento espiritual e identificar aqueles pacientes que necessitam de uma avaliação espiritual mais profunda.[7]

Entre as ferramentas que podem ser usadas, o FICA[8] e HOPE[9] podem nos guiar nos elementos-chave que precisam ser abordados:

FICA	
Faith (fé)	Você se considera uma pessoa espiritualizada ou religiosa? Tem alguma fé? Se não, o que dá sentido à sua vida?
Importance (importância)	A fé é importante na sua vida? Quanto?
Community (comunidade)	Você faz parte de alguma igreja ou comunidade espiritual?
Address (abordagem)	Como nós (equipe) podemos abordar e incluir essa questão no seu atendimento?

HOPE	
H: *Hope* Fontes de esperança, força, conforto, paz, amor e conexão	Onde você encontra esperança, força, paz? Nos momentos difíceis de sua vida, no que você encontrou coragem/esperança para seguir em frente? O que lhe dá força para seguir em frente? Algumas pessoas encontram conforto em crenças espirituais ou religiosas. Como é para você?
O: *Organized religion* (religião formal)	Você faz parte de alguma religião? Isso é importante para você? Em que a religião ajuda (ou não) você? Você pertence a alguma outra crença ou comunidade espiritual? Como isso o ajuda?
P: *Personal spirituality and practices* (práticas espirituais pessoais)	Você possui alguma crença espiritual pessoal, independente das religiões? Como é? Você acredita em Deus? Como você lida com isso? Quais são os aspectos da sua prática espiritual que mais o ajudam (meditação, oração, leitura, música, contato com a natureza)?
E: *Effects on medical care and end-of-life issues* (implicações no cuidado médico e fim de vida)	Sua doença atual interfere nas coisas que o ajudavam espiritualmente? Afetou sua relação com Deus? Como posso ajudar você a encontrar novamente as fontes de espiritualidade que o ajudavam? Você está preocupado com algum tipo de conflito entre suas crenças e as decisões médicas? Você gostaria de conversar com o capelão de nosso hospital ou o líder da sua comunidade religiosa/espiritual? Há alguma restrição ou alguma prática com que possamos ajudar?

Conclusão

Somos seres de conexão e sentido. Muitas são as formas de conexão espiritual e seus significados. O sofrimento e a iminência da morte trazem uma crise espiritual e, por esse motivo, a espiritualidade é considerada o sexto sinal vital nos cuidados paliativos. Sua abordagem deve ser realizada como a de qualquer outro aspecto do cuidado em saúde e integrada aos planos de cuidado. Muitas são as formas e as especificidades para abordar o tema. Uma abordagem inicial deve ser feita na forma de *screening* pela própria equipe, o que pode desencadear uma avaliação mais profunda pela mesma ou pelo capelão/assistente espiritual. A maior parte das necessidades espirituais dos pacientes serão supridas desse modo, no entanto alguns aspectos particulares e ritualísticos deverão ser encaminhados ao sacerdote.

REFERÊNCIAS BIBLIOGRÁFICAS

1. Koenig H. Handbook of religion and health: a century of research reviewed. Oxford: University Press; 2001.

2. Otto R. O sagrado: aspectos irracionais na noção do divino e sua relação com o racional. São Leopoldo: Sinodal, EST; 2007. p. 44

3. Puchalski C, Ferrell B, Virani R, Otis-Green S, Baird P, Bull J, et al. Improving the Quality of Spiritual Care as a Dimension of Palliative Care: The Report of the Consensus Conference. J Palliat Med. 2009; 12(10):885-904.

4. Saporetti LA. SOMUS: formas de conexão [Internet]. São Paulo: Luis Saporetti; 2020 ago. Disponível em https://www.inspiritus.com.br/somus-formas-de-conexao. Acessado em: 3 ago 2020.

5. Puchalski CM, et al. Overview of spirituality in palliative care. UptoDate. 2020 fev.

6. Saporetti LA. Espiritualidade em Cuidados Paliativos. In: Oliveira RA (org.). Cuidados Paliativos. São Paulo: Conselho Regional de Medicina do Estado de São Paulo; 2008. p. 521-31.

7. Balboni TA, Fitchett G, Handzo GF, Johnson KS, Koenig HG, Pargament KI, et al. State of the Science of Spirituality and Palliative Care Research Part II: Screening, Assessment, and Interventions. J Pain Symptom Manage. 2017 set; 54(3):441-53.

8. Puchalski CM, Romer AL. Taking a spiritual history allows clinicians to understand patients more fully. J Palliat Med. 2000; 3(1):129-37.

9. Anandarajah G, Hight E. Using the HOPE Questions as a Practical Tool for Spiritual Assessment. Am Fam Physician. 2001 jan; 63(1):81-9.

Aspectos Particulares e Ritos de Passagem nas Diferentes Religiões

104

Bruno Oliveira
Elizabeth Maria de Assis Silva Pavão

"Encheram a terra de fronteiras,
Carregaram o céu de bandeiras,
Mas só há duas nações:
A dos vivos e a dos mortos."
Mia Couto

Ritos de passagem

Ritos são padrões compostos por ações, palavras e materiais ricos em simbolismo que compõem uma cerimônia e pretendem ordenar a vida inaugurando ou encerrando ciclos, trazendo à memória marcos fundamentais para a expressão do jeito de ser-no-mundo. Também pretendem comunicar uma mensagem ao inconsciente e à sociedade em que se está inserido, pois "somente quem é capaz de se deter sobre uma impressão pode assimilá-la".[1] Sendo assim, os ritos têm a dupla função de encerrar um estado anterior e preparar o ser humano para o recomeço de um novo tempo. Podem também servir para reafirmar vínculos e pertencimento.

Cada sociedade estabelece seus códigos culturais e nomeia pessoas ou instituições como responsáveis pela oferta e manutenção dos ritos, bem como a transmissão do seu significado, exigindo preparo, rigor litúrgico, reverência e respeito. Estão presentes na vida da sociedade e são muitos os ritos religiosos, jurídicos, científicos, escolares, comerciais, entre outros, e podem ser classificados como:

a) **Ritos de iniciação:** expressam o novo, a chegada – anúncio de gravidez, nascimento, inserção em determinado grupo como unidade familiar, casamento, comunidade religiosa, admissão na faculdade ou trabalho, por exemplo.

b) **Ritos de passagem:** expressam o encerramento de uma etapa, sinalizam a conclusão de um tempo ou projeto – mudanças físicas e geográficas, estado civil, formatura, promoção, demissão, adoecimento, morte e renascimento.

Considerando que "cada coisa tem seu tempo e cada tempo o seu cuidado", nas palavras de Rachel de Queiroz, a abordagem paliativista prevê a necessidade de oportunizar o acesso, a presença e a participação de pacientes e familiares nos ritos que lhes são importantes tanto quanto possível, o que demanda esforços da equipe multiprofissional e das instituições envolvidas na demanda. Tais ações favorecem o fortalecimento de vínculos, redução de estresse e da possibilidade de redução de desenvolvimento de luto complicado.

Esses novos tempos inaugurados em 2020 pela pandemia por Covid-19 exigiu olhares, saberes e práticas diferenciados sobre a urgente necessidade de realização de rituais, disponibilizando-os e adequando-os da melhor maneira possível às múltiplas demandas para promoção de saúde e bem-estar com importantes quebras de paradigmas e ressignificações na vida, na morte e no morrer.

Ritos e religiões

Religiões são importantes esquemas de sentido[2] para enfrentamento das questões humanas tanto diante das alegrias e senso de plenitude quanto da dor e do sofrimento em meio às perdas, separações, luto e recomeços. São ricas para a construção identitária, formação e manutenção de vínculos e de pertencimento. Em sua maioria buscam fortalecimento da espiritualidade por meio da elaboração de respostas, interpretação e ressignificação de movimentos relacionais com o transcendente diante dos propósitos individuais e coletivos em determinado tempo e espaço, cujos reflexos podem ser estendidos nessa vida e para além dela, no pós-morte.[3]

Entende-se por religião o conjunto de crenças, dogmas, símbolos, textos sagrados, mitos e ritos reunidos em torno da construção de meios para acessar e se relacionar com o Sagrado. Ela evidencia também a mediação de seres (humanos, da natureza) com o mundo povoado por divindades (Criador, deuses, anjos, demônios, entidades diversas etc.) e os tem como referências para busca e fortalecimento de dons, virtudes, valores e princípios. Esses últimos são os eixos da espiritualidade e atravessam o mundo material e o mundo imaterial em que o Sagrado, aquilo que é "inteiramente outro",[4] se manifesta. Essa causa espanto com seu forte poder de atravessar e perpassar a existência humana, entrelaçando suas dimensões constitutivas (física, emocional, social e espiritual), e transborda para a esfera relacional com o Transcendente, consigo mesmo, com o próximo e com o meio ambiente dentro de uma matriz cultural em que todos os humanos, em alguma medida, participam na construção e manutenção de cosmovisões que têm na religião e tradições filosóficas um importante lugar de expressão.

A busca pelos ritos nos espaços de cuidado da saúde é frequente e geralmente negligenciada. Possibilitar acesso a estes é um imperativo ético como resposta importantíssima às demandas do paciente e familiares para tratar questões espirituais como a falta de sentido, o pecado e a culpa, por representarem a reconciliação com o Criador, consigo mesmo, com os outros e com o ambiente que os cerca. São potentes elementos promotores de consagração, de paz, de validação de pertencimento e integralidade, e na grande maioria dos casos redundam em bem-estar.

No Brasil, a Constituição Federal, em seu art. 5º, parágrafos VI e VII, garante o direito à assistência religiosa de pessoas internadas em instituições civis ou militares de todas as religiões. É importante também respeitar a autonomia e necessidades espirituais de ateus e de pessoas que não professam uma religião e podem ter demandas específicas.[5]

Sendo assim, é fundamental o exercício de avaliação personalizada para além da categorização religiosa dos pacientes e familiares, especialmente no Brasil, que tem matriz religiosa inigualável, extensa e em geral sincrética. A anamnese espiritual e pesquisas são imprescindíveis, realizadas com respeito à biografia do paciente e sua família, à sua autonomia, presença significativa, escuta atenta, discernimento, olhar compassivo e busca de recursos para oferecer real cuidado do ser humano, sem perder o foco na espiritualidade, porque se a religião é o andaime que favorece a construção do templo, espiritualidade é o Sagrado que criou e habita esse templo. É sopro vivente criador, resgatador e restaurador que se encarna, se esconde e se revela na existência humana que é neblina, é fumaça; é a vida que pulsa e se movimenta dentro do ínfimo espaço e tempo diante da potência do mistério transformador.

Morte como destino do que vive

Abordar a temática da morte sempre produz sentimentos contraditórios, visto que a surpresa de situações relacionadas à vida e à morte provocam fascínio e horror aos seres humanos. O rompimento de vínculos, histórias e relações, à medida que se concretiza, traz à tona a realidade de que tudo passa, descortinando a transitoriedade da vida numa nova realidade como um portal que se abre diante do ser humano. Estudos sobre experiências de quase morte (EQM), bem como de pessoas que narram o momento da morte, apontam para a possibilidade de visões contemplativas e interativas com seres, divindades e pessoas conhecidas que já morreram.[6]

Diante da inevitabilidade da morte, urge a necessidade de busca de sentido da vida, da sua finitude e do mistério que se apresenta. A religião surge então como linguagem que expressa as angústias que povoam o indivíduo em suas múltiplas dimensões diante das agruras da existência, da morte, bem como a da sua fome por eternidade, sendo um importantíssimo recurso de enfrentamento não só das questões que permeiam a morte, mas sobretudo da vida, como possibilidade de transcendência. Todos esses recursos têm a função de abrandar a angústia do que "vem depois". Kovács[7] entende que rituais religiosos podem proporcionar condições para que a morte seja simbolizada, permitindo que o indivíduo se coloque no lugar de quem morreu e passe a lidar gradativamente com a certeza de que o seu dia também chegará.

Além de ouvir a voz do sentido na vida, Viktor Frankl[8] também buscou ouvir a voz do sentido na morte, trazendo-a para seu lugar de integrante da existência humana. A morte se constituiria numa espécie de ultimato da vida, pois lapida a nossa consciência na busca por sentido, corroborando o que William Breitbart[9] defende ao constatar, em seu trabalho com pacientes em cuidados paliativos, que o fato de o indivíduo reconhecer e encarar a própria morte, assumindo a finitude humana, pode se constituir em um fator de transformação, pois a atitude de enfrentar a morte permite encarar a vida que foi vivida. O paradoxo dessa dinâmica de final de vida é que "através da aceitação da vida que se viveu, surge a aceitação da partida e da morte".[10]

Os rituais de sepultamento ao longo da história revelaram a preocupação permanente, desde as sociedades mais primitivas, com a morte, com os mortos e com os vivos, sendo considerados em algumas tradições como obras de misericórdia. Toda essa ritualização nada mais é do que uma tentativa de domesticar a morte, ou seja, de despojá-la de sua violência e brutalidade, transformando-a em uma "passagem".

Em cada ser que morre, a morte deixa preso o lembrete de que há de retornar. A percepção da finitude produz uma consciência de emergência de vida e de uso do tempo; sinaliza restrições, impõe limites. A consciência da sua própria morte é considerada uma conquista evolutiva antropológica e espiritual. Os ritos são marcos culturais no tempo da existência com forte capacidade organizadora da vida; propiciam a elaboração do pensamento e a compreensão de que se vive concomitantemente crise e superação, angústia e esperança, separação e gratidão.

Há a negação e recusa da morte, mas há também sua aceitação, principalmente pela crença na existência de outra vida, e isso tem sido assim desde os primórdios. Achados arqueológicos como o do homem de Neandertal dão conta de adultos mortos sepultados sentados com tornozelos e pulsos unidos, como fetos que esperam o momento do renascimento.[11]

Ritos como símbolo do que se viveu

Os ritos funerários ocorrem conforme os traços culturais de cada grupo social que elegem qual ou quais dos quatro elementos serão utilizados para tal:

- Elemento ar: o cadáver é exposto e serve de alimento para aves e feras;
- Elemento terra: o sepultamento é o mais praticado desde as culturas mais antigas para afastar a aproximação de feras ou por estabelecer a igualdade biológica de que tudo o que é vivo morre: "que o pó volte ao pó";

- Elemento água: quando a imersão permite desaparecimento, quando o corpo é colocado em fossos ou em embarcações levadas suavemente pelas águas;
- Elemento fogo: a incineração data desde o neolítico em algumas culturas e tem papel sanitário importante, e as cinzas podem ser espalhadas visando à integração à natureza.

Em tradições advindas do zoroastrismo, como os parses (Índia), os defuntos deveriam ficar sobre uma laje, levemente inclinados, de forma que os líquidos advindos da decomposição deveriam cair sobre areia e carvão purificadores, evitando assim contaminação dos quatro elementos.[12]

O morto repousa sozinho ou com outros, e recebe homenagens conforme sua classe social ou significado em seu grupo social. Em diversas culturas era comum sepultar todos os mortos em uma única caverna, e por volta de 10000 a.C. surgem os cemitérios com sepulturas agrupadas. No paleolítico superior, os corpos foram encontrados em quatro posições: alongada, semidobrada, amarrada e em flexão fetal forçada. Em geral, são enterrados com preocupação quanto à posição da linha leste/oeste, com cabeça sobre pedra que permita olhar em direção ao sol poente ou nascente conforme a cultura.

É importante lembrar que havia ritos separados ou suspensos para pessoas que morriam por doenças infecciosas como a lepra, para mulheres em consequência do parto, para suicidas, para os banidos da sociedade, entre outros. A orientação espiritual da sociedade sempre foi preditiva quanto aos tipos de simbologia dos ritos.

Cada religião tem uma forma peculiar de lidar com rituais mortuários, e até mesmo filosofias de vidas não religiosas consideradas "atitudes filosóficas", como materialismo (ateísmo), humanismo (deísmo), agnosticismo, maçonaria, ioga, *seicho-no-ie*, rosa-cruz, teosofia, esoterismo, entre outras, todas com suas crenças e cosmovisões, refletem, em linhas gerais, a preocupação e respeito para com o morto e o morrer. A Tabela 104.1 busca auxiliar o profissional de cuidados paliativos ao se deparar com indivíduos que professam as principais religiões praticadas no Brasil, respeitando sua individualidade e pertença religiosa.[13,14]

Diante das questões eivadas de preocupações, angústias, medo e, em certos casos, terror e desespero, a morte representa a maior de todas elas por ser o rompimento com a forma conhecida de existir e tornar-se imersão no mistério. É preciso oportunizar aos seres humanos em todas as fases da vida o fortalecimento de valores espirituais como amor, alegria, paz, bondade, fidelidade, mansidão, domínio próprio, gratidão, perdão, compaixão, sabedoria, entre outros, para que diante de situações de perdas, luto e morte haja mais resiliência na integralidade do ser humano diante das questões que nos atravessam.

Segundo Cicely Saunders, "o fundamento mais importante [...] é a esperança de que, ao zelar, ao cuidar dos doentes, devemos não só aprender a libertá-los da dor e da angústia, a compreendê-los e a nunca desapontá-los, mas também estar em silêncio, a escutá-los e a simplesmente estar lá. Depois de aprendermos a fazer isto, descobrimos também que não somos nós os que fazemos o verdadeiro trabalho".[15]

Tabela 104.1. Ritos mortuários religiosos.

Religião	Subdivisões	Denominações	Principais crenças	Principais ritos de morte			Ritos no luto
				Antes	**Durante**	**Depois**	
Cristianismo	Catolicismo	Romano	**(1)** A morte é a passagem da vida finita para a eternidade; **(2)** Não crê na reencarnação; **(3)** Ressurreição do corpo e da alma; **(4)** Julgamento final; **(5)** Céu e inferno	**(1)** Unção dos enfermos	**(1)** Vela-se o corpo e, além das orações populares, um padre faz uma celebração para encomendar a vida da pessoa para as mãos de Deus. As velas, colocadas ao lado do caixão, simbolizam a luz de Cristo ressuscitado e a vida que vai se consumindo, mas que sempre brilha	**(1)** Missa de sétimo dia; **(2)** As orações dos vivos podem interferir no destino do morto	**(1)** São realizadas celebrações em memória do morto no sétimo dia, no primeiro mês e no primeiro ano. Acredita-se que esse processo precisa ser vivido para que se possa lidar da melhor forma com a morte
		Ortodoxo					
	Protestantismo histórico	Luteranos		**(1)** Orações	**(1)** O velório sempre é focado nos enlutados, visto que a alma do falecido já está em seu destino eterno e não há mais o que fazer	Não há	Não há rituais
		Anglicanos					
		Presbiterianos					
		Batistas					
		Congregacionais					
	Pentecostalismo	Assembleia de Deus					
		Quadrangular					
		Entre outras					

(continua)

Tabela 104.1. Ritos mortuários religiosos. (continuação)

Religião	Subdivisões	Denominações	Principais crenças	Principais ritos de morte			Ritos no luto
				Antes	Durante	Depois	
Cristianismo (*continua*)	Neopentecostalismo	Sara nossa Terra					
		Universal do Reino de Deus					
		Mundial do Poder de Deus					
		Internacional da Graça de Deus					
		Nova Vida					
		Entre outras					
Espiritismo			**(1)** Evolução do espírito através da reencarnação; **(2)** Pluralidade de mundos; **(3)** Imortalidade do espírito; **(4)** Possibilidade de comunicação entre espíritos encarnados (vivos) e espíritos desencarnados (mortos); **(5)** Lei de causa e efeito, segundo a qual nossa condição atual é resultado de nossos atos passados, pensamentos, palavras		**(1)** O velório é dirigido ao espírito, em que os presentes permanecem em preces em intenção à Alma, criando-se um clima de vibração positiva em favor ao espírito desencarnado		**(1)** Não existe, porque não se acredita na morte

Tabela 104.1. Ritos mortuários religiosos. (continuação)

Religião	Subdivisões	Denominações	Principais crenças	Principais ritos de morte			
				Antes	Durante	Depois	Ritos no luto
Afro-brasileiras	Candomblé		(1) Acreditam na vida após a morte; (2) Creem na interferência concreta de Deus "neste mundo" mediante a invocação das forças sagradas da natureza; (3) Orixás têm personalidades individuais, habilidades e preferências rituais; (4) Acreditam que algumas crianças nascem com a predestinação de morrer cedo; são os chamados *abikus* (nascidos para morrer)		(1) Velório com cantos que remetem à volta do espírito para o seu local de origem	(1) Ritual pós-morte com a preparação do corpo para liberar o espírito da matéria. (2) Denominado "axexê", o rito funerário começa após o enterro e costuma durar vários dias. Na cerimônia, algumas pessoas que têm relação com o morto são chamadas para participar do ritual em que o espírito do corpo é encaminhado para outra terra	(1) Ritual com cantos que remetem à volta do espírito ao seu local de origem; é renovado após um ano e, ainda, repetido pelos três anos seguintes. (2) A morte é uma desordem que leva tempo para ser superada. Após alguns anos, aquela pessoa passa a interferir na energia vital do grupo ao qual pertencia
	Umbanda		(1) Crença nos antepassados; (2) Crença na existência de Guias ou entidades espirituais; (3) A reencarnação e as sucessivas vidas		(1) Purificação do corpo e do espírito, que acontece somente com a presença do sacerdote, ajudante e um parente, e depois	(1) As oferendas conduzem a pessoa para a evolução; (2) Com a morte do corpo físico, os espíritos bons podem se tornar protetores,	(1) Os mortos viram ancestrais e no Dia de Finados é realizado um ritual de celebração, oferecendo tudo o que a pessoa

(continua)

Tabela 104.1. Ritos mortuários religiosos. (continuação)

Religião	Subdivisões	Denominações	Principais crenças	Principais ritos de morte			Ritos no luto
				Antes	Durante	Depois	
Afro-brasileiras (continua)	Umbanda (continua)		permitem o aprimoramento da criação divina; (4) Lei de causa e efeito pela qual os umbandistas pagam o Bem recebido com o bem e o Mal com a justiça divina		a cerimônia social para encomenda do espírito realizada no velório e no túmulo	enquanto os maus podem virar perturbadores	gostava, como bebida e comida
Budismo	Theraváda		(1) Carma: lei de causa e efeito; (2) Renascimento se refere a um processo pelo qual os seres passam por uma sucessão de vidas; (3) Samsara que é o ciclo das existências nas quais reinam o sofrimento e a frustração engendrados pela ignorância e pelos conflitos emocionais que dela resultam	(1) Acreditam que treinando a mente durante a vida, o indivíduo estará tranquilo e sereno quando chegar a hora de morrer, o que garantirá um renascimento afortunado	(1) Durante a cerimônia funeral procuram o equilíbrio e ajudar os amigos ou parentes que estejam morrendo; (2) Evitam o choro, o desespero, para que a mente da pessoa falecida permaneça positiva; (3) Powa (transferência de consciência), é um rito quando a prece é feita com intenção de ajudar o morto	(1) Após sete dias da morte, é realizada a celebração da memória, quando familiares e amigos se reúnem e compartilham os bons momentos vividos com o falecido; (2) Recomenda-se evitar choro e sofrimento. Afinal, a positividade e o equilíbrio fazem bem para a alma da pessoa que partiu e ajudam a alcançar a paz	(1) Celebração do aniversário de morte que ocorrem no 1º, 3º, 7º, 13º, 17º e 33º ano da morte, em que amigos e familiares leem os textos sagrados e relembram a relação com o falecido; (2) Em lugares mais tradicionais, como no Japão, a família guarda até 49 dias de luto como sinal de respeito
	Mahayana						
	Vajrayana ou tantrayana						

(continua)

Aspectos Particulares e Ritos de Passagem nas Diferentes Religiões

Tabela 104.1. Ritos mortuários religiosos. (continuação)

Religião	Subdivisões	Denominações	Principais crenças	Principais ritos de morte			Ritos no luto
				Antes	Durante	Depois	
Judaísmo	Ortodoxo	Haredi Ortodoxo moderno	(1) Crença na vinda messiânica; (2) Cabalá, conhecimento místico esotérico do judaísmo, que defende a interpretação do universo, de Deus e da *Torah* por meio de sua natureza divina; (3) Ressurreição e a vida além-morte		(1) Funeral o mais rápido possível, de preferência no mesmo dia. (2) Lavagem ritual e corpo vestido com *mortalha* (roupa de linho) (3) Antes do funeral, os membros da família rasgam um pedaço de suas próprias roupas como símbolo do luto.	(1) O *shivá*, período em que a família fica sem fazer atividades comerciais ou de lazer com duração de sete dias.	(1) Na primeira semana, os parentes se reúnem para orar em casa. Apenas o espiritual conta, por isso os espelhos da casa, que refletem o corpo material, são cobertos. A pessoa é lembrada na data de morte por todos os anos seguintes
	Conservador						
	Reformista						
Islamismo	Sunitas		(1) Crença em vários profetas enviados à humanidade, dos quais Maomé é o último; (2) Julgamento final, no qual as ações		(1) Ritual de banho; (2) Não existe funeral. O corpo é exibido publicamente para a orações. Também não são comuns choros ou lamentações	(1) Oração fúnebre na manhã seguinte; (2) Corpo levado ao cemitério e enterrado sem caixão (preferencialmente);	(1) O luto dura três dias. Quando a mulher perde o marido, o tempo sobe para 130 dias, período em que ela não pode sair de casa,

Tabela 104.1. Ritos mortuários religiosos. (continuação)

Religião	Subdivisões	Denominações	Principais crenças	Principais ritos de morte			Ritos no luto
				Antes	Durante	Depois	
Islamismo (*continua*)	Xiitas		de cada pessoa serão avaliadas; **(3)** Predestinação: Deus tudo sabe e possui o poder de decidir sobre o que acontece a cada pessoa			**(3)** São feitas quatro exaltações a Deus. Após a primeira, recita-se o primeiro capítulo do Alcorão. Depois da segunda, pedem-se bênçãos a Maomé. Depois da terceira, suplica-se por todos os mortos. Depois da última exaltação, pede-se pelo falecido	a não ser em emergências; **(2)** Orações comunitárias durante 40 dias após o enterro

REFERÊNCIAS BIBLIOGRÁFICAS

1. Moltmann J. No fim, o início: breve tratado sobre a esperança. São Paulo: Loyola; 2007.
2. Alves R. O que é Religião? 5 ed. São Paulo: Loyola; 2003.
3. Gaarder J, Hellern V, Notaker H. O Livro das Religiões. São Paulo: Companhia das Letras; 2005.
4. Gaarder J, Hellern V, Notaker H. O Livro das Religiões. São Paulo: Companhia das Letras; 2005.
5. Sabaini WT. Estado e Religião: Uma análise à Luz do Direito Fundamental à Liberdade de Religião do Brasil. São Paulo: Universidade Presbiteriana Mackenzie; 2010.
6. Hennezel M, Leloup J-Y. A arte de morrer: Tradições religiosas e espiritualidade humanista diante da morte na atualidade. Petrópolis: Vozes; 1997.
7. Kovács MJ. Educação para a morte: Temas e reflexões. São Paulo: Casa do Psicólogo; 2003.
8. Frankl V. Psicoterapia E Sentido Da Vida: Fundamentos De Logoterapia e Análise Existencial. São Paulo: Quadrante; 1989.
9. Breitbart W. Thoughts on the goals of psychosocial palliative care. Palliat Support Care; 2008.
10. Breitbart W. Espiritualidade e sentido nos cuidados paliativos. In: Pessini L, Bertachini L (orgs.). Humanização e Cuidados Paliativos. 4 ed. São Paulo: Centro Universitário São Camilo/Loyola; 2009. 212 p.
11. Ziegler J. Os vivos e a morte: uma "sociologia da morte" no Ocidente e na diáspora africana no Brasil, e seus mecanismos culturais. Tradução da primeira edição francesa: Les vivants et la mort. Paris: Èditions du Seuil; 1975.
12. Bayard JP. Sentido oculto dos ritos mortuários: morrer é morrer? São Paulo: Paulus; 1996.
13. Santos FS. A Arte de Morrer: Visões plurais. Volume 2. Bragança Paulista: Comenius; 2009.
14. Wilges I. Cultura Religiosa: as religiões no mundo. Petrópolis: Vozes; 1994.
15. Saunders C. Velai comigo: inspiração de uma vida em cuidados paliativos. Tradução por Franklins Santana Santos. Salvador. 2018. 106 p.

Assistência ao Luto

105

Erika Pallottino
Cecília Rezende
Joana Cés de Souza Dantas

Idealizado e fundado em 1967 por Cicely Saundres, o St. Christopher's Hospice tem como princípio o cuidado às necessidades físicas, emocionais, sociais e espirituais de pacientes e familiares. Nessa perspectiva de atenção integral, inclui-se o processo de luto. Referenciado internacionalmente por suas importantes pesquisas e atuações no cuidado ao luto, o psiquiatra Colin Parkes sistematizou o serviço de atendimento a pessoas enlutadas durante a doença e após o óbito na instituição.

O processo de luto é uma reação esperada e natural frente ao rompimento de um vínculo significativo. Franco[1] descreve o luto a partir de uma compreensão dinâmica e particular, como um processo de construção de significados que possibilita revisões na identidade, nas relações sociais e no sistema de crenças. De acordo com Barbosa,[2] trata-se de uma resposta adaptativa a uma experiência de perda que desencadeia diversas transformações na vida de uma pessoa.

As pesquisas contemporâneas consideram o processo de luto com as suas idiossincrasias, que pode variar consideravelmente entre as pessoas em sua intensidade e duração dos sintomas.[3] O luto envolve muito mais do que reações de pesar e dor; ele nos coloca em contato com a sensação de ameaça à segurança e mudanças significativas na vida e na família, sendo considerado uma transição psicossocial.[4]

Muito se tem pesquisado a respeito de quais fatores teriam papel decisivo nos caminhos do luto e do que deveria ser avaliado na perspectiva diagnóstica se o processo tiver um bom ou mau resultado. Parkes[4] destaca como fundamental a avaliação dos seguintes fatores como possíveis preditores de risco: a vulnerabilidade pessoal do enlutado; a relação com a pessoa falecida; os eventos e circunstâncias que levaram à morte, bem como a morte em si e o apoio social e outras circunstâncias após a morte.

Para se compreender o significado de uma perda é necessário que se compreenda a história do enlutado, os detalhes de sua história pessoal e como foi construída sua identidade. A perda de alguém significativo tem um lugar único na história daquela pessoa; é algo subjetivo e particular, não sendo possível ser encaixada em um padrão preestabelecido.[5] A morte transforma profundamente a experiência que se tem da vida, de tal maneira que é importante apreender as diferentes maneiras por meio das quais a morte modifica o fluxo da vida de cada um e como o enlutado encara os desafios para seguir em frente.

A partir da compreensão de que o processo de luto tem seu início no diagnóstico, e considerando as perdas multidimensionais no decorrer do adoecimento, torna-se imperativa a interdisciplinaridade do trabalho em cuidados paliativos, cabendo aos diferentes profissionais da equipe a tarefa de identificar respostas de luto que mereçam atenção.

Durante o percurso da doença, pacientes e familiares se vincularão a cada membro da equipe de forma diferente, atribuindo uma dinâmica específica em cada relação e um significado para a história do cuidado recebido. Essas relações vinculares e as parcerias desenvolvidas com a família podem favorecer a expressão da dor e do pesar. Dependendo do vínculo estabelecido, as respostas de luto podem ser dirigidas a qualquer membro da equipe, reforçando ainda mais a importância de que cada especialista desenvolva habilidades para compreender o processo de luto, colocando-se de forma sensível às narrativas trazidas, sendo capazes de reconhecer reações típicas do processo e os riscos para possíveis complicações.

A trajetória da doença até a morte acarreta uma série de perdas reais e simbólicas. Familiares e pacientes passam por transições que promovem impacto significativo na sua concepção de mundo. O que antes se apresentava de forma sólida e confiável, torna-se imprevisível e ameaçador diante da possibilidade real da perda. O mundo presumido, lugar seguro e organizador dos mundos internos e externos, pode se transformar radicalmente.[4] A maneira de que cada paciente e familiar se ajustará a tais mudanças deflagra particularidade no processo de luto que merece atenção. Entre as intervenções diagnósticas indicadas, a avaliação de risco merece um olhar atento para fatores importantes, tais como a dinâmica psíquica prévia do enlutado, o tipo de relação e o vínculo com o falecido, o momento do ciclo vital, a rede de apoio e suporte psicossocial, sistemas de crenças e valores, a revisão de perdas anteriores, a história da morte e os sentidos e significados atribuídos ao cuidado.

Destacam-se com especial atenção o curso e a dinâmica do processo de luto antecipatório que podem, para algumas famílias, ser um facilitador ou complicador do luto pós-óbito. A história do cuidado, perpassando a relação com a equipe de saúde, parece ser fundamental para determinar como o luto que antecipa a morte é vivido, bem como o momento posterior a esta.

Nos moldes da atenção em cuidados paliativos (domiciliar, ambulatorial, hospitalar ou *hospices*), podemos oferecer diferentes tipos de assistência ao luto.

Em alguns casos, as intervenções iniciadas antes do momento da morte podem ser consideradas preventivas para complicações do luto. Outras ações podem ser facilitadoras para integração da perda, tais como: compartilhamento do planejamento terapêutico, aconselhamento terapêutico como suporte ao luto, apoio e cuidado na preparação dos rituais de despedidas, comunicação acolhedora que facilite a expressão da dor e do pesar. É importante ressaltar que as intervenções suportivas não finalizam junto à morte e que a assistência aos familiares enlutados faz parte do escopo de trabalho das equipes de cuidados paliativos.

Levando-se em consideração que a minoria dos enlutados necessitarão de intervenção especializada, psicoterapêutica e/ou medicamentosa, cabe avaliar as necessidades de cada familiar em meio a um processo de grande complexidade e auxiliá-los a compreender recursos saudáveis que ajudem na adaptação à perda. Os meios que podem ajudar o enlutado nas mais diversas condições e situações podem advir do próprio sujeito, da comunidade, da equipe de cuidado da instituição onde o paciente foi assistido ou por meio do encaminhamento para serviços especializados em atendimento a enlutados.

Riordan *et al.*[6] apontam que, no cenário dos cuidados paliativos, cerca de 90% dos enlutados inicialmente passarão pelo momento de reações agudas e, com o passar do tempo, conseguirão integrar a dor da perda em suas vidas sem a necessidade de intervenções de um especialista. Para esse perfil de enlutados, ações de suporte psicossocial (formais ou informais) podem proporcionar conforto por meio da escuta ativa, informação, suporte para reorganização da vida prática e emocional, psicoeducação, revisão da rede de apoio, além da oportunidade de falar sobre a pessoa falecida e expressar o seu pesar. Tais iniciativas fazem com que o enlutado se sinta apoiado em sua dor e ajudam na compreensão do processo que vive, além de facilitar o enfrentamento aos novos desafios impostos pelo luto. A construção de um ambiente favorável para a restauração e integração do luto e, consequentemente, do processo de ressignificação do mundo e de suas relações parece tornar mais suportável viver o luto.

Por outro lado, familiares que apresentem sinais de risco para complicações do luto podem se beneficiar de intervenções mais estruturadas e precoces, oferecidas por profissionais de saúde mental especializados no trabalho com enlutados. Nesse cenário, a atenção é individualizada, com foco nos fatores de risco e ações voltadas para a busca de adaptação à perda.

Susan Delaney,[7] responsável pelo serviço de luto do Iris Hospice Foundation (IHF), nos oferece um panorama atual e estruturado dos diferentes níveis de intervenções no trabalho com enlutados.

As intervenções primárias são realizadas exclusivamente pela comunidade, voluntários e profissionais das áreas de educação, comunicação e saúde treinados. Compreendem ações de informação e educação, que visam sobretudo à prevenção e ao suporte. São ações primordialmente voltadas para a psicoeducação e que podem ser oferecidas por meio de apoio presencial ou remoto, com o oferecimento de sugestão de material de leitura como livros e cartilhas educativas, institucionais ou não, dicas de filmes e séries que falem sobre luto e perda, palestras educativas, além de conversas informais, porém empáticas e acolhedoras. O objetivo é oferecer informação, acolhimento e familiaridade com as respostas emocionais esperadas.

As intervenções secundárias também poderão ser realizadas pela comunidade e rede de suporte ativa e percebida do enlutado, profissionais de saúde, educação e comunicação treinados, além de profissionais da área de saúde mental. As ações são as mesmas do nível primário, acrescentando-se o apoio suportivo formal, individual ou grupal, no formato das práticas de aconselhamento em luto. O objetivo, além da psicoeducação, visa também intervenções mais terapêuticas que auxiliem o enlutado no conhecimento dos seus recursos internos e externos, que favoreçam a adaptação da perda e integração do processo de luto.

Nos níveis primários e secundários, é indicado que as intervenções ocorram no luto antecipatório, tendendo a minimizar efeitos complicadores, além de diagnosticar possíveis riscos. Tais ações precoces são fundamentalmente preventivas.

Para os enlutados que apresentam algum potencial risco de complicação, as intervenções indicadas são de nível terciário e devem ser feitas apenas por profissionais de saúde mental. Podem ser oferecidas intervenções nos moldes de aconselhamento em luto, psicoterapia individual ou em grupo conduzida apenas por psicólogos ou psiquiatras.

O nível quaternário, considerado de alta complexidade, é destinado aos enlutados que já apresentam comprometimentos significativos em decorrência do processo de luto. As ações nesse nível de intervenção deverão ser realizadas por psicólogos conjuntamente a psiquiatras especializados no trabalho com luto, e que tenham como foco o tratamento do processo de adoecimento deflagrado pelo luto. Intervenções psicoterapêuticas, conjugadas ou não, com tratamento medicamentoso são as mais indicadas. Quadros de luto complicado sem diagnóstico e intervenções adequadas provocam sofrimento intenso ao longo de anos e importante rebaixamento na qualidade de vida de pessoas enlutadas. Pesquisas atuais apontam que enlutados graves não respondem a abordagens psicoterapêuticas convencionais.* Portanto, nesse nível de intervenção a atuação indicada é a do profissional especialista em luto.

Diante das especificidades e complexidades do processo de luto e possibilidades de intervenção, torna-se fundamental o treinamento dos integrantes das equipes de cuidados paliativos, capacitando-os para conduta adequada à singularidade de cada caso.

Compreendendo a família como foco dos cuidados, ações como: a carta de condolências; a ligação telefônica pós-óbito; e a oferta de consulta presencial nas semanas seguintes da morte,

---

*Informação fornecida no treinamento Level 1 – The Center of Complicated Grief (Columbia University – NY), em 29 de janeiro de 2016.

chamada de consulta de luto, reforçam a manutenção do vínculo da equipe com o familiar e a sensação de que o cuidado não se encerra com a morte do paciente, alargando as ações de cuidado multidimensional.

Todas as ações devem ser pensadas em sua dimensão preventiva, consideradas as mais indicadas no trabalho em cuidados paliativos no que se refere à assistência ao luto.

REFERÊNCIAS BIBLIOGRÁFICAS

1. Franco MHP. Famílias vivem seus lutos. In: Trad LAB (org.). Família contemporânea e saúde: significados, práticas e políticas públicas. Rio de Janeiro: Ed. Fiocruz; 2010. p. 371-9.

2. Barbosa A. Fazer o luto. Lisboa: Faculdade de Medicina da Universidade de Lisboa; 2016.

3. Crunk AE, Burke LA, Robinson III EH. Complicated grief: an evolving theoretical landscape. J Couns Dev. 2017; 95:226-33.

4. Parkes CM. Amor e perda – as raízes do luto e suas complicações. São Paulo: Summus; 2009.

5. Attig T. How we grieve – relearning the world. Nova York: Oxford University Press; 2011.

6. Riordan PA, Price M, Robbins-Welty GA, Leff V, Jones CA, Prigerson HG, et al. Top Ten Tips Palliative Care Clinicians Should Know About Bereavement and Grief. J Palliat Med. 2020 jul.

7. The Irish Hospice Foundation. Disponível em: https://hospicefoundation.ie. Acessado em: out 2018.

Sofrimento Existencial

106

Maria Julia Kovács

Doenças que ameaçam a vida podem provocar sofrimento existencial, que surge quando valores importantes da vida ficam ameaçados e tem relação com o não encontrar sentido em continuar vivendo. O sofrimento emocional se relaciona com crises temporárias, que podem ser resolvidas com planejamento de cuidados.[1] Alguns autores diferenciam sofrimento emocional do existencial,[2] outros não.[3] Consideramos essa diferenciação fundamental, porque requerem cuidados diferentes.

O sofrimento existencial está ligado ao sentido de vida, à biografia, e é inerente ao ser humano.[4] O sentido é descoberto, está na relação entre a pessoa e os acontecimentos e é um dos fatores de sobrevivência em situações de desmoralização, humilhação, angústia e ameaça de morte. É a possibilidade da autotranscendência. É uma forma de espiritualidade antropológica, não religiosa, denominada noética. Quando o sentido da vida é frustrado, surge o sofrimento existencial, que pode gerar novos sentidos à existência. A tríade trágica é o sofrimento, a culpa e a morte.[4] Quando o sentido de vida é frustrado surge o sofrimento existencial, que pode ser um trampolim para novas significações de vida.[5] Compreensão e reflexão sobre as ocorrências da vida aumentam a tolerância à dor e a capacidade de enfrentamento, resultando em qualidade de vida. A espiritualidade pode favorecer a introspecção, reflexão e desenvolvimento pessoal. O sofrimento pertence à pessoa; assim como são suas as experiências que viveu e enfrentou, que não podem ser apagadas.

Estar próximo à morte ajuda a encontrar novos sentidos que podem consolidar valores e princípios. Perceber que a vida não teve sentido gera grande sofrimento, e o desejo de morrer está relacionado a não ver sentido para continuar vivendo. O sofrimento pode ser tão intenso que leva à tentativa de suicídio como forma de eliminar a dor, acabando com a vida. Pode ocorrer uma entrega à morte, com recusa de tratamentos, exposição a perigos; uma autonegligência.[6] Com sofrimento refratário, busca-se a instalação da sedação paliativa a partir do pedido do paciente e cuidadosa avaliação da equipe.[7]

O sentido de vida é o eixo norteador para a vida e para a ampliação da consciência; se for frustrado, a morte pode ser vista como saída. Não são as circunstâncias da vida que levam à falta de sentido, e sim a percepção pessoal sobre a situação. Ter uma doença avançada causa sofrimento, que, no âmbito existencial, leva a não ver sentido em viver; porém, pode ser acolhido e cuidado. Podem estar mesclados o sentido de vida e a espiritualidade: para algumas pessoas, a espiritualidade está conectada com a religião; para outras, com uma busca interior.

Há vários sintomas refratários, e mesmo diante das melhores terapias o sofrimento não é mitigado. No caso de sintomas físicos, instala-se a sedação paliativa, diminuindo-se o grau de consciência. É o último recurso, depois que outros tratamentos não tiveram sucesso. A sedação só é instalada após decisão compartilhada com o paciente, família e equipe, como se aponta.[8,9] A sedação paliativa para sofrimento existencial é possível, mas a decisão pode ser mais difícil. O sofrimento existencial nem sempre é avaliado da mesma forma, por isso a discussão da equipe é fundamental.[10] O sofrimento psicológico se apresenta como ansiedade, depressão, pânico, medo, tristeza, desânimo; já o existencial consiste em: sensação de desmoralização, humilhação, dependência, falta de vontade de viver, desesperança, esgotamento emocional, sofrimento pelo luto antecipatório, angústia pela percepção da morte. Shneidman denomina *psychache* a essa dor psíquica presente em vários suicídios.[11] O sofrimento existencial tem diferentes intensidades e, se agudo, necessita da sedação paliativa. Dezoito por cento dos pacientes podem ter sofrimento existencial e desejo de morrer, podendo recusar tratamentos para encerrar o sofrimento.[10]

Com a pandemia da Covid-19, os cuidados intensivos nas unidades de terapia intensiva (UTI) oferecem pouco espaço para cuidados ao sofrimento existencial, considerado não essencial em situações em que a vida está em risco. O distanciamento da família e o medo da morte podem exacerbar o sofrimento, colaborando para um colapso mental.

A avaliação do sofrimento espiritual e existencial em programas de cuidados paliativos é fundamental.[12] A Organização Mundial da Saúde evidencia a necessidade de acolher o sofrimento moral, espiritual e existencial de pacientes e familiares em programas de cuidados paliativos, sendo a comunicação importante para o cuidado a sintomas refratários.

Cuidados devem enfatizar: qualidade geral de vida; bem-estar nas dimensões físicas, psicossociais e espirituais; e percepção pelo paciente dos cuidados recebidos em trabalho de grupo com pacientes oncológicos.[5] Esses grupos têm como objetivo cuidar da dignidade humana, o respeito aos valores da pessoa e a diminuição do sofrimento, enfatizando a beneficência e a não maleficência, e facilitando a autonomia do paciente. Buscar a história de vida, a relação com o mundo, os vínculos significativos, o contexto cultural, o sistema de valores e expectativas diante do adoecimento; todos são elementos fundamentais para estabelecer o plano de cuidados centrado na pessoa.

Os cuidados envolvem escuta, empatia e compaixão para acolher o sofrimento, ajudando a mitigá-lo. Deve-se abrir caminho para que o paciente possa ressignificar sua dor, para acolher e cuidar. Se o sofrimento continuar intolerável e refratário, a sedação paliativa pode ser proposta. Esse procedimento diminui a consciência, aliviando o sofrimento. Segundo a European Association for Palliative Care, a decisão pela instalação da sedação paliativa deve ser validada pela equipe de saúde mental, ao avaliar o sofrimento existencial como refratário, começando de forma intermitente; o que pode, dessa forma, reverter o processo, observando se há melhora do sofrimento.[12] Se após a reversão os sintomas continuarem presentes, essa sedação será instalada de forma contínua. A sedação somente será iniciada com autorização dos pacientes e familiares, sempre com esclarecimento e acolhimento. A sedação paliativa é sempre o último procedimento, depois que vários outros foram tentados. Porém, ao persistirem sintomas ligados ao sentido da vida, desesperança e desejo de morrer, a sedação pode ser uma opção, considerando que poderá levar ao óbito, como efeito colateral. O primeiro benefício é o alívio do sofrimento intolerável; no entanto, é preciso considerar que o sofrimento refratário também pode levar à morte, pela recusa dos tratamentos ou por uma ação suicida.

As diretivas antecipadas de vontade podem ajudar na decisão, porque expressam a vontade de não continuar vivendo. É uma forma de evitar a distanásia, não só nos sintomas físicos, mas também na esfera existencial, impedindo assim um final de vida com angústia dolorosa do paciente e sofrimento intenso da família.[13]

Há protocolos para a decisão sobre sedação paliativa, incluindo os seguintes pontos: estadiamento da doença; intensidade do sofrimento relatado; diretivas antecipadas de vontade disponíveis; possibilidade de melhora; pedido reiterado do paciente; opinião dos familiares e a competência do paciente para decidir.[14]

A sedação paliativa está dentro do contexto dos cuidados paliativos, tendo aí a sua legitimação, e está relacionada com a ortotanásia. É a possibilidade de interromper tratamentos desproporcionais que têm como único objetivo a manutenção da vida. A sedação pode não ser necessária, desde que alguns tratamentos de manutenção da vida sejam interrompidos. É preciso ressaltar que a decisão não é solitária: deve ser sempre compartilhada, solidária e consensual.

Às vezes, os cuidados ao sofrimento existencial não ocorrem porque se consideram outras prioridades como o sofrimento físico. O sofrimento existencial precisa ter espaço regular de cuidados. Uma morte que tem a dignidade como seu valor principal, cuidando do sofrimento em todas as esferas, é muito importante para a história da humanidade na atualidade, em que predominam desvalorização, desmoralização e humilhação. É fundamental investir na formação de paliativistas, que tenham como meta principal os cuidados integrados – um tributo aos trabalhos de Cicely Saunders e Vitor Frankl, que investiram nos cuidados integrais ao ser humano na busca do sentido de viver –, mesmo que tenham uma doença que ameace a vida, na proximidade da morte.

REFERÊNCIAS BIBLIOGRÁFICAS

1. Tavares R, Ribeiro HG, Dadalto L. Terminalidade da vida, psiquiatria e cuidados paliativos. In: Barros DM, Castellana GB (orgs.). Psiquiatria forense: Interfaces jurídicas, éticas e clínicas. Porto Alegre: Artmed; 2020. p. 190-6.

2. Cassell EJ, Rich BA. Intractable end-of-life suffering and the ethics of palliative sedation. Pain Med (USA). 2010; 11(3):435-8.

3. Jansen LA, Sulmasy DP. Proportionality, terminal suffering and the restorative goals of medicine. Theor Med Bioeth. 2002; 23(4-5):321-37.

4. Frankl VE. Psicoterapia e sentido de vida. Fundamentos da Logoterapia e análise existencial. São Paulo: Quadrante; 2003.

5. Breitbart W. Meaning-centered group psychotherapy for patients with advanced cancer: a pilot randomized controlled trial. Psycho-Oncology. 2010; 19(1):21-8.

6. Minayo MCS, Cavalcante F. Suicídio em pessoas idosas: revisão de literatura. Rev Saúde Públ. 2010; 44:750-7.

7. Achette D, Ribeiro HG, Kovács MJ. Dilemas Éticos e Bioéticos em Fim de Vida: reflexões sobre sofrimento psíquico refratário. In: Batista JS, Guidugli SN (orgs.). Psicologia da Saúde e Clínica. Curitiba: Appris; 2019. p. 219-32.

8. Taboada RP. Sedación paliativa (parte II): Cuestiones éticas y principios morales. Acta Bioethica. 2014; 20(2):225-35.

9. Trachsel M, et al. Palliative psychiatry for severe persistent mental illness as a new approach to psychiatry? Definition, scope, benefits, and risks. BMC Psychiatr. 2016; 16:260.

10. Achette D, Costa DG, Lima CP, Silva SA. Terapia de sedação paliativa por sofrimento existencial. In: Santos AFJ, Rodrigues LF (orgs.). Manual de sedação paliativa. São Paulo: Lemar; 2020. p. 55-76.

11. Shneidman ES. Suicide as Psychache: A clinical approach to self-destructive behavior. London: Jason Aronson; 1993.

12. Cherny NI, Radbruch L. Board of the European Association for Palliative Care. European Association for Palliative Care (EAPC) recommended framework for the use of sedation in palliative care. Palliat Med. 2009; 23(7):581-93.

13. Dadalto L, Tupinambaí U, Greco DB. Diretivas Antecipadas de Vontade: Um modelo brasileiro. Rev Bioét CFM. 2013; 21(3):463-76.

14. Rousseau P. Palliative sedation in terminally ill patients. In: Machado C, Shewmon DA (eds.). Brain death and disorders of consciousness. New York: Kluwer Academic/Plenum; 2004. p. 263-7.

Estresse de Familiares e Cuidadores

107

Tatiana Barbieri Bombarda
Juliana Morais Menegussi

Prestar assistência em cuidados paliativos é estar ciente que, durante o percurso terapêutico do usuário, a família – compreendida como uma rede de apoio ampliada – de alguma forma se fará presente. Partindo desse pressuposto, a família assume no âmbito da atenção paliativa um papel de destaque como parte da unidade de cuidado. A abordagem centrada no sujeito, sempre que possível, precisa estar conectada e intimamente relacionada com as necessidades da rede familiar. Logo, o trabalho da equipe deve ser pautado em práticas interprofissionais de cuidado que promovam a integralidade.[1]

Segundo Miotto,[2] a família é construída e reconstruída histórica e cotidianamente, por meio das relações e negociações que estabelece entre seus membros e outras esferas da sociedade, tais como o Estado, o trabalho e o mercado. Além de sua capacidade de produção de subjetividades, a família também é uma unidade de cuidado e de redistribuição interna de recursos. Assim, ela ocupa um papel central e precisa ser vista e reconhecida em meio às suas diferentes configurações, singularidades e complexidades.

As transformações vivenciadas nos contextos familiares, sobretudo na vida daqueles indivíduos que assumem o papel de cuidadores principais, tornam-se para os serviços de saúde uma demanda importante a ser compreendida. Isso porque o processo de adoecimento frequentemente promove alterações emocionais, ocupacionais e sociais no âmbito familiar, as quais se configuram como fatores potenciais de estresse ao longo da vivência do cuidar.

O familiar cuidador experiencia sentimentos desde o recebimento do diagnóstico de uma doença grave de seu ente até a vivência da finitude e do luto. Manifestações como preocupação, raiva, impotência, tristeza, anseios, medos, culpa, entre outros, comumente emergem na trajetória do cuidar ao longo do curso da doença, pautadas no repertório biográfico dessa família. Não obstante, diferenças de valores e de crenças também podem se apresentar como disparadores de situações estressoras imbricadas em dificuldades de se proferir diálogos abertos e sinceros, incluindo expressões de sentimentos e emoções. É preciso compreender o usuário e familiares como unidades de interação, reconhecendo a possibilidade de interdependência de sofrimento, para assim promover apoio e estímulos ao enfrentamento conjunto dos problemas.[3]

No contexto ocupacional, é importante se atentar para o fato de, em geral, um familiar assumir o papel de cuidador. A aquisição desse novo papel ocupacional em seu cotidiano implica a inserção de novas atividades rotineiras como acompanhamento em consultas, exames e procedimentos, bem como em assistência nas atividades de vida diária (AVD), no supervisionamento ou administração dos medicamentos, no manejo de dietas e curativos, na resolução de problemas burocráticos etc.

Tais atividades centradas em um único familiar tendem a promover abdicação de atividades prazerosas e de lazer, assim como desinvestimentos no processo de autocuidado, gerando sobrecarga. É importante atentar para o fato de que, no exercício do cuidar, significados vão sendo construídos e reconstruídos, o que, a depender das representações atribuídas, tende a favorecer ou dificultar o enfrentamento da doença e da dispensação dos cuidados.

A redução no orçamento familiar também pode ocorrer diante da necessidade do afastamento do trabalho, favorecendo níveis de inseguranças em um contexto já permeado por desgastes físicos e emocionais. O que se observa nos cenários de saúde é o indivíduo deixando de trabalhar para exercer em tempo integral o papel de cuidador – seja solicitando a demissão do emprego ou diminuindo as atividades autônomas –, o que ocasiona modificação no perfil econômico, com impactos significativos no exercício e na relação do cuidar. Esse contexto, sem muita opção de escolha e apoio, pode desencadear um processo de estresse ou intensificar outros sofrimentos já vividos, especialmente pela carência de políticas públicas efetivas e pelo fato de o Brasil não possuir legislações que protejam e assegurem direitos para as famílias cuidadoras.[4]

Há de se mencionar, ainda, a vivência do isolamento social, em que o cuidador passa a não ter a sensação de pertencimento nos grupos em que circulava, seja porque a rede familiar o isola (não contribuindo nas divisões das tarefas e oferta de apoio), seja pelo entendimento do cuidador que se reconhece exclusivamente na relação cuidador-doente, o que dificulta sua aceitação na dispensação de cuidados por outros.

Além disso, é necessário observar as expressões da questão social[5] na vida das famílias. Situações de violência, pobreza, criminalidade e desigualdades são alguns exemplos que impactam negativamente a qualidade de vida daqueles que cuidam.

Diante do exposto, em meio aos desafios conjunturais, faz-se necessária a prestação de atenção especializada para atender às demandas advindas das famílias. As diretrizes internacionais reconhecem a importância de integrar a família no planejamento de cuidados, a partir de evidências que denotam que o suporte instrumental insuficiente se associa a elevados níveis de sofrimento dos cuidadores.[6,7]

Ao considerar os familiares cuidadores como parte da unidade de cuidados, recomenda-se que seja realizada a avaliação da situação e das necessidades do cuidador, referenciando-o a serviços adequados e empregando os recursos necessários. Além disso, preconiza-se que seja realizada a educação dos aspectos práticos do cuidar e seja ofertado apoio estendido ao período de enlutamento.[8]

Uma avaliação multidimensional tende a contribuir para uma melhor percepção da equipe sobre as demandas familiares. Em específico, acerca da sobrecarga do cuidador, há instrumentos citados na prática internacional já traduzidos e validados no Brasil, tais como: a escala de sobrecarga de Zarit (ZBI),[9] o questionário de avaliação da sobrecarga do cuidador informal (QASCI),[10] e o inventário de sobrecarga do cuidador (*caregiver burden inventory*).[11]

O planejamento antecipado de cuidados, compreendido como o processo de discutir o plano de cuidados futuros do usuário de acordo com seus valores e preferências, e realizado conjuntamente aos profissionais de saúde e familiares, tende a facilitar a tomada de decisões que comumente se apresentarão ao fim da vida, minimizando desgastes que por si só já se configuram como de difícil manejo ao familiar cuidador.

Durante a trajetória assistencial, entre as estratégias centradas no cuidado para as famílias estão:

- Espaços individualizados de acolhimento com escuta qualificada ao cuidador, que promovam garantia de voz e identificação de necessidades de saúde ampliada;

- Reuniões e conferências familiares para a melhor compreensão da dinâmica, mediação de conflitos, compartilhamento de informações e planejamento conjunto dos cuidados;
- Visitas domiciliares visando ao conhecimento da realidade *in loco*, que permitam a visualização de elementos que não são identificados nos serviços de saúde e que promovam, inclusive, melhora no plano de cuidado;
- Instrumentalização de direitos por meio de orientações acerca das garantias constitucionais da seguridade social (saúde, previdência e assistência social) e similares, como via de se assegurar a cidadania e dignidade;
- Grupos para a formação de espaços coletivos, visando garantir trocas de vivências e reconhecimento de experiências em comum entre os integrantes, viabilizando a construção de estratégias de enfrentamento e de manutenção da esperança.

Em específico sobre a abordagem em grupo, é possível viabilizar espaços de trabalho em diferentes formatos. Grupos de apoio permitem trocas que fomentam o senso de pertencimento, de expressão livre e de valorização às interações interpessoais. Os grupos de educação, formados pela sociedade civil, trabalham com orientações focadas de acordo com a doença, capacitando a dispensação dos cuidados. Já os grupos terapêuticos, conduzidos por um profissional especializado, proveem reflexões sobre temáticas específicas atreladas às demandas coletivas dos familiares cuidadores. Por sua vez, os grupos de luto, também mediados por profissionais capacitados, apoiam o período de enlutamento, com a construção de significados à perda vivenciada e a promoção de estímulos à restauração do cotidiano.

Vale destacar que as estratégias supracitadas devem ocorrer nos diferentes serviços e em todos os níveis de atenção à saúde com assistência em cuidados paliativos.

Por fim, ressalta-se que a garantia da atenção às famílias e aos cuidadores é um preceito dos cuidados paliativos. O cuidado integral em saúde engloba conhecer toda uma rede de suporte, seja ela familiar, de serviços e comunitária. Desse modo, fomentar diálogos, promover encontros, aprimorar práticas interprofissionais e intersetoriais, construir políticas públicas e efetivar as existentes são alguns desafios e caminhos a serem trilhados.

Parafraseando o poeta Thiago de Melo, não existe caminho novo, o que há de novo é o jeito de caminhar.

REFERÊNCIAS BIBLIOGRÁFICAS

1. Peduzzi M, Norman IJ, Germani ACCG, Silva JAM, Souza GC. Educação interprofissional: formação de profissionais de saúde para o trabalho em equipe com foco nos usuários. Rev Esc Enferm USP. 2013; 47(4):977-83. doi: 10.1590/S0080-623420130000400029.

2. Miotto RC. Família, trabalho com famílias e Serviço Social. Londrina: Serv Soc Rev. 2010 jan/jun; 12(2):163-76. doi: 10.5433/1679-4842.2010v12n2p163.

3. Ammari ABH, Hendriksen C, Rydahl-Hansen S. Results from the family and coping oriented palliative homecare intervention study (FamCope) — A randomized controlled trial. J Psychosoc Oncol. 2018; 36(5):557-81. doi: 10.1080/07347332.2018.1460003.

4. Costa FFS, Lodovici FMM. O cuidador familiar de idosos em cuidados paliativos: limites e possibilidades. In: Andrade L. Cuidados Paliativos e Serviço Social: um exercício de coragem. 2 ed. Holambra-SP: Editora Setembro; 2017. p.129-48.

5. Iamamoto MV. O Serviço Social na Contemporaneidade: trabalho e formação profissional. 10 ed. São Paulo: Cortez; 2006.

6. Areia NP, Góngora JN, Major S, Oliveira VD, Relvas AP. Support interventions for families of people with terminal cancer in palliative care. Palliat Support Care. 2020; 26:1-9. doi: 10.1017/S1478951520000127.

7. Kent EE, Mollica MA, Dionne-Odom JN, Ferrer RA, Jensen RE, Ornstein KA, et al. Effect of instrumental support on distress among family caregivers: Findings from a nationally representative study. Palliat Support Care. 2020; 24:1-9. doi: 10.1017/S1478951520000036.

8. Alam S, Hannon B, Zimmermann C. Palliative care for family caregivers. J Clin Oncol. 2020; 5:JCO1900018. doi: 10.1200/JCO.19.00018.

9. Queluz FNFR, Campos CRF, Santis L, Isaac L, Barham EJ. Zarit Caregiver Burden Interview: Evidencias de validade para a população brasileira de cuidadores de idosos. Rev Colombiana Psicol. 2019; 28(1):99-113. doi: 10.15446/rcp.v28n1.69442.

10. Monteiro EA, Mazin SC, Dantas RAS. The Informal Caregiver Burden Assessment Questionnaire: validation for Brazil. Rev Bras Enferm. 2015; 68(3):364-70. doi: 10.1590/0034-7167.2015680307i.

11. Valer DB, Aires M, Fengler FL, Paskulin LMG. Adaptação e validação do Inventário de Sobrecarga do Cuidador para uso em cuidadores de idosos. Rev Latino-Am Enfermagem. 2015; 23(1):130-8. doi: 10.1590/0104-1169.3357.2534.

Estresse da Equipe de Cuidados

108

Inês Gimenes Rodrigues
Madalena de Faria Sampaio

Introdução

Os cuidados paliativos (CP), sobretudo os cuidados de fim de vida, são relacionados a fatores estressantes inerentes ao trabalho, o que pode impactar no bem-estar dos profissionais que atuam na área. O estresse ocupacional é considerado um processo em que o profissional reconhece condições e situações no seu trabalho que geram estresse, não encontrando recursos apropriados para enfrentar tais eventos.[1] Quando não resolvido o estresse, os profissionais da equipe de CP que vivenciam desafios profissionais, emocionais e organizacionais com frequência podem, pela vulnerabilidade, desenvolver síndromes como *burnout*, fadiga por compaixão e sofrimento moral.[2]

Sucintamente, o *burnout* resulta de tensões entre o profissional e o ambiente de trabalho; a fadiga de compaixão evolui especificamente da relação entre o profissional e o paciente; e o sofrimento moral surge de situações nas quais os profissionais são solicitados a realizar atos contrários ao seu entendimento moral.[2]

Síndromes de estresse ocupacional

O termo *burnout* deriva das palavras de origem inglesa *burn* (queimar) e *out* (exterior/fora), dando o sentido de "queimar de dentro para fora", ou "combustão completa". A definição de *burnout* mais consensual é descrita como uma "síndrome psicológica em reação a estressores interpessoais crônicos no trabalho", identificando nele três componentes principais:[3]

- Exaustão emocional: caracterizada por cansaço extremo e sensação de não ter energia para enfrentar o dia de trabalho; sensação de estar sendo sobrecarregado com incapacidade para cumprir o seu trabalho. O trabalhador sente que esgotou seus recursos emocionais, morais e psicológicos.
- Despersonalização: a pessoa apresenta atitude de insensibilidade ou hostilidade em relação às pessoas que devem receber o serviço/cuidado, além de dissimulação afetiva, impessoalidade, descomprometimento com resultados, irritabilidade, desmotivação, alienação; consequentemente, demonstra atitudes depreciativas e cinismo.
- Perda da realização pessoal: sentimentos de incompetência e de frustração pessoal e profissional, caracterizados pela autoavaliação negativa, seguida de um declínio no sentimento de competência e êxito, acompanhado de pensamentos de fracasso e baixa autoestima, podendo chegar à intenção de abandonar a profissão.

Em CP, a fadiga por compaixão é o nome da síndrome à qual os profissionais da equipe estão sujeitos por cuidarem de pessoas que vivem o sofrimento, a dor e a morte. Surge quando os mesmos não conseguem mais enfrentar de maneira saudável o seu próprio sofrimento, que foi gerado pelo sofrimento dos pacientes cuidados por eles. Assim, todos os profissionais da equipe que cuidam desses pacientes estão sujeitos à fadiga por compaixão e podem ter, como resultado, respostas somáticas e/ou defensivas (fadiga, exaustão física e mental) relacionadas ao trabalho.[4]

No dia a dia dos CP, os profissionais são expostos a diversas situações que podem causar conflitos éticos e dilema morais. O sofrimento moral é considerado um doloroso desequilíbrio psicológico resultante de situações nas quais o profissional de saúde deve agir de forma contrária ao que reconhece como conduta ética apropriada.[5] Geralmente, essa síndrome é menos observada na equipe de CP do que nas outras especialidades, pelo fato de ser uma área na qual há grande satisfação com o trabalho realizado e privilégio no cuidado prestado.

Em oposição ao estresse ocupacional, é comum que os profissionais que atuam em CP refiram um sentimento denominado satisfação por compaixão, que é expressa por realização, alegria e bem-estar em cuidar do outro que está sofrendo, aliviando seu sofrimento. Na prática dessa equipe, ressaltam-se os aspectos positivos como prazer, gratidão e alegria no cotidiano laboral.[6]

Quando os profissionais de CP adoecem mental e fisicamente, devido ao estresse no trabalho, precisam buscar recursos que os ajudem a superar tais alterações, com o *coping*. No entanto, tais medidas deveriam ser realizadas preventivamente, evitando assim as síndromes ocupacionais. Dessa forma, *coping* é "um conjunto de estratégias utilizadas pelas pessoas para adaptar-se a circunstâncias adversas ou estressantes [...], ou, em outras palavras, como todos os esforços de controle empreendidos em resposta a uma situação de estresse".[6]

Existem instrumentos próprios para identificar tais síndromes, por exemplo a *professional quality of life scale* (ProQol), desenvolvida por Stamm10 em 2010, e validada no Brasil em 2013, por Lago e Kongo,[4] como ProQOL-IV/BR.

Por meio desse instrumento, avalia-se a qualidade de vida profissional tanto nos aspectos positivos, como a satisfação por compaixão, quanto nos aspectos negativos, como a fadiga por compaixão e os riscos de *burnout* de profissionais submetidos a situações extremamente estressantes.[8]

Um estudo[8] realizado para identificar a qualidade de vida dos profissionais atuantes em CP no Brasil foi composto por uma amostra de 161 profissionais, em sua maioria mulheres (88,7%), sendo 25,3% psicólogos, 22,2% médicos, 19,6% enfermeiros, 12% assistentes sociais, e os demais 20,9% pertenciam a outras profissões (fisioterapeutas, nutricionistas, técnicos de enfermagem, entre outros). Concluiu-se que são adequados os níveis de proteção da qualidade de vida profissional desses trabalhadores, considerando que a maioria dos profissionais apresentou altos níveis de satisfação por compaixão (60%), níveis médios de fadiga por compaixão ou estresse traumático secundário (56,60%) e baixos níveis de *burnout* (68,50%), de acordo com a classificação em níveis baixos, médios e altos de satisfação por compaixão, estresse traumático secundário e *burnout* das escalas e análise utilizadas na pesquisa.[8]

Já em outro estudo,[9] comparou-se o nível de satisfação por compaixão com o de fadiga por compaixão dos paliativistas brasileiros e espanhóis. Profissionais de ambas as nacionalidades demonstraram altos níveis de satisfação por compaixão (sobretudo os brasileiros), níveis médios de estresse de fadiga por compaixão e baixos níveis de *burnout*. A compreensão desses resultados indica que "parece haver uma contradição no exercício profissional em CP, na qual os profissionais oscilam entre os sentimentos de tristeza, angústia, sofrimento pela morte dos doentes e sentimentos de gratificação e de enriquecimento pelo trabalho realizado, o que ajudam a evitar o desgaste físico e emocional".[10]

No Brasil, as pesquisas sobre qualidade de vida profissional de saúde são incipientes, e as referentes aos CP são incomuns. Mesmo assim, entre os profissionais paliativistas avaliados, os enfermeiros são os mais estudados em relação à qualidade de vida ocupacional.[1,6] Nesse contexto, entre as causas do estresse ocupacional para o enfermeiro e técnicos de enfermagem foram identificados: tempo insuficiente para realizar as atividades de trabalho; a forma de distribuição das tarefas; ter que trabalhar durante muitas horas seguidas; e a sobrecarga de trabalho.[10,11] Em contrapartida, a boa comunicação entre a equipe, a coerência nas deliberações entre os membros e a confiança são relacionadas ao menor nível de estresse.[1]

Considerações finais

Na compreensão das autoras deste capítulo, o reconhecimento da própria vulnerabilidade faz com o que os profissionais possam buscar ajuda, desenvolvendo, assim, mecanismos para que consigam estar bem no seu trabalho. Entre estes, a busca pela psicoterapia faz bem, pois pode efetuar mudanças no cotidiano desses profissionais, permitindo que passem a se olhar internamente, para que valorizem, assim, suas emoções e sua vida.

A formação específica em CP, a educação continuada ou permanente, a partilha de conhecimento na equipe e a participação em eventos específicos são estratégias de valorização e qualificação do profissional, resultando no bem-estar do profissional e no benefício que levará aos pacientes e familiares atendidos.

Por fim, a investigação da qualidade de vida profissional em CP é um vasto campo a ser explorado, visto que não temos dados significativos sobre fadiga por compaixão e os riscos para *burnout*. Consequentemente, as estratégias para o enfrentamento do estresse ocupacional, especialmente a fadiga por compaixão, talvez ainda não sejam relevantes a ponto de modificar a realidade dos profissionais de CP.

REFERÊNCIAS BIBLIOGRÁFICAS

1. dos Santos NAR, dos Santos J, Silva VR, Passos JP. Estresse ocupacional na assistência de cuidados paliativos em oncologia. Cogitare Enferm [Internet]. 2017; 22(4):e50686. doi: 10.5380/ce.v22i4.50686.

2. Cherny N, Fallon M, Kaasa S, Portenoy R, Currow DC. Oxford Textbook of Palliative Medicine. 5 ed. Oxford University Press; 2015.

3. Vieira I. Conceito(s) de Burnout: questões atuais da pesquisa e a contribuição da clínica. Rev Bras Saúde Ocup. 2010; 35(122):269-76.

4. Lago KC, Codo W. Fadiga por compaixão: evidências de validade fatorial e consistência interna do ProQol-BR. Estudos de Psicologia [Internet]. 2013; 18(2): 213-21.

5. Brezolin JZ, Dalmolin GL, Fruet, IMA, Magnago TSBS, Rigue AC. Validade e confiabilidade do Moral Distress Scale adaptado em uma amostra de enfermeiros. Enferm Foco. 2016; 7(1):81-6.

6. Galdino AG. Fadiga por compaixão, satisfação por compaixão, síndrome de burnout em profissionais de enfermagem [dissertação]. Maceió: Universidade Federal de Alagoas, Escola de Farmácia e Enfermagem; 2018. Disponível em: http://www.repositorio.ufal.br/handle/riufal/3726.

7. Dias EN, Pais-Ribeiro JL. O modelo de coping de Folkman e Lazarus: aspectos históricos e conceituais. Rev Psicol Saúde [Internet]. 2019; 11(2):55-66. Disponível em: http://pepsic.bvsalud.org/pdf/rpsaude/v11n2/v11n2a05.pdf. Acessado em: 1 jun 2020.

8. Arena F, Oliver A, Galiana L. Overview of the quality of work life of palliative caregivers in Brazil. Revista Colomb Psicol [Internet]. 2019; 28(2):33-45. doi: 10.15446/rcp.v28n2.70715.

9. Galiana L, Arena F, Oliver A, Sanso N, Benito E. Compassion Satisfaction, Compassion Fatigue, and Burnout in Spain and Brazil: ProQOL Validation and cross-cultural diagnosis. J Pain Symptom Manage [Internet]. 2017; 53(3):598-604. Disponível em: https://www.jpsmjournal.com/article/S0885-3924(16)31198-8/fulltext

10. Silva NJR, Veloso Neto H. Levels of stress, professional exhaustion and coping in nursing professionals from a palliative care service in acute situations. Int J Working Conditions; 2018.

11. Rizo-Baeza M, Mendiola-Infante SV, Sepehri A, Palazón-Brun A, Gil-Guillén VF, Cortés-Castell E. Burnout syndrome in nurses working in palliative care units: An analysis of associated factors. Nurs Manage [Internet]. 2018; 26(1). Disponível em: https://onlinelibrary.wiley.com/doi/epdf/10.1111/jonm.12506. Acessado em: 23 mai 2020.

Índice Remissivo

Obs.: números em *itálico* indicam figuras; números em **negrito** indicam quadros e tabelas.

A

ABCD dos cuidados paliativos, 461
Abordagem multidimensional, diagrama de, *12*
ACEP (*American College of Emergency Physicians*), 318
Acidente
   vascular cerebral, mortalidade precoce após, 426
   vascular encefálico, 424
      comunicação, 426
      incerteza prognóstica em doenças
         neurológicas, 425
      índices prognósticos, 425
      pontos-chave no, 426
Ácidos graxos essenciais, **481**
Acupuntura, 104, 235
   prática da, 93
Adequação terapêutica, 302, 304
Adesivos transdérmicos, 75
Adolescente(s)
   com condições limitantes da vida, 263
   cuidado de fim de vida, 265
   cuidado dos, 265
   definição da OMS, 263
   em cuidados paliativos, 263
      envolvimento na tomada de decisões, 264
      particularidades fisiológicas, farmacológicas,
         psicossociais e espirituais, 264
      redes sociais, 265
   saudáveis, 263
Adulto(s) jovem(ns)
   cuidado de fim de vida, 265
   cuidado dos, 265
   definição da OMS, 263
Agentes biológicos, 123
Agonista
   alfa-2 adrenérgicos, **82**
   GABA, **82**

Agulhamento a seco, 85
Alginato de cálcio, **481**
Algoritmo do ACEP, 318
Alimentação, 180
   na fase final de vida, 182
Alodinia, mecânica secundária, 67
Altruísmo, garantia do, 304
Ambulatórios especializados, 21, **21**
Analgesia
   intervencionista, 84
   não opioide, 77
   opioide, 72
Analgésico(s)
   anti-inflamatórios não esteroidais, 78
      doses e vias de administração recomendadas, **79**
   simples, 77
Anestésicos locais, 82, **82**
Ansiedade, 145, 147
   diagnóstico, 149
   em cuidados paliativos, causas orgânicas e
      medicamentosas de, **149**
   tratamento, 149
Ansiolítico, **82**
Anticonvulsivantes, 80, **81**, 123
Anticorpos monoclonais, 123
Antidepressivos, 79, **80**, 123
Antieméticos em cuidados paliativos, sítios de ação
   das drogas comumente usadas como, **113**
Anti-histamínicos, 122
Aprepitanto, 123
Aromaterapia, prática da, 93
Arteterapia, 235
   prática da, 93
Articulação intersetorial para a ampliação dos
   serviços oferecidos, 177
Ascite refratária, manejo da, 371
Assistência
   domiciliar, 19, **21**
      estratégia para, 270
   espiritual, 196

Assistente social
cuidados paliativos e a atuação do, 175
na saúde, particularidades da, 174
Atenção
ambulatorial especializada, 26
domiciliar, 25
primária à saúde, 22
Atendimento presencial, estratégias em instituições
com equipe de cuidados paliativos estruturada, 44
Atitude de bloqueio emocional por pacientes,
familiares e profissionais, 51
Atrofia muscular espinhal,257
apresentação clínica dos quatro tipos de, 257
Atuação fonoaudiológica
em cuidados paliativos, 113
exemplos de casos, 190
Autodeterminação, 292
Autonomia, 223
da criança, 223
legislação e, 224
princípio da, 292
questões éticas relacionadas à, 224
respeito à, 296
Avaliação
física funcional, 209
multidimensional, 11
subjetiva global produzida pelo paciente (ASG-PPP), 136
Azatioprina, 123

B

Babação, 107
BARF *nausea scale*, 240
Barreira para acesso aos opioides, 30
Beneficência, 223
Benzodiazepínicos, 104, 509
Bioética, 283, 285
assistência à saúde em geral e, 286
principialista, princípios da, **286**
princípios, 223
terminalidade e, 285, 286
Bisacodil, **242**
Bisfosfonatos, **82**, 338
Bloqueador(es)
de correceptores imunes, exames laboratoriais
recomendados para tratamento com, *404*
de NMDA, **82**
Bloqueio(s)
diagnóstico e prognóstico, 85
emocional
do paciente e do profissional, entendendo os,
50
por pacientes, familiares e profissionais,
atitudes de, **51**
facetário, 85

hormonal, **492**
nervosos, 85, 86
neurolítico, 86
somático, alvos potenciais para, **87**
terapêutico, 85
Budismo, rituais mortuários, **542**
Bundle ABCDEF, 454
Burnout, 146, 248, 557

C

Calamidade, cuidados paliativos no cenário de, 33
CALM (*managing cancer and living meaningfully*),
147
CAM (*confusion assessment method*), 140
Canabinoides, 82
Câncer de mama, 409
Cânula
de PVC com balão, *496*
de PVC com balão e cânula interna, *497*
metálica, *496*
Capacidade, 224
avaliação de, 224
definição, 224
Capelão, trabalho do, 198
Caquexia, 134, *135*
avaliação, 136
classificação, 135, *135*
conceito, 134
diagnóstico, 136
epidemiologia, 135
tratamento, 136
Carbamazepina, **81**
Carvão ativado, **482**
Cateter(es)
de longa permanência para drenagem de derrame
pleural e ascite, 503
de nefrostomia acoplado à bolsa coletora,
esquema ilustrativo do, *501*
de silicone
com fixação em balão, *498*
com fixação em disco, *498*
intratecal *vs.* cateter peridural, 87
peritoneal de longa permanência conectado ao
frasco a vácuo, *504*
pigtail, 500
pleural de longa permanência, 503
conectado ao frasco a vácuo, *503*
Cavidade oral, sintomas na, 200
Celecoxibe, 78
doses e vias de administração recomendadas, **79**
Célula(s)
de Schwann, 67
glias, 67
Centro
de Assistência de Alta Complexidade em

Oncologia, modelos de assistência em cuidados paliativos em, **389**
no atendimento paliativo perinatal estruturação de, 272
Cetamina, 81
Cetoprofeno, doses e vias de administração recomendadas, **79**
Cetorolac, doses e vias de administração recomendadas, **79**
Child-Turcotte-Pugh, 370
Ciclosporina, 123
Cifoplastia, 88
Cimentoplastias, 88
Cinacalcet, 338
Cinesioterapia, 235
Cirrose, estadiamento clínico da, 371
Cirurgia(s)
adjuvante e suporte multimodal, **491**
classificação quanto ao objetivo, **491**
de urgência, **491**
diagnóstica, **491**
higiênica, **491**
paliativa, 489
ações paliativas em diferentes perfis cirúrgicos, 490
atitudes do profissional cirúrgico conforme as competências paliativas, **493**
atitudes e competências paliativas do profissional cirúrgico, 493
classificações quanto ao objetivo, **491**
projeções assistenciais, 490
radical, **491**
Cirurgião-dentista que atua em cuidados paliativos, atribuições, competências e ações do, **201**
Cistostomia, 501, *501*
Clonidina, 82
Clorpromazina
indicação, **113**
receptor e sítio de ação, **113**
Coanalgésicos, 79
Cobertura para a realização de curativos, 480
Codeína, 107, 236
Código de Ética Médica, 224
Colostomia, 499
em alça com prolapso, *499*
Competência comunicacional em cuidados paliativos, 39
Compressão medular
quadro de, 394
sintomas neurológicos por, 393
Comunicação
capacidade de, 188
com o paciente crítico e familiares, 448
com os pacientes na calamidade da Covid-19, 35
como competência, **48**
como metacompetência humana, 48, 2

de morte com crianças, estratégias, 230
de notícias difíceis, 48
comentando um fluxo de atendimento, 50
conspiração ou pacto de silêncio, 50
definindo má notícia, 49
empatia, 49
entendendo bloqueios emocionais do paciente e do profissional, 50
lócus de controle interno, 49
planejamento, 50
em cuidados paliativos pediátricos, 228
em pediatria, 228
de notícias de morte ou de doenças incuráveis, 228
entre equipes, 43
ineficaz em saúde, 43
na oncologia pediátrica, 245
no processo ativo de morte, 518
treinamento em, 43
Condição(ões)
crônicas, 349
doença pulmonar obstrutiva crônica, 364
hepatopatias, 368
HIV, 375
insuficiência cardíaca, 351
insuficiência renal crônica e diálise, 356
pacientes em lista de transplante, 380
síndrome da fragilidade, 360
limitante da vida, diagnóstico, 264
Conferência familiar, 57
benefícios/riscos, 57
paso a passo, 57
Conselho Federal de Medicina, resoluções do, **287**
Consentimento livre e informado, 225
Conspiração do silêncio, *53*
abordagem prática, 54
argumentação na, **55**
em cuidados paliativos, 229
formas de apresentação, 53
princípios importantes para a abordagem, 53, 2
Constipação
avaliação da, 117
em crianças, 240
funcional, 240
intestinal, 117, 240
estratégias farmacológicas, 117
estratégias não farmacológicas, 117
laxativos recomendados para o manejo da, **118**
medicamentos para tratamento de, **242**
Convulsão, 74, 333
Coping, 92
Cordotomia, 88
Corpo posterior da medula espinhal, 65
células do, 66
Corticoides, **82**
Corticosteroides, 81

Covid-19, 33
  comunicação com os pacientes na calamidade da, 35
  sofrimento causado pela, 34
Criança(s)
  com condições crônicas complexas, 260
    decisões difíceis e comunicação, 262
    espiritualidade, 261
  de 4 a 13 anos, nível de desenvolvimento do conceito de morte em, **229**
  em cuidados paliativos domiciliares, 269
Crises epilépticas, 333
  manejo agudo do, 334
Cristianismo, ritos mortuários, **539**
Critérios
  de Beers, 141
  Roma IV, 240
Cuidado(s)
  às crianças e adolescentes, 226
  bucal, 201
  de fim de vida
    do adolescente e do adulto jovem, 265
    em UTI, 442
    passos, 251
  espiritual, abordagem do, 198
  estrutural responsável, 304
  integração dos, 303
  intensivos e cuidados paliativos, pontos a serem alcançados na interface entre, 462
  paliativo(s)
    adolescentes em, 263
    aplicados às feridas, produtos e soluções tópicas utilizadas, **481-483**
    aspectos éticos dos, 280
    aspectos jurídicos, 294
    atividades farmacêuticas de cunho administrativo e educativo voltadas aos, 105
    avaliação clínica do paciente em, 11
    barreiras em pesquisa reportadas por profissionais de, *308*
    considerações culturais, religiosas e sociais, 310
    como direitos humanos, 28, 30
      alívio da dor, 29
      cuidados paliativos pressupostos para alívio do sofrimento, 29
      sofrimento não assistido, 29
    competência comunicacional em, 39
    conflitos bioéticos, 288
    cuidados farmacêuticos e competências aplicadas ao, **206**
    cuidados farmacêuticos voltados a pacientes sob, 205
    de acordo com a evolução da doença, *4*
    definição global, 3

    definição pela Organização Mundial da Saúde, 3
    determinação de plano de, 251
    domiciliares
      criança em, 269
      plano de, 269
    e atribuições de cada ponto de atenção da RAS, 25
      atenção ambulatorial especializada, 26
      atenção domiciliar, 25
      atenção primária à saúde, 25
      hospice, 26
      hospital, 26
      urgências e emergências, 26
    em pediatria, **250**
    emergência em, 315
    espiritualidade nos, 531
    evolução nas patologias crônicas, *365*
    evolução sobre o conceito dos, 5
    fluxograma para a instituição de um plano de, *252*
    gestão em, 17
    integração nas redes de atenção básica à saúde, 23
    legalidade da prática de, 294
    legislação brasileira, 290
    modalidades em, 18
    na linha de cuidado do paciente oncológico, 388
    neonatal, 249
      participação dos pais e familiares, 253
    neontal, condições elegíveis para, 250
    no Brasil, história, 9
    no cenário de calamidades, 33
      comunicação com os pacientes na calamidade da Covid-19, 35
      gerenciamento de sintomas, 34
    no mundo, história, 7
    para pacientes com doenças respiratórias crônicas e seus familiares, *367*
    pediátricos, 219
      dificuldades a serem solucionadas, 221
      indicações, 219
      individualidades, 219
      políticas públicas, 220
    perinatal, 272
      analgesia, 275
      cuidados com a criança, 274
      quando cuidar, 272
    pesquisa em, 306
    prática e legislação brasileira, 294
    precoce em oncologia, modelos de integração do, 389
    princípios dos, 4
    procedimentos em, 465
      cirurgia paliativa, 489

feridas e curativos, 477
  minimamente invasivos e estomias, 495
  nutrição c hidratação, 472
  perioperatório, 485
  sedação paliativa, 506
  terapia subcutânea, 467
qualidade do, promoção da, 304
renal, 357
Cuidador
  informal, sobrecarga do, 554
  sobrecarga do, 209
Cultura, 311
Curatela, 291
Curativo
  à base de espumas, **481**
  coberturas para a realização de, 480
Curva de Kaplan-Meier demonstrando sobrevida
  estimada para o subgrupo que recebeu cuidado
  paliativo precoce, *399*

D

DAM (diagrama de abordagem multidimensional),
  11
Dano tecidual, 67
Debulking tumoral, 394
Decisão(ões)
  de saúde quando pais divorciados, 225
  difíceis, 262
Declaração de Helsinki, 286
Declaração universal dos direitos humanos, 28
Deficiência de fatores de coagulação
  prováveis causas, **331**
  tratamento específico, **331**
Deglutição, 112
Deixar morrer × matar, 295
Delirium
  avaliação, 140
  conceito, 139
  definição, 139
  diagnóstico diferencial, 141
  epidemiologia, 139
  fatores de risco, 139, **140**
  fisiopatologia, 140
  hipoativo, 143
  nos cuidados paliativos, 140
  subtipos, 140
  terminal, 140
  tratamento, 141
    farmacológico, **142**
    não farmacológico, **142**
    prevenção, 143
Demência, 413
  avançada
    medicamentos, sempre apropriados, algumas
      vezes apropriados, raramente apropriados e

nunca apropriados, 415
  situações comuns na, 414
    desprescrição, 415
    problemas com alimentação, 414
    sintomas, 415
cuidados paliativos, 413
plano avançado de cuidados, 413
prognosticação, 414
quadro clínico, 414
situações associadas à sobrevida de até seis meses
  de vida, **414**
Denosumabe, 338
Depressão, 145
  diagnóstico, 147
  em cuidados paliativos, tratamento
    psicofarmacológico da, **148**
  na insuficiência cardíaca avançada, 354
  respiratória, 73
  tratamento, 147
Desbridamento instrumental conservador, **481**
Desbridantes
  autolíticos, **481**
  enzimáticos, **481**
Desospitalização em cuidados paliativos, processo
  de, 177
Despersonalização, 557
Desprescrição, 415
Deterioração neurológica, 247
Dexmedetomidina, 81, 510
Diaforese, 124
Diagrama de abordagem multidimensional (DAM),
  11
Diálise, 356
  paliativa, 357
Diário de dor, 69
Diarreia, 115
  avaliação da, 115
  estratégias terapêuticas, 116
  fluxograma sugerido para pacientes em cuidados
    paliativos com quadro clínico de, *116*
  graduação da, 115
Diclofenaco, doses e vias de administração
  recomendadas, **79**
Dimeticona, **482**
Dipirona, 78
  doses e vias de administração recomendadas, **79**
Direitos humanos, cuidados paliativos como, 28
Diretivas antecipadas de vontade, 298, 486
Disfagia, 112, 414
  nos cuidados paliativos, abordagem da, 113
  orofaríngea, 113
Dismotilidade intestinal, 340
Dispneia, 101, 242, 353, 364, 415
  avaliação clínica da, 101
  causas, **243**
  causas potencialmente reversíveis de, **103**

Índice Remissivo

no paciente crítico, controle, 437
opioides no tratamento da, 243
prioridade do tratamento, 243
tratamento, 102
Dispositivo(s)
coletor de duas peças em uma colostomia
terminal, *500*
para drenagem de alívio pleural e peritoneal, 502
tipo *botton* com fixação em balão, *498*
Disseminação metastática óssea, 407
Distanásia, 287
Distress, 521
Distrofia muscular de Duchenne, 257
Distúrbio temporomandibular, 67
Docusato de sódio, **242**
Doença(s)
crítica crônica, 456
aspectos clínicos, *457*
de Parkinson
cuidados paliativos, 417
demência e planejamento antecipado de
cuidados, 418
dor e, 418
impacto dos sintomas não motores, 417
terminalidade, 418
do aparelho circulatório, 351
do refluxo gastroesofágico, 106
fatais, trajetória com o tempo, *375*
metastática, abordagem da, *407*
neurológicas, 411
neuromusculares, 257
óssea metastática, 407
pulmonar obstrutiva crônica, 106, 364
pulmonares intersticiais, 366
respiratórias crônicas, 364
temas e desafios que surgem no sistema familiar
na fase terminal da, 521
Domperidona
indicação, **113**
receptor e sítio de ação, **113**
Dor
acesso ao tratamento, direito humano
fundamental, 234
adaptativa, 66
aguda, 66, 234
alívio do, 29
avaliação do paciente com, 235
avaliação estratégica da, 68
classificação da, 66
crônica, 234
crônica não oncológica, 66
crônica oncológica, 66
disfuncional, 67
do tipo *breakthrough,* 75
em Pediatria, 233
classificação da Academia Americana de

Pediatria, em associação com a Sociedade
Americana de Dor, 234
guideline da OMS, 236
princípios gerais no tratamento da, **235**
terapia farmacológica, 235
tratamento
com atenção aos detalhes, 237
de modo horário, 236
escolha dos analgésicos, 237
individualmente, 237
não farmacológico, 235
pela escada analgésica, 236
pela via apropriada, 236
fisiopatologia, classificação e avaliação da, 65
inflamatória, 67
invisíveis, **97**
manejo de, 372
na doença de Parkinson, 418
não adaptativa, 66
neuropática, 67, 234
no paciente crítico, controle, 436
nociceptiva, 66
por metástases ósseas, 392
somática, 66
total, 8, 95, 214
conceito, 170
tratamento não farmacológico da, 91
visceral, 66
visíveis, **97**
Drenagem
biliar, 502
de alívio pleural e peritoneal, dispositivos para,
502
pleural neoplásico, 502
Drogas antiepilépticas, 333
DRS-R-98 (*delirium rating scale revised* 98), 140

E

Edmonton symptom assessment (ESAS), 136
Edmonton symptom assessment system (ESAS), 13
Educação física, 208
acompanhamento dos paciente e seus familiares/
cuidadores, 208
Educador físico, 92
ELA, *ver* Esclerose lateral amiotrófica
Emergência(s), 26
em cuidados paliativos, 315
em domicílio
manejo das, 345
parada cardíaca, 346
remoção do paciente, 347
situações de emergência, 345
pacientes com indicação de cuidados paliativos
em atendimentos de, identificação de, 317
Empatia, 49

cognitiva, 49

Encefalopatia

hepática, manejo da, 371

hipóxico-isquêmica, 428

avaliação de prognóstico, 429

cuidados paliativos, abordagem dos, 428

definição dos objetivos de cuidado, 430

Endoprótese traqueobrônquica, 497

Enfermagem(ns), 164

em cuidados paliativos, atividades realizadas pela equipe de, 166

dimensão emocional, 167

dimensão espiritual, 167

dimensão física, 166

dimensão social, 167

gerenciais, 167

especialista em cuidados paliativos, atribuições do, *166*

Enfermaria hospitalar, 19

de cuidados paliativos, **20**

Enfermeiro, 92

Enfrentamento, capacidades adaptativas de, 229

Enterite por radiação ocasionada pela terapia de radiação, 340

Epidermólises bolhosas, 256

Equipe(s)

de cuidado(s)

estresse da, 557

intensivos e equipe de cuidados paliativos, interface entre, 460

interdisciplinar, 213, 214

multidisciplinar, 91, 213

multidisciplinar, atuação da, 157

assistência espiritual, 196

educação física, 208

enfermagem, 164

farmácia, 204

fisioterapia, 184

fonoaudiologia, 188

medicina, 159

nutrição, 180

odontologia, 200

psicologia, 169

serviço social, 174

terapia ocupacional, 192

transdisciplinar, 213, 214

Erros inatos do metabolismo, 257

Escada analgésica, 236

da OMS *versus* escada de autoria própria baseada nas referências, *85*

Escala

de avaliação de sintomas de Edmonton, **13**

de Hamilton para ansiedade, 149

de RASS, 508

de sobrecarga de Zarit, 554

hospitalar de ansiedade e depressão, 149

numérica da dor, 69

pain assessment in advanced dementia, 415

visual analógica, 68

Esclerose lateral amiotrófica, 420

fim de vida na, 422

intervenções não medicamentosas, 421

sintomas relacionados à, 422

tratamento medicamentoso, 420

tratamentos recomendados, **422**

Escopolamina

indicação, *113*

receptor e sítio de ação, **113**

Escore ProVent, 457

Espiritismo, rituais mortuários, **540**

Espiritualidade, 261

conceito, 196

formas de, 532

na prática clínica, 532

nos cuidados paliativos, 531

Estado

de dor, 68

de mal epiléptico em cuidado paliativo, proposta de tratamento, **335**

manejo agudo do, 334

Estatuto

da Pessoa com Deficiência, 291

do Idoso, 290

Estenose traqueobrônquica, 497

Estimativa clínica de sobrevivência (ECS), 15

Estimulação

de campo cutâneo, 123

elétrica transcutânea, 123

Estratégia

de atendimento presencial em instituições com equipe de cuidados paliativos estruturada, 44

operacionalizando um modelo mais adequado, 45

reconhecendo o modelo habitual, 44

Global para o Diagnóstico, 366

Estresse

da equipe de cuidados, 557

de familiares e cuidadores, 553

Ética, 223

Etoricoxibe, doses e vias de administração recomendadas, **79**

Eutanásia, 287

Eventos adversos imunomediados, algoritmo referente à abordagem de, *403*

Exaustão emocional, 557

Experiências de quase morte, 537

Expressões que podem gerar confusão no planejamento após e má notícia, **52**

Extubação paliativa, 444

F

Fadiga, 128
    avaliação sistemática da, **132**
    definição, 128
    mecanismos causais e relacionados à, 129
    mosaico de medidas para o manejo da, *131*
    terapias farmacológicas, **130**
Falência renal, 371
Familiar enlutado, acolhimento ao paciente e ao, 177
Farmácia, 204
Fármacos adjuvantes, 79
Fase final de vida, 519
    alimentação na, 182
Fenitoina, **81**
Fenobarbital, 509
Fentanil, 236
Ferida(s)
    cuidados paliativos de, 477
    neoplásica maligna, 479
        estadiamento da, **480**
    produtos e soluções tópicas utilizadas na prática
        clínica de cuidados paliativos aplicados às,
        481-483
    tumorais, 479
Fetos candidatos a cuidado, identificação de, 272
Fibromialgia, 67
Fibrose
    cística, 255, 364, 366
        tríade clássica da, 255
    pulmonar idiopática, 364, 366
FICA, **533**
Fim de vida
    na ELA, 422
    na UTI
        cuidados de, 440
        sugestões para a otimização dos cuidados de,
        443
Final de vida
    alterações de pele no, 479
    Consenso de Modificações de Pele ao, 477
    cuidados específicos da insuficiência cardíaca, 354
    em pediatria, 277
    pacientes paliativos em, 278
    pacientes que necessitam de cuidados paliativos,
        351
Fisioterapeuta, 91
Fisioterapia, 184
    boa prática em cuidados paliativos por parte da,
        185
    em cuidados paliativos, 184
    nos pacientes em cuidados paliativos, 184
Fissuras, 329
Floral, prática da, 93
Fluxo
    de ar na face, 102
    de atendimento, 50

Fonoaudiologia, 188
    comunicação, viabilizar a, 188
    deglutição, 189
    participação na equipe de cuidados paliativos,
        188
Fonoaudiólogo, 113, 188
Fragilidade, 362
    instrumentos para a avaliação de, **361**
    planejamento antecipado de cuidados, 362
Fratura patológica, 507
Função urinária no processo ativo de morte, 518
Futilidade terapêutica, 246

G

Gabapentina, **81**, 107
Gabapentinoides, 80, 107
Gastrostomia, 421, 497
Gestão e Prevenção da Doença Pulmonar Obstrutiva
    Crônica (GOLD), 366
Gestão em cuidados paliativos, 17
Glicocorticoides, 388
    sistêmicos, 123
GOLD (Gestão e Prevenção da Doença Pulmonar
    Obstrutiva Crônica), 366

H

Haloperidol
    indicação, **113**
    receptor e sítio de ação, **113**
Hematúria
    prováveis causas, **330**
    tratamento específico, **330**
Hemodiálise incremental, 357
Hemoptise
    prováveis causas, **330**
    tratamento específico, **330**
Hemorragia, 329
    abordagem de acordo com sítio de sangramento e
        etiologia, 329
    digestiva alta
        prováveis causas, **330**
        tratamento específico, **330**
    digestiva baixa
        prováveis causas, **330**
        tratamento específico, **330**
    generalizadas, medidas específicas para, 329
    localizadas, medidas específicas para, 329
    terminal, 329
Hemostasia por meio de embolização arteriográfica,
    504
Hepatopatia
    benefícios da abordagem paliativa, 368
    estratégias de planejamento de cuidado avançado,
        368
    manejo de situações clínicas específicas, 371

ascite refratária, 371
dor, 372
encefalopatia hepática, 372
prognóstico, 370
Hidratação artificial, 473
Hidroterapia, 235
Hiperalgesia
induzida por opioide, 74
secundária, 67
Hipercalcemia
maligna, 336
abordagem diagnóstica, 337
manifestações clínicas, 337
sinais e sintomas, 337
tratamento, 337
manifestações clínicas da, **337**
Hiperidrose
do sono, 124
medicamentos associados a, **125**
Hipersecreção, 107
contexto de fim de vida, 108
doenças relacionadas, 107
sintoma, 107
tratamento, 108
Hipersonia, 152, 154
Hipertensão arterial pulmonar, 366
Hipnose, prática da, 93
Hipodermóclise, 74, 467
Hipossalivação, 108
HIV, 375
situação no Brasil, 376
Home hospice, **21**
HOPE, **533**
Hospice, 7, 19, **20**, 26
Hospice care, 307
Humildade cultural, 311

I

Ibuprofeno, doses e vias de administração
recomendadas, **79**
Idoso(a)
frágil, trabalho em equipe para o, 362
hospitalização de uma pessoa, 291
paciente com doenças crônicas, 291
Ileostomia, 499, *499*
Imunossupressores, 123
Imunoterapêuticos, 401
Imunoterapia, 401
órgãos afetados e manifestações de eventos
adversos relacionados à, *402*
Incerteza em discussões de prognóstico no fim da
vida, incorporando, **518**
Incontinência salivar, 107
Índice prognóstico, 11
Infecção por *Clostridium difficile*, 117

Infiltração de pontos-gatilho, 85
Infusão neuroaxial, 87
Inibidor
da CYP3A4, 74
de *checkpoints*, 401
insônia, 152, 154
Insuficiência
cardíaca, 351
cuidados de final de vida específicos da, 354
curso e tratamento, 351
evolução natural da, *352*
identificação da terminalidade e final de vida,
353
sintomas mais prevalentes e seu manejo, 353
renal crônica, 356
Interação(ões)
das equipes de transplante e cuidados paliativos
em todas as etapas do tratamento, *382*
medicamentosas via citocromo, 147
Interdisciplinaridade, conceito, 91
Intervalo QT, 74
Intervenção(ões)
com efeito sobre a função, 104
coronariana primária, 492
nutricionais especializadas, 181
voltadas ao pensar, 104
Islamismo, rituais mortuários, **543-544**
Ivermectina, **482**

J

Jejunostomia, 497
Jovem, definição da OMS, 263
Judaísmo, rituais mortuários, **543**
Justiça, 223

L

Lactulose, **242**, 372
Lamotrigina, **81**
Laxativos
emolientes, **118**
formadores de bolo fecal, **118**
osmóticos, **118**
Legislação brasileira de interesse aos cuidados
paliativos, 290
Lei Covas, 296
Leite de magnésia, **242**
Lesão tecidual terminal de Trombley-Brennan, 479
Lidocaína venosa, 82
Limitação
de esforço terapêutico, 440
de suporte de vida, 249
determinação de plano de, 251
Linha de cuidado, 17
Lipofílicos, 74
Lista de transplante e transplantados, modelo do

acompanhamento de cuidados paliativos ao longo do tempo para pacientes em, *381*

Lócus de controle interno, 49

Lombalgia crônica, 66

Luto
assistência ao, 546
em oncologia pediátrica, 247
processo de, 546

M

Má notícia
definindo, 49
expressões que podem gerar confusão no planejamento após a, **52**

Massagens, 235

Medicamento(s)
adjuvantes, 237
anticolinérgicos habitualmente usados para sialorreia, **239**
com ação mucolítica e expectorantes, 107
para tratamento de constipação intestinal, **242**

Medicina defensiva, 225

Médico
na equipe multidisciplinar, papel do, *160*
paliativista
competências centrais do, 159
competências gerais do, **162**
responsabilidade subjetiva do, 292

Meditação, prática da, 93

Mel (específico para uso em feridas), **482**

MELD (*model for end-stage liver disease*), 370

Meloxican, doses e vias de administração recomendadas, **79**

Memorial delirium assessment scale (MDAS), 140

Metadona, 236

Metástase(s)
cerebrais, 393, 408
hepática, 408
ósseas, 407
dor por, 392
pulmonar, 409

Metastasectomias, **491**

Metilfenidato, 156

Metoclopramida
indicação, **113**
receptor e sítio de ação, **113**

Metotrexate, 123

Metronidazol gel, **482**

Midazolam, 509

Milagre, crença no, **51**

Mini avaliação nutricional reduzida (MNA), 136

Modafinil, 156

Modelo
biopsicossocial-espiritual do ser humano, 197
de anamnese espiritual, 199
de cuidado
centrado na doença, *44*
centrado na indivíduo, *45*
multidisciplinar de tratamento espiritual, 197
respirar, pensar e ter função, *102*
teórico para atendimento em medicina fetal, *274*

Morfina, 107, 373, **482**

Mortalidade infantil, 277

Morte
como destino do que vive, 537
nível de desenvolvimento do conceito em crianças de 4 a 13 anos, **229**
processo ativo de, 515
súbita, 74

Música, prática da, 93

Musicoterapia, 235

N

Não maleficência, 223

Naproxeno, doses e vias de administração recomendadas, **79**

Náuseas e vômitos, 111
causas e sua relação com as estruturas anatômicas e receptores envolvidos, **112**
causas, receptores envolvidos e medicamentos, **242**
controle não farmacológico das, 240
tratamento farmacológico, 111

Nefrostomia percutânea, 500

Neonatologia, 249

Neoplasias torácicas avançadas, sintomas devido a, 394

Neurocirurgia, 492

Neuroestimulação medular, 87

Neurolépticos, **82**

Neurólise intratecal, 89

Nimesulida, doses e vias de administração recomendadas, **79**

Nitrato de gálio, 338

Nociceptor, 65

Noradrenalina, **482**

Notícias difíceis, comunicação de, 48

Nutrição, 472
artificial, 473
e hidratação, 472
avaliação interdisciplinar acerca da necessidade da, 472
componentes fundamentais para o plano de cuidados na, **473**
considerações ético-legais, 474
comunicação, 474
pontos importantes, 475

Nutricionista, 92
atuação nos cuidados paliativos, 182

O

Obstrução
  colorretal, 342
  diferenças entre nível de, **341**
  intestinal maligna, 340
    dugestão de drogas, dosagem e via
      preferencial, **343**
    epidemiologia, 340
    etiologia e fisiopatologia, 340
    manejo terapêutico, 342
    quadro clínico e avaliação diagnóstica, 341
    sugestão de drogas, dosagem e via preferencial,
      3431
  intraluminal, 340
Óleo mineral, 242
Oncologia, 385
  abordagem da doença metastática, 407
  cuidado paliativo precoce, 387
  imunoterapia, 401
  pediátrica, 245
    burnout, 248
    controle de sintos, 246
    cuidados de fim de vida, 247
    luto, 247
    tomada de decisão, 246
  quimioterapia, 397
  radioterapia, 392
Ondansetrona
  indicação, **113**
  receptor e sítio de ação, **113**
Opiofobia, 30
Opioide(s), 71, 103
  dependência física e vício, 75
  efeito dos, 73
  hidrofílicos, 74
  para dor oncológica
    comparação de complicações da administração
      peridural *vs.* intratecal de, **88**
    via de administração dos, 74
Ordem de não reanimação, 486
Ortotanásia, 287, 440
Óxido de zinco, **482**
Oxigenoterapia, 102

P

Paciente(s)
  avaliação do, 11
  como centro do cuidado, 358
  crítico
    controle de sintomas, 435
      atenção aos familiares, 437
      dispneia, 437
      dor, 436
      Envolvimento do paliativista, 438
      sede e sensação de boca seca, 437

cuidados intensivos e paliativos em, *462*
  crítico crônico, 456
    aspectos clínicos e sociais, 458
    aspectos epidemiológicos, 457
    aspectos éticos, 459
  crônico
    elegíveis, 260
    necessidades gerais do, 261
    papel da equipe nos, 261
  em cudiados paliativos, fatores que modulam a
    indicação do tratamento odontológico de, *202*
  em lista de transplante, 380
  em processo ativo de morte, manejo nos, *517*
Pacto de silêncio, 50
Pais divorciados, decisões de saúde quando, 225
Palliative care, 307
Palliative performance scale (PPS), 70
Palliative wound care, 477
Palpitações, 74
PaP (*palliative prognostic scale*), 15
Paracentese de alívio, 492, 502
Paracetamol, 77, 373
  doses e vias de administração recomendadas, **79**
Parada
  cardíaca, 346
  cardiorrespiratória, 428
Parecoxibe, doses e vias de administração
  recomendadas, **79**
Patient Self-Determination Act (PSDA), 298
Pediatria, 217
  comunicação em, 228
  dor em, 233
  final de vida em, 277
  sintomas, 238
Pele
  alteração no final da vida, 479
  no processo ativo de morte, 518
Perioperatório, 485
Pesquisa em cuidados paliativos, 306
  barreiras que dificultam a condução de estudos,
    307
  como nos aprimorar, 309
  por que pesquisar, 306
Pessoas vivendo com HIV/Aids, 375
Petrolato, **483**
Picossulfato de sódio, **242**
Piroxican, doses e vias de administração
  recomendadas, **79**
Planejamento de cuidado avançado, estratégias de,
  360
Plano de cuidados paliativos domiciliares, 269
  estratégia para assistência domiciliar, 270
  transição para o domicílio, 269
Plaquetopenia
  prováveis causas, **331**
  tratamento específico, **331**

Plasma fresco congelado, 329
Pleurodese, 502
Polietilenoglicol 4.000 sem eletrólitos, **242**
Polifarmácia, 415
Polímero de acrilato, **482**
Pós-óbito imediato, 523
  ações no, 524
  aspectos sociais e burocráticos no, 525
  preparo do corpo, 524
Pós-operatório, 487
PPI (*palliative prognostic index*), **15**
PPS (Escala de desempenho em cuidados paliativos), **14**
PPS (*palliative performance scale*), 210
Prata, **482**
Práticas que podem ser realizadas pelo paciente e/ou por profissionais habilitados, 92
Pré-caquexia, *135*
Pregabalina, **81**, 107
Pré-operatório, 485
  recomendações para cuidados e graus de evidência, **486**
Pressão negativa, **482**
Procedimento(s)
  neurocirúrgicos, 88
    cordotomia, 88
    neurólise intratecal, 89
  paliativos, **492**
  sustentadores de vida, retirada e não introdução de, 295
  torácicos para portadores de hipersecreção e infecção respiratória, 492
Processo
  ativo de morte, 515
    alimentação e líquidos, 516
    definição, 515
    função urinária, 518
    manejo nos pacientes em, **517**
    mudanças cardíacas e circulatórias, 517
    mudanças gerais, 516
    pele, 518
    respiratório, 518
    sinais e sintomas no, **515**
  de morte, intervenções possíveis no funcionamento familiar frente ao, 521
Professional quality of life scale (ProQol), 558
Profissional cirúrgico
  atitude conforme as competências paliativas, **493**
  competências paliativas do, 493
Projeto terapêutico singular
  construção do, 210
  reavaliações para ajustes e atualizações do, 211
Prometazina
  indicação, **113**
  receptor e sítio de ação, **113**
Propofol, 510

Proporcionalidade terapêutica, 304
Proteína
  de ligação do Ca^{++} no sangue, 336
  G, 72
Protocolo SPIKES, 50
  comentado, **52**
Prurido, 73, 120
  agentes tópicos usados no tratamento do, **122**
  classificação clínica do, **121**
  investigação diagnóstica, 121
  medidas gerais para o controle do, **122**
Pseudoprogressão, 404
Psicologia, 169
  nas ações dos cuidados paliativos, 169
  relação
    com com o paciente, 171
    com os profissionais, 170
Psicólogo, 92
Psicoterapia cognitivo-comportamental, 154
Publicação em cuidados paliativos, número de publicações de autores brasileiros ao longo dos anos, **307**
Punção, 469
  para alívio, **492**
PVHIV (pessoas vivendo com HIV/Aids), 375
  cuidados paliativos em
    como prognosticar, 376
    elegibilidade para, **377**
    peculiaridades, 376
    sofrimentos físicos e, 376
  fim de vida e, 377
  luto e perdas, 378
  terminalidade e plano de cuidados, 377

Q

Qualidade
  avaliação clínica, 129
  causas, 129
  de vida, 128
  fisiopatologia, 129
  manejo, 129
  rastreamento, 129
Questões éticas relacionadas à autonomia, 224
  adequação de suporte à vida, 225
  consentimento livre e informado, 225
  decisões de saúde quando pais divorciados, 225
  tomada de decisão autônoma e avaliação de capacidade, requisitos para, 224
Questionário Mcgill de dor, 69
Quimioterapia, 397

R

Radiocirurgia estereotática por raios gama, 409
Radioterapia
  ablativa estereotática, 393

do cérebro inteiro, 408

paliativa, 392

    nos últimos dias de vida, 395

por feixe externo, 409

Reabilitação cardiorrespiratória, 104

Realização pessoal, perda da, 557

Rede de atenção à saúde

    cuidados paliativos e atribuições de cada ponto de atenção da, 25

    integração dos cuidados paliativos nas, 23

Reeducação

    diafragmática, 102

    respiratória, 102

Relações institucionais, mediação das, 176

Relaxamento, 104, 235

Relaxantes musculares, 81

Religiões afro-brasileiras, rituais mortuários, **541-542**

Resolução CFM n. 1.995/2012, entendimento contemporâneo da, 299

Respiração

    de Cheyne-Stokes, 518

    intervenções voltadas à, 102

    prática da, 92

    ruidosa por acúmulo de secreções na hipofaringe, 108

Responsabilidade, princípio da, 303

Resposta inflamatória, 67

Reunião familiar

    comunicação estruturada para, *58*

    passo a passo para a comunicação efetiva em, **59**

Rifaximina, 372

Riluzol, 420

Rito(s)

    como símbolo do que se viveu, 537

    de passagem, 535

    funerários, 537

    mortuários religiosos, **539-544**

    religiões e, 536

Ronco da morte, 108

Rush protocol, 198

S

Sagrado, 532

Sangramento(s)

    de cabeça e pescoço

        prováveis causas, **330**

        tratamento específico, **330**

    de úlcera de pele

        prováveis causas, **330**

        tratamento específico, **330**

    em pacientes em cuidados paliativos, 329

    medidas gerais para pacientes com, **331**

    terminal, 332

    tratamento específico de acordo com a causa do, **330**

tumoral, 394

vaginal

    prováveis causas, **330**

    tratamento específico, **330**

SCALE (*Skin Changes at the Life's End*), consenso, 477

síntese do, **478**

Sedação

    paliativa, 288, 506

        avaliação do paciente, 508

        consentimento informado, 508

        discussão interdisciplinar, 508

        estratégias, 507

        identificação de sintomas refratários ou sofrimento intolerável, 508

        indicações, 507

        nutrição e hidratação, 509

        prescrição, 509

        prevalência, 507

        reavaliação, 510

    para sofrimento existencial, 510

    terminal, 506

Sede e sensação de boca seca no paciente crítico, controle, 437

Sene, **242**

Sensação dolorosa, base neural da, 65

Serlopitanto, 123

Serosite, 340

Shiatsu, prática da, 93

Shunt

    portossistêmico intra-hepático transjugular, 371

    provocado pela hipertensão portal, 372

Sialorreia, 107, 238

    causas, 239

    medicamentos anticolinérgicos habitualmente usados para, **239**

    tratamento, 238

Sickness behavior, 146

    depressivos, progressão da intensidade e persistência dos, *146*

Silêncio, argumentação na conspiração do, **55**

Simpatectomia, 86

Sinal de Welam, 479

Síncope, 74

Síndrome(s)

    da fadiga crônica, 67

    da fragilidade, 360

        cuidados paliativos, 361

        definições operacionais, 360

    da veia cava superior, 320

        algoritmo para manejo da, *323*

        avaliação, 321

        causas, **321**

        classificação proposta de acordo com a gravidade, **322**

classificação, 321
etiologia, 320
fisiopatologia, 320
manejo clínico, 322
quadro clínico, 320
sinais e sintomas, **321**
de anorexia-caquexia, 134
de compressão medular, 325
apresentação clínica, 325
diagnóstico, 326
fluxograma de manejo da, *327*
manejo, 326
prognóstico, 326
sobrevida global após o diagnóstico da, 326
de dor somática, 67
de dor visceral, 67
de estresse ocupacional, 557
de Kindler, 256
genéticas, 255
doenças neuromusculares, 257
epidermólises bolhosas, 256
erros inatos do metabolismo, 258
fibrose cística, 255
pós-cuidados intensivos, 452
fatores de risco, 453
medidas para evitar, 454
reabilitação, 454
respiratórias, 364
Sintoma(s)
de Edmonton, escala de avaliação de, **13**
depressivos, progressão da intensidade e
persistência dos, *146*
refratários, identificação de, 508
Sistema nervoso simpático, *86*
Sofrimento
alívio da, 29
pressupostos para, 29
espiritual, 35
espiritual multidimensional no final da vida, 196
existencial, 550
intolerável, identificação de, 508
não assistido, 29
psicossocial durante epidemias/pandemias, 34
Sondas nasogástricas, 342
Sono, 152
alterações de, 153
cuidados paliativos e, 153
recomendações de higiene do, 155, **155**
Sudorese, 120, 124
investigação diagnóstica, 124
tratamento, 124
Suores noturnos, 124
Suporte
à vida, adequação de, 225
artificial de vida, 317

familiar, 520
ventilatório, 421

T

TENS (estimulação elétrica nervosa transcutânea), 235
Teoria
das consequências, 286
das obrigações, 286
das virtudes, 286
Terapeuta ocupacional, 192, 194
Terapia
com inibidores de *checkpoints*, 401
complementares, 92
de intervencionistas minimamente invasivas, 85
de reposição dopaminérgica, 417
integrativas, 92
nutricional, 181
nutricional enteral, 181
nutricional oral, 181
nutricional parenteral, 182
ocupacional, 192
cuidados paliativos e, 193
papel nos cuidados paliativos, 193
renal substitutiva, 356
subcutânea, 467
cateteres, 469
complicações, 470
cuidados de manutenção, 470
indicações e contraindicações, 468
legislação de enfermagem, 471
mecanismos de absorção, 467
particularidades na criança, 470
principais medicamentos e soluções, 469
sítios de inserção, 468
técnica de punção, 469
vantagens e desvantagens, 468
Terminal care, 307
Terminalidade
da vida, bioética e, 286
identificação na insuficiência cardíaca, 353
na doença de Parkinson, 418
Termo de assentimento informado, 225
Testamento vital, 298
Time hospitalares de interconsulta, 18, **19**
Tomada de decisão apoiada, 291
Topiramato, **81**
Toracocentese, 502
Torsades de pointes, 74
Tosse, 106
doenças relacionadas, 106
sintoma, 106
tratamento, 106
Toxina botulínica, 239
Transplantado hepático, interface dos cuidados

paliativos com o, 370
Traqueostomia, 495
Tríade clássica da fibrose cística, 255
Truth dumping, 50
Tutela, 225
    protetiva, 290

U

Úlcera
    gastrointestinais, 329
    terminal de Kennedy, 477
        apresentação e características, *479*
Unidade
    de Assistência de Alta Complexidade em
        Oncologia, modelos de assistência em
        cuidados paliativos em, **389**
    de terapia intensiva neonatais (UTIN), 249
    de terapia intensiva pediátrica, cuidado paliativo
        na, 278
UTI, sobrevivente à, 453

V

Valorização do maior benefício das ações,
    minimizando os riscos previsíveis, 304
Veia cava superior, 320
Ventilação
    mecânica
        passos fundamentais diante da possibilidade
        de descontinuação da, 445

suspensão da, 445
    não invasiva, 102, 103
Verdade, principais justificativas utilizadas para
    oferecer ou esconder a, **53**
Vertebroplastia, 88
Vômitos em pacientes com câncer, categorias e
    subgrupos das causas de, **112**
Vulnerabilidade, instrumentos para a avaliação de,
    361

W

Welam's sign, 479

X

Xerostomia, 108
    doenças relacionadas, 108
    sintoma, 108
    tratamento, 109

Y

Yoga, prática da, 93

Z

Zona quimiorreceptora de gatilho, 111

Este livro foi impresso nas oficinas gráficas da Editora Vozes Ltda.,
Rua Frei Luís, 100 – Petrópolis, RJ.